Series Editor:
Richard A. Harvey

리핀코트의 그림으로 보는 신경과학 Neuroscience

제2판

역자 황세진·노구섭·박경한·박승화·박 찬·손현준·윤상필·윤 호·이남섭·이원택·한재희

LIPPINCOTT'S ILLUSTRATED REVIEWS: NEUROSCIENCE

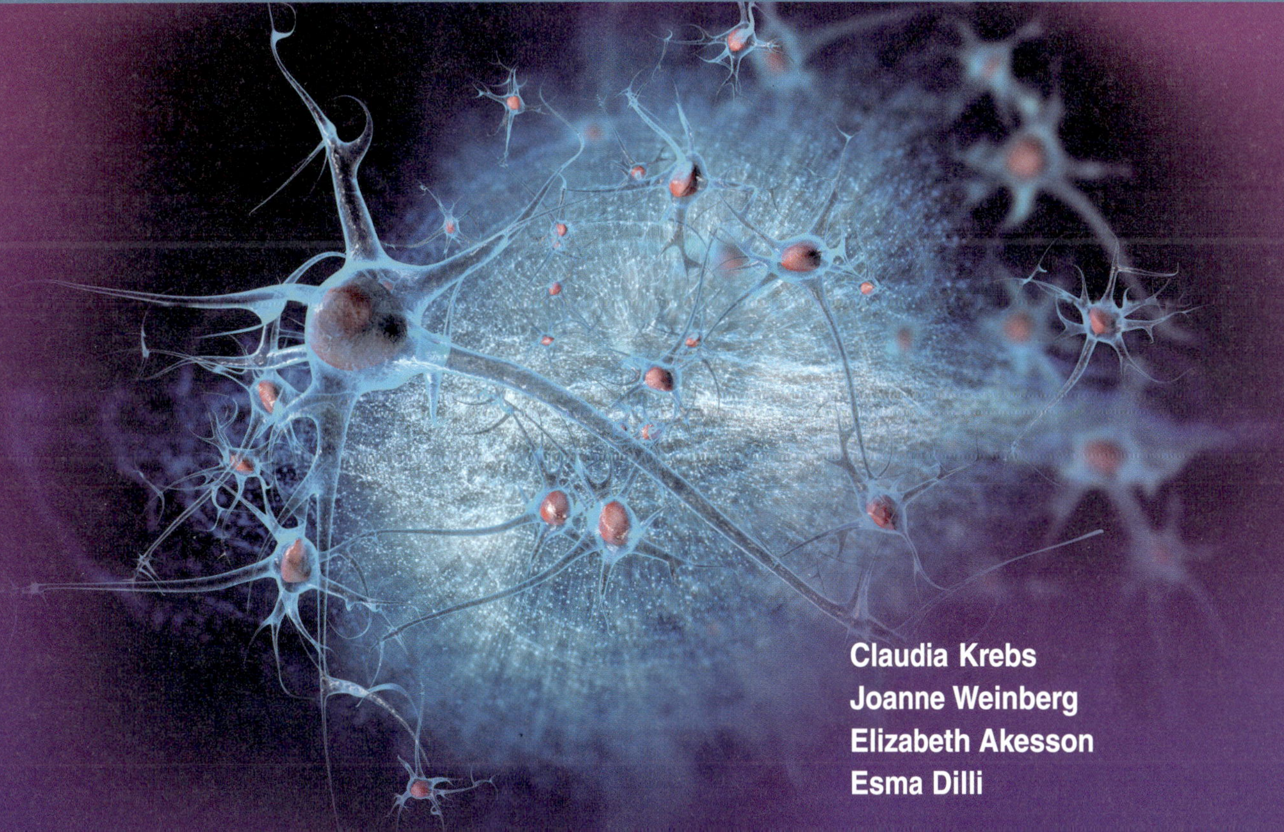

Claudia Krebs
Joanne Weinberg
Elizabeth Akesson
Esma Dilli

Wolters Kluwer　　(주)바이오사이언스출판

이 도서의 국립중앙도서관 출판예정도서목록(CIP)은 서지정보유통지원시스템 홈페이지(http://seoji.nl.go.kr)와 국가자료공동목록시스템(http://www.nl.go.kr/kolisnet)에서 이용하실 수 있습니다.
(CIP제어번호 : CIP2019043566)

리핀코트의 그림으로 보는
신경과학 제2판

초판 인쇄: **2020년 1월 20일**
초판 발행: **2020년 1월 30일**

저 자: Claudia Krebs / Joanne Weinberg / Elizabeth Akesson / Esma Dilli
역 자: **황세진 · 노구섭 · 박경한 · 박승화 · 박 찬 · 손현준**
윤상필 · 윤호 · 이남섭 · 이원택 · 한재희
발행인: **문 정 구**
발행처: **(주)바이오사이언스출판**
주 소: **06569 서울특별시 서초구 도구로 115, 1층(방배동)**
전 화: (02)581-4057~8
팩 스: (02)581-4059
이메일: inquiry@biosciencepub.com
홈페이지: http://www.biobooks.co.kr
ISBN: 978-89-6824-093-5 (93510)

등록번호: 제22-3079호
값 40,000원

(주)바이오사이언스출판

추모의 글

Richard A. Harvey, PhD

1936–2017

Pamela C. Champe 박사(1945–2008)와 함께 Lipppincott Illustrated Reviews 시리즈의 공동 창시자 겸 시리즈 편집자

삽화가이며 *Biochemistry*, *Pharmacology*, *and Microbiology and Immunology* 초판의 공동저자 겸 삽화가

헌정

우리를 사랑하며 우리가 하는 모든 것을 성원해주는 우리의 가족들에게

우리를 지도해주신 선생님과 동료들에게

이 책의 영감을 준 우리의 학생들에게

감사의 뜻

우리의 가족들, 신구들, 동료들, 그리고 Wolters Kluwer의 환상적인 팀의 도움과 성원이 없이는 이 책은 완성될 수 없었다.

특별히 다음 분들께 감사를 표합니다:

이 책의 전체에 필수불가결한 사진과 도식 작업에서 창의적으로 그 일을 해낸 Mark Fenger, Monika Fejtek, Angela Krebs, Ole Radach.

이 책의 집필을 지원하고 실현되게 한 Crystal Taylor와 그녀의 훌륭한 Wolters Kluwer 편집팀.

참을성 있게 세부적인 사항에 주의를 기울여 이 2판을 출판하게 한 Wolters Kluwer의 Emily Buccieri와 Andrea Vosburgh.

초판에 대한 피드백을 준 대한민국 강원대학교의 박경한 교수.

이 책을 집필하는데 피드백, 충고와 지원을 해준 토론토 대학의 Anne M. R. Agur 교수.

저자 서문

"우리는 기쁨, 환희, 웃음, 즐김, 슬픔, 고통, 낙담, 비탄이 다른 곳이 아닌 뇌에서 온다는 것을 알아야 한다. 그리고 이 뇌를 통해서 특별한 방법으로 지혜와 지식을 얻고, 보고 들으며, 옳은 것과 틀린 것, 좋은 것과 나쁜 것, 유쾌한 것과 불쾌한 것을 안다. 그리고 뇌에 의해서 우리가 미치거나 허황되게 되거나 불안과 공포에 휩싸이게 된다. 뇌가 건강하지 않으면 우리는 이 모든 것들은 감당해야 한다. 따라서 나의 의견은 뇌는 인간에서 가장 강력한 파워를 행사한다는 것이다.

– 히포크라테스, 신성한 질환에 대하여 (기원전 4세기)

뇌는 오랜 세기 동안 인류를 매혹하였으며 우리는 겨우 최근 수십 년간 뇌기능의 신비의 일부를 파헤치기 시작하였다. 신경과학은 빠르게 진화하는 분야로 지속적으로 뇌에 대한 새로운 안목을 제공하고 있다. 이 책의 첫 번째 판에서 우리의 목표는 이 복잡한 정보들을 매끈하게, 초보자에게 이해할 수 있으면서도, 새로운 흥미로운 발전 내용이 포함되게 하는 것이었다. 우리는 이 목표를 설정하고 2판에도 연장하였다. 우리는 기초와 임상신경과학의 복잡한 정보들을 모든 수준의 독자들에게 이해가 갈 수 있도록 지속적으로 노력한다. 최근의 연구에 따라 신경과학 정보를 업데이트하였으며 이 책의 핵심내용인 기초 신경해부학과 신경생리학의 기능적 중요성 및 임상적용성을 강조하기 위하여 임상 사례를 확대하였다. 한 가지 흥미로운 추가는 독자들이 자신의 지식을 임상적 시나리오에 적용할 수 있도록 임상증례 학습을 추가한 것이다. 끝으로 기술된 모든 핵심 개념들이 도식화되도록 많은 그림들이 수정되고 새로운 그림들이 추가되었다.

결론적으로 이 책은 신경해부학, 신경생리학, 그리고 이들이 적용된 임상적 개념 등을 모두 모아 하나의 통합된 틀을 통해 가장 최근의 정보를 제공한다. 학부생과 대학원생, 의과대학과 치과대학생, 재활과학의 학생, 간호과 학생, 전공의 그리고 임상의들은 기본적 과학개념이 실험실로부터 임상으로 적용됨을 알게 될 것이다.

역자 서문

우리의 감각, 사고, 운동과 함께 인체의 모든 장기들을 조절하는 뇌를 포함하는 신경계통에 대한 학문적 이해는 20세기 이후 혁신적인 발전을 이루어 왔으나 아직도 많은 부분이 이해되지 않고 있는 분야이다. 신경계통의 해부학적 이해는 생리학적 기능과 신경계 질환의 이해에 있어 필수적인 부분이나 인체의 다른 어떤 계통보다 특이한 구조가 많고 연결이 복잡하여 체계적인 이해를 위해서는 많은 학습 시간뿐 아니라 세포구축학, 생리학, 약리학, 병리학과 같은 다양한 분야의 지식을 효율적으로 통합하는 학습체계가 요구된다.

"리핀코트의 그림으로 보는 신경과학 제2판"은 신경해부학적 구조와 연결을 기본으로 신경 기능을 쉽게 이해할 수 있도록 기술되었으며, 이 책의 장점은 구조와 기능에 핵심적인 내용을 요약한 표, 그림들과 함께 특징적 질환의 예를 포함시켜 특정 주제의 대한 구조, 기능, 질환을 효율적으로 통합하는 시스템을 갖추고 있다는 점이다. 또한 이 책의 기능과 질환에 대한 내용은 최근의 연구 경향 및 이론을 반영하여 가장 업데이트된 신경학적 지식을 제공하고 있다.

일반적인 신경해부학 교과서와 달리 통합과 요약의 특색을 지닌 이 책의 번역에 참여해주신 모든 공역자 교수님들께 감사하며 이 책이 번역될 수 있도록 오랜 기간 동안 많은 노력을 기울인 (주)바이오사이언스출판과 특히 번역 작업의 진행에 많은 수고를 한 홍수희 팀장님께 감사드린다.

2019년 12월

역자대표 황 세 진

역자 소개

대표역자
황 세 진 한양대학교 의과대학 해부 · 세포생물학교실

노 구 섭 경상대학교 의과대학 해부학교실

박 경 한 강원대학교 의학전문대학원 해부학교실, 의학교육학교실

박 승 화 건국대학교 의학전문대학원 해부학교실

박 찬 경희대학교 의과대학 해부학 · 신경생물학교실

손 현 준 충북대학교 의과대학 해부학교실

윤 상 필 제주대학교 의과대학 · 의학전문대학원 해부학교실

윤 호 차의과학대학교 의학전문대학원 해부학교실

이 남 섭 건양대학교 의과대학 해부학교실

이 원 택 연세대학교 의과대학 해부학교실

한 재 희 경상대학교 의과대학 생리학교실

차례

감사의 뜻 ... iii
저자 서문 ... iv
역자 소개 ... v

1부 서론 및 개요

1장 신경계통 입문 및 기초신경생리학 1

I. 개요 ... 1
II. 신경계통을 구성하는 세포 성분 ... 2
III. 기초 신경생리학 ... 10

2장 중추신경계통 개요 31

I. 개요 ... 31
II. 중추신경계통의 발생 ... 32
III. 뇌 ... 35
IV. 척수 ... 45
V. 뇌실계통 ... 46
VI. 뇌와 척수를 감싸는 뇌척수막 ... 50
VII. 혈액 공급 개요 ... 53

3장 말초신경계통의 개요 61

I. 개요 ... 61
II. 말초신경 ... 63
III. 감각수용기 ... 64
IV. 효과기신경종말 ... 71

4장 내장신경계통의 개요 79

I. 개요 ... 79
II. 내장감각계통 ... 79
III. 내장운동계통 ... 81
IV. 내장반사 ... 88

2부 척수, 뇌줄기, 신경로

5장 척수 99

I. 개요 ... 99
II. 척수의 표면 구조 ... 101
III. 척수의 내부 구조 ... 107
IV. 척수의 혈관 분포 ... 114
V. 척수 시스템 ... 116

6장 뇌줄기 개요와 구성 127

I. 개요 ... 127
II. 표면해부학 및 표면 구조와 내부 구조의 연관성 ... 128
III. 뇌신경 개요 ... 135
IV. 뇌줄기의 혈관 분포 개요 ... 148
V. 뇌신경 검사 ... 151

7장 상행감각신경로 157

I. 개요 ... 157
II. 뒤기둥-안쪽섬유띠경로 ... 159
III. 앞가쪽경로 ... 162
IV. 척수소뇌로 ... 167

8장 내림운동경로 179

I. 개요 ... 179
II. 대뇌겉질에서 시작되는 내림경로 ... 180
III. 뇌줄기에서 기원되는 내림경로 ... 184

3부 뇌계통 및 뇌신경계

9장 눈운동의 조절 193

I. 개요 ... 193
II. 눈운동과 관련된 구조물 ... 194
III. 주시 ... 200

10장 머리와 목의 감각 및 운동 신경 221

I. 개요 ... 221
II. 삼차신경: CN V ... 224
III. 얼굴신경: 일곱째뇌신경 ... 230
IV. 혀인두신경: CN IX ... 235
V. 미주신경: CN X ... 239
VI. 더부신경: CN XI ... 244
VII. 혀밑신경: CN XII ... 244

11장 청각과 평형감각 253

I. 개요 ... 253
II. 청각 ... 254
III. 평형감각 ... 270

12장 뇌줄기 계통과 복습 281

I. 개요 ... 281
II. 그물체 ... 282
III. 호흡 중추 ... 291
IV. 뇌줄기의 임상적 이해 ... 294

4부 고위피질기능

13장 대뇌피질 301

I. 개요 ... 301
II. 대뇌반구의 구조 ... 301
III. 대뇌피질의 기능영역들 ... 309
IV. 대뇌피질의 혈액 공급 ... 328

14장 시상 339

I. 개요...339
II. 구조 ... 340
III. 시상핵의 기능 ... 341
IV. 혈액공급 ... 354

15장 시각계 359

I. 개요 ... 359
II. 눈 ... 360
III. 망막 ... 361
IV. 시각경로 ... 366
V. 겉질시각과정 ... 375
VI. 색각 ... 376
VII. 시각반사 ... 378

5부 운동조절계

16장 바닥핵 387

I. 개요 ... 387
II. 해부학 ... 388
III. 신경로 ... 391
IV. 기능적 상관관계 ... 399
V. 혈액공급 ... 401

17장 소뇌 409

I. 개요 ... 409
II. 해부학 ... 409
III. 경로 ... 413
IV. 기능적 연관성 ... 415
V. 소뇌겉질의 세포구축 ... 422
VI. 혈액공급 ... 424

18장 운동조절의 통합 431

I. 개요 ... 431
II. 운동신경계 ... 432

III. 아래운동신경계 ... 435
IV. 운동계에 대한 조절 영향 ... 436
V. 운동계통의 병변 ... 438

6부 기억, 감정/동기유발 및 항상성

19장 시상하부 443

I. 개요 ... 443
II. 해부학 ... 444
III. 입력과 출력 ... 447
IV. 기능 ... 450
V. 혈액공급 ... 461

20장 변연계 465

I. 개요 ... 465
II. 구조 ... 466
III. 변연계 구조의 기능 ... 473
IV. 보상회로 ... 479

21장 냄새와 맛 487

I. 개요 ... 487
II. 후각계통 ... 487
III. 미각계통 ... 493
IV. 삼차신경화학수용감각 ... 499

22장 통증 503

I. 개요 ... 503
II. 침해수용기 ... 503
III. 척수에서의 통증처리 ... 507
IV. 오름 침해수용 경로 ... 510
V. 겉질 통증매트릭스 ... 512
VI. 통증조절 ... 514
VII. 만성통증 ... 517

■ 국문 찾아보기 ... 525
■ 영문 찾아보기 ... 555

1부
서론 및 개요

신경계통 입문 및 기초신경생리학

Introduction to the Nervous System and Basic Neurophysiology

1장

I. 개요

우리는 신경계통(nervous system) 덕분에 주위 환경을 인식하고 주위 환경과 상호 작용할 수 있다. 뇌(brain)는 수의(voluntary) 기능과 불수의(involuntary) 기능을 통제 또는 조절하고, 우리가 기민하고 민감하게 반응할 수 있게 하며, 세상에 대해 몸으로 반응하고 감성을 표현할 수 있게 한다. 뇌의 기능은 우리를 사람으로 살아가게 만드는 것이다.

신경계통은 **중추신경계통**(central nervous system, **CNS**)과 **말초신경계통**(peripheral nervous system, **PNS**)으로 구분할 수 있는데, 전자는 뇌와 척수(spinal cord)로 구성되고, 후자는 모든 신경(nerve)과 중추신경계통의 바깥에 있는 성분들로 구성되어 있다(그림 1.1). 정보는 크게 두 방향으로 흐른다. 즉 말초에서 중추신경계통으로 전달되는 **들**(afferent) 방향이나 중추신경계통에서 말초로 전달되는 **날**(efferent) 방향이 있다. 들정보(afferent information)는 감각(sensory) 정보로, 눈, 코, 귀, 맛봉오리(taste bud) 같은 감각기관에서 오거나 피부, 근육, 관절, 내장 등에서 온다. 날정보(efferent information)는 운동(motor) 정보로, 중추신경계통에서 시작해서 샘(gland), 민무늬근육(smooth muscle), 뼈대근육(skeletal muscle)으로 전달된다(그림 1.1).

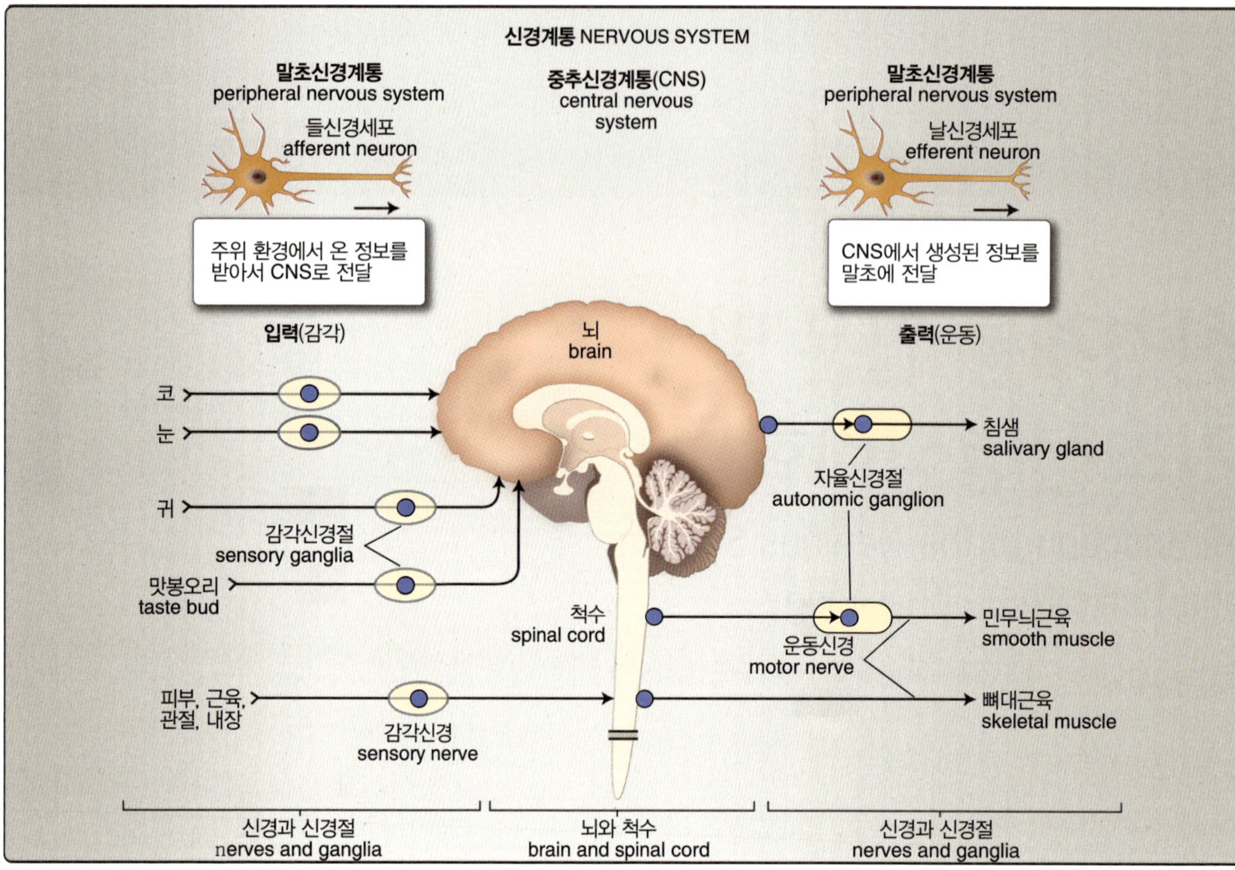

그림 1.1 중추신경계통(central nervous system)을 출입하는 정보와 구조를 전체적으로 정리한 그림.

II. 신경계통(Nervous System)을 구성하는 세포 성분

신경계통을 구성하는 세포들은 복잡한 신경 작용을 수행할 수 있게 하는 레고 블록 같은 기본 단위이다. 이 세포 성분들은 그림 1.2에 전체적으로 간단히 묘사되어 있다. 사람은 1000억 개가 넘는 **신경세포**(neuron)들이 신경계통에 분포한다. 각 신경세포들은 1000개가 넘는 다른 신경세포들과 접촉한다. 신경세포들은 체계적으로 연결되어 **신경회로**(circuit) 또는 **신경망**(network)을 형성하는데, 이 신경회로에서 뇌와 척수의 모든 의식적 정보와 무의식적 정보를 처리하는 신경 신호가 생성된다. 신경계통에 존재하는 또 다른 세포 집단인 **신경아교세포**(glial cell, glia)의 기능은 신경세포를 지지하고 보호하는 것이다. 신경아교세포는 신경세포에 비해 돌기가 짧고 10 : 1 정도로 수가 많다. 신경아교세포의 기능은 단순히 신경세포를 지지하는 데 그치지 않는다. 신경아교세포는 신경세포의 작용에도 함께 참여하며, 신경계통 내의 줄기세포(stem cell)의 공급원 역할을 하고, 신경계통에 염증이나 손상에 생기면 면역반응을 일으킨다.

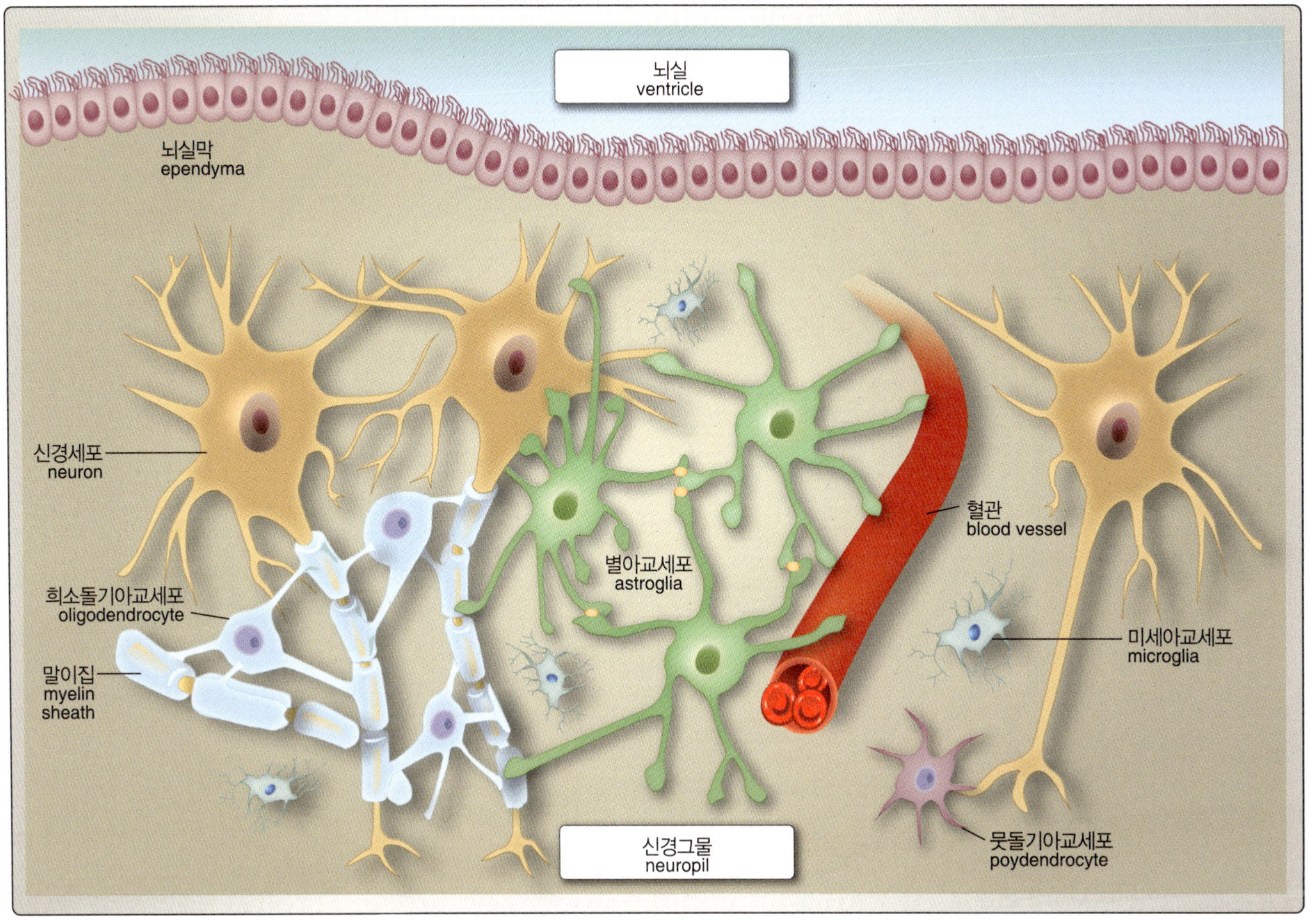

그림 1.2 중추신경계통(central nervous system)을 구성하는 세포들을 전체적으로 간단히 묘사한 그림.

A. 신경세포(뉴런, Neuron)

신경세포는 흥분이 가능한 신경계통의 세포이다. 흥분 신호는 신경세포의 표면을 따라서 **활동전위**(action potential)라 하는 전기임펄스(electrical impulse)를 통해 전파된다. 신경세포들은 서로 **연접**(시냅스, synapse)을 통해 연결되어 정보를 처리하고 저장하는 기능이 있는 신경망을 형성한다. 전형적인 연접에는 세 가지 성분이 있다. 즉 한 신경세포의 축삭종말(axon terminal)과, 정보를 받는 신경세포의 가지돌기(dendrite)와, 신경아교세포(glial cell)의 돌기로 구성된다. **연접틈새**(synaptic cleft)는 이 성분들 사이에 있는 공간이다.

1. **신경세포**(neuron)**의 기능적 구성 체계:** 신경계통 내에는 다양한 유형의 신경세포가 있지만, 모든 신경세포는 정보 처리를 가능하게 하는 구조들로 구성되어 있다는 공통점이 있다. 이 구조들은 그림 1.3을 보면 전체적으로 간단히 확인할 수 있다. 모든 신경세포에는 **세포체**(soma, cell body, perikaryon)가 하나씩 있다. 세포체는 세포핵(cell nucleus)을 포함하고 있으며, 모든 단백질과 신경전달물질(neurotransmitter)과 호르몬이 만들어지는 곳이다.

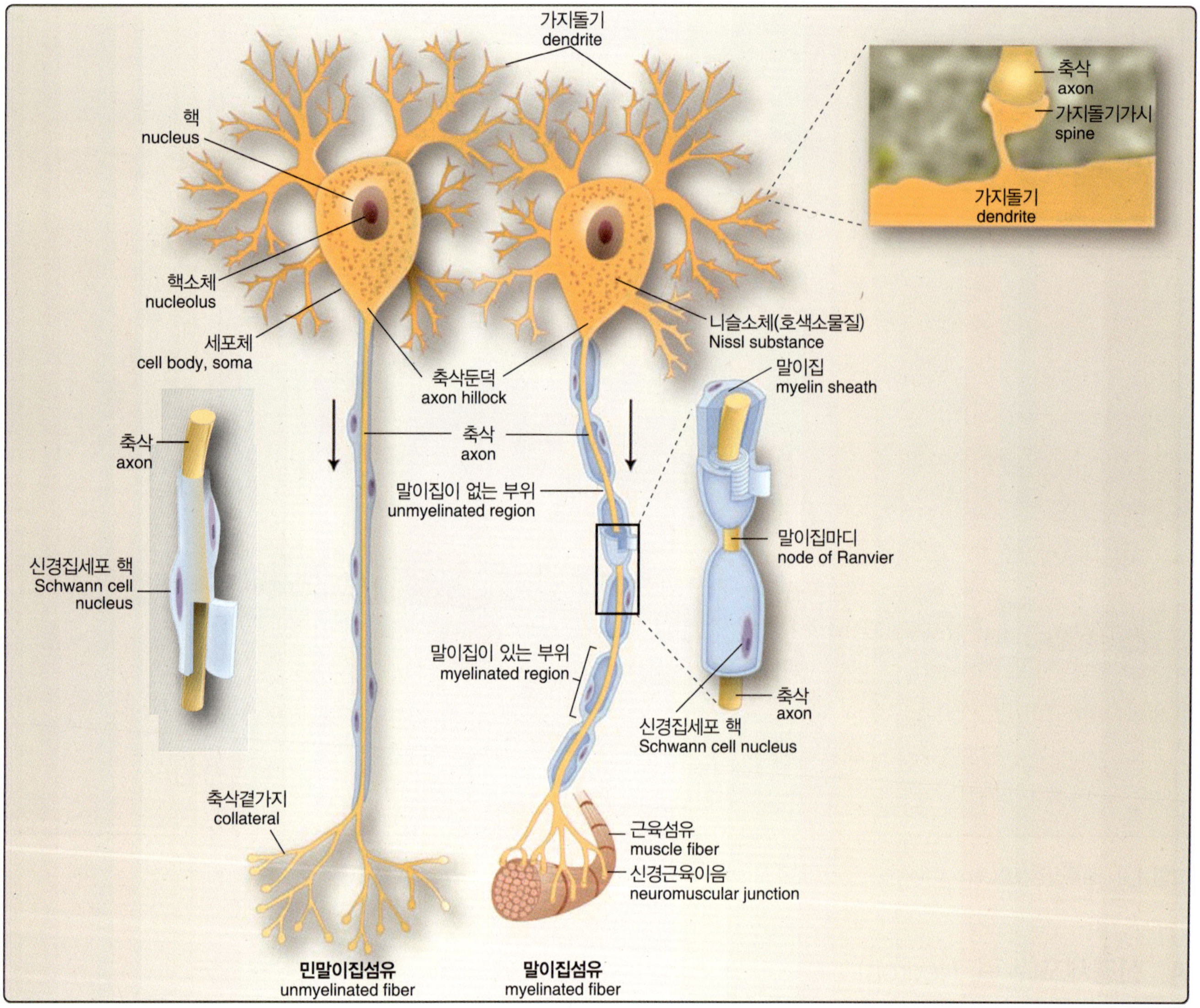

그림 1.3 신경세포(neuron)의 기본 구조.

세포체에서는 핵 주위를 에워싸고 있는 세포질세망(endoplasmic reticulum, ER)이 뚜렷하게 관찰되는데, 이는 신경세포의 대사율이 높음을 입증하는 증표라 할 수 있다. 이 세포질세망은 니슬 염색(Nissl stain)을 하면 대개 진한 청색으로 염색되기 때문에 통상적으로 **니슬소체**(호색소물질, Nissl substance)라는 명칭으로 불린다. 세포체에서 만들어진 분자들은 **미세관**(microtubule)들로 구성된 도로망을 통해서 말단에 있는 연접(시냅스)까지 운반된다. 세포체에서 시작해서 축삭(axon)을 따라서 연접까지 운반되는 과정을 **선행운반**(앞방향운반, anterograde transport)이라 하는데, 연접에 필요한 신경전달물질이 이 방식을 이용해서 운반된다. 미세관을 통한 운반은 연접종말(synaptic terminal)에서 시작해서 세포체로 진행되기도 하는데, 이 방식은 **역행운반**(역방향운반, retrograde transport)이라 불린다. 역행운반은 영양인자(trophic factor), 특히 뉴로트로핀(neurotrophin)을 신경세포체까지 실어 나르는 과정에서 대단히 중요한데, 이 인자는 이 신경세포의 말단에 위치한 표적세포에서 생산되는 물질이다. 신경세포는 그 표적세포가 공급하는 영양물질이 꼭 있어야 생존할 수 있다. 이것은 신경세포에게 자신이 '살아 있는 표적'에 연결되어 작용하고 있음을 알려주는 일종의 되먹임(피드백) 기전이다. 신경세포를 감염시키는 바이러스 중 일부도 이 역행운반 기전을 악용하는데, 그 예로는 헤르페스 바이러스(herpes virus)가 있다. 이 바이러스는 신경종말(nerve ending)의 내부로 들어간 후에 세포체로 역행운반되었다가 다시 활성화될 때까지 세포체에서 휴면 상태로 잠복할 수 있다. 신경세포가 연접을 통해 정보를 입력 받는 곳은 주로 **가지돌기**(수상돌기, dendrite)이다. 가지돌기에는 아주 작은 **가지돌기가시**(spine)들이 돌출되어 있는데, 주로 이곳에서 축삭과의 연접이 일어난다(그림 1.3). 가지돌기가시에 있는 **연접이후치밀질**(postsynaptic density)은 신경전달물질 수용체(receptor)와 이온통로(ion channel)를 지지하고 조직화한다. 모든 신경세포는 각각 **축삭**(axon)도 하나씩 있고, 축삭종말(axon terminal)은 다른 신경세포들에 연결되어 연접(시냅스)을 형성한다. 축삭은 원기둥 형태의 돌기로서, **축삭둔덕**(axon hillock) 또는 **시작분절**(initial segment)이라 불리는 특수한 부위에서 시작되고, **말이집**(수초, myelin sheath)이라는 절연막에 둘러싸여 있을 수도 있다. 축삭의 시작분절은 그 신경세포에 전달되는 흥분 정보와 억제 정보를 망라한 모든 입력 정보들이 합산되어 다음 연접까지 활동전위를 전파할지 말지가 결정되는 곳이다.

2. **신경세포**(neuron)**의 유형:** 중추신경계통에는 다양한 유형의 신경세포들이 있다. 이 신경세포들은 크기나, 형태나, 이용하는 신경전달물질에 따라 분류할 수 있다. 가장 기본적인 분류는 형태에 따른 것으로, 그림 1.4에 표시되어 있다.

   a. **뭇극신경세포**(multipolar neuron)**:** 뭇극신경세포는 중추신경계통 신경세포 중에 수가 가장 많은 유형으로, 뇌와 척수 모두에서 관찰된다. 가지돌기는 세포체에서 직접 갈라져 나오며, 하나뿐인 축삭은 축삭둔덕(axon hillock)에서 일어난다.

   b. **거짓홑극신경세포**(pseudounipolar neuron)**:** 거짓홑극신경세포는 척수신경절(spinal ganglia)에서 주로 관찰된다. 이 신경세포들은 하나씩 있는 가지돌기축삭(dendritic axon)이 말초에서 감각정보를 받고, 이 정보를 역시 하나씩 있는 축삭을 통해 척수로 보낸다. 이때 정보는 신경세포의 세포체를 거치지 않는다. 거짓홑극신경세포는 말초수용기에서 시작된 감각정보를 신호 변형 없이 그대로 중추신경계통으로 중계한다.

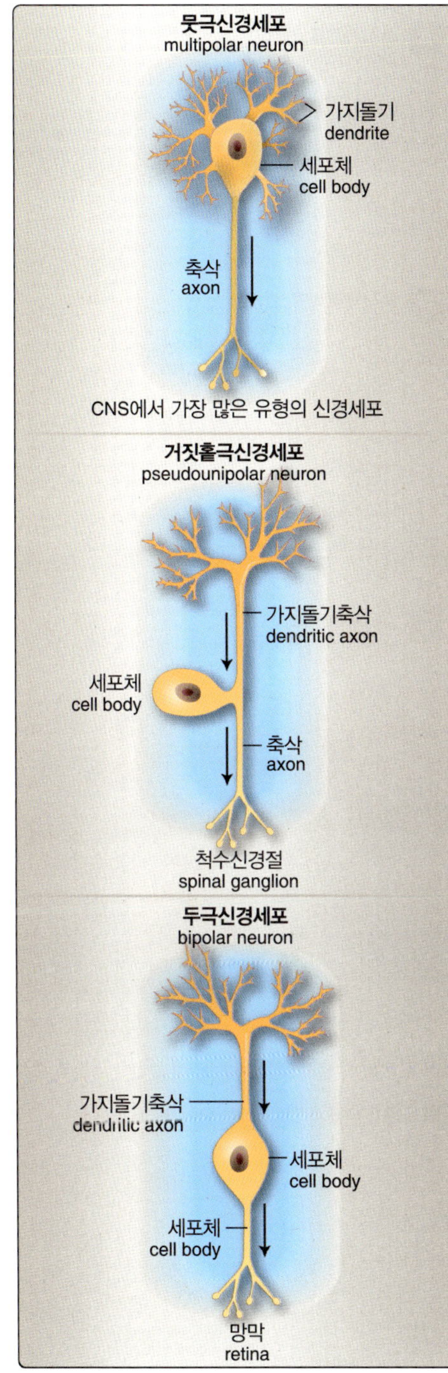

그림 1.4 신경세포(neuron)의 유형. CNS = 중추신경계통(central nervous system).

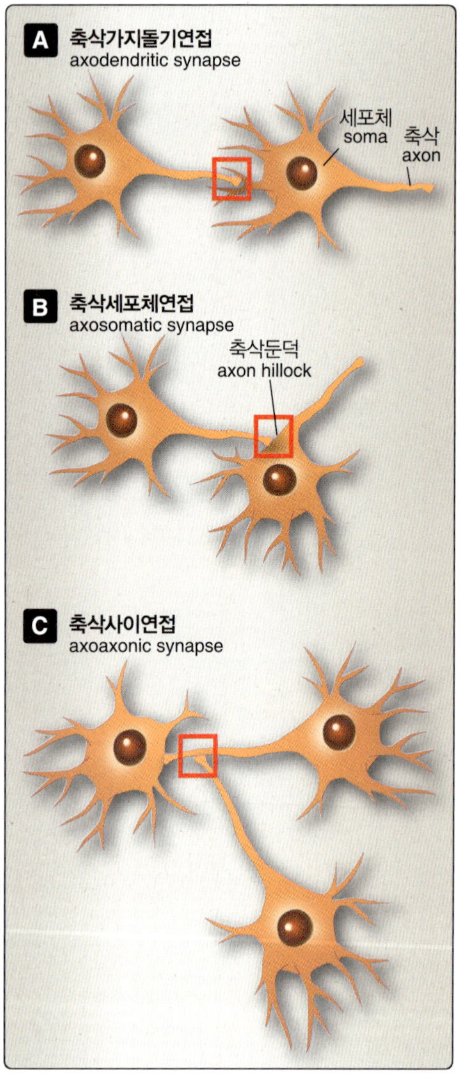

그림 1.5 연접(시냅스, synapse)의 유형.

c. **두극신경세포**(bipolar neuron): 두극신경세포는 망막(retina)과 후각상피(olfactory epithelium) 등에서 주로 관찰된다. 망막에 있는 두극신경세포를 예로 들면, 이 신경세포는 하나씩 있는 가지돌기가 연접을 거쳐 정보를 받고, 그 다음에 이 정보는 세포체로 전달되며, 세포체에서부터는 축삭을 통해 다음 층에 있는 신경세포로 전달된다. 두극신경세포는 다수의 입력 신호를 통합하고, 그 결과로 수정된 정보는 그 신경회로 상에서 다음 차례에 있는 신경세포에 전달된다. 거짓홑극신경세포와 두극신경세포의 차이점은 그 신경세포에서 일어나는 정보 처리(가공)의 양에 있다.

3. **연접**(시냅스, synapse)**의 유형**: 연접은 두 신경세포가 접촉하는 구조이다. 중추신경계통에서 처리되는 정보는 활동전위라는 신호로 변환되어 전달되는데, 이 정보가 한 신경세포에서 다음 신경세포로 전달되는 과정은 연접을 통해 일어난다(그림 1.5).

a. **축삭가지돌기연접**(axodendritic synapse): 중추신경계통의 연접 중에 가장 흔한 유형은 축삭과 가지돌기 사이에 형성되는데, 이를 **축삭가지돌기연접**이라 한다. 한 뭇극신경세포의 전체 가지돌기나무(dendritic tree)는 수천 개가 넘는 축삭가지돌기연접을 통해 입력 정보를 받을 수 있는데, 이로 인해 이 신경세포는 문턱값(역치)에 도달하게 되어(아래 참조) 전기 신호인 **활동전위**(action potential)를 생성하게 된다. 이 가지돌기나무의 삼차원 구조는 전기신호가 시간 및 공간에 걸쳐 신경자극모음(convergence)된 결과인 **시간공간 가중**(temporospatial summation)을 결정하는 데 핵심이 되는 인자이다(아래 참조).

b. **축삭세포체연접**(axosomatic synapse): 축삭은 다른 신경세포의 세포체에 직접 접촉해서 연접을 형성하기도 하는데, 이를 **축삭세포체연접**이라 한다. 중추신경계통에서 이 유형의 연접은 축삭가지돌기연접에 비해 훨씬 덜 흔하며, 새로운 활동전위가 시작될 수 있는 축삭둔덕(axon hillock)에 훨씬 더 가까운 곳에 강력한 신호를 전달한다.

c. **축삭사이연접**(axoaxonic synapse): 축삭이 또 다른 축삭과 접촉할 때 이를 **축삭사이연접**이라 부른다. 이 연접은 축삭둔덕이나 그 근처에 위치하는 경우가 많은데, 이 부위에 있는 연접은 매우 강력한 효과를 일으킬 수 있어서 활동전위를 직접 발생시키거나 반대로 이 연접이 없었다면 발생했을 활동전위를 억제할 수 있다.

B. 신경아교세포(Glia, Glial cell)

그리스어로 접착제(아교, glue)를 뜻하는 **glia**는 오랜 기간 동안 신경세포들을 하나로 결합시키는 신경계통의 뼈대에 불과하고 특별한 기능이 따로 없는 세포로 취급되어 왔다. 그러나 지난 수십 년에 걸쳐 신경아교세포의 기능이 엄청나게 많이 밝혀졌다. 신경아교세포는 신경세포에 비해 수가 많고, 무척추동물보다 척추동물에서 신경세포에 대한 신경아교세포의 비율이 더 높다. 특히 사람과 돌고래가 신경아교세포 대 신경세포의 비율이 10:1 이상으로 매우 높다(그러나 최근에는 사람에서 신경세포와 신경아교세포의 수가 비슷하다는 주장이 있다 – 옮긴이). 과거에 과학자들이 알버트 아인슈타인 박사의 뇌를 조사했을 때, 유일하게 밝혀진 형태학적 차이가 신경아교세포 대 신경세포의 비율이 일반인보다 높다는 사실이었다. 이제 우리는 신경아교세포가 단순한 '신경조직 접착제'가 전혀 아니고 신경계통이 정상 기능을 수행하는 데 꼭 필요한 구성원임을 잘 알고 있다. **희소돌기아교세포**(oligodendroglia)와 **신경집세포**(Schwann cell)는 각각 중추신경계통과 말초신경계통에서 축삭을 에워싸는 말이집(myelin sheath)을 형성한다. **별아교세포**(astroglia)는 이온 항상성 유지와 영양 공급에 관여한다. 이 신경아교세포는 또한 신호를 전달하고 수정하는 독특한 기능도 있다. **뭇돌기아교세포**(polydendrocyte)는 또 다른 유형의 신경아교세포로서, 신경아교세포와 신경세포를 새로 만들어낼 수 있는 능력이 있다. 마지막으로 **미세아교세포**(microglia)는 중추신경계통 내에 있는 면역세포이다. 혈액에 있는 면역세포는 혈액뇌장벽(blood-brain barrier)이 차단하고 있어서 중추신경계통으로 쉽게 들어오지 못한다(그림 1.6).

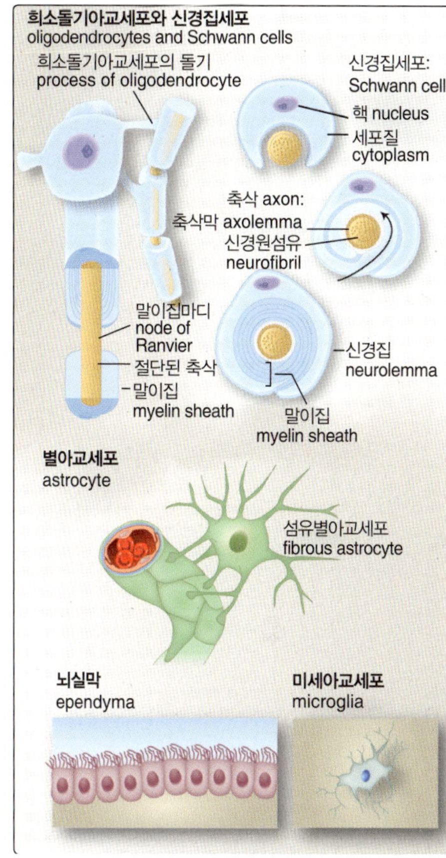

그림 1.6 신경아교세포(glia)의 종류.

1. **별아교세포**(astroglia, astrocyte): 별아교세포는 백색질(white matter)과 회색질(gray matter)에 각각 분포하는 섬유별아교세포(fibrous astrocyte) 및 원형질별아교세포(protoplasmic astrocyte)와, 망막에서 관찰되는 망막부챗살아교세포(Müller cell)로 세분할 수 있다. 이 세포들의 주된 기능은 신경세포를 지지하고 보살피는 것이다. 이 세포는 연접 부위에서 잉여 신경전달물질을 흡수해서 재활용하며, 신경세포들 주위 환경의 항상성을 유지한다. 예를 들어 흥분연접(excitatory synapse)에서는 별아교세포가 글루탐산염(glutamate)을 흡수한 후에 글루타민(glutamine)으로 변환한다. 그 다음에 글루타민이 그 신경세포들로 반송되어 글루탐산염의 전구물질로 재활용된다. 이 모든 과정 덕분에 연접에서 신호 전달이 효율적으로 일어날 수 있다. 별아교세포의 종말발(end-foot)은 중추신경계통에 있는 혈관을 에워싸며, 혈액과 중추신경조직 사이의 물질 출입을 통제하는 **혈액뇌장벽**(blood-brain barrier)의 주요 구성원이 된다. 이 신경아교세포는 중추신경조직에 있는 잉여 이온들을 혈류로 되돌려 보냄으로써 항상성을 유지하는 데 중요한 역할을 한다. 별아교세포는 이 같은 도우미 기능 외에 신호를 전달하고 신호를 미세하게 변화시키는 역할도 한다. 그래서 현재 별아교세포는 연접을 구성하는 제3의 동업자로 알려져 있다. 이렇게 별아교세포가 연접에서 중요하다는 사실이 알려졌기 때문에 **삼자연접**(tripartite synapse)이라는 용어가 도입

된 바 있다. 즉 연접이전신경세포(presynaptic neuron)와 연접이후신경세포(postsynaptic neuron)와 별아교세포로 연접이 구성된다는 뜻이다. 별아교세포는 신경전달물질을 연접틈새(synaptic cleft)로 방출함으로써 그 연접에서 신호를 강화할 수 있다. 또한 별아교세포에는 신경전달물질 수용체가 있으며, 별아교세포들끼리 소통할 수 있다. 이 소통(정보 전달)은 한 별아교세포에서 다음 별아교세포로 세포 속 칼슘 이온이 틈새이음(gap junction)을 통해 물밀듯이 전달됨으로써 이루어진다. 중추신경계통 발생 과정에 존재하는 별아교세포의 소집단인 **부챗살아교세포**(radial glia)는 신경세포가 이주하고 그 축삭이 표적에 도달할 수 있도록 안내하는 틀을 만들어준다.

2. **희소돌기아교세포**(oligodendroglia, oligodendrocyte): 이 세포는 중추신경계통에서 **말이집**(수초, myelin sheath)**을 형성하는 세포**이다. 이 세포가 연장된 돌기들이 축삭을 여러 겹으로 에워싸서 절연하고 보호하는 막을 형성한다. 희소돌기아교세포 하나는 다수의 축삭들을 각각 말이집으로 에워쌀 수 있다. 말이집은 자신이 에워싸는 축삭과 중요한 작용을 주고받는다. 즉 말이집은 축삭과 그 신경세포가 생존할 수 있도록 도와주며, 축삭을 주위 환경으로부터 보호하고, 이온통로가 축삭을 따라 어느 지점에 분포할지를 조정한다. 말이집의 두께는 축삭의 지름과 밀접한 관련이 있다. 축삭에 말이집이 없어서 이온이 통과할 수 있는 공백 부위는 일정한 간격을 두고 존재하며, **말이집마디**(랑비에마디, node of Ranvier)라 불린다(그림 1.6).

3. **신경집세포**(슈반세포, Schwann cell): 이 세포는 말초신경계통에서 말이집을 형성하는 세포이다. 그 기능은 중추신경계통에서 희소돌기아교세포와 별아교세포가 수행하는 기능을 합친 것과 비슷하다. 그러나 신경집세포는 희소돌기아교세포와 달리 세포 하나가 하나의 축삭에서만 말이집을 형성할 수 있다. 또한 여러 개의 민말이집축삭(unmyelinated axon)을 한꺼번에 머금듯 감싸서 보호한다. 신경집세포는 운동신경의 축삭과 근육섬유가 연접하는 곳인 **신경근육이음**(neuromuscular junction)에 신경전달물질이 지나치게 많이 남아 있으면 이를 흡수해서 치우고 이온 항상성을 유지함으로써 신호 전달이 효율적으로 일어날 수 있도록 돕는다.

4. **미세아교세포**(microglia): 이 신경아교세포는 발생 과정에서 단핵구-큰포식세포(monocyte-macrophage) 계열 세포에서 유래해서 중추신경계통으로 이주해온다. 미세아교세포는 중추신경계통의 **면역세포**(immune cell)이다. 이 세포는 작고 돌기가 많으며, 중추신경계통 전체에 골고루 분포하고 있다. 미세아교세포는 활성화되면 시토카인(cytokine) 등의 염증물질을 방출하는데, 이는 혈액을 거쳐 조직에 분포하는 큰포식세포가 활성화되는 과정과 유사하다. 미세아교세포는 신경세포가 손상된 부위로 소집되어 세포 잔해를

포식(phagocytosis)하고 항원 제시(antigen presentation)에 참여하는데, 이 기능들도 혈액을 거쳐 조직에 분포하는 큰포식세포와 유사하다.

5. **뭇돌기아교세포**(polydendrocyte): 신경아교전구세포(glial precursor cell)라고도 불리는 뭇돌기아교세포는 중추신경계통에 있는 **줄기세포**(stem cell)로서, 신경아교세포는 물론 신경세포도 생성할 수 있다. 이 세포는 말이집탈락질환(demyelinating disorder)에서 특히 주목을 받고 있는데, 왜냐하면 이 세포가 활성화되어 희소돌기아교세포 전구세포(oligodendrocyte precursor cell)로 동원되는 과정이 말이집재형성(remyelination)의 첫 단계이기 때문이다. 신경아교전구세포는 신경세포로부터 직접 연접을 통해 입력 신호를 받을 수 있기 때문에 이 전구세포가 신경세포들로 구성된 정보전달회로와 신경아교세포들의 연결망을 직접 잇는 연결고리가 될 수 있다. 신경아교세포가 연접을 통해 직접 입력신호를 받을 수 있다는 이 연구 결과로 인해 그동안 중추신경계통에서 신경망이 어떻게 구성되어 있는지에 관한 이론에 대변혁이 일어나고 있다. 신경세포들의 연결회로와 이에 나란히 이어지는 신경아교세포의 연결망 사이에 의미 있는 신호 교환이 있는 것으로 보인다. 이 신호 교환이 기능적으로 어떤 의미가 있는지에 관해서는 아직 추정만 하고 있는 단계이다.

6. **뇌실막세포**(ependymal cell): 이 상피세포는 뇌실(ventricle)의 속면을 덮고, 신경조직을 구성하는 **신경그물**(neuropil)과 뇌척수액(cerebrospinal fluid, CSF) 사이의 경계가 된다. 뇌실막세포는 꼭대기 면에 섬모(cilia)가 많다. 일부 뇌실막세포는 특수하게 변형되어 뇌실에서 **맥락얼기**(choroid plexus) 형성에 참여한다. 맥락얼기는 뇌척수액을 생산한다. 더 자세한 내용은 2장 '중추신경계통 개요'를 참조하라.

C. 혈액뇌장벽(Blood-brain barrier)

중추신경계통은 정상 기능을 수행하기 위해 내부 환경이 항상 완벽하게 통제되어야 한다. 이 항상성은 지켜져야 하며, 영양소나 대사물질이나 기타 혈액을 통해 온 물질에 의해 영향을 받아서는 안 된다. 그림 1.7을 보면 혈액뇌장벽이 뇌를 나머지 신체 부위로부터 사실상 격리하다시피 보호하고 있음을 알 수 있다. 중추신경계통 혈관에 있는 내피세포(endothelial cell)들은 서로 치밀이음(tight junction)을 통해 결합되어 있다. 거기에다 별아교세포(astrocyte)에서 돌출된 종말발(end-foot)들이 신경그물(neuropil) 쪽 면에서 혈관의 바깥면과 접촉하고 있다. 이로 인해 신경그물이 혈액으로부터 거의 완전히 격리되어 있다. 혈액뇌장벽을 가로지르는 물질 운반은 작은 지방친화성(lipophilic) 분자, 물, 기체에 한해 확산을 통해 가능하다. 나머지 모든 물질은 능동운반(active

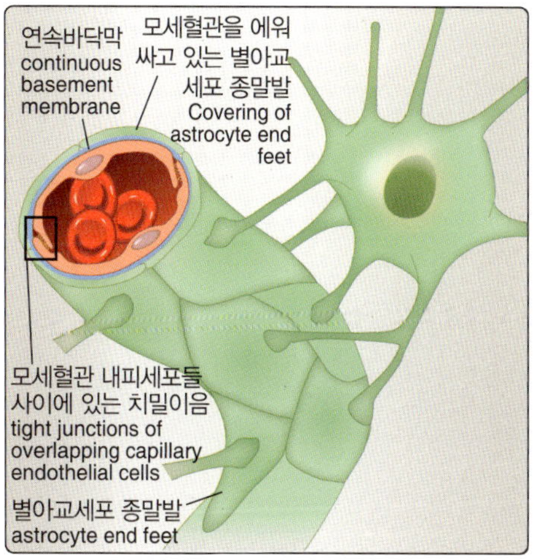

그림 1.7 혈액뇌장벽(blood-brain barrier).

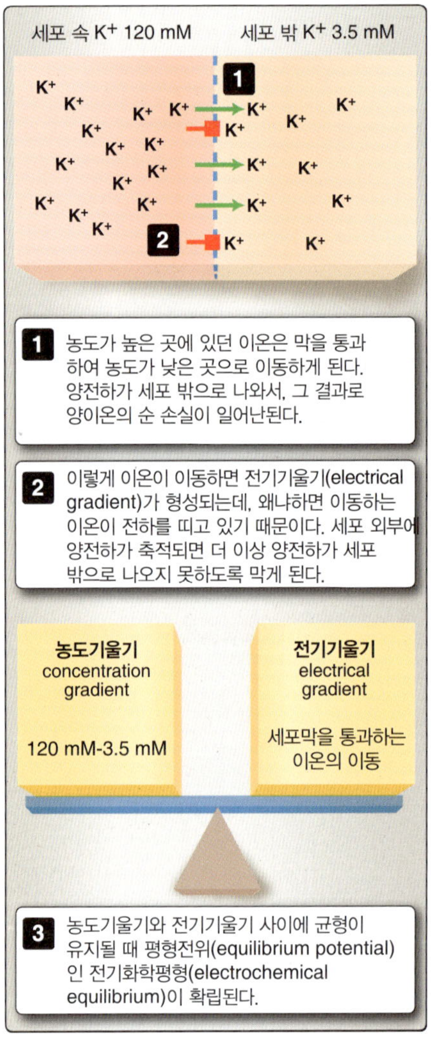

그림 1.8 이온(ion) 이동.

transport) 기전을 이용해야 한다. 이 사실은 임상의학에서 중요한데, 왜냐하면 이 특성으로 인해 혈액뇌장벽을 통과할 수 있는 약물만 뇌 질환 치료제로 투여할 수 있기 때문이다.

III. 기초 신경생리학(Basic Neurophysiology)

신경생리학(neurophysiology)은 막(membrane)을 가로질러 이동하는 이온(ion)을 연구하는 학문이다. 이온이 막을 가로질러 이동하면 신호전달(signal transduction)이 일어나고 활동전위(action potential)가 생성될 수 있다. 신경생리학 분야의 연구 주제에는 신경전달물질(neurotransmitter)의 작용도 포함된다.

A. 이온(Ion)의 이동

신경세포는 인지질양층(phospholipid bilayer)으로 이루어진 세포막에 둘러싸여 있는데, 이 막으로 인해 그림 1.8에 표시한 바와 같이 세포 안팎에 이온 농도 차이가 유지된다. 이온들이 이 막을 가로질러 이동하면 각 이온에 대한 전기기울기(전기경사, electrical gradient)가 생성된다. 모든 이온의 전기기울기의 합이 **막전위**(membrane potential)인데, 이를 **전기전위**(electrical potential)라고도 한다. 주지하다시피 모든 세포는 인지질양층에 둘러싸여 있으며, 각 세포는 세포 안이 세포바깥공간과 다른 이온 농도를 계속 유지하도록 만든다. 하지만 신경세포와 근육세포만이 세포 표면을 따라 전기신호를 전달하거나 이 이온 농도 차이를 이용해서 전기신호를 생성할 수 있다(표 1.1).

1. **평형전위**(equilibrium potential) — **네른스트 방정식**(Nernst equation): 이온은 세포 내부와 외부에 농도 차이가 유지되는데, 이것은 세포막이 작용한 결과이다. 그림 1.8은 이온들이 이동하여 결국 항정상태(steady state)에 도달하는 과정을 묘사하고 있다. 전하가 없는 입자는 세포막 양쪽에서의 농도가 같아질 때까지 **확산**(diffusion)에 의해 막을 통과해서 이동하게 된다. 이온은 전하를 띠기 때문에 이온이 이동하면 **전기기울기**(electrical gradient)

표 1.1 세포 속과 밖의 이온 농도

이온	세포 밖 농도(mM)	세포 속 농도(mM)	평형전위(mV)
나트륨(Na^+)	140	15	+60
칼륨(K^+)	3.5	120	−95
칼슘(Ca^{2+})	2.5	0.0001(비결합 Ca^{2+})	+136
염소(Cl^-)	120	5	−86

가 생성된다. 전하를 띤 이온은 전하가 동일한 이온을 세포막에서 밀어낸다. 이온들이 이동해서 세포막을 통과함에 따라 전하가 점점 더 축적되어 이온이 더 이상 세포막을 통과하지 못하도록 막는다. 예를 들어 세포 내부(i)의 K^+ 농도는 120 mM로 세포 밖(o) 농도인 3.5 mM보다 높다. K^+은 농도기울기를 따라서 세포막을 지나 세포 밖으로 이동하면서 양전하도 함께 세포 밖으로 가지고 갈 것이다. 이 세포 내부의 전위는 음성인데, 왜냐하면 K^+이 끊임없이 세포 밖으로 유출되기 때문이다. 이 이동 과정을 결산하면 세포 내부가 K^+ 이온을 잃는 것으로 귀결된다. 이 이온은 이동함에 따라 세포막 안팎에 전기기울기인 **전위기울기**(potential gradient)를 생성한다. 이 전기기울기는 어느 시점에서 K^+이 더 이상 이동하지 못하도록 막게 되는데, 왜냐하면 세포막의 반대쪽에 양전하가 축적되어 다른 양전하가 넘어오지 못하도록 밀어내기 때문이다. 이렇게 하여 **평형전위**(equilibrium potential)가 이루어지는데, 평형전위는 **전기화학평형**(electrochemical equilibrium)이라고도 칭한다. 이 평형전위는 **네른스트 방정식**(Nernst equation)으로 나타낼 수 있다. 네른스트 방정식은 몇 가지 물리상수와 이온기울기(세포 내부 및 외부의 이온 농도)를 취해서 이온의 순 이동이 더 이상 일어나지 않게 되는 전위값을 산정한다. K^+의 평형전위는 그림 1.9에서 산출한 바와 같이 −95 mV이다.

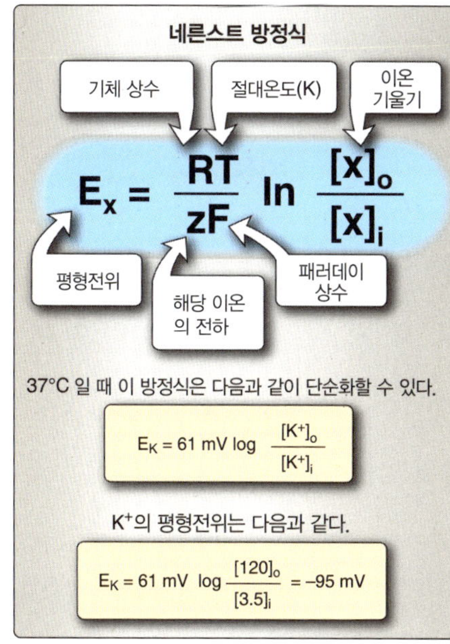

그림 1.9 네른스트 방정식(Nernst equation).

2. **안정막전위**(resting membrane potential)— **골드만 방정식**(Goldmann equation): 신경세포에는 K^+뿐 아니라 당연히 다른 이온들도 포함되어 있다. 각 이온마다 세포 속과 세포 밖 농도가 다르고, 막 투과성도 이온마다 다르다. 막의 **투과성**(permeability)은 한 이온이 막을 얼마나 쉽게 통과할 수 있는지를 나타내는 척도이다. 안정막전위를 측정하기 위해서는 여러 가지 이온들의 세포 안팎의 농도는 물론 각 이온에 대한 막 투과성도 계산에 넣어야 한다. 이 안정막전위는 그림 1.10에 표시된 **골드만 방정식**(Goldmann equation)으로 설명할 수 있다. 다양한 이온들의 세포 안팎의 농도 차이는 **이온펌프**(ion pump)로 작용하는 막단백질(membrane protein)에 의해 유지된다. 이온펌프들 중에서 가장 중요한 것은 **Na^+/K^+ ATP 분해효소**(Na^+/K^+ ATPase)로, 이 펌프는 Na^+을 K^+과 맞바꿔서 세포 밖으로 내보낸다. 이 Na^+/K^+ 교환체(Na^+/K^+ exchanger)의 작용은 그림 1.11을 보면 알 수 있다. 이 이온펌프는 이름이 시사하는 바와 같이 **삼인산 아데노신**(adenosine triphosphate, ATP)의 형식을 갖춘 에너지에 의존해서 작동한다. 이 펌프는 ATP가 존재해야만 작동하는데, ATP는 이인산 아데노신(adenosine diphosphate, ADP)으로 가수분해되면서 에너지를 방출한다. **이온통로**(ion channel)는 막단백질로서, 이온이 그 내부로 통과하도록 허용함으로써 전류가 흐르게 한다. 이온통로는 선택 기능이 있다. **통로구멍**(channel pore)의 크기와 이 구멍에 있는 아미노산이 어떤 이온이 통과할 수 있는지를 통제한다.

골드만 방정식

$$V = 61 \log \frac{P_K[K^+]_O + P_{Na}[Na^+]_O + P_{Cl}[Cl^-]_O}{P_K[K^+]_i + P_{Na}[Na^+]_i + P_{Cl}[Cl^-]_i}$$

V = 막전위(볼트)
P = 각 이온의 투과성

골드만 방정식은 각 이온의 농도기울기뿐 아니라 투과성(P)도 계산에 넣는다. 이들을 종합해서 안정막전위(resting membrane potential)를 결정한다.

그림 1.10 골드만 방정식(Goldmann equation).

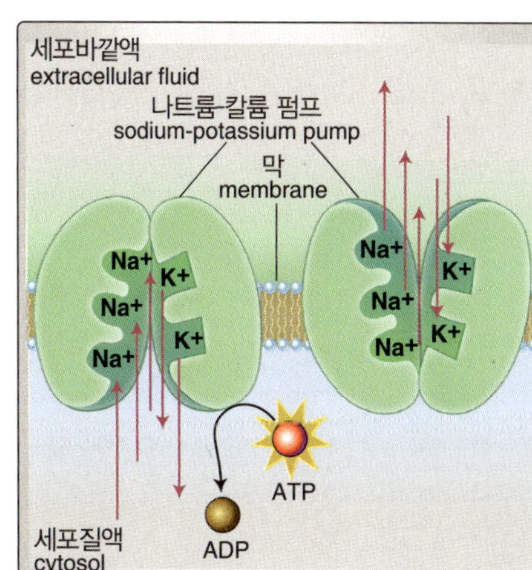

그림 1.11 이온펌프(ion pump). ATP = 삼인산 아데노신(adenosine triphosphate); ADP = 이인산 아데노신(adenosine diphosphate).

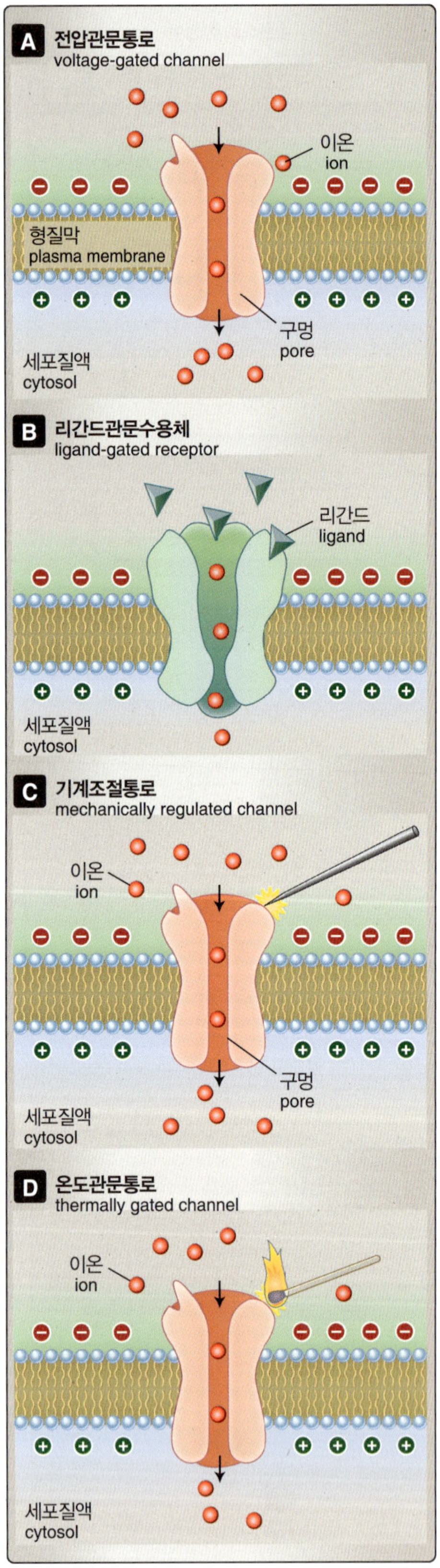

그림 1.12 이온통로(ion channel).

이온통로가 열리고 닫히는 과정은 다양한 기전에 의해 조절되는데, 자세한 설명은 그림 1.12를 참조하라.

생체막은 다양한 이온들의 투과성을 능동적으로 변화시킬 수 있다. 이 변화로 인해 막전위가 변하는데, 이것이 활동전위(action potential)가 생성되는 데 밑바탕이 되는 기전이다.

a. **전압관문 이온통로**(voltage-gated ion channel): 이 통로는 막전위의 조절을 받는다. 막전위가 변하면 **통로구멍**(channel pore)이 열린다. 이 통로들 중에 가장 대표적인 것은 전압관문 Na^+ 통로(voltage-gated Na^+ channel)이다. 이 통로가 열리면 이를 기반으로 해서 활동전위가 개시된다(그림 1.12A).

b. **리간드관문 이온통로**(ligand-gated ion channel): 이 이온통로에 결합하는 특정 분자가 이 통로를 조절한다. 그러면 통로구멍이 열려서 이온이 통과할 수 있다. 신경전달물질이 결합하는 연접이후수용체(postsynaptic receptor)가 리간드관문 이온통로이다(그림 1.12B).

c. **기계관문 이온통로**(mechanically gated ion channel): 이 통로에 있는 구멍은 기계적 힘에 의해 열린다. 피부에 있는 촉각수용기(touch receptor)와 속귀(inner ear)에 있는 수용세포(receptor cell)가 대표적인 기계관문 이온통로이다. 이 통로들은 당기거나 들어올리는 기계적 힘이 가해지면 열린다(그림 1.12C).

d. **온도관문 이온통로**(thermally gated ion channel): 이 통로는 온도의 조절을 받는다. 이 통로 단백질 자체가 온도계로 작용해서 온도가 변하면 통로구멍이 열린다(그림 1.12D).

B. 활동전위(Action potential)

활동전위(action potential, AP)는 전기임펄스(electrical impulse)로, 변화된 막전위 상태가 신경세포의 표면을 따라 이동하는 것이다. 활동전위 발생의 밑바탕이 되는 기전은 다양한 이온에 대한 막 투과성의 변화로, 먼저 활동전위가 개시될 때 Na^+에 대한 투과성이 변하고, 이어서 회복기에는 K^+에 대한 투과성이 변한다. 활동전위는 신경세포와 신경세포 사이의 정보 교환 수단이다.

1. **활동전위 생성:** Na^+와 K^+에 대한 막 투과성이 차례대로 변해서 막전위 변화가 유발되고 활동전위가 생성되는 과정은 그림 1.13에 정리했다. 활동전위가 개시되는 과정에서 막전위가 변하는 것은 Na^+에 대한 막 투과성이 높아지기 때문이다. Na^+ 투과성이 일시적으로 상승하는 이 변화는 Na^+ 통로가 열림으로 인해 일어나며, 세포막의 **탈분극**(depolarization)을 일으킨다. Na^+

통로가 열리면 Na^+이 그 신경세포 속으로 유입되어 K^+ 평형전위에 가깝던 안성막전위가 Na^+ 평형전위에 가까운 양성 전위값으로 바뀐다. 이 Na^+ 투과성은 Na^+ 통로가 곧 다시 닫히기 때문에 잠깐만 지속되고, 세포막은 K^+에 대한 투과성이 더 높아지게 되는데, 심지어 안정 상태일 때보다도 투과성이 더 높아져서 소위 **침강돌출**(undershoot) 또는 **후과다분극**(after-hyperpolarization)이 나타난다.

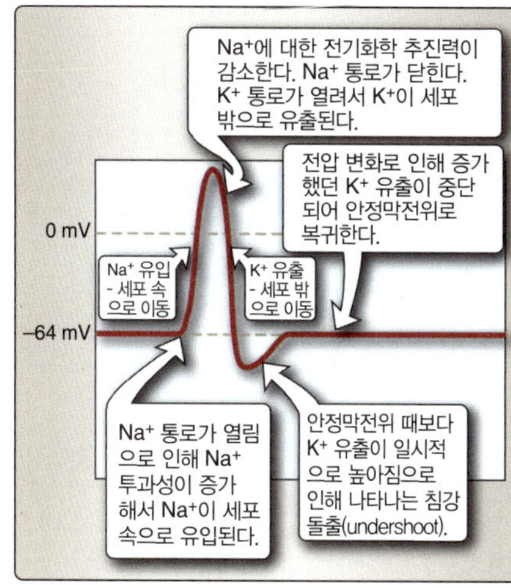

그림 1.13 활동전위(action potential).

활동전위가 생성될 때 열리는 Na^+ 통로는 전압관문통로(voltage-gated channel)이다. 이 통로는 막이 **문턱값전위**(threshold potential)까지 탈분극될 때만 열린다. 일단 이 문턱값전위에 도달하기만 하면 활동전위가 다냐 아니냐 반응(실무율 반응, all-or-none response)으로 생성된다. 활동전위는 중간단계가 없기 때문에 "켜져(on)" 있거나 아니면 "꺼져(off)" 있을 수밖에 없다. 활동전위를 통한 신호전달(signal transduction)은 컴퓨터가 정보를 부호로 변환하기 위해 사용하는 이진법(1 또는 0)과 유사하다. 특정 신경세포 집단에서 발생하는 모든 활동전위는 크기와 지속 시간이 동일하다.

활동전위에 관여한 Na^+ 통로는 활동전위가 일어난 후마다 **불응기**(refractory period)에 들어간다. 불응기는 K^+의 투과성이 높아진 시기인 침강돌출기(undershoot phase)와 일치하며, 두 가지 중요한 효과를 낳는다. 즉 축삭을 따라서 이동할 수 있는 활동전위의 횟수(빈도)가 제한을 받으며, 활동전위가 진행하는 방향이 정해진다. 활동전위는 불응기 상태인 통로를 향해 "후진"하지 않고, 대신에 그 다음에 위치한 통로들을 향해 전진하게 된다. 그 다음번 활동전위는 그 통로가 다시 원상태로 돌아와서 준비된 상태일 때 생성된다.

활동전위 생성 과정에서 에너지가 대가로 지불된다. 지불하는 화폐는 ATP로, 이온 항상성을 회복하는 데 필요하다. 활동전위가 종료하는 단계에서는 **Na^+/K^+ ATP 분해효소**(Na^+/K^+ ATPase)를 포함한 이온펌프들이 능동운반을 통해서 이온항상성을 회복시킨다. 이 펌프들은 ATP가 ADP로 가수분해되면서 방출된 에너지가 있어야 작동한다.

2. **활동전위**(action potential)**의 전파:** 전기신호가 축삭을 따라 전파되는 과정에서 이온들이 세포막을 통과해서 새어 나가기 쉽기 때문에 전기신호가 효율적으로 전파되는 데 한계가 있다. 그렇게 되면 전하가 세포막 밖으로 사라져버리기 때문에 임펄스는 소멸할 것이다. 그런데 신경세포막에서 활동전위가 새지 않게 막는 방법이 하나 있다. 축삭을 따라 전파되는 전기신호는 그림 1.14에 도시한 바와 같이 수동전류전파(passive current flow) 방식은 물론 능동전류전파(active current flow) 방식도 취한다.

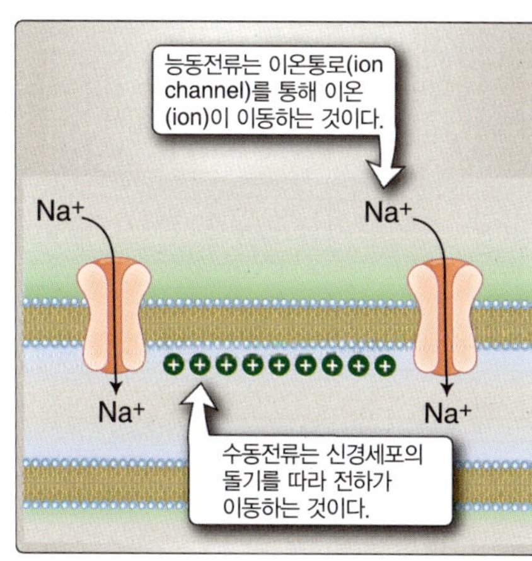

그림 1.14 수동전류(passive current)와 능동전류(active current).

a. **전류**(current)**:** **전류**는 암페어(ampere, A) 단위로 측정하며, 전하의 이동이나 이온의 이동을 나타낸다. 그 전하를 이동시키는 데 필요한 일(work)의 양을 **전압**(voltage)이라 하며, 볼트(volt, V) 단위로 측정한다.

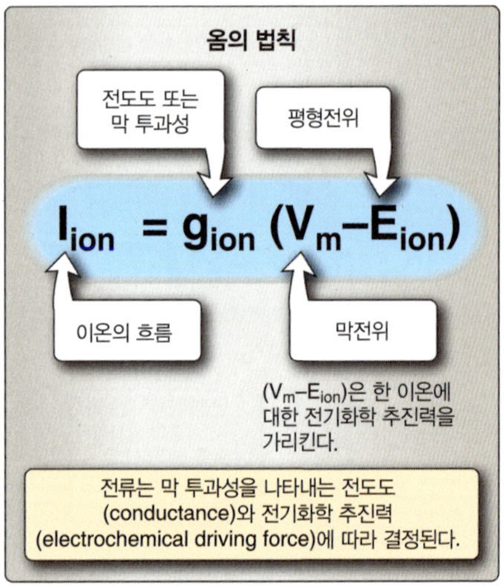

그림 1.15 옴의 법칙(Ohm law).

이온 이동이 얼마나 어려운지를 나타내는 정도를 **저항**(resistance)이라 하며, 옴(ohm, Ω) 단위로 측정한다. **전도도**(conductance)는 이온 이동이 얼마나 용이한지를 나타내며, 지멘스(siemens, S) 단위로 측정한다. 특정 이온이 이동하는 전류는 그 이온의 막 투과성인 **전도도**와 전기화학 추진력(electrochemical driving force)에 따라 결정된다. 이를 **옴의 법칙**(Ohm law)으로 표현할 수 있는데, 이 법칙은 그림 1.15에 요약 설명했다.

수동전류(passive current)는 전하가 정해진 경로를 따라 이동하는 것으로, 전선을 따라 흐르는 전기와 상당히 비슷하다. 수동전류는 Na^+ 이온이 이동하는 것이 아니다. 그에 반해 **능동전류**(active current)는 이온(Na^+)이 이온통로를 통과하는 과정을 포함한다(그림 1.14). 활동전위가 전파되려면 수동전류도 흘러야 하고 Na^+ 통로도 개방되어야 한다. 수동전류로 인해 막전위의 변화가 초래되고, 이 변화는 전압관문 Na^+ 통로의 개방을 일으키게 된다. 이로 인해 또 다른 활동전위가 생성된다. 이 활동전위가 일으키는 수동전류는 세포막을 따라 이동하여 다음 Na^+ 통로 집단에 도달할 것이다. 신경세포막을 통해 이온이 새어 나가는 문제는 활동전위를 끊임없이 생성함으로써 효과적으로 극복할 수 있다.

b. **연속전도**(continuous conduction): **민말이집**축삭(unmyelinated axon)에서는 수동전류가 축삭을 따라 이동하면서 축삭의 전장에 걸쳐 세포막에 삽입되어 있는 Na^+ 통로를 연달아 개방한다(능동전류). 축삭의 전장에 걸쳐 활동전위가 끊임없이 되살아나는 것을 **연속전도**라 하며, 그림 1.16에 도시했다.

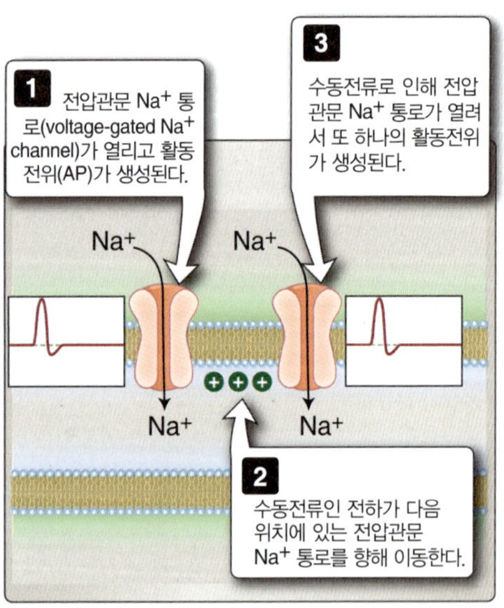

그림 1.16 연속전도(continuous conduction).

c. **도약전도**(saltatory conduction): 말이집축삭(myelinated axon)에서는 Na^+ 통로가 말이집(myelin sheath)과 말이집 사이의 틈새인 말이집마디(node of Ranvier)에 밀집되어 있다. 수동전류는 말이집축삭의 일정 분절을 따라 이동한다. 말이집마디에서 막전위가 변함으로 인해 Na^+ 통로가 열리고, 그와 더불어 활동전위가 되살아난다. 이 활동전위는 한 말이집마디에서 다음 말이집마디로 '뛰어넘는' 듯한 양상을 취하는데, 이를 **도약전도**라 부르며 그림 1.17에 도시했다.

3. **활동전위**(action potential)**의 속도:** 활동전위의 속도는 수동전류는 물론 능동전류에 의해서도 결정된다. 활동전위의 속도를 향상시키려면 수동전류와 능동전류를 촉진해야 한다. 이 과정에서 극복해야 할 두 가지 주요 장애물은 축삭의 저항(resistance)과 축삭막의 전기용량(capacitance)으로, 그림 1.18에 요약해서 설명했다.

a. **저항**(resistance): 저항은 이온 이동이 얼마나 어려운지를 나타내며, 옴

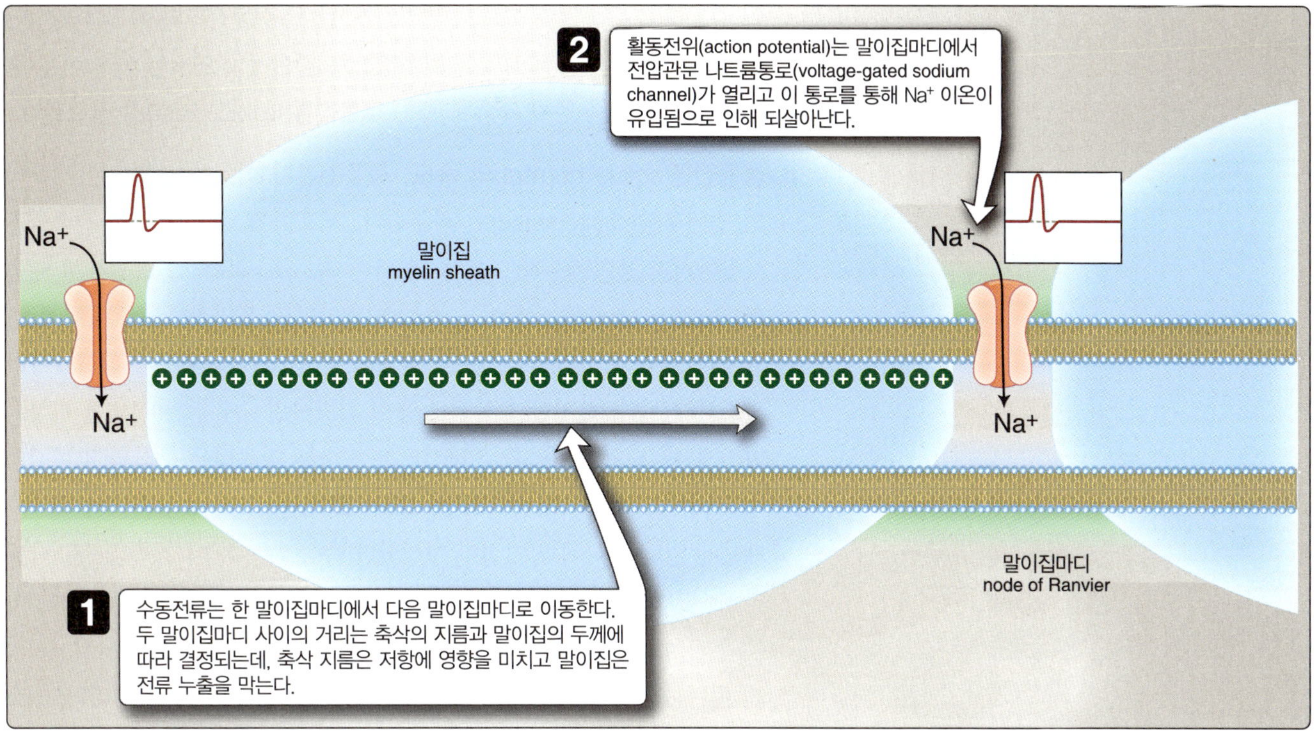

그림 1.17 도약전도(saltatory conduction).

(ohm, Ω) 단위로 측정한다. 지름이 큰 축삭은 저항이 낮아서 수동전류 속도가 빠르다. 축삭은 지름이 클수록 이온 이동이 용이하다. 하지만 우리 몸은 전도 속도를 높이기 위해 축삭의 지름을 무한정 늘일 수 없다. 장거리 통신에 필요한 고속 전도를 감당할 수 있을 만큼 지름이 큰 축삭은 너무 굵어서 인체의 가느다란 말초신경에 포함될 수 없을 것이다.

b. **전기용량**(capacitance)**:** 축전기(콘덴서, capacitor)는 절연체(insulator)를 사이에 두고 격리된 두 전도체 부위로 구성된다. 신경세포에서 세포바깥액(extracellular fluid)과 세포속액(intracellular fluid)은 세포막을 사이에 두고 격리되어 있다. 이 세포막은 절연체이고, 세포바깥액과 세포속액은 두 전도체 부위에 해당된다. 전하가 세포막의 한쪽 면에 축적되고, 반대쪽 면에서 동일한 전하를 밀어내고 반대 전하를 끌어들인다. 이러한 방식으로 축전기는 전하를 분리해서 축적한다. 활동전위가 축삭을 따라 이동할 때마다 수동전류는 Na^+ 통로를 개방하고 Na^+이 이 통로를 통해 세포 속으로 유입된다(능동전류). 그러나 이 작용이 일어나려면 그 전에 세포막의 전기용량, 즉 세포막에 축적된 반발전하를 극복해야만 한다.

c. **수동전류**(passive current)**의 속도:** 수동전류의 속도는 이 전류가 축삭 속에서 맞닥뜨리는 저항에 따라 결정된다. 축삭의 지름이 증가하면 저항

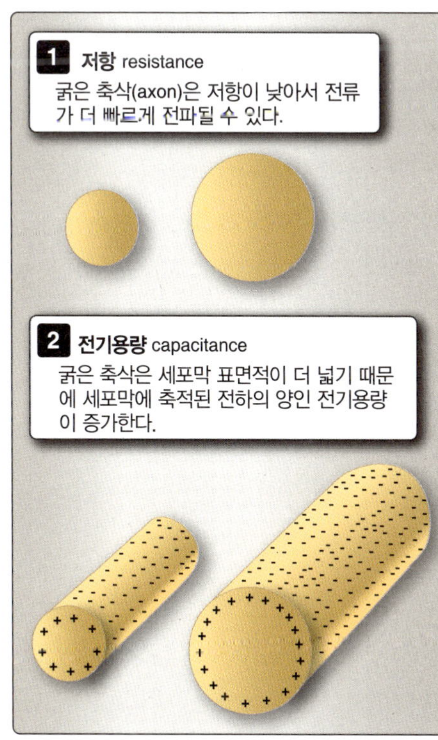

그림 1.18 저항(resistance)과 전기용량(capacitance).

이 감소하고 수동전류 속도가 빨라지게 된다. 수동전류의 속도를 향상시키는 또다른 방법은 축삭막을 말이집으로 감싸서 절연하는 것으로, 이렇게 하면 축삭막을 통해 전류가 새는 **누출전류**(leak current)가 감소한다.

d. **능동전류**(active current)**의 속도:** 능동전류가 이동하는 속도는 세포막의 전기용량(capacitance)이 좌우한다. 세포막에 축적된 반발 전하들을 극복하기가 용이할수록 이온이 더 빠른 속도로 세포막을 통과해서 이동할 수 있다. 축삭의 지름이 감소하면 축삭막의 표면적이 줄어들어서 반발 전하들이 축적될 수 있는 전체 면적이 감소하기 때문에 전기용량이 감소하게 된다. 하지만 축삭의 지름이 감소하면 수동전류에 대한 저항이 커지게 된다. 전기용량을 저하시키는 또다른 접근법은 축삭의 말이집형성(myelination)이다. 말이집(myelin sheath)은 효율이 높은 절연체이기 때문에 일단 축삭에 말이집이 형성되면 축삭막은 더 이상 축전기로 작용할 수 없게 되어 전하를 축적할 수 없게 된다. 불리한 점은 축삭막이 이온 투과성도 상실하게 되어 Na^+이온이 축삭막을 통과해서 이동할 수 없게 된다는 사실이다. 능동전류가 가능하려면 말이집에 **말이집마디**(node of Ranvier)라 불리는 틈새가 있어서 Na^+이 이 틈새 부위에서 세포막을 통과해서 이동할 수 있어야 한다. 전압관문 Na^+ 통로(voltage-gated Na^+ channel)들은 말이집마디에 밀집해 있다. 축삭막의 전기용량(capacitance)이 각각의 말이집마디마다 극복되어야 하지만 말이집마디는 전체 축삭의 넓은 표면에 비해 좁은 영역에 불과하다(그림 1.16, 1.17). 수동전류가 말이집마디와 말이집마디 사이의 거리만큼 이동해서 다음 말이집마디에 있는 전압관문 Na^+ 통로를 개방한다. 한 말이집마디와 다음 말이집마디 사이의 거리인 **마디사이거리**(internode distance)는 축삭의 지름에 따라 달라지고, 축삭 지름은 수동전류가 맞닥뜨리는 저항을 결정한다.

요컨대 활동전위는 중추신경계통에서 정보교환(통신)이 일어나는 과정에서 공통적으로 사용된다. 활동전위가 축삭을 따라 이동할 때 갖게 되는 특성은 다음과 같다.

1. 한 방향(*unidirectional*): 이 특성은 불응기(refractory period)를 거치면서 획득된다.
2. 고속(*fast*): 말이집 덕분에 축삭막의 전기용량이 감소하는 동시에 축삭의 지름이 증가함으로 인해 저항이 감소하기 때문에 활동전위가 축삭을 따라 이동하는 속도 향상에 도움이 된다.
3. 효율적(*efficient*): 활동전위가 축삭의 전장에 걸쳐 생성되는 것이 아니라 말이집마디(node of Ranvier)에서만 생성되기 때문에 에너지가 절약된다.

4. 단순성(*simple*): 활동전위는 일종의 다냐 아니냐(실무율, all-or-none) 반응으로, 본질적으로 2진법 체계에 해당된다.

C. 연접전달(시냅스전달, Synaptic transmission)

연접전달은 전기연접이든 화학연접이든 어느 연접(시냅스)에서나 일어날 수 있다. 모든 연접은 연접이전 성분(presynaptic element)과 연접이후 성분(postsynaptic element)을 포함하고 있다.

1. **전기연접**(전기시냅스, electrical synapse): 두 신경세포가 **틈새이음**(gap junction)이라는 구조를 통해 서로 전기적으로 한몸처럼 연결될 수 있다. 틈새이음의 정체는 단백질로 구성된 통로복합체인 코넥손(connexon)으로, 이온과 기타 작은 분자들이 두 신경세포 사이를 이동할 수 있게 한다(그림 1.19A). 틈새이음을 통해 연결된 신경세포들은 다수의 신경세포들이 집단으로 함께 동기화(synchronization)될 필요가 있는 곳에서 관찰되는데, 그 예로는 호흡중추(breathing center)나 시상하부(hypothalamus)의 호르몬 분비 부위 등이 있다.

2. **화학연접**(화학시냅스, chemical synapse): 화학연접은 연접이전종말(presynaptic terminal) 하나와, 연접틈새(synaptic cleft) 하나와, 연접이후성분

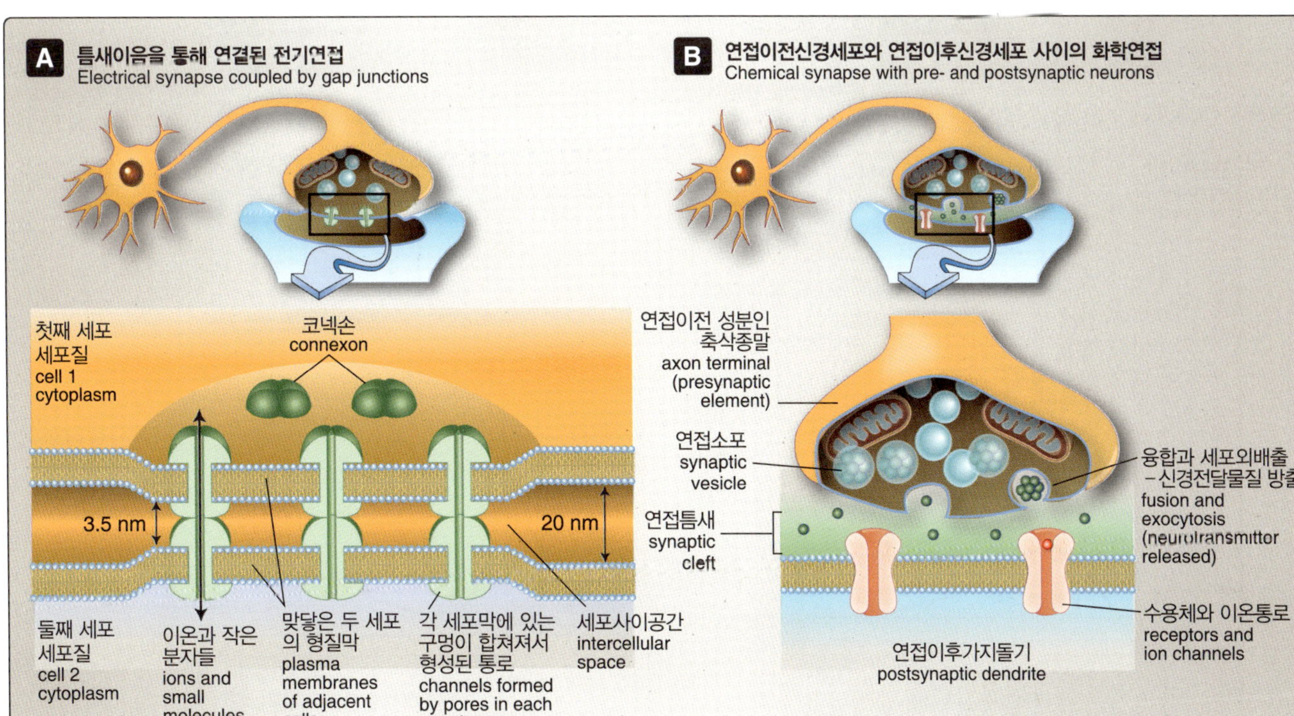

그림 1.19 전기연접(electrical synapse)과 화학연접(chemical synapse).

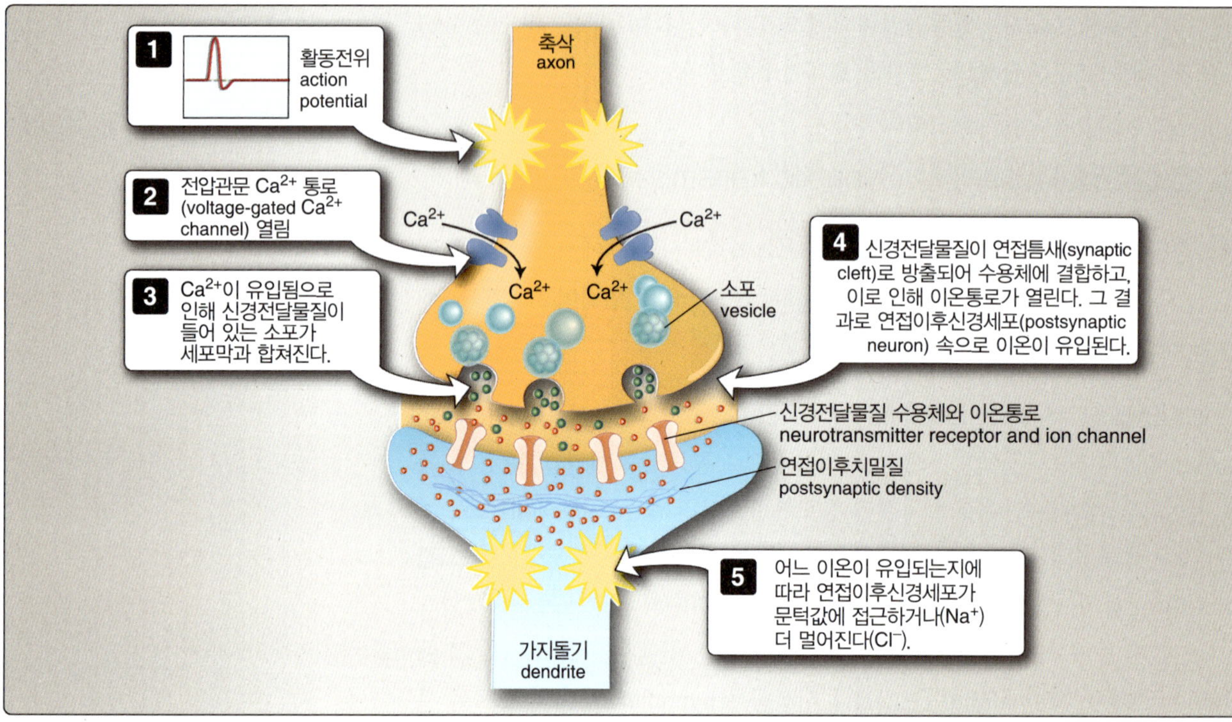

그림 1.20 연접신호전달(synaptic signal transduction).

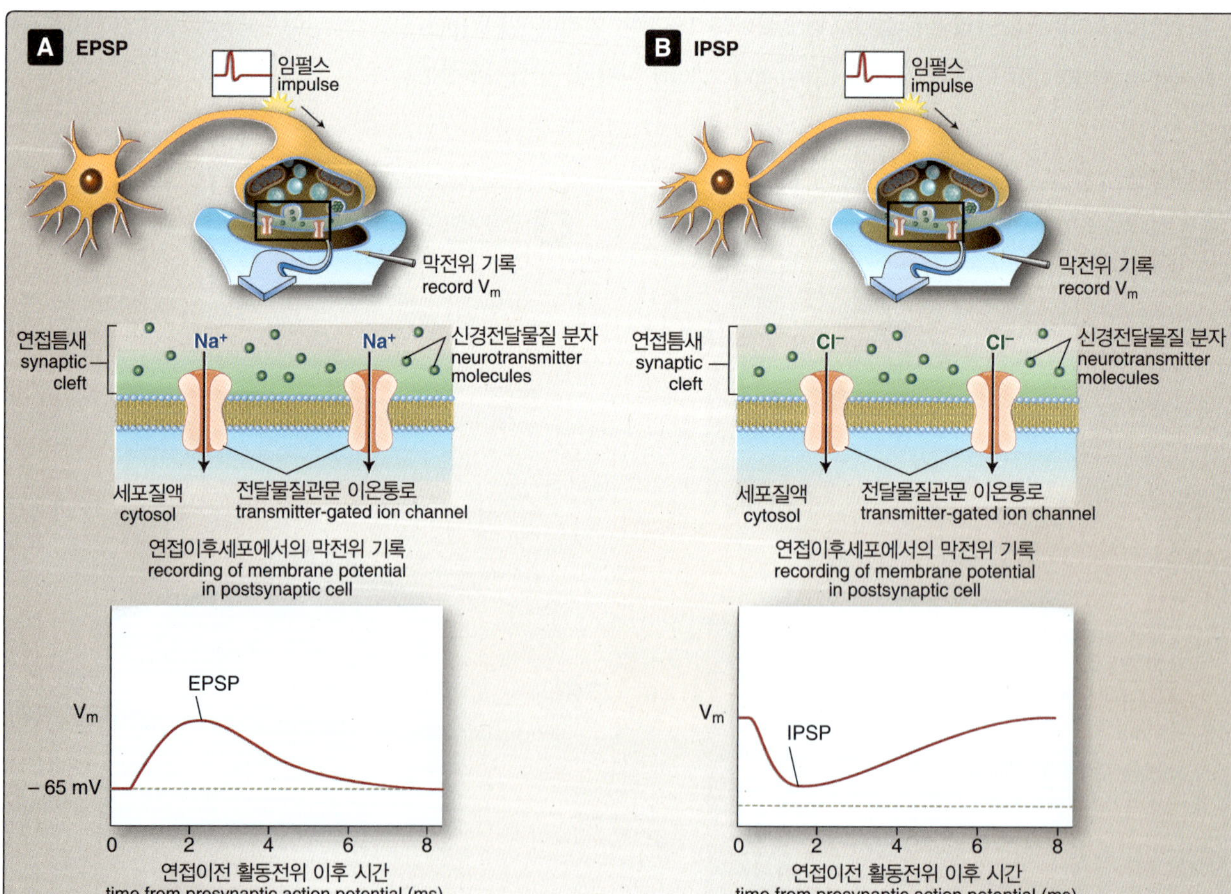

그림 1.21 흥분연접이후전위(excitatory postsynaptic potential, EPSP)와 억제연접이후전위(inhibitory postsynaptic potential, IPSP). V_m = 막전위(membrane potential).

(postsynaptic element) 하나로 구성되어 있다(그림 1.19B). 전하와 이온이 직접 두 세포 사이를 왕래하지는 않는다. 정보 전달은 신경전달물질(neurotransmitter; 아래 참조)을 통해 이루어진다.

3. **연접신호전달**(synaptic signal transduction): 연접에서 신호전달로 이어지는 일련의 과정은 그림 1.20에 표시했다. 활동전위가 연접이전종말에 도달하고, 그로 인해 전압관문 Ca^{2+} 통로(voltage-gated Ca^{2+} channel)가 열린다. 신경전달물질로 차 있는 소포(vesicle)들이 이 Ca^{2+}의 유입으로 인해 세포막과 융합해서 신경전달물질이 방출되고, 방출된 신경전달물질은 연접틈새를 가로질러 확산된다. 이 신경전달물질은 연접이후수용체(postsynaptic receptor)에 결합하고 이온통로(ion channel)가 열린다. 어떤 유형의 이온통로가 열리는지에 따라 **억제연접이후전위**(inhibitory postsynaptic potential, IPSP)가 유발될지, 아니면 **흥분연접이후전위**(excitatory postsynaptic potential, EPSP)가 유발될지가 결정된다. 그림 1.21A에서 알 수 있듯이 Na^+이 유입되면 **EPSP**가 유발되어 세포막이 문턱값(threshold)에 가까이 도달한다. Cl^-이 유입되면 **IPSP**가 유발되어 막전위가 문턱값에서 멀어진다(그림 1.21B). 신경전달물질은 종류에 따라 특이적으로 IPSP나 EPSP를 일으킨다(표 1.2).

표 1.2 중추신경계통의 주요 신경전달물질(neurotransmitter) **요약**

	신경전달물질 (Neurotransmitter)	연접이후 효과 (Postsynaptic Effect)
	아세틸콜린(ACh)	흥분
아미노산 (amino acid)	글루탐산염(glutamate)	흥분
	감마아미노부티르산(GABA)	억제
	글라이신(glycine)	억제
생체아민 (biogenic amine)	도파민(dopamine)	흥분(D_1 수용체에 작용)
		억제(D_2 수용체에 작용)
	노르에피네프린(norepinephrine)	흥분
	에피네프린(epinephrine)	흥분
	세로토닌(serotonin)	흥분 또는 억제
	히스타민(histamine)	흥분
퓨린(purine)	삼인산 아데노신(ATP)	흥분/신경조절 (neuromodulatory)
신경펩티드 (neuropeptide)	서브스탠스P(substance P)	흥분
	메트엔케팔린(metenkephalin)	억제
	아편유사제(opioid)	억제
	부신겉질자극호르몬(adrenocorticotropin)	흥분

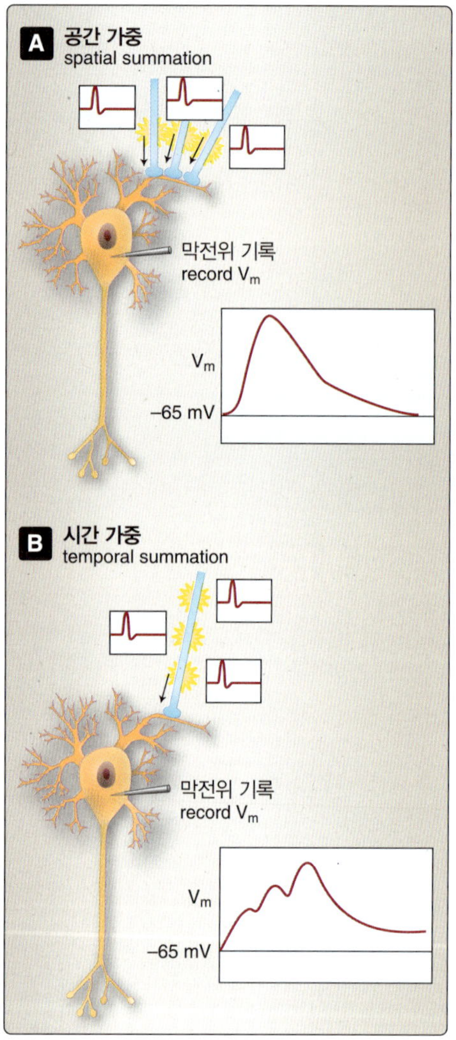

그림 1.22 시간공간 가중(temporospatial summation).

a. **시간공간 가중**(temporospatial summation): 연접이후신경세포(postsynaptic neuron)는 문턱값 전위에 도달했을 때 활동전위를 발사한다. 단 하나의 연접이 단 하나의 **연접유발전위**(synaptically evoked potential)만을 통해 연접이후신경세포를 문턱값 가까이로 이끌기에는 역부족이다. 어느 연접이후신경세포든 수천 개가 넘는 연접들의 작용이 축적되어야만 활동전위가 유발된다.
입력신호를 받는 연접들은 서로 가까이 모여 있어야 하며(그림 1.22A), 동일한 시간대에 입력신호를 받아야 한다(그림 1.22B). 이를 **시간공간 가중**(temporospatial summation)이라 칭한다. 그림 1.22를 보면 동일 부위에서 동일 시간대에 유발된 연접유발전위가 어떻게 그 신경세포를 문턱값 가까이로 이끌어서 결국 활동전위를 생성할 수 있는지를 알 수 있다.
활동전위는 일종의 다냐 아니냐(실무율, all-or-none) 반응이지만, 연접유발전위는 크기가 여러 단계이다. 연접틈새에 존재하는 신경전달물질의 양이 많아지면 활성화된 수용체(receptor)가 증가하고, 이어서 더 많은 이온이 연접이후신경세포로 유입된다.

b. **이온지향성 수용체**(ionotropic receptor): 연접이후 수용체는 **이온지향성**(ionotropic) 수용체와 **대사지향성**(metabotropic) 수용체로 구분할 수 있다. 이온지향성 수용체에서는 신경전달물질의 수용체가 이온통로에 연결되어 있다. 신경전달물질이 그 수용체에 결합하면 수용체에 입체형태 변화가 일어나서 이온이 통로를 통해 유입된다. 이온이 유입되면 연접이후세포의 막전위를 변화시킬 수 있는데, Na^+ 통로가 열리면 막전위가 문턱값에 접근하고, Cl^- 통로가 열리면 문턱값에서 더 멀어진다. 따라서 이온지향성 수용체는 이온통로에 직접 영향을 미침으로써 이온 이동에 직접적으로 작용한다(그림 1.23).

c. **대사지향성 수용체**(metabotropic receptor): 대사지향성 수용체에서는 신경전달물질의 수용체가 세포 속 신호전달연쇄반응(intracellular signaling cascade)과 연계되어 있는데, 대개 효소를 포함한 G단백질연결기전(G protein-coupled mechanism)을 통해서 연계되어 있다. 이 수용체는 연접이후통로(postsynaptic channel)를 변화시키거나 통로를 선별적으로 열거나 닫음으로써 이온 이동에 간접적으로 작용한다(그림 1.23).

D. 신경전달물질(Neurotransmitter)

신경전달물질은 연접이전신경세포(presynaptic neuron)에서 방출된 분자로, 화학연접에서 정보를 전달하는 수단이 된다. 신경전달물질은 신경전달물질 수용체와 결합하는데, 이 수용체는 이온통로와 연결될 수 있는 이온지향성 수용체(ionotropic receptor)이거나 세포 속 신호전달 과정과 연계된 대사지향성 수용체(metabotropic receptor)이다. 신경전달물질마다 결합하는 수용체의 유형이 특정되어 있으며, 연접이후신경세포에서 특정 반응을 유발해서 흥분신호나 억제신호가 생성된다(표 1.2).

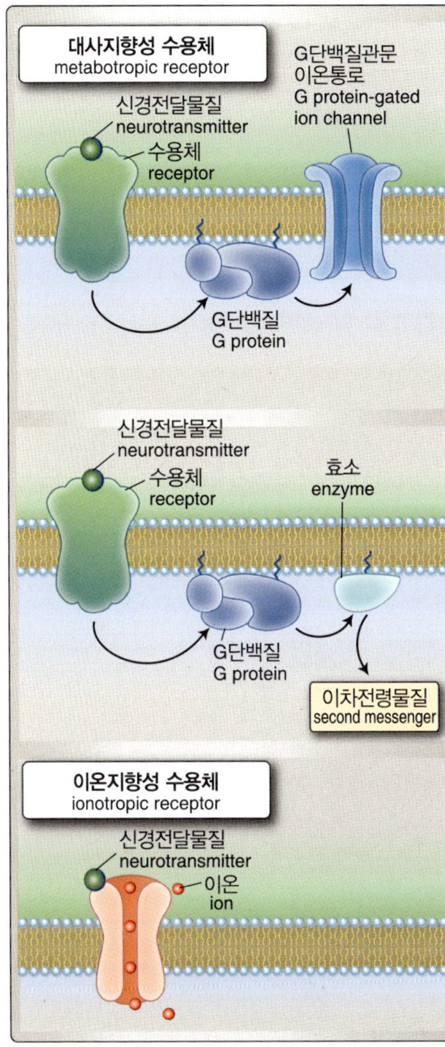

그림 1.23 수용체(receptor)의 유형.

1. **글루탐산염**(glutamate): 글루탐산염은 중추신경계통에서 가장 흔한 흥분신경전달물질(excitatory neurotransmitter)이다. 글루탐산염은 이온지향성 글루탐산염 수용체(ionotropic glutamate receptor)에 결합할 수 있는데, 이 수용체에는 **NMDA 수용체**(NMDA receptor, *N*-methyl-D-aspartate)와 **AMPA 수용체**(AMPA receptor, α-amino-3-hydroxyl-5-methyl-4-isoxazole-propionate)와 **카이네이트 수용체**(kainate receptor)가 포함된다. 이 수용체들은 글루탐산염 외에 특이적으로 결합하는 작용제(agonist)에 따라 명칭이 정해진다. 이 수용체들은 모두 양이온이 연접이후신경세포 속으로 유입되도록 작용한다. NMDA 수용체는 연접이후막이 탈분극(depolarization)되어 있을 때 외에는 통로구멍이 Mg^{2+} 이온에 의해 차단되어 있다는 점에서 AMPA 수용체나 카이네이트 수용체와는 조금 다르다. NMDA 수용체 통로는 차단이 풀리기만 하면 Na^+은 물론 다량의 Ca^{2+}도 통과할 수 있다. Ca^{2+}이 지나치게 많이 유입되면 연쇄 반응이 일어나서 세포사(cell death)를 일으킬 수도 있다.

   글루탐산염은 일군의 대사지향성 글루탐산염 수용체(metabotropic glutamate receptors, **mGluRs**)와도 결합할 수 있는데, 결합하면 연접이후 이온통로를 간접적으로 조정할 수 있는 세포 속 신호전달작용이 개시된다. 이로 인한 전형적인 효과는 연접이후신경세포의 흥분성이 높아지는 것이다.

   글루탐산염은 신경세포 내에서 전구물질인 **글루타민**(glutamine)으로부터 합성된다. 글루타민은 별아교세포(astrocyte)가 신경세포에 공급하는데, 별아교세포는 연접틈새에 있던 글루탐산염을 섭취해서 글루타민으로 변환한다.

2. **감마아미노부티르산**(GABA)**과 글라이신**(글리신, glycine): **GABA(**γ**-amnobutyric acid)**와 **글라이신**은 중추신경계통에서 가장 중요한 억제신경전달물질(inhibitory neurotransmitter)이다. 척수에 있는 모든 억제연접(inhibitory synapse) 중 절반 가량이 글라이신을 이용한다. 글라이신은 이온지향성 수용체와 결합하는데, 그 결과로 Cl^- 유입이 허용된다.

   중추신경계통의 나머지 억제연접은 대부분이 GABA를 이용한다. GABA는 이온지향성 GABA 수용체(ionotropic GABA receptor)인 $GABA_A$ 및 $GABA_C$와 결합할 수 있는데, 결합해서 활성화되면 Cl^- 유입을 일으킨다. Cl^- 유입이 일어나면 음전하 축적으로 이어지고, 이로 인해 막전위가 문턱값(threshold)에 도달하기가 더 어려워진다(즉 신경세포가 '억제'된다). 대사지향성 GABA 수용체(metabotropic GABA receptor)인 $GABA_B$는 K^+ 통로를 활성화시키고 Ca^{2+} 통로를 차단하는데, 그 결과로 양전하의 순손실이 일어나고, 역시 연접이후신경세포의 과다분극(hyperpolarization)으로 이어진다.

3. **아세틸콜린**(acetylcholine, ACh): 아세틸콜린은 말초신경계통인 자율운동신경계통(visceral motor system)의 신경절(ganglia) 등은 물론 중추신경계통인 앞뇌(forebrain) 등에서도 활용되는 신경전달물질이다. 또한 아세틸콜린은 신경근육이음(neuromuscular junction)에서 이용되는 신경전달물질이기도 하다(3장 "말초신경계통의 개요" 참조).
   아세틸콜린 수용체에는 두 종류가 있다. 즉 (1) **니코틴 아세틸콜린 수용체**(nicotinic ACh receptor)는 이온지향성 수용체로, 비선별성 양이온 통로(nonselective cation channel)와 연결되어 있고, (2) **무스카린 아세틸콜린 수용체**(muscarinic ACh receptor)는 G단백질 매개 경로와 연결된 일군의 대사지향성 수용체들로 구성되어 있다.
   연접틈새에 분비된 아세틸콜린을 재흡수하는 장치는 없다. 아세틸콜린은 **아세틸콜린에스터분해효소**(acetylcholinesterase)가 작용해야만 제거되는데, 이 효소는 아세틸콜린을 가수분해해서 비활성화한다.

4. **생체아민**(biogenic amine): 생체아민은 화학구조에 아민기(amine group) 하나가 있는 신경전달물질 집단이다. 생체아민에는 **카테콜아민**(catecholamine)인 도파민, 노르에피네프린, 에피네프린뿐 아니라 히스타민과 세로토닌도 포함된다.

   a. **도파민**(dopamine): 도파민은 감정(emotion), 동기(motivation), 보상(reward)과 연관된 수많은 앞뇌(forebrain) 신경회로에서 작용한다. 도파민은 G단백질 연결 수용체에 작용하며, 그 주된 작용은 흥분신경전달물질(D_1 수용체를 통해)이거나 억제신경전달물질(D_2 수용체를 통해)이다.

   b. **노르에피네프린**(norepinephrine): 노르아드레날린(*noradrenaline*)이라고도 불리는 노르에피네프린은 각성(wakefulness)과 주의집중(attention)에 핵심적으로 관여하는 신경전달물질이다. 노르에피네프린은 대사지향성 알파아드레날린수용체(α-adrenergic receptor) 및 베타아드레날린수용체(β-adrenergic receptor)에 작용하는데, 둘 다 흥분성이다. **에피네프린**(epinephrine)은 아드레날린(*adrenaline*)이라고도 하며, 노르에피네프린과 동일한 수용체에 작용한다. 하지만 그 중추신경계통 내 농도는 노르에피네프린에 비해 훨씬 낮다.

   c. **히스타민**(histamine): **히스타민**은 흥분성 대사지향성 수용체에 결합한다. 히스타민은 중추신경계통 내에서 각성 기능에 관여한다.

d. **세로토닌**(serotonin): 세로토닌은 흥분효과뿐 아니라 억제효과도 있다. 세로토닌은 기분(mood)과 감정과 몇 가지 항상성 경로(homeostatic pathway)를 조절하는 수많은 신경로에 관여한다. 대부분의 세로토닌 수용체는 대사지향성 수용체이다. 이온지향성 수용체는 한 가지만 있는데, 비선별성 양이온통로(nonselective cation channel)에 속하며, 따라서 흥분성이다.

5. **삼인산 아데노신**(ATP): **ATP**의 가장 널리 알려진 역할은 세포 속 **에너지 전달물질**이다. 그러나 ATP는 연접이전신경세포에서 방출되는 신경전달물질이기도 하다. ATP는 자주 다른 신경전달물질과 함께 방출되기 때문에 **공동전달체**(cotransmitter)의 일종으로 간주된다. ATP는 연접틈새에서 퓨린(purine)의 일종인 아데노신(adenosine)으로 분해될 수 있는데, 아데노신은 ATP의 경우와 동일한 수용체와 결합해서 이를 활성화한다. 이 퓨린 수용체(purinergic receptor)는 이온지향성 수용체인 P2X이거나 대사지향성 수용체인 P2Y이다. 이 이온지향성 수용체는 비선별성 양이온 통로와 연결되며, 흥분성이다. 이 대사지향성 수용체는 G단백질 연결 신호전달경로(G protein-coupled signaling pathway)에 작용한다.

   ATP와 퓨린은 **신경조절물질**(neuromodulator)이다. 이 신경조절물질은 다른 신경전달물질과 함께 방출되기 때문에 P2X나 P2Y가 활성화되는 정도에 따라 함께 분비된 다른 신경전달물질에 대한 반응이 향상되거나 억제되는 식으로 조절된다.

6. **신경펩티드**(neuropeptide): 신경펩티드는 신경전달에 관여하는 펩티드(peptide)의 집단이다. 신경펩티드에는 통증 인식과 조정에 관여하는 물질인 **서브스탠스P**(substance P), **메트엔케팔린**(metenkephalin), **아편유사제**(opioid) 등이 포함되어 있다. 기타 신경펩티드는 스트레스에 대한 신경반응에 관여하는데, 그 예로는 **부신겉질자극호르몬분비호르몬**(corticotropin-releasing hormone)과 **부신겉질자극호르몬**(adrenocorticotropin) 등이 있다.

임상응용 1.1 다발경화증(Multiple Sclerosis)

다발경화증(multiple sclerosis, MS)은 신경과 질환의 일종이다. 그 밑바탕이 되는 병적 변화는 축삭을 에워싸던 말이집(myelin sheath)이 상실되는 과정인 소위 **말이집탈락**(demyelination)과 축삭이 소실되는 **신경변성**(neurodegeneration)이다. **심한 염증**(inflammation)이 말이집탈락 부위에서 관찰되는데, 이것이 말이집탈락과 신경변성을 일으킨 근본 기전으로 추정된다. 말이집탈락 부위는 아래 사진 같은 자기공명영상(MRI) 스캔에서 밝은 반점 형태로 나타난다.

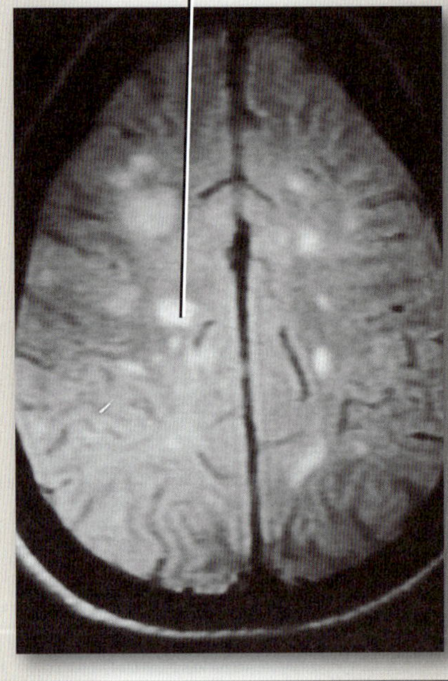

다발경화증 환자의 자기공명영상(MRI) 스캔.

말이집탈락이 일어나면 중추신경계통 기능에 장애가 발생한다. 말이집 상실은 그 축삭의 **전도차단**(conduction block)으로 이어진다. 말이집축삭(myelinated axon)은 본디 도약전도(saltatory conduction)를 통해 활동전위를 전달한다. 이 축삭은 Na^+ 통로 무리들이 서로 멀리 떨어져 있기 때문에 말이집이 없어지면 수동전류가 다음 Na^+ 통로 무리가 미처 활성화되기 전에 소멸되고 만다.

중추신경계통이 전도차단에 대응하는 한 가지 방식은 말이집이 탈락된 축삭을 따라 Na^+ 통로를 죽 삽입함으로써 도약전도가 아닌 연속전도(continuous conduction)가 일어나게 하는 것이다. 하지만 새로 삽입된 Na^+ 통로는 활성이 달라서 Na^+이 더 많이 축삭 속으로 유입되도록 만든다. Na^+/Ca^{2+} 교환체(Na^+/Ca^{2+} exchanger)는 더 이상 Na^+ 항상성을 유지할 수 없게 되고, 단백분해효소(protease)가 활성화되며, 축삭이 변성된다. 일부 환자에서는 말이집이 탈락된 축삭에 Na^+ 통로가 제대로 삽입되기도 하는데, 덕분에 연속전도가 일어날 수 있게 되어 비록 속도는 느려졌지만 활동전위가 전파될 수 있다.

중추신경계통이 기능을 회복하려고 시도하는 또 하나의 방식은 축삭의 **말이집재생**(remyelination)이다. **희소돌기아교세포**(oligodendrocyte)는 중추신경계통에서 말이집형성(myelination)을 담당하는 세포이다. 말이집재생을 개시하기 위해서 희소돌기아교세포의 전구세포인 **뭇돌기아교세포**(polydendrocyte)들이 손상 부위로 불려온다. 이 세포들은 희소돌기아교세포로 성숙하는 즉시 말이집재생 과정을 시작할 수 있다. 큰포식세포(macrophage)는 손상 부위에서 말이집 잔해를 청소하는데, 그 이유는 뭇돌기아교세포가 희소돌기아교세포로 성숙하는 과정을 말이집 잔해가 방해하기 때문인 것으로 생각된다. 일단 축삭에 말이집이 재생되면 즉시 기능이 회복되지만 축삭과 그 말이집 사이의 복잡하고 친밀한 관계는 회복되지 않는다. 건강한 뇌에서는 말이집의 두께가 축삭 지름이나 마디사이거리(internode distance)와 매우 밀접한 상관관계가 있어서 활동전위가 빠르고 효율적으로 전파될 수 있다. 그런데 말이집재생이 완료된 후에 기능은 회복되지만 전처럼 빠르고 효율적이지는 못하다.

다발경화증에서 말이집이 탈락되면 손상을 입은 축삭에서 전도차단이 나타나고, 더불어 갑자기 기능이 상실된다. 말이집이 없어지면 축삭의 절연 상태도 영향을 받는다. 정상 상황에서는 말이집의 절연 효과 덕분에 한 축삭 내의 전류가 인접한 축삭의 신호전달에 영향을 미치지 않는다. 말이집이 없어지면 축삭과 축삭 사이에 '혼선'이 일어날 수 있는데, 그 결과로 비정상 감각인 **감각이상**(paresthesia)이 나타날 수 있다.

다발경화증 환자에서 어떤 신경 기능이 영구 상실되는 원인은 축삭이 소실되고 신경세포가 죽는 데 있다. 이 축삭 소실은 말이집이 담당하던 보호기능이 사라지고, 불완전한 Na^+ 통로가 삽입되며, 말이집재생이 실패함으로 인해 일어난다.

임상증례

사라의 뇌전증(간질, Epilepsy)

사라는 27세 여성으로, 발작(seizure) 증상을 보인다고 판단한 목격자에 의해 응급실로 이송되었다. 목격자가 발작이라고 판단한 이유는 사라가 팔다리를 굽혔다 폈다 하면서 몸을 떨고 있었고 의식이 없었기 때문이라고 한다. 목격자의 설명은 전신강직간대발작(generalized tonic-clonic seizure)의 전형적 특징과 일치했다. 사라의 발작은 3분 동안 지속되었는데, 그동안 혀를 깨물고 요도조임근(urinary sphincter)을 통제하지 못해서 소변을 배설했다고 한다. 사라는 발작이 끝난 후에 약 20분간 졸았다고 한다. 뇌전증발작(epileptic seizure)은 뇌의 신경세포 활성이 비정상적으로 과도하거나 동시에 한꺼번에 발생함으로 인해 증상 및/또는 징후들이 일시적으로 나타나는 현상이다. 신경세포들로 구성된 연결망에서 간헐적인 비정상 흥분발사가 일어나는 원인은 흥분과 억제 사이의 불균형이다. 강직간대발작(tonic-clonic seizure)은 전신운동발작(generalized motor seizure)의 한 종류로, 신체의 경직(강직, tonic)이 나타나고 이어서 반복적으로 몸을 떠는 간대(clonic)가 나타난다.

증례 토의

이번이 사라의 네 번째 전신**강직간대발작**(generalized tonic-clonic seizure)이었다. 그녀는 간대성근육경련발작이나 소발작의 병력도 있다. **간대성근육경련발작**(myoclonic seizure)은 한 근육 또는 근육 집단이 갑자기 잠깐(100 ms 미만) 불수의 수축하는 발작이다. **소발작**(실신발작, absence seizure)은 하고 있던 활동을 갑자기 중단하고 물끄러미 바라보기 시작하는 발작으로, 이때 환자에게 말을 걸어도 반응을 보이지 않는다.

사라는 청소년근육간대뇌전증(juvenile myoclonic epilepsy, JME)이라는 진단을 받았다. 뇌전증은 발작이 유발자극이 없이 24시간 이상의 간격을 두고 2회 이상 일어나는 뇌질환이다.

그녀는 발작 빈도를 줄여주는 항경련제(anticonvulsant)인 라모트리진(lamotrigine)을 복용하고 있다. 그녀는 Na^+ 통로 차단제인 라모트리진을 5년 동안 복용해왔는데, 그 전에는 발프로산염(valproate)을 복용했었다. 발프로산염의 작용기전은 여러 가지가 있는데, 그 예로는 T형관문칼슘통로(T-type gated calcium channel)의 차단과 GABA 기능 촉진이 있다.

사라의 소발작은 대개 몇 초만 지속되었으며, 뇌파도(electroencephalogram, EEG)에서는 발작과 발작 사이 기간에 극서파 뇌전증모양 흥분발사(spike and wave epileptiform discharge)가 광범위하게 나타났다.

사라는 지난 이틀 동안 라모트리진을 복용하지 않았는데, 이유는 처방전을 새로 받는 것을 잊었기 때문이라고 한다. 그녀의 가장 최근 발작은 투약 미준수(medication noncompliance)로 인해, 즉 라모트리진 복용을 소홀히 했기 때문에 일어났다고 추정된다. 사라는 뇌전증을 관리하려면 항경련제를 복용하는 것이 중요하다는 주의를 들었다. 투약 미준수는 전에는 약을 복용하면서 뇌전증이 잘 관리되었던 환자에서 발작이 재발하는 흔한 이유 중 하나이다.

발작(seizure)을 어떻게 분류하는가?

발작은 어떻게 시작하는지에 따라 분류할 수 있다. 즉 전반적인 비정상 흥분발사에 의해 일어나면 **전신**(generalized)으로, 한 특정 뇌 부위에서 시작되면 **초점**(focal)으로 분류하는데, 일부 환자에서는 시작 부위를 알지 못하기도 한다(그림 1.24). 발작을 분류하는 또다른 방식은 근본 원인을 기준으로 한다. 즉 일부 발작은 이온통로의 돌연변이 등과 같은 **유전자**(genetic) 이상으로 인해 일어나고, 일부는 종양 등과 같은 **구조적**(structural) 원인이 있으며, 일부는 뇌 감염, 즉 뇌염(encephalitis) 같은 질병 뒤에 일어나기도 하는 **대사**(metabolic) 장애가 원인이다. 발작의 원인 중 일부는 아직 밝혀지지 않았다.

전신발작(generalized seizure)은 임상 특징을 기준으로 강직발작(tonic seizure), 간대발작(clonic seizure), 강직/간대발작(tonic/clonic seizure), 무긴장발작(atonic seizure), 근육간대발작(myoclonic seizure), 소발작(absence seizure)으로 분류하고, 뇌파도(EEG) 양상을 기준으로도 분류한다.

초점발작(focal seizure)은 뇌의 특정 부위에서 시작해서 대개 그 부위에 국한한다. 초점발작은 각성상태에 변화가 있는지 여부에 따라 세분된다.

구조 및 대사 원인에는 종양, 외상, 과거 뇌졸중(stroke), 뇌염 등이 포함된다. 유전자 원인은 전압관문 이온통로(voltage-gated ion channel)나 리간드관문 이온통로(ligand-gated ion channel)의 유전자 돌연변이와 관련이 있을 수 있다. 예를 들어 신경세포의 전압관문 Na^+ 통로에 돌연변이가 생기면 증상과 징후가 다양하게 나타나는 여러 가지 뇌전증 증후군(epilepsy syndrome)이 일어날 수 있는데, 그 예에는 열성경련플러스를 동반한 전신뇌전증(generalized epilepsy with febrile convulsions plus, GEFS+)이나 영아근육간대뇌전증(myoclonic epilepsy of infancy) 등이 있다.

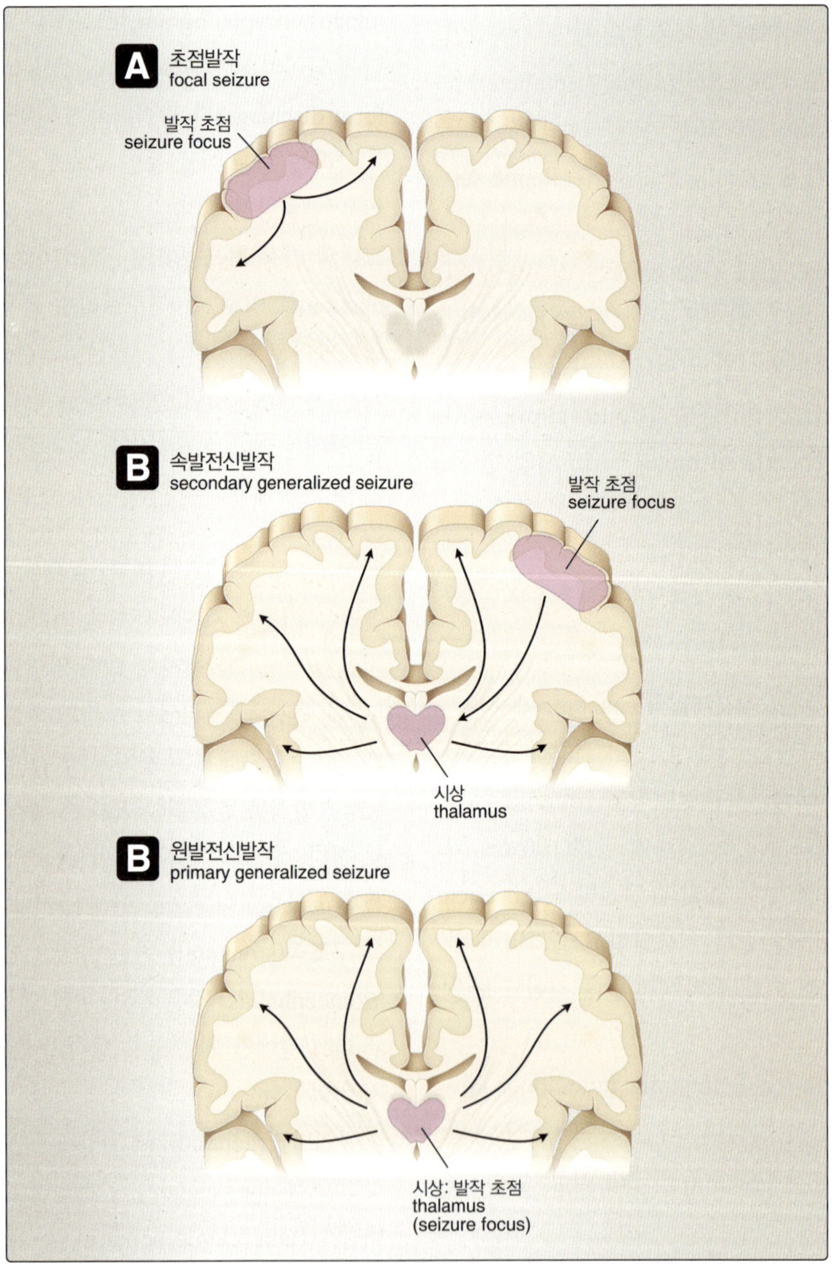

그림 1.24 발작(seizure)의 분류. (출처: Golan DE, Tashjian AH, Armstrong EH, Armstrong AW. *Principles of Pharmacology*, 3rd ed. Lippincott Williams & Wilkins, A Wolters Kluwer Business, Philadelphia, PA, 2012.)

요약

- 신경계통은 말초신경계통(peripheral nervous system, PNS)과 중추신경계통(central nervous system, CNS)으로 구분한다. 신경계통 덕분에 우리는 우리를 에워싼 세상을 인식하고 세상과 상호작용할 수 있다. 추가로 중추신경계통은 모든 고등 인지기능이 일어나는 곳이기도 하다.
- CNS를 구성하는 세포 성분은 신경세포와 신경아교세포로 대별할 수 있다. 신경세포(neuron)는 흥분능력이 있는 세포로, 모든 의식 및 무의식 정보를 처리하는 연결망과 신경로로 조직화되어 있다. 신경아교세포(glia)는 신경계통을 지지하는 도우미 세포로, 기능이 다양하다. 그중 일부는 말이집(myelin sheath)을 만드는 세포인데, 그 예로는 CNS의 희소돌기아교세포(oligodendrocyte)와 PNS의 신경집세포(Schwann cell)가 있다. 별아교세포(astrocyte)는 역할이 많은데, 그 예로는 세포바깥공간에서 신경전달물질의 항상성을 유지하고 영양소와 신경전달물질의 전구물질을 신경세포에 계속 실어 나르는 역할 등이 있다. 미세아교세포(microglia)는 CNS의 면역세포이다. 새로이 특정된 세포 집단인 뭇돌기아교세포(polydendrocyte)는 CNS에 잠재한 줄기세포(stem cell) 집단으로, 흥미롭게도 신경세포로부터 연접신호를 받는다. 이 세포는 신경세포망과 신경아교세포망을 잇는 연결고리인 것으로 보인다. 뇌실막세포(ependymal cell)는 뇌실계통의 속면을 덮고 있는 상피세포로, 뇌실에서 뇌척수액(cerebrospinal fluid)을 분비하는 맥락얼기(choroid plexus)도 형성한다.
- 중추신경계통은 혈액뇌장벽(blood-brain barrier)을 경계로 나머지 신체 환경으로부터 격리되어 있다. 이 장벽은 치밀이음(tight junction)을 통해 결합된 혈관 내피세포들과 별아교세포 돌기들로 구성되어 있다. 혈액뇌장벽을 통과하는 대다수 물질은 능동운반(active transport)을 이용해야 한다.
- 신경계통의 모든 정보교환은 전기신호를 통해서 일어나는데, 이 신호는 이온의 이동이 매개한다. 휴식 상태에서 이온의 이동은 평형(equilibrium) 상태에 있는데, 단일 이온에서는 네른스트 방정식(Nernst equation)을 통해 표현할 수 있고 세포막을 가로지르는 모든 이온의 합에서는 골드만 방정식(Goldmann equation)을 통해 표현할 수 있다. 이온은 다양한 종류의 이온통로(ion channel)를 통해 세포막을 가로질러 이동한다.
- 신경세포들 사이의 정보교환에서 공통으로 사용되는 수단은 활동전위(action potential)이다. 활동전위는 전압관문 Na^+ 통로(voltage-gated Na^+ channel)가 개방됨으로써 생성된다. 세포에 충분히 많은 양전하가 축적되어 문턱값에 도달했을 때 그 세포는 탈분극(depolarization)된다. Na^+ 통로의 개방은 곧 끝나고, 이어서 K^+이 세포 밖으로 나가서 과다분극(hyperpolarization)으로 이어진다.
- 전류는 암페어(A) 단위로 측정하고, 전하의 이동이나 이온의 이동을 나타낸다. 이 전하를 이동하는 데 필요한 일의 양을 전압(voltage)이라 하며, 볼트(V) 단위로 측정한다. 이온 이동이 얼마나 어려운지를 나타내는 정도를 저항(resistance)이라 하며, 옴(Ω) 단위로 측정한다. 전도도(conductance)는 이온 이동이 얼마나 용이한지를 나타내며, 지멘스(S) 단위로 측정한다.
- 활동전위(action potential, AP)는 수동전류(passive current) 및 능동전류(active current)를 모두 이용해서 축삭을 따라 전파된다. 수동전류는 전하가 정해진 경로를 따라 이동하는 것이고, 능동전류는 이온통로를 통과하는 이온의 이동이다. 연속전도(continuous conduction)는 수동전류가 축삭을 따라 이동하면서 도중에 있는 Na^+ 통로를 개방함으로써(능동전류) 활동전위가 끊임없이 되살아나게 만든다. 도약전도(saltatory conduction)는 말이집축삭(myelinated axon)에서 일어나는데, 수동전류가 축삭 중 말이집에 둘러싸인 부분을 따라 이동하다가 말이집이 둘러싸지 않은 말이집마디(node of Ranvier)에서 Na^+ 통로를 개방한다. 활동전위가 전달되는 속도는 능동전류 및 수동전류의 속도에 따라 결정된다. 수동전류는 저항을 줄임으로써 가속화할 수 있는데, 저항을 줄이는 방법은 축삭의 지름을 증가시키고 축삭을 말이집으로 둘러쌈으로써 새는 전류를 줄이는 것이다. 능동전류는 축삭의 지름을 줄이거나 말이집형성을 통해 축삭막의 전기용량(capacitance)을 감소시킴으로써 가속화할 수 있다.
- 신경세포와 신경세포는 연접(시냅스, synapse)을 통해서 서로 소통한다. 전기연접(electrical synapse)은 두 신경세포를 서로 연결하는 틈새이음(gap junction)들로 구성된다. 이온들이 틈새이음을 통과해서 이동함으로써 이 신경세포들을 동시에 직접 탈분극시킨다.
- 화학연접(chemical synapse)은 중추신경계통에서 가장 흔한 유형의 연접이다. 화학연접은 연접이전종말(presynaptic terminal) 하나와, 연접틈새(synaptic cleft) 하나와, 연접이후성분(postsynaptic element) 하나와, 별아교세포로 구성되어 있다. 활동전위가 축삭종말에 도달할 때 Ca^{2+} 통로가 열려서 Ca^{2+}이 유입되고, 이 Ca^{2+}으로 인해 신경전달물질(neurotransmitter)이 가득 들어 있는 소포(vesicle)가 세포막과 합쳐져서 신경전달물질을 연접틈새에 방출한다. 신경전달물질은 종류가 매우 다양한데, 각각 특정 수용체(receptor)와 결합해서 특정한 효과를 낸다.

요약 (계속)

- 신경전달물질이 결합하는 신경전달물질 수용체는 이온통로에 연결된 이온지향성 수용체(ionotropic receptor)이거나 세포 속 신호전달 연쇄반응(intracellular signaling cascade)으로 이어지는 대사지향성 수용체(metabotropic receptor)이다. 그 결과로 이온이 이동해서 연접이후전위(postsynaptic potential)가 생성된다. Na^+ 유입(influx)처럼 양전하가 연접이후세포 속으로 유입되면 그 결과는 흥분연접이후전위(excitatory postsynaptic potential)가 된다. Cl^- 유입처럼 음전하가 연접이후세포 속으로 유입되거나 K^+ 유출(efflux)처럼 양전하가 세포 밖으로 나가면 그 결과는 억제연접이후전위(inhibitory postsynaptic potential)가 된다.
- 수가 충분히 많은 흥분연접이후전위가 시간 및 공간상으로 집중발생하는 시간공간 가중(temporospatial summation)이 일어나면 연접이후세포는 문턱값에 충분히 도달할 수 있을 수준으로 탈분극되어 활동전위가 생성된다.

연습문제

가장 알맞은 답을 하나만 고르시오.

1.1 상처 봉합이 필요한 환자가 병원에 도착했다. 여러분은 활동전위(action potential) 전파를 차단하는 국소마취제를 상처 부위에 바른다. 활동전위는 다음 중 어느 기전을 통해 생성되는가?

A. Ca^{2+} 통로(Ca^{2+} channel) 개방
B. K^+ 통로(K^+ channel) 폐쇄
C. Na^+ 통로(Na^+ channel) 개방
D. K^+ 통로 개방
E. Ca^{2+} 통로 폐쇄

정답은 C이다. 활동전위는 전압관문 Na^+ 통로(voltage-gated Na^+ channel)의 개방을 통해 생성되며, 다른 통로의 개방으로는 생성되지 않는다. 리도카인(lidocaine) 같은 국소마취제는 Na^+ 통로를 차단함으로써 활동전위가 생성되지 못하게 막는데, 그 결과로 통증 신호의 전파를 효율적으로 차단한다.

1.2 다음 중 신경아교세포(glia)에 관한 설명으로 옳은 것은?

A. 미세아교세포(microglia)는 중추신경계통에 있는 줄기세포(stem cell) 집단이다.
B. 뭇돌기아교세포(polydendrocyte)는 중추신경계통에서 축삭의 말이집(myelin sheath)을 만든다.
C. 별아교세포(astrocyte)는 신경전달물질을 분비할 수 있다.
D. 신경집세포(Schwann cell)는 중추신경계통에서 축삭의 말이집을 만든다.
E. 뇌실막세포(ependymal cell)는 혈액뇌장벽(blood-brain barrier)의 일부분이다.

정답은 C이다. 미세아교세포가 아니라 뭇돌기아교세포가 뇌에 있는 줄기세포 집단이다. 희소돌기아교세포(oligodendrocyte)가 중추신경계통에서 축삭의 말이집을 만들고, 신경집세포가 말초신경계통에서 축삭의 말이집을 만든다. 별아교세포는 연접틈새(synaptic cleft)에서 신경전달물질을 분비함으로써 연접 활성을 조절할 수 있다. 뇌실막(ependyma)은 뇌실의 속면을 덮고 있는 상피층이다.

1.3 다음 설명 중에 축전기(capacitor)로서의 세포막을 가장 잘 기술한 것은?

A. 세포막은 전하를 저장해서 이온 이동을 촉진한다.
B. 세포막은 전하를 축적해서 이온 이동을 방해한다.
C. 세포막은 그 표면에 이온을 붙잡아 두었다가 필요할 때 이온이 재빨리 이동하도록 만든다.
D. 세포막은 이온에 대해 선별 투과성이 있다.
E. 세포막은 양이온의 이동을 선별해서 차단한다.

정답은 B이다. 세포막은 그 양쪽면에 각각 반대 전하를 분리해서 축적한다. 이 전하들은 Na^+이 세포 속으로 유입되어 활동전위가 생성되거나 되살아날 때마다 극복해야 한다.

1.4 환자는 말초신경 말이집탈락질환(peripheral nerve demyelinating disorder)인 길랑-바레 증후군(Guillain-Barré syndrome)이라는 진단을 받았다. 그는 팔과 다리에 감각 및 운동 모두 기능이 저하되었다. 다음 설명 중에서 이 환자의 주요 증상의 근본 원인을 기술한 것은?

A. 희소돌기아교세포의 기능이 부족했기 때문에 축삭 다발에서 말이집이 탈락된 병터가 발생했다.
B. 말이집탈락으로 인해 축삭막의 전기용량(capacitance)이 감소했고, 이로 인해 활동전위의 전파 속도가 느려졌다.
C. 가장 흔한 증상은 운동쇠약(motor weakness)인데, 왜냐하면 신경집세포가 운동축삭(motor axon)만 말이집을 형성하기 때문이다.
D. 축삭이 손상된 것은 미세아교세포가 말이집으로 이주해와서 축삭 조각을 포식(phagocytosis)했기 때문이다.
E. 신경전도 속도가 감소하는데, 이유는 그 다음에 위치한 Na^+ 통로 집단에서 활동전위가 되살아나지 못하는 데 있다.

정답은 E이다. 희소돌기아교세포는 중추신경계통(CNS)에서 말이집을 형성하는 세포이고, 신경집세포는 말초신경계통(PNS)에서 말이집을 형성하는 세포이다. 말이집이 축삭막의 전기용량을 감소시키는데, 말이집의 절연 효과로 인해 전하가 축삭막에 축적되거나 저장되지 못한다. 말이집이 탈락되면 축삭막의 전기용량이 증가하고, 양이온은 세포막을 가로지를 때마다 전하(축적되어 있는)를 극복해야 한다. 신경집세포는 운동축삭은 물론 감각축삭도 말이집을 형성한다. 미세아교세포는 중추신경계통에 있는 큰포식세포(macrophage)이다. 말초신경계통에서는 혈액을 통해 온 큰포식세포가 포식(phagocytosis)을 한다. 중증 길랑-바레 증후군 환자에서만 축삭이 손상된다. 말이집 손상은 이 질병이 진행하는 과정의 첫 단계이다. 신경전도 속도는 말이집탈락으로 인해 감소한다. 전하는 전류가 누출되면서 소실되고, 이제는 사라진 다음 말이집마디(node of Ranvier)가 있던 곳에 모여 있는 Na^+ 통로 집단에 도달하지 못할 수도 있는데, 말이집마디가 있었다면 이곳에서 능동전류를 통해 활동전위가 되살아났을 것이다.

1.5 혈액뇌장벽(blood-brain barrier)은 신경세포가 살고 있는 환경을 혈액에 있는 병원체나 위험 물질로부터 격리시킨다. 이 장벽으로 인해 약물이 중추신경계통에 도달하기가 어려워진다. 혈액뇌장벽의 구성 성분은 무엇인가?

A. 내피(endothelium)와 미세아교세포.
B. 바닥막(basement membrane)과 내피.
C. 내피와 별아교세포.
D. 바닥막과 희소돌기아교세포.
E. 내피와 신경그물(neuropil).

정답은 C이다. 내피세포들은 치밀이음(tight junction)을 통해 서로 결합되어 있고, 별아교세포의 돌기인 소위 종말발(end-feet)들이 혈관벽을 에워싸고 있다. 이 구조가 혈액이 포함된 공간을 신경그물로부터 거의 완전히 격리한다. 확산을 통해 혈액뇌장벽을 가로질러 통과할 수 있는 물질은 작은 지용성 분자와 물과 기체이다. 나머지 모든 물질은 능동운반(active transport)을 이용해야 한다.

1.6 증례 1.1에서 사라의 발작(seizure)으로 이어졌던 대뇌겉질 신경세포(cortical neuron)의 비정상적으로 과도한 흥분을 초래할 수 있는 원인은 다음 중 무엇인가?

A. 전압관문 나트륨 통로(voltage-gated sodium channel)의 기능 장애.

B. 나트륨 이온을 세포 속으로 들여보내는 것이 정상 기능인 Na^+/K^+ 펌프(Na^+/K^+ pump)의 장애.

C. 이온지향성 $GABA_B$ 억제수용체(ionotropic $GABA_B$ inhibitory receptor)의 기능 장애.

D. 대사지향성 $GABA_A$ 억제수용체(metabotropic $GABA_A$ inhibitory receptor)의 기능 장애.

E. 대사지향성 글루탐산염 억제수용체(metabotropic glutamate inhibitory receptor)의 기능 장애.

정답은 A이다. 유전자 돌연변이로 인해서 전압관문 나트륨통로의 기능에 장애가 발생하면 다양한 유형의 뇌전증(epilepsy)이 일어날 수 있다. 나트륨/칼륨 펌프는 칼륨에 맞바꿔서 나트륨을 세포 밖으로 내보낸다. $GABA_B$ 수용체는 대사지향성 리간드관문 수용체(metabotropic ligand-gated receptor)이고, $GABA_A$ 수용체는 이온지향성 리간드관문 수용체(ionotropic ligand-gated receptor)이다. 글루탐산염(glutamate)은 흥분신경전달물질이다.

중추신경계통 개요

Overview of the Central Nervous System

2장

I. 개요

사람의 중추신경계통(central nervous system, CNS)은 뇌(brain)와 척수(spinal cord)로 구성되어 있다. 사람의 뇌는 출생 때 무게가 약 400 g이고, 그 뒤로 첫 3년 동안에 3배로 증가하는데, 그 주된 요인은 미엘린(myelin)이 추가되고 신경세포돌기가 성장하는 데 있다. 성인 뇌는 무게가 약 1,400 g이기 때문에 체중의 약 2%를 차지하는 비교적 작은 구조라 할 수 있다. 그러나 다른 동물과 확실히 대비되는 우리 인간의 지능은 우리 뇌의 크기와 큰 관련이 없고, 신경세포들이 서로 복잡한 연결망을 형성하고 대뇌겉질(cerebral cortex)이 부위마다 차별적으로 발생해서 다양하고 독특한 고등 대뇌겉질 기능을 갖게 되는 것과 관련이 있다. 뇌는 사고, 언어, 학습 및 기억, 상상, 창조성, 주의집중, 의식, 감정 경험, 수면 등과 같은 다양한 기능에 관여한다. 그 밖에 뇌는 내장기능과 내분비기능과 신체기능을 조절하거나 미세하게 조정한다.

어쩌면 척수는 전장에 걸쳐 구성체계가 균일하다는 점에서 뇌에 비해 단순한 중추신경계통의 일부분이라고 할 수도 있다. 그러나 척수 내부에서 벌어지는 정보 처리 과정은 단순하지 않으며, 척수는 극도로 중요한 기능을 수행한다. 예를 들어 우리를 에워싸고 있는 세계에 관한 광범위한 정보를 받아들이고 이 입력 정보의 초기 처리를 수행한다. 척수는 우리의 수의근육(voluntary muscle)을 지배하는 거의 모든 운동신경 정보를 운반하며, 따라서 신체 운동 조절에 직접 참여한다. 척수는 또한 내장 기능 조절에도 직접 관여한다. 그리고 척수가 뇌로 들어가거나 뇌에서 나오는 정보가 지날 수 있는 긴 **통신관** 역할을 한다는 점도 중요하다.

2장에서 우리는 뇌와 척수의 전반적인 특징과 그 구성체계에 관해 공부하고 (그림 2.1), 이어서 뇌실계통(ventricular system), 뇌척수막(meninges), 혈관에 관해 살펴보겠다. 이 장에서 다루는 주제들은 이어지는 장들에서 각각 훨씬 더 자세히 논의하게 될 것이다.

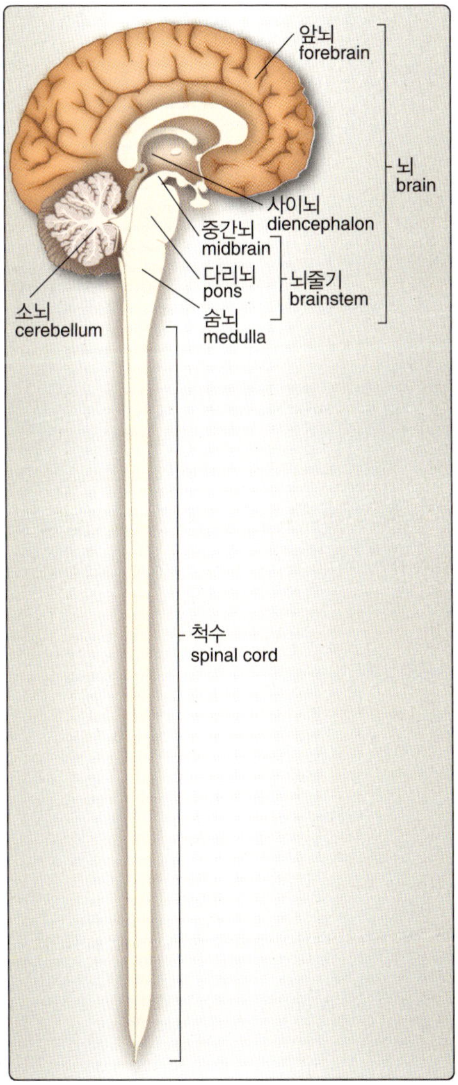

그림 2.1 중추신경계통(central nervous system) 개요.

II. 중추신경계통(Central Nervous System)의 발생

신경계통이 발생하는 과정을 이해하는 것이 성인 신경계통의 형태와 구조를 이해하는 데 중요하다.

세 일차배엽층(primary germ layer)인 외배엽(ectoderm)과 중배엽(mesoderm)과 내배엽(endoderm)은 초기 배아 때 발생한다. 내배엽은 내부 장기, 즉 내장(viscera)으로 발생한다. 중배엽으로부터는 몸분절(somite)이 시작되는데, 몸분절은 일련의 마디들로 분할되어 있는 구조로서 장차 뼈, 뼈대근육(skeletal muscle), 피부의 진피(dermis) 등으로 발생한다. 외배엽은 신경계통의 구조들과 피부의 표피(epidermis)로 발생한다. 중배엽인 몸분절에서 유래한 구조들에는 신경계통 중 몸부분(somatic part)인 몸신경계통을 통해서 신경분포가 이루어진다. 내배엽에서 유래한 구조들에는 신경계통 중 내장부분(visceral part)인 자율신경계통을 통해서 신경분포가 이루어진다.

A. 신경관(Neural tube)의 발생

성인 신경계통은 매우 복잡하지만 신경계통의 발생은 한 층의 외배엽으로 구성된 대롱 구조에서 시작된다. 신경계통의 발생은 제3주 전후에 시작되는데, 이때 외배엽이 세로 방향, 즉 입쪽에서 꼬리(rostral-caudal) 방향으로 띠 형태로 두터워져서 신경판(neural plate)을 형성한다. 이 과정을 처음 유도하는 것은 막대처럼 생긴 구조인 **척삭**(notochord)인데, 척삭은 초기 배아의 주된 유도인자(inductor)이다. 그리고 곧 신경판의 뒷면에서 정중선 위치에 고랑이 하나 나타나고, 신경판이 그림 2.2에 표시한 바와 같이 속으로 접혀 들어가기 시작한다. 이 고랑이 깊어짐에 따라 그 양옆에 좌우 신경주름(neural fold)이 나타난다. 그 다음에는 좌우 신경주름이 서로 접근하기 시작하다가 발생 제3주말경이 되면 좌우 신경주름이 합쳐지기 시작해서 결국 신경관이 형성된다. 만일 신경관 중 일부분이 발생하지 못하거나 좌우 신경주름이 서로 완전히 합쳐지지 못하면 척수와 척추뼈에 결손(결함, defect)이 있는 척추갈림증(spina bifida)이라는 기형이 초래될 수 있다. 척추갈림증이 가장 자주 나타나는 곳은 아랫등인데, 드물지만 등의 중간 부분이나 목에서 일어나기도 해서 광범위한 신체 및 인지 장애가 초래될 수도 있다.

신경관의 입쪽(rostral) 끝부분은 뇌로 발생하고, 나머지 부분은 척수로 발생한다(그림 2.2). 좌우 신경주름이 합쳐져서 신경관이 되는 과정은 중간부분에서 시작해서 입쪽 끝과 꼬리쪽 끝을 향해 연장되는데, 이 과정이 진행되는 동안에 좌우 각 신경주름의 꼭대기 능선에 있던 세포들이 신경관으로부터 떨어져 나온다. 이 **신경능선세포**(neural crest cell)는 신경관으로부터 멀리 이주하여 다양한 종류의 세포로 분화하는데, 그 예로는 척수신경(spinal nerve) 및 뇌

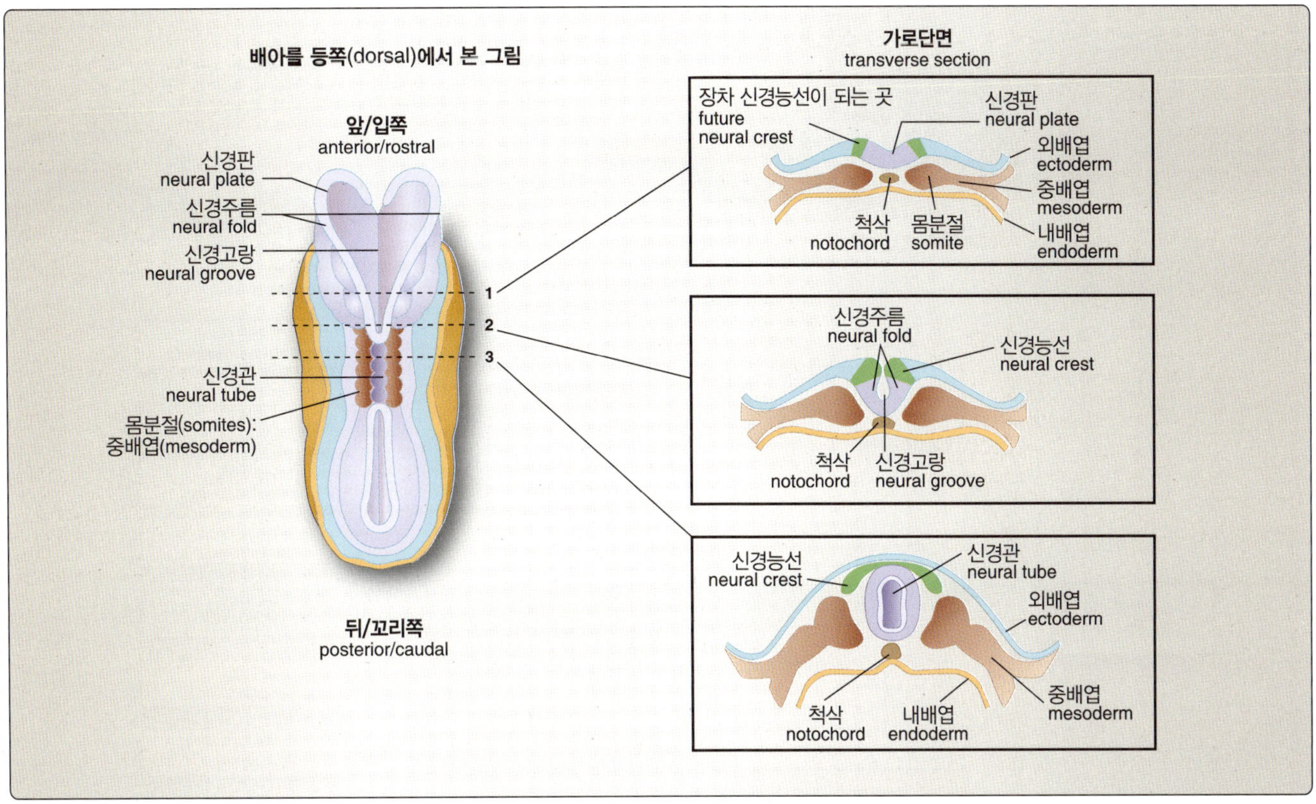

그림 2.2 신경관(neural tube)의 발생. 가로단면 그림을 보면 신경관이 닫히는 순서를 확인할 수 있다.

신경(cranial nerve) 중 일부(V, VII, VIII, IX, X)의 신경절(ganglia)에 있는 감각신경세포, 자율신경계통의 신경절이후신경세포(postganglionic neuron), 말초신경계통의 신경집세포(Schwann cell), 부신속질(adrenal medulla) 등이 있다. 신경능선세포는 신경관이 닫히는 과정에서 외배엽으로 덮인 배아 표면으로부터 분리되어 결국 신체 내부에 자리잡게 된다.

B. 뇌(Brain)의 발생

뇌 발생은 발생 제4주에 시작되는데, 이때 신경관에서 부위별 차별 성장으로 인해 일부분이 확장되어 **뇌소포**(vesicle)가 만들어지면서 휘어져서 **뇌굽이**(flexure)가 형성된다.

1. **일차뇌소포**(primary vesicle): 세 일차뇌소포가 신경관의 입쪽 끝에 나타나는데, 장차 앞뇌(forebrain) 구조가 되는 **앞뇌**(전뇌, prosencephalon) 소포와, 장차 중간뇌(midbrain) 구조가 되는 **중간뇌**(중뇌, mesencephalon) 소포와, 장차 마름뇌(hindbrain) 구조가 되는 **마름뇌**(후뇌, rhombencephalon) 소포가 나타난다. 마름뇌는 신경관의 척수 부분과 합쳐진다(그림 2.3).

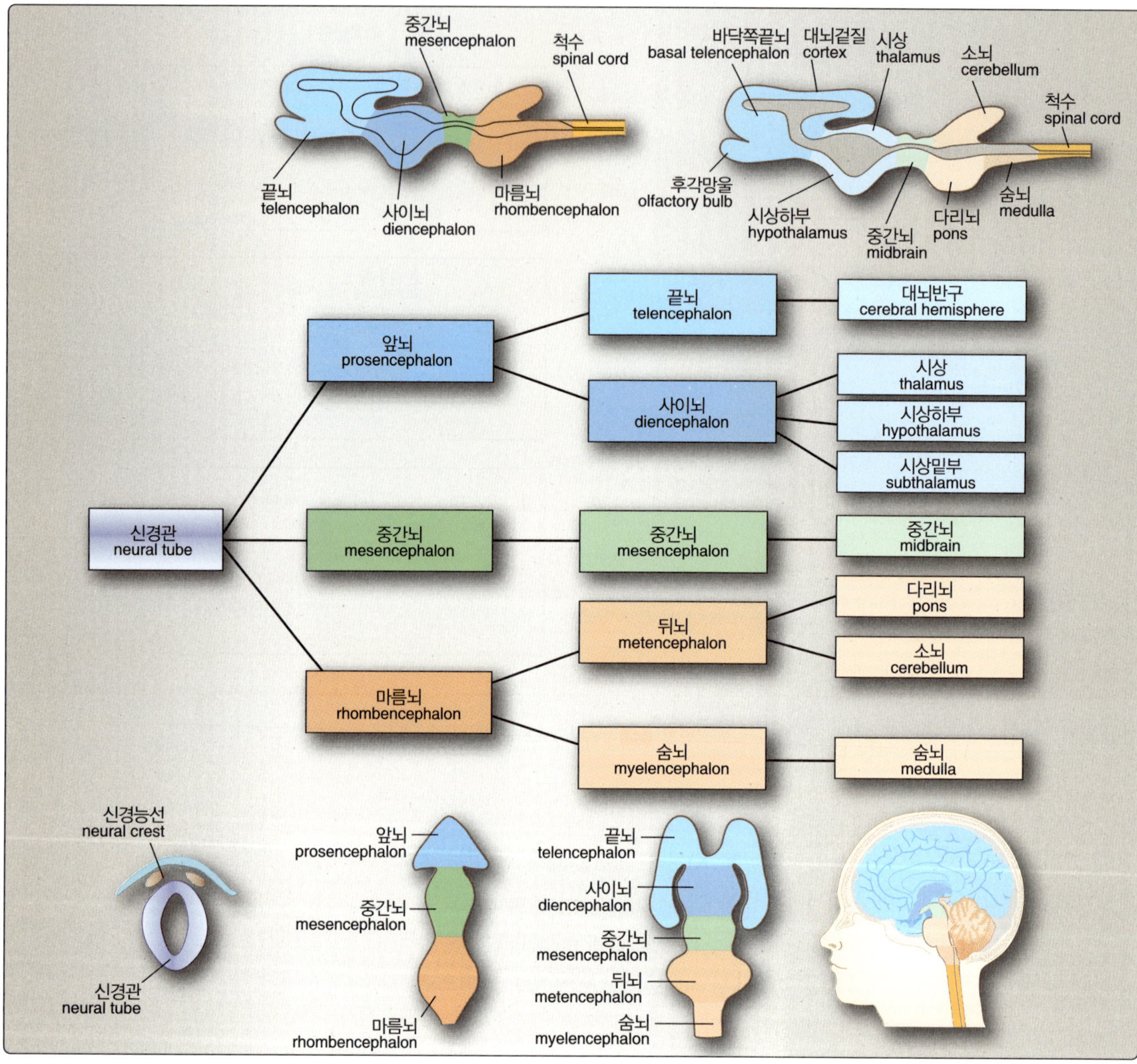

그림 2.3 뇌(brain) 발생.

2. **이차뇌소포**(secondary vesicle): 제5주 전후에 다섯 개의 이차뇌소포가 나타난다. 앞뇌 소포로부터는 **끝뇌**(telencephalon)와 **사이뇌**(diencephalon)가 시작된다. 끝뇌 소포는 장차 좌우 대뇌반구(cerebral hemisphere)가 되고, 사이뇌 소포는 시상(thalamus), 시상하부(hypothalamus), 시상밑부(subthalamus) 등이 된다. 중간뇌 소포는 분할되지 않고 유지된다. 마름뇌 소포로부터는 **뒤뇌**(metencephalon)와 **숨뇌**(myelencephalon)가 시작된다. 뒤뇌 소포는 장차 다리뇌(pons)와 소뇌(cerebellum)가 되고, 숨뇌 소포는 숨뇌(medulla)가 된다. 소뇌는 뒤뇌의 뒷부분으로부터 형성된다(그림 2.3).

3. **대뇌반구**(cerebral hemisphere)**의 발생**: 대뇌반구는 사람의 뇌 중에 가장

현저한 발생 과정을 거쳐서 결국 전체 중추신경계통에서 가장 복잡한 3차원 구조를 얻게 된다. 발생이 진행됨에 따라 좌우 대뇌반구는 앞으로 확장되어 이마엽(frontal lobe)을 형성하고, 옆 및 위로 확장되어 마루엽(parietal lobe)을 형성하며, 뒤 및 아래로 확장되어 뒤통수엽(occipital lobe)과 관자엽(temporal lobe)을 형성한다. 성장과 확장이 계속 진행되어 결국 C자 형태로 크게 휘어진 대뇌반구가 완성되어 대뇌반구가 사이뇌와 중간뇌와 다리뇌를 감싸게 된다(그림 2.3).

III. 뇌(Brain)

머리뼈 속에 포함된 중추신경계통의 일부분을 뇌라고 칭한다. 뇌는 앞뇌(forebrain)와 중간뇌(midbrain)와 마름뇌(hindbrain)로 구성되어 있다. 앞뇌는 대뇌반구와 깊숙이 위치한 구조들로 구성되어 있다. 중간뇌와 마름뇌는 합쳐서 **뇌줄기**(brainstem)라 칭하는데, 마름뇌는 **다리뇌**(pons)와 **숨뇌**(medulla)와 **소뇌**(cerebellum)로 세분된다(그림 2.3) (통상적으로 소뇌는 뇌줄기에 포함되지 않는다 — 옮긴이).

A. 뇌의 위치 관계 파악(Orientation in the brain)

발생 중인 신경관의 위치 관계를 파악하는 일은 복잡하지 않다. 즉 입쪽극(rostral pole; 라틴어 *rostrum*은 새의 부리를 뜻한다) 하나와 꼬리극(caudal pole; 라틴어 *cauda*는 꼬리를 뜻한다) 하나가 있다. 그리고 배쪽면(ventral surface)인 앞면(anterior surface)과 등쪽면(dorsal surface)인 뒤면(posterior surface)이 존재한다. 하지만 인간이 궁극적으로 똑바로 서서 걷고 두 눈이 앞을 향하게 되려면 뇌 발생 과정에서 확장과 굽힘이 일어나서 신경관의 단순했던 위치 관계가 변해야 한다. 앞뇌(forebrain)에서는 뇌의 **배쪽**면(ventral surface)이 **아래**면(inferior surface)에 해당되고 **등쪽**면(dorsal surface)이 **위**면(superior surface)에 해당된다. 뇌줄기(brainstem)와 척수에서는 배쪽면이 **앞**면(anterior surface)에 해당되고 등쪽면이 **뒤**면(posterior surface)에 해당된다. **입쪽**(rostral)은 어느 것이든 앞뇌의 앞극(anterior pole)에 가까운 것을 가리킨다. 이 차이는 중간뇌 위치에서 굽이(flexure)가 형성되기 때문에 발생한다. **꼬리쪽**(꼬리-, caudal)은 어느 것이든 척수의 아래극 또는 꼬리에 가까운 것을 가리킨다. 이 책에서 척수와 뇌줄기에 있는 구조의 위치를 기술할 때는 "앞(anterior)"과 "뒤(posterior)", "위(superior)"와 "아래(inferior)", "입쪽(rostral)"과 "꼬리쪽(caudal)"이 라는 용어를 일관되게 사용할 것이다. 그림 2.4는 이 위치 관계를 요약한 그림이다.

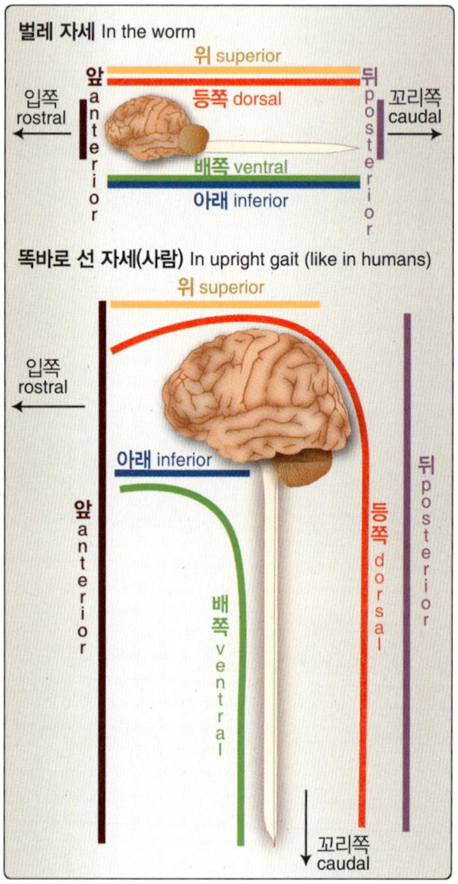

그림 2.4 중추신경계통(central nervous system)의 위치 관계.

1. **방향을 가리키는 면**(plane): 뇌는 그림 2.5에 도시한 바와 같이 서로 다른 방향의 면들로 절단할 수 있다. **관상**단면(coronal section)은 머리에 쓰는 소왕관(tiara)이나 왕관(crown)처럼(라틴어 *corona*는 "왕관"을 뜻한다) 뇌를 위에서 아래로 절단한 면이다. **수평**단면(horizontal section)인 **축**단면(axial section)은 뇌를 지면에 평행하게 절단하는 면인데, 똑바로 서 있는 사람에서는 지평면과 동일한 면이다. **시상**단면(sagittal section)은 뇌를 활로 쏘듯이 앞에서 뒤로 절단하는 면이다. **정중**단면(midsagittal section)은 좌우 두 대뇌반구를 분할하는 면이다.

2. **회색질**(gray matter)**과 백색질**(white matter): 회색질은 신경세포체들이 모여서 형성한 모든 구조를 가리킨다. 뇌에서는 대뇌의 표면이나 소뇌의 표면에 있는 겉질(피질, cortex)에 회색질이 관찰된다(그림 2.6). 사람의 대뇌와 소뇌는 대뇌겉질이나 소뇌겉질을 구성하는 엄청나게 많은 신경세포체들을 모두 수용하기 위해서 발생이 진행될수록 표면적이 넓어지고, 결국 표면에 주름이 생겨서 패어 있는 고랑(sulcus)들과 능선처럼 솟아 있는 이랑(gyrus)들이 관찰된다. 회색질은 앞뇌의 깊숙이 위치한 구조들과 바닥핵(basal ganglia)과 둘레계통(변연계, limbic system) 구조에서도 관찰할 수 있다. 백색질은 신경섬유로(fiber tract)들로 구성되며, 대뇌에서는 회색질인 대뇌겉질보다 깊이 위치하고 있다(그림 2.6). 회색질은 뇌줄기의 실질 전체에 걸쳐 분산되어 있으면서 내부회로시스템(intrinsic system)과 뇌신경핵(cranial nerve nucleus)들을 구성한다. **신경핵**(nucleus)은 중추신경계통의 내부에 신경세포체들이 모여 있는 구조이다. 말초신경계통에서는 신경세포체들이 모여 있는 구조를 **신경절**(ganglion)이라 칭한다. 척수에서는 회색질이 중심에 위치하고 그 바깥을 백색질이 에워싸고 있다(그림 2.6). **신경로**(tract)는 중추신경계통 내에서 한 부위에서 시작해서 또다른 부위로 이어지는 축삭 다발(bundle)이고, 반면에 말초신경계통에서는 축삭 다발을 **신경**(nerve)이라 부른다. 이 축삭들은 대부분 말이집(myelin sheath)에 둘러싸여 있는데, 백색질이 하얗게 보이는 것은 말이집 때문이다.

B. 앞뇌(전뇌, Forebrain)

앞뇌는 **끝뇌**(telencephalon)와 **사이뇌**(diencephalon)로 구성되며, 발생 과정에서 신경관(neural tube)의 가장 입쪽(rostral) 부분에서 유래한다. 앞뇌를 구성하는 뇌 구조들은 그림 2.7에 요약했다. **끝뇌**(telencephalon)는 거대한 대뇌(cerebrum)로 구성되어 있으며, 대뇌는 다시 좌우 두 대뇌반구(cerebral hemisphere)로 나눠진다. 대뇌반구는 (1) 표면을 덮고 있는 회색질인 대뇌겉질(cerebral cortex)과, (2) 대뇌 깊숙이 위치한 회색질인 바닥핵(basal ganglia)

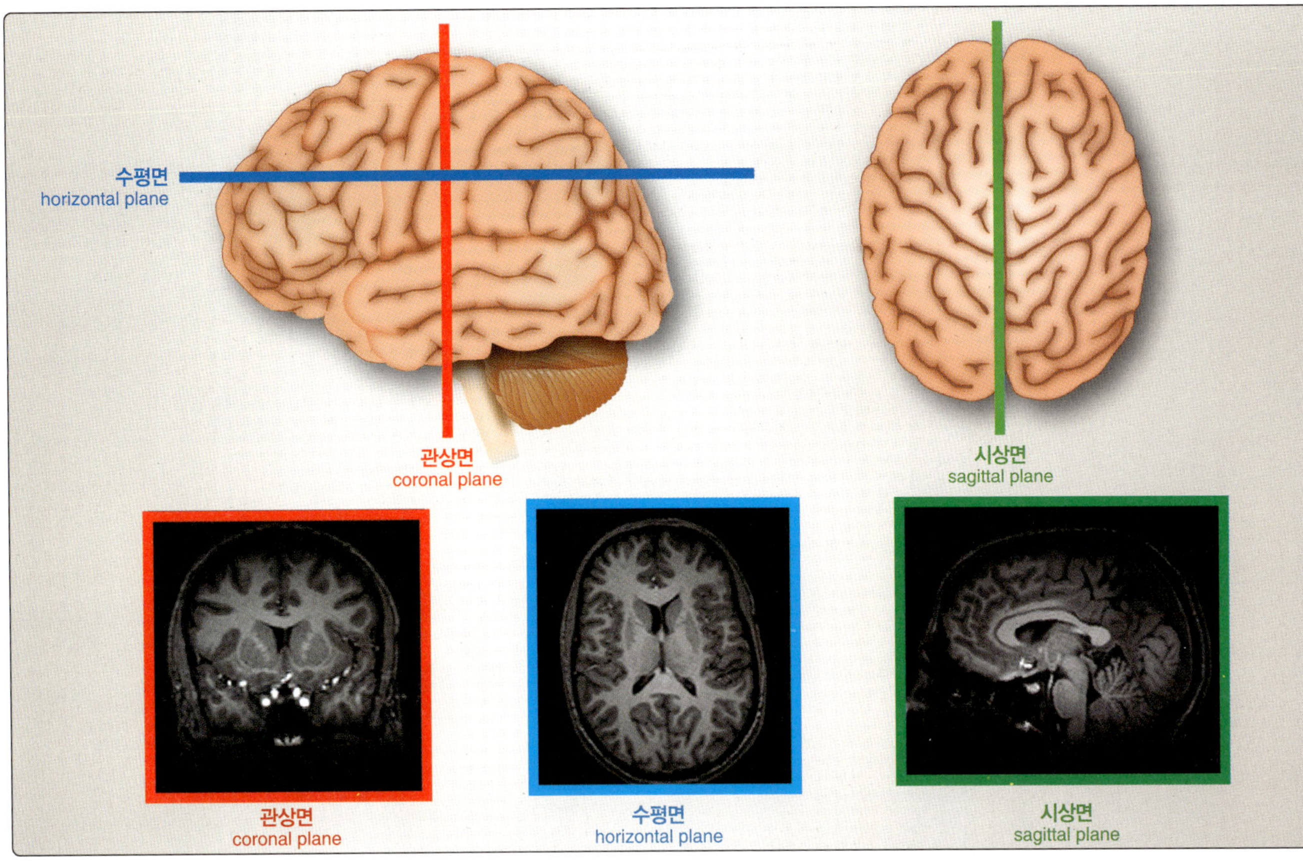

그림 2.5 뇌의 방향을 가리키는 면(plane).

과 둘레계통의 두 대표 구조인 해마(hippocampus) 및 편도체(amygdala)와, (3) 대뇌겉질 밑에 위치한 백색질로 구성되어 있다. **사이뇌**(diencephalon)는 시상(thalamus), 시상하부(hypothalamus), 시상밑부(subthalamus)로 구성되어 있다. 이들은 모두 회색질로 이루어진 구조이다.

1. **대뇌반구**(cerebral hemisphere): 커다란 좌우 두 대뇌반구는 육안 구조의 측면에서는 서로 거울상에 가깝지만, 기능은 약간 비대칭이다. 비대칭 기능에 대해서는 추후 논의할 예정이다[보다 자세한 내용은 13장 "대뇌피질(The Cerebral Cortex)"을 참조하라]. 각각의 대뇌반구는 네 엽(lobe)으로 나뉘는데, 각 엽은 그 겉을 덮고 있는 낱개머리뼈를 따라 이마엽(frontal lobe), 마루엽(parietal lobe), 뒤통수엽(occipital lobe), 관자엽(temporal lobe)으로 명명한다. 대뇌겉질에서 융기된 능선 구조는 **이랑**(gyrus; 복수는 *gyri*)이라 하며, 패어 있는 부분은 **고랑**(sulcus; 복수는 *sulci*)이라 한다. 깊이 패인 고랑은 **틈새**(fissure)라 칭한다. 정중면을 따라 위치한 **대뇌세로틈새**(longitudinal fissure)는 좌우 대뇌반구 사이를 가른다. **가쪽고랑**(lateral sulcus, lateral fissure, sylvian fissure)은 관자엽을 이마엽 및 마루엽으로부

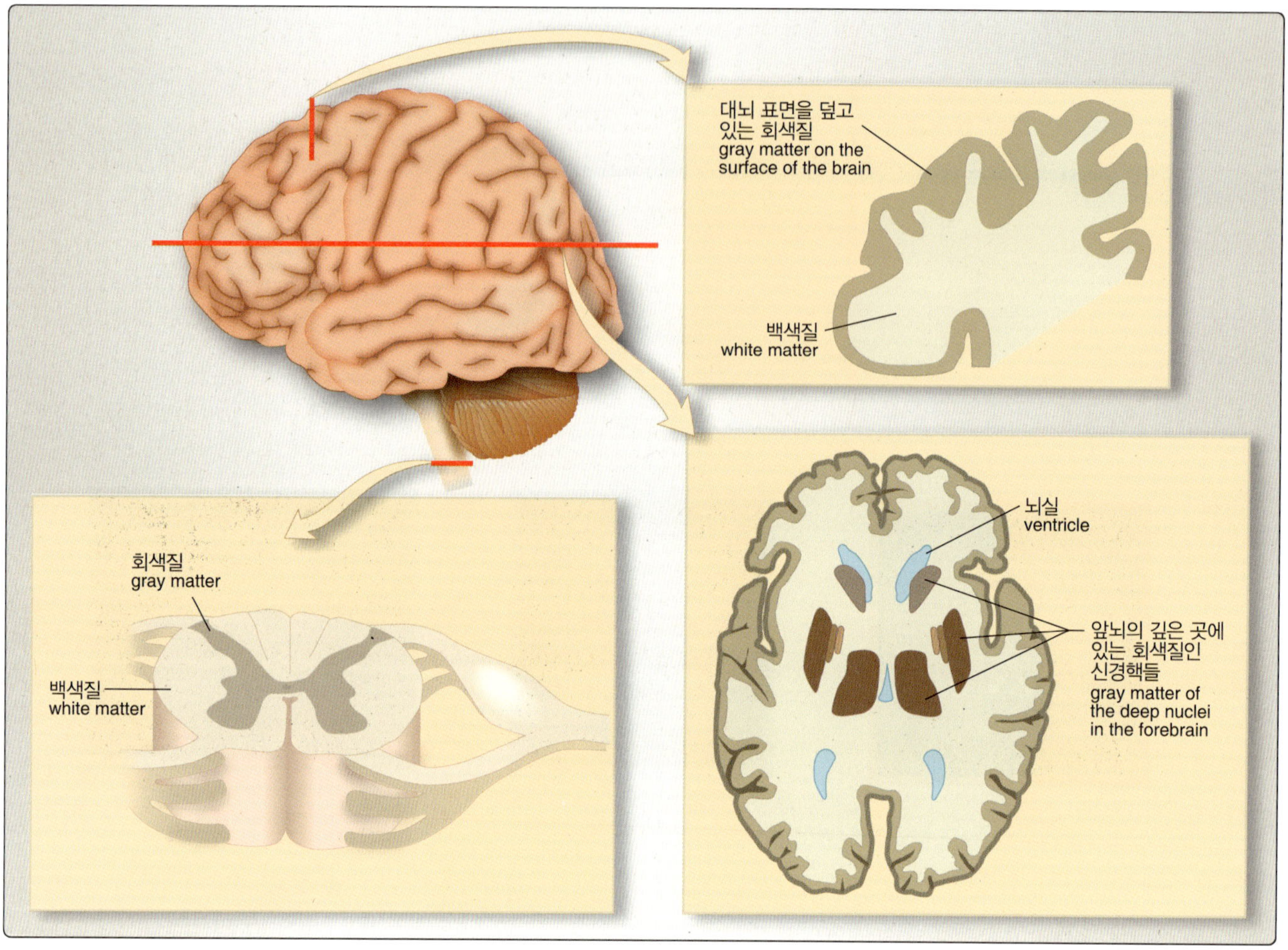

그림 2.6 회색질(gray matter)와 백색질(white matter).

터 분리한다. **마루뒤통수고랑**(parietooccipital sulcus)은 대뇌의 안쪽(medial) 면에서 관찰할 수 있으며, 뒤통수엽과 마루엽 사이를 가른다. 그림 2.8은 대뇌반구의 전반적인 구조를 조감하고 있으며, 그림 2.9을 보면 대뇌겉질의 기능영역을 전체적으로 간단히 파악할 수 있다.

a. **이마엽**(전두엽, frontal lobe)**:** 이마엽은 대뇌에서 가장 큰 엽으로, 여러 가지 기능이 있다. 이 엽은 마루엽과의 경계가 **중심고랑**(central sulcus)이고, 관자엽과의 경계는 **가쪽고랑**(lateral fissure)이다. 중심고랑의 바로 앞에 위치한 **중심앞이랑**(precentral gyrus)에는 일차운동영역(primary motor area)이 포함되어 있다. 이 이랑의 가쪽면은 물론 안쪽면에 있는 영역도 중요한데, 이 영역은 자발적 운동이나 행동을 조절하는 데 꼭 필요할 뿐 아니라 운동 행위 착수, 즉 어떤 운동을 수행할지 "결정"하는 데에도 꼭 필요하다. 언어의 표현(운동언어)도 이마엽의 가쪽면에서 처리되는데, 주로 우성반구(dominant hemisphere)에서 처리된다. 전형적인 우성반구는 왼쪽 대뇌반구이다. 이마엽의 나머지 부분은 **이마앞연합영역**

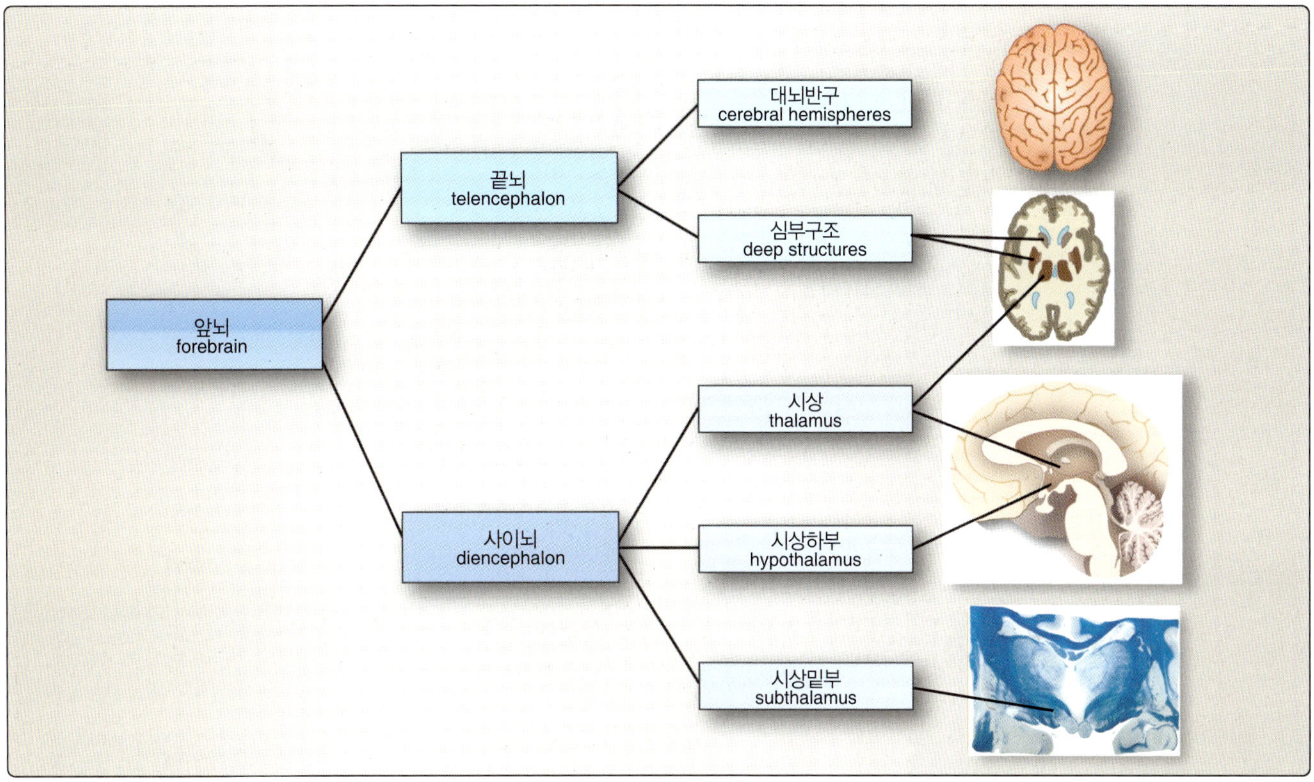

그림 2.7 앞뇌(forebrain)의 구성 성분.

(prefrontal association area)이라 불리는 연합영역(association area)들로 구성된다. 이 연합영역들은 감정(emotion), 동기(motivation), 인격(성격, personality), 주도권(initiative), 판단(judgment), 집중력, 사회적 억제(social inhibition) 같은 기능에 관여한다. 안쪽면에 위치한 **띠이랑**(cingulate gyrus)도 행동의 감정적 측면을 조정하는 데 중요하다.

b. **마루엽**(두정엽, parietal lobe): 마루엽은 몸감각(somatic sensation), 언어, 공간방향감각(spatial orientation) 기능을 조절하는 데 중요하다. 이 엽은 이마엽과의 경계가 중심고랑이고, 관자엽과의 경계는 가쪽고랑이며, 뒤통수엽과의 경계는 **마루뒤통수고랑**(parietooccipital sulcus)이다. **중심뒤이랑**(postcentral gyrus)은 대뇌겉질의 일차몸감각영역(primary somatosensory area)이다. 대뇌겉질 수준에서 촉각, 통증, 팔다리 자세 정보가 처음 처리되고 인식되는 장소가 이 마루엽의 가쪽면 및 안쪽면이다. 언어 수용(감각언어)도 마루엽에서 처리되는데, 주로 우성빈구에서 처리된다. 역시 전형적인 우성반구는 왼쪽 대뇌반구이다. 이마엽은 양상이 복합적인 공간방향감각과 지각(perception)이 일어나는 곳이기도 한데, 그 예로는 자기인식(self-perception), 주위 세상과의 상호작용 등이 있다.

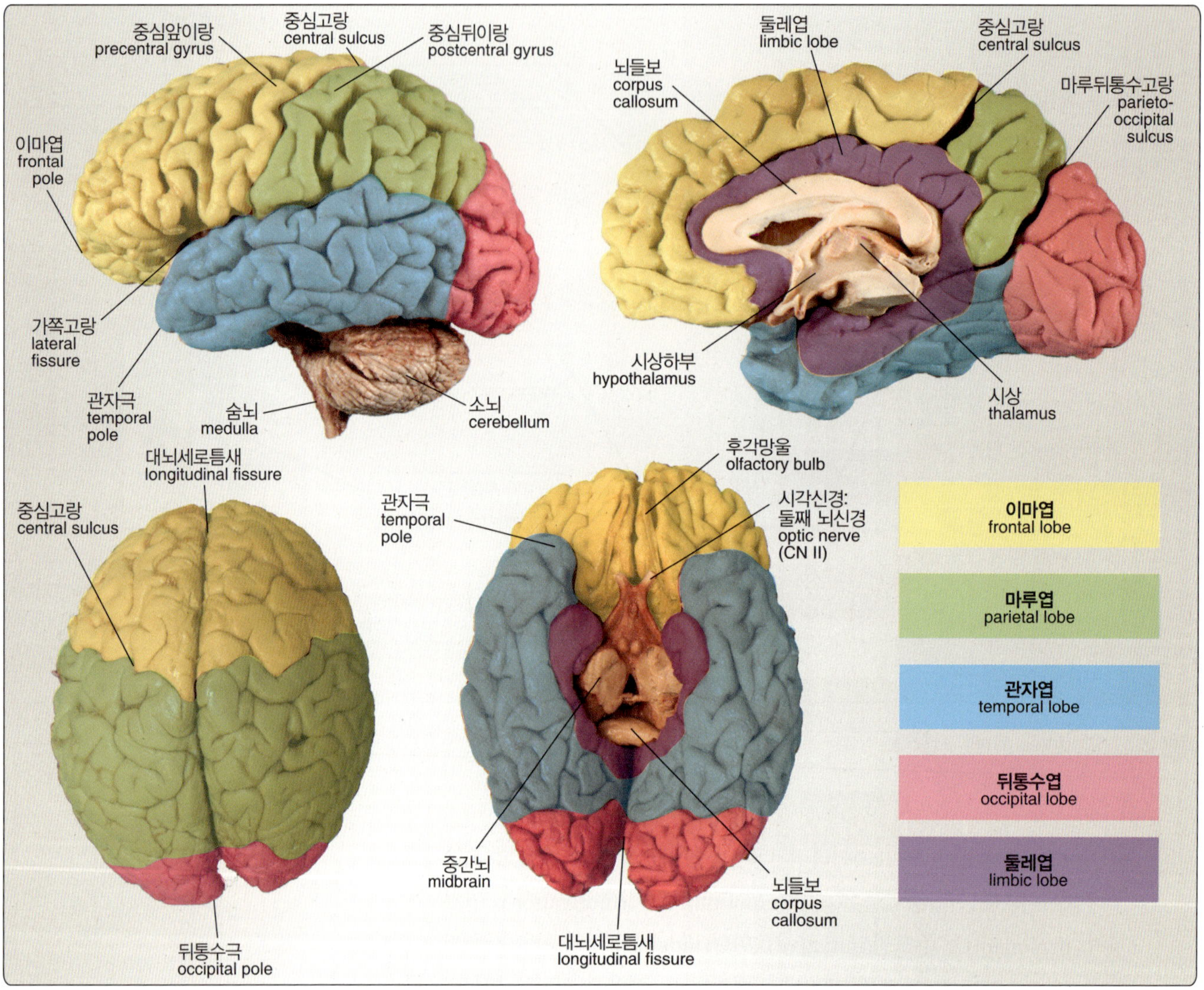

그림 2.8 대뇌반구(cerebral hemisphere)와 대뇌(cerebrum)의 주요 고랑(sulcus) 및 이랑(gyrus)과 엽(lobe)들. CN = 뇌신경(cranial nerve).

c. **뒤통수엽**(후두엽, occipital lobe): 뒤통수엽은 주로 시각정보 처리에 관여한다. 이 엽은 마루엽과의 경계가 마루뒤통수고랑이다. 일차시각영역(primary visual area)은 뒤통수엽의 안쪽면에 위치한다. 시각연합영역(visual association area)들은 일차시각영역을 에워싸고 있으면서 뒤통수엽의 가쪽면을 덮고 있다. 시각연합영역은 대상을 보고 인식하는 능력을 주관한다.

d. **관자엽**(측두엽, temporal lobe): 관자엽은 청각정보와 언어와 특정한 복합기능들을 처리하는 데 중요하다. 이 엽은 이마엽 및 마루엽과의 경계가 가쪽고랑이고, 뒤통수엽과의 경계는 마루뒤통수고랑이 연장된 가상선이다. 관자엽은 청각정보 처리에 중요하다. **위관자이랑**(superior temporal gyrus)은 듣는 기능은 물론 들은 것을 해석하는 기능도 처리되는 곳

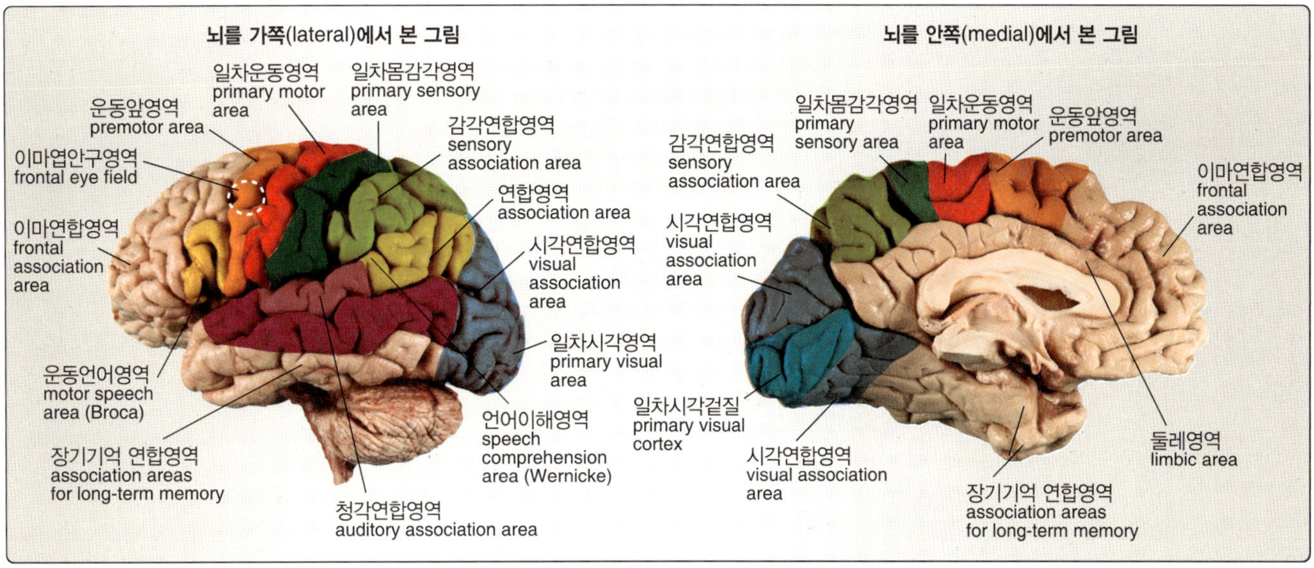

그림 2.9 대뇌반구(cerebral hemisphere)에서 주요 기능을 담당하는 영역들.

이다. 그 밖에 관자엽의 가쪽면에 있는 한 부위는 언어 인식 기능이 있다. 관자엽의 앞안쪽(anterior medial) 부위는 둘레계통의 복합적인 기능에 중요하다(아래 "둘레엽" 참조).

e. **둘레엽**(변연엽, limbic lobe): 앞서 설명한 네 엽 외에 대뇌반구의 안쪽면에 대뇌겉질이 고리 모양으로 이어진 구조인 **띠이랑**(cingulate gyrus)과 **해마곁이랑**(parahippocampal gyrus)이 있는데, 이 구조를 통칭 "둘레엽"이라 한다. 둘레엽은 나머지 네 엽과 달리 경계가 뚜렷한 엽이 아니라 오히려 이마엽과 마루엽과 관자엽에 일부분씩 걸쳐 있다. 이 대뇌겉질 부위는 둘레계통 구조들의 겉을 덮고 있으면서 이 구조들과 서로 연결되어 있으며, 학습이나 기억이나 감정의 복합적인 측면을 처리하는 데 중요하다.

2. **심부 구조**(deep structure): 신경세포체들로 구성된 대뇌겉질층 밑에는 대규모 백색질로 구성된 신경로들이 뇌의 여러 부위를 서로 연결하고 있다. 그 밖에 회색질로 구성된 커다란 신경핵(nucleus)들을 앞뇌 내부의 깊은 곳에서 관찰할 수 있다. 이 신경핵들은 바닥핵(basal ganglia)과, 둘레계통의 대표 구조인 해마(hippocampus)와 편도체(amygdala)이다.

a. **바닥핵**(basal ganglia): 바닥핵은 끝뇌와 사이뇌와 중간뇌에 포함되어 있으면서 서로 연결되어 상호작용하는 신경핵 집단이다(그림 2.10). 그런데 basal ganglia는 사실 신경핵(nucleus)에 해당되지만 "ganglia"라는 용어로 통용되고 있다. 끝뇌에 속하는 바닥핵은 대뇌반구 내부에 깊이 위치하고 있으며, **꼬리핵**(caudate nucleus)과 **렌즈핵**(lenticular nucleus)으로 구성된다. 렌즈핵은 **조가비핵**(putamen)과 **창백핵**(globus pallidus)

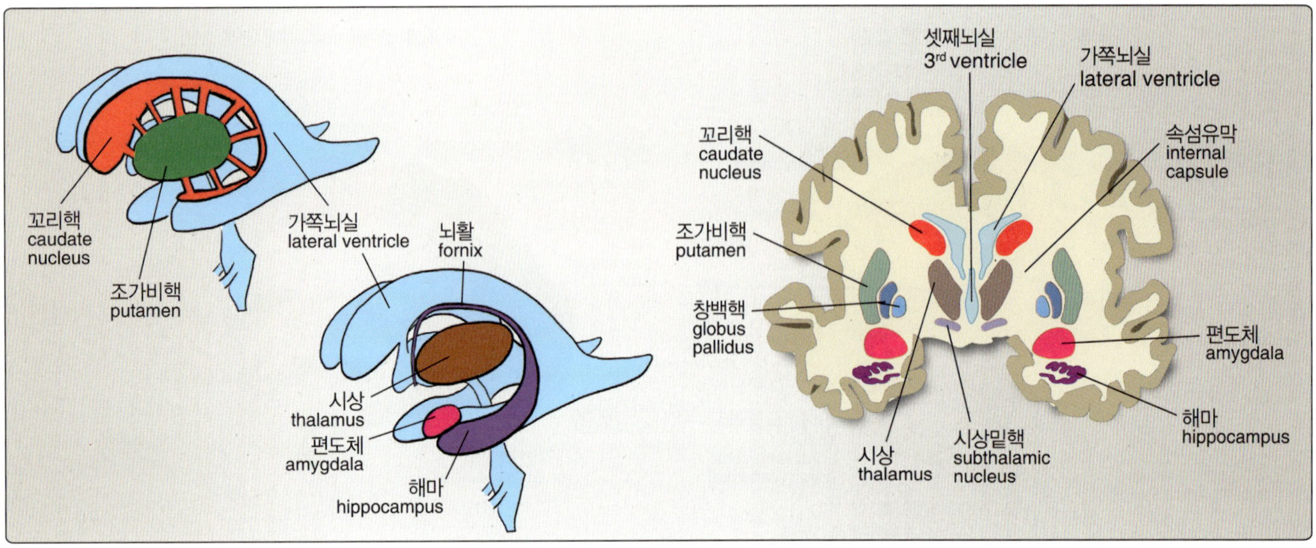

그림 2.10 앞뇌(forebrain)의 심부구조: 바닥핵(basal ganglia)과 둘레계통(변연계, limbic system) 구조들.

을 합친 구조이다. 사이뇌에 속하는 바닥핵은 시상밑핵(subthalamic nucleus)이고, 중간뇌에 포함된 바닥핵은 흑색질(substantia nigra)이다. 이 바닥핵들은 함께 수의운동의 시작과 조절에 대단히 중요한 역할을 한다.

b. **둘레계통 구조**(limbic structure): 둘레계통(limbic system)은 서로 연결되어 상호작용하는 일련의 구조들로 구성되는데, 이 구조들은 욕동(drive)과 관련된 행동과, 동기가 부여된 행동과, 감정 행동이 시작되는 곳이면서 학습과 기억에 중요한 역할을 한다. 앞뇌에 깊이 위치한 둘레계통의 구성원으로는 **편도체**(amygdala)와 **해마**(hippocampus)가 있는데, 이 둘은 모두 관자엽에 위치한다(그림 2.10).

c. **백색질**(white matter): 대뇌겉질보다 깊이 위치한 백색질 신경로(tract)들은 다양한 대뇌겉질 영역을 서로 연결하는 데 중요하다(그림 2.11). **연합섬유**(association fiber)는 동일 대뇌반구 내에 있는 다양한 대뇌겉질 영역들을 서로 연결한다. **맞교차섬유**(commissural fiber)는 한 대뇌반구의 대뇌겉질 영역을 반대편 대뇌반구의 상응 영역과 마주 연결한다. 가장 큰 맞교차섬유 집단은 단연코 두 대뇌반구를 서로 연결하는 **뇌들보**(corpus callosum)이다. **투사섬유**(projection fiber)는 대뇌겉질을 출입하는 정보를 전달한다. 투사섬유 중에 가장 큰 집단인 **대뇌부챗살**(corona radiata)은 대뇌의 깊은 곳을 통과할 때 다발로 모아져서 **속섬유막**(internal capsule)이 되며, 대뇌겉질과 앞뇌의 심부구조들과 척수 사이를 연결하는 신경섬유들로 구성되어 있다.

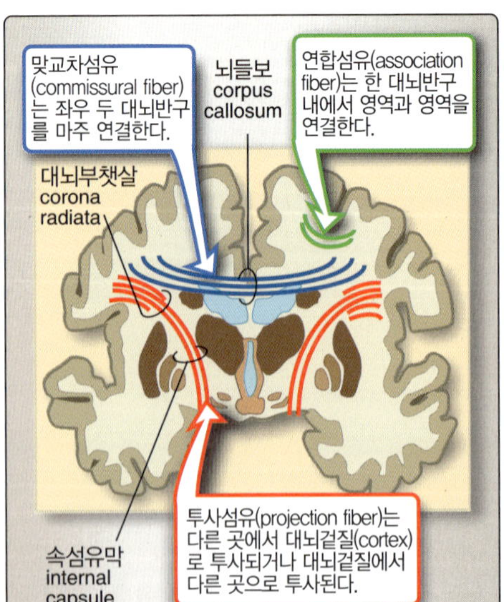

그림 2.11 중추신경계통 내부에 있는 신경섬유의 유형.

3. **사이뇌**(diencephalon): 사이뇌는 셋째뇌실(third ventricle)의 양옆에 좌우

대칭으로 모여 있는 몇 쌍의 구조들로 구성된다(그림 2.12). 이 중에 가장 큰 구조인 **시상**(thalamus)은 "달걀처럼 생긴" 좌우 두 신경핵 덩어리로 구성되어 있다. 시상은 대뇌겉질에 전달되는 모든 감각정보(후각 제외)를 중계하면서 처리하는 중요한 중계국이다. 또한 시상은 운동 정보 처리와, 차원 높은 인지 정보(cognitive information) 및 감정 정보의 통합과, 대뇌겉질 활성 조절에 핵심적인 역할을 한다. 시상은 대뇌겉질의 "문지기"로 간주할 수 있다. **시상하부**(hypothalamus)는 위치로는 사이뇌의 일부이지만 기능으로는 둘레계통의 일원이다. 시상하부는 내분비, 자율신경, 항상성 기능을 조율하고 통합하는 데 핵심적인 역할을 한다. **시상밑부**(subthalamus)는 바닥핵의 일부분으로, 수의운동과 근육긴장도(muscle tone)를 조정하고 통합하는 데 중요한 역할을 한다.

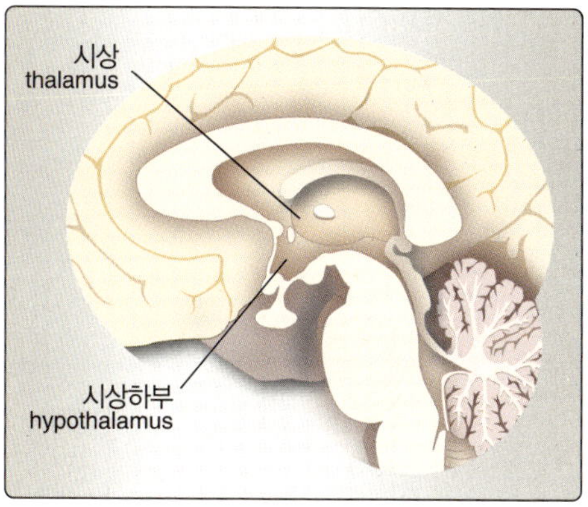

그림 2.12 뇌의 정중단면에서 관찰되는 사이뇌(diencephalon)의 시상(thalamus)과 시상하부(hypothalamus).

C. 중간뇌(Midbrain)와 마름뇌(Hindbrain): 뇌줄기(뇌간, Brainstem)

중간뇌와 마름뇌는 함께 뇌줄기를 구성하는데(그림 2.13), 뇌줄기는 사이뇌보다 꼬리쪽에 있는 중추신경계통의 일부분이다(일반적으로 소뇌는 뇌줄기에서 제외한다 — 옮긴이). 뇌줄기는 뇌와 척수 사이를 연결하는 모든 오름정보와 내림정보가 통과하는 통로 역할을 한다. **뇌신경**(cranial nerve)은 머리에서 시작되는 감각정보와 머리로 전달되는 운동정보를 운반하고, 특수감각을 중계한다.

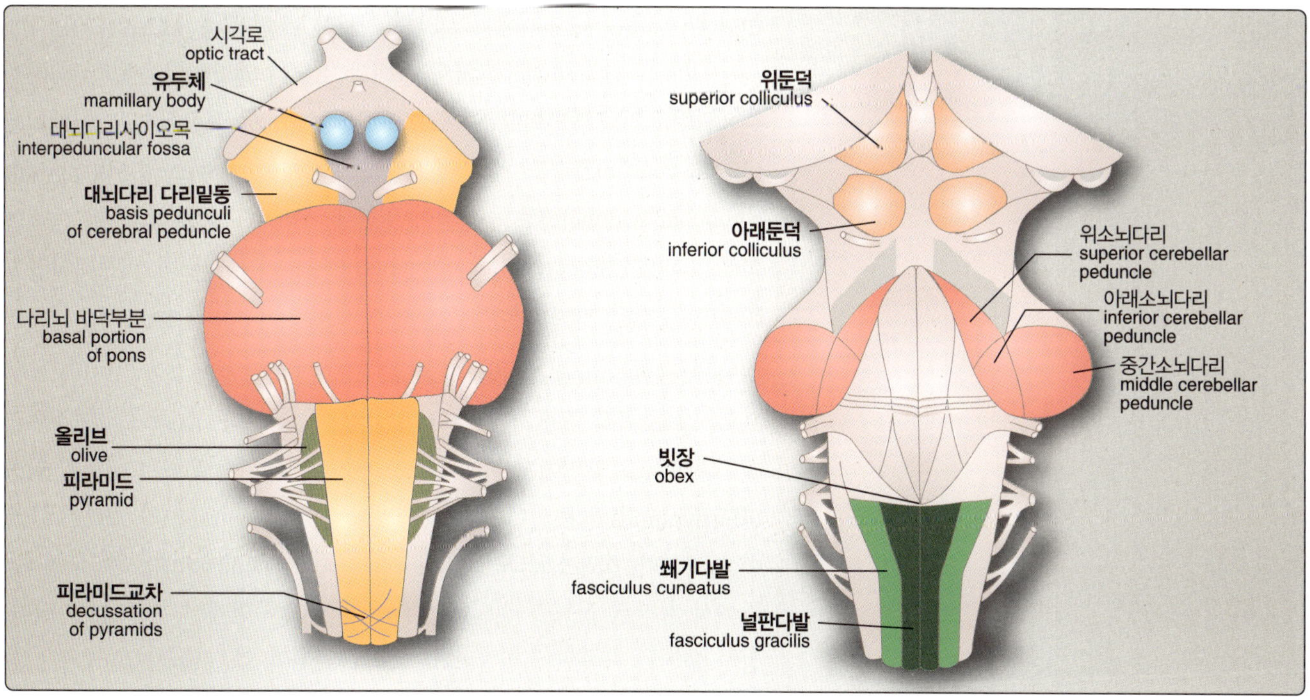

그림 2.13 뇌줄기(brainstem)의 전체 표면 구조.

뇌줄기는 통합기능도 있다. 이 기능은 주로 그물체 신경핵(reticular formation nucleus)들의 작용을 통해 이루어진다. 이 신경핵들은 주로 뇌줄기의 정중선을 따라 흩어져서 분포하고 있다. 심장혈관기능 및 호흡기능, 대뇌겉질 각성, 의식 같은 역할들이 뇌줄기의 다양한 그물체 부위에서 체계화되고 통합된다.

1. **중간뇌**(midbrain): 뇌줄기 중에 가장 입쪽(rostral)에 위치한 부분으로, 앞면에 있는 큰 **대뇌다리**(cerebral peduncle) 한 쌍과 뒷면에 있는 **위둔덕**(superior colliculus) 및 **아래둔덕**(inferior colliculus)이라는 두 쌍의 신경핵이 특징이다(그림 2.13). 수의운동 작용 명령을 하달하는 **겉질척수로**(corticospinal tract)가 대뇌다리를 통해 내려간다. 입쪽 중간뇌에 있는 위둔덕은 시각반사(visual reflex)에 참여하고, 꼬리쪽 중간뇌에 있는 아래둔덕은 청각경로에 있는 중요한 통합중추 중 하나이다. 셋째뇌실(third ventricle)과 넷째뇌실(fourth ventricle)을 잇는 **중간뇌수도관**(cerebral aqueduct)은 중간뇌 중 뒷부분에서 관찰된다. 중간뇌의 중요한 내부 구조는 적색핵(red nucleus)과 흑색질(substantia nigra)이 있는데, 둘 모두 협동운동 조정에 역할을 한다.

2. **마름뇌**(hindbrain): 마름뇌는 **다리뇌**(pons)와 **숨뇌**(medulla)를 포함하고 있다.

   a. **다리뇌**(pons): 다리뇌는 앞으로 불룩 튀어나온 앞부분인 **다리뇌 바닥부분**(basal pons)이 특징이다. 다리뇌 바닥부분은 세로 방향으로 내려오는 겉질척수섬유(corticospinal fiber)의 다발들과 가로 방향으로 이어지는 다리뇌소뇌섬유(pontocerebellar fiber)들로 구성되어 있는데, 후자는 **다리뇌핵**(pontine nuclei)에서 시작된 정보를 반대편 **중간소뇌다리**(middle cerebellar peduncle)를 거쳐서 반대편 소뇌에 전달한다. 중간소뇌다리는 다리뇌 바닥부분의 측면에서 시작된다. 다리뇌의 뒤면은 **넷째뇌실**(fourth ventricle)과 그 입쪽(rostral)으로 이어지는 **위소뇌다리**(superior cerebellar peduncle)로 구성되어 있는데, 위소뇌다리는 소뇌 밖으로 나오는 소뇌날섬유(cerebellar efferents)들이 주성분이면서 넷째뇌실천장(roof of fourth ventricle)의 대부분을 형성한다(그림 2.13).

   b. **숨뇌**(medulla, medulla oblongata): 숨뇌는 뇌줄기의 가장 꼬리쪽 부분으로, 그 꼬리쪽 끝에서 척수와 이어진다(그림 2.13). 숨뇌의 입쪽 "펼친" 부분은 그 앞면에서 아래로 내려가는 겉질척수섬유들로 구성된 **피라미드**(pyramid)와 뒷면에 있는 **넷째뇌실**(fourth ventricle)의 꼬리쪽 부분이 특징이다. **아래소뇌다리**(inferior cerebellar peduncle)는 척수와 뇌줄기에서 시작된 정보를 전달하는데, 역시 뒤가쪽면에서 관찰할 수 있다. 입쪽 숨뇌의 가쪽면에 달걀 모양으로 돌출되어 있는 **올리브**(olive)는 형태가 인상적인 올리브핵복합체(olivary nuclear complex)를 감싸고 있

는데, 이 신경핵복합체는 운동작용을 조정하는 데 관여한다. 숨뇌의 꼬리쪽인 "닫힌' 부분은 앞면에 있는 피라미드와 뒷면에 튀어나와 있는 감각신경로인 **널판다발**(fasciculus gracilis) 및 **쐐기다발**(fasciculus cuneatus)이 특징이다. 좌우 피라미드는 꼬리쪽 숨뇌에서 반대편으로 교차하면서 **피라미드교차**(decussation of pyramids)를 형성한다. 넷째뇌실은 아래로 갈수록 좁아져서 결국 척수의 중심관(central canal)이 된다.

D. 소뇌(Cerebellum)

소뇌는 다리뇌가 자라나온 구조로, 넷째뇌실을 지붕처럼 에워싸게 된다. 소뇌는 발생 기원을 기준으로 다리뇌의 일부분으로 간주할 수 있다. 그러나 대다수 신경해부학자들은 소뇌를 별개의 구조로 대우한다. 소뇌는 좌우 **두 소뇌반구**(hemisphere)와 중앙 부분인 **소뇌벌레**(vermis)로 구성되며, 표면은 매우 촘촘하게 주름이 접힌 **소뇌겉질**(cerebellar cortex)로 덮여 있다(그림 2.14). 소뇌는 세 쌍의 **소뇌다리**(cerebellar peduncle)들에 의해서 뇌줄기에 부착되어 있는데, 소뇌다리는 소뇌를 출입하는 정보를 운반한다. 소뇌는 감각정보 처리와 수의운동의 협동 조정에 중요한 역할을 한다. 최근에는 소뇌가 인지기능(cognitive function)에도 역할을 함을 시사하는 증거가 제시되고 있다.

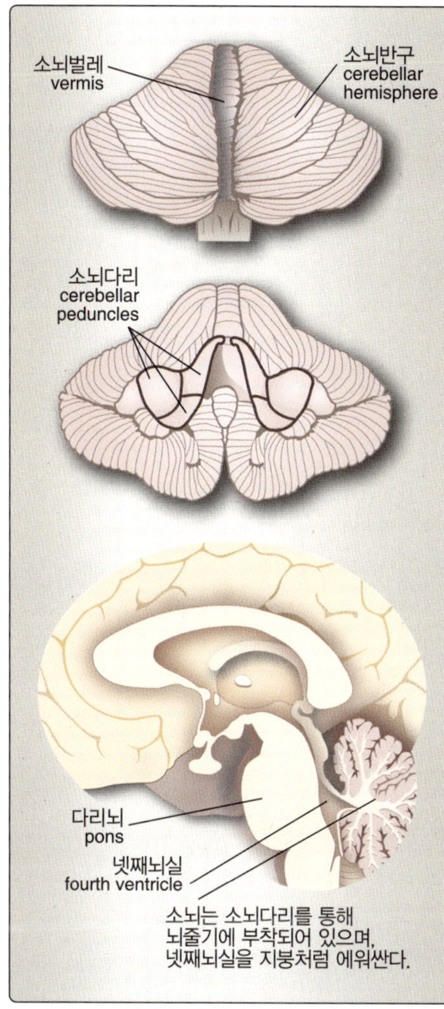

그림 2.14 소뇌(cerebellum)의 전반적 표면 구조.

IV. 척수(Spinal Cord)

척수는 여러 마디로 구성된 긴 원통형 구조로, 처음부터 끝까지 구성체계에 큰 변화가 없다. 척수는 팔다리와 몸통과 여러 내장에서 시작된 감각정보를 받으며, 이 정보의 초기 처리에 중요한 역할을 한다. 척수는 뼈대근육(skeletal muscle)을 지배하는 몸운동신경로(somatic motor tract)뿐 아니라 내장과 민무늬근육(smooth muscle)과 샘(gland)을 지배하는 내장날섬유(visceral efferents)도 포함하고 있다.

A. 척수의 구성 체계(Spinal cord organization)

척수는 처음부터 끝까지 여러 분절(segment) 구조로 나뉘어져 있는데, 이 특성은 부착된 신경뿌리(nerve root)를 통해 확연히 드러난다. 감각축삭(sensory axon)이 포함된 일련의 **뒤잔뿌리**(posterior rootlet)들이 척수의 뒷면으로 나란히 들어가고, 운동축삭(motor axon)이 포함된 일련의 **앞잔뿌리**(anterior rootlet)들이 척수의 앞면을 통해 나란히 밖으로 나온다. 이 감각축삭과 운동축삭들이 합류해서 말초신경계통의 일부인 **척수신경**(spinal nerve)이 된다. 척수신경

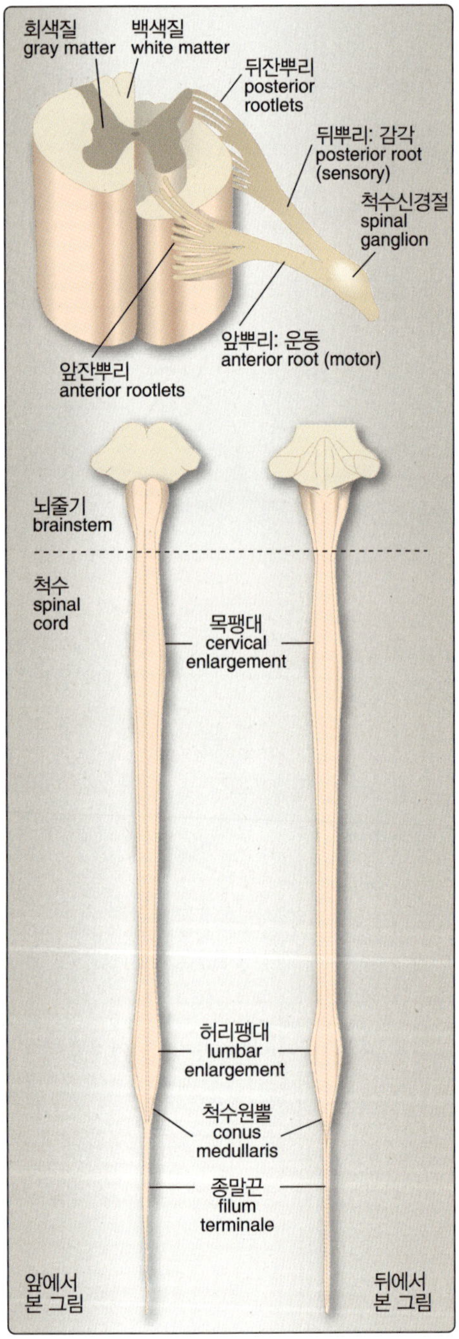

그림 2.15 척수(spinal cord).

이 형성되기 직전 위치인 뒤뿌리(posterior root)에서 **척수신경절**(spinal ganglion)이 불룩 튀어나와 있는데, 이 신경절에는 감각신경섬유의 세포체들이 모여 있다. 척수에 있는 두 확장 부위인 **목팽대**(cervical enlargement)와 **허리엉치팽대**(lumbosacral enlargement)에는 운동신경세포가 다른 척수부위에 비해 많이 포함되어 있는데, 이 운동신경세포들은 각각 팔과 다리에 신경분포하게 된다(그림 2.15). 척수의 꼬리쪽 끝부분은 점점 더 가늘어져서 **척수원뿔**(conus medullaris)을 이루고 결국 **종말끈**(filum terminale)으로 끝난다. 종말끈은 척수를 꼬리뼈(coccyx)의 등쪽면에 닻을 내리듯 고정시킨다.

B. 척수의 길이(Spinal cord length)

척수의 각 분절은 그 척수신경이 척추뼈 밖으로 나오는 척추사이구멍(intervertebral foramen)과 높이가 다르다. 발생 3월경까지는 척수와 척주(vertebral column)가 비슷한 속도로 성장하고, 따라서 각 척수신경은 같은 높이에서 가쪽에 위치한 척추사이구멍을 통해 척주 밖으로 나온다. 그러나 그 뒤에는 척주가 척수보다 더 빠르게 성장하고, 따라서 뒤뿌리와 앞뿌리는 더 멀어진 전용 척추사이구멍을 통해 척주 밖으로 나가야 하기 때문에 점점 더 길어진다. 허리엉치신경뿌리(lumbosacral root)는 척수신경뿌리 중에 가장 길고, 모여서 **말총**(cauda equina)을 형성한다. 신생아에서는 척수가 대략 셋째 허리뼈(lumbar vertebra) 높이(L3)에서 끝나고, 성인에서는 대략 L1~L2 높이에서 끝난다.

C. 척수의 회색질(Gray matter)과 백색질(White matter)

백색질이 내부에 있고 회색질이 백색질을 둘러싸는 대뇌반구나 소뇌반구와 달리 척수에서는 회색질이 내부 중심을 형성하고 백색질이 회색질을 둘러싼다.

V. 뇌실계통(Ventricular System)

뇌실계통은 뇌의 내부에서 액체가 차 있는 공간으로, 척수의 중심관(central canal)과 통해 있다. 그 전반적인 구조는 그림 2.16을 참조하라. 뇌실 속을 순환하는 **뇌척수액**(cerebrospinal fluid, CSF)은 맥락얼기(choroid plexus)에 있는 뇌실막세포(ependymal cell)의 분비물이다.

A. 뇌실(Ventricle)

좌우 두 **가쪽뇌실**(lateral ventricle)은 끝뇌(telencephalon)와 관련이 있으며, 각 대뇌반구에 하나씩 있다. 가쪽뇌실은 전체적으로 "C"자 형태인데, 이렇게

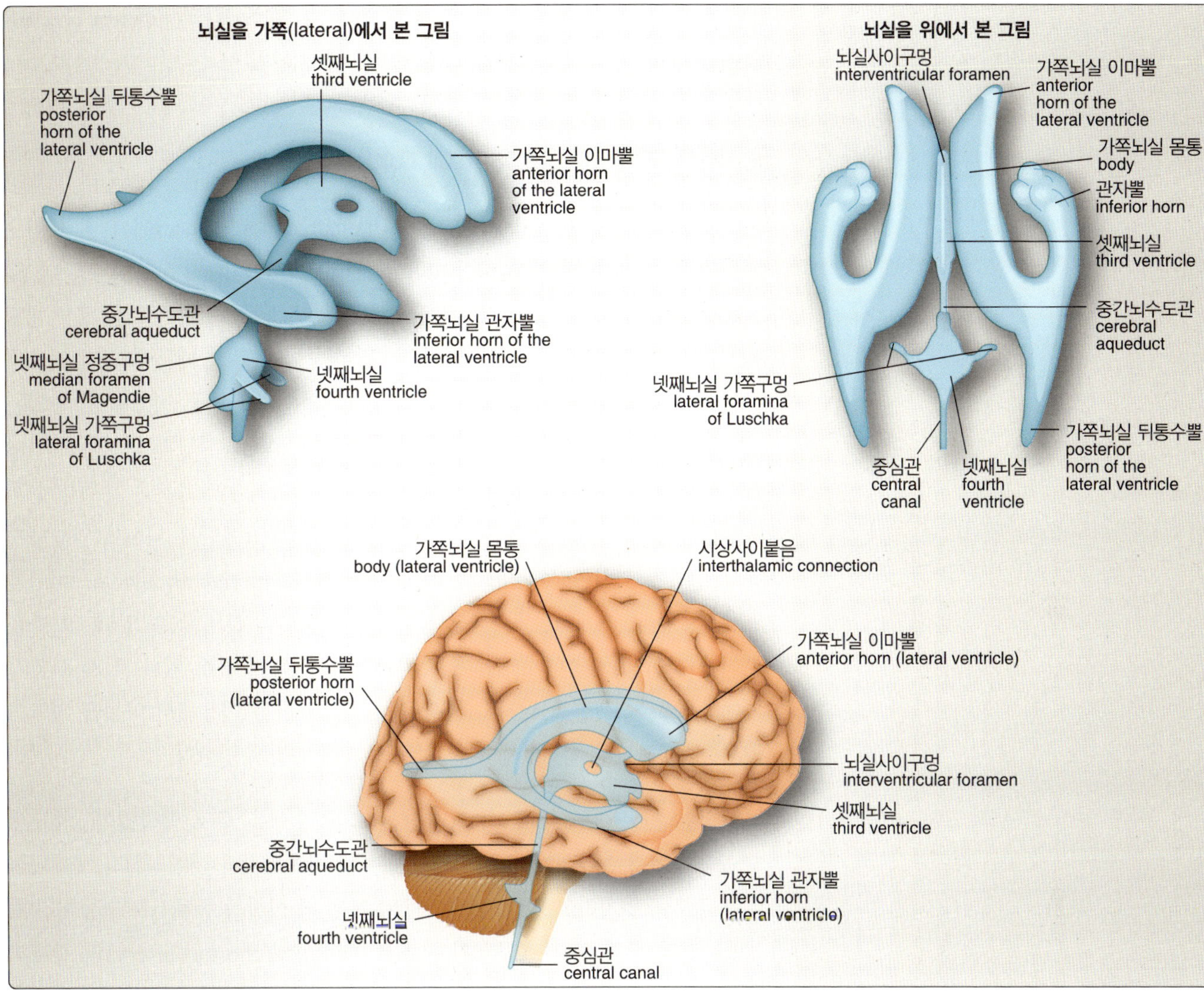

그림 2.16 뇌실계통(ventricular system).

된 것은 발생 과정에서 대뇌가 휘어지기 때문이다. 가쪽뇌실의 **이마뿔**(앞뿔, anterior horn)은 대뇌의 이마엽과 마루엽 내부에 위치하며, 바닥핵과 밀접한 위치 관계가 있는데, 특히 꼬리핵 머리(head of caudate nucleus)와 밀착되어 있다. **뒤통수뿔**(뒤뿔, posterior horn)은 뒤통수엽의 내부로 연장되며, **관자뿔**(아래뿔, inferior horn)은 관자엽에 위치한다. 해마(hippocampus)는 관자뿔의 바닥에 위치한다. **투명사이막**(septum pellucidum)은 좌우 두 가쪽뇌실의 안쪽 면에서 두 뇌실 사이를 가른다. 그래서 두 가쪽뇌실은 직접 교통할 수 없다. 가쪽뇌실은 **뇌실사이구멍**(interventricular foramen, foramen of Monro)을 통해 셋째뇌실에 연결된다. **셋째뇌실**(third ventricle)은 사이뇌에 접해 있으며, 시상과 시상하부가 셋째뇌실의 양옆에 위치한다. 셋째뇌실은 **중간뇌수도관**(cerebral aqueduct)을 통해 넷째뇌실에 연결된다. **넷째뇌실**(fourth ventricle)은 마름뇌(hindbrain)와 관련이 있으며, 소뇌와 다리뇌 및 숨뇌 사이에 위치한다. 위숨뇌천장(superior medullary velum)은 좌우 두 위소뇌다리(superior cerebellar peduncle) 사이에서 넷째뇌실의 뒷면을 봉쇄한다.

B. 뇌척수액(Cerebrospinal fluid)

뇌척수액은 뇌실을 채우고 거미막밑공간(subarachnoid space)에서 뇌와 척수를 둘러싼다. 거미막밑공간은 거미막(arachnoid)과 연막(pia mater) 사이에 있는 공간이다(아래 참조). 뇌척수액의 주된 기능은 뇌를 지지하고 뇌에 가해진 충격을 완화하는 것이다. 뇌와 뇌척수액은 비중이 다르기 때문에 뇌의 겉보기 중량(apparent weight)이 줄어든다. 그리고 뇌척수액은 다른 신체 부위에 있는 림프계통(lymph system)과 비슷한 기능이 있다. 즉 뇌 실질과 뇌척수액 사이에서 물질 교환이 끊임없이 일어난다. 이 사실은 뇌척수액 표본을 채취해서 뇌의 질병에 관한 정보를 알아낼 수 있는 근거가 된다. 게다가 뇌실에 인접하거나 그 주위에 위치한 신경세포인 뇌실주위신경세포(periventricular neuron)들이 세로토닌(serotonin) 등의 신경전달물질을 뇌실에 분비할 수 있고, 그 다음에 이 신경전달물질이 뇌 전체에 광범위한 영향을 미칠 수 있다. 실제로 환자를 대상으로 뇌 실질과 뇌척수액 사이의 물질 교환을 이용해서 약물을 경막의 내부에 주입하거나 뇌척수액이 차 있는 공간에 직접 주입한다.

1. **뇌척수액**(cerebrospinal fluid) **생산:** 뇌척수액은 주로 **맥락얼기**(choroid plexus)에서 만들어지는데, 맥락얼기는 두 가쪽뇌실과 셋째뇌실과 넷째뇌실의 내부에 위치하고 있다. 일부 뇌척수액은 뇌 실질을 통해서도 만들어진다. 맥락얼기는 세 층으로 구성된 구조로, 맥락동맥(choroid artery)의 창내피(fenestrated endothelium)와, 연막(pia) 층과, 특화된 뇌실막(ependyma) 층으로 구성되어 있다(그림 2.17). 뇌척수액은 혈액에 있던 물질이 창내피를 통과한 후 능동운반(active transport)으로 뇌실막세포를 통과해서 만들어진다. 또한 삼투압농도를 유지하기 위해 수동운반(passive transport)되는 물질과 확산되는 물의 양도 상당하다. 뇌척수액을 구성하는 성분은 혈장(plasma)과 비슷하지만 몇 가지 중요한 차이가 있는데, 단백질 함량 차이가 대표적이다(표 2.1). 사람은 뇌척수액이 매일 약 500 ml씩 생산된다.

2. **뇌척수액의 순환:** 끊임없이 새로 생산되는 뇌척수액이 뇌척수액 순환의 가장 큰 원동력이다. 심장 박동 주기와 호흡주기는 보조 역할만 한다. 뇌척수액은 가쪽뇌실에서 시작해서 셋째뇌실과 넷째뇌실을 차례로 거친다. 넷째뇌실에 있는 뇌척수액은 좌우 두 **가쪽구멍**(lateral foramen, foramen of Luschka)과 **정중구멍**(median foramen, foramen of Magendie)을 통해 거미막밑공간으로 나오거나 척수의 **중심관**(central canal)으로 진입한다. 거미막밑공간 중에 뇌척수액의 양이 많은 몇 곳은 **거미막밑수조**(subarachnoid cis-

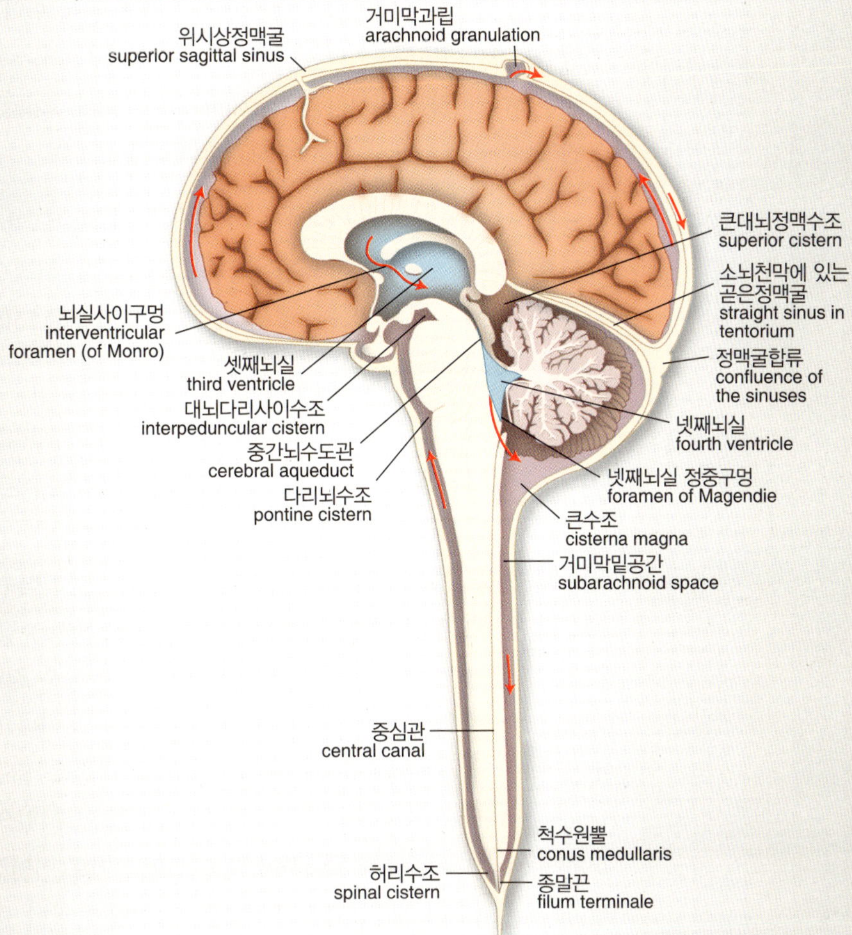

그림 2.17 뇌척수액(cerebrospinal fluid)이 만들어지고 순환하고 흡수되는 경로.

표 2.1 뇌척수액(Cerebrospinal Fluid)**과 그 조성**

	뇌척수액	혈청(동맥)
pH	7.33	7.41
포도당(glucose)	60 mg/dL	90 mg/dL
단백질	0.035 g/dL	7.0 g/dL
나트륨(Na^+)	135 mEq/L	135 mEq/L
칼륨(K^+)	2.8 mEq/L	5 mEq/L

tern)라 부른다. **큰수조**(cisterna magna)라고도 하는 소뇌숨뇌수조(cerebellomedullary cistern)는 소뇌보다 꼬리쪽에서 큰구멍(foramen magnum)의 바로 위에 위치한다. 이 수조는 척추천자(spinal tap)를 할 수 없는 환자에서 뇌척수액 표본을 채취하기 위해 이용할 수 있다. 큰대뇌정맥수조(superior cistern)는 소뇌의 바로 위에 있다. 대뇌다리사이수조(interpeduncular cistern)는 중간뇌의 좌우 두 대뇌다리(cerebral peduncle) 사이에 있고, 다리

뇌수조(pontine cistern)는 다리뇌의 꼬리쪽 끝에 있다. 뇌척수액은 척수를 돌아 뒤로 이동했다가 다시 앞으로 돌아온다. 뇌척수액은 거미막밑공간을 순환하다가 결국 **위시상정맥굴**(superior sagittal sinus)로 돌출된 **거미막과립**(arachnoid granulation)에 도달한다(그림 2.17).

3. **뇌척수액의 재흡수:** 뇌척수액은 거미막과립을 통해 위시상정맥굴로 재흡수됨으로써 정맥혈액으로 되돌아간다(그림 2.17). 뇌척수액이 거미막과립을 통과해서 이동하게 만드는 추진력은 거미막밑공간(150 mm saline)과 정맥굴(90 mm saline) 사이의 압력 차이에서 비롯된다.

VI. 뇌와 척수를 감싸는 뇌척수막(Meninges)

뇌는 세 겹의 결합조직층에 둘러싸여 있다. 이것은 **뇌척수막**(수막, meninges)으로, 뇌를 보호하고, 혈관과 경막정맥굴(venous sinus) 같은 구조들을 포함하고 있다. 세 겹 중에서 가장 바깥에 있는 튼튼한 층은 **경막**(dura mater)이다. Dura mater는 "엄한 어머니(tough mother)"라는 뜻이다. 경막은 머리뼈에 붙어 있으며, 경막정맥굴을 포함하고 있다. 거미줄을 닮은 중간층은 **거미막**(arachnoid mater)이다. 이 층은 경막의 속면을 덮고 있으며, 뇌 표면에 있는 고랑(sulcus)으로는 따라 들어가지 않고 고랑 너머로 이어진다. 가장 속층은 **연막**(pia mater)이다. 이 섬세한 조직층은 뇌 실질에 직접 붙어 있으며, 모든 이랑(gyrus) 및 고랑을 따라 속속들이 이어진다. 섬세한 거미막잔기둥(arachnoid trabeculae)은 거미막과 연막 사이를 연결한다. 그림 2.18은 뇌척수막의 층들을 큰 틀에서 이해하기 쉽게 표현하고 있다.

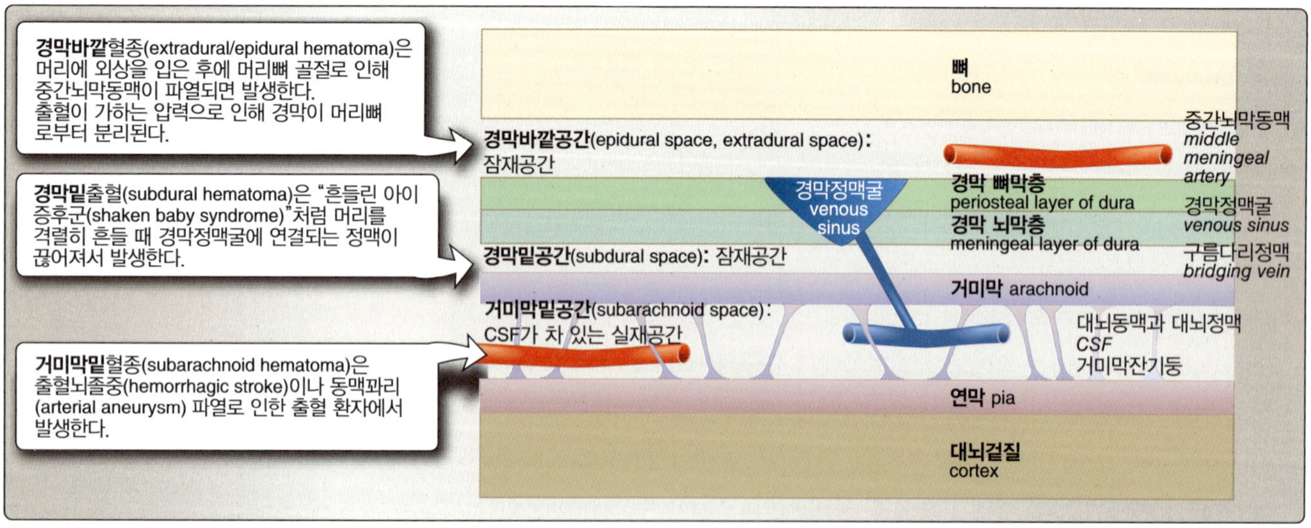

그림 2.18 뇌척수막(meninges)과 뇌척수막의 층 사이에 있는 공간들의 위치 관계를 묘사한 그림. CSF = 뇌척수액(cerebrospinal fluid).

A. 경막(Dura mater)

경막은 뇌척수막 중에서 가장 바깥에 있는 가장 튼튼한 층이다. 경막은 두 층으로 구성된다. 즉 **뇌막층**(meningeal layer)과 머리뼈 속면에 단단히 부착된 **뼈막층**(periosteal layer)으로 구성되어 있다. 이 두 층은 서로 단단히 붙어 있지만 일부 위치에서 분리되어 **경막정맥굴**(venous sinus)을 형성한다. 경막정맥굴은 대뇌정맥(cerebral vein)의 혈액이 배출되는 곳이다. **경막주름**(dural reflection; 그림 2.19)은 뇌가 있는 공간을 몇 부분으로 분할하는 칸막이이다. **대뇌낫**(falx cerebri)은 대뇌세로틈새(longitudinal fissure) 속에 위치하며, 좌우 대뇌반구를 부분적으로 분할한다. 대뇌낫은 그 바깥모서리에 **위시상정맥굴**(superior sagittal sinus)을, 좌우 대뇌반구 사이에 있는 자유모서리에는 **아래시상정맥굴**(inferior sagittal sinus)을 품고 있다. **소뇌천막**(tentorium cerebelli)은 중간머리뼈우묵(middle cranial fossa)과 뒤머리뼈우묵(posterior cranial fossa) 사이를 가른다. 뒤머리뼈우묵은 **천막아래칸**(infratentorial compartment)이라고도 하며, 소뇌와 뇌줄기가 놓이는 곳이다. **가로정맥굴**(transverse sinus)은 소뇌천막의 바깥 모서리를 따라 이어지며, **곧은정맥굴**(straight sinus)은 대뇌낫이 소뇌천막에 부착되는 선을 따라 진행한다. **소뇌낫**(falx cerebelli)은 작은 경막주름으로, 좌우 두 소뇌반구(cerebellar hemisphere) 사이를 가르며, **뒤통수정맥굴**(occipital sinus)을 품고 있다. 위시상정맥굴, 가로정맥굴, 곧은정맥굴, 뒤통수정맥굴은 모두 머리뼈의 뒤통수극(posterior pole)에 위치한 **정맥굴합류**(confluence of sinuses)에서 만난다. 정맥피는 가로정맥굴을 거쳐 **구불정맥굴**(sigmoid sinus)로 배출되고, 그 다음에는 **속목정맥**(internal jugular vein)으로 배출된다. 그림 2.19에 있는 적색 화살표는 정맥피가 흐르는 방향을 가리킨다. **안장가로막**(diaphragma sellae)은 머리뼈바닥(base of skull)에 있는 뇌하수체오목(pituitary fossa)을 덮고 있는 경막주름이다.

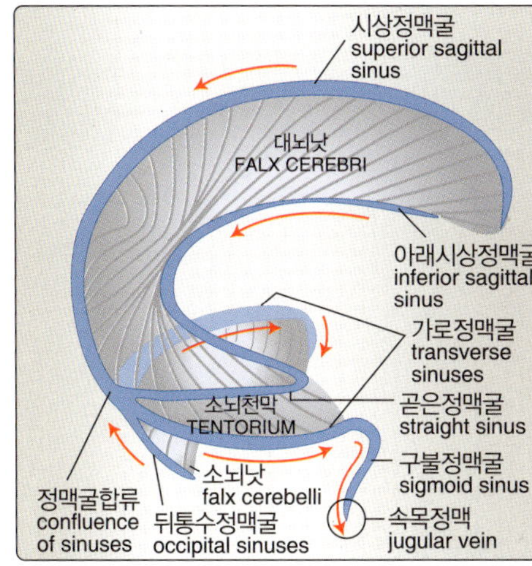

그림 2.19 경막주름(dural reflection)과 경막정맥굴(dural venous sinus).

1. **신경분포**(innervation): 경막은 통증 자극에 민감하다. 앞머리뼈우묵(anterior cranial fossa)과 중간머리뼈우묵(middle cranial fossa)에 있는 경막에는 다섯째 뇌신경(cranial nerve V)인 **삼차신경**(trigeminal nerve)의 뇌막가지(meningeal branch)가 신경분포한다. 뒤머리뼈우묵(posterior cranial fossa)에 있는 경막에는 열째 뇌신경(CN X)인 미주신경(vagus nerve)의 뇌막가지가 신경분포한다.

2. **혈액 공급**(blood supply): 경막은 뇌막동맥(meningeal artery)들을 통해 혈액을 공급받는데, 그 중에 가장 중요한 것은 중간뇌막동맥(middle meningeal artery)이다. 뇌막동맥들은 경막의 뼈막층에 포함된 채로 진행한다. 이 동맥에 출혈이 일어나면 경막의 뼈막층이 머리뼈로부터 분리되어 경막바깥공간(epidural space, extradural space)이 만들어지고, 유출된 혈액이 이 공간을 채운다(아래 참조).

B. 거미막(지주막, Arachnoid mater)

중간층은 거미막인데, 뇌척수액의 압력으로 인해 경막의 속면에 밀착되어 있다. 아교섬유결합조직(collagenous connective tissue)으로 구성된 가느다란 끈 구조인 **거미막잔기둥**(arachnoid trabeculae)들이 연막에 연결된다. **구름다리정맥**(bridging vein)들은 거미막을 뚫고 경막 속에 있는 경막정맥굴에 연결된다. **거미막과립**(arachnoid granulation)은 거미막이 특수하게 변형된 구조로, 위시상정맥굴 속으로 돌출되어 있으며, 뇌척수액의 재흡수를 담당한다. 거미막은 경막에 부착되어 있기 때문에 뇌 표면에 있는 고랑(sulcus)과 거미막밑공간(subarachnoid space)의 **수조**(cistern) 너머로 이어진다(아래 참조).

C. 연막(Pia mater)

연막은 가장 속에 위치한 뇌척수막 층이다. 연막은 뇌 실질에 단단히 부착되어 있으며, 모든 이랑과 고랑을 따라 속속들이 이어진다. 연막은 거미막밑공간에 있는 뇌척수액과 뇌 사이를 분리한다(그림 2.18). 거미막밑공간을 지나던 혈관은 뇌 실질을 뚫고 들어가는 곳에서 소매처럼 연막에 에워싸인 **혈관주위공간**(perivascular space)을 지나는데, 이 공간은 이 혈관이 모세혈관이 되는 지점까지 연장된다(그림 2.20).

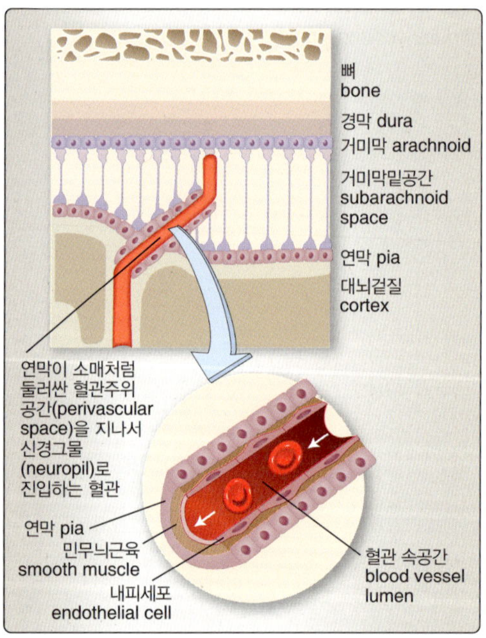

그림 2.20 혈관주위공간(perivascular space).

D. 뇌척수막(Meninges)의 층들 사이에 있는 공간

그림 2.18을 보면 뇌척수막의 층들 사이에 있는 실재공간(true space)과 잠재공간(potential space)들을 큰 틀에서 이해할 수 있다.

1. **거미막밑공간**(subarachnoid space): 뇌척수막 층들 사이에 있는 유일한 실재공간은 연막과 거미막 사이에 있는 **거미막밑공간**이다. 앞서 언급한 바와 같이 이 공간은 뇌척수액이 차 있으며, 뇌 표면을 지나는 동맥과 정맥을 품고 있다. 이 혈관들은 연막에 연결된 거미막잔기둥(arachnoid trabeculae)들에 매여서 떠 있는 상태이다. **거미막밑출혈**(subarachnoid hemorrhage)은 **동맥꽈리**(동맥류, arterial aneurysm)가 파열될 때 일어난다. 환자는 "내 평생 가장 심한 두통"이 갑자기 시작되었다고 호소하며, 컴퓨터단층촬영(computed tomography) 스캔에서는 대개 거미막밑공간에서 혈액이 발견된다. 척추천자(spinal tap) 표본을 관찰하면 뇌척수액에 적혈구가 있음을 알 수 있다. 이 출혈은 생명을 위협하는 응급상황으로, 즉시 중재(intervention)해서 동맥출혈을 중단시켜야 한다.

2. **경막밑공간**(subdural space): **경막밑공간**은 거미막과 경막 사이에 있는 잠재공간이다. 이 두 뇌척수막층은 대개 서로 단단히 부착되어 있다. 구름다리

정맥(bridging vein)은 거미막을 통과해서 경막정맥굴(dural venous sinus) 속으로 이어진다. 머리에 엇밀림힘(전단력, shearing force)이 가해지면 구름다리정맥이 뻣뻣한 경막을 관통해서 경막정맥굴로 들어가는 지점에서 파열될 수 있다. 이러한 유형의 손상은 영아를 격렬하게 흔들었을 때 나타나는 "흔들린 아이 증후군(shaken baby syndrome)"에서 관찰된다. 그 결과로 발생한 **정맥출혈**(venous hemorrhage)은 새로 만들어진 경막밑공간으로 스며들어가게 된다. 만성경막밑혈종(chronic subdural hematoma)은 사소한 외상을 입은 후에 몇 주에 걸쳐 서서히 발생하고, 반면에 급성경막밑혈종(acute subdural hematoma)은 다른 뇌내손상(intracerebral injury)과 관련이 있는 경우가 많다.

3. **잠재경막바깥공간**(potential epidural space): **경막바깥공간**(epidural space, extradural space)은 일종의 잠재공간으로, 머리뼈와 경막 뼈막층(periosteal layer) 사이에 나타난다. 이 공간은 경막 뼈막층의 표면을 따라 진행하던 **뇌막동맥**(meningeal artery)에 출혈이 일어나면 만들어진다. 뇌막동맥 중에 가장 손상되기 쉬운 것은 관자뼈(temporal bone)를 지나는 **중간뇌막동맥**(middle meningeal artery)이다. 경막바깥혈종(epidural hematoma)은 동맥출혈임에도 불구하고 천천히 발생하는데, 왜냐하면 경막을 머리뼈로부터 벗겨내려면 큰 힘이 필요하기 때문이다. 이 출혈의 원인이 되는 손상은 대개 관자뼈 골절로 인해 일어난 중간뇌막동맥 파열이다.

4. **실재경막바깥공간**(true epidural space): 척수에서는 경막이 척수막층(meningeal layer) 한 층만 있다. **실재경막바깥공간**은 이 경막 척수막층과 척추뼈의 뼈막(periosteum) 사이에 존재한다. 이 실재경막바깥공간은 지방조직과 척추정맥얼기(vertebral venous plexus) 등으로 채워져 있다.

VII. 혈액 공급 개요(Overview of Blood Supply)

뇌에 혈액을 공급하는 동맥은 두 가지가 있다. 즉 **속목동맥**(internal carotid artery)과 **척추동맥**(vertebral artery)에서 혈액 공급이 시작된다. 좌우 두 척추동맥은 뇌줄기 높이에서 하나로 합쳐져서 **뇌바닥동맥**(basilar artery)이 된다. 이 **척추뇌바닥동맥 시스템**(vertebral-basilar system)은 척수는 물론 뇌줄기에도 혈액을 공급한다. 앞뇌는 척추뇌바닥동맥 시스템과 속목동맥 시스템으로부터 공히 혈액을 공급받는다. 이 두 시스템은 뇌의 바닥부분(base of brain)에서 만나서 **대뇌동맥고리**(circle of Willis, cerebral arterial circle)를 형성하는데, 뇌에 혈액을 공급하는 주요 동맥들이 이 고리에서 시작된다(그림 2.21).

속목동맥은 **목동맥관**(carotid canal)을 통과해서 머리뼈 내부로 들어간다. 속

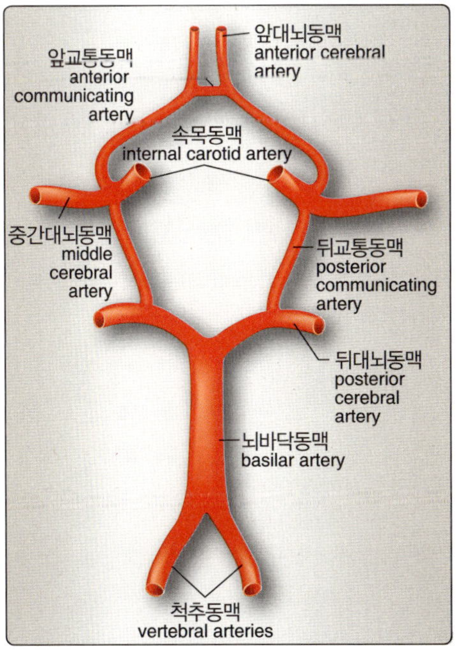

그림 2.21 뇌에 혈액을 공급하는 동맥: 대뇌동맥고리(cerebral arterial circle, circle of Willis).

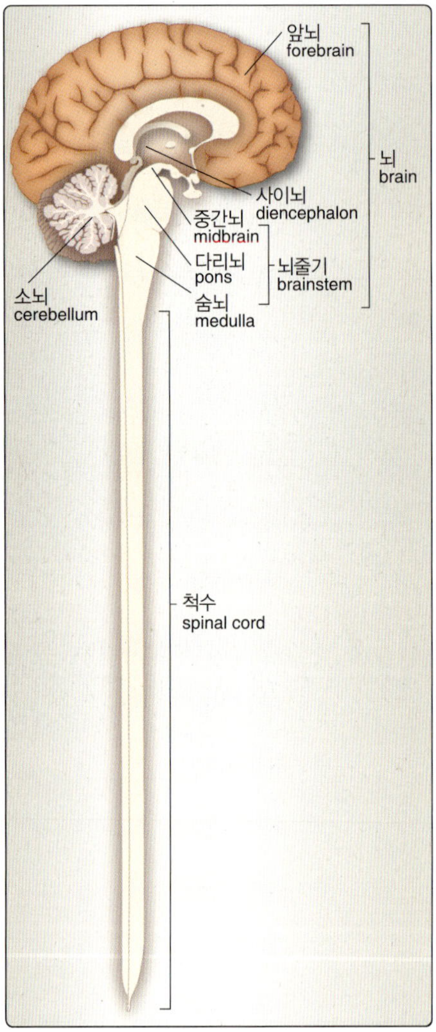

목동맥은 눈확(orbit)으로 진행하는 **눈동맥**(ophthalmic artery)이 갈라져 나온 후에 뇌의 바닥부분에 있는 대뇌동맥고리에 합쳐진다. **중간대뇌동맥**(middle cerebral artery)은 속목동맥이 직통으로 연장된 동맥으로, 대뇌 가쪽면 중 대부분에 혈액을 공급할 뿐 아니라 바닥핵(basal ganglia)이나 속섬유막(internal capsule) 같은 심부구조들에도 혈액을 공급한다. 앞으로는 대뇌동맥고리에서 **앞대뇌동맥**(anterior cerebral artery)이 시작되어 이마엽(frontal lobe)과 마루엽(parietal lobe)의 안쪽면에 혈액을 공급한다. 좌우 두 앞대뇌동맥은 **앞교통동맥**(anterior communicating artery)을 통해 서로 연결된다. **뒤교통동맥**(posterior communicating artery)은 속목동맥 시스템과 척추뇌바닥동맥 시스템을 이어준다. 이 연결지점에서 **뒤대뇌동맥**(posterior cerebral artery)이 갈라져 나와서 뒤통수엽(occipital lobe)과 관자엽(temporal lobe)의 안쪽면뿐 아니라 앞뇌 깊이 위치한 시상(thalamus)에도 혈액을 공급한다.

특정 뇌 구조에 혈액을 공급하는 혈관에 대한 자세한 기술은 해당 뇌 구조를 다루는 이 책의 각 장에서 제공될 것이다.

임상응용 2.1 물뇌증(수두증, Hydrocephalus)

영어 용어 *hydrocephalus*는 문자 그대로 풀이하면 "물머리"라는 뜻으로, 뇌에 뇌척수액(cerebrospinal fluid, CSF)이 지나치게 많이 있는 질환이다. 이 병은 뇌척수액의 생산과 순환과 흡수 과정에 장애가 있을 때 발병한다. 교통물뇌증(communicating hydrocephalus, 비폐쇄물뇌증 nonobstructive hydrocephalus) 환자에서는 뇌실과 거미막밑공간 사이가 온전하게 통해 있다. 이 물뇌증을 일으키는 원인은 대개 뇌척수액이 경막정맥굴로 충분히 흡수되지 못하는 데 있다. 예를 들어 화농세균수막염(purulent bacterial meningitis)의 후유증으로 거미막과립(arachnoid granulation)이 손상되면 교통물뇌증이 일어날 수 있다. 이 환자에서 뇌척수액은 여전히 뇌실에서 생산된 후 뇌실을 차례로 거쳐 정상적으로 순환하고 거미막밑공간으로 들어가지만, 경막정맥굴로 흡수되는 양이 줄어든다. 무교통물뇌증(noncommunicating hydrocephalus)은 뇌실의 출구가 막혀서 뇌실과 거미막밑공간 사이에 통로가 없을 때 일어난다. 이 환자에서 뇌척수액은 뇌실 속에서 끊임없이 생산되지만 정상적으로 순환하지 못하고 거미막과립으로 재흡수되지도 못한다. 그 결과로 뇌실이 확장된다. 근본 원인은 종양이나 발생이상(developmental anomaly)일 가능성이 있다.

물뇌증을 치료하려면 뇌척수액이 생산되고 순환하며 재흡수되는 정상 주기를 재확립해야 한다. 뇌실에서 시작해서 복막안(peritoneal cavity)으로 연결하는 션트(shunt)를 삽입하는 수술을 해서 뇌척수액이 복막안에서 흡수될 수 있게 하는 치료법을 자주 사용한다.

물뇌증(수두증, hydrocephalus). CSF = 뇌척수액 (cerebrospinal fluid).

임상증례

사라의 임신 걱정

앞서 1장에서 논의한 바 있는 사라가 다음 몇 달 동안에 임신할 계획을 짜고 있다. 그녀는 라모트리진(lamotrigine)을 계속 복용하고 있으며, 발프로산염(valproate)은 더 이상 계속 복용하지 않는다. 그녀는 신경관결손(neural tube defect)을 예방하기 위해 엽산(folic acid)을 복용하라는 조언을 받은 바 있지만, 잊고 복용하지 않을 때가 많다. 이제 그녀는 아기가 위험해지지 않을까 걱정하기 시작했다.

증례 토의

신경관(neural tube)은 발생 3~4주에 형성된다. **신경관형성**(neurulation)은 신경관이 형성되고 닫히는 과정이다. 발생 24일과 26일에 입쪽신경구멍(anterior neuropore)과 꼬리쪽신경구멍(posterior neuropore)이 각각 닫히면 신경관형성이 완료된다.

머리뼈갈림증(craniorachischisis)은 뇌 부위의 신경관형성이 완전히 실패하는 기형이며, 대략 발생 20~22일에 일어난다. 입쪽신경구멍이 아예 닫히지 못하면 무뇌증(anencephaly)이 일어나고, 일부만 닫히지 못하면 뇌탈출증(encephalocele)이 일어난다. 무뇌증은 뇌와 머리뼈와 머리덮개(scalp)의 주요 부분이 없는 기형이다. 뇌탈출증은 머리뼈에 생긴 결손 부위를 통해 뇌 조직이 이탈된 기형이다. 꼬리쪽신경구멍이 닫히지 못하면 척추갈림증이 일어난다.

척추갈림증(spina bifida)은 결손 정도에 따라 척수갈림증, 척수수막탈출증, 척수막탈출증, 숨은척추갈림증으로 나타날 수 있는 연속 질환군이다(그림 2.22). 척수갈림증(myeloschisis)은 꼬리쪽신경구멍이 아예 닫히지 못한 기형으로, 척수를 덮고 있는 막이 없이 갈라진 척수가 노출된 가장 중증인 유형이다. 척수수막탈출증(myelomeningocele)은 척추뼈의 결손 부위를 통해 척수와 척수막이 이탈된 기형이다. 척수막탈출증(meningocele)은 척추뼈의 결손 부위를 통해 척수막만 이탈되고 척수는 이탈되지 않은 기형이다. 숨은척추갈림증(spina bifida occulta)은 허리척추뼈에 결손 부위가 있지만 척수막이나 척수는 이탈되지 않은 기형이다. 숨은척추갈림증은 가장 흔한 신경관결손이며, 척수가 밧줄로 말뚝에 매어 있는 듯한 상태인 결박척수 증후군이 아닌 한 대개 증상이 나타나지 않는다.

결박척수(*tethered spinal cord*) 증후군은 무엇인가?

결박척수 증후군은 선천적이거나(발생 과정에서) 후천적으로 척수가 밧줄로 말뚝에 매어 있는 것처럼 붙들려 있음으로

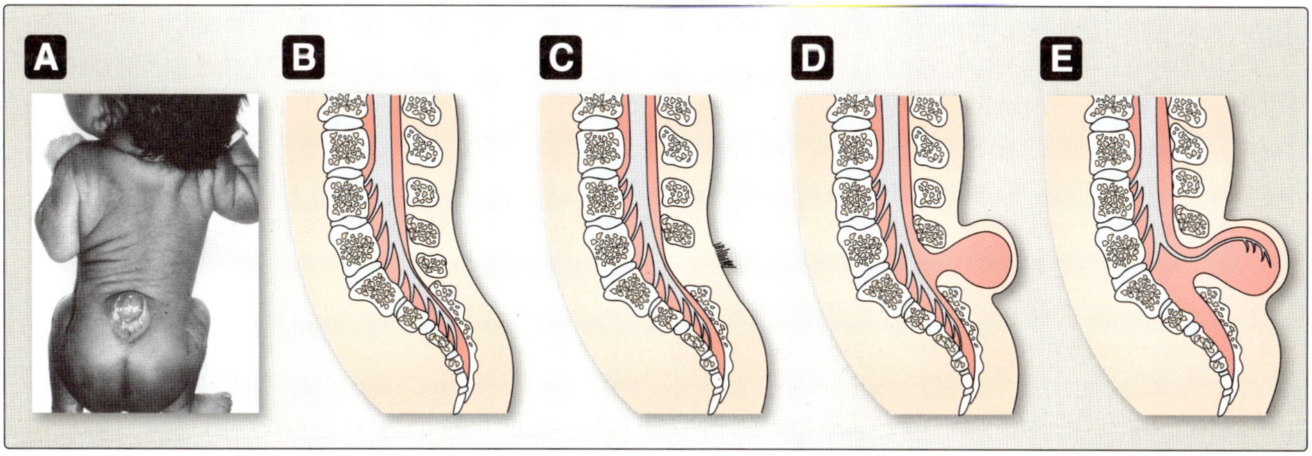

그림 2.22 척추갈림증(spina bifida). **A.** 척추갈림증이 있는 영아. **B.** 정상 척주. **C.** 숨은척추갈림증(spina bifida occulta). **D.** 척수막탈출증(meningocele)을 동반한 척추갈림증. **E.** 척수수막탈출증(myelomeningocele)을 동반한 척추갈림증. (출처: **A** from Sadler TW. *Langman's Essential Medical Embryology*. Lippincott Williams & Wilkins, Philadelphia, PA, 2005. **B-E** from Rosdahl CB, Kowalski MT. *Textbook of Basic Nursing*, 10th ed. Lippincott Williams & Wilkins, A Wolters Kluwer Business, Philadelphia, PA, 2012.)

인해 L2 높이 아래로 짧고 굵은 종말끈(filum terminale)이 형성되는 질환이다. 성인에서는 척수의 아래끝 부분인 척수원뿔(conus medullaris)이 대개 L1/2 높이에서 끝난다. 종말끈은 척수를 S2 높이에서 닻을 내리듯 경막주머니에 고정한 후 최종적으로 꼬리뼈(coccyx)에 척수를 고정한다. 결박척수증후군의 증상에는 운동/감각 장애, 요실금(urinary incontinence) 같은 조임근 기능이상(sphincter dysfunction), 통증, 발 변형, 척주옆굽음증(scoliosis) 등이 포함된다.

신경관결손(*neural tube defect*)의 원인은 무엇인가?

엽산이 부족하고 가족력이 있으면 신경관결손이 일어날 위험성이 크다. 발프로산염(valproate)과 카르바마제핀(carbamazepine) 같은 항경련제(anticonvulsant)를 복용하면 체내 엽산이 감소해서 신경관결손이 일어날 위험성이 커진다.

신경관결손은 알파태아단백질(alpha fetoprotein) 농도가 정상보다 높고 태아초음파검사에서 이상 소견이 나타나면 조기에 진단할 수 있다. 항경련제를 복용 중인 뇌전증(epilepsy) 여성 환자에게는 엽산 보충제를 권장한다.

요약

- 사람의 중추신경계통은 뇌(brain)와 척수(spinal cord)로 구성된다. 뇌는 사고, 언어, 학습과 기억, 창의성, 주의집중, 감정경험을 포함한 최고 수준의 대뇌겉질 기능에 관여한다. 척수는 뇌로 올라가는 감각정보와 뇌에서 내려오는 운동정보를 처리 및 운반하고, 신체 운동 조절에 직접 참여한다.
- 신경계통은 신경관(neural tube)에서 발생한다. 신경관의 입쪽(rostral) 끝부분은 뇌로 발생하고, 나머지 부분은 척수로 발생한다. 세 일차뇌소포(primary vesicle)로부터 앞뇌(forebrain), 중간뇌(midbrain), 마름뇌(hindbrain)가 시작된다. 다섯 이차뇌소포(secondary vesicle)로부터 앞뇌와 중간뇌와 마름뇌에 포함된 모든 구조들이 발생한다.
- 뇌에서 신경세포체들이 모여 있는 구조인 회색질(gray matter)은 대뇌 표면에 있는 대뇌겉질층과 앞뇌의 심부구조 등에서 관찰된다. 반면에 신경로(tract)나 축삭 다발로 구성된 백색질(white matter)은 대뇌겉질보다 깊은 곳에서 관찰된다. 척수에서는 반대로 회색질이 중심에 위치하고 백색질이 회색질을 에워싸고 있다.
- 대뇌반구 내부에 깊이 위치한 회색질 구조에는 바닥핵(basal ganglia)과 둘레계통(변연계, limbic system) 구조가 포함된다.
- 대뇌겉질보다 깊이 위치한 백색질 신경로는 동일 대뇌반구 내에서 서로 다른 대뇌겉질 부위를 연결하는 연합섬유(association fiber)나, 좌우 대뇌반구를 마주 연결하는 맞교차섬유(commissural fiber)나, 대뇌겉질 부위를 뇌줄기와 척수의 구조에 연결하는 투사섬유(projection fiber)가 중요하다. 규모가 가장 큰 맞교차섬유는 뇌들보(corpus callosum)이다.
- 앞뇌(forebrain)는 끝뇌(telencephalon)와 사이뇌(diencephalon)로 구성된다. 끝뇌는 좌우 두 대뇌반구가 되고, 사이뇌는 시상(thalamus)과 시상하부(hypothalamus)와 시상밑부(subthalamus)가 된다. **대뇌반구**(*cerebral hemisphere*)는 각각 네 엽(lobe), 즉 이마엽(frontal lobe)과 마루엽(parietal lobe)과 관자엽(temporal lobe)과 뒤통수엽(occipital lobe)으로 구분된다.
- **사이뇌**(*diencephalon*)는 셋째뇌실(third ventricle)의 양옆에 위치하는 대칭 구조들로 구성된다. 시상은 후각을 제외한 모든 감각정보와 운동정보를 처리 및 통합하고 대뇌겉질의 활성을 조절하는 데 매우 중요하다. 시상하부는 위치로는 사이뇌의 일부이지만 기능으로는 둘레계통(limbic system)의 일원이고, 내분비와 자율신경과 항상성 기능을 조율하고 통합하는 데 핵심적인 역할을 한다. 시상밑부는 바닥핵의 일부분이며, 수의운동과 근육긴장(muscle tone)을 조정하고 통합하는 데 중요한 역할을 한다.
- **뇌줄기**(*brainstem*)는 중간뇌(midbrain)와 마름뇌(hindbrain)의 다리뇌(pons) 및 숨뇌(medulla)로 구성되어 있다. 뇌줄기는 뇌와 척수 사이를 오가는 모든 오름정보와 내림정보가 통과하는 통로 역할을 한다. 뇌신경(cranial nerve)은 머리에서 시작되는 감각정보와 머리로 전달되는 운동정보를 운반하고, 특수감각을 중계한다. 뇌줄기는 그물체신경핵(reticular formation nucleus)들을 통해서 통합 기능도 수행한다.
- **소뇌**(*cerebellum*)는 넷째뇌실(fourth ventricle)을 지붕처럼 에워싼다. 소뇌는 두 소뇌반구(hemisphere)와 중앙부분인 소뇌벌레(vermis)가 있다. 소뇌는 감각정보 처리, 수의운동의 협동과 조정, 일부 인지 기능에 중요한 역할을 한다.
- 척수(spinal cord)는 감각 정보의 초기 처리에 역할을 한다. 척수는 뼈대근육을 지배하는 몸운동신경로(somatic motor tract)와 내장과 민무늬근육과 샘을 지배하는 자율신경섬유인 내장날섬유(visceral efferents)를 포함하고 있다.

요약 (계속)

- 척수는 처음부터 끝까지 여러 분절(segment) 구조로 나뉘어져 있는데, 이 특성은 부착된 신경뿌리(nerve root)를 통해 확연히 드러난다. 세포체가 척수신경절에 모여 있는 감각신경인 일련의 뒤잔뿌리(posterior rootlet)들이 척수의 뒷면으로 나란히 들어가고, 운동신경인 일련의 앞잔뿌리(anterior rootlet)들이 척수의 앞면을 통해 나란히 밖으로 나온다. 감각뿌리(sensory root)와 운동뿌리(motor root)들이 합류해서 말초신경계통의 일부인 척수신경(spinal nerve)이 된다.
- **뇌실계통**(ventricular system)은 뇌의 내부에서 액체가 차 있는 공간이다. 좌우 두 가쪽뇌실(lateral ventricle)은 각 대뇌반구에 하나씩 있고, 셋째뇌실(third ventricle)은 사이뇌와 관련이 있으며, 넷째뇌실(fourth ventricle)은 소뇌와 뇌줄기(다리뇌와 숨뇌) 사이에 위치한다. 뇌척수액(cerebrospinal fluid, CSF)은 맥락얼기(choroid plexus)의 뇌실막세포(ependymal cell)에서 분비되며, 뇌실을 채우고 거미막밑공간(subarachnoid space)에서 뇌와 척수를 둘러싼다. 뇌척수액은 거미막과립(arachnoid granulation)을 통해 위시상정맥굴(superior sagittal sinus)로 재흡수된다.
- 뇌는 세 겹의 결합조직층인 **뇌척수막**(meninges)에 둘러싸여 있다. 경막(dura mater)은 가장 바깥층이다. 뇌 경막은 뼈막층(periosteal layer)과 뇌막층(meningeal layer)으로 구성되어 있는데, 두 층은 단단히 결합되어 있지만 곳에 따라 분리되어 경막정맥굴(venous sinus)을 형성한다. 이 경막정맥굴로 대뇌정맥(cerebral vein)의 혈액이 배출된다. 뇌척수막의 중간층은 거미막(arachnoid mater)인데, 거미막은 경막의 속면에 밀착되어 있으면서 고랑(sulcus)과 거미막밑수조 너머로 이어지고, 거미막잔기둥(arachnoid trabeculae)에 의해 연막에 연결되어 있다. 거미막밑공간(subarachnoid space)은 뇌척수액이 차 있으며, 대뇌동맥(cerebral artery)과 대뇌정맥(cerebral vein)이 이 공간을 지난다. 연막(pia mater)은 가장 속에 위치한 뇌척수막 층이다. 연막은 뇌 실질에 단단히 부착되어 있으며, 거미막밑공간에 있는 뇌척수액과 뇌 사이를 분리한다. 경막주름(dural reflection)인 대뇌낫(falx cerebri)과 소뇌천막(tentorium cerebelli)과 소뇌낫(falx cerebelli)은 머리뼈 속 공간을 몇 개의 칸으로 분할한다. 척수에서는 경막이 척수막층(meningeal layer) 한 층뿐이다. 실재경막바깥공간(true epidural space)은 경막의 척수막층과 척추뼈의 뼈막 사이에 존재한다.
- 뇌에 공급되는 **혈액**은 속목동맥(internal carotid artery)뿐 아니라 척추동맥(vertebral artery)에서도 온다. 척추뇌바닥동맥 시스템(vertebral-basilar system)은 척수는 물론 뇌줄기에도 혈액을 공급한다. 앞뇌는 척추뇌바닥동맥 시스템과 속목동맥 시스템으로부터 공히 혈액을 공급받는다. 이 두 시스템은 뇌의 바닥부분에서 합쳐져서 대뇌동맥고리(circle of Willis)를 형성하는데, 뇌에 혈액을 공급하는 주요 동맥들이 이 고리에서 시작된다.

연습문제

가장 알맞은 답을 하나만 고르시오.

2.1 신경계통 발생에 관한 다음 설명 중에서 옳은 것은?

A. 내배엽(endoderm)이 세로 방향의 띠 모양으로 두꺼워져서 신경판(neural plate)을 형성한다.

B. 신경능선세포(neural crest cell)는 신경관(neural tube)으로부터 떨어져 나와서 말초신경구조를 형성한다.

C. 마름뇌(rhombencephalon) 소포에서 시작된 이차뇌소포(secondary vesicle)들은 중간뇌(midbrain)와 숨뇌(medulla)가 된다.

D. 소뇌는 숨뇌(myelencephalon) 소포로부터 발생한다.

E. 끝뇌(telencephalon)는 시상과 시상하부로 발생한다.

정답은 B이다. 신경능선세포는 신경주름(neural fold) 꼭대기에 있다가 분리되어 나온 후에 말초로 이주해서 말초신경절에 있는 감각신경세포나 자율신경계통의 신경절이후신경세포나 말초신경아교세포 같은 말초신경구조들을 형성한다. 신경판은 외배엽으로부터 형성된다. 마름뇌 소포에서 분화된 이차뇌소포 중 하나인 뒤뇌(metencephalon) 소포는 다리뇌와 소뇌로 발생한다. 숨뇌(medulla)는 또다른 이차뇌소포인 숨뇌(myelencephalon) 소포로부터 발생한다. 끝뇌 소포는 대뇌반구를 형성하고, 사이뇌(diencephalon) 소포는 시상과 시상하부와 시상밑부를 형성한다.

2.2 자동차 사고 때 머리에 외상을 입은 환자가 응급실에 도착했다. 자기공명영상 검사를 시행해서 대뇌의 앞부분에서 시작해서 입쪽(rostral) 척수에 이르기까지 뇌 구조를 조사하고, 영상을 관상면(coronal plane)과 시상면(sagittal plane)과 축면(axial plane)으로 제작해서 신경영상의학 전문의가 판독하기로 했다. 중추신경계통의 방향에 관한 설명으로 옳은 것은?

A. 축단면(axial section)은 뇌를 위에서 아래로 절단한 면이다.
B. 시상단면(sagittal section)은 뇌를 안쪽(medial)에서 가쪽(lateral)으로 절단한 면이다.
C. 뇌줄기에서 배쪽면(ventral surface)은 아래면(inferior surface)이기도 하다.
D. 앞뇌에서 등쪽면(dorsal surface)은 위면(superior surface)이기도 하다.
E. 입쪽(rostral)은 어느 것이든 척수의 아래끝에 가까운 것을 가리킨다.

정답은 D이다. 앞뇌에서는 등쪽면이 위면이기도 하며, 배쪽면은 아래면이기도 하다. 축단면은 뇌를 지면에 평행하게 수평으로 절단하는 면이며, 시상단면은 뇌를 앞에서 뒤로 절단하는 면이다. 뇌줄기와 척수에서는 배쪽면이 앞면이기도 하며, 등쪽면은 뒤면이기도 하다. 입쪽은 어느 것이든 앞뇌의 앞극(anterior pole)에 가까운 것을 가리킨다.

2.3 25세 남성이 열이 나기 시작하더니 머리 전체와 목덜미에 심한 두통을 호소하기 시작했다. 허리천자(lumbar puncture)를 시행해서 환자가 수막염(meningitis)을 앓고 있는지 아닌지를 판정하기로 했다. 허리천자를 시행하던 주치의는 참관하고 있던 의대생에게 허리천자는 척수의 아래끝 높이보다 아래에서 시행해야 종말끈(filum terminale)과 말총(cauda equina)이 옆으로 밀려나서 척수신경(spinal nerve)이 손상되지 않는다고 설명했다. 척수의 구조에 관한 다음 설명 중에서 옳은 것은?

A. 성인 척수는 대략 L3 척추뼈 높이에서 끝난다.
B. 말총이 생긴 이유는 척수가 척주(vertebral column)보다 빠른 속도로 성장하기 때문이다.
C. 종말끈은 척수를 꼬리뼈의 등쪽면에 닻을 내리듯 고정시킨다.
D. 일련의 앞잔뿌리(anterior rootlet)들이 감각정보를 운반한다.
E. 백색질은 척수의 중심부분을 구성하고, 회색질은 백색질을 에워싼다.

정답은 C이다. 종말끈은 연막과 신경아교세포들이 길게 연장된 것으로, 척수를 꼬리뼈의 등쪽면에 닻을 내리듯 고정한다. 성인 척수는 대략 L1~L2 높이에서 끝나지만, 신생아는 대략 L3 높이에서 끝난다. 말총이 형성되는 이유는 척주가 척수보다 빠른 속도로 성장해서 허리엉치뿌리(lumbosacral root)들이 더 멀리 내려가야만 제 척추사이구멍(intervertebral foramen)을 통해 척주 밖으로 나올 수 있기 때문이다. 뒤뿌리(posterior root)는 감각정보를 운반하고, 앞뿌리(anterior root)는 운동정보를 운반한다. 척수에서 회색질은 중심부분을 형성하고, 백색질은 회색질을 에워싼다.

2.4 수막염(meningitis)은 뇌척수막(meninges)에 염증이 생겨서 머리 전체와 목덜미에 심한 두통을 유발한다. 뇌와 척수를 감싸고 있는 뇌척수막에 관한 설명으로 옳은 것은?

A. 거미막잔기둥(arachnoid trabeculae)은 거미막(arachnoid)을 경막(dura)에 연결한다.
B. 중간뇌막동맥(middle meningeal artery)이 파열되면 경막밑출혈(subdural hemorrhage)이 일어날 수 있다.
C. 연막(pia mater)만 통증에 민감하다.
D. 경막은 뇌와 척수 모두에서 두 층으로 구성된다.
E. 거미막밑공간(subarachnoid space)은 동맥과 정맥을 품고 있다.

정답은 E이다. 동맥과 정맥은 거미막밑공간을 지난다. 거미막잔기둥은 거미막을 연막에 연결한다. 뇌막동맥들은 경막에 혈액을 공급하는데, 중간뇌막동맥이 파열되면 경막바깥출혈(epidural hemorrhage)이 일어나게 된다. 연막이 아니라 경막이 통증 자극에 민감하다. 뇌를 덮고 있는 경막은 두 층으로 구성되고, 반면에 척수를 덮고 있는 경막은 한 층뿐이다.

2.5 신생아가 태어난 지 조금 뒤에 물뇌증(수두증, hydrocephalus)이 나타났다. 검사 결과, 뇌실에 있는 뇌척수액(cerebrospinal fluid)이 제대로 재흡수되지 않고 있음이 밝혀졌다. 그리고 뇌척수액을 배출하고 점점 높아지는 머리속압력(intracranial pressure)을 낮추기 위해서 션트(shunt)를 삽입했다. 뇌실의 구조와 기능에 관한 다음 설명 중에서 옳은 것은?

A. 뇌척수액은 셋째뇌실(third ventricle)에 있는 맥락얼기(choroid plexus)에서 대부분이 생산된다.
B. 넷째뇌실 가쪽구멍(foramen of Luschka)을 통해 넷째뇌실에 있던 뇌척수액이 뇌실 밖으로 나갈 수 있다.
C. 좌우 두 가쪽뇌실(lateral ventricle)은 서로 통해 있으며, 셋째뇌실(third ventricle)과도 통해 있다.
D. 가쪽뇌실 뒤통수뿔(posterior horn)은 관자엽(temporal lobe) 속으로 연장된다.
E. 뇌척수액은 거미막과립(arachnoid granulation)을 통해 아래시상정맥굴(inferior sagittal sinus)로 재흡수된다.

정답은 B이다. 뇌척수액은 숨뇌(medulla)에 있는 좌우 두 가쪽구멍과 정중구멍(median foramen of Magendie)을 통과해서 뇌실 밖으로 나온다. 뇌척수액은 가쪽뇌실과 넷째뇌실에 있는 맥락얼기에서 주로 생산된다. 좌우 두 가쪽뇌실은 사이에 투명사이막(septum pellucidum)이 가로막고 있어서 서로 통하지 못한다. 두 가쪽뇌실은 각각 셋째뇌실에 통해 있다. 가쪽뇌실 뒤통수뿔은 뒤통수엽(occipital lobe) 속으로 연장되고, 관자뿔(inferior horn)은 관자엽 속으로 연장된다. 뇌척수액은 거미막과립을 통해 위시상정맥굴(superior sagittal sinus)로 재흡수된다.

2.6 신경관형성(neurulation)에 관한 다음 설명 중에서 옳은 것은?

A. 신경관형성은 발생 8주에 일어난다.
B. 신경관형성은 신경관(neural tube)이 형성되고 닫히는 과정이다.
C. 입쪽신경구멍(anterior neuropore)이 닫히지 못하면 척수수막탈출증(myelomeningocele)이 일어난다.
D. 꼬리쪽신경구멍(posterior neuropore)이 닫히지 못하면 뇌탈출증(encephalocele)이 일어난다.
E. 꼬리쪽신경구멍이 닫히지 못하면 무뇌증(anencephaly)이 일어난다.

정답은 B이다. 신경관형성은 신경관이 형성되고 닫히는 과정이다. 신경관형성은 발생 3~4주에 일어난다. 입쪽신경구멍이 닫히지 못하면 무뇌증이 일어난다. 꼬리쪽신경구멍이 닫히지 못하면 척수수막탈출증 등의 척추갈림증(spina bifida)이 일어난다.

말초신경계통의 개요

Overview of the Peripheral Nervous System

3장

I. 개요

말초신경계통(peripheral nervous system, PNS)은 신체의 주변 환경 및 내장 조직에 대한 정보를 뇌(brain)와 척수(spinal cord)로 전달하는 뇌신경(cranial nerve)과 척수신경(spinal nerve)으로 이루어져 있다. 뇌신경은 뇌와 뇌줄기(brainstem)로부터 기원하며, 척수신경은 척수로부터 기원한다(그림 3.1).

말초신경은 감각성 입력정보를 중추신경계통으로 전달하며, 중추신경계통에서는 이 정보를 처리하여 운동성 출력정보를 근육으로 전달하여 적절한 운동 반응을 나타내게 한다. 척수로 들어오는 출력정보는 감각을 담당하는 척수의 뒤쪽 부분으로 들어오는 반면, 감각성 입력정보에 반응하여 운동반응을 일으키게 하는 출력정보는 척수의 앞쪽 부분을 통해 밖으로 나간다(그림 3.2).

말초신경계통은 체신경계통(somatic component)과 내장신경계통(visceral component)으로 세분될 수 있다. 체성감각(somatic sensory) 또는 체구심(somatic afferent) 신경은 체절(피부, 골격근, 관절)로부터 기원된 정보를 전달한다. 체성운동(somatic motor) 또는 체원심(somatic efferent) 신경은 체절(골격근)로부터 기원된 근육조직으로 정보를 전달한다. 내장감각(visceral sensory) 또는 내장구심(visceral afferent) 신경은 신체의 중심부에 위치한 내장(가슴, 배 및 골반의 장기)으로부터의 정보를 전달한다. 내장운동(visceral motor) 또는 내장원심성(visceral efferent) 신경은 자율신경계통(autonomic nervous system)이라고도 하며, 교감신경계통(sympathetic component)과 부교감신경계통(parasympathetic component)으로 나눌 수 있다(그림 3.3). 교감신경은 신체의 중심부(내장)와 말초부위(예, 혈관, 땀샘)의 운동을 지배한다. 부교감신경은 신체의 중심부(내장)에만 분포한다.

신경절(ganglion)은 신경세포체(nerve cell body)가 중추신경계통의 **외부**(*outside*)에 밀집되어 있는 것이다[반면 신경세포체가 중추신경계통의 **내부**(*within*)에 밀집되어 있는 것을 **신경핵**(nucleus)이라고 함]. 체신경(somatic

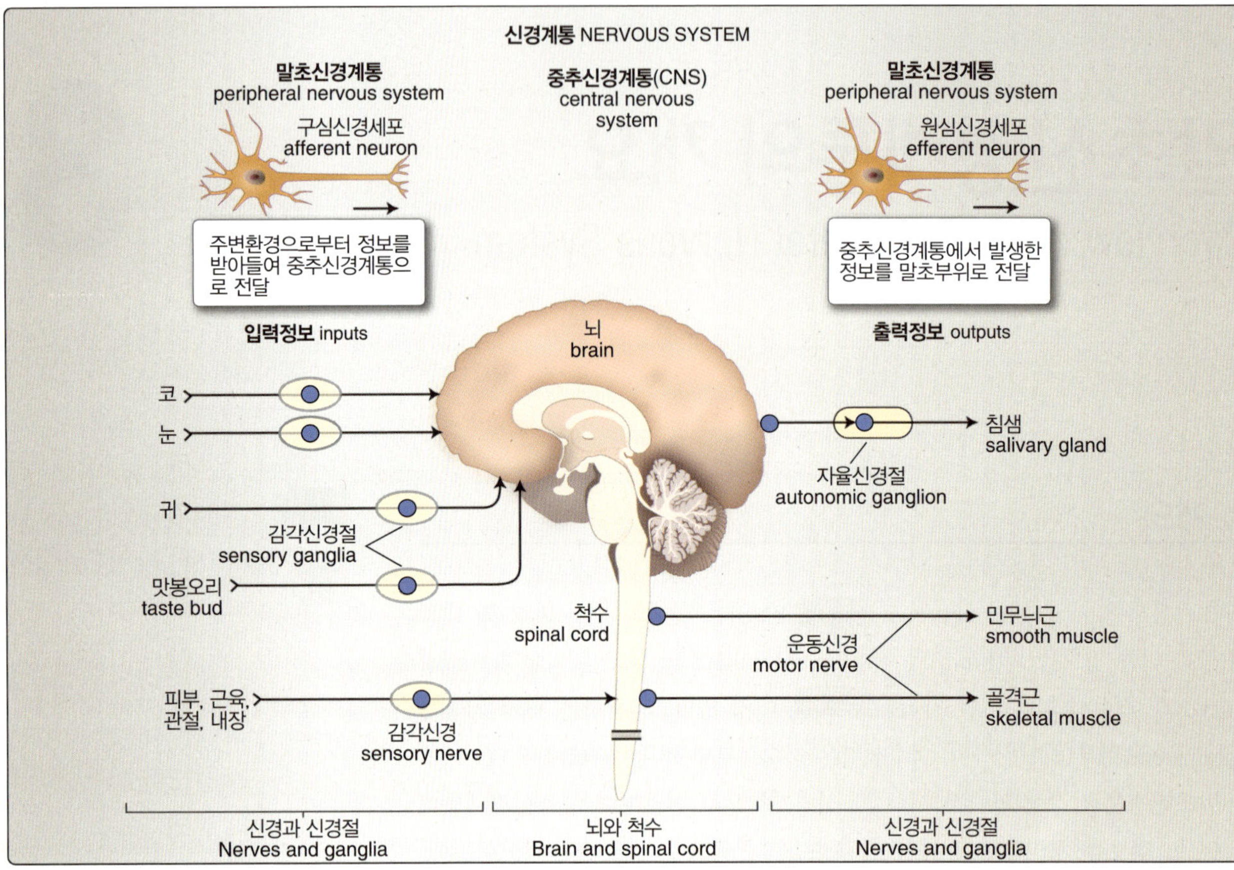

그림 3.1 말초신경계통(peripheral nervous system)의 개요.

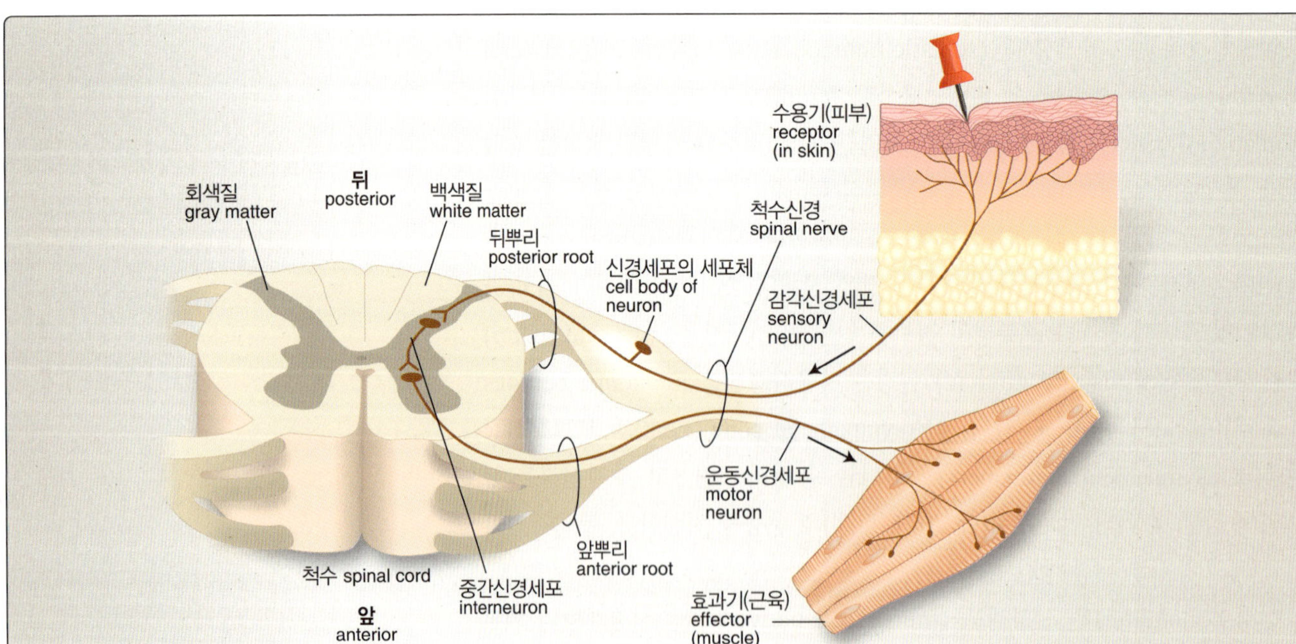

그림 3.2 앞뿌리(anterior root)와 뒤뿌리(posterior root)가 나타나 있는 가로절단된 척수(spinal cord)의 그림.

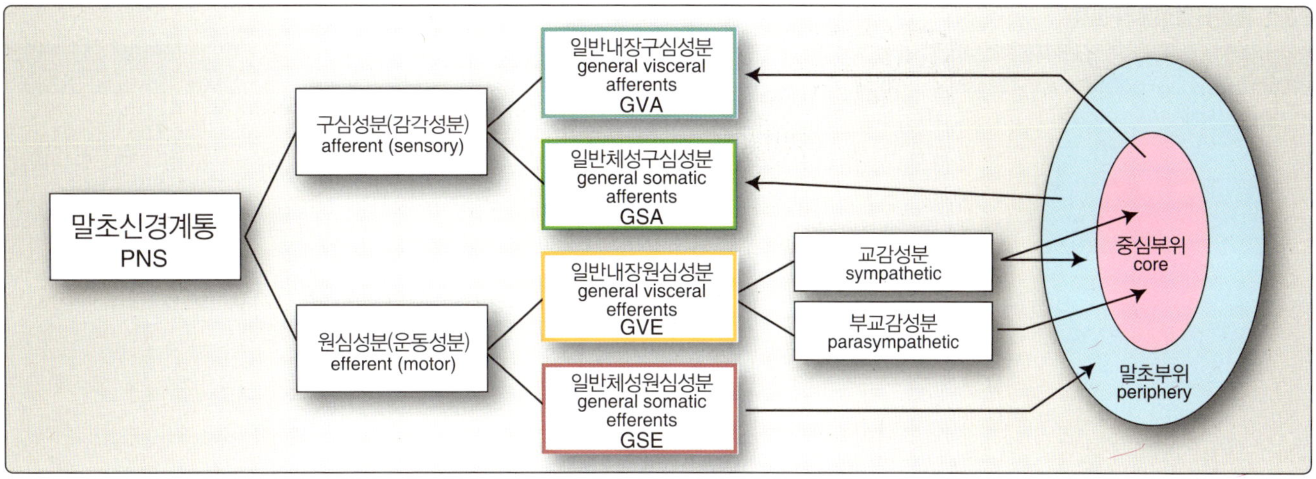

그림 3.3 말초신경계통(peripheral nervous system) 내의 체계(modality).

nerve)과 내장신경(visceral nerve)을 포함한 모든 감각신경의 세포체는 척수신경절(spinal ganglion) 내에 위치해 있다. 또한 내장운동신경 또는 자율신경은 말초신경절(peripheral ganglion) 내에서 시냅스한다.

II. 말초신경(The Peripheral Nerve)

말초신경(peripheral nerve)은 축삭 또는 신경섬유의 다발로, 여러 층의 결합조직에 의해 둘러싸여 있다. 말초신경은 체성정보와 내장정보를 전달한다.

A. 말초신경의 구성(Organization of the peripheral nerve)

말초신경은 다발(bundle or fasciculus)을 이루며 배열되어 있다. 말초신경은 그림 3.4에 나타난 바와 같이 세 층의 결합조직막(connective tissue sheath)으로 둘러싸여 있다. 가장 바깥층인 **신경바깥막**(epineurium)은 여러 신경다발을 둘러싸며, 혈관이 풍부한 결합 조직으로 이루어져 있다. 말초신경을 이루는 각각의 신경다발은 **신경다발막**(peineurium)이라고 하는 또 다른 결합조직층에 의해 덮여 있으며, 각각의 축삭은 **신경섬유막**(endoneurium)이라고 하는 콜라겐섬유층에 의해 덮여 있다. 신경섬유에는 말이집이 있는 것(myelinated)과 말이집이 없는 것(unmyelinated)이 있다. 말초신경계통에서는 슈반세포(Schwann cell)가 말이집을 형성한다. 말초신경에는 체**감각(구심)**신경[somatic **sensory(afferent)** fiber]과 내장**감각(구심)**신경[visceral **sensory(afferent)** fiber] 및 체**운동(원심)**신경[somatic **motor(efferent)** fiber]과 내장**운동(원심)**신경[visceral **motor(efferent)** fiber]이 있다.

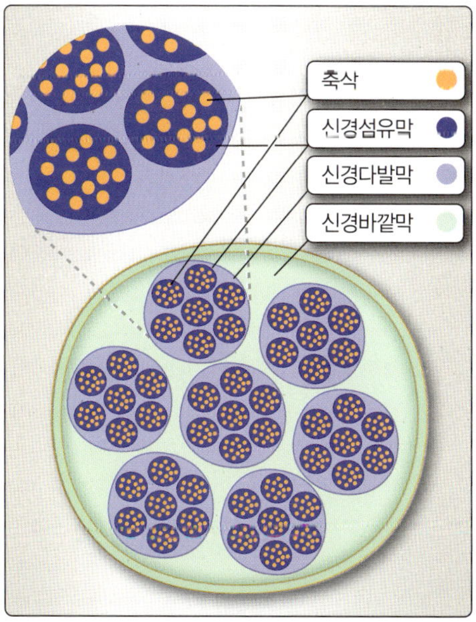

그림 3.4 다발을 이룬 말초신경과 이를 보호하는 결합조직층의 구성.

표 3.1 말초신경섬유의 분류

군			전체 직경(μm)	전도속도(m/s)	기능
말이집신경	Aα		12~20	70~120	골격근에 분포하는 운동신경
		Ia	12~20	70~120	근방추로부터 기원한 감각신경
	Aβ	Ib	10~15	60~80	골지힘줄기관과 루피니신경종말로부터 기원한 감각신경
		II	5~15	30~80	피부 수용기로부터 기원한 감각신경
			3~8	15~40	방추속섬유에 분포하는 운동신경
	Aγ	III	3~8	10~30	통증과 온도감각을 전달하는 자유신경종말과 털주머니로부터 기원한 감각신경
	B		1~3	5~15	신경절이전 자율신경
민말이집신경	C	IV	0.2~1.5	0.5~2.5	신경절이후 자율신경: 통증과 온도감각을 전달하는 자유신경종말로부터 기원한 감각신경; 냄새를 전달함

B. 말초신경섬유의 분류(Classification of peripheral nerve fiber)

말초신경섬유는 **전도속도**(conduction velocity) 또는 **축삭직경**(axonal diameter)에 의해 분류한다(표 3.1). 전도속도는 축삭직경과 신경섬유의 말이집(myelin) 유무에 따라 결정된다(1장 “신경계통 입문 및 기초신경생리학” 참조). 전도속도에 따른 분류에서는 신경섬유를 설명하기 위해 “A”, “B” 및 “C” 문자를 사용하며, *A*는 전도속도가 가장 빠른 신경섬유를 나타낸다. **A 섬유**(A fiber)는 다시 Aα, Aβ, Aδ 및 Aγ로 세분한다. 일반적으로 A 신경섬유를 나타낼 때에는 알파운동신경세포(α-motoneuron)와 감마운동신경세포(γ-motoneuron)의 예에서와 같이 A를 생략한다. **B 섬유**(B fiber)는 직경이 더 작고 말이집이 있으며(myelinated), 대표적으로 신경절이전 내장운동(자율)신경섬유[preganglionic visceral motor(autonomic) fiber]가 이에 속한다. **C 섬유**(C fiber)는 직경이 작고 말이집이 없다(unmyelinated). 신경절이후 내장운동(자율)신경섬유[postganglionic visceral motor(autonomic) fiber]와 일부 감각신경섬유를 C 섬유로 분류한다.

축삭직경에 따른 분류는 감각신경섬유의 분류에서만 사용되며, 로마숫자 I, II, III, 및 IV를 사용하고 I은 직경이 가장 큰 신경섬유를 나타낸다. 감각신경섬유는 “a”와 “b”를 사용하여 더 세분할 수 있다(예, Ia 섬유, Ib 섬유).

III. 감각수용기(Sensory Receptor)

감각수용기는 빛이나 소리와 같은 주위 환경, 또는 촉각과 자세와 같은 신체로부터 전달되는 정보를 감지한다. 감각수용기는 물리적 또는 화학적 자극(또는 에너지의 형태)을 전기임펄스로 변형시키는 변환기처럼 작용한다(그림 3.5). 이 수용기는 감각정보를 감지하도록 특수화되어 있으며, 수용기 내에서는 이온채널을 열거나 닫음으로써 이러한 자극을 **수용기전위**(receptor potential) 또는 전기신호로 해석한다. 각각의 수용기에는 감각자극의 위치를 식별할 수 있게 하는 수용부위(receptive field)가 있다.

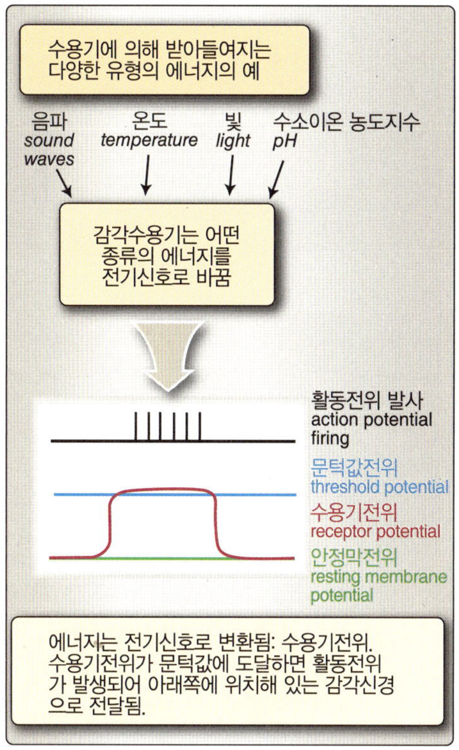

그림 3.5 수용기전위(receptor potential)를 발생시키는 감각수용기(sensory recptor).

A. 수용기전위(Receptor potential)

수용기전위(receptor potential)는 **발생기전위**(generator potential)라고도 하며, 감각수용기에 의해 변환되는 전기임펄스를 뜻한다. 수용기전위는 감각자극의 크기에 의존하여 나타나는 다단계반응으로, 지속시간(duration)과 강도(intensity)로 인코드(encode)된다. 수용기전위는 매우 짧은 거리를 이동한 후에 곧 사라지므로 감각수용기와 중추신경계통 사이의 먼 거리를 이동하기 위해서는 활동전위(action potential)가 발생되어야만 한다. 활동전위가 발생되기 위해서는 감각수용기의 막이 탈분극(depolarization)되어 문턱값(threshold)에 도달해야만 한다. 감각신경에서 발생되는 활동전위의 발사주파수(firing frequency)는 수용기전위에 의해 조정된다. 자극의 세기가 클수록 수용기전위가 더 크게 나타나며 활동전위의 주파수가 더 높게 생성된다.

B. 감각수용기의 분류(Classification of sensory receptor)

감가수용기는 자극의 원천(source of stimulus)이나 감지방식(mode of detection)에 의해 분류될 수 있다.

자극의 원천은 외부 또는 내부에 있을 수 있다(그림 3.6). 피부에 존재하는 감각신경종말(scnsory cnding)처럼 표면에 위치해 있는 수용기를 **외수용기**(exteroceptor)라고 하며, 통증(pain), 온도감각(temoerature), 촉각(touch) 및 압각(pressure)과 같은 **신체의 바깥쪽에서**(*outside the body*) 감지되는 자극에 대해 반응한다. 근육, 힘줄 및 관절에는 신체의 자세와 운동을 신호로 인식(signal awareness)하는 **고유감각기**(proprioceptor)가 존재한다. **내수용기**(enteroceptor)는 창자에서 일어나는 운동을 느끼는 것과 같은 **신체 내부에서**(*within the body*) 일어나는 현상을 모니터한다.

감각수용기는 감지방식에 의해 다섯 가지 유형으로 분류한다.

- **화학수용기**(chemoreceptor)는 수용기에 결합하는 분자들을 감지하며, 그 예로 후각망울(olfactory bulb)이 있다.
- **광수용기**(photoreceptor)는 빛을 감지하며, 망막(retina)에 존재한다.
- **온도수용기**(thermoreceptor)는 온도를 감지하며, 피부(skin)에 존재한다.

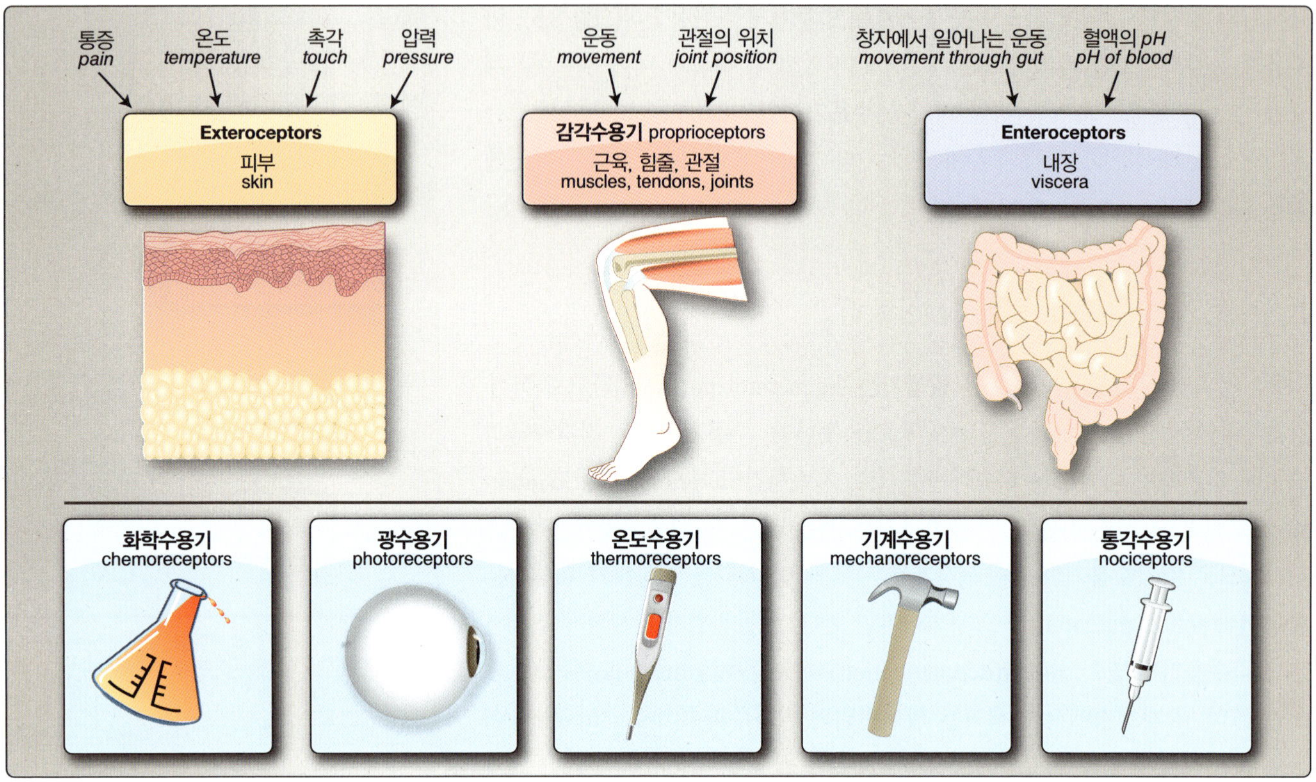

그림 3.6 말초수용기(peripheral receptor)의 유형.

- **기계수용기**(mechanoreceptor)는 이온채널이 기계적으로 열림으로써 자극되며, 그 예로 피부에 존재하는 촉각수용기(touch receptor)가 있다.
- **통각수용기**(nociceptor)는 통증으로 느껴지는 조직손상과 관련된 신호를 감지한다.

C. 수용기적응(Receptor adaptation)

감각수용기는 일정 시간이 초과된 자극에 대해서는 덜 반응을 하게 되며, 이러한 과정을 **수용기적응**(receptor adaptation)이라고 한다(그림 3.7).

1. **느린적응수용기**(slow adapting receptor): **느린적응수용기**는 거듭되는 자극에도 거의 적응하지 않으며, 긴 시간의 자극 후에는 반응이 남아 있다. 이러한 수용기는 압력(pressure)과 같이 변화하지 않는 자극을 모니터하는 데 적합하다.

2. **빠른적응수용기**(fast adapting receptor): **빠른적응수용기**는 매우 빠르게 반응하며 본래 자극이 시작될 때에만 감지된다. 이러한 수용기는 진동(vibration)과 같이 빠르게 변화하는 임펄스를 감지하는 데 적합하다.

이 장에서는 피부수용기 및 근육과 관절에 존재하는 수용기에 대하여 설명하였다. 특수감각과 연관된 감각수용기는 다음 장에서 설명하였다. 통각수용기(nociceptor)에 대해서는 이 장에서 간단히 소개하였으며 제22장 "통증(Pain)"에서 자세히 설명하였다.

D. 피부수용기(Skin receptor)

피부수용기에서는 기본적인 다섯 가지 양상의 감각, 즉 분별성촉각(fine touch), 비분별성촉각(crude touch), 진동(vibration), 통증(pain) 및 온도(temperature)를 인지한다. 피부에서 감각이 감지되는 부위를 감수영역(receptive field)이라고 하며, 피부는 본질적으로 특정 감각을 담당하는 점들로 이루어진 모자이크라고 할 수 있다. 감수영역의 크기는 매우 다양하다. 손가락 끝에는 크기가 작은 감수영역이 밀집되어 있어 감각성 입력정보를 세밀하게 식별할 수 있게 해준다. 반면, 등 피부에 존재하는 감수영역은 크기가 매우 크므로 감각성 입력정보의 세밀한 식별이 불가능하다.

피부수용기(그림 3.8)는 피막에 의해 둘러싸여 있거나(encapsulated) 둘러싸여 있지 않다(unencapsulated). 피막수용기(encapsulated receptor)는 여러 층의 피막이나 또는 얇은 피막에 의해 둘러싸여 있다. 이러한 피막은 수용기 구조에서 매우 중요한 부분으로, 감각정보를 감지하는 방식과 밀접하게 연관되어 있다. 무피막수용기(nonencapsulated receptor)에는 자유신경종말(free nerve ending)이 있으며, 또는 감지되는 감각자극에 따라 특수화된 부속구조들이 있다.

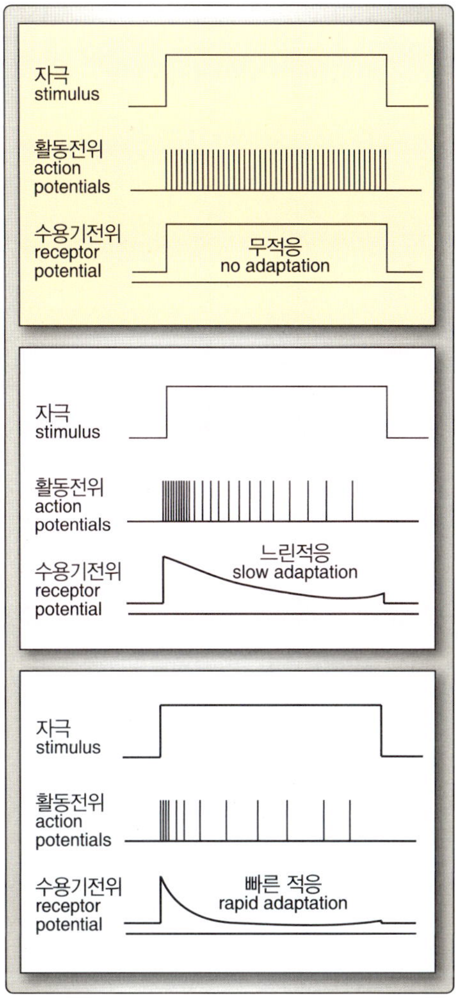

그림 3.7 수용기적응(receptor adaptation).

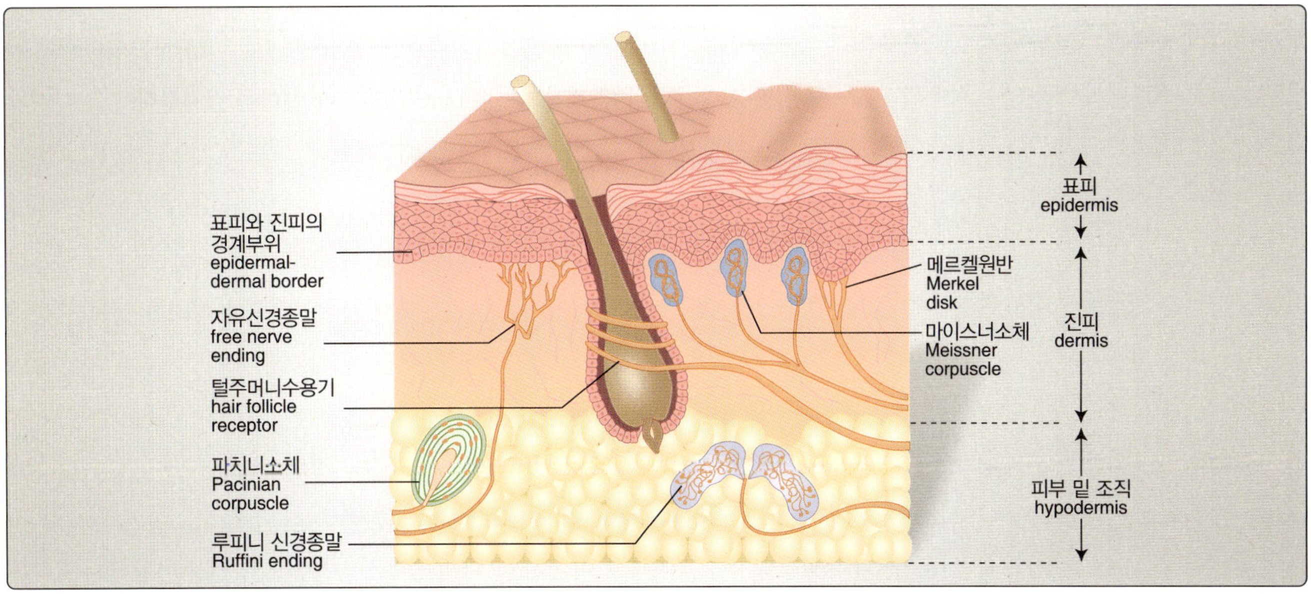

그림 3.8 피부수용기(skin receptor).

1. **털주머니수용기**(hair follicle receptor): 이 수용기는 털주머니 주변을 둘러싸는 축삭들로, 그물 형태의 배열을 하고 있다. 이는 촉각에 민감한 빠른적응 기계수용기(rapidly adapting mechanoreceptor)이다.

2. **메르켈신경종말**(Merkel ending): 이 수용기는 무피막수용기로, 표피(epidermis)의 바닥세포층(basal cell layer)에 위치해 있는 **메르켈세포**(Merkel cell)라고 하는 특수한 세포에 분포하는 감각신경종말(expansion of sensory fiber)이다. 메르켈신경종말 또는 메르켈원반(Merkel disk)은 압력(pressure)이나 저주파 진동(low frequency vibration)에 민감한 느린적응 기계수용기(slowly adapting mechanoreceptor)이다.

3. **마이스너소체**(Meissner corpuscle): 이 수용기는 피막수용기로, 여러 층의 상피세포로 구성된 피막과 이 피막을 관통하여 구불구불하게 꼬여 위쪽으로 감고 올라가는 축삭으로 이루어져 있다. 이는 비분별성촉각(light touch)에 대해 민감한 빠른적응 수용기이다.
   메르켈신경종말과 마이스너소체는 손가락 끝에 분포하며 분별성촉각(fine touch and fine discrimination)을 감지한다.

4. **파치니소체**(Pacinian corpuscle): 피부의 깊은 층에 위치해 있는 [진피(dermis) 아래쪽 피부밑조직(hypodermis)에 존재함] 이 피막수용기는 동심원상으로 배열된 여러 층의 상피세포로 이루어져 있다. 이 수용기는 매우 빠르게 적응하므로 재빨리 변화하는 자극에 반응할 수 있다. 파치니소체는 진동을 감지한다.

5. **루피니신경종말**(Ruffini ending): 이 수용기는 얇은 피막에 의해 둘러싸여 있으며, 피막 내에는 세로로 배열된 콜라겐 섬유가 격자를 이루고 있다. 콜라겐 섬유 전체에 걸쳐 감각신경섬유가 가지를 내고 있다. 이 수용기는 느린적응 수용기이며, 피부의 신장(stretching)과 압력을 감지한다.

6. **통각수용기**(nociceptor): 통각수용기는 조직 손상 또는 조직 손상에 의한 자극에 반응하는 자유신경종말(free nerve ending)이다. 이 수용기는 기계적 자극(예, 피부를 꼬집음), 온도자극(예, 일광화상) 및 조직 손상 시 방출되는 분자[예, 히스타민(histamine)]을 감지할 수 있으며 이러한 정보를 통증으로 해석한다.

E. 고유감각기(Proprioceptor)

고유감각기는 근골격계통 전체에 걸쳐 분포한다. 이 수용기는 공간 내에서 신체의 위치를 감지하고 이 정보를 다시 중추신경계통으로 전달한다. 고유감각은 운동의 조절을 이해하는데 핵심이 된다. 좀 더 자세한 설명은 17장 "소뇌(The

Cerebellum)"를 참조하기 바람.

근육과 힘줄에는 근육의 길이(**근방추**, muscle spindle)와 근력(**골지힘줄기관**, Golgi tendon organ)을 감지할 수 있는 수용기가 존재한다. 또한 이곳에는 근육의 통증을 감지하고 근육 활동 시 세포외액의 변화를 감지하기도 하는 자유신경종말이 분포한다. 관절에 존재하는 고유감각기는 관절의 위치에 대한 정보를 감지한다.

1. **근방추**(muscle spindle): 근방추는 **근육 길이**(muscle length)의 변화를 감지하며, 골격근 전체에 걸쳐 산재되어 있다. 형태학적으로 근방추는 몇 개의 근섬유와 신경종말로 이루어져 있으며, 이들은 피막에 의해 둘러싸여 있다(그림 3.9).

   근방추는 골격근의 고유감각기관(proprioceptive organ)이다. 이는 감마반사고리(gamma reflex loop)에 참여하여 근육의 길이를 감지하고 조절한다. 자세한 설명은 18장 "운동조절의 통합(The Integration of Motor Control)"을 참조하기 바람.

   a. **방추속근섬유와 방추바깥근섬유**(intrafusal and extrafusal muscle fiber): 근방추 피막 내에 존재하는 근섬유를 **방추속섬유**(intrafusal fiber, 근방추 내의 근섬유를 뜻함)라고 한다. 이외의 골격근의 모든 근섬유는 **방추바깥섬유**(extrafusal muscle fiber, 근방추 바깥의 근섬유를 뜻함)라고 한다.

   근방추는 방추바깥섬유와 평행하게 배열되어 있다. 방추속섬유는 방추바깥섬유에 부착되어 있다. 근육이 늘어나면 방추속섬유는 수동적으로 늘어나며, 이는 근방추 내에 존재하는 감각신경종말을 활성화시킨다.

   방추속섬유에는 두 가지 유형이 있다. 크기가 큰 방추속섬유는 섬유의 중간부위에 핵들이 모여 있어 이를 **핵주머니섬유**(nuclear bag fiber)라고 한다. 다른 방추속섬유는 핵들이 줄지어 배열되어 있어 이를 **핵사슬섬유**(nuclear chain fiber)라고 한다. 또한 근방추 내에는 두 가지 유형의 감각신경종말이 분포한다. **Ia형 감각신경종말**(type Ia sensory ending)은 두 가지 유형의 방추속섬유에 모두 분포하며, **II형 감각신경종말**(type II sensory ending)은 핵사슬섬유에 분포한다. 이러한 신경은 근육의 길이를 감지하여 근육의 고유감각 정보를 척수로 전달한다. 방추속섬유에 분포하는 운동신경은 감마운동 신경세포로부터 기원하며, 이는 방추속섬유를 수축시켜 반응을 나타내게 한다.

   b. **근방추의 밀도**(muscle spindle density): 근방추의 밀도는 근육에 따라 다양하다. 눈바깥근육(extraocular muscle)과 손가락 근육처럼 정교한 운동에 관여하는 근육은 근방추의 밀도가 높은 반면, 다리운동과 같이 운동 범위가 큰 운동(gross motor movement)을 담당하는 근육은 근방추의 밀도가 낮다.

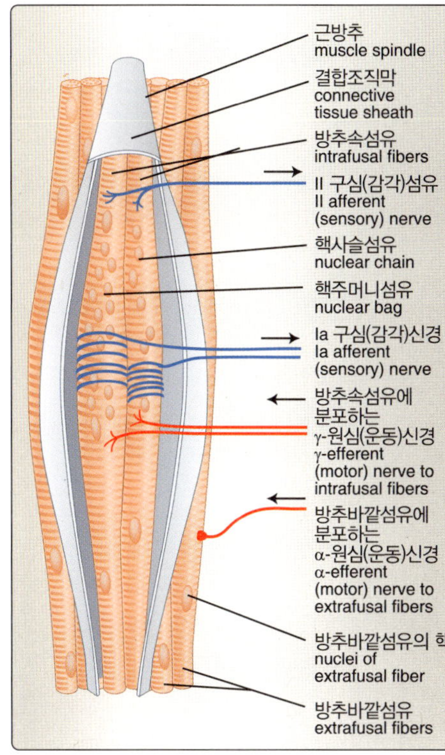

그림 3.9 근방추(muscle spindle).

임상응용 3.1 길랭바레 증후군(Guillain-Barré Syndrome)

길랭바레 증후군(Guillain-Barré Syndrome)은 말초신경의 염증질환이다. 이 질환의 근본 원인은 바이러스 감염 후, 말초신경의 말이집(myeline sheath)에서 일어나는 자가면역 반응 때문일 것으로 생각하고 있다. 환자는 다리가 점차적으로 쇠약해지며, 이러한 증상은 위쪽으로 빠르게 퍼져 팔과 몸통 근육도 쇠약해진다. 척수반사는 소실되거나 감소된다. 이러한 환자들은 빠르게 치료할 필요가 있다. 환자의 약 30%는 호흡에 관여하는 근육이 쇠약해져 보조 환기(assisted ventilation)가 필요하다. 환자는 1~2주 후에 안정을 되찾으며, 결국에는 대부분 완전하게 회복된다. 자가면역 항체의 억제가 치료방법으로 사용된다. 자가항체를 제거하기 위해 혈장분리반출술(plasampheresis)을 시행하거나, 자가항체와 결합하여 이를 무력화시키는 면역글로불린의 정맥주사가 필요하다.

말초신경의 말이집탈락(demyelination)이 일어나면 신경 전도가 차단된다. 감각(sensory, 구심성 afferent)신호와 운동(motor, 원심성 efferent)신호 모두가 차단되면 감각성 입력신호가 소실되고 근육이 쇠약해진다.

이 질환을 진단하기 위해 말초신경의 전도속도를 모니터하는 신경전도검사(nerve conduction study)를 시행하며, 여기에서 신경 전도가 차단된 것을 알아낼 수 있다.

2. **골지힘줄기관**(Golgi tendon organ): **골지힘줄기관**이라고 하는 방추형의 이 수용기는 힘줄근육이음부(tendon-muscle junction)에 존재한다. 이 수용기는 힘줄 내의 장력에 의해 자극을 받는 느린적응 기계수용기이다. 골지힘줄기관은 격자 형태로 짜인 콜라겐 다발들로 이루어져 있으며, 얇은 피막에 의해 둘러싸여 있다(그림 3.10). 이 기관에는 **Ib형 감각신경종말**(type Ib sensory ending)이 분포하며, 이 신경은 피막을 뚫고 들어가 피막 섬유의 세로축을 따라 작은 신경종말로 나누어진다. 이곳에서 이들은 힘줄 내의 장력(tension)에 의한 피막섬유의 변형을 감지한다.

3. **관절수용기**(joint receptor): 이 수용기는 관절 내부 또는 피막 주변에 존재하는 신경종말이다. 피막 바깥쪽 결합조직 내에 분포하는 루피니신경종말과 파치니소체는 운동의 시작과 멈춤 및 관절의 위치에 반응한다.

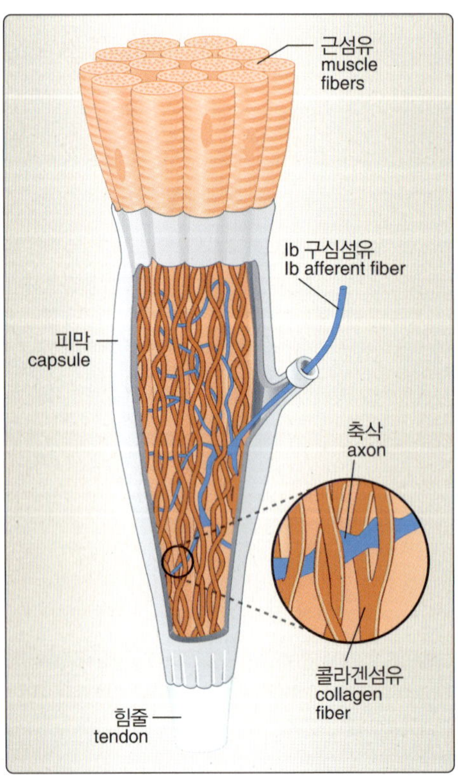

그림 3.10 골지힘줄기관(Golgi tendon organ).

F. 내수용기(Enteroceptor)

내장수용기(visceral receptor)에는 자유신경종말(free nerve ending)로 분지되는 민말이집 신경섬유(nonencapsulated nerve fiber)가 분포한다. 이 수용기는 주로 내장반사(visceral reflex)가 이루어지는 잠재의식 상태에서 기능한다. 내장수용기에는 혈압의 변화를 감지하는 대동맥활(aortic arch) 내의 기계수용기,

혈액의 pH나 가스의 변화를 감지하는 목동맥토리(carotid body) 내의 화학수용기 또는 장기의 팽창 신호(예, 복통에 의한)를 감지하는 통각수용기가 있다.

IV. 효과기신경종말(Effector Ending)

감각성 입력정보에 의한 반응이 일어나기 위해 골격근, 심장근, 평활근 및 외분비샘 세포와 내분비샘 세포에는 축삭이 종지하는 신경효과기신경종말(neuroeffector ending)이 존재한다.

A. 운동단위(Motor unit)

신경근육이음부(neuromuscular junction) 또는 **운동종말판**(motor endplate)은 운동신경섬유와 근섬유 사이에 존재하는 화학시냅스(chemical synapse)이다(그림 3.11A). 운동신경 축삭은 표적 근육에 도달하면 수많은 가지를 내며, 각각의 축삭돌기는 각각 하나의 근섬유에 분포한다. 하나의 운동신경세포와 이 운동신경세포가 지배하는 근섬유들을 통틀어 **운동단위**(motor unit, 그림 3.11B 참조)라고 한다. 운동단위의 크기는 다양하다. 정교한 운동일수록 더 작은 운동단위가 필요하다. 예를 들어, 눈 운동을 담당하는 근육은 미세한 조절이 필요하므

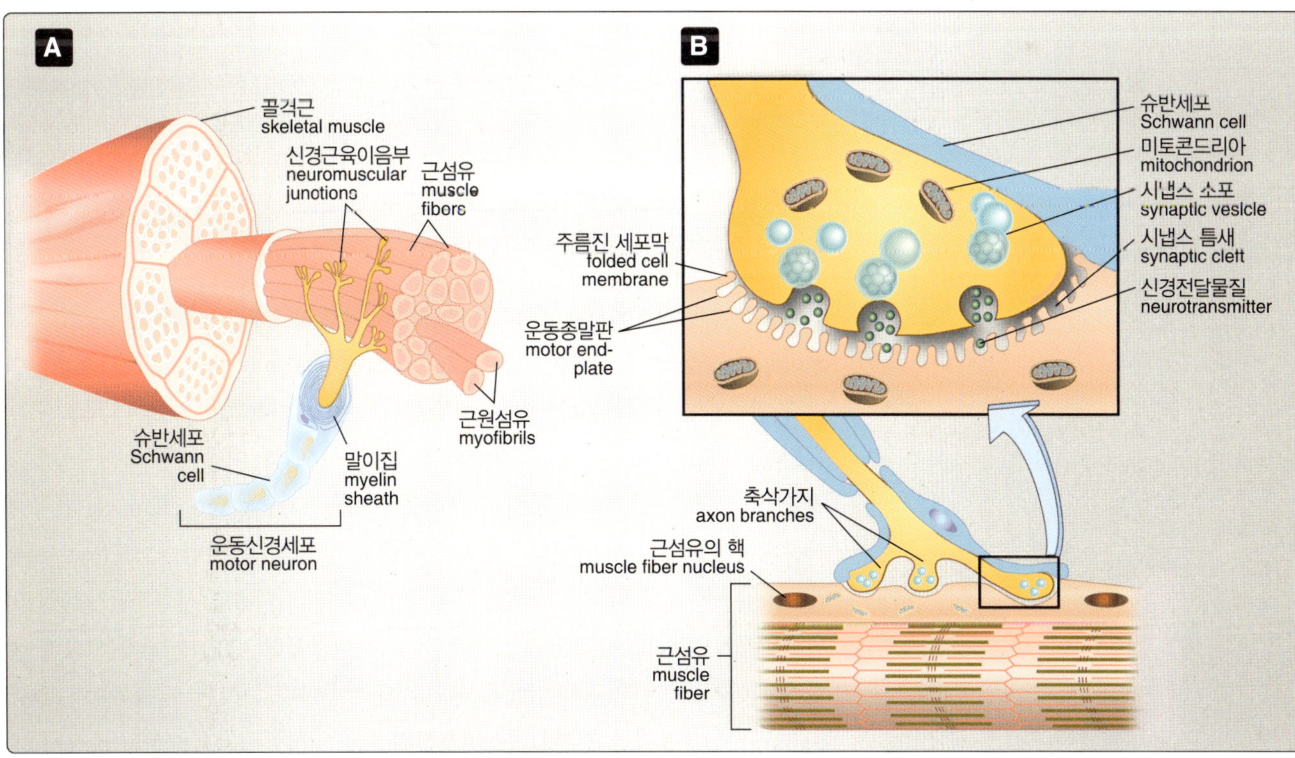

그림 3.11 운동단위(motor unit)와 신경근육이음부(neuromuscular junction).

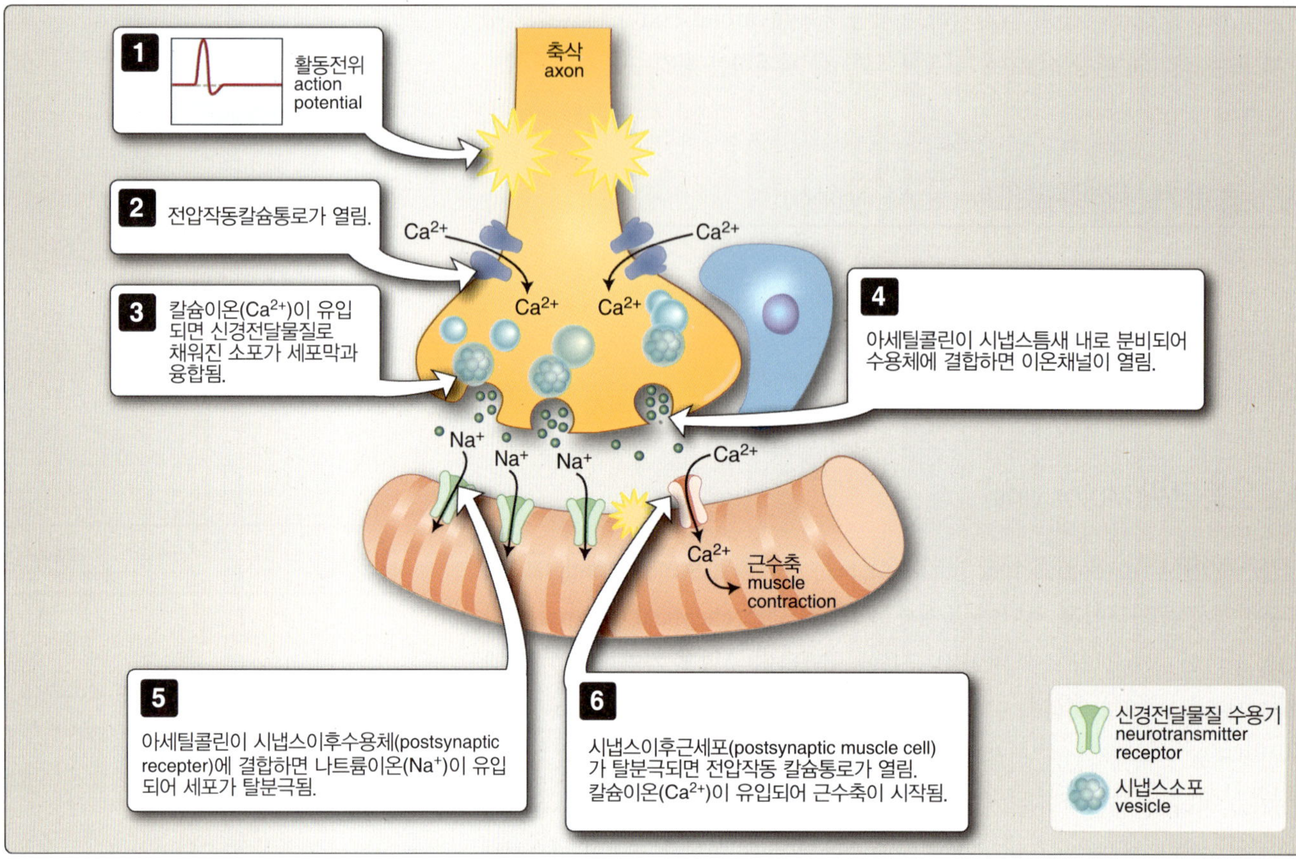

그림 3.12 신경근육이음부(neuromuscular junction)에서 일어나는 신호전달. Ach = 아세틸콜린(acetylcholine)

로 하나의 신경섬유가 매우 적은 수의 근섬유를 조절한다. 축삭돌기와 근섬유 사이의 접촉은 근섬유 전체 길이의 중간에서 일어난다.

B. 신경근육이음부(Neuromuscular junction)

신경근육이음부(NMJ)는 세 가지 성분, 즉 운동신경세포의 축삭종말(axonal ending), 시냅스이후골격근막(postsynaptic skeletal muscle membrane) 및 이들과 연관된 슈반세포(Schwann cell)로 이루어져 있다(그림 3.12).

활동전위(action potential)가 운동신경세포를 따라 이동하면 축삭종말에서 탈분극이 일어난다. 이에 의해 전압작동통로(voltage gated channel)를 통해 칼슘이온(Ca^{2+})이 유입된다. 세포내 칼슘이 증가하면 시냅스소포(synaptic vesicle)는 막과 융합하고 시냄스틈새(synaptic cleft) 내로 신경전달물질인 **아세틸콜린**(acetylcholin, Ach)을 방출한다. 아세틸콜린(Ach)은 골격근 막에 존재하는 아세틸콜린수용체(Ach receptor)에 결합한다. 이어서 나트륨이온(Na^+, sodium)이 유입되어 **흥분시냅스이후전위**(excitatory postsynaptic potential) 또는 **종말판전위**(endplate potential)가 발생된다. 이러한 근섬유의 막전위 변화는 근세포질그물(sarcoplasmic reticulum, 근섬유 내의 세포질그물)에 존재하는 전압작동칼슘통로(voltage-gated Ca^{2+} channel)를 열리게 한다. 칼슘이온이 유입되어 근수축이 일어난다.

임상증례

스벤의 신경병증(Sven's Neuropathy)

54세의 남성인 스벤은 1달 전부터 아침에 일어났을 때 오른쪽 팔이 간헐적으로 무감각(numbness)해져 병원에 왔다. 환자의 오른손이 몇 분 동안 떨린 후, 손바닥과 엄지손가락, 집게손가락 및 가운데손가락의 손바닥쪽 면에 무감각 증상이 나타났으며, 간헐적인 감감이상(intermittent paresthesia)이 동일 부위에 2~5분 동안 지속되었다. 팔에는 통증이나 감각 증상이 나타나지 않았다. 이 환자는 10년 동안 당뇨병을 앓고 있었으며, 지난 몇 년 전부터 발에 간헐적인 감각이상이 나타났으나 불편함을 느끼지 못했다. 팔의 감각운동 검사는 정상이었으며, 오른쪽 손목에서 팔렌징후(Phalen sign)가 양성으로 나타났다. 다리를 검사했을 때, 장딴지 중간부위로부터 발가락에 이르는 부위(스타킹을 신는 부위, stocking distribution)의 비분별성촉각(light touch), 통증(pinprick) 및 온도감각은 대칭적으로 감소하였다. 발가락에서 진동 감각의 문턱값이 약간 감소하였으나 고유감각(proprioception)은 정상이었다. 근육의 긴장도와 근력은 모두 정상이었으며, 양쪽의 발목반사는 음성이었다. 나머지 신경학적 검사는 모두 정상이었다.

증례 토의

증상이 있으나 임상검사에서 징후가 나타나지 않는 경우, 특히 간헐적으로 증상이 있는 경우에는 흔히 징후가 나타나지 않으며, 또는 증상은 없지만 경미한 징후만이 나타나는 경우도 흔히 있다. 스벤의 증례에서 그의 병력으로 비추어 보아 손목굴증후군(carpal tunnel syndrome)일 가능성이 있으며, 팔렌징후(Phalen sign)만이 양성이었다.

팔렌조작(Phalen maneuver)은 손목을 최대로 굽히는 특수한 동작이다(그림 13.13A). 팔렌징후 양성은 환자가 손목을 굽혔을 때 30~120초 내에 감각이상이 나타나며, 일반적으로 이는 손목굴 내의 중간신경(median nerve)의 압박이 원인이 된다(손목굴증후군, carpal tunnel syndrome). 또한 이 환자는 다리에서 감각신경병증(sensory neuropathy)과 일치하는 감각이상증상(sensory finding)이 나타났다(그림 3.13B). 또한 발목 반사가 없었으나, 다른 부위의 깊은힘줄반사(deep tendon reflex)는 정상이었다. 이러한 모든 징후와 증상들은 말초신경의 원위부에 국한되어 나타났으며, 이는 **원위축삭신경병증**(distal axonal neuropathy)임을 시사한다.

당뇨병은 일차적으로 침범되는 말초신경의 종류에 따라 다양한 유형의 신경병증을 유발할 수 있다. 원위감각/감각운동다발신경병증(distal sensory/sensorimotor neuropathy)은 혼합 말초신경의 손상으로 나타나며, 자율신경병증(autonomic neuropathy)은 교감신경 또는 부교감신경의 손상으로 나타나고, 뇌신경병증(cranial neuropathy)은 12쌍의 뇌신경 중 하나 또는 그 이상의 뇌신경의 손상으로 나타나며, 마지막으로 단일신경병증(mononeuropathy)은 오직 하나의 말초신경이 손상된 경우이다. 또한 당뇨병은 신경뿌리(nerve root)와 신경얼기(nerve plexus)도 침범할 수 있다.

스벤의 신경병증에서와 같이 원위다발신경병증은 신경의 길이와 관련이 있다. 길이가 좀 더 긴 다리의 신경이 제일 먼저 침범되며, 길이가 좀 더 짧은 팔의 신경은 질병이 진행됨에 따라 증상이 나타난다. 당뇨병에 의한 원위신경병증은 모든 유형의 말초신경을 침범할 수 있다.

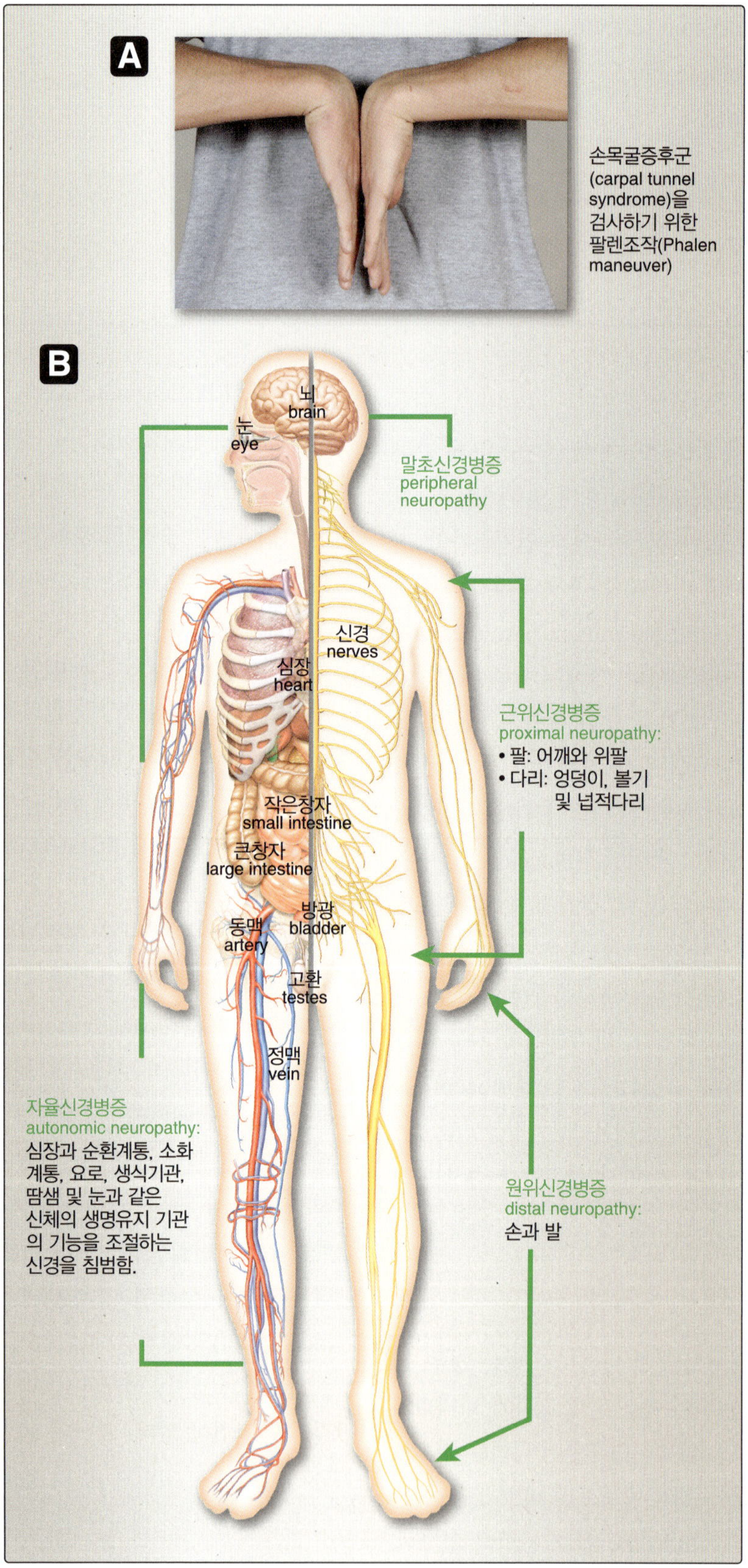

그림 3.13 **A.** 팔렌조작(Phalen maneuver). **B.** 당뇨병신경병증(diabetic neuropathy)의 임상증상에 대한 설명요약. (A는 Anderson MK, Parr GP. *Foundations of Athletic Training: Prevention, Assessment, and Management*, 5th ed. Lippincott Williams & Wilkins, A Wolters Kluwer Business, Philadelphia, PA, 2013.에서 인용. B는 *Anatomical Chart Company: Understanding Diabetic Neuropathy Anatomical Chart*. Lippincott Williams & Wilkins, Philadelphia, PA, 2008.에서 인용)

작은섬유신경병증과 큰섬유신경병증의 증상은 각각 무엇인가?

전형적인 작은섬유신경병증(small fiber neuropathy)에서는 통증이 주증상이며, 작열감(burning)과 통증을 동반한 감각이상이 특징적으로 나타난다. 통각(pain perception)을 전달하는 Aδ 섬유와 C 섬유는 직경이 작은 신경섬유이다.

큰섬유신경병증(large fiber neuropathy)은 무감각(numbness)과 감각이상이 특징이다. 환자는 걸음을 걷는데 매우 중요한 발의 고유감각 입력정보를 받지 못하므로 대부분 걷기가 힘들다(불안정보행, unsteady gait). 이 신경병증에서는 Aα, Aβ 및 Aγ 섬유가 손상을 받으며, 이들 모두 직경이 큰 신경섬유이다. .

당뇨자율신경병증의 자율신경증상은 무엇인가?

자율신경증상(autonomic symptom)은 교감신경 또는 부교감신경의 손상으로 나타난다(4장 참조). 이 말초신경은 직경이 작은 B 섬유와 C 섬유이다. 자율신경증상은 가슴과 배의 내장, 혈관 및 분비샘의 기능 이상으로 나타난다. 안정빈맥(resting tachycardia, 빠른 심장박동), 기립저혈압(orthostatic hypotension, 서 있을 때 혈압이 떨어져 약한 현기증이나 실신을 일으킴), 식후더부룩함(postprandial bloating) 또는 이른포만감(early satiety, 위장관 운동이 느려지기 때문), 방광감각의 손상, 발기 기능장애 및 홍조 또는 건조한 피부를 동반한 땀 분비의 감소 등이 당뇨자율신경병증(diabetic autonomic neuropathy)의 증상들이다.

요약

- 말초신경계통(peripheral nervous system, PNS)은 신체의 주변 환경 및 내장조직에 대한 정보를 뇌(brain)와 척수(spinal cord)로 전달하는 뇌신경(cranial nerve)과 척수신경(spinal nerve)으로 이루어져 있다. 이 신경계통은 말초수용기(peripheral receptor)로부터 구심성 입력정보를 받아들여 그 기능을 수행한다. 이러한 정보는 중추신경계통에 의해 해석되어 근육이나 장기로 원심성 출력정보를 보내어 적절한 반응을 일으킨다.
- 말초신경(peripheral nerve)은 축삭 또는 신경섬유의 다발로, 여러 층의 결합조직에 의해 둘러싸여 있다. 말초신경은 체성정보와 내장정보를 전달한다. 말초신경은 다발(bundle or fasciculus)을 이루며 배열되어 있으며, 말이집이 있는 것(myelinated)과 말이집이 없는 것(unmyelinated)이 있다. 이들은 전도속도(conduction velocity) 또는 축삭의 직경(감각신경섬유의 분류에서만 사용)에 의해 분류된다.
- 감각수용기(sensory receptor)는 주변 환경으로부터 정보를 감지하여 이를 수용기전위(receptor potential)로 해석한다. 감각수용기는 자극의 원전(source of stimulus)이나 감지방식(mode of detection)에 의해 분류될 수 있으며, 자극의 원천은 외부(외수용기, exteroceptor) 또는 내부(내수용기, enteroceptor)에 있을 수 있다. 감각수용기는 일정 시간이 지나면 자극에 대해 적응하여 반응을 덜하게 된다. 피부에는 분별성촉각(fine touch), 비분별성촉각(crude touch), 진동(vibration), 통증(pain) 및 온도(temperature)를 감지하는 다양한 피막수용기(encapsulated receptor)와 무피막수용기(unencapsulated receptor)가 있다.
- 고유감각기(proprioceptor)는 근골격계통 전체에 걸쳐 분포하며, 근방추(muscle spindle, 길이 감지)와 골지힘줄기관(Golgi tendon organ, 근력 감지)을 통해 공간 내에서 신체의 위치를 감지한다. 근섬유는 피막 안쪽(방추속섬유 intrafusal fiber), 또는 피막 바깥쪽(방추바깥섬유, extrafusal fiber)에 존재할 수 있다. 골지힘줄기관은 힘줄근육이음부(tendon-muscle junction)에 존재하며, 관절수용기(joint receptor)는 관절의 피막 안쪽 또는 주변에 존재한다.
- 내장수용기(visceral receptor)는 자유신경종말(free nerve ending)로 분지되는 민말이집 신경섬유(nonencapsulated nerve fiber)이며, 잠재의식 상태에서 내장반사(visceral reflex)를 모니터한다.
- 신경효과기종말(neuroeffector ending)은 감각성 입력정보에 의한 반응이 일어나도록 하게 한다. 이러한 작용은 신경근육이음부(neuromuscular junction)에서 신호전달을 통해 일어난다.

연습문제

가장 알맞은 답을 하나만 고르시오.

3.1 다음 문장 중 말초신경의 특징에 대하여 옳게 설명한 것은?

A. 말초신경은 다발(fascicle)을 이루어 배열되어 있다.

B. 가장 바깥쪽을 둘러싸는 막을 신경섬유막(endoneurium)이라고 한다.

C. 모든 말초신경은 말이집에 의해 둘러싸여 있다(myelinated).

D. 말초신경의 전도속도는 오직 직경의 크기에 의해서만 결정된다.

E. 자율신경섬유는 말초신경에 속하지 않는다.

> 정답은 A이다. 말초신경의 가장 바깥쪽을 둘러싸는 막은 신경바깥막(epineurium, *epi*는 "위쪽 upon" 또는 "바깥쪽 outer"을 뜻함)이다. 신경은 말이집에 의해 둘러싸여 있거나(myelinated) 그렇지 않을 수 있으므로(unmyelinated) 말이집의 유무에 따라 전도속도의 차이가 날 수 있다. 따라서 전도속도에 영향을 미치는 두 가지 요소는 신경섬유의 직경과 말이집형성(myelination)이다. 자율신경섬유는 말초신경에 속한다.

3.2 의사는 환자의 감각 기능의 온전함을 검사하는 과정에서 소리굽쇠를 환자 팔의 뼈 표지점에 놓고 두드리면서 환자에게 감각을 느낄 수 있는지를 물었다. 다음 중 환자가 소리굽쇠를 감지할 수 있도록 조정하는 것은 어떤 유형의 수용기인가?

A. 마이스너소체(Meissner corpuscle)

B. 루피니신경종말(Ruffini ending)

C. 통각수용기(nociceptor)

D. 파치니소체(Pacinian corpuscle)

E. 고유감각기(proprioceptor)

> 정답은 D이다. 파치니소체(Pacinian corpuscle)는 빠르게 변화하는 자극에 반응할 수 있는 빠른적응수용기(rapidly adapting receptor)이므로 진동을 감지할 수 있다. 마이스너소체는 비분별성촉각(light touch)과 압력에 민감한 빠른적응수용기이다. 루피니신경종말(Ruffini ending)은 피부의 신장(stretching)과 압력을 감지하는 느린적응수용기(slowly adapting receptor)이다. 통각수용기(nociceptor)는 조직 손상 또는 조직 손상에 의한 자극에 반응하는 자유신경종말(free nerve ending)로, 이러한 정보를 통증으로 해석한다. 고유감각기(proprioceptor)는 공간 내에서 신체의 위치를 감지하고 이 정보를 다시 중추신경계통으로 전달한다.

3.3 여자 노인환자가 병원에 와서 손이 저리다고 호소하였다. 의사는 감각계통의 온전함을 알아보기 위해 감각검사를 시행하였다. 의사는 환자에게 눈을 감으라고 지시하고 환자의 팔과 다리에 핀의 날카로운 끝 부분을 살며시 접촉시킨 다음, 다시 뭉툭한 끝 부분을 접촉시킨 후 촉각이 날카롭게 느껴지는지 또는 둔하게 느껴지는지 물었다. 다음 중 어떤 유형의 신경섬유가 통증에 대한 감각정보를 전달하는가?

A. $A\alpha$

B. $A\beta$

C. $A\gamma$

D. $A\delta$

E. B

> 정답은 D이다. $A\delta$ 섬유는 자유신경종말(free nerve ending)로부터 통증과 온도에 대한 감각정보를 전달한다. $A\alpha$ 섬유는 운동신경세포이다. $A\beta$ 섬유는 골지힘줄기관(Golgi tendon organ)과 루피니신경종말(Ruffini ending)로부터 기원된 감각정보를 전달한다. $A\gamma$ 섬유는 근방추의 방추속섬유(intrafusal fiber)에 분포하는 운동신경이다. B 섬유는 신경절이전 자율신경(preganglionic autonomic)이다.

3.4 중증근무력증(myasthenia gravis)과 같은 질환은 신경근육이음부(neuromuscular junction)을 침범하여 근수축이 쇠약해진다. 근육이 수축하기 위해서는 활동전위(action potential)가 운동신경세포를 따라 이동하여 축삭종말을 탈분극(depolarization)시켜야만 한다. 다음 문장 중 활동전위에 대하여 옳게 설명한 것은?

A. 세포사이공간(intercellular space)으로 나트륨이온(Na^+)이 유입된다.
B. 칼슘이온(Ca^{2+})은 흥분시냅스이후전위(excitatory postsynaptic potential)를 발생시킨다.
C. 나트륨이온(Na^+)이 유입되면 근육이 수축한다.
D. 아세틸콜린(acetylcholine, Ach)은 골격근 막에 존재하는 아세틸콜린수용체(achreceptor)에 결합한다.
E. 활동전위는 축삭종말에서 과다분극(hyperpolarization)을 일으킨다.

> 정답은 D이다. 축삭종말에서 탈분극이 일어나면 아세틸콜린(acetylcholine, Ach)이 분비되며, 이는 아세틸콜린수용체에 결합하여 종말판전위(endplate potential)를 발생시킨다. 칼슘이온이 유입되면 시냅스소포(synaptic vesicle)는 골격근 막과 융합된다. 나트륨이온은 흥분시냅스이후전위 또는 종말판전위를 발생시킨다. 칼슘이온이 유입되면 근육이 수축하기 시작한다. 활동전위는 축삭종말에 작용하며 탈분극을 일으킨다.

3.5 근육이 수축하거나 이완할 때, 또는 의사가 반사를 검사할 때 근육의 길이 변화는 근육에 존재하는 특수화된 수용기에 의해 감지된다. 다음 중 근육의 길이를 감지하는 특수화된 수용기는?

A. 골지힘줄기관(Golgi tendon organ)
B. 근방추(muscle spindle)
C. 파치니소체(Pacinian corpuscle)
D. 마이스너소체(Meissner corpuscle)
E. 운동종말판(motor endplate)

> 정답은 B이다. 근방추는 근육의 신장(stretch) 정도와 속도(근육의 길이)를 감지한다. 골지힘줄기관은 힘줄과 근육의 이음부(tendon-muscle junction)에 존재하며 근력을 감지한다. 골지힘줄기관은 힘줄의 장력(tension)에 의해 자극을 받는 느린적응기계수용기(slowly adapting mechanoreceptor)이다. 파치니소체(Pacinian corpuscle)는 피부의 깊은 층에 존재하는 피막수용기(encapsulated receptor)로, 진동을 감지한다. 마이스너소체(Meissner corpuscle)는 비분별성촉각(light touch)에 민감한 느린적응피막수용기(slowly adapting encapsulated receptor)이다. 운동종말판(motor endplate)은 운동신경섬유와 근섬유 사이에 존재하는 화학시냅스(chemical synapse)이다.

3.6 스벤의 증례에서 오른쪽 손바닥과 엄지손가락, 집게손가락 및 가운데손가락의 손바닥쪽 면이 간헐적으로 무감각해진 이유는 무엇인가?

A. 중간신경병증(median nerve neuropathy)
B. 자신경병증(ulnar nerve neuropathy)
C. 노신경병증(radial nerve neuropathy)
D. 다섯째 목신경뿌리병증(C5 radiculopathy)
E. 여섯째 목신경뿌리병증(C6 radiculopathy)

> 정답은 A(중간신경병증, median nerve neuropathy)이다. 스벤은 손목굴 내의 중간신경 압박에 의한 손목굴증후군(carpal tunnel syndrome)을 앓고 있는 것 같다. 중간신경은 손바닥과 엄지손가락, 집게손가락, 가운데손가락 및 넷째 손가락 가쪽 반의 손바닥쪽 면에 분포한다. 당뇨병 환자는 손목굴증후군에 이환될 위험이 매우 높다. 손을 흔들면 손목굴 내에서 중간신경의 압박이 덜해지며, 이는 손목굴증후군의 대표적인 특징이다. 자신경(ulnar nerve)은 손 중간부분의 등쪽과 손바닥쪽 면 및 넷째 손가락과 다섯째 손가락 중간 반 부위의 등쪽과 손바닥쪽 면에 분포한다. 자신경(radial nerve)은 손의 등쪽 면에 분포한다(손바닥쪽 면에는 분포하지 않음). 다섯째 목신경뿌리는 손을 제외한 팔의 가쪽 면에 분포하며, 여섯째 목신경뿌리는 아래팔/손, 엄지손가락, 집게손가락의 가쪽 면에 분포하고, 중간손가락에는 분포하지 않는다.

내장신경계통의 개요

Overview of the Visceral Nervous System

4장

I. 개요

내장신경계통은 우리 신체의 항상성을 유지시킨다. 이 신경계통은 내부 장기(내장, 중심부)와 혈관 및 피부 부속구조(말초)의 기능을 모니터하고 조절한다. 내장신경계통은 체신경계통과 마찬가지로 구심성분[들성분(afferent component), 감각성분(sensory component)]과 원심성분[날성분(efferent component), 운동성분(motor component)]으로 이루어져 있다. 일반내장구심신경(general visceral afferent, GVA)은 말초가 아닌 신체 중심부의 내부 장기로부터 정보를 전달한다. 일반내장원심신경(general visceral efferent, GVE)은 우리의 의지와 관계없이 민무늬근, 심장근 및 분비샘의 기능을 조절한다. 내장신경계통의 원심성분은 **부교감신경계통**(parasympathetic system)과 **교감신경계통**(sympathetic system)으로 이루어져 있다. 이러한 두 종류의 원심신경계통을 통틀어 **자율신경계통**(autonomic nervous system)이라고 한다. 부교감신경은 뇌줄기와 척수의 엉치분절(S2~S4)로부터 기원하며, 교감신경은 척수의 가쪽뿔(T1~L2)로부터 기원한다.

교감신경섬유는 신체의 중심부와 말초부위에 모두 분포하나, 부교감신경은 중심부에만 분포한다(그림 4.1). 소화계통에 분포하는 이러한 원심신경섬유의 가지들은 창자의 운동을 관장하는 **창자신경계통**(enteric nervous system)에 영향을 미친다.

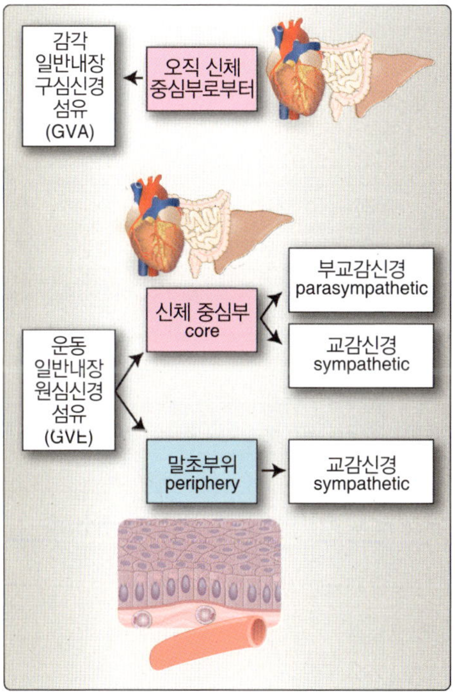

그림 4.1 내장구심신경(visceral afferent)과 내장원심신경(visceral efferent)의 분포.

II. 내장감각계통(Visceral Sensory System)

내장감각구심신경섬유(visceral sensory afferent)는 신체 내부 장기(중심부)로부터의 정보를 중추신경계통(central nervous system, CNS)으로 전달한다. 내장 수용기에는 신체 내부의 화학적 및 물리적 환경(예, 산염기 균형, 혈압)을 감지하는 **통각수용기**(nociceptor, 통증), **기계수용기**(mechanoreceptor, 충만감) 및 **특수수용기**(specialized receptor)가 있다. 내장이나 혈관으로부터 전달되는 구심정보(afferents)는 내장반사의 개시에 매우 중요하며, 이러한 정보의 대부분은 의식에 도달하지 않는다. 일부 의식에 도달하는 정보(예, 허기, 욕지기, 방광의 충만감 등과 연관된)의 경우에도 그 감각이 느껴지는 위치도 뚜렷하게 구분되지 않는다. 이는 이곳에 분포되는 수용기의 밀도가 낮기 때문으로 생각된다.

홑극(unipolar)신경인 내장구심신경세포(visceral afferent neuron)의 세포체는 가슴분절(T1~L2)과 엉치분절(S2~S4)의 척수신경절 및 제9뇌신경과 제10뇌신경의 신경절 내에 위치해 있다. 내장구심신경섬유(visceral *afferent* fiber)는 내장원심신경섬유(visceral *efferent* fiber) 또는 내장운동신경섬유(visceral motor fiber, 교감신경과 부교감신경)와 함께 주행한다. 통증을 전달하는 내장구심신경섬유는 주로 교감원심신경섬유와 함께 주행하는 반면, 생리적 기능과 연관된 기계수용기와 특수수용기로부터의 정보는 주로 부교감원심신경섬유와 함께 주행한다.

A. 통증과 연관된 내장구심신경(Visceral afferents related to pain)

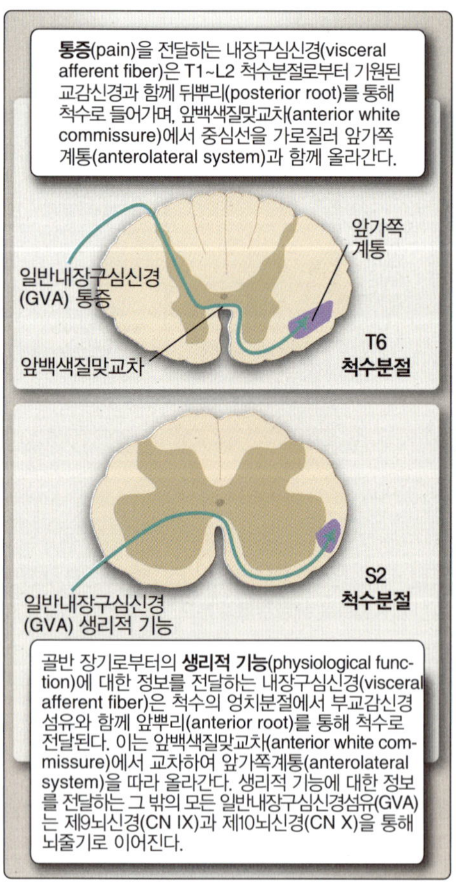

그림 4.2 일반내장구심신경(general visceral afferent, GVA)은 척수로 들어간다.

통증과 연관된 내장구심신경의 세포체는 주로 T1~L2 척수신경절과 S2~S4 척수신경절 내에 위치해 있으며, 교감원심신경과 함께 주행한다. 이러한 구심신경섬유는 척수의 뒤뿔(posterior horn)로 들어가며 대부분 중심선을 가로질러 반대측에 위치해 있는 **앞가쪽계통**(anterolateral system)과 함께 주행한다(그림 4.2). 이들은 시상의 배쪽뒤가쪽핵(ventral posterolateral, VPL)에 종지하며, 이곳으로부터 **내장통증**(visceral pain)에 대한 감각을 해석하는 **뇌섬겉질**(insular cortex)로 연결된다. 내장통증은 다른 종류의 내장감각과 마찬가지로 느껴지는 부위가 뚜렷하지 않고, 대부분 신체표면(피부분절, dermatome)에서 연관통증(referred pain)으로 느껴진다.

통증에 대한 정보를 전달하는 일부 신경섬유들은 **양쪽**에서 상행하여 그물체(reticular formation) 신경핵으로 이어진다(12장 "뇌줄기 계통과 복습" 참조). 이러한 **척수그물로**(spinoreticular fibers)는 신경전달물질계통(neurotransmitter system)과 각성(general arousal)에 광범위한 영향을 미친다.

B. 생리적 기능과 연관된 내장구심신경(Visceral affterents related to physiological functions)

생리적 기능과 연관된 내장구심신경섬유는 주로 내장반사(visceral reflex)에 관여하며, **골반신경**(pelvic nerve, S2~S4)이나 **뇌신경**(CNs)으로부터 기원한다. 골반내장(*pelvic viscera*)으로부터 일반내장구심성분(*GVA*)을 전달하는 엉치신경의 세포체는 S2~S4 척수신경절 내에 위치해 있으며, 모든 체성감각신경 섬유(somatosensory fiber)와는 대조적으로 **앞뿌리**(anterior root)를 통해 부교감원심신경섬유와 함께 척수로 들어간다(그림 4.2). 이러한 신경섬유는 **생식기감각**(genital sensation) 및 **방광**(bladder)과 **곧창자의 충만감**(rectum fullness)에 대한 정보를 전달하며 **내장반사경로**(visceral reflex pathway)에도 참여한다. 일부 골반내장[예, 구불잘룩창자(sigmoid colon), 전립샘(prostate gland), 자궁목(cervix of uterus)]으로부터 **통증**(*pain*)을 전달하는 내장신경섬유는 엉치부교감신경(sacral parasympathetic nerve)과 함께 주행하여 앞뿌리를 통해 척수로 들어간다. 이는 통증 정보가 주로 교감신경섬유와 동반되어 전달된다는 일반적인 원칙에서 벗어나는 예이다.

엉치 부위로부터 기원된 내장구심정보(visceral afferent information)는 **앞가쪽계통**(anterolateral system)을 통해 반대쪽(*contralaterally*)으로 올라가며, **척수그물계통**(spinoreticular system)을 통해 양쪽(*bilaterally*)으로 올라간다.

가슴과 **배의 장기**[thoracic and abdominal viscera, 왼창자굽이(left colic flexture까지)] 대부분으로부터 기원된 내장구심성분은 **미주신경**[vagus nerve, 제10뇌신경(CN X)]에 의해 전달되며, 미주신경은 이러한 장기들에 내장원심성분(운동신경, 부교감신경)도 보낸다. 가슴과 배의 장기에 존재하는 민무늬근에는 **기계수용기**(mechanoreceptor)가 있어 **충만감**(fullness)과 **경련**(cramp)을 감지한다. 목동맥 팽대(carotid sinus)에는 혈액가스의 변화를 감지하는 **화학수용기**(chemoreceptor)와 혈압의 변화를 감지하는 **압력수용기**(baroreceptor)가 존재하며, 이러한 수용기로부터의 **내장구심성분**(visceral afferent) 정보는 **제9뇌신경**(CN IX)인 **혀인두신경**(glossopharyngeal nerve)에 의해 전달된다. 또한 제9뇌신경은 인두로부터의 내장구심성분 정보도 전달하며, **구역질반사**(gag reflex)의 구심성분(afferent limb)을 이룬다(자세한 설명은 12장 "뇌줄기 계통과 복습" 참조).

III. 내장운동계통(Visceral Motor System)

내장운동신경계통 또는 자율신경계통은 중추신경계통에 의해 조절된다. **시상하부**(hypothalamus)로부터 발생된 신호는 뇌줄기와 척수에 존재하는 자율신경핵으로 직접 전달된다. **뇌줄기그물체**(brainstem reticular formation)의 신경핵 및 **편도**(amygdala)처럼 가장자리구조(변연구조 limbic structure)와 직접 연결된 신경핵도 신경절이전자율신경세포(preganglionic autonomic neuron)에 영향을 미친다. 이와 같이 내장운동기능은 심리적, 감정적, 내장 자체 및 환경적 영향에 의해 변화될 수 있다. 예를 들어, 우리가 긴장을 했을 때 땀을 흘리거나, 흥분했을 때 안절부절하지 못하고, 당황했을 때 얼굴이 빨개지는 것은

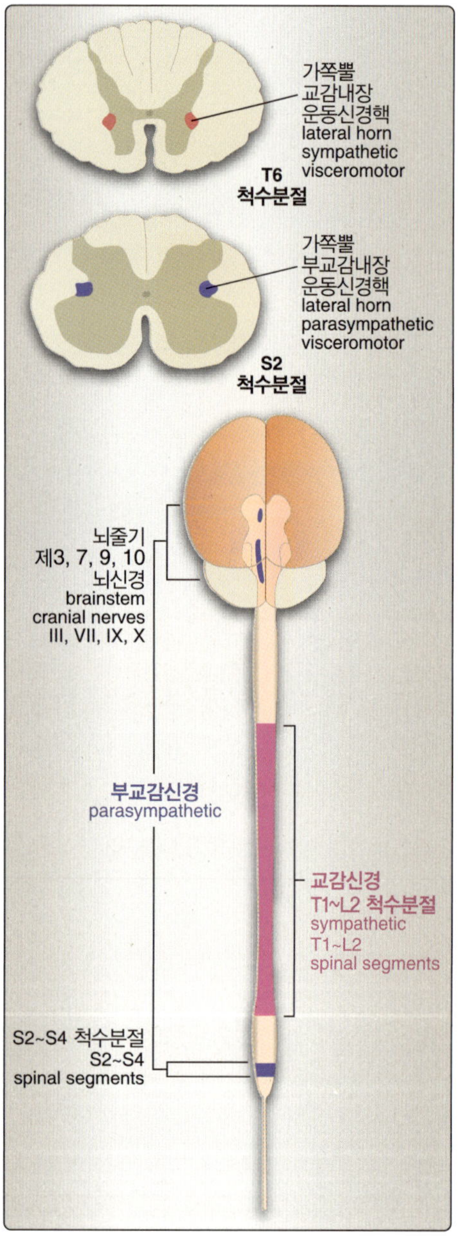

그림 4.3 중추신경계통 내에 존재하는 교감신경세포(sympathetic neuron)와 부교감신경세포(parasympathetic neuron).

이러한 이유 때문이다.

내장운동계통을 이루는 두 요소인 부교감신경계통과 교감신경계통은 서로 길항적으로 작용한다. 교감신경계통의 신경절이전신경세포체는 T1~L2 척수분절의 가쪽뿔에 위치해 있다. 부교감신경절이전신경세포체는 이러한 교감신경절이전신경세포체(교감에 대한 "부교감")의 입쪽과 꼬리쪽, 즉 뇌줄기와 S2~S4 척수분절에 위치해 있다(그림 4.3).

A. 내장운동계통의 구조(Structure of the visceral motor system)

내장운동신경전달로(visceral motor pathway)는 말초에서 두 종류의 신경세포로 이루어진 사슬을 형성하고 있다. 즉, 중추신경계통으로부터 기원된 신경절이전신경세포의 축삭은 말초신경절에서 신경절이후신경세포와 시냅스한다. 이러한 구조적 특성(architecture)은 내장운동계통의 기능에 매우 중요하다. 하나의 신경절이전신경세포는 신경절에서 여러 개의 신경절이후신경세포와 시냅스할 수 있다. 이와 같이 입력정보가 분산됨으로써 적은 수의 중추신경세포는 수많은 말초신경세포에 영향을 미치게 된다. 또한 내장구심신경섬유(감각신경섬유)는 내장신경절을 경유해 주행하므로 이러한 신경절 내에서는 어느 정도 감각과 운동의 통합이 일어난다. 이로 인해 내장운동신경섬유는 중추신경계통의 영향을 받지 않아도 내장감각 입력정보에 대해 직접 반응할 수 있게 되어 자율성이 더해지고 빠르게 반응할 수 있게 된다.

B. 내장운동계통의 신경전달물질 활성화(Neurotransmitter activation of the visceral nervous system)

교감신경절(sympathetic ganglion)은 중추신경계통에 가까이 위치해 있는 반면, 부교감신경절(parasympathetic ganglion)은 일반적으로 이들이 분포하는 장기의 내부 또는 그 근처에 위치해 있다. 부교감신경계통과 교감신경계통은 모두 다 신경절이후신경세포를 활성화시키기 위해 신경전달물질로 동일하게 아세틸콜린(acetylcholine, Ach)을 사용한다. 신경절이후부교감신경세포(postganglionic parasympathetic neuron)로부터 분비된 아세틸콜린은 신체의 중심부에 위치한 창자의 운동을 증가시키는 반면, 심장근의 수축을 감소시킨다. 말초부위에 위치한 땀샘(sweat gland)과 털세움근(erector pili muscle)에 분포하는 교감신경세포도 신경전달물질로 아세틸콜린을 사용한다. 그러나 내부 장기와 대부분의 혈관에 분포하는 신경절이후교감신경섬유는 신경전달물질로 노르에피네프린(norepinephrine)을 사용하며, 이는 창자의 운동을 감소시키는 반면 심장근의 수축을 증가시킨다(그림 4.4).

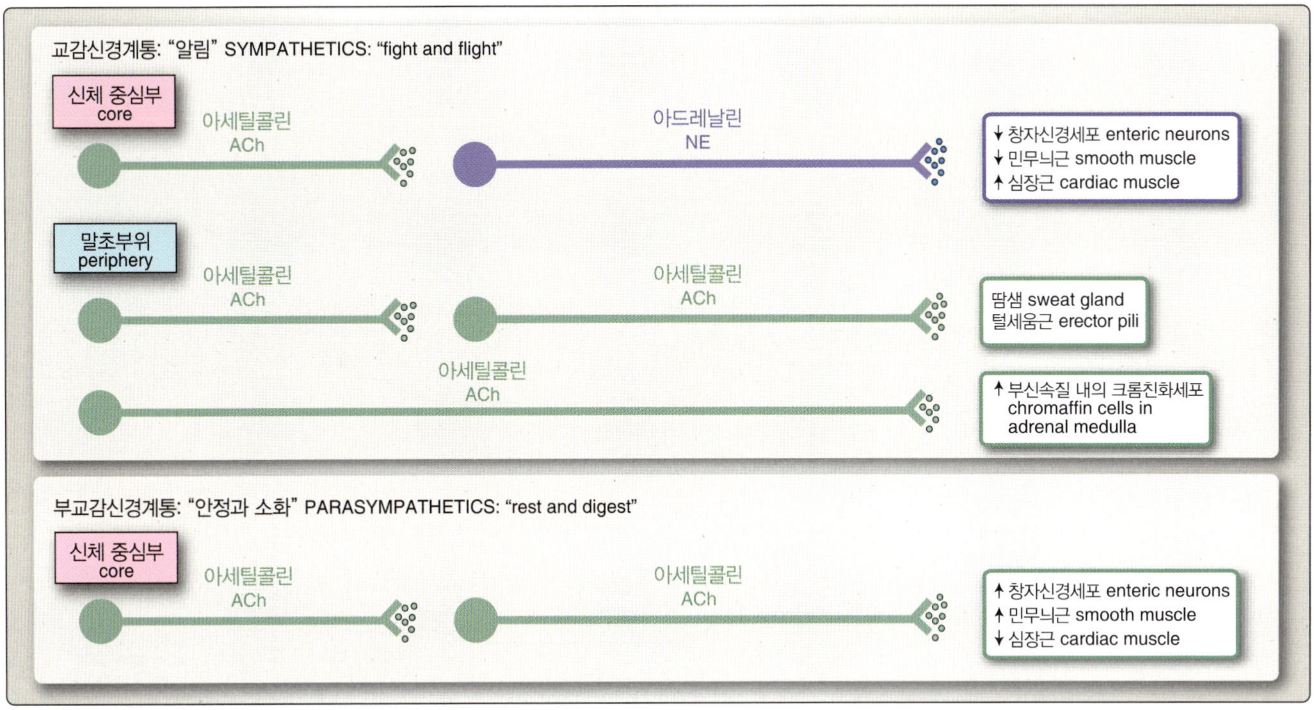

그림 4.4 교감신경계통(symapathetic system)과 부교감신경계통(parasympathetic system)에서 사용되는 신경전달물질. Ach = 아세틸콜린(acetylcholine); NE = 노르에피네프린(norepinephrine).

일부 교감신경세포는 말초신경절에서 시냅스하지 않고 직접 부신속질(adrenal medulla)에 분포한다. 이러한 신경세포는 신경전달물질로 아세틸콜린을 사용하며, 이는 부신속질의 친크롬세포(chromaffin cell)로부터 호르몬을 분비하게 한다. 친그롬세포는 발생학적으로 말초신경절과 동일한 부위(신경능선 neural crest으로부터)에서 기원하며 노르에피네프린(norepinephrine), 에피네프린(epinephrine) 및 엔돌핀(endolphin)을 혈류로 분비하여 광범위한 교감신경["알림(fight-or-flight)"]반응을 나타내게 한다.

창자신경계통(enteric nervous system)은 위창자계통(gastrointestinal system) 내에 존재하는 복잡한 신경세포 얼기로 이루어져 있으며, 자율적으로 기능하지만 부교감신경계통과 교감신경계통의 지배를 받는다.

C. 부교감신경계통(Parasympathetic nervous system)

부교감신경계통은 신체의 현재 상태를 유지시키는 작용을 한다. 이 신경계통은 가슴과 배 및 골반 내에 존재하는 내장의 상태를 유지시키므로 **"안정과 소화" 계통**("rest-and-digest" system)이라고도 한다. 부교감신경계통이 활성화되면 심장박출량과 혈압이 감소되며 위창자길의 꿈틀운동(peristalsis)이 촉진되고 침분비가 증가되며 동공이 수축하게 된다.

부교감신경계통의 신경절이전신경세포는 중추신경계통의 머리와 엉치 부위

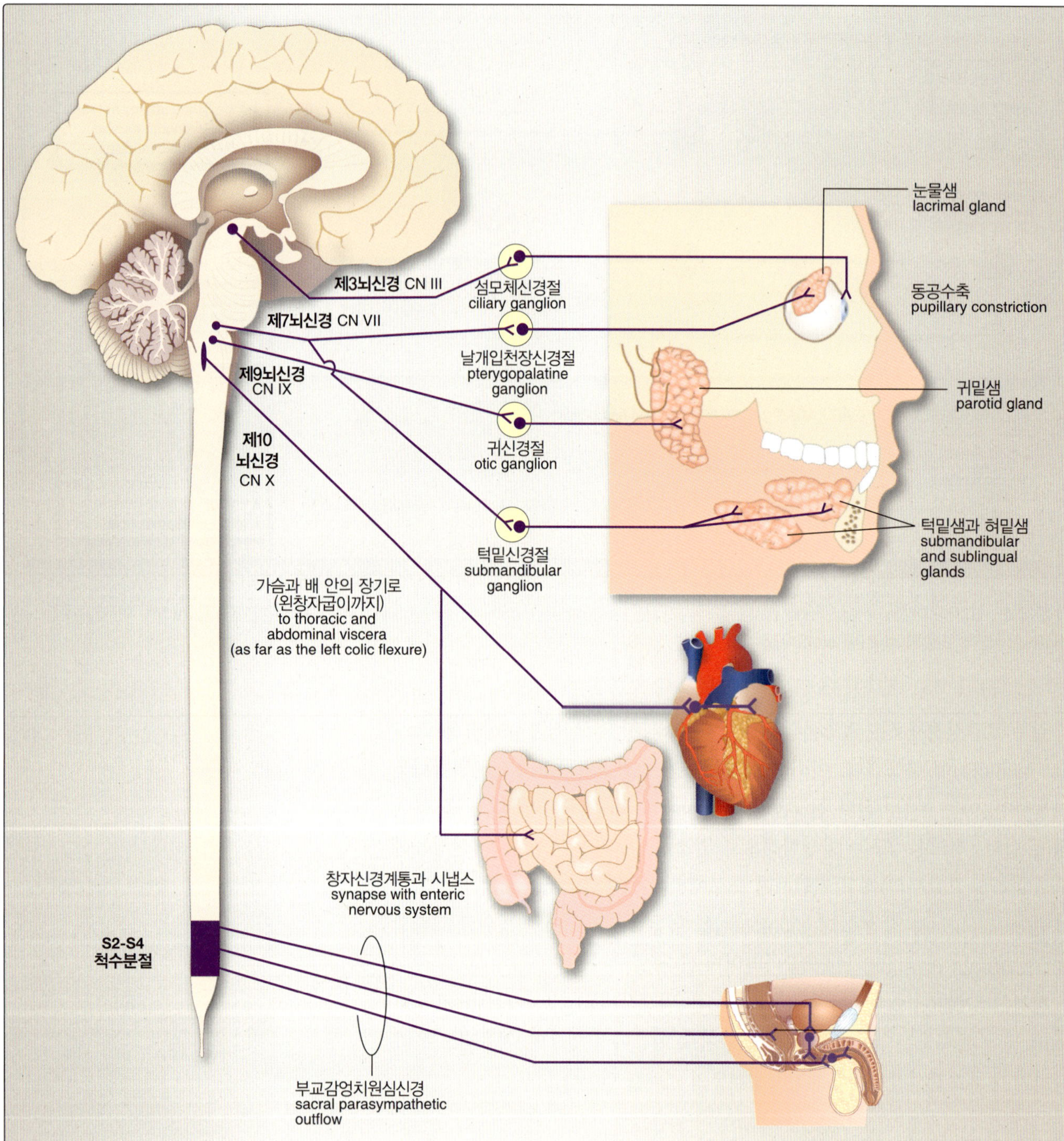

그림 4.5 부교감신경섬유(paradympathetic fiber)의 분포. CN = 뇌신경(cranial nerve).

에 위치해 있다[**머리엉치원심신경**(craniosacral outflow), 그림 4.5]. 눈의 섬모체신경절(ciliary ganglion)로 이어지는 부교감신경은 에딩거베스트팔신경핵[Edinger-Westphal nucleus, 제3뇌신경(CN III), 눈돌림신경(oculomotor)]으로부터 기원한다. 머리에 있는 침샘의 신경절로 이어지는 신경절이전부교감신경세포는 뇌줄기의 위침샘핵[superior salivatory nucleus, 제7뇌신경(CN VII),

얼굴신경(facial)]과 아래침샘핵[inferior salivatory nucleus, 제9뇌신경(CN IX), 혀인두신경(glossopharyngeal)]에 위치해 있다. 미주신경등쪽운동핵(dorsal motor nucleus of vagus)에는 제10뇌신경과 함께 주행하여 가슴과 배의 장기에 존재하는 부교감신경절 및 창자신경절로 이어지는 부교감신경세포의 세포체가 포함되어 있다. 의문핵(nucleus ambiguus)에는 심장근육에 분포하는 부교감신경세포의 세포체가 있으며, 이 부교감신경섬유도 제10뇌신경과 함께 주행한다. 의문핵에는 인두와 후두를 이루는 골격근에 분포하는 대부분의 운동신경세포가 포함되어 있다(10장 "머리와 목의 감각 및 운동 신경" 참조). 내림잘룩창자(descending colon)와 골반내장(pelvic viscera)에 분포하는 신경절이전부교감신경섬유의 세포체는 S2~S4 척수분절의 가쪽뿔에 위치해 있으며, 이들의 신경절이후신경세포는 해당 장기의 벽 내부 또는 그 근처에 존재하는 특수 신경절에 위치해 있다. 그림 4.5에 말초신경절을 개괄적으로 나타내었다.

현재 자율신경계통 엉치원심신경(sacral autonomic outflow)의 부교감적 특성에 대해서는 새로운 연구가 이루어지고 있으며, 이들의 해부학적 구조와 분자적 특성 및 골반장기에 대한 기능에 비추어보아 이들이 교감적 특성도 갖고 있을 것으로 추정된다. 이러한 새로운 연구 결과는 골반장기에 대한 자율신경의 다양한 기능을 이해하는 데 많은 도움이 될 것이다.

D. 교감신경계통(Sympathetic nervous system)

교감신경계통은 일반적으로 **"알림"계통**("fight-flight" system)이라고 한다. 이 신경계통은 혈압을 올리고, 혈당을 높이며, 혈류를 골격근으로 흐르게 하는 반면 내장과 피부순환으로부터 빠져나오게 하고, 동공을 확장시키며, 침분비를 감소시킨다.

교감원심신경(sympathetic outflow)은 T1~L2 척수분절의 **가쪽뿔**(lateral horn)로부터 기원한다(그림 4.3). 교감신경계통에서 신경절이전신경세포의 축삭은 앞뿌리를 통해 척수를 빠져나온다. 앞뿌리와 뒤뿌리가 합쳐져 척수신경을 형성한 바로 다음, **백색교통가지**(white communicating ramus)가 분지되고 신경절이전신경섬유는 교감신경줄기(sympathetic trunk)로 연결된다(그림 4.6). 교감신경줄기는 신경절로 이루어진 사슬로, 신경절이후신경섬유의 세포체를 포함하고 있다. **머리부위**(head region)로 이어지는 신경절이전교감신경섬유는 교감신경줄기를 따라 올라가 **위목신경절**(superior cervical ganglion)에서 시냅스한다. 이곳으로부터 신경절이후신경섬유가 속목동맥(internal carotid artery)의 표면을 따라 머리부위로 주행한다. **배와 골반의 내장**(abdominal and pelvic viscera)으로 이어지는 축삭은 시냅스 없이(*without synapse*) 교감신경사슬(sympathetic chain)을 따라 주행하며, **내장신경**(splanchnic nerve)을 통해 특정 척추앞신경절(prevertebral ganglion)로 이어져 이곳에서 표적 신경절이후

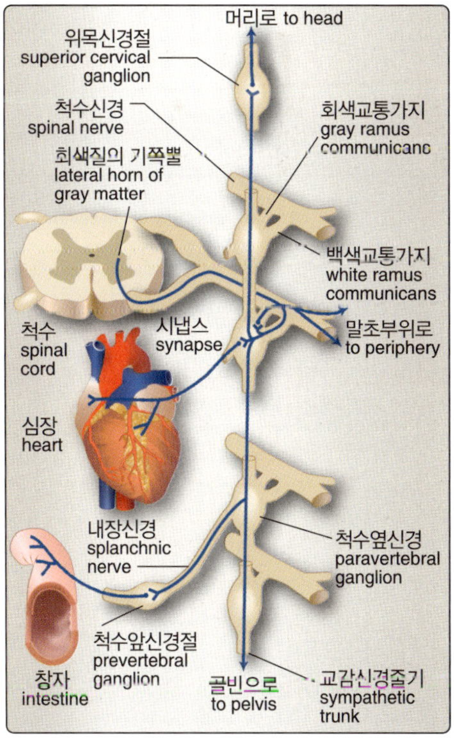

그림 4.6 교감신경섬유는 교감신경줄기(sympathetic trunk) 또는 먼쪽 신경절(distal ganglia) 내에서 시냅스할 수 있다.

신경세포(postganglionic target neuron)와 시냅스한다. 몸통과 팔다리로 이어지는 교감신경은 교감신경사슬의 신경절에서 시냅스하며, **회색교통가지**(gray rami communicant, 민말이집신경섬유로 이루어져 있으므로 회색을 띰)를 통해 **신경절이후신경섬유**(postganglionic fiber)를 보내어 척수신경과 함께 표적 조직에 분포한다.

흥미롭게도 골반에서 교감신경은 중심부위와 말초부위의 구조들 모두에 분포하고 있어 복합적인 분포양상을 나타내며, 신경절이후신경섬유는 노르에피네프린이나 아세틸콜린을 분비한다.

E. 창자신경계통(Enteric nervous system)

위창자계통(gastrointestinal system)에 존재하는 신경세포의 수는 척수 전체에 존재하는 신경세포의 수만큼이나 많다. 위창자계통의 신경세포는 창자의 벽 내부에서 무리를 이루며 배열되어 있다. 이러한 신경세포 무리는 세로근육층과 돌림근육층 사이에서 **아우어바흐의 근육층신경얼기**[myenteric plexus(of Auerbach)]를 형성하며, 돌림근육층과 점막근육층 사이에서 **마이스너의 점막밑신경얼기**[submucosal plexus(of Meissner)]를 형성한다(그림 4.7). 신경얼기는 가느다란 민말이집신경섬유에 의해 연결된 작은 신경절로 이루어져 있다. 근육층신경얼기는 주로 창자의 운동을 관장하는 반면, 점막밑신경얼기는 액체의 분비와 흡수를 관장한다. 이러한 신경얼기로부터 기원된 흥분성 신경세포와 억제성 신경세포의 축삭은 창자의 민무늬근과 샘세포에 분포한다. 창자신경계

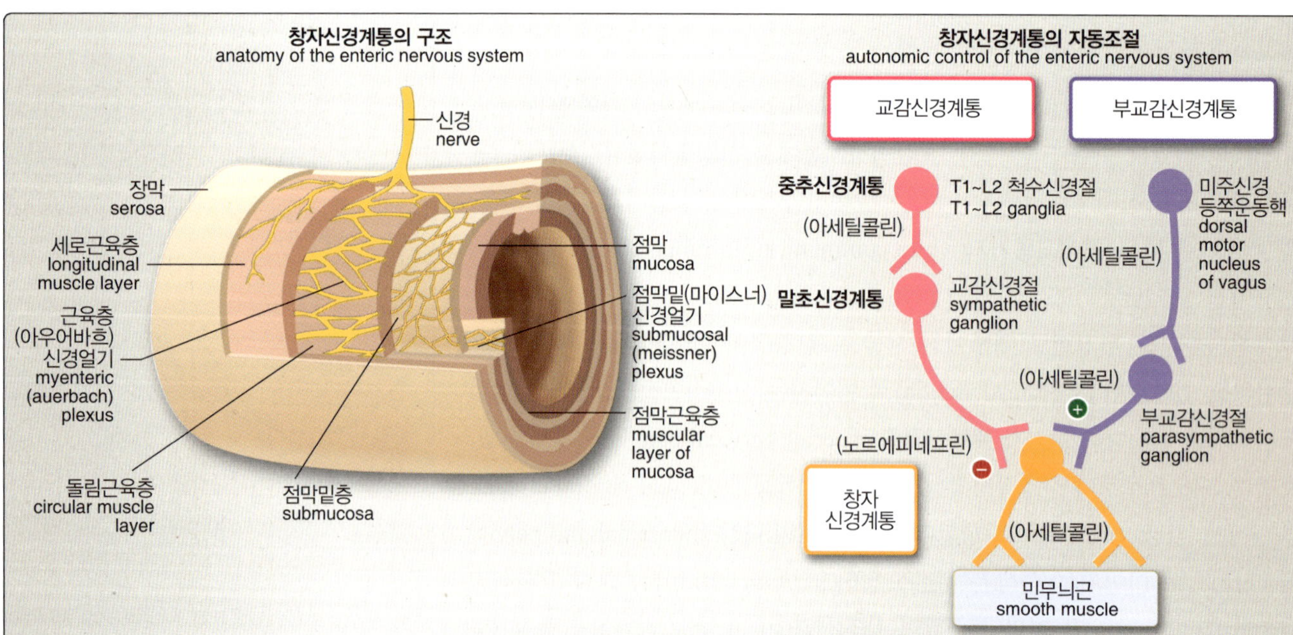

그림 4.7 창자신경계통(enteric nervous system). Ach = 아세틸콜린(acetylcholine); NE = 노르에피네프린(norepinephrine).

표 4.1 부교감신경계통의 요약

신경핵(nucleus)	신경(nerve)	말초신경절 (peripheral ganglion)	표적장기(target)	기능(function)
뇌신경핵(cranial)				
덧눈돌림신경핵 (Edinger-Westphal)	제3뇌신경(CN III) 눈돌림신경(oculomotor)	섬모체신경절 (ciliary ganglion)	동공조임근 (sphincter pupillae)	동공수축
			섬모체근(ciliaris muscle)	조절(accommotion)
위침샘핵 (superior salivatory nucleus)	제7뇌신경(CN VII) 얼굴신경(facial)	날개입천장신경절 (pterygopalatine ganglion)	눈물샘(lacrimal gland)	눈물 분비
		턱밑신경절(submandibular ganglion)	침샘(salivary gland)	침분비 자극
아래침샘핵 (inferior salivatory nucleus)	제9뇌신경(CN IX) 혀인두신경(glossopharyngeal)	귀신경절(otic ganglion)	귀밑샘(parotid gland)	침분비 자극
의문핵(nucleus ambiguus)	제10뇌신경(CN X) 미주신경(vagus)	가슴내장신경얼기 (thoracic visceral plexus)	심장(heart)	심장박동수 감소
미주신경등쪽운동핵 (dorsal motor nucleus of vagus)	제10뇌신경(CN X) 미주신경(vagus)	가슴신경절 (thoracic ganglia)	가슴과 배의 내장 (thoracic and abdominal viscera)	항상 수축
		배신경절 (abdominal ganglioa)		소화 자극

CN = 뇌신경(cranial nerve).

통의 신경세포는 독립적으로 기능하나 부교감신경계통과 교감신경계통의 활성에 의해 영향을 받는다.

F. 내장신경계통으로 전달되는 입력정보 (Input to the visceral nervous system)

시상하부(hypothalamus)로부터 기원된 내림신경로(descending pathway)는 내장운동계통을 조절한다. 시상하부는 T1~L2 척수분절의 가쪽뿔에 존재하는 교감신경세포뿐만 아니라 뇌줄기의 부교감신경핵(제3, 7, 9, 10뇌신경의)으로 투사섬유를 보낸다.

내장운동계통에 영향을 미치는 주된 신경로는 **시상하부척수로**(hypothalamospinal tract)와 **시상하부숨뇌로**(hypothalamomedullary tract)이다. 이 신경로들을 이루는 신경섬유는 주로 **뇌실곁핵**(paraventricular nucleus)으로부터 기원하며, **수도관주위회색질**(periaqueductal gray, PAG) 및 중뇌(midbrain)와 입쪽다리뇌(pons)의 그물체 주변을 통해 내려온 후, 숨뇌(medulla)에서 앞가쪽으로 이동한다. 시상하부숨뇌섬유는 일반내장원심신경섬유(GVE fiber)의 세포체를 포함하고 있는 모든 뇌줄기 신경핵에 도달한다(표 4.1과 그림 4.8). **시상하부척수로**(hypothalamospinal tract)는 **숨뇌의 앞가쪽**(anterolateral medulla)을 통해 척수의 가쪽기둥(lateral column)으로 이어지며 이후, **가쪽뿔**(lateral horn)에

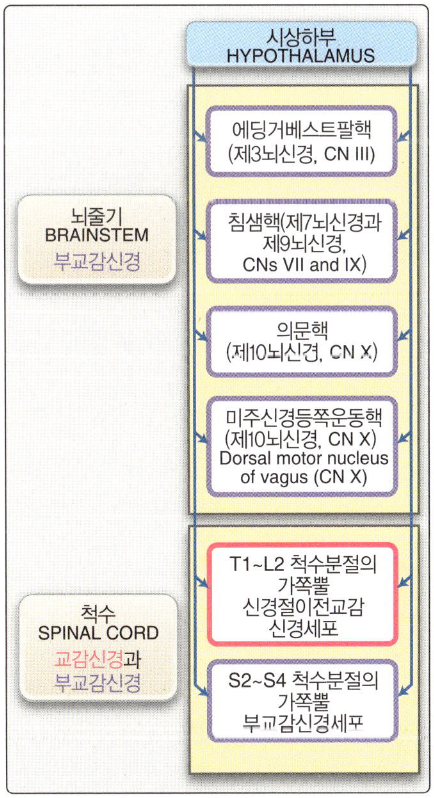

그림 4.8 내장신경계통(visceral nervous system)으로 전달되는 시상하부의 입력정보(hypothalamic input).

도달하여 교감원심신경을 조절한다. 이러한 두 종류의 신경로는 시상하부를 뇌줄기 및 척수의 자율신경핵과 연결하는 매우 중요한 통로이다.

IV. 내장반사(Visceral Reflex)

내장구심신경섬유는 신체의 항상성을 유지시키는 **내장반사계통**(visceral reflex system)을 통해 내장의 기능을 **조절**(regulation)하는 데 관여한다.

이러한 내장반사경로에는 체신경(somatic nerve)과 내장신경(visceral nerve)이 모두 이용된다. 일부 조절은 무의식 수준에서 이루어지는 반면, 다른 조절은 수의적(의식적)으로 이루어지기도 한다. 예를 들어, 혈압은 무의식 수준에서 조절되나, 방광배출과 같은 내장기능은 내장기능과 수의적 체성기능이 복합적으로 수행된다. 다음 절에서 혈압의 조절을 예로 들어 무의식적 내장반사에 대하여 설명하였다. 방광 기능의 조절은 임상적으로 척수의 손상 여부를 판단하는 데 매우 중요하며, 이는 체성계통과 내장계통이 어떻게 상호작용하는지를 설명해주는 예가 된다. 마지막으로 성기능 조절에 대한 절에서는 체신경계통(somatic part)과 내장신경계통(visceral part)이 대뇌겉질, 특히 가장자리구역(limbic area)과 어떻게 상호작용하는지에 대하여 설명하였다.

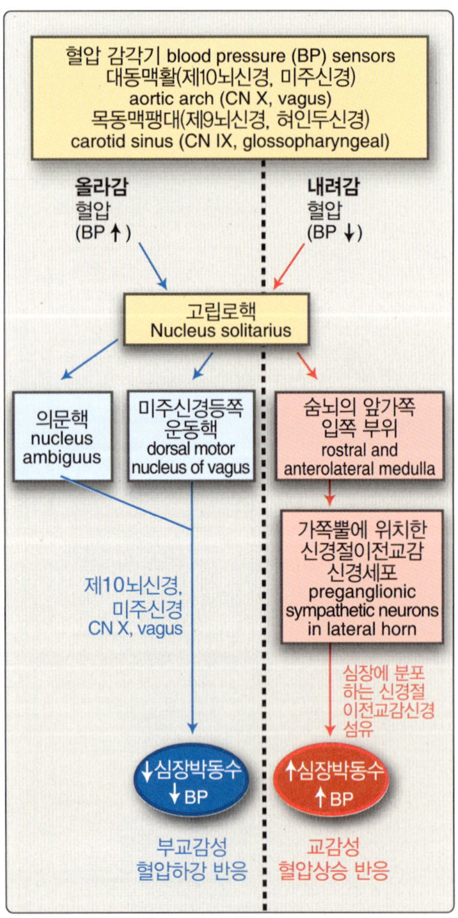

그림 4.9 혈압의 조절. BP = 혈압(blood pressure); CN = 뇌신경(cranial nerve).

A. 혈압의 조절(Control of blood pressure)

혈압은 목동맥팽대(carotid sinus)와 대동맥활(aortic arch)에 존재하는 **압력수용기**(baroreceptor)로부터 전달되는 입력정보를 통해 지속적으로 모니터된다. 압력수용기의 정보는 제9뇌신경(CN IX, 목동맥팽대)과 제10뇌신경(CN X, 대동맥활)을 통해 고립로핵(nucleus solitarius)으로 전달된다. 그 다음, 고립로핵은 미주신경등쪽운동핵, 심장과 연관된 의문핵의 안쪽 세포체 및 숨뇌의 앞가쪽 입쪽 부위로 정보를 보낸다. 혈압이 오르면 **"혈압하강**(vasodepressor)" 반응이 나타나기 시작한다. 고립로핵으로부터 기원된 신경섬유는 **미주신경등쪽운동핵**(dorsal motor nucleus of vagus)과 **의문핵**(nucleus ambiguus)의 신경세포를 활성화시킨 후, **미주신경**(vagus nerve)을 통해 **심장에 존재하는 부교감신경절**(parasympathetic ganglion in the heart)로 입력정보를 보낸다. 이로 인해 심장근의 수축력이 감소됨과 동시에 혈압이 내려가게 된다. 반면, 혈압이 떨어지면 **"혈압상승**(vasopressor)" 반응이 나타나기 시작한다. 고립로핵으로부터 기원된 신경섬유는 숨뇌의 앞가쪽 입쪽 구역의 신경세포를 활성화시키고, 척수의 가쪽뿔에 존재하는 **신경절이전교감신경세포**(preganglionic sympathetic neuron)로 이어진다. 이 신경절이전교감신경세포의 축삭은 **교감신경절**(sympathetic ganglion)로 이어지며, 교감신경절로부터 나온 **신경절이후교감신경섬유**

(postganglionic sympathetic fiber)는 심장에 분포하여 심장근의 수축력을 증가시키고 혈압을 올린다(그림 4.9). 이러한 **압력수용기반사**(baroreceptor reflex)에 의해 혈압은 건강한 정상 수준을 유지하게 된다.

B. 방광기능의 조절(Control of bladder function)

방광의 기능은 감각과 운동 및 내장 기능의 통합에 의해 조절된다. 아래에 설명한 바와 같이 일부 기능이 중복되기는 하지만, 일반적으로 **체구심신경**(somatic afferent)은 방광의 통각과 온도를 감지하는 반면, **내장구심신경**(visceral afferent)은 방광의 충만감을 감지한다. 속요도조임근(internal urethral sphincter, 남성에서만 관찰됨)은 **교감원심신경**(sympathetic efferent)에 의해 조절되며, 배뇨근은 **부교감원심신경**(parasympathetic efferent)에 의해 조절되고, 바깥요도조임근(external urethral sphincter)은 **체원심운동신경**(somatic motor efferent)에 의해 조절된다.

그림 4.10에 나타난 바와 같이 이러한 모든 기능은 다리뇌(pons)와 앞뇌(forebrain)에 위치해 있는 중심핵(central nucleus)에 의해 조정되고 모니터된다.

1. **통증과 온도감각**(pain and temperature): 방광 바닥의 점막층으로부터 통증과 온도감각을 인코딩한 체구심신경세포는 교감신경과 함께 주행하여 T12~L1 척수분절에 도달한다. 방광목(neck of the bladder)으로부터 정보를 전달하는 구심신경은 부교감신경과 함께 주행하여 S2~S3 척수분절로 이어진다. 그 다음, 이러한 모든 구심신경은 중간섬을 가로질러 척수시상로(spinothalamic tract)와 함께 주행한 후, 대뇌겉질에 도달한다.

2. **방광의 충만감**(fullness of the bladder): 방광의 충만감은 방광벽에 존재하는 기계수용기에 의해 감지된다. 이 정보는 S2~S4 척수분절에 위치해 있는 부교감엉치신경세포로 전달되며, 척수시상로와 함께 대뇌겉질로 전달된다. 방광삼각(trigone of the bladder)으로부터 기원된 구심신경은 배뇨의 급박함을 전달하며 뒤기둥안쪽섬유띠로(posterior column medial lemniscus pathway)를 통해 대뇌겉질로 이어진다.

3. **요도조임근의 신경지배**(innervation of the urethral sphincter): **속요도조임근**(internal urethral sphincter)은 남성의 방광목에 위치해 있다(여성의 방광에는 속요도조임근이 없음). 속요도조임근에 분포하는 **교감내장운동**신경세포(sympathetic visceromotor neuron)의 세포체는 T12~L2 척수분절의 가쪽뿔에 위치해 있다. 이 신경세포는 허리내장신경(lumbar splanchnic nerve)과 함께 척수를 빠져나와 아래창자간막신경절(inferior mesenteric ganglion)에서 시냅스한 후, 속요도조임근에 분포한다. 속요도조임근은

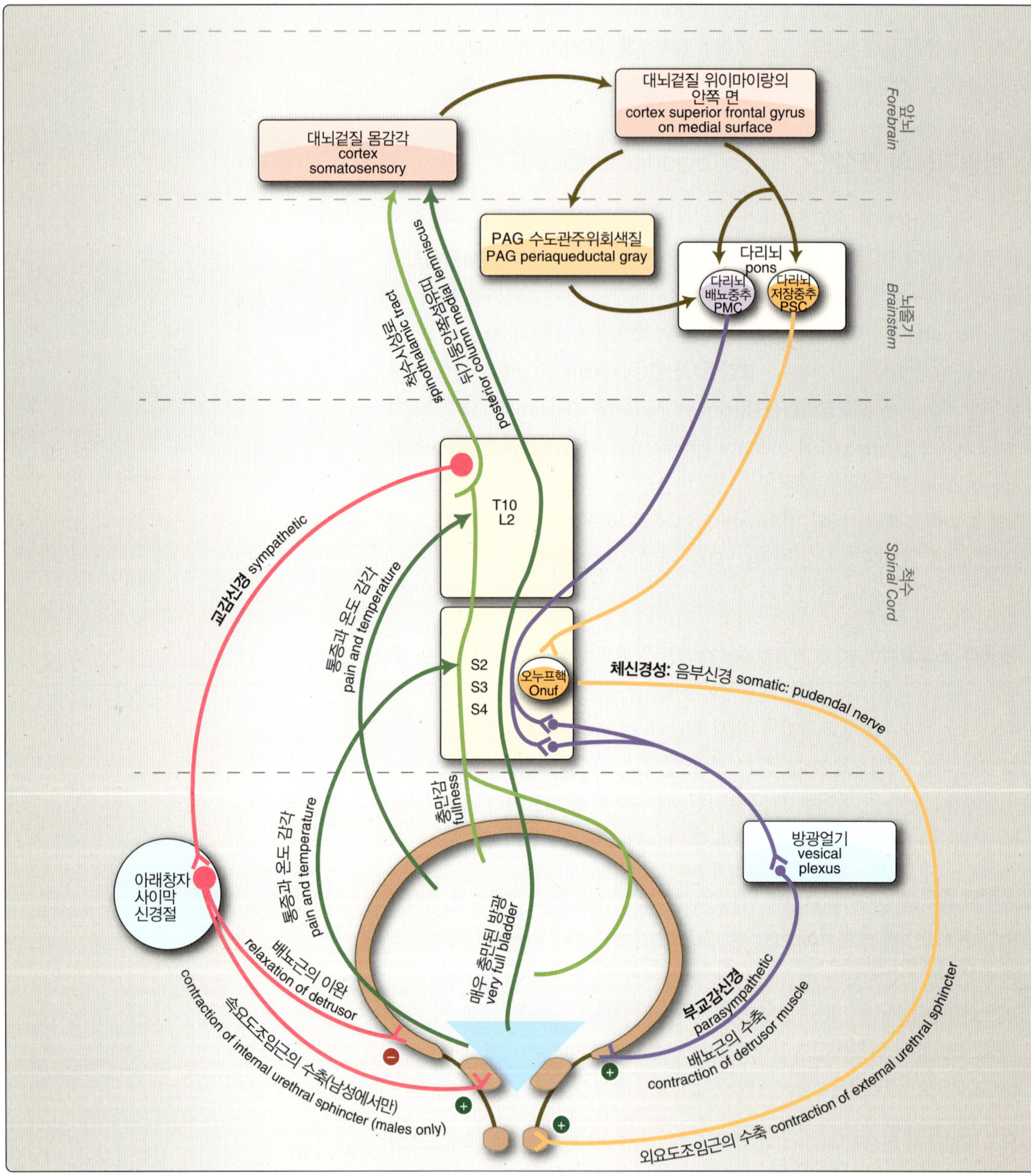

그림 4.10 방광에 분포하는 체(somatic)신경과 내장(visceral)신경. PAG = 수도관주위회색질(periaquductal gray); PMC = 다리뇌배뇨중추(pontine micturition center); PSC = 다리뇌저장중추(pontine storage center).

수의적으로 조절되지 않으며, 사정 시 반사적으로 수축하여 정액이 방광으로 역류되는 것을 방지한다.

바깥요도조임근(external urethral sphincter)은 가로무늬 골격근으로, **깊은 샅주머니**(deep perineal pouch) 내에 위치해 있다. 바깥요도조임근은 남성에서는 오직 하나만 존재하나, 여성에서는 분리된 세 근육[바깥요도조임근(external urethral sphincter), 요도질조임근(sphincter urethrovaginalis) 및 요도압박근(compressor urethrae)]의 협동에 의해 작용이 이루어진다. 바깥요도조임근에 분포하는 **체운동신경세포**(somatic motor neuron)의 세포체는 S2~S4 척수분절의 앞뿔(anterior horn) 내에 위치해 있다. 이러한 세포체들을 **오누프핵**(Onuf nucleus)이라고 한다. 이 신경핵으로부터 기원된 신경섬유는 음부신경(pudendal nerve)과 함께 주행하여 바깥요도조임근에 분포하며, 바깥요도조임근은 이러한 체운동원심신경에 의해 자극을 받아 긴장상태에 놓이게 된다.

체운동신경세포는 조임근을 **수의적**(*voluntary*)으로 수축 또는 이완할 수 있게 한다.

4. **배뇨근의 신경지배**(innervation of the detrusor muscle): 배뇨근은 방광벽 내에 존재하는 **민무늬근**(smooth muscle)이다. 배뇨근에 분포하는 **부교감내장운동신경세포**(parasympathetic visceromotor neuron)는 S2~S4 척수분절의 가쪽뿔로부터 기원한다. 이 부교감신경섬유는 **방광얼기**(vesical plexus)에 시냅스한 후, 배뇨근에 분포하여 근육을 수축시킨다.

   교감신경이 배뇨근의 이완에 억제적 영향을 미치는지에 대해서는 아직 뚜렷하게 밝혀진 바가 없다.

5. **배뇨의 중추조절**(central control of micturition): 배뇨의 중추조절 및 조정중추는 **대뇌겉질의 이마엽**(cerebral cortex)과 **다리뇌**(pons)에 위치해 있다. **뇌수도관주위회색질**(PAG)은 대뇌겉질과 척수로부터 전달된 입력정보를 다리뇌로 전달하는 중계중추(relay center)의 역할을 한다. 다리뇌에 존재하는 **다리뇌배뇨중추**(pontine micturition center, PMC)는 배뇨를 촉진시키는 신경세포(엉치부교감신경핵을 통한 배뇨근 수축)와 소변의 저장을 촉진시키는 배뇨억제 신경세포(오누프핵과 가슴허리교감신경핵을 통한 요도조임근 수축)를 활성화시킨다. **다리뇌저장중추**(pontine storage center, PSC)는 방광에 소변이 저장되는 것을 조정하며, 요도조임근을 수축시키고, 배뇨근을 이완시킨다.

6. **배뇨**(voiding): 신생아는 방광의 기능을 수의적으로 조절하지 못한다. 배뇨는 **척수다리뇌척수반사**(spinopontospinal reflex)를 통해 조정된다(그림 4.11). 방광에 분포하는 내장구심신경은 방광의 충만감을 감지한다. 이러한 정보는 수도관주위회색질을 통해 다리뇌배뇨중추(PMC)로 중계된다. 다리

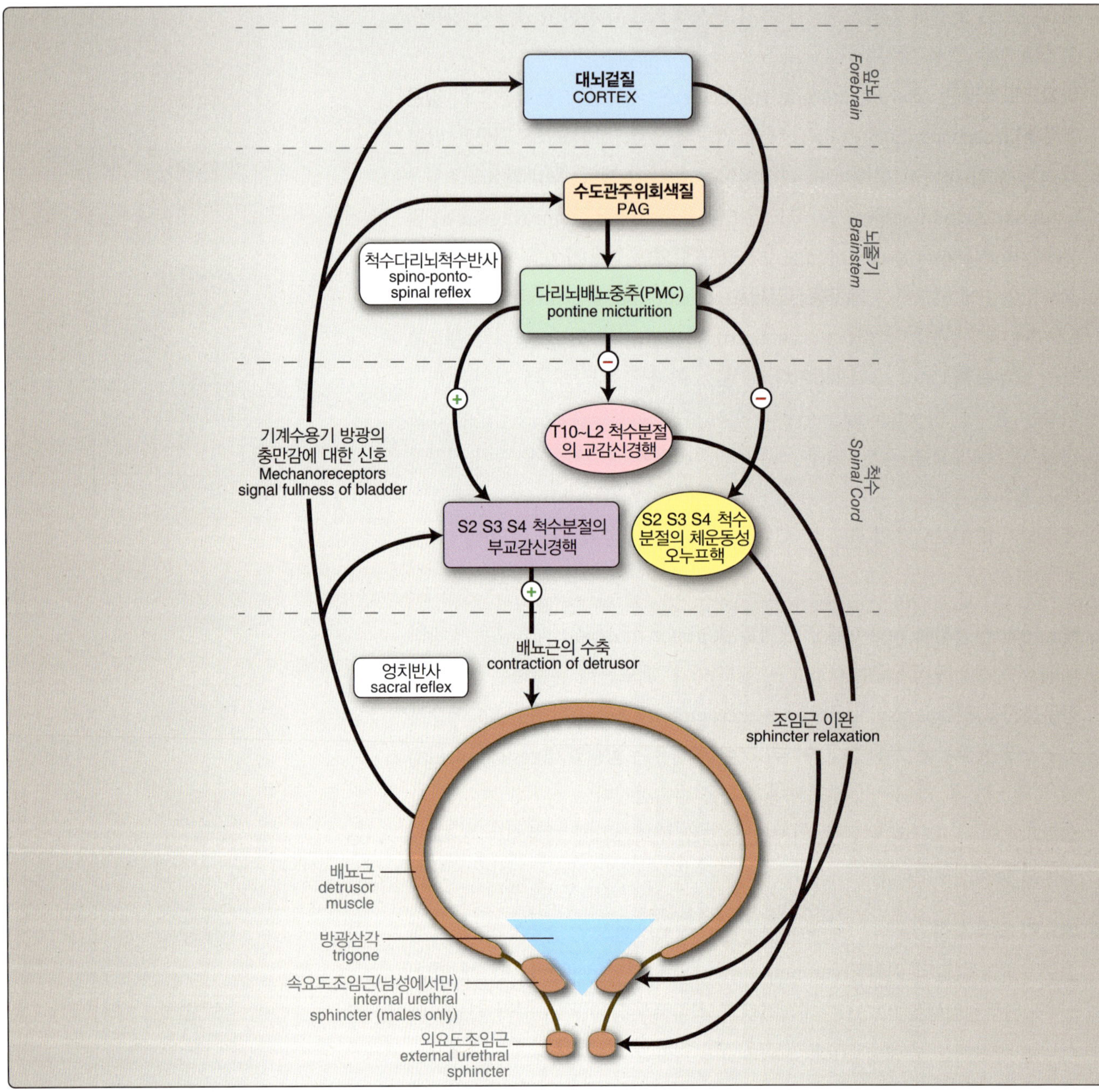

그림 4.11 배뇨의 조절. PAG = 수도관주위회색질(periaquductal gray).

뇌배뇨중추는 T10~L2 척수분절로부터 기원하는 교감신경과 체성 오누프핵(Onuf nucleus)을 억제하여 속요도조임근과 바깥요도조임근을 각각 이완시킨다. 또한 엉치부교감신경으로 전달된 흥분성 입력정보는 배뇨근을 수축시켜 배뇨를 일으킨다. 3세쯤 되면 대뇌겉질 영역이 활성화되어 방광의 기능을 수의적으로 조절할 수 있게 된다. 이마엽에 존재하는 이러한 대뇌겉질 영역에서는 배뇨를 허용할지 여부를 판단한 후, 다리뇌의 배뇨중추와 저장중추에 영향을 미치게 된다.

7. 척수 손상 후 방광기능의 조절(bladder control after spinal cord injury): 척수가 엉치허리분절보다 위쪽에서 손상되면 대뇌겉질과 다리뇌로부터 척수로 전달되는 수의적 영향이 소실된다. 맨 처음, 방광은 완전히 정체되어 무반사(arefkexic) 상태에 머물게 되며, 이때에는 카테터를 삽입해야 한다. 그 다음 단계에는 방광의 충만감을 감지하는 기계수용기가 직접 엉치부교감신경을 활성화시켜 배뇨근을 수축시키는 척수반사경로를 통해 **자율적 배뇨**(automatic micturition)가 일어난다. 교뇌저장중추(PMC)로부터는 영향을 받지 못하므로 배뇨근 수축 시, 바깥요도조임근은 이완되지 않는다. 이로 인해 **배뇨조임근 근육협동장애**(detrusor sphincter dyssynergia)에 의해 불완전한 방광배출이 유발된다.

C. 성적반응(Sexual response)

신경생물학적 관점에서 남성과 여성의 성적반응에는 **신경내분비**(neuroendocrine)계통, **변연계**, **자율신경**(autonomic)계통 및 **체신경**(somatic)계통을 포함한 복합적인 계통이 연관되어 있다. 이 장에서는 척수 및 척수계통에 의존한 성적반응에 중점을 두어 설명하였다. 변연계를 포함한 중추적 측면에서의 성적반응에 대해서는 20장 "변연계(The Limbic System)"에서 설명하였다.

척수에서 **체신경**(somatic)과 **내장신경**(visceral)의 **구심신경**(afferent) 및 **원심신경**(efferent)은 서로 합쳐져 반사활(reflex arc)을 이루며, 이를 통해 성적반응이 나타난다(그림 4.12). 남성의 성적반응은 발기, 방출, 사정 및 극치감으로 나타나며, 여성의 성적반응은 질윤활, 발기조직의 충혈 및 극치감으로 나타난다.

성적반응은 체신경계통과 내장신경계통을 통해 나타난다. **음부신경**(pudendal nerve, S2~S4)은 생식기를 포함한 샅에 분포하는 체신경이다. 음부신경은 샅의 충혈부위로부터의 감각정보를 전달하며, 골반바닥을 이루는 근육에 수의적 운동정보를 전달한다. 이러한 근육의 리드미컬한 수축은 남성과 여성에서 극치감의 일부를 이룬다. 내장신경계통은 혈관과 샘에 분포하며, 발기와 질윤활 및 남성에서 방출과 사정, 남성과 여성 모두에서 극치감을 관장한다.

1. 충혈(engorgement): 음경의 발기는 두 가지 기전 중 하나에 의해 조절된다. 심리적 또는 정신적 발기는 교감신경(T12~L1/L2)에 의해 조정된다. 이러한 교감신경은 일반적으로 고위중추에 의해 직접 억제되나, 각성상태에서는 억제가 풀려 교감신경이 활성화되어 발기를 유발하게 된다. 발기가 일어나는 또 다른 하나의 기전은 음부신경(S2~S4)을 통해 부교감엉치신경세포(S2~S4)로 전달되는 감각정보에 의해 발기가 유도되는 것이다. 이 기전에서는 고위중추로부터 영향을 받지 않고 반사적으로 발기가 일어날 수 있다. 또한 부교감신경은 성적 감각정보에 의해 자극을 받은 대뇌겉질 영역으로부터 영향을 받아 활성화될 수 있다.

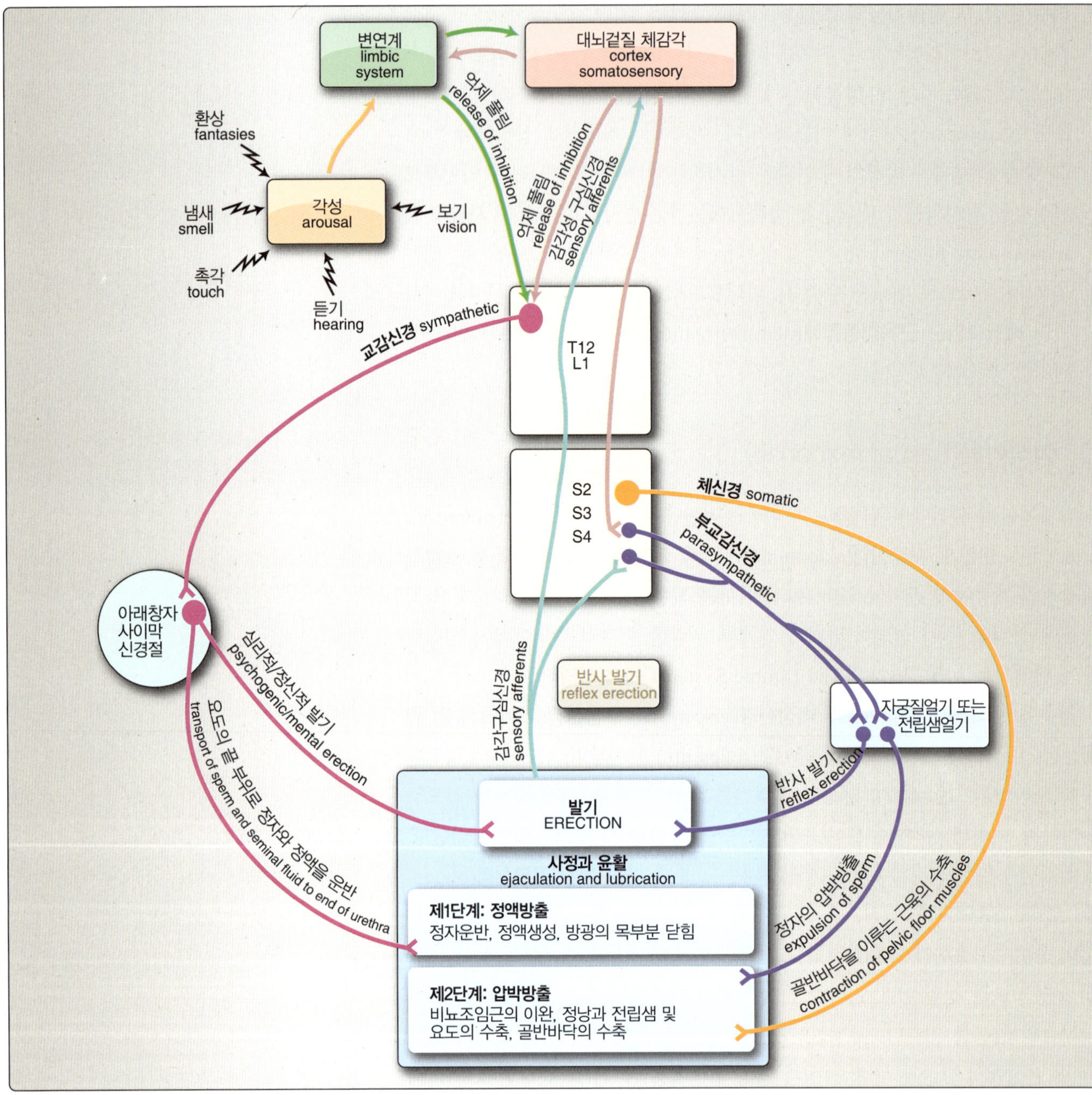

그림 4.12 성적반응(sexual response)에 관여하는 신경로.

여성에서 **질윤활**(vaginal lubrication)과 발기조직의 충혈은 자율신경에 의해 조정된다.

2. **사정**(ejaculation): 남성에서 **사정**은 **정액방출**(seminal emission) 단계에 뒤이어 일어난다. 정액방출은 정자의 운반과 정액형성 및 사정 시 정액의 역방출을 방지하기 위한 방광목의 닫힘으로 이루어진다. 이 단계는 **가슴교감신경**(thopracic sympathetic fiber, T12~L1)에 의해 조절된다. 다음 단계에

는 **정자의 압박만출**(expulsion of sperm)이 일어난다. 이는 **부교감엉치신경**(sacral parasympathetic fiber, S2~S4)에 의해 조절되며, 이때 정낭(seminal vesicle), 전립샘(prostate) 및 요도가 수축한다. 리드미컬한 골반바닥의 수축(contraction of pelvic floor)은 **음부신경**(pudendal nerve, S2~S4 체신경)에 의해 조정된다.

3. **극치감**(orgasm): **극치감**은 남성과 여성에서 그 느낌이 유발되고 느껴지는 방식이 다양한 복합적인 생리반응이다. 이는 감각 자극과 운동성 표출, 즉 사정과 골반바닥 근육의 수축 또는 질과 자궁 등의 수축이 각성상태의 대뇌겉질에서 통합되어 느껴지는 경험이다. 수많은 성적자극은 대뇌겉질과 겉질밑 부위에서 통합되며, 이곳에서 분비되는 호르몬과 신경전달물질에 의해 강렬한 극치감을 느끼게 된다.

임상증례

자율반사이상증(Autonomic Dysreflexia)

20년 동안 척수가 완전히 손상된 상태에 있었던 52세의 남성 환자가 고혈압과 극심한 두통 때문에 응급실에 내원하였다. 검사 결과, 환자의 혈압은 160/90 mm Hg, 맥박수는 50회/분이있으며, 체온은 38.5°C이었나. 환자는 의식과 방향감각이 있었으며 수막염(meningitis)이나 편두통(migraine)을 확증할만한 징후는 나타나시 않았다. 환자는 하반신마비가 있었으며, 방광에는 카테터가 삽입되어 있었고, 둘째 가슴분절에서는 감각을 느낄 수 있었다. 두통 해소를 위한 간단한 진통치료로는 증상이 개선되지 않았다. 소변검사(urinalysis) 결과, 소변에서 혈액과 백혈구가 관찰되어 요로감염 징후를 나타내었다. 환자의 과거 병력에서 척수 손상 이후 혈압이 약 90/60 mm Hg로 유지되고 있었음을 확인할 수 있었다.

척수 손상, 두통, 느린맥(bradycardia)을 동반한 고혈압 및 요로감염 등의 병력은 **자율반사이상증**(autonomic dysreflexia)임을 나타내고 있다. 환자는 고혈압 치료를 받고 요로감염을 치료하기 위해 항생제를 처방받았다. 몇 시간 후, 고혈압이 개선되고 두통이 사라졌다.

증례 토의

심한 척수 손상 환자에서 요로감염에 의해 촉발되는 전형적인 자율반사이상의 증례이다(그림 4.13). 감염에 의해 척수 손상 부위 아래쪽의 교감신경반응이 활성화되어 고혈압이 유발된 것으로 생각된다. 상승된 혈압은 목동맥팽대(carotid sinus)와 대동맥활(aortic arch)에 존재하는 압력수용기(baroreceptor)에서 감지되며, 이러한 정보는 고립로핵(nucleus solitarius)으로 전달된다. 이곳으로부터 부교감 혈압하강 반응이 시작되어 심박수가 느려진다. 그러나 여전히 교감신경의 긴장도가 높은 상태에 있으므로 혈압에 영향을 미칠 수는 없다. 이는 척수의 가쪽뿔에 위치해 있는 교감신경세포에 영향을 미치는 내림 조절경로가 없기 때문이다. 따라서 부교감신경의 영향에 의해 심장박동수가 느려졌음에도 불구하고 교감신경세포는 계속 활성화되어 혈압이 상승된 상태로 유지된다. 결과적으로 느린맥을 동반한 고혈압이라는 외견상 역설적인 현상이 나타나게 된다. 과도한 부교감신경 자극은 척수 손상 부위 위쪽의 혈관확장을 유발하며, 이는 두통의 원인이 된다. 환자는 코울혈(nasal congestion), 발한(sweating) 및 홍조(flushing) 등의 증상을 나타낼 수도 있다.

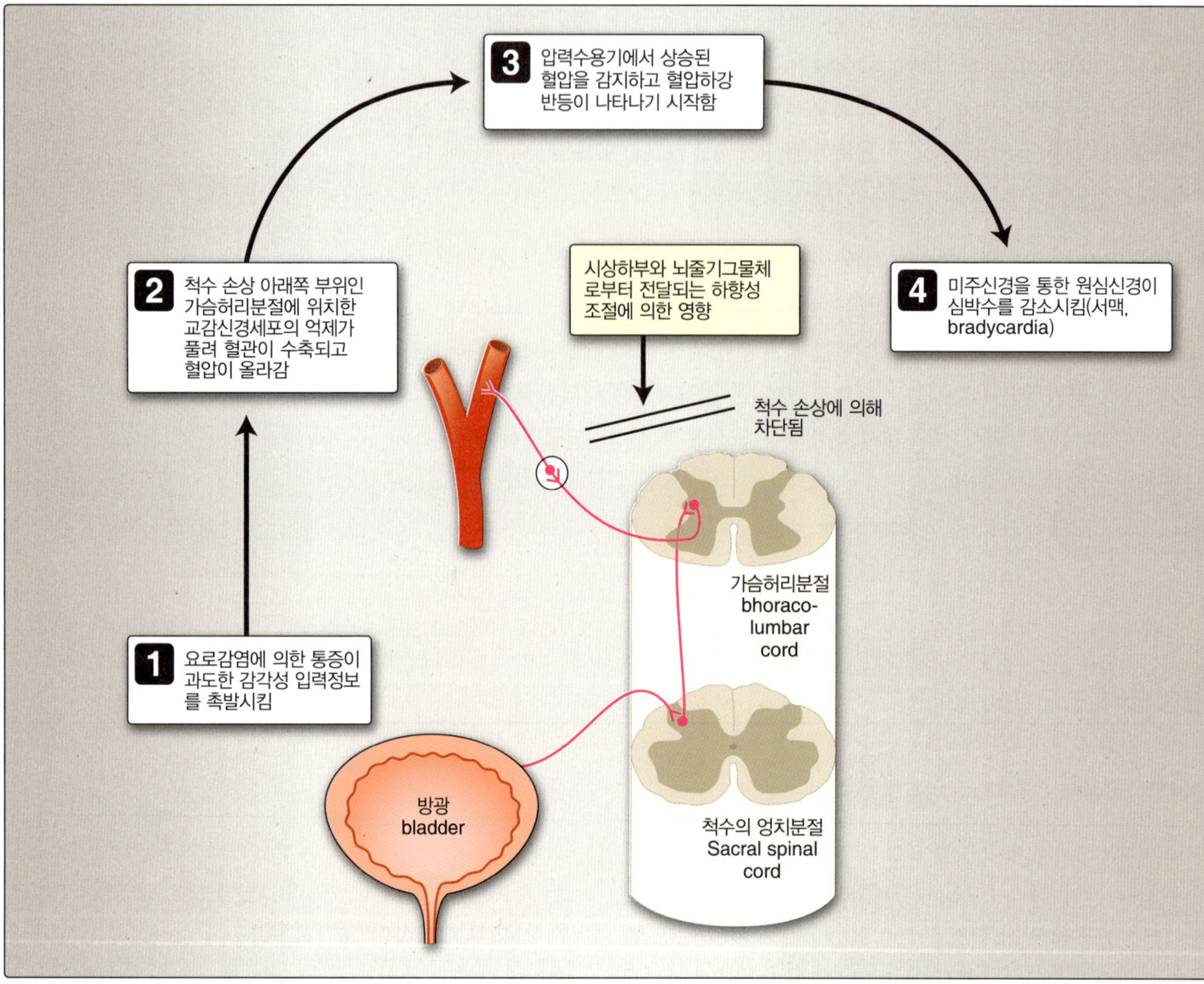

그림 4.13 척수 손상에 의한 심혈관계통에 영향을 미치는 자율신경 조절장애.

요약

- 내장신경계통(visceral nervous system)은 운동성분과 감각성분으로 이루어져 있다. **내장구심정보**(visceral afferent information)는 교감원심신경섬유 및 부교감원심신경섬유와 함께 척수와 뇌줄기로 전달된다. 통증에 대한 정보는 주로 교감신경섬유와 함께, 생리적 기능과 연관된 정보 및 내장반사는 주로 부교감신경섬유와 함께 전달된다. 이러한 정보들은 모두 반대쪽 앞가쪽계통을 통해 고위중추로 올라간다.
- 또한 내장구심신경은 생체의 항상성을 유지시키는 기능을 하는 내장원심신경과 함께 무의식반사계통(nonconscious visceral reflex system)에도 관여한다.
- 내장원심신경섬유(visceral efferent fiber) 또는 내장운동신경섬유(visceral motor fiber)는 일반적으로 서로 길항적으로 작용하는 부교감신경계통(안정과 소화, rest and digest)과 교감신경계통(알림, fight or flight)의 두 계통으로 나눌 수 있다. 또한 내장운동신경계통은 자율신경계통(autonomic nervous system)이라고도 한다. 부교감신경섬유는 뇌신경핵과 척수의 엉치분절(S2~S4)로부터 기원한다. 이 신경섬유는 머리와 신체의 중심부에 위치해 있는 구조에만 분포한다. 교감신경섬유는 T1~L2 척수분절에서 기원하며 신체의 중심부(내장) 및 말초부위의 침샘과 혈관에 분포한다. 교감신경계통과 부교감신경계통은 모두 다 신체의 항상성 유지에 도움을 주며, 현재의 요구를 조정하

요약 (계속)

는 내장 기능을 수행할 수 있게 한다. 내장신경계통(enteric nervous system)은 창자벽에 존재하는 근육층신경얼기(myenteric plexus)와 점막밑신경얼기(submucosal plexus)로 이루어져 있다. 이러한 신경얼기는 내장운동계통의 영향에 의해 조절된다. 근육층신경얼기는 창자의 운동을 조절하는 반면, 점막밑신경얼기는 액체의 분비와 흡수를 조절한다.

- **내장운동계통**(visceral motor system)으로 내려가는 신경섬유는 **시상하부**(hypothalamus)로부터 기원한다. 이러한 신경섬유는 수도관주위회색질(periaqeductal gray)과 뇌줄기의 앞가쪽을 통해 내려가 **뇌줄기**(제3, 7, 9, 10 뇌신경과 연관된)와 **척수의 엉치분절**(sacral spinal cord, S2~S4)에 위치해 있는 **부교감신경핵**(parasympathetic nuclei)과 척수의 가쪽뿔(T1~L2)에 위치해 있는 **신경절이전교감신경세포**(preganglionic sympathetic neuron)에 영향을 미친다.
- **방광기능의 조절**(bladder control) 및 **성적 반응**(sexual response)과 같은 복합계통은 척수에 존재하는 내장신경과 체신경의 상호작용에 의해 조절된다. 이러한 반사는 교감신경세포와 체신경세포의 조정에 의해 이루어진다. 신생아의 방광 기능은 척수다리뇌척수반사(spino-pontospinal reflex)에 의해 방광이 채워지면 배뇨가 시작되게 된다. 방광 기능의 수의적 조절은 뇌줄기와 대뇌겉질로부터 내려온 신경로(descending system)를 통해 이루어진다. 성적 기능에서 발기 반사는 감각구심신경이 척수의 교감신경세포를 직접 자극함으로써 일어날 수 있다. 좀 더 복잡한 성적 행동반응은 대뇌겉질에서 정보가 통합되고, 이 정보가 척수의 여러 신경세포 집단을 활성화시킴으로써 일련의 성적 반응을 일으키게 된다.

연습문제

가장 알맞은 답을 하나만 고르시오.

4.1 젊은 남자가 자동차 사고를 당해 응급실로 실려 왔다. 초기 진단 결과, 다리 근육분절에서 운동쇠약(motor weakness, "척수쇼크 spinal shock")을 나타내었다. 전산화단층촬영스캔(CT scan)에서 여덟 번째 척추가 으깨어져 해당 분절의 척수가 손상된 것으로 나타났다. 이 환자의 방광 기능에서 즉각적으로 나타난 결과는 무엇인가?

A. 방광이 채워진 것을 느껴 자가삽관(self-catheterize)을 할 것이다.
B. 방광에 소량의 소변조차 저장할 수 없을 것이다.
C. 방광 기능 반사를 일으킬 것이다.
D. 완전요잔류(complete urinary retention)가 일어날 것이다.
E. 방광 비움을 조절할 수 있을 것이다.

정답은 D이다. 맨 처음, 방광에서는 무반사가 일어나 완전요잔류가 동반되므로 카테터를 삽관해야 한다. 그 다음 단계에 엉치부교감신경이 활성화되어 배뇨근이 수축되는 척수반사를 통해 자율배뇨가 일어난다. 다리뇌의 영향을 받지 못하고 조임근과 배뇨근이 더 이상 함께 작용하지 않으므로 방광은 불완전하게 비워진다. 환자는 방광을 완전히 비우기 위해 하루 종일 카테터를 삽관해야 할 것이다.

4.2 여자 환자가 골반에 광범위한 통증이 있음을 호소하였다. 이러한 감각은 내장구심신경섬유를 통해 전달된다. 다음 중 내장 감각계통의 특성에 대해 설명한 것은?

A. 골반 내장으로부터 기원한 일반내장구심신경의 세포체는 허리분절 척수신경절 내에 위치해 있다.

B. 골반 내장으로부터 기원한 일반내장구심신경은 제10뇌신경인 미주신경(vagus)과 함께 주행한다.

C. 엉치부분으로부터 내장구심정보를 전달하는 신경섬유는 반대쪽 앞가쪽계통을 따라 올라간다.

D. 엉치부분으로부터 그물체로 전달되는 정보는 같은쪽으로 올라간다.

E. 내장구심신경섬유는 척수신경절 내에서 시냅스한다.

> 정답은 C이다. 일반내장구심신경의 세포체는 엉치분절 척수신경절(S2~S4) 내에 위치해 있으며, 이들은 시냅스하지 않는다. 제10뇌신경은 골반 구조에 분포하지 않는다. 엉치부분으로부터 뇌줄기의 그물체로 전달되는 정보는 양쪽에서 올라간다.

4.3 내장운동계통은 교감신경계통과 부교감신경계통으로 이루어져 있다. 이러한 신경계통의 경로에 대한 해부학적 지식은 이들 부위가 손상되었을 때 그 위치의 추정에 중요하다. 다음 문장 중 부교감신경계통에 대하여 옳게 설명한 것은?

A. 세포체는 T1~L2 척수분절 내에 위치해 있다.

B. 활성화된 부교감신경은 심박출량을 증가시키는 작용을 한다.

C. 배의 내장에 분포하는 신경절이전부교감신경세포는 척수의 앞쪽뿔 내에 위치해 있다.

D. 침샘에 분포하는 신경절이전부교감신경세포는 뇌줄기 내에 위치해 있다.

E. 신경절이전부교감신경세포는 신경전달물질로 노르아드레날린을 사용한다.

> 정답은 D이다. 부교감신경계통의 신경세포체는 뇌줄기에 위치해 있으며, 부교감신경은 심박출량을 감소시키는 작용을 하고, 배의 내장에 분포하는 신경절이전부교감신경세포는 뇌줄기(미주신경 등쪽운동핵, dorsal motor nucleus of vagus) 내에 위치해 있다. 신경절이전교감신경세포는 T1~L2 척수분절 내에 위치해 있다. 신경절이전교감신경과 신경절이전부교감신경은 모두 다 아세틸콜린을 신경전달물질로 사용하나, 신경절이후교감신경세포는 노르아드레날린을 신경전달물질로 사용한다.

2부
척수, 뇌줄기, 신경로
Spinal Cord, Brainstem, and Tracts

척수
Spinal Cord

5장

I. 개요

척수의 전반적인 구성과 주요 특징은 앞 장에서 설명하였다. 이 장에서는 척수의 표면 구조, 내부 구조, 뇌척수막(meninges), 척수신경(spinal nerve), 혈관 분포, 관련 임상의학 등을 공부해 보자.

척수는 뇌줄기(brainstem)의 아래 끝과 이어져 있으며, 머리뼈의 큰구멍(foramen magnum)에서 시작하여 척수원뿔(conus medullaris)까지 뻗어 있다. 척수는 뇌척수액(cerebrospinal fluid, CSF)을 포함한 뇌척수막(meninges)으로 싸여 있고, 그 바깥은 다시 척주(vertebral column)의 뼈로 둘러싸여 있다.

척수는 고위중추로 올라가거나 고위중추에서 내려오는 신경로 및 반사를 담당하는 자체 신경회로들로 구성되어 있다. 척수의 중심에는 신경세포체(nerve cell body)들이 위치한 회색질(gray matter)이 있고, 그 주위에는 여러 신경로를 포함한 백색질(white matter)이 있다. 척수의 신경로는 감각정보를 고위중추로 전달하고, 운동명령을 척수의 운동신경세포(motor neuron)에 하달하는 역할을 한다. 대뇌피질에 위치한 운동신경세포를 **상위운동신경세포**(upper motor neuron, UMN)라고 하고, 척수에 위치하여 근육에 명령을 전달하는 운동신경세포를 **하위운동신경세포**(lower motor neuron, LMN)라고 한다.

척수의 가로단면에서 회색질은 나비와 비슷한 모양으로 보이며, 앞부분을 **앞뿔**(anterior horn, ventral horn)이라 하고 뒷부분을 **뒤뿔**(posterior horn, dorsal horn)이라고 부른다(그림 5.1). T1~L2, S2~S4 분절에서는 **가쪽뿔**(lateral horn)도 관찰된다.

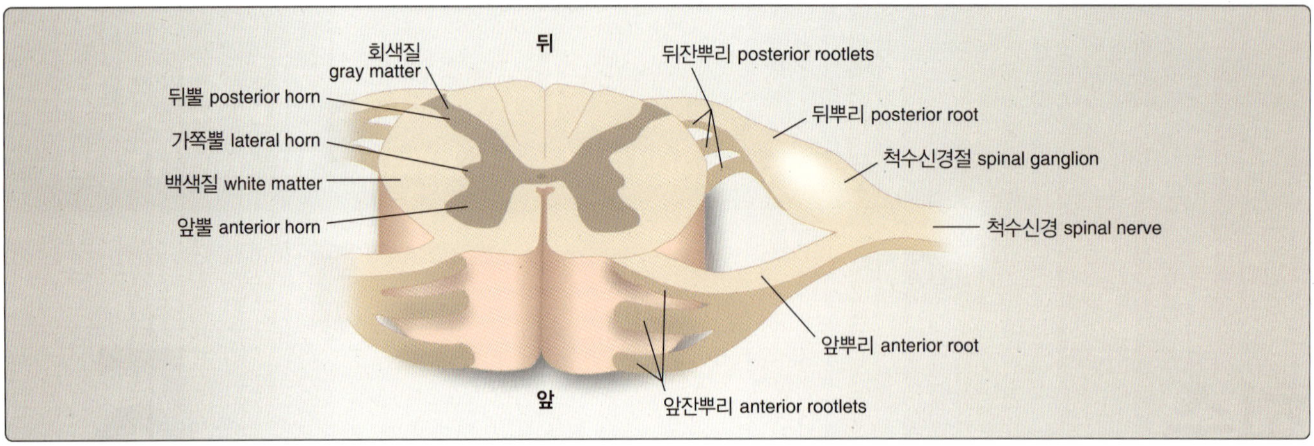

그림 5.1 척수의 가로단면.

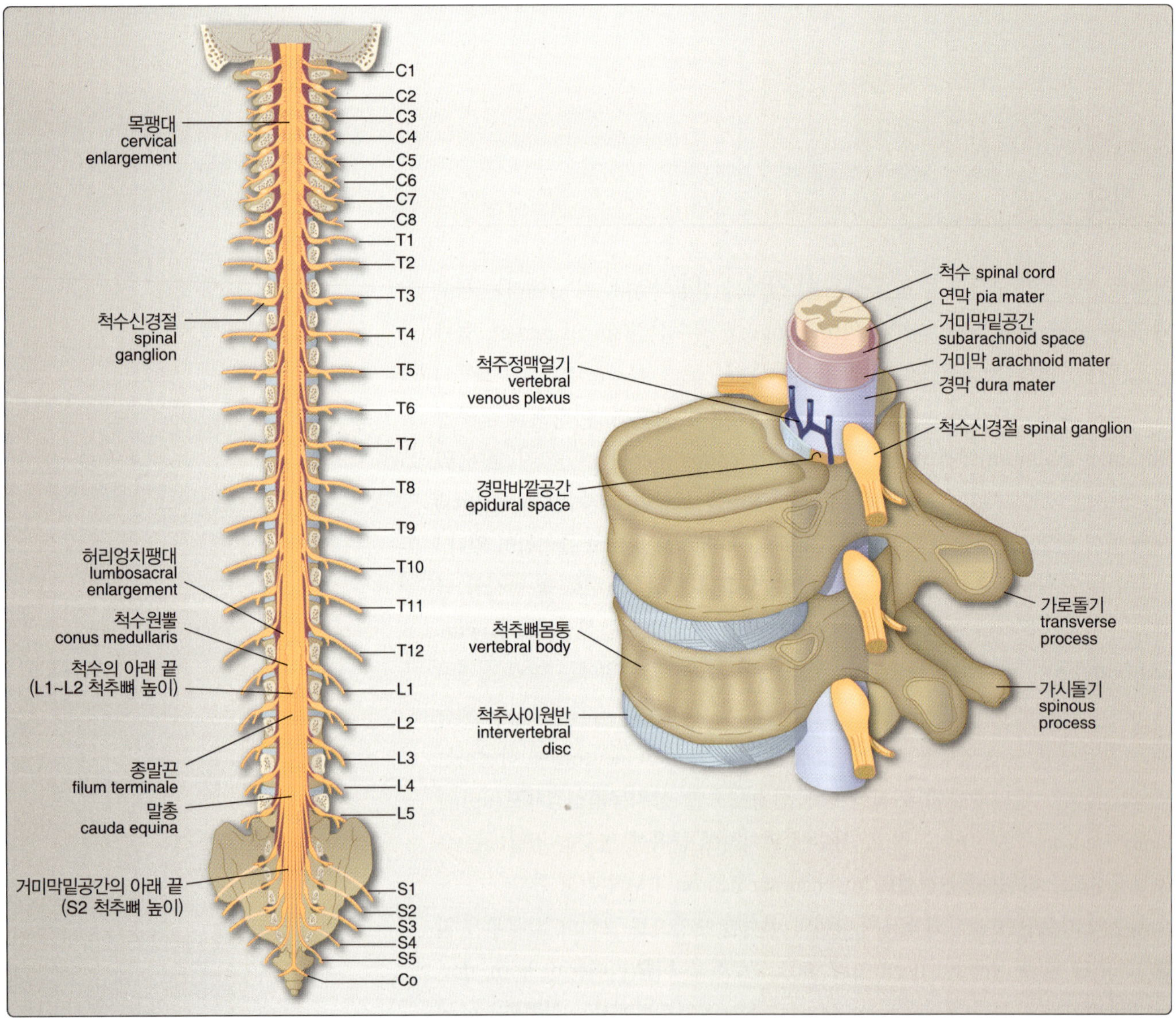

그림 5.2 척수의 구조.

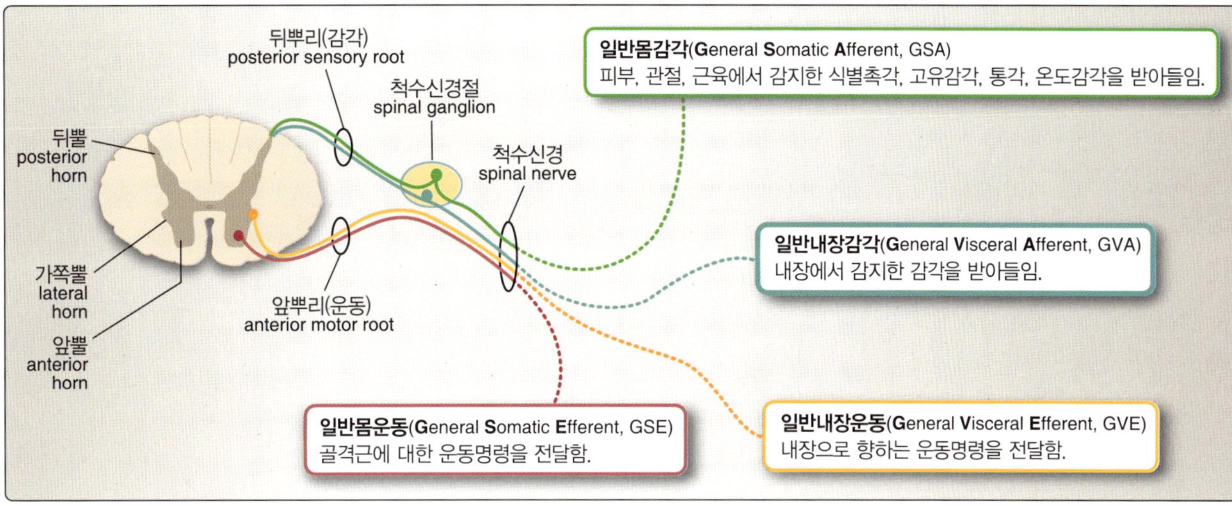

그림 5.3 척수신경(spinal nerve).

척수는 **31개**의 **분절**로 구성되어 있으며, 각 분절에서 좌우 한 쌍의 척수신경(spinal nerve)이 나온다. 31개의 분절은 목분절(cervical segment) 8개(C1~C8), 가슴분절(thoracic segment) 12개(T1~T12), 허리분절(lumbar segment) 5개(L1~L5), 엉치분절(sacral segment) 5개(S1~S5), 꼬리분절(coccygeal segment) 1개로 구분된다(그림 5.2).

척수신경은 감각정보와 운동명령을 전달하는 복합신경이다. 감각정보는 척수신경의 **뒤뿌리**(porterior root)를 통해 척수로 들어간다. 감각신경의 신경세포체는 척수신경절(spinal ganglion)에 위치한다. 각 분절의 앞뿔에 위치한 하위운동신경세포에서 출력된 운동명령은 척수신경의 **앞뿌리**(anterior root)를 통해 나온다(그림 5.3). 척수의 각 분절은 특정 피부 구역과 근육들을 담당하는데, 이 피부 구역과 근육들을 **피부분절**(dermatome)과 **근육분절**(myotome)이라고 부른다. 자율신경계통의 경우, 가쪽뿔에 위치한 신경세포체에서 축삭이 뻗어 나와 척수신경 앞뿌리를 통해 말초 부위로 향한다. 들신경섬유는 몸신경계통의 들신경섬유와 함께 척수신경 뒤뿌리를 통해 척수로 들어간다.

II. 척수의 표면 구조(Surface Anatomy of the Spinal Cord)

신생아는 척수의 아래쪽 끝이 셋째허리뼈(L3) 높이까지 뻗어 있다. 하지만 척주가 척수보다 더 빠른 속도로 성장하기 때문에, 성인이 되면 척수의 아래 끝은 첫째~둘째허리뼈(L1~L2) 높이에 위치하게 된다. 척수의 각 분절마다 좌우 한 쌍의 척수신경(spinal nerve)이 나온다. 첫째~둘째허리뼈 아래쪽에서는 허리수조(lumbar cistern) 안에서 척수신경 뒤뿌리(posterior root)와 앞뿌리(anterior root)가 같은 이름의 척추뼈 높이까지 뻗어 내려가는데, 이 신경다발

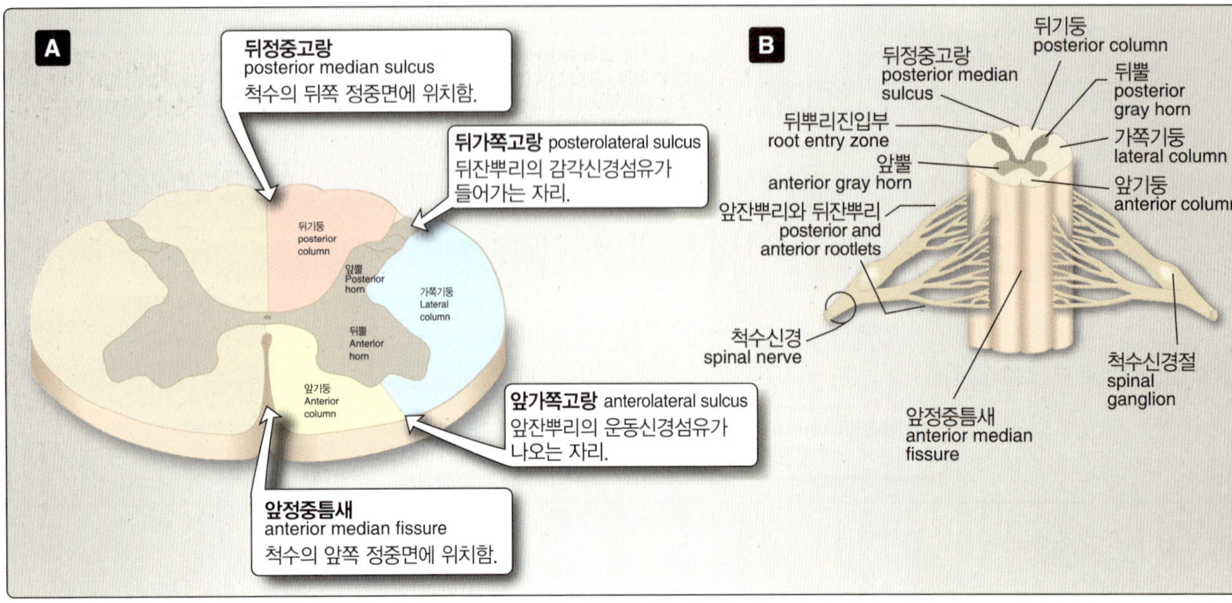

그림 5.4 고랑(sulcus)과 틈새(fissure).

을 **말총**(cauda equina, 라틴어로 "말 꼬리"라는 뜻)이라고 부른다.

척수는 대체로 원통 모양이지만 앞뒤 지름이 좌우 지름보다 약간 작은 편이다. 목 부위와 허리부위에는 **목팽대**(cervical enlargement), **허리팽대**(lumbar enlargement)라고 하는 팽대부가 있다. 이 부위는 팔과 다리에 분포하는 신경얼기와 연관되어 있어서 다른 곳에 비해 신경세포가 많다. 척수의 아래쪽 끝은 **척수원뿔**(conus medullaris)이라고 한다. 척수원뿔은 **종말끈**(filum terminale)에 의해 꼬리뼈 등쪽면에 부착되어 있다(그림 5.2).

척수의 표면에는 세로 방향으로 뻗은 몇 개의 **틈새**(fissure)와 **고랑**(sulcus)이 있다(그림 5.4). 앞면에는 **앞정중틈새**(anterior median fissure)가 척수 전체 길이에 걸쳐 뻗어 있으며, 이 부위의 거미막밑공간(subarachnoid space)에는 앞척수동맥(anterior spinal artery)가 있다. 앞정중틈새 뒤에는 운동신경섬유와 감각신경섬유가 좌우로 교차하는 **앞백색질맞교차**(anterior white commissure, 가로단면에서 관찰됨)가 있다. **앞가쪽고랑**(anterolateral sulcus)는 척수신경 앞잔뿌리(anterior rootlet)가 나오는 자리이다.

척수의 뒷면에는 **뒤정중고랑**(posterior median sulcus)이 있다. 뒤정중고랑에서 척수 속으로 뒤정중사이막(posterior median septum)이 뻗어 있으며, 이에 의해 척수 뒷부분이 좌우로 나뉘게 된다. **뒤가쪽고랑**(posterolateral sulcus)는 척수신경 뒤잔뿌리(posterior rootlet)가 척수로 들어가는 자리이다.

세로 방향의 틈새와 고랑들 사이는 약간 융기되어 있는데, 이 부위를 **기둥**(column) 또는 **섬유단**(funiculus)이라고 부른다. 크게 나누어 뒤기둥, 가쪽기둥, 앞기둥이 있으며, 각 기둥(섬유단)에는 척수의 오름신경로와 내림신경로가 포함되어 있다.

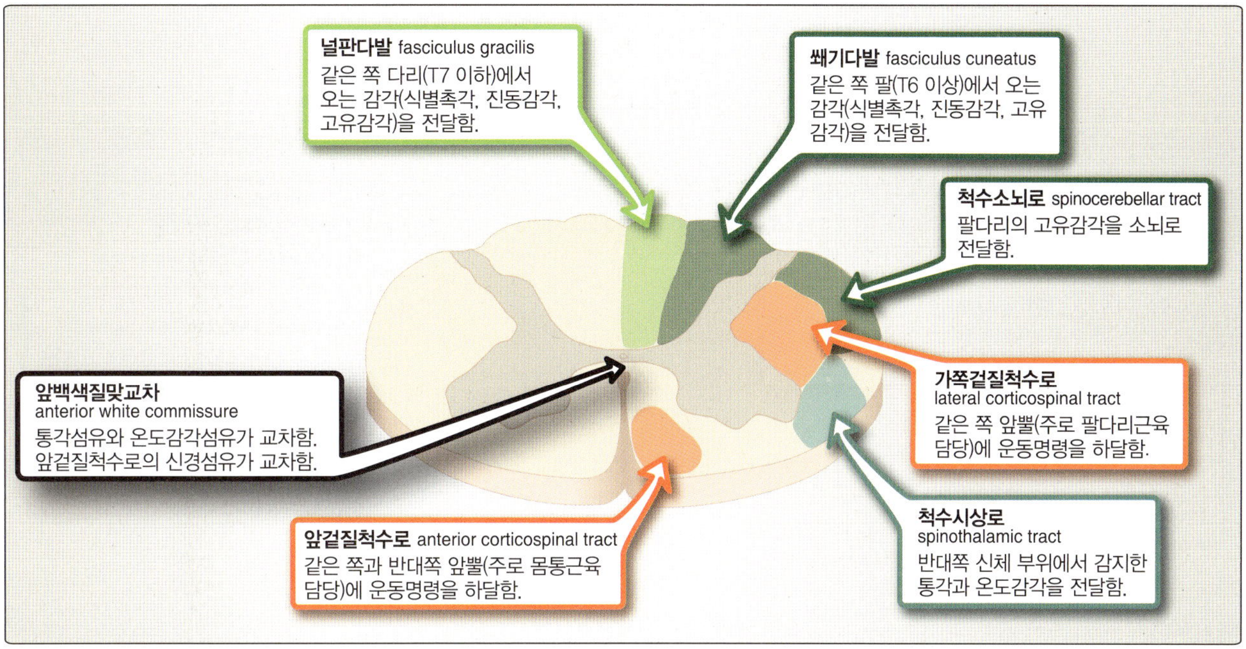

그림 5.5 다발(fasciculus)과 신경로(tract).

뒤정중고랑과 뒤가쪽고랑(뒤잔뿌리가 들어가는 곳) 사이에는 좌우 한 쌍의 **뒤기둥**(posterior column)이 있다. 척수 목분절과 상위 가슴분절에서는 숨뇌(medulla)로 올라가는 2개의 굵은 감각신경섬유다발에 의해 뒤기둥이 두 부위로 나뉜다(그림 5.5). 다리를 포함한 하반신의 감각정보를 전달하는 신경섬유다발은 **널판다발**(fasciculus gracilis)이라 하고, 팔을 포함한 상반신의 감각정보를 전달하는 신경섬유다발은 **쐐기다발**(fasciculus cuneatus)이라고 한다. 이 신경섬유다발들은 식별촉각(discriminative touch, fine touch), 진동감각(vibration), 관절과 근육에서 오는 고유감각(proprioception)을 전달한다.

가쪽기둥(lateral column)은 뒤가쪽고랑(뒤잔뿌리가 들어가는 곳)과 앞가쪽고랑(앞잔뿌리가 나오는 곳) 사이에 위치한다. 가쪽기둥에는 여러 오름신경로와 내림신경로가 포함되어 있다. 그중 **가쪽겉질척수로**(lateral corticospinal tract)는 대뇌겉질에서 출력된 운동명령을 척수 앞뿔의 운동신경세포에게 전달한다. **척수시상로**(spinothalamic tract)는 반대쪽 신체 부위의 통각(pain)과 온도감각(temparature)을 고위중추로 전달한다.

앞정중틈새와 앞가쪽고랑(앞잔뿌리가 나오는 곳) 사이는 **앞기둥**(anterior column)이라고 부른다. 앞기둥에는 **앞겉질척수로**(anterior corticospinal tract)를 포함한 여러 오름신경로와 내림신경로가 포함되어 있다. (표면해부학과 내부의 신경로에 대해서는 그림 5.4, 5.5 참조)

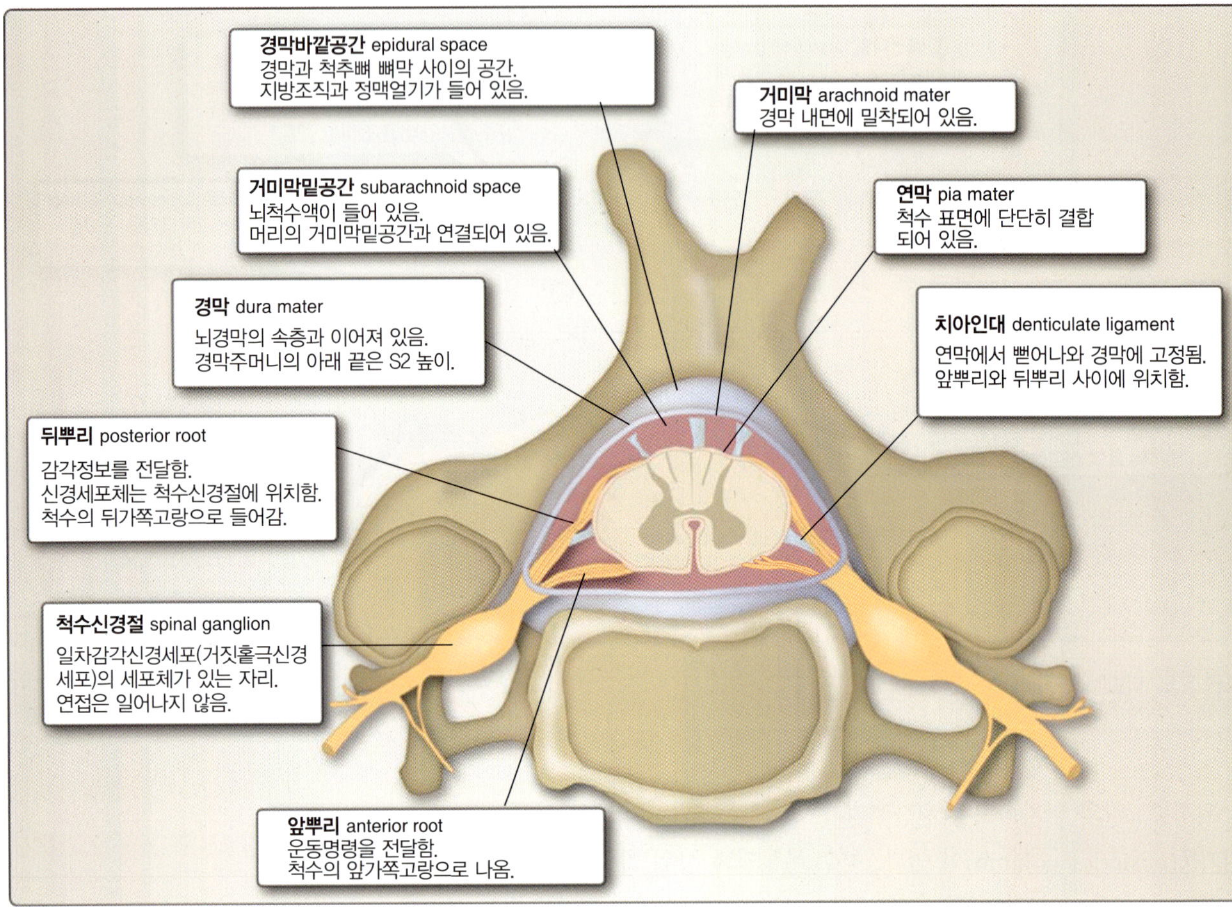

그림 5.6 척수를 싸는 뇌척수막(meninges)과 공간.

A. 척수의 뇌척수막(Meninges)

척수의 뇌척수막은 뇌를 싸는 뇌척수막과 서로 이어져 있으며 바깥의 **경막**(dura mater), **거미막**(arachnoid mater), 척수 표면에 단단히 결합된 **연막**(pia mater)의 세 층으로 구성된다(그림 5.6, 2장 “중추신경계통 개요” 참조).

1. **경막**(dura mater): 척수의 경막은 뇌 경막과 달리 한 층이며, 뇌 경막의 속층(inner layer)과 이어져 있다. 경막은 척수 전체를 완전히 싸고 있기 때문에 경막주머니(dural sac)라고 부르기도 한다. 척수는 L1~L2 척추뼈 높이에서 끝나지만, 척수를 싸는 경막주머니는 S2 척추뼈 높이까지 연장되어 있다(그림 5.2, 5.6). L1~L2 척추뼈와 S2 척추뼈 사이의 거미막밑공간을 **허리수조**(lumbar cistern)라고 부른다. 경막과 척추뼈의 뼈막(periosteum) 사이에는 **경막바깥공간**(epidural space)이 있으며, 여기에는 지방조직과 척주정맥얼기(vertebral venous plexus)가 들어 있다.

2. **거미막**(arachnoid mater): 생체에서 거미막은 경막의 내면에 밀착되어 있

임상응용 5.1 경막외마취(Epidural Anesthesia)

그림처럼 마취제를 경막바깥공간(epidural space)에 주입하여 효과적으로 국소마취를 할 수 있다. 경막바깥공간은 척추뼈와 경막 사이의 공간이며, 지방조직과 정맥얼기로 가득 차 있다. 경막바깥공간에는 척수신경 앞뿌리와 뒤뿌리가 가쪽으로 뻗어 있는데, 국소마취제가 바로 여기에 작용한다. 대부분의 국소마취제는 Na^+ 통로를 차단하여 활동전위(action potential)의 발생을 억제한다.

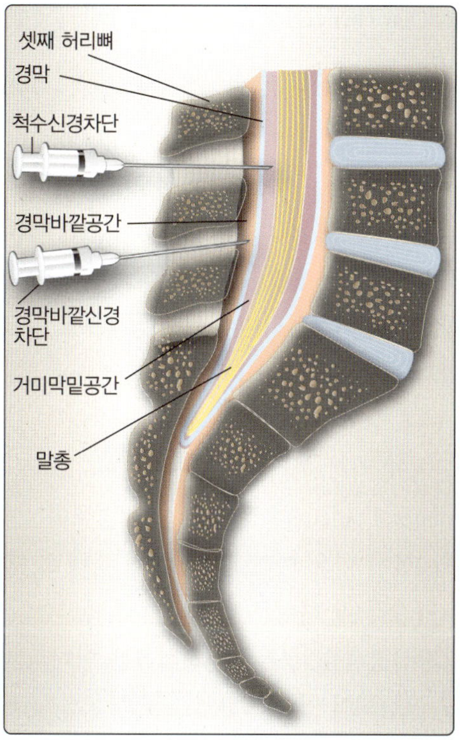

척수마취

척수마취(spinal anesthesia)는 주사바늘을 거미막밑공간(subarachnoid space)에 삽입하여 뇌척수액(cerebrospinal fluid)에 국소마취제를 주입하는 방법이다. 마취제는 척수로 들어가는 척수신경 뒤잔뿌리의 신경전도를 차단한다. 척수마취는 경막외마취보다 적은 양의 마취제로 마취효과를 거둘 수 있다. 산과 영역에서는 척수마취와 경막외마취를 병합하여 사용하기도 한다.

다. 거미막과 연막 사이의 **거미막밑공간**(subarachnoid space)은 뇌척수액(CSF)으로 채워져 있으며, 그 속에 거미막잔기둥(arachnoid trabeculae)과 혈관이 존재한다.

3. **연막**(pia mater): 연막은 척수 표면에 단단히 결합되어 있다. 연막은 여러 곳에서 가쪽으로 연장되어 **치아인대**(denticulate ligament)를 형성한다. 치

아인대는 척수신경의 앞잔뿌리와 뒤잔뿌리 사이로 뻗어 있으며, 거미막을 관통하여 경막의 내면에 부착된다. 좌우 치아인대는 척수를 경막에 고정시켜, 척수가 경막주머니 안에 둥둥 떠 있는 것처럼 만들어 준다. 척수의 아래쪽 끝인 척수원뿔(conus medullaris)에서는 연막이 연장되어 **종말끈**(filum terminale)을 형성한다. 종말끈은 아래로 뻗어 꼬리뼈(coccyx)에 부착되며, 경막주머니 안에 떠 있는 척수를 안정적으로 붙잡아 주는 역할을 한다.

B. 척수신경(Spinal nerve)

인체에는 좌우 31쌍의 척수신경이 있다. 각 척수신경은 감각을 담당하는 **뒤뿌리**(posterior root)와 운동을 담당하는 **앞뿌리**(anterior root)로 구성된다(그림 5.2, 5.3). 뒤뿌리와 앞뿌리는 이웃한 두 척추뼈 사이의 **척추사이구멍**(intervertebral foramen)에서 서로 만나 하나의 척수신경을 이루는데, 합쳐지기 직전의 뒤뿌리에는 **척수신경절**(spinal ganglion)이 있다. 운동신경섬유와 감각신경섬유를 모두 포함한 척수신경은 척추사이구멍 밖으로 나오자마자 신체 앞부분에 분포하는 **앞가지**(anterior ramus)와 신체 뒷부분에 분포하는 **뒤가지**(posterior ramus)로 나뉜다.

뒤뿌리는 척수 근처에 와서 여러 개의 잔뿌리(rootlet)로 갈라진 후 척수의 뒤가쪽고랑(posterolateral sulcus)으로 들어간다. 앞뿌리는 척수의 앞가쪽고랑(anterolateral sulcus)에서 나온 여러 잔뿌리들이 하나로 합쳐져 형성된다. 앞뿌리(운동)와 뒤뿌리(감각)가 하나로 합쳐지면 혼합신경인 척수신경이 된다. 척수신경에는 몸감각신경섬유, 몸운동신경섬유뿐 아니라 내장감각신경섬유, 내장운동신경섬유도 포함되어 있다(그림 5.3, 5.4).

1. **피부분절**(dermatome): 각 척수분절 또는 척수신경은 피부 특정 구역의 감각을 담당하고 있는데, 이 피부구역을 피부분절이라고 한다(그림 5.7). 이웃한 피부분절이 조금씩 중첩되어 있기는 하지만, 척수분절의 담당구역을 그림으로 표시하면 그림 5.8과 같은 피부분절지도(dermatome map)가 된다.

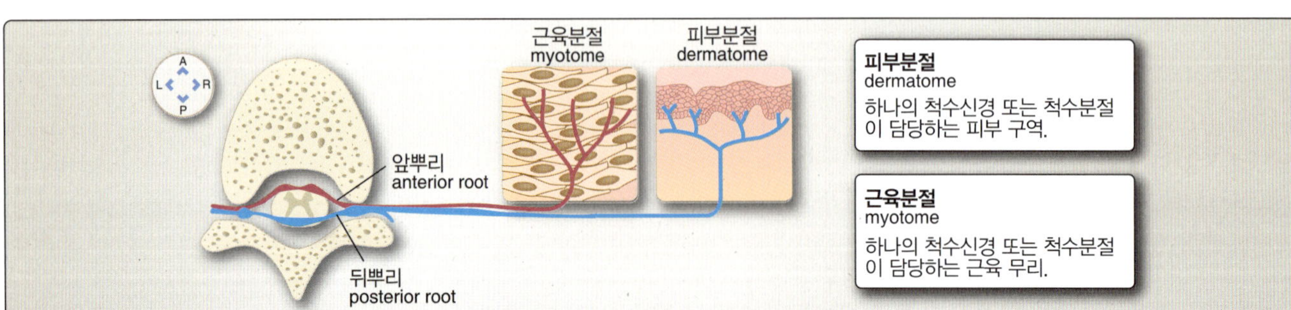

그림 5.7 근육분절(myotome)과 피부분절(dermatome).

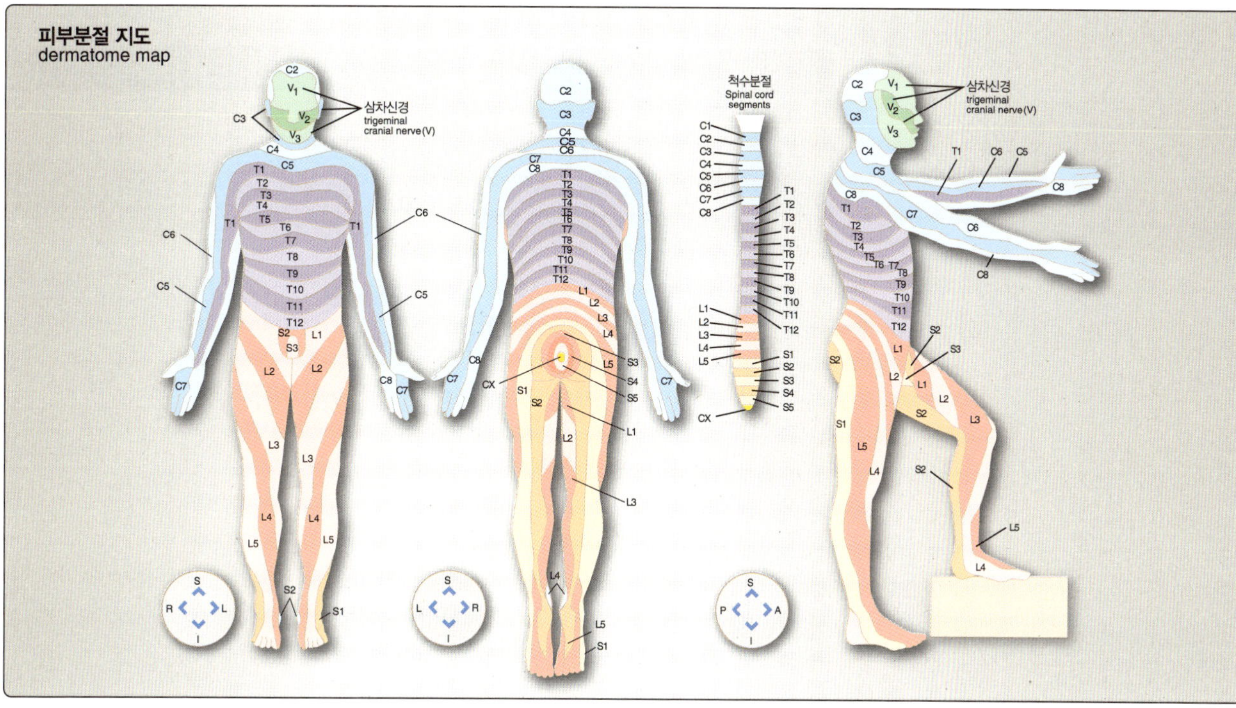

그림 5.8 피부분절(dermatome) 지도.

2. **근육분절**(myotome): 한 척수신경의 지배를 받는 근육섬유들의 집합체를 근육분절이라고 한다(그림 5.7). 근육섬유에 하달되는 운동명령은 척수신경 앞뿌리를 통해 전해진다. 하나의 골격근이 여러 척수분절(또는 척수신경)의 지배를 받는 경우도 있다. 팔다리에 분포하는 말초신경은 여러 척수신경이 서로 만나 신경얼기(plexus)를 이루었다가 다시 갈라져 나온 것이어서, 여러 척수신경의 신경섬유들이 뒤섞여 있다. 몸분절마다 하나의 척수분절에서 나온 신경이 분포하지만, 한 근육이 여러 몸분절(somite)에서 발생하기 때문에 신경분포도 이렇게 복잡해지는 것이다.

   근육의 기능검사는 여러 몸분절에서 기원한 몇몇 근육을 동시에 검사하는 것이어서 결국 여러 척수분절의 기능을 평가하는 꼴이 된다. 신경학적 검사에서 흔히 평가하는 동작과 그에 해당하는 척수분절이 표 5.1에 정리되어 있다. 각 동작마다 가장 크게 영향을 미치는 척수분절 또는 신경이 정해져 있어서, 그 동작을 검사하면 특정 척수분절이나 신경의 손상 여부를 판단할 수 있다.

III. 척수의 내부 구조(Internal Structure of the Spinal Cord)

척수의 중심부에는 회색질(gray matter)이 있고 표면 쪽에는 백색질(white matter)이 있다. 회색질에는 신경세포체(nerve cell body)가 포함되어 있다. 회

표 5.1 신경학적 검사에서 흔히 쓰이는 척수분절별 동작

척수분절	동작
C2	목 굽힘/폄
C3	목 가쪽굽힘
C4	어깨 올림
C5	어깨 벌림
C6	팔꿉 굽힘/손목 폄
C7	팔꿉 폄/손목 굽힘
C8	손가락 굽힘
T1	손가락 벌림
L1/2	엉덩관절 굽힘
L3	무릎 폄
L4/5	발목 발등굽힘
L5	엄지발가락 폄
S1	무릎 굽힘
S2	발목 발바닥굽힘/발가락 굽힘
S3/4	항문 조임

색질의 앞뿔(anterior horn)에는 운동신경세포(motor neuron)와 사이신경세포(interneuron)가 있고, 뒤뿔(posterior horn)에는 감각신경세포(sensory neuron)들이 신경회로를 이루고 있다. 백색질은 **앞기둥**(anterior column), **가쪽기둥**(lateral column), **뒤기둥**(posterior column)의 세 부분으로 나뉜다.

A. 회색질(Gray matter)

척수의 회색질에는 신경세포체가 포함되어 있다. **앞뿔**(anterior horn)에는 **하위운동신경세포**(LMN)와 **렌쇼세포**(Renshaw cell)라고 하는 사이신경세포가 있다. **뒤뿔**(posterior horn)에는 **감각정보**의 통합(**통각**과 **온도감각** 전달에 중요)에 관여하는 여러 종류의 사이신경세포가 들어 있다. **가쪽뿔**(lateral horn)은 T1~L2 부위와 S2~S4 부위에 존재하며, 이곳에는 **신경절이전내장날신경세포**(preganglionic visceral motor cell)의 세포체가 놓여 있다. 팔신경얼기(brachial plexus)와 관련된 C5~T1 분절, 허리엉치신경얼기(lumbosacral plexus)와 관련된 L2~S4 분절은 팔다리에 분포하는 운동신경세포가 많아서 다른 곳보다 앞뿔이 큰 편이다.

1. **회색질의 구획:** 회색질은 척수층판 I부터 척수층판 X까지 10개의 구역으로 나뉜다(표 5.2). 척수층판 I~VI은 뒤뿔, 척수층판 VII~IX은 앞뿔, 척수층판

표 5.2 척수층판(Rexed Lamina)**의 주요 구조**

층판	위치	주요 구조와 기능
I	뒤뿔, 뒤가쪽로(Lissauer tract) 바로 앞	모서리핵(posteromarginal nucleus): 통각, 온도감각, 촉각을 전달하는 감각신경섬유를 통해 자극을 받음
II	뒤뿔	아교질: 통각 전달을 조절함
III, IV	뒤뿔	고유핵(nucleus proprius): 아교질에서 오는 자극을 받으며 통각, 고유감각, 촉각을 전달하는 앞가쪽경로(anterolateral system)로 축삭을 보냄
V	뒤뿔	내장기관, 피부, 근육에서 오는 정보를 받는 신경세포
VI	목분절과 허리분절에만 있음	근육방추(muscle spindle)와 관절에서 오는 감각신경섬유를 통해 자극을 받음
VII	뒤뿔의 가장 앞부분과 가쪽뿔	뒤가슴신경핵(Clarke nucleus, C8~L2): 근육과 힘줄에서 오는 감각자극을 받으며, 여기서 나온 축삭은 척수소뇌로를 형성함 중간가쪽핵(intermediolateral cell column): 교감신경계통(T1~L2)과 부교감신경계통(S2~S4)의 신경절이전신경세포 렌쇼세포(Renshaw cell)
VIII, IX	앞뿔	알파운동신경세포와 감마운동신경세포: 골격근에게 운동명령을 보냄(안쪽에 위치한 신경세포는 안뜰척수로와 그물척수로의 자극을 받아 몸통근육을 조절함으로써 자세 유지에 기여하고, 가쪽에 위치한 신경세포는 겉질척수로와 적색척수로의 자극을 받아 팔다리근육을 지배함)
X	중심관 주위의 회색질	중심관 주위의 회색질

Modified from Siegel A. *Essential Neuroscience*, rev. 1st ed. Baltimore, MD: Lippincott Williams & Wilkins, 2006:140, with permission.

X은 중심관(central cenal) 주위의 구역에 해당한다. 척수층판(Rexed lamina)은 뒤뿔에서 일어나는 통각 조절 기전을 연구할 때 매우 유용하다. 이와는 달리 회색질을 신경핵 단위로 구분하는 방법도 있다. 뒤뿔에는 아교질(substantia gelatinosa), 고유핵(proper sensory nucleus, nucleus proprius), 뒤가슴신경핵(Clarke nucleus, dorsal nucleus of Clarke) 등의 신경핵이 있다. 가쪽뿔에는 내장날신경세포의 세포체로 구성된 중간가쪽핵(intermediolateral nucleus)이 있고, 앞뿔에는 여러 개의 운동신경핵이 있다(그림 5.9).

2. **앞뿔**(anterior horn)**:** 앞뿔에 위치한 **운동신경세포**(motor neurons)의 축삭은 척수 밖으로 나와 해당 분절의 지배를 받는 근육을 향해 뻗는다. 알파운동신경세포(alpha motor neuron)는 **렌쇼세포**(Renshaw cell)의 조절을 받는다. 목팽대(cervical enlargement)와 허리팽대(lumbar enlargement)는 팔다리의 근육을 지배하는 부위여서 앞뿔이 매우 크다. 반면 가슴분절은 몸통근육만 담당하기 때문에 앞뿔이 작다. 앞뿔의 신경세포들은 담당 부위의 구조와 기능에 따라 순서대로 배열되어 있는데, 이런 배열양상을 **몸형태배열**(somatotopic distribution)이라고 한다. 굽힘근을 지배하는 운동신경세포는 뒤쪽, 폄근을 지배하는 운동신경세포는 앞쪽에 위치한다. 팔다리의 먼쪽 근육을 지배하는 운동신경세포는 가쪽, 몸통 근육과 팔다리의 몸통쪽 근육을 지배하는 운동신경세포는 안쪽에 위치한다(그림 5.9).

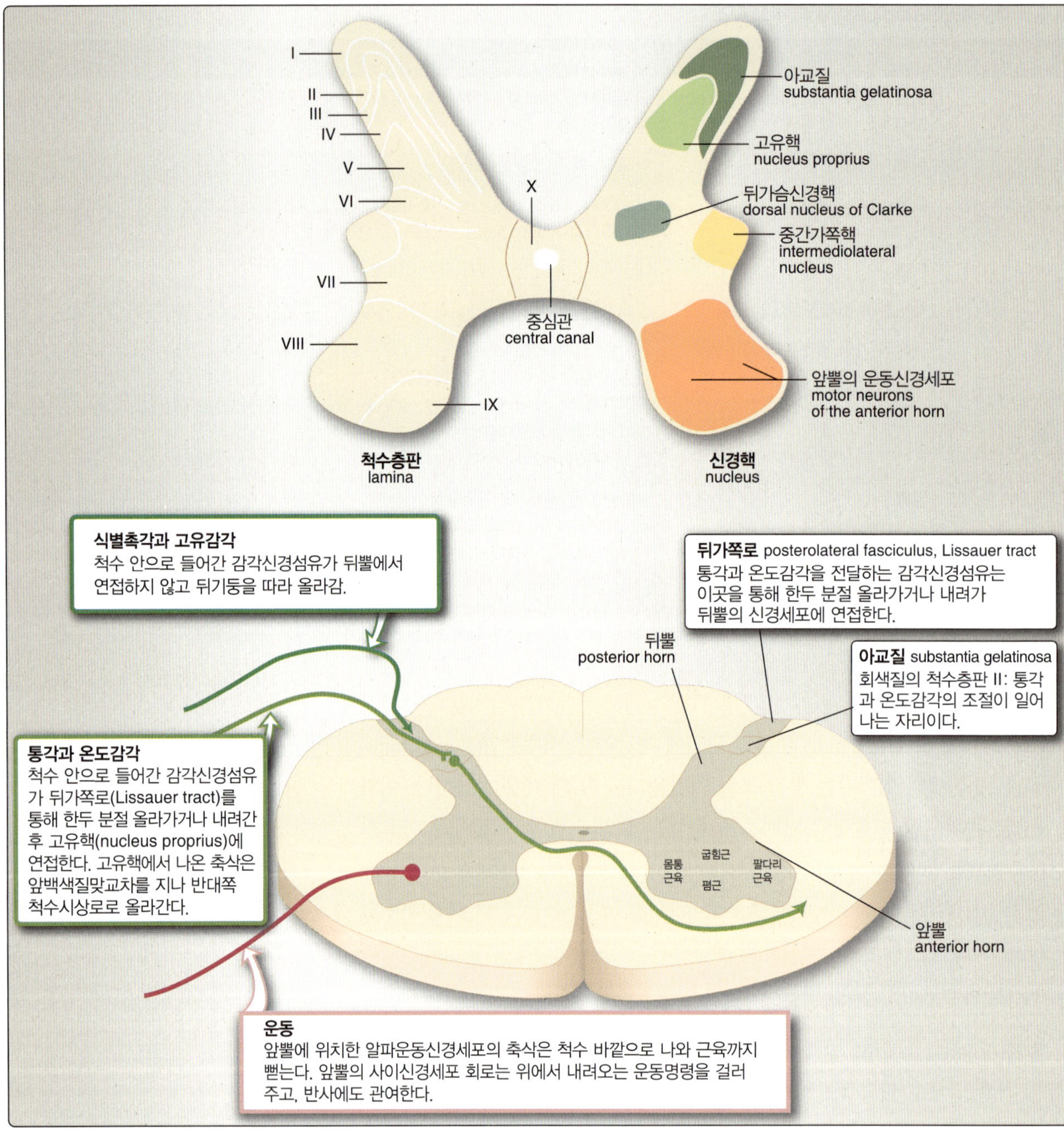

그림 5.9 회색질(gray matter): 앞뿔, 뒤뿔의 주요 신경핵과 신경로.

3. **가쪽뿔**(lateral horn): 가쪽뿔은 T1~L2 분절과 S2~S4 분절에 존재한다. 이곳에는 그림 5.10에 표시된 것처럼 **내장날신경섬유**(visceral motor system)의 세포체가 있으며, 이 신경세포체들의 집합체를 흔히 중간가쪽핵(intermediolateral nucleus)이라고 부른다.

4. **뒤뿔**(posterior horn): 말초 부위에서 오는 모든 **감각정보**는 여러 척수신경을 통해 척수 뒤뿔로 들어온다. **식별촉각**(discriminative touch)과 **고유감각**

(proprioception)을 전달하는 신경섬유들은 뒤뿔에서 연접하지 않고 곧바로 같은쪽 뒤기둥(posterior column)을 통해 올라간다. 반면 **통각**과 **온도감각**을 전달하는 신경섬유들은 척수 안으로 들어가 뒤기둥이나 뒤가쪽로(Lissauer tract)를 통해 한두 분절 올라가거나 내려간 후 척수층판 I 또는 고유핵(nucleus proprius, 척수층판 III~IV)에 연접한다. 고유핵의 신경세포에서 나온 축삭은 아교질(substantia gelatinosa, 척수층판 II)로 뻗어 들어간다. 척수로 들어온 통각 정보는 뇌줄기와 대뇌피질로 올라가기 전에 아교질에서 복잡한 정보처리 및 조절 과정을 거치게 된다. 통각 전달과 관련된 상세한 기전은 22장 "통증" 단원에 설명되어 있다.

5. **뒤가슴신경핵**(Clarke nucleus): 뒤가슴신경핵은 C8~L3 분절에 걸쳐 있는 특수한 신경핵이다(그림 5.11). 이 신경핵은 소뇌로 올라가는 무의식**고유감각**(nonconscious proprioception)의 중계핵이다. 뒤가슴신경핵은 근육긴장도(muscle tone)와 관절의 위치감각을 전달하는 Ia, Ib, II 신경섬유를 통해 정보를 받는다. 이 정보는 뒤가슴신경핵에서 연접한 뒤 **뒤척수소뇌로**(posterior spinocerebellar tract)를 통해 소뇌로 전해진다. L3 분절보다 아래에서 들어온 고유감각섬유는 널판다발(fasciculus gracilis)을 통해 L3 높이까지 올라와 뒤가슴신경핵에 연접한다. C8 분절보다 위에서 들어온 고유감각섬유는 쐐기다발(fasciculus cuneatus)을 통해 올라가 덧쐐기핵(accessory cuneate nucleus, 뒤가슴신경핵과 유사한 뇌줄기의 신경핵)에 연접하며, 이어서 cuneocerebellar tract(쐐기소뇌로)을 통해 소뇌로 정보가 전달된다.

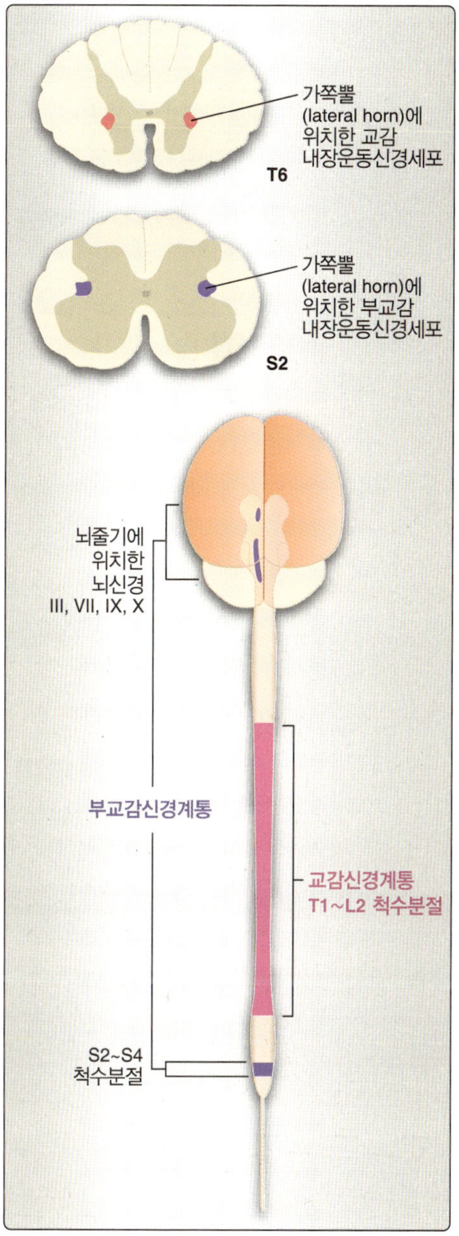

그림 5.10 척수에 있는 내장신경계통(visceral nervous system).

B. 백색질(White matter)

신경세포체가 모여 있는 회색질과는 달리, 백색질은 주로 신경세포의 축삭으로 구성되어 있다. 척수의 백색질에는 뇌줄기(brainstem)와 앞뇌(forebrain)의 고위중추로 올라가는 축삭과 고위중추에서 척수로 내려오는 축삭이 포함되어 있다. 백색질이 하얗게 보이는 것은 말이집축삭(myelinated axon)이 많아 지질 성분이 풍부하기 때문이다. 위로 올라가는 축삭은 대개 신체의 감각정보를 전달한다. 반면 아래로 내려가는 축삭은 하위운동신경세포(LMN)에 운동명령을 하달하거나 감각정보(주로 통각)의 전달을 조절하는 기능을 한다. 척수의 백색질은 세 기둥(column) 혹은 **다발**(fasciculi)로 구분된다. 목분절은 아래쪽 분절에 비해 백색질의 양이 더 많다. 올라가는 축삭이 윗분절로 갈수록 점점 많아지고, 내려가는 축삭은 아래로 갈수록 점점 줄어들기 때문이다.

1. **앞기둥**(anterior column): 척수신경 앞뿌리 부착 지점과 정중면 사이의 백색질이다. 여기에 포함된 신경로 중 가장 중요한 것은 **앞겉질척수로**(anterior corticospinal tract)이다.

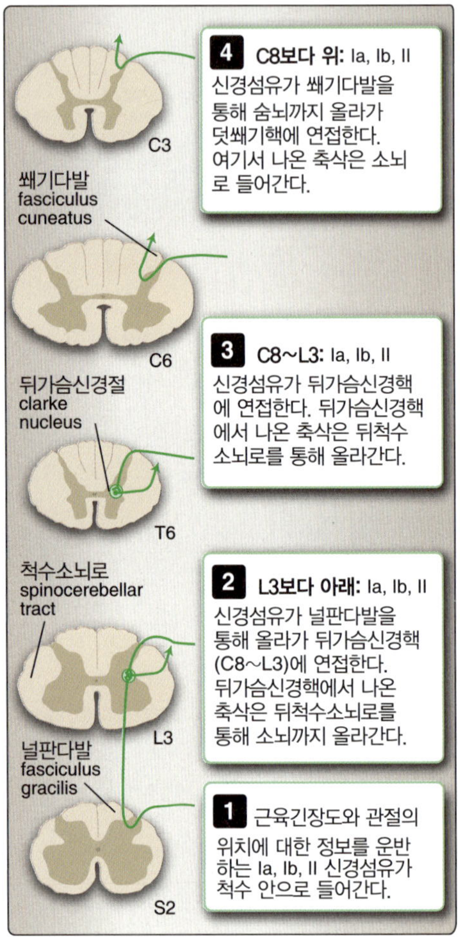

그림 5.11 뒤가슴신경핵(Clarke nucleus).

a. **앞겉질척수로**(anterior corticospinal tract)**:** 앞기둥의 안쪽 부분에 위치한다(그림 5.12). 앞겉질척수로는 대뇌겉질의 운동명령을 전달하는 상위운동신경세포(UMN)의 축삭으로 구성되며, 몸통근육과 관련된 하위운동신경세포(LMN)에 명령을 내려보낸다. 가쪽겉질척수로(lateral corticospinal tract)와는 달리 이 신경로의 축삭은 뇌줄기에서 교차하지 않고 계속 내려와, 연접할 하위운동신경세포가 있는 척수분절에 이르러 반대쪽으로 교차한다. 몸통근육의 수축을 조절하는 신경섬유는 대부분 양쪽 하위운동신경세포에 연접하여 직립보행 시 자세를 유지할 수 있게 도와준다.

b. **기타 신경로:** 그 외에 안뜰척수로(vestibulospinal tract), 그물척수로(reticulospinal tract) 등의 운동신경로도 앞기둥을 통해 내려온다(그림에 표시되어 있지 않음).

2. **가쪽기둥**(lateral column)**:** 척수신경 앞뿌리 부착 지점과 뒤뿌리 부착 지점 사이의 백색질이다. 여기에는 사람의 척수에서 가장 중요한 운동신경로인 **가쪽겉질척수로**(lateral corticospinal tract)가 포함되어 있다. 가쪽겉질척수로는 뇌줄기에서 반대쪽으로 교차하여 가쪽기둥을 통해 척수 각 분절의 하위운동신경세포까지 내려간다.

a. **가쪽겉질척수로**(lateral corticospinal tract)**:** 가쪽기둥의 안쪽, 즉 회색질 근처 부위에 위치한다. 이 신경로에 속한 축삭들은 연접할 척수분절에 따라 가지런히(윗분절일수록 안쪽) 배열되어 있다. 즉, 가장 안쪽에 위치한 축삭이 먼저 하위운동신경세포에 연접하고, 가장 가쪽에 위치한 축삭은 허리분절이나 엉치분절까지 내려가 하반신 근육을 담당하는 하위운동신경세포에 연접한다(그림 5.12).

b. **척수소뇌로**(spinocerebellar tract)**:** 가쪽겉질척수로의 가쪽에 위치하며(그림 5.12), 소뇌의 같은 쪽 부위로 고유감각정보(proprioceptive information)를 전달한다.

c. **척수시상로**(spinothalamic tract)**:** 앞가쪽경로(anterolateral system, 7장의 "상행감각신경로" 참조)에 속한 신경로이며, 가쪽기둥의 앞부분에 위치한다. 이 신경로는 반대쪽 신체 부위의 통각과 온도감각을 전달한다(다음 단락 참조).

d. **기타 신경로:** 척수올리브로(spinoolivary tract) 등의 상행신경로, 적색척수로(rubrospinal tract) 등의 하행신경로들이 가쪽기둥에 포함되어 있다. 이 신경로들은 하위운동신경세포회로, 소뇌, 대뇌겉질 등을 연결하여 운동을 조절하는 기능을 한다(그림에 표시되어 있지 않음).

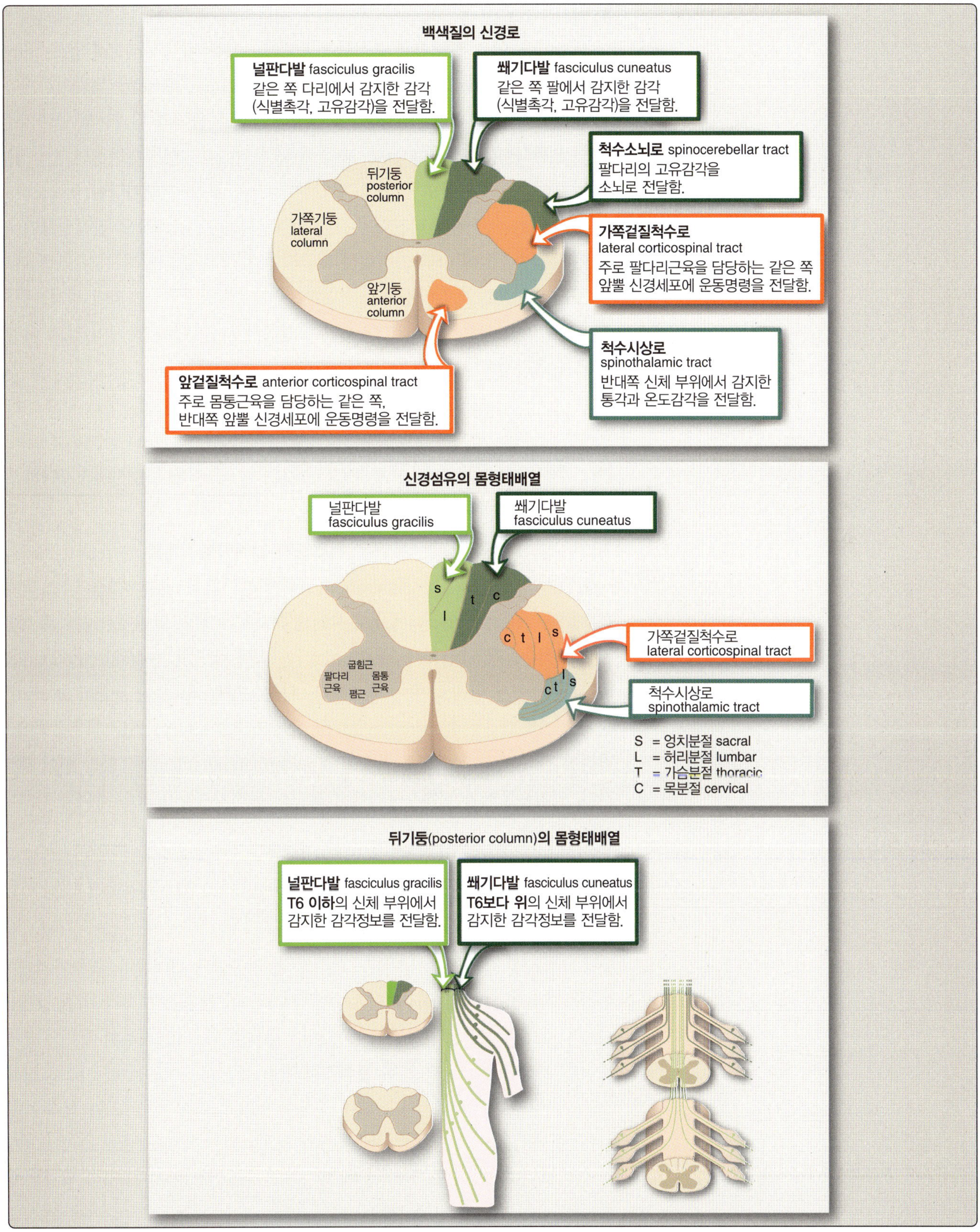

그림 5.12 백색질(white matter): 신경로(tract)와 몸형태배열(somatotopy).

3. **뒤기둥**(posterior column): 척수신경 뒤뿌리 부착 지점과 정중면 사이의 백색질이다. 여기에 포함된 축삭들은 같은 쪽 신체 부위의 **식별촉각**(discriminative touch)과 **고유감각**(proprioception, position sense)을 뇌줄기까지 전달한다. 하반신의 감각정보는 T6 이하의 분절로 들어와 뒤기둥의 안쪽 부분인 **널판다발**(fasciculus gracilis)을 통해 올라간다. 반면 상반신의 감각정보는 T6보다 윗분절로 들어와 뒤기둥의 가쪽 부분인 **쐐기다발**(fasciculus cuneatus)을 통해 올라간다. 뒤기둥의 축삭들은 전반적으로 감각정보가 들어온 척수분절에 따라 가지런히 배열되어 있다. 널판다발의 가장 안쪽 부분에는 엉치분절의 감각정보를 전달하는 축삭이 있고, 그 가쪽에 허리분절의 축삭이 배열되어 있다. 쐐기다발에는 안쪽에 가슴분절의 축삭이 있고, 그 가쪽에 목분절의 축삭이 있다(그림 5.12).

IV. 척수의 혈관 분포(Blood Supply to the Spinal Cord)

척수에 혈액을 공급하는 동맥은 **척추동맥-뇌바닥동맥계통**(vertebral-basilar system)과 **분절동맥**(segmental arteries)에서 분지되어 나온다(그림 5.13). 좌우 **척추동맥**(vertebral artery)에서 분지한 동맥가지가 척수 앞면에서 하나로 합쳐져서 **앞척수동맥**(anterior spinal artery)이 되며, 앞정중틈새(anterior median fissure) 속에서 아래로 뻗어 내려간다. **뒤척수동맥**(posterior spinal artery)은 좌우 뒤아래소뇌동맥(posterior inferior cerebellar artery) 또는 척추동맥에서 갈라져 나와 각각 척수의 뒤가쪽고랑(posterolateral sulcus)을 따라 뻗어 내려간다. 앞척수동맥과 뒤척수동맥에서 분지한 동맥가지들이 척수 주위를 감싸며 서로 연결된다.

A. 큰뿌리동맥(Great radicular artery)

대동맥에서 분지한 척수가지들도 척수의 혈액 공급에 기여한다. 척수가지에서 뿌리동맥(radicular artery)이 갈라져 나오며, 이 동맥들이 척주관(vertebral canal) 속으로 들어간다(그림 5.13). 이런 동맥들 중 T12 척추뼈 부위의 뿌리동맥이 가장 큰데, 이를 흔히 **큰뿌리동맥**(great radicular artery of Adamkiewicz)이라고 부른다. 이 동맥이 중요한 이유는 척수 손상 또는 척수 수술 시 이 동맥이 찢어지면 척수 허리분절과 엉치분절에 허혈(ischemia)이 초래될 수 있기 때문이다. 가슴 아랫부분에 대동맥꽈리(aortic aneurysm)이 생겼을 때도 이 동맥이 위험해 질 수 있다.

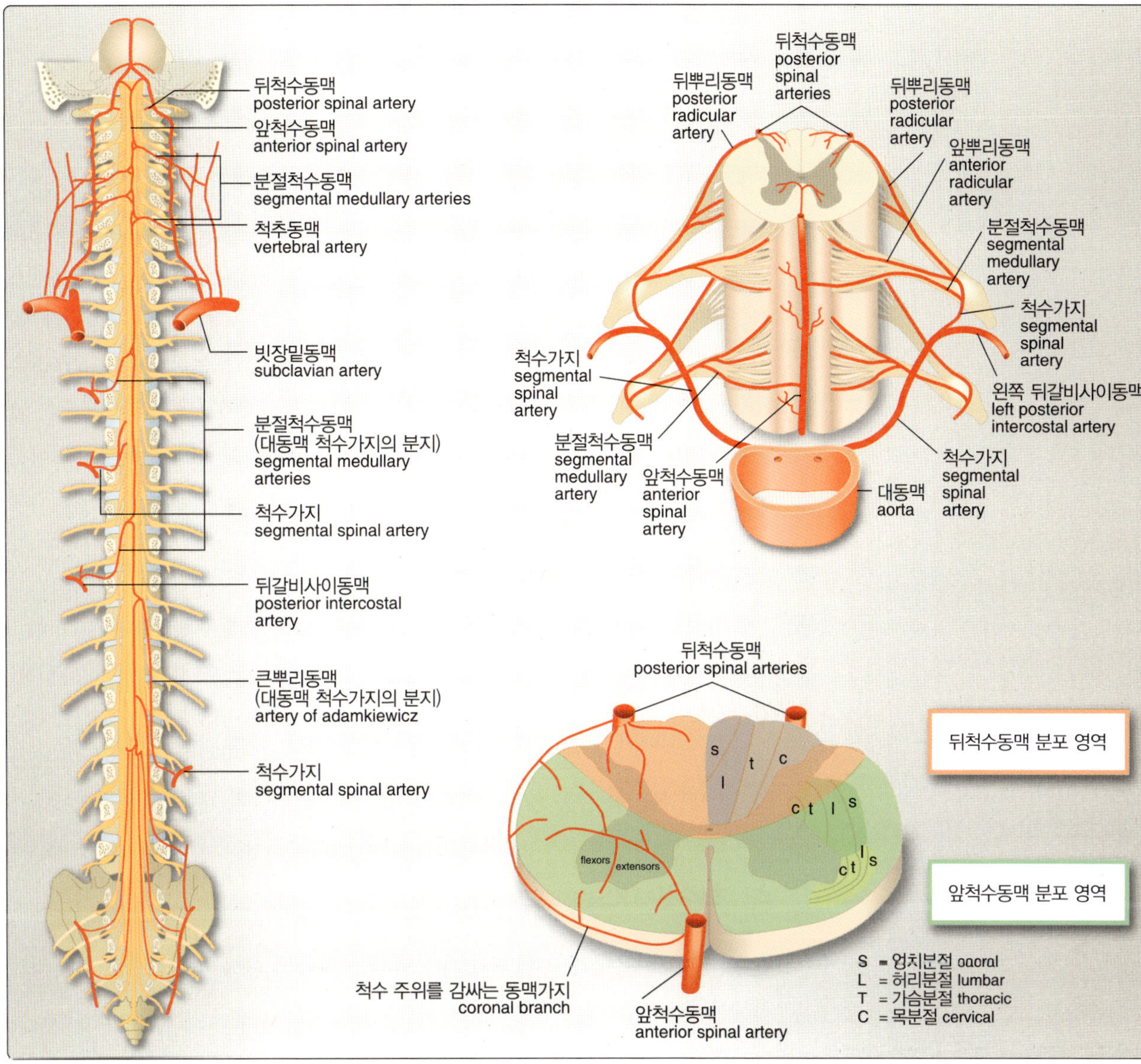

그림 5.13 척수의 혈액 공급.

B. 앞척수동맥(Anterior spinal artery)

앞척수동맥(anterior spinal artery)은 척수의 앞 2/3 부위에 혈액을 공급한다. 이 혈액 공급 영역에는 뒤뿔의 앞부분과 가쪽겉질척수로의 일부가 포함된다 (그림 5.13).

C. 뒤척수동맥(Posterior spinal artery)

뒤척수동맥(posterior spinal artery)은 척수의 뒤 1/3 부위에 혈액을 공급한다. 이 혈액 공급 영역에는 뒤기둥, 뒤뿌리진입부, 뒤가쪽로(Lissauer tract), 척수층판 II(substantia gelatinosa), 가쪽겉질척수로 일부 등이 포함된다(그림 5.13).

V. 척수 시스템(Spinal Cord Systems)

하위운동신경세포(LMN)는 골격근에게 운동명령이 전달되는 최종공통경로(final common pathway)이다. 이 경로를 통한 자극에 의해 하위운동신경세포의 발화율(firing rate)이 달라지고, 그 결과 골격근의 수축 여부가 결정된다. 하위운동신경세포에 연접하는 대뇌겉질 상위운동신경세포는 겉질척수로(corticospinal tract)를 통해 수의운동을 일으키고, 뇌줄기의 상위운동신경세포는 균형과 자세를 조절한다. 그 외에 척수 안에서 하위운동신경세포에 직접 영향을 미치는 경로도 있다. 이런 척수 시스템에는 척수반사(spinal reflex)처럼 비교적 단순한 것도 있고, 방광 기능과 성 반응을 조절하는 복잡한 신경회로도 있다(4장의 "내장신경계통의 개요" 참조).

또한 보행주기(gait cycle)에 중요한 역할을 하는 **중추패턴발생기**(central pattern generator, CPG)도 척수 시스템의 한 예이다. 중추패턴발생기(CPG)는 감각정보에 매우 민감하게 적응할 뿐 아니라 대뇌겉질이나 뇌줄기에서 내려오는 신경로의 조절도 받는다. 뇌줄기에 위치한 중추패턴발생기는 삼키기와 호흡과 관련된 복잡한 운동 패턴을 조절한다(12장의 "뇌줄기 계통과 복습" 참조).

A. 척수반사(Spinal reflex)

척수반사는 근육이나 외부 환경에서 발생한 자극에 따라 실시간으로 신속하게 자세를 조정하는 데 중요한 기능을 한다.

1. **신장반사**(stretch reflex, myotatic reflex): 근육방추(muscle spindle)에 분포하는 **Ia 신경섬유**(Ia fibers)는 근육의 신장 정도를 감지하여 직접 아래운동신경세포를 자극한다(그림 5.14). Ia 신경섬유는 **알파운동신경세포**(α motor neuron)에 직접 연접하여 감각정보가 발생한 바로 그 근육의 수축을 유발한다. 동시에 Ia 신경섬유는 **억제성 사이신경세포**(inhibitory interneurons)에도 연접하여 대항근을 지배하는 알파운동신경세포를 억제함으로써 대항근이 수축하지 못하게 한다. 근육의 길이는 상위운동신경세포의 명령에 의해 정해진다. 이 상태에서 어떤 이유로든 근육의 길이가 변하면 근육방추가 이를 감지하고, Ia 신경섬유가 알파운동신경세포에게 정보를 직접 전달하여 즉각적으로 근육의 길이를 재조정하게 만든다.

   크기가 작은 **감마운동신경세포**(γ motor neuron)는 근육방추에 분포하며, 근육방추의 민감도를 조절한다. 이 작용에 의해 근육방추가 근육 길이 조정 목표치에 대한 정보를 얻게 되고, 조금이라도 오차가 발생하면 반사를 통한

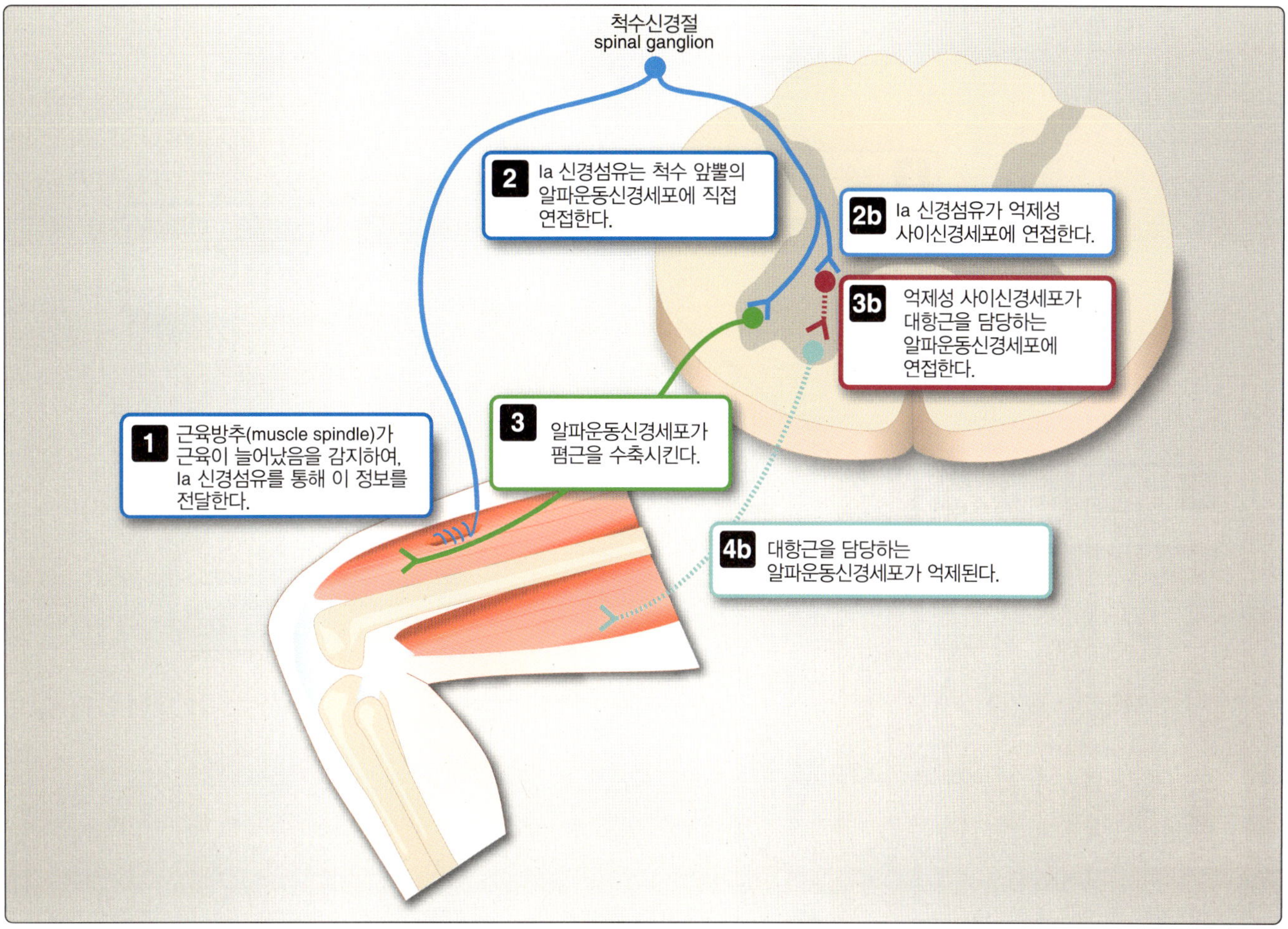

그림 5.14 힘줄을 두드렸을 때 나타나는 신장반사(stretch reflex, 힘줄반사 deep tendon reflex).

재조정이 일어난다.

임상에서, 근육의 힘줄을 가볍게 두드려서 신장반사를 검사하곤 한다. 힘줄을 두드리면 근육이 늘어나 근육방추가 흥분하고, 그에 따라 반사가 작동하게 된다. 이때 해당 근육은 수축하고 대항근은 이완되는 반응이 나타난다.

2. **회피반사**(withdrawal reflex): 회피반사는 다른 말로 **굽힘근반사**(flexor reflex)라고 부르기도 하며, 유해자극이 가해졌을 때 그 신체 부위를 재빨리 피할 수 있게 하는 반사이다.

피부에 가해진 유해자극(예: 통각)은 **A**δ 신경섬유와 **C 신경섬유**를 통해 척수로 전달된다. 이 신경섬유는 알파운동신경세포에 직접 연접하여 유해자극이 가해진 팔다리의 굽힘근을 수축시키고, 사이신경세포를 경유하여 폄근을 지배하는 알파운동신경세포를 억제한다(그림 5.15). 그 결과 팔 또는 다리가 신속하게 굽혀져 유해자극을 피할 수 있게 된다.

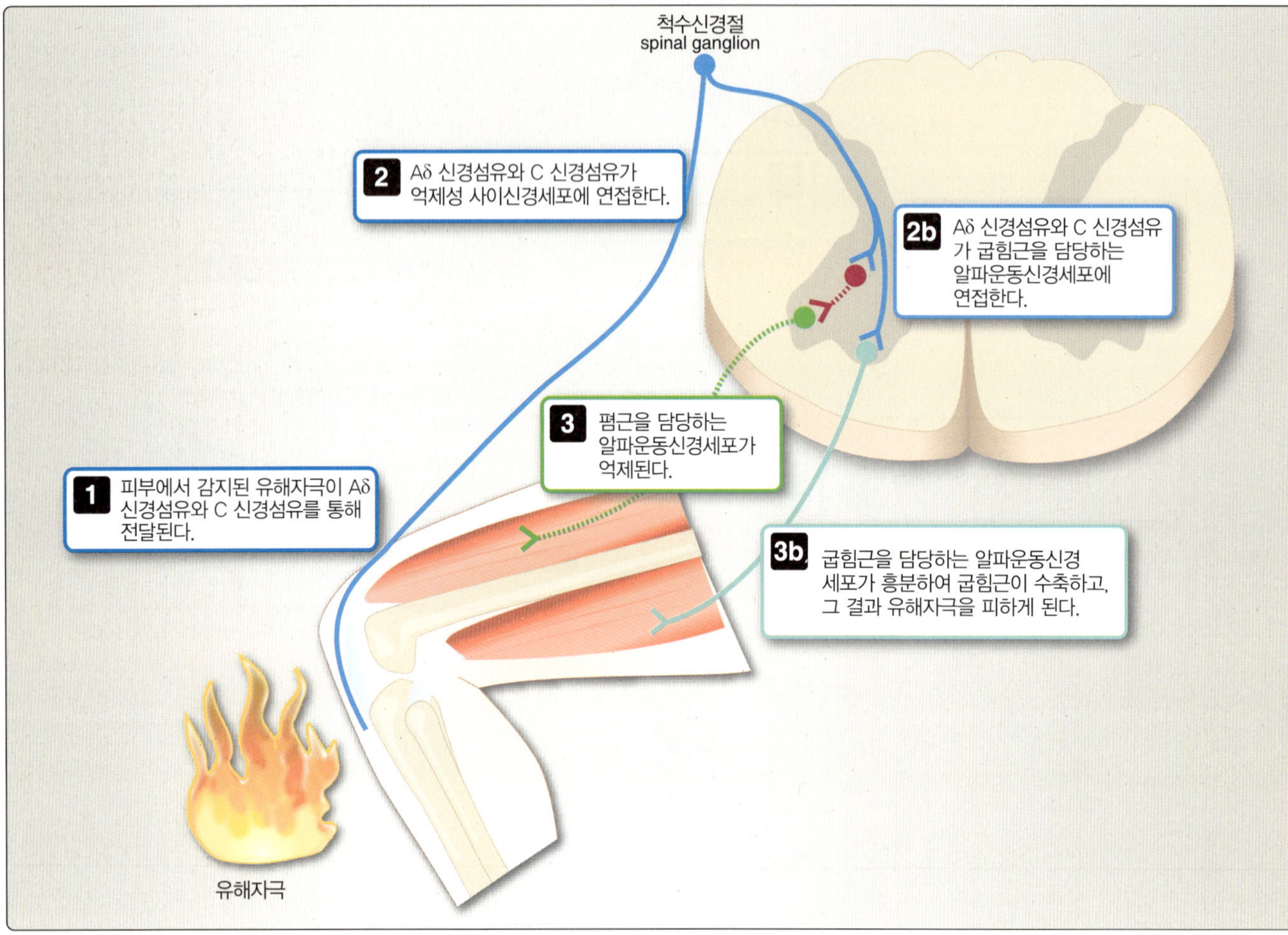

그림 5.15 회피반사(withdrawal reflex).

임상응용 5.2 척수의 반쪽절단: 브라운-세카르증후군(Brown-Séquard Syndrome)

척수 손상 시 좌우 어느 한쪽 절반이 절단되면 그 부위의 신경로들이 차단되어 특징적인 일련의 증상이 나타나게 된다.

1. **반대쪽 신체 부위의 통각, 온도감각 상실: 척수시상로**(spinothalamic tract) 절단에 의해 나타나는 증상이다. 대개 손상 부위보다 몇 분절 아래부터 그 이하의 신체 부위에 증상이 나타난다. 이렇게 되는 이유는 척수로 들어온 통각·온도감각 신경섬유가 뒤가쪽로(Lissauer tract)를 통해 몇 분절 올라가거나 내려간 후 두 번째 신경세포에 연접하기 때문이다. 두 번째 신경세포의 축삭은 앞백색질맞교차(anterior white commissure) 부위를 지나 반대쪽 척수시상로를 통해 올라가기 때문에 손상 부위의 반대쪽에서 감각장애가 나타난다.
2. **같은 쪽 신체 부위의 식별촉각과 고유감각 상실: 뒤기둥**(posterior column) 절단에 의해 나타나는 증상이다. 척수로 들어온 감각신경섬유가 연접을 거치지 않고 같은 쪽 뒤기둥(널판다발, 쐐기다발)을 통해 뇌줄기까지 올라간다. 무의식적고유감각(nonconcious propriocep-tion)이 없어지는 것은 **척수소뇌로**(spinocerebellar tract)가 절단됐기 때문이다. 무의식적고유감각을 전달하는 신경섬유는 척수로 들어와 뒤가슴신경핵(Clarke nucleus)에서 연접한 후 같은 쪽 척수소뇌로를 따라 올라간다.

(다음 쪽에 계속)

임상응용 5.2 척수의 반쪽절단: 브라운-세카르증후군(Brown-Séquard Syndrome) (계속)

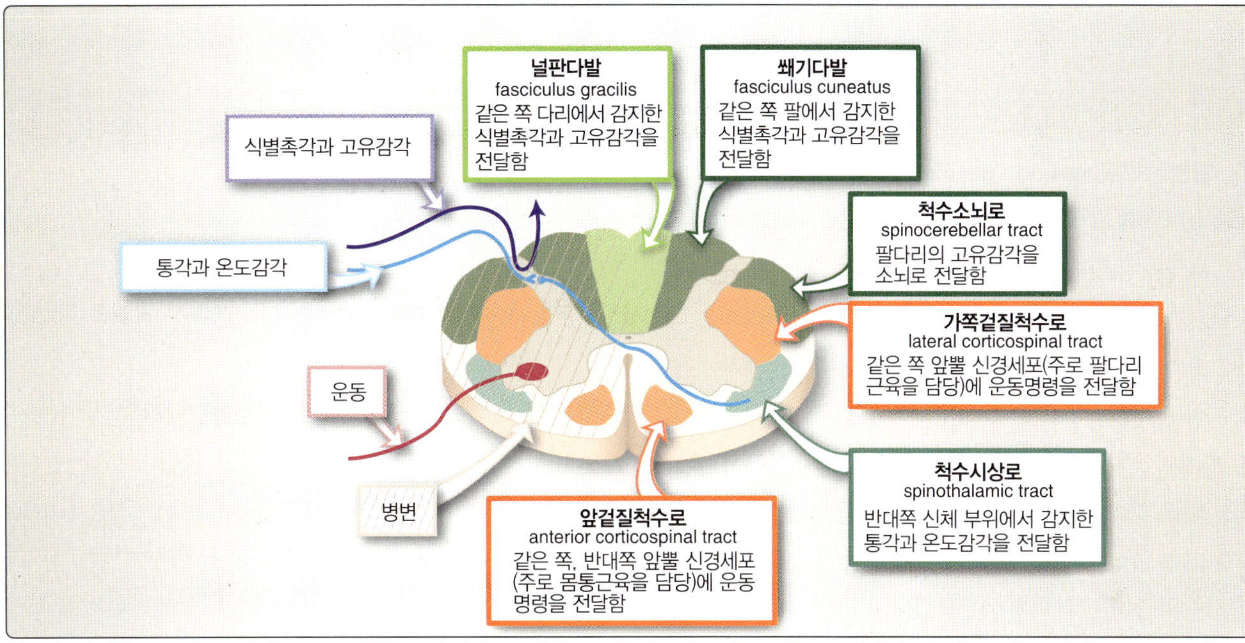

척수의 반쪽절단.

3. **같은 쪽 신체 부위의 운동기능 상실: 가쪽겉질척수로**(lateral corticospinal tract) 절단에 의해 나타나는 증상이다. 이 신경섬유는 반대쪽 대뇌겉질에서 출발하여 숨뇌에서 반대쪽으로 교차한 후, 운동명령을 전달할 근육에 해당하는 척수분절까지 내려온다. 하위운동신경세포(lower motor neuron, LMN)를 자극하는 상위운동신경세포(upper motor neuron, UMN)의 축삭이 절단되면 마비(paralysis) 또는 불완전마비(paresis), 강직(spasticity), 힘줄반사(deep tendon reflex) 항진 등의 증상이 나타난다.

4. **같은 쪽 신체 부위의 운동기능 상실:** 손상 부위의 척수분절에 위치한 앞뿔 운동신경세포도 파괴되어, 그 분절의 해당 근육이 쇠약해지고 힘줄반사가 없어지거나 약해진다.

임상증례

척수 클리닉의 하루

다섯 명의 환자가 척수 클리닉에 내원하였다. 척수 손상의 위치와 분절에 따라 환자마다 다양한 신경 증상과 징후를 보이고 있다. 다섯 환자의 증례를 읽고 척수 손상의 분절(예: T6, C7)과 유형을 분석해 보자.

증례

증례 1. 등 통증

제2형 신경섬유종증(neurofibromatosis)을 앓고 있는 36세 여성이 3개월 전부터 계속된 등 통증, 가슴 윗부분의 조이는 듯한 감각, 양쪽 손의 이상감각(dysesthesia) 때문에 병원에 왔다. 근육 쇠약이나 방광, 창자 기능장애는 없었다. 양쪽 검지손가락, 팔의 안쪽면, 가슴의 젖꼭지 위쪽 부위에서 침통각(pinprick)과 온도감각이 저하된 상태였다. 다른 신체 부위의 침통각와 온도감각은 정상이었고 진동감각, 고유감각, 보행, 근력, 근육긴장도, 반사도 모두 정상이었다.

증례 2. 불안정보행(unsteady gait)**과 둔한 감각**

41세 여성이 3개월 전부터 계속된 진행성 불안정보행, 팔다리의 둔한 감각과 저림 때문에 병원에 왔다. 환자는 채식주의자이고 샤워 중 또는 컴컴할 때 욕실로 걸어가다가 몇 번 쓰러진 적이 있으며, 고개를 숙일 때 척주를 따라 전기가 흐르는 듯한 느낌이 든다고 했다(레미떼징후, L'Hermitte sign). 발가락, 발목, 무릎, 엉덩이 부위에서 진동감각이 상실되었고, 발목 부위의 고유감각이 저하된 상태였다. 또한 손허리뼈(metacarpal bone) 부위에서도 진동감각이 상실되었고, 손가락의 먼쪽손가락뼈사이관절(distal interphalangeal joint, DIP)의 고유감각이 저하되어 있었다. 침통각과 온도감각은 정상이었고 근력, 근육긴장도, 반사도 정상이었다.

증례 3. 추락사고로 인한 신경장애

떨어지면서 땅바닥에 등을 부딪힌 58세 남자 환자이다. 사고 직후 다리가 감각이 없었고 움직여지지도 않았다고 한다. 사고 후 3개월이 지나 병원에 왔을 때는 배꼽 아래 신체 부위의 침통각, 온도감각, 진동감각 상실, 양쪽 엉덩이의 고유감각 상실, 양쪽 다리의 근육 강직, 양쪽 다리의 근력 0/5, 양쪽 다리의 힘줄반사 3+, bilateral upgoing toes 등의 증상과 징후를 보였다. 방광과 창자의 기능장애도 있었다.

증례 4. 불안정보행과 오른쪽 다리의 강직

불안정보행, 왼쪽 다리 전체의 저림, 오른쪽 다리의 근육 쇠약이 있는 29세 남자 환자이다. 걸을 때 오른쪽 다리를 질질 끌었고, 신체검사 결과 오른쪽 다리가 뻗뻗한 것이 확인되었다. 방광, 창자 기능장애는 없었다. 샅굴 부위(inguinal region) 이하의 왼쪽 다리 전체 및 샅(perineum) 부위 왼쪽에서 침통각과 온도감각이 저하됐고, 오른쪽 발목과 발은 진동감각과 고유감각이 저하된 상태였다. 몸통을 포함한 나머지 부위의 감각은 정상이었다. 오른쪽 다리의 근력 검사 결과 엉덩관절과 무릎관절 굽힘, 발가락 굽힘, 발목관절의 발등굽힘 근육은 4-/5였고 무릎관절 폄, 발목관절의 발바닥굽힘, 발가락 폄 근육은 4/5였다. 다른 근육의 근력은 모두 정상이었다. 환자의 오른쪽 다리는 강직 현상이 있었지만, 왼쪽 다리와 양쪽 팔의 근육긴장도는 정상이었다. 오른쪽 발목과 무릎의 힘줄반사는 3+이었고, 왼쪽 다리와 양쪽 팔의 힘줄반사는 정상이었다. 오른쪽 엄지발가락이 위쪽을 향하고 있었고, 왼발의 발가락은 아래쪽을 향하고 있었다.

증례 5. 대동맥류(aortic aneurysm) **수술 후 발생한 하반신마비** (paraplegia)

배 부위의 대동맥류 수술을 받은 67세 남자 환자이다. 수술 후 마취에서 깨어나 보니 등 부위의 통증, 이완하반신마비(flaccid paraplegia), 무반사(areflexia), 요정체(urinary retention) 등의 문제가 있었다고 한다. 검사 결과 T6 이하의 신체 부위에서 침통각과 온도감각 저하가 확인되었고, 진동감각과 고유감각은 정상이었다. 척수 클리닉 의료진은 타 진료과에 협진을 의뢰하고 적절한 진단 과정을 진행하였다.

증례 토의

그림 5.16 참조

증례 1(등 통증)은 C7~T4 분절의 척수 중심부 병변이 의심되는 상황이다. 침통각과 온도감각이 저하된 부위 중 손의 안쪽면은 C7~C8, 아래팔과 위팔의 안쪽면은 C8~T2, 가슴의 젖꼭지 부위는 T4 분절에 해당한다. 검사 결과 C7~T4 분절의 앞백색질맞교차 부위에서 척수시상로 신경섬유를 침범한 작은 병변이 발견되었다. 앞뿔, 겉질척수로, 뒤기둥은 온전한 상태이기 때문에 운동기능 장애나 진동감각, 고유감각 장애는 없었다. 자기공명영상(MRI)에서도 척수 목분절에서 척수내종양(intramedullary tumor)이 확인되었다.

증례 2(불안정보행과 둔한 감각)는 척수 목분절 뒤부분의 손상 시 나타나는 전형적인 양상이다. 병력청취와 신체진찰만으로 정확한 분절을 확인하기는 어렵지만, 팔에 감각장애(진동감각, 고유감각)가 나타났으므로 목분절에 병변이 있을 것으로 추정된다. 자기공명영상(MRI) 촬영 결과 척수 뒤부

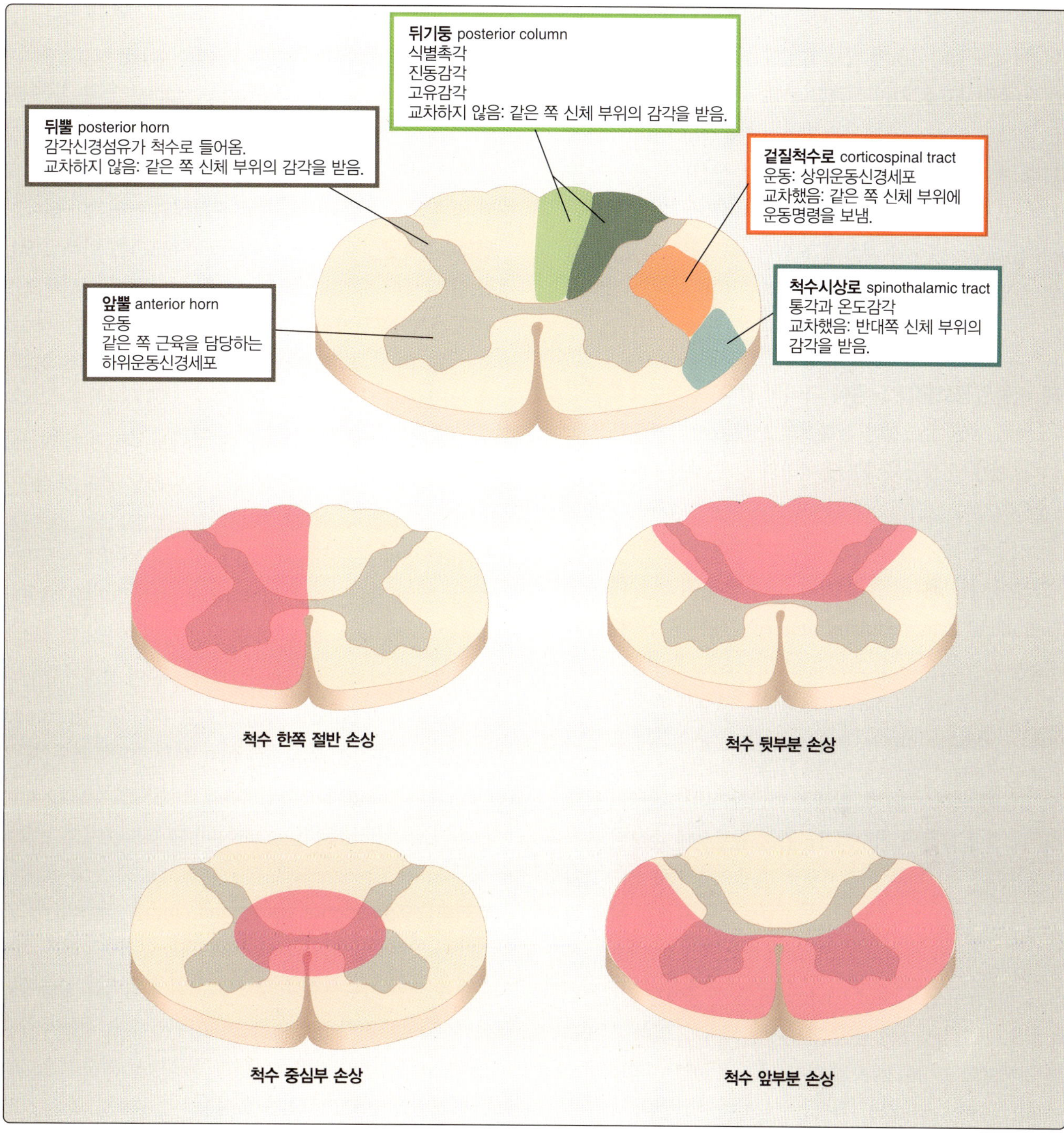

그림 5.16 각 임상증례에 해당하는 척수 손상 부위.

분에서 C3부터 척수원뿔까지 걸쳐 있는 T2-고신호강도 병변이 확인되었다. 침통각, 온도감각 및 근력이 정상인 것은 척수시상로, 겉질척수로, 앞뿔 운동신경세포가 온전하다는 뜻이다. 레미떼징후는 고개를 숙일 때 뒤기둥의 신경섬유가 잡아당겨져 비정상적인 흥분이 발생하기 때문에 나타나는 현상이다. 정상적인 보행이 가능하려면 고유감각과 시각이 필수적이다. 척수의 병변에 의해 고유감각 장애가 있는 환자는 컴컴할 때 시각정보를 통한 피드백이 줄어들면 보행이 더

욱 힘들어진다. 환자는 혈중 비타민 B12 농도가 매우 낮았는데, 이것도 감각신경의 기능에 영향을 미쳤을 수 있다.

증례 3(추락사고로 인한 신경장애)은 척수의 T10 분절이 완전히 손상된 경우이다. 배꼽은 T10 피부분절(dermatome)에 속한다. 척수시상로(침통각과 온도감각 상실), 뒤기둥(진동감각과 고유감각 상실), 겉질척수로(근육 쇠약, 강직, 힘줄반사 항진) 모두 손상된 것으로 보인다. 자기공명영상(MRI) 촬영 결과 척추 골절과 그로 인한 척수 T10 분절의 압박손상이 확인됐다.

증례 4(불안정보행과 오른쪽 다리의 강직)는 척수 L1 분절의 오른쪽 절반이 손상된 전형적인 브라운-세카르증후군 환자이다. 반대쪽 샅굴부위(L1) 이하의 신체 부위에서 침통각과 온도감각이 상실됐고(척수시상로) 같은 쪽에서는 고유감각과 진동감각이 저하되고(뒤기둥) 상위운동신경세포 손상의 양상이 나타났다(겉질척수로). 검사 결과 경막내척수외종양(intradural extramedullary tumor)이 척수 오른쪽을 누르고 있는 것이 발견됐다. 브라운-세카르증후군은 같은 쪽 겉질척수로와 뒤기둥 손상과 반대쪽 척수시상로 손상에 의해 나타나는 증후군이다(임상응용 5.2 참조).

증례 5(대동맥류 수술 후 발생한 하반신마비)는 앞척수동맥의 순환 장애 때문에 척수의 T6 분절 앞부분이 손상된 환자로 추정된다. 이 경우 척수시상로 손상으로 인해 침통각과 온도감각이 상실되며, 앞뿔 운동신경세포 손상으로 인해 다리의 힘줄반사가 없어지고 이완하반신마비가 발생한다. 앞척수증후군(anterior cord syndrome) 환자 중에는 겉질척수로(상위운동신경세포의 축삭)가 손상된 경우도 있다. 상위운동신경세포의 축삭이 손상된 환자도 급성기에는 이완하반신마비와 힘줄반사 저하가 나타나지만, 몇 시간 또는 며칠 후에는 근육강직, 힘줄반사 항진, upgoing toes 등의 증상이 나타나게 된다.

고찰

척수의 병변은 뇌 기능 장애를 일으키지 않는다. 만약 얼굴마비, 언어장애, 삼킴곤란, 겹보임 등의 증상이 나타났다면 척수 이외의 다른 곳에도 병변이 있다고 생각해야 한다.

중심척수증후군(central cord syndrome)은 뇌실막세포종(ependymoma), 별아교세포종(astrocytoma) 등의 척수내종양에 의해 발생할 수 있다. 척수 외상의 만기후유증으로 중심관이 넓어져 척수구멍(syrinx)을 형성하는 경우도 있다. 이런 병변 모두 척수의 중심부를 손상시키는 원인이 된다.

뒤척수증후군(posterior cord syndrome)은 비타민 B12 결핍 시 발생할 수 있다. 또한 매독(syphilis)에 의해서도 뒤기둥과 겉질척수로가 손상될 수 있다. 뒤척수동맥은 척수의 뒤쪽 1/3(뒤뿌리, 뒤뿔, 뒤기둥)을 담당하는데, 양쪽 뒤척수동맥 중 하나에 문제가 생기면 척수의 뒤 1/3 중 같은 쪽 절반이 허혈손상을 입을 수 있다. 그 외에도 다발경화증(multiple sclerosis), 외상, 종양에 의한 압박손상 등이 뒤척수증후군의 원인이 될 수 있다.

횡단척수병변(transverse cord lesion)은 다발경화증 등의 염증질환, 감염, 외상, 종양, 원반탈출에 의한 압박손상에 의해 발생할 수 있다. 염증, 감염, 외상, 종양 등의 원인으로 척수의 좌우 절반만 손상되는 브라운-세카르증후군이 생기기도 한다. 척수 종양은 수막종(meningioma) 같은 경막외종양(extradural tumor), 신경집종(schwannoma) 같은 경막내척수외종양(intradural extramedullary tumor), 뇌실막세포종(ependymoma) 같은 척수내종양(intramedullary tumor)으로 구분할 수 있다.

앞척수증후군(anterior cord symdrome)은 척수의 앞 2/3 부위가 허혈손상을 입었을 때 발생한다. 앞척수동맥은 척수 목분절과 상위 가슴분절의 앞 2/3 부위에 혈액을 공급한다. 그중에서 T4~T8 분절이 허혈손상에 취약하다. 대동맥 수술 시 혈압이 크게 떨어지면 T6 이하 분절에서 척수의 앞 2/3 부위에 허혈손상이 일어날 수 있다.

척수의 C7~T1 분절 중심부에 팽창성 병변이 발생하여 앞뿔 운동신경세포를 침범하면 어떤 양상의 운동장애가 발생할까?

앞뿔 운동신경세포가 손상되면 근육 쇠약, 근육긴장도 저하, 반사 소실 또는 저하, 근육 위축 등 하위운동신경세포 손상의 증상이 나타난다. 따라서 C7~T1 분절의 앞뿔 운동신경

요약

- 척수는 큰구멍(foramen magnum)에서 시작하여 L1~L2 척추뼈 높이까지 뻗어 있다. 척수는 세 겹의 수막(meninges) 즉 **연막**(pia mater), **거미막**(arachnoid mater), **경막**(dura mater)으로 싸여 있다. 척수의 거미막밑공간(subarachnoid space)은 머리뼈안의 거미막밑공간과 서로 이어져 있으며, 그 안에는 뇌척수액(cerebrospinal fluid)이 들어 있다. 경막과 척추뼈의 뼈막(periosteum) 사이의 **경막바깥공간**(epidural space)에는 지방조직과 정맥얼기가 있다.
- 척수에서 **좌우 31쌍의 척수신경**(spinal nerve)이 나온다. 각 척수신경은 몸들신경섬유(**감각신경섬유**)와 몸날신경섬유(**운동신경섬유**)로 구성되어 있다. 일부 척수신경에는 **내장원심신경섬유**와 **내장구심신경섬유**도 포함되어 있다. 감각신경섬유는 척수신경 **뒤뿌리**(posterior root)를 통해 척수로 들어가고, 운동신경섬유는 **앞뿌리**(anterior root)를 통해 나온다. 하나의 척수신경이 분포하는 피부 영역을 **피부분절**(dermatome)이라 하고, 하나의 척수신경이 담당하는 근육들을 **근육분절**(myotome)이라고 한다.
- 척수는 **척추동맥-뇌바닥동맥계통**(verbebral-basilar system)과 **대동맥의 가지인 분절동맥**(segmental artery)을 통해 혈액을 공급받는다. 앞척수동맥(anterior spinal artery)은 척수의 앞 2/3를 담당하고, 좌우 뒤척수동맥(posterior spinal artery)은 척수의 뒤 1/3을 담당한다. 이 동맥들은 서로 연결되어 척수 주위를 둘러싸는 혈관 고리를 형성한다.
- 척수의 내부 구조는 회색질과 백색질로 구분된다. **회색질**(gray matter)은 나비가 날개를 펼친 모양이며 앞부분과 뒷부분을 각각 앞뿔, 뒤뿔이라고 부른다. **뒤뿔**(posterior horn)은 감각정보를 받아들이는 부위이고, **앞뿔**(anterior horn)은 **하위운동신경세포**(lower motor neuron)를 포함하는 부위이다. **백색질**(white matter)은 뒤기둥(posterior column), 가쪽기둥(lateral column), 앞기둥(anterior column)의 **세 부위**로 나뉜다. 백색질의 **세 기둥**에는 여러 상행신경로(ascending tract)와 하행신경로(descending tract)가 포함되어 있다.
- 척수의 상행신경로는 고위중추를 향해 감각정보를 전달하는 신경로이다. **뒤기둥**(posterior column)은 식별촉각과 고유감각을 전달하고, **척수시상로**(spinothalamic tract)는 통각과 온도감각을 전달한다. **척수소뇌로**(spinocerebellar tract)는 고유감각을 소뇌로 전달한다. 하행신경로에는 앞뿔의 하위운동신경세포에게 운동명령을 하달하는 **겉질척수로**(corticospinal tract), 뇌줄기의 신경핵에서 내려오는 운동신경로 등이 있다.
- 척수에는 몇 종류의 반사 시스템이 존재한다. **신장반사**(stretch reflex)는 자세 유지에 기여하는 반사 경로이며, 이를 통해 근육방추(muscle spindle)에서 감지한 감각정보가 알파운동신경세포를 직접 자극하여 근육의 길이를 일정하게 유지할 수 있게 해준다. **회피반사**(withdrawal reflex, flexor reflex)는 유해자극이 가해졌을 때 신속하게 몸을 피할 수 있게 도와준다. 피부에서 오는 통각섬유(Aδ, C)는 해당 부위의 굽힘근과 관련된 알파운동신경세포를 직접 자극하여 팔다리를 재빨리 굽히게 함으로써 통각자극에서 벗어나게 해준다.

세포가 담당하는 근육이 쇠약해지게 된다. 세갈래근반사(triceps reflex, C7/C8)는 저하되지만, 겉질척수로만 온전하다면 위팔노근반사(brachioradialis reflex, C5/C6)와 두갈래근반사(biceps reflex, C5/C6)는 정상일 것이다.

하위 등뼈~상위 허리뼈 높이의 척수에 혈액을 공급하는 커다란 뿌리동맥은 무엇인가?

T8~L1 높이의 대동맥에서 왼쪽으로 갈라져 나온 앞뿌리동맥(anterior radicular artery)으로, 흔히 큰뿌리동맥(great radicular artery)이라고 부른다. 이 동맥은 앞척수동맥과 연결되며 하위 등뼈~상위 허리뼈 높이의 척수(척수원뿔 포함)에 혈액을 공급한다(그림 5.14).

연습문제

가장 알맞은 답을 하나만 고르시오.

5.1 세균성 수막염(bacterial meningitis)이 의심되는 환자가 병원에 왔다. 뇌척수액(cerebrospinal fluid, CSF)을 검사하기 위해 허리천자(lumbar puncture)를 하려고 한다. 일반적으로, 어디에 바늘을 삽입하는 것이 좋을까?

A. T1~T2
B. S1~S2
C. T11~T12
D. L1~L2
E. L3~L4

> 정답은 E이다. 척수보다 척추뼈가 더 길게 성장하기 때문에, 성인의 척수는 L1~L2 척추뼈 높이에서 끝난다. 따라서 허리천자를 할 때 이보다 아래, 즉 L3~L4 또는 L4~L5 사이에 바늘을 삽입하여 허리수조(lumbar cistern)에서 뇌척수액을 뽑는 것이 좋다. 신생아는 L3 척추뼈 높이에서 척수가 끝나므로 허리천자도 이보다 아래에서 해야 한다. T1~T2, T11~T12 부위는 너무 높은 위치여서, 여기에 바늘을 삽입할 경우 척수 손상의 위험이 있다. 허리수조는 척수의 아래 끝(L1~L2)에서 S2 척추뼈 높이까지 걸쳐 있다. S1~S2 척추뼈 높이에서도 허리천자를 할 수는 있겠지만, 이 위치에서는 충분한 양의 뇌척수액을 뽑기 어렵다.

5.2 뇌척수액(cerebrospinal fluid) 순환의 문제를 진단하거나 뇌척수액을 능숙하게 채취하기 위해서는 뇌척수액의 순환에 대한 지식이 필수적이다. 척수의 뇌척수막(meninges)과 뇌척수액에 대한 설명 중 옳은 것은?

A. 뇌척수액은 거미막밑공간(subarachnoid space)을 순환한다.
B. 뇌척수액은 대개 경막바깥공간(epidural space)에서 채취한다.
C. 경막주머니(dural sac)의 아래 끝은 L1~L2 척추뼈 높이에 위치한다.
D. 연막(pia mater)은 거미막(arachnoid mater)에 밀착되어 있다.
E. 거미막이 바깥쪽으로 연장되어 척수를 경막에 고정시켜 준다.

> 정답은 A이다. 뇌척수액은 연막과 거미막 사이의 공간, 즉 거미막밑공간을 순환한다. 경막바깥공간에는 뇌척수액이 없다. 성인의 척수는 L1~L2 척추뼈 높이에서 끝나지만, 경막주머니는 S2 척추뼈 높이까지 내려와 있다. 연막은 중추신경계통의 표면에 단단히 결합되어 있고 거미막과는 분리되어 있으며, 연막과 거미막 사이의 공간에는 뇌척수액이 들어 있다. 연막의 연장 구조인 치아인대(denticulate ligament)와 종말끈(filum terminale)이 척수를 경막주머니에 고정시킨다.

5.3 척수의 백색질 가쪽기둥 중 안쪽 부분이 손상되면 어떤 장애가 발생하나?

A. 같은 쪽 신체 부위의 식별촉각과 고유감각 장애
B. 반대쪽 신체 부위의 통각과 온도감각 장애
C. 같은 쪽 신체 부위의 통각과 온도감각 장애
D. 같은 쪽 신체 부위의 수의운동 장애
E. 다리의 조화운동불능

> 정답은 D이다. 척수의 가쪽기둥에는 수의운동을 조절하는 가쪽겉질척수로(lateral corticospinal tract)가 있다. 가쪽겉질척수로는 대뇌겉질에서 출력한 운동명령을 척수 앞뿔에 전달한다. 식별촉각과 고유감각을 전달하는 신경섬유는 같은 쪽 뒤기둥을 통해 올라간다. 통각과 온도감각을 전달하는 신경섬유는 반대쪽 가쪽기둥을 통해 올라간다. 고유감각을 전달하는 척수소뇌로는 가쪽기둥의 가쪽 부분을 통해 올라가 같은 쪽 소뇌에서 끝난다.

5.4 진찰 결과, 환자의 오른쪽 다리에 식별촉각과 고유감각 저하가 있었고 통각, 온도감각, 운동기능은 정상이었다. 왼쪽 다리와 양팔에는 아무 문제가 없었다. 환자의 상태를 올바르게 설명한 것은?

A. 오른쪽 다리의 식별촉각과 고유감각은 척수의 왼쪽 가쪽기둥(lateral column)을 통해 올라간다.

B. 오른쪽 다리의 식별촉각과 고유감각은 오른쪽 널판다발(fasciculus gracilis)을 통해 올라간다.

C. 오른쪽 다리의 통각과 온도감각은 오른쪽 척수시상로(spinothalamic tract)를 통해 뇌줄기로 올라간다.

D. 식별촉각과 고유감각을 전달하는 신경로의 혈액 공급은 주로 앞척수동맥(anterior spinal artery)에 의해 이루어진다.

E. 식별촉각과 고유감각을 전달하는 신경섬유는 척수에서 반대쪽으로 교차한다.

> 정답은 B이다. 식별촉각과 고유감각은 가쪽기둥이 아니라 같은 쪽 뒤기둥을 통해 올라간다. 다리의 감각정보는 널판다발, 팔의 감각정보는 쐐기다발을 통해 전달된다. 통각과 온도감각을 전달하는 신경로는 가쪽기둥에 위치한다. 척수의 뒤기둥은 뒤척수동맥, 앞기둥은 앞척수동맥에 의해 혈액을 공급받는다. 식별촉각과 고유감각을 전달하는 신경섬유는 숨뇌 아랫부분에서 반대쪽으로 교차한다.

5.5 앞척수동맥(anterior spinal artery)은 어느 동맥의 가지인가?

A. 뇌바닥동맥(basilar artery)

B. 뒤아래소뇌동맥(posterior inferior cerebellar artery)

C. 대동맥(aorta)의 척수가지

D. 척추동맥(vertebral artery)

E. 큰뿌리동맥(great radicular artery)

> 정답은 D이다. 좌우 척추동맥에서 나온 동맥가지가 서로 만나 앞척수동맥이 되고, 척수의 앞정중틈새를 따라 아래로 뻗는다. 뇌바닥동맥은 좌우 척추동맥이 만나 형성된 동맥이다. 뒤아래소뇌동맥은 척추동맥의 분지이다. 대동맥의 척수가지들은 앞척수동맥과 뒤척수동맥과 연결되어 척수의 혈액 순환을 돕는다. 큰뿌리동맥은 척수가지 중 가장 큰 동맥이다.

뇌줄기 개요와 구성

Overview and Organization of the Brainstem

6장

I. 개요

이 장에서는 뇌줄기에 대한 기본 개념을 둘러보도록 하자. 뇌줄기는 상당히 복잡한 구조로 되어 있어서 모든 내용을 한 장에서 다루기는 어렵다. 일단 우선 뇌줄기의 신경핵, 신경로, 시스템에 대한 주요 골자만 정리하고 상세한 내용은 나중에 다른 장에서 설명하도록 하겠다.

뇌줄기의 구조를 입체적으로 파악하기 위해서는 표면에서 보이는 주요 구조들과 내부 구조를 연관지어 보는 것도 필요하다. 또한 뇌줄기 각 부위에서 나오는 뇌신경(cranial nerve)에 대해서도 공부해야 한다. 임상증후군을 이해하려면 혈관 분포에 대해서도 알아야 한다.

뇌줄기는 중추신경계통의 여러 부위 중 크기는 작지만 구조는 매우 복잡하다. 대뇌겉질과 척수 사이를 오르내리는 신경로들이 지나가고 대뇌와 소뇌, 척수와 소뇌를 연결하는 신경로도 모두 뇌줄기를 거친다. 게다가 뇌신경핵(cranial nerve nuclei)과 여기에 관련된 들신경섬유, 날신경섬유, 반사시스템, 중계핵(relay nuclei) 등도 포함되어 있다.

뇌줄기는 **뒤머리뼈우묵**(posterior cranial fossa)에 위치하며, 아래쪽 끝은 큰구멍(foramen magnum)에서 척수와 연결되고 위쪽 끝은 사이뇌(diencephalon)와 이어져 있다. 뇌줄기는 크게 세 부분으로 나뉜다. 가장 아래쪽 부분이 **숨뇌**(medulla oblongata), 가운데 부분이 **다리뇌**(pons), 위쪽 부분이 **중간뇌**(midbrain)이다(그림 6.1). 발생학적 관점에서는 **소뇌**(cerebellum)도 다리뇌의 일부분이지만, 기능적으로는 다른 점이 많아 별개의 구조로 간주할 때가 많다. 이 책에서도 소뇌는 별도의 장(17장)에서 설명하도록 하겠다. 소뇌는 아래소뇌다리(inferior cerebellar peduncle), 중간소뇌다리(middle cerebellar peduncle), 위소뇌다리(superior cerebellar peduncle)를 통해 뇌줄기와 연결되어 있다. **소뇌다리**(cerebellar peduncle)는 뇌줄기와 소뇌 사이를 오가는 굵은 축삭다발이다.

뇌줄기에는 셋째~열두째 뇌신경(열한째 뇌신경은 예외적으로 척수에도 뇌

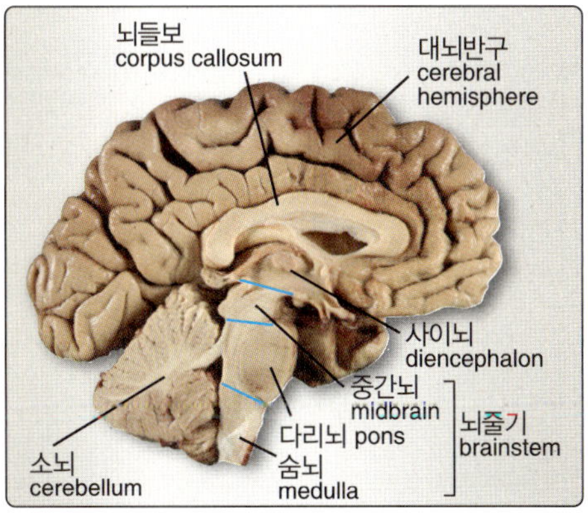

그림 6.1 뇌줄기의 정중단면(중간뇌, 다리뇌, 숨뇌의 경계를 표시하였음).

신경핵이 있음, Ⅲ절 참조)의 신경핵이 포함되어 있다. 이 뇌신경들은 주로 머리와 목의 여러 구조에 분포하지만, 가슴과 배 부위까지 내려가는 부교감신경섬유도 뇌신경에 포함되어 있다. 후각(첫째 뇌신경), 시각(둘째 뇌신경), 미각(일곱째, 아홉째 뇌신경), 청각과 평형감각(여덟째 뇌신경) 등의 특수감각에 대해서는 별도의 장에서 설명하도록 하겠다.

뇌줄기에는 여러 가지 **상행신경로**(ascending pathways)와 **하행신경로**(descending pathways)가 포함되어 있다. 그중 일부는 뇌줄기 내 **중계핵**(relay nuclei)에서 연접한다. 또한 뇌줄기의 신경핵에서 시작하거나 끝나는 신경로도 있다.

뇌줄기에 작게라도 병변이 생기면 운동, 감각, 신경조절 등 다양한 신경 장애가 발생할 수 있다.

II. 표면해부학 및 표면 구조와 내부 구조의 연관성 (Surface Anatomy and Relationship to Internal Structures)

숨뇌, 다리뇌, 중간뇌 모두 특징적인 표면 구조를 갖고 있으며, 각각의 표면 구조들마다 내부 구조와 밀접한 연관성이 있다. 따라서 표면에서 보이는 구조들을 잘 알아두면 내부 구조를 이해하거나 기억하는 데 큰 도움이 된다.

뇌줄기의 가로단면은 크게 네 구역으로 나눌 수 있다. **뇌실계통**(ventricular system)이 그중 하나이고, 뇌실계통보다 뒤쪽 부분을 **덮개**(tectum)라고 하며 중심부를 **뒤판**(tegmentum), 가장 앞부분을 **바닥부분**(basal portion)이라고 부른다(그림 6.2). 덮개는 중간뇌수도관(cerebral aqueduct)과 넷째뇌실의 뒤쪽에 위치한 위둔덕(superior colliculus), 아래둔덕(inferior colliculus), 위숨뇌천장

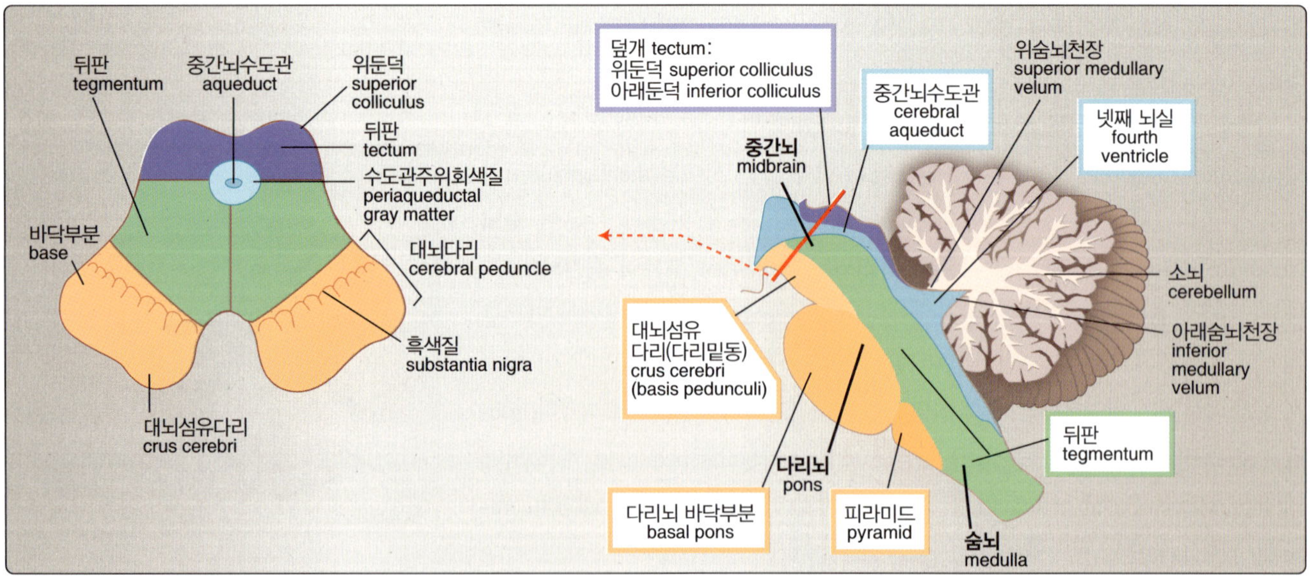

그림 6.2 덮개(tectum, *파란색*), 뒤판(tegmentum, *녹색*), 바닥부분(base, *주황색*), 뇌실계통(ventricular system, *옅은 파란색*)의 구성.

(superior medullary velum), 아래숨뇌천장(inferior medullary velum)으로 구성된다. 뒤판은 뇌줄기의 중심부에 해당하며 가장 넓은 면적을 차지한다. 뒤판에는 그물체, 뇌신경핵, 척수에서 올라오는 상행신경로, 하행신경로 등이 포함되어 있다. 운동 기능에 중요한 하행신경로들은 대부분 바닥부분에 위치한다. **그물체**(reticular formation)는 뇌줄기의 뒤판 전체에 걸쳐 신경핵과 신경로가 얼기설기 얽혀 있는 망상구조이다.

A. 숨뇌(Medulla oblongata)

숨뇌는 아래쪽의 척수와 연속적으로 이어진 구조이다. 숨뇌는 뒤통수뼈(occipital bone)의 바닥부분(basilar portion)에 놓여 있으며, 숨뇌의 아래쪽 경계는 큰구멍(foramen magnum) 높이에 해당한다. 위쪽에 있는 다리뇌와의 경계에는 뚜렷한 고랑이 있다. 척수 표면의 고랑들 즉 앞정중틈새(anterior median fissure), 앞가쪽고랑(anterolateral sulcus), 뒤가쪽고랑(posterolateral sulcus), 뒤정중고랑(posterior median sulcus)은 위쪽의 숨뇌까지 계속 이어져 있다(그림 6.3).

1. **앞면(운동명령)**: 앞정중틈새의 양옆에는 **피라미드**(pyramid)라고 하는 세로 방향의 길쭉한 융기가 있다(그림 6.3). 피라미드 안에는 **겉질척수로**(corticospinal tract)와 **겉질숨뇌로**(corticobulbar tract)의 하행운동신경섬유가 들어 있다. 겉질척수로는 대뇌겉질 운동영역에서 출발하여 척수 앞뿔에 위치한 하위운동신경세포까지 내려가는 신경섬유다발이다. 이 신경섬유들 중 대부분은 숨뇌 아랫부분에서 정중면을 넘어 반대쪽으로 교차한다. 실제로 숨뇌 앞면을 보면 이 교차섬유 때문에 앞정중틈새가 희미해진 곳이 관찰되며, 이 부위를 **피라미드교차**(decussation of pyramids)라고 부른다. 반면, 겉질숨뇌로는 대뇌겉질에서 출발하여 뇌줄기의 뇌신경핵 하위운동신경세포(대개 양쪽)까지 내려가는 신경섬유다발이다. 숨뇌 윗부분에는, 피라미드의 가쪽에 올리브(olive)라고 하는 타원형의 융기가 있다(그림 6.3). 올리브의 내부에는 **아래올리브복합체**(inferior olivary nuclear complex)가 있다. 피라미드와 올리브 사이의 앞가쪽고랑에서 여러 개의 신경 잔뿌리가 나오는데, 이것들이 합쳐져 열두째 뇌신경인 **혀밑신경**(hypoglossal nerve)이 된다. 올리브 뒤쪽의 고랑에서도 여러 개의 신경 잔뿌리가 나오며, 이것들이 합쳐져 **혀인두신경**(glossopharyngeal nerve, 아홉째 뇌신경), **미주신경**(vagus nerve, 열째 뇌신경), **더부신경**(accessory nerve, 열한째 뇌신경)이 된다(그림 6.4, 6.3).
2. **뒷면(감각정보)**: 뒤쪽에서 봤을 때 숨뇌는 아랫부분과 윗부분으로 나뉜다(그림 6.5, 6.3). 숨뇌 **아랫부분**(caudal medulla, closed medulla)은 척수와

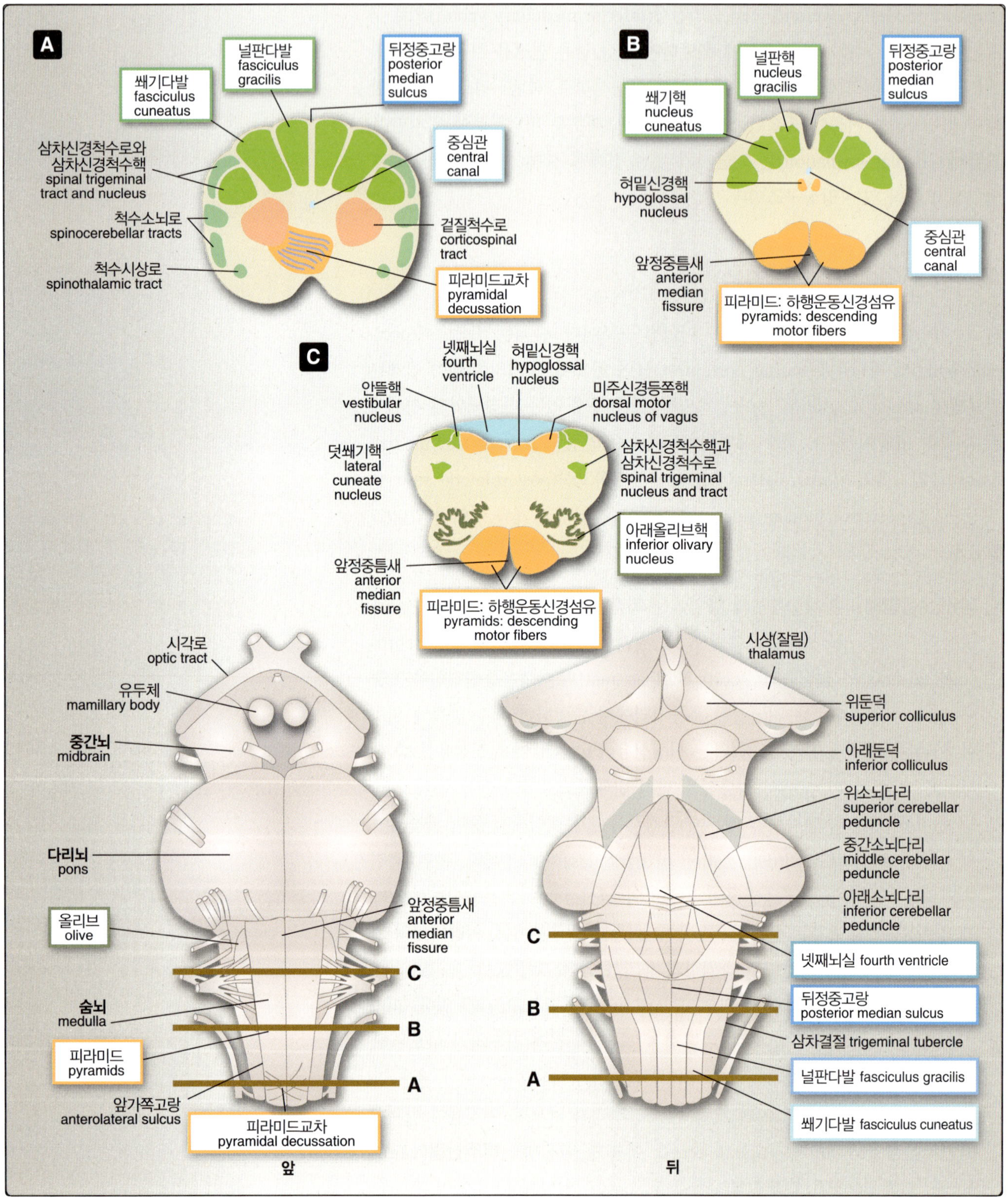

그림 6.3 숨뇌 표면 구조와 내부 구조의 연관성.

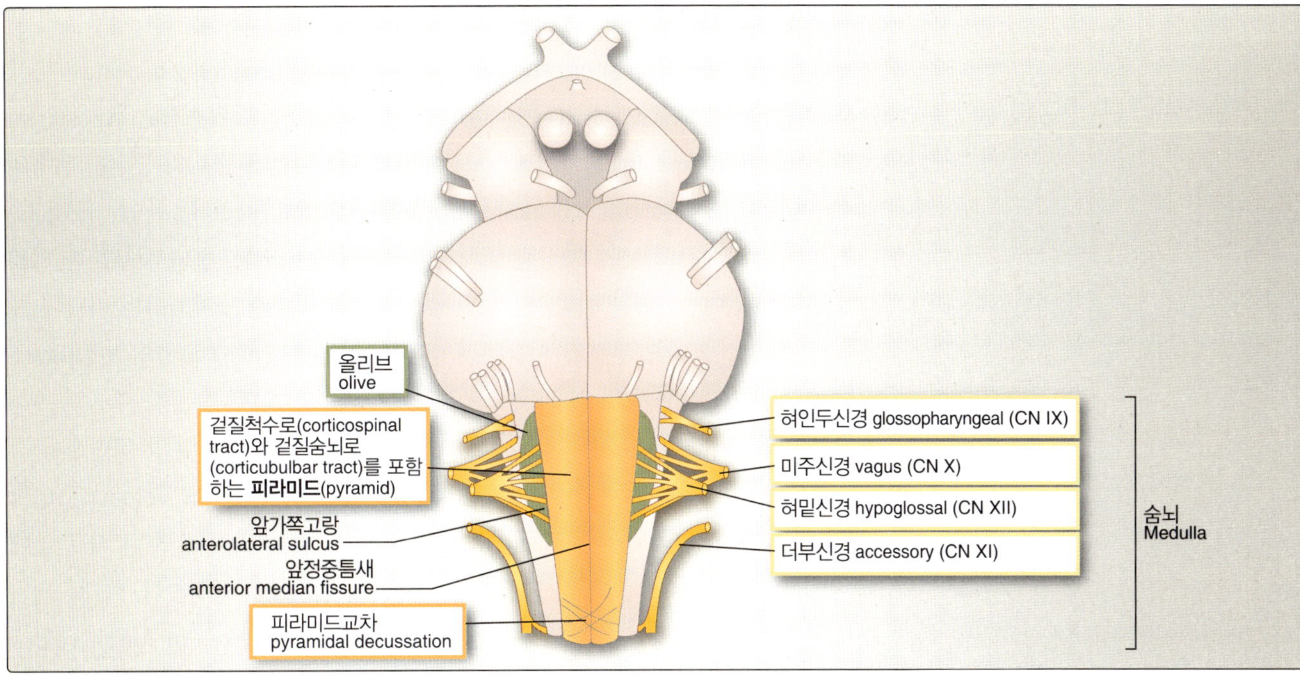

그림 6.4 숨뇌 앞면의 주요 구조.

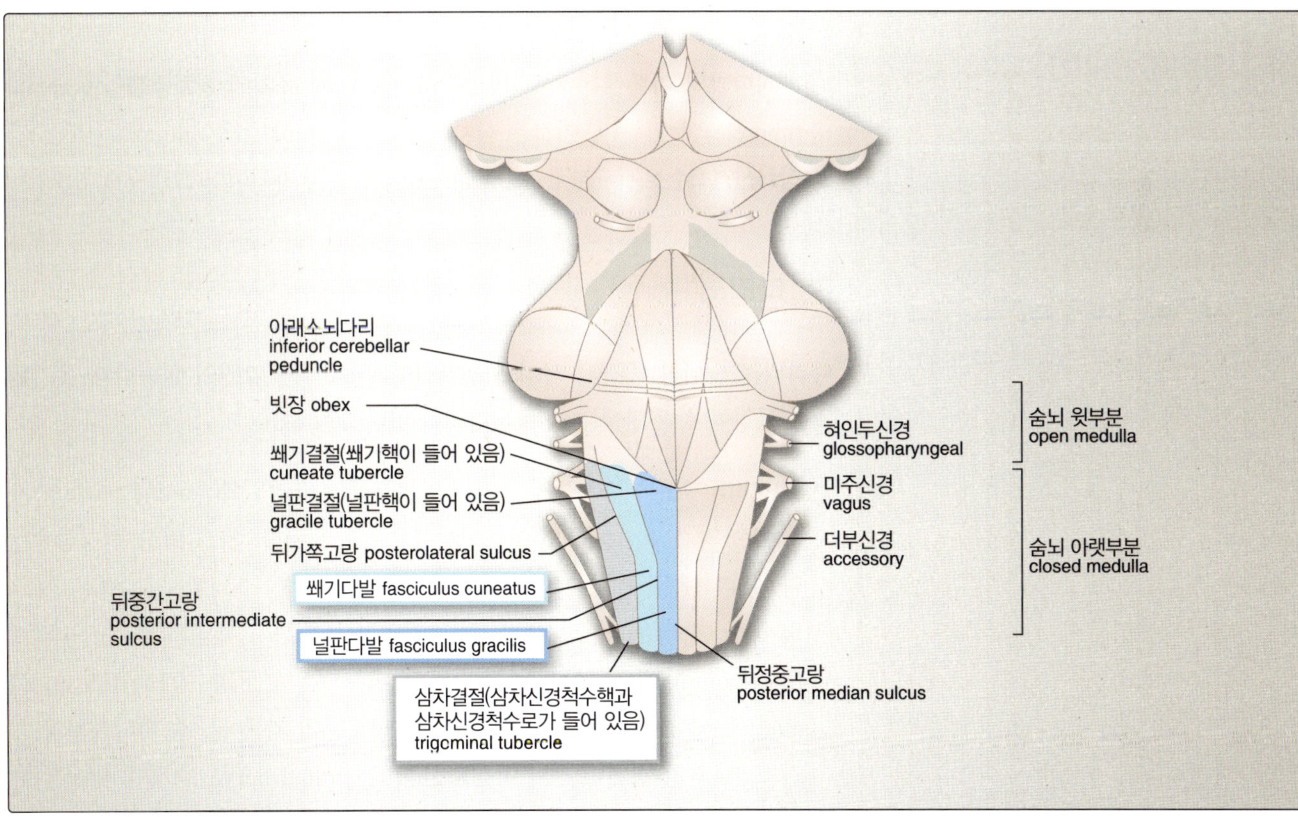

그림 6.5 숨뇌 뒷면의 주요 구조.

마찬가지로 내부에 **중심관**(central canal)이 들어 있다. 숨뇌 아랫부분의 뒷면에는 **널판다발**(fasciculus gracilis)과 **쐐기다발**(fasciculus cuneatus)이 세로 방향으로 길게 융기되어 있고, 둘 사이에는 얕은 뒤중간고랑(posterior intermediate sulcus)이 있다. 널판다발과 쐐기다발은 숨뇌의 중심관 뒤쪽의 대부분을 차지한다(그림 6.3). 숨뇌 **윗부분**(rostral medulla, open medulla)에는 중심관이 넓게 확장된 **넷째뇌실**(fourth ventricle, 숨뇌 윗부분과 다리뇌에 걸쳐 있음)이 있다. 이 부위에서 숨뇌의 뒷면은 넷째뇌실의 바닥에 해당한다. 숨뇌 윗부분과 아랫부분의 경계 지점에는 V자 모양의 **빗장**(obex, 그림 6.3, 6.5)이 있다.

아래소뇌다리(inferior cerebellar peduncle)는 숨뇌 윗부분의 뒷면에서 시작하여 소뇌로 연결된다. **아래숨뇌천장**(inferior medullar velum)은 연막(pia mater)과 뇌실막(ependyma)으로 구성된 얇은 막이며, 소뇌 바로 앞에서 양쪽 아래소뇌다리를 연결하여 넷째뇌실의 지붕을 형성한다. 아래숨뇌천장의 뇌실막 중 일부는 넷째뇌실맥락얼기(choroid plexus of fourth ventricle, 3장 "말초신경계통의 개요" 참조)를 형성하여 뇌척수액 생성에 기여한다. 척수에서부터 올라온 널판다발과 쐐기다발의 신경섬유는 각각 **널판핵**(nucleus gracilis), **쐐기핵**(nucleus cuneatus)에서 끝난다. 널판핵과 쐐기핵이 있는 자리가 바로 숨뇌 뒷면의 **널판결절**(gracile tubercle), **쐐기결절**(cuneate tubercle)에 해당한다(그림 6.3, 6.5).

쐐기다발의 가쪽에는 세로 방향으로 길쭉하게 융기된 **삼차결절**(trigeminal tubercle)이 있는데, 이것은 **삼차신경척수핵**(spinal trigeminal nucleus)과 **삼차신경척수로**(spinal trigeminal tract)가 있는 자리이다(그림 6.3, 6.5).

B. 다리뇌(Pons)

다리뇌는 숨뇌와 중간뇌 사이에 위치한다. 다리뇌는 앞면이 불룩하게 융기된 것이 특징이며, 뒷면에는 세 소뇌다리가 있다(그림 6.6).

1. **앞면(바닥부분)**: 불룩하게 융기된 앞부분에는 다리뇌핵(pontine nuclei), 가로 방향의 신경섬유, 하행운동신경섬유로 구성된다. 가로 방향 신경섬유는 다리뇌핵에서 시작하여 정중면을 지나 반대쪽 소뇌반구로 뻗는다(그림 6.6). 하행운동신경섬유는 뇌줄기의 운동핵까지 내려가는 겉질숨뇌로(corticobulbar tract) 또는 척수까지 내려가는 겉질척수로(corticospinal tract)에 해당한다(그림 6.6). 다리뇌 바닥부분의 가쪽 끝, 즉 바닥부분과 중간소뇌다리의 경계 지점에서 **삼차신경**(trigeminal nerve, 다섯째 뇌신경)이 나온다. **갓돌림신경**(abducens nerve, 여섯째 뇌신경)은 다리뇌 바닥부분과 숨뇌의 경계선인 **숨뇌다리뇌고랑**(pontomedullary junction, medullopon-

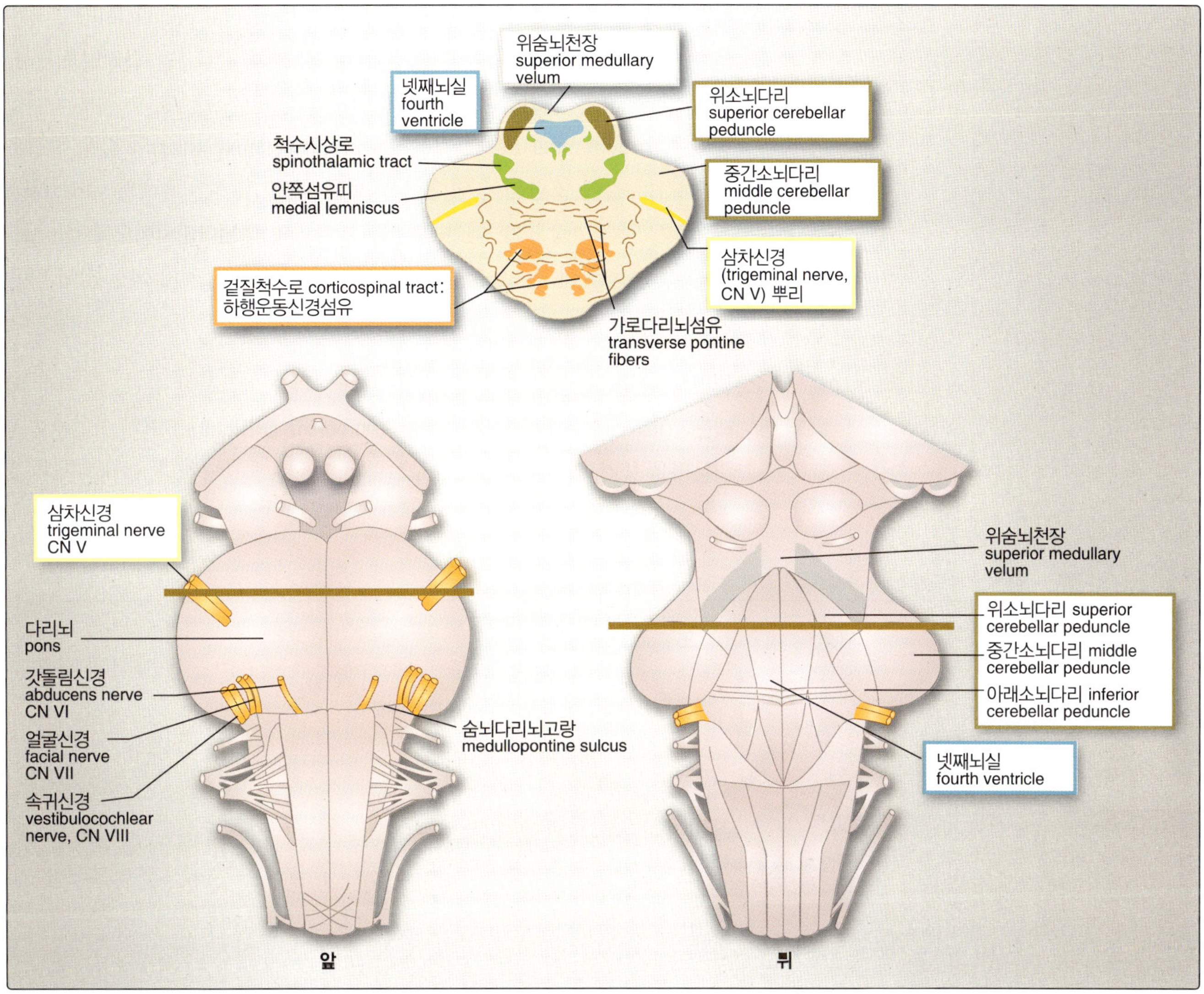

그림 6.6 다리뇌 표면 구조와 내부 구조의 연관성.

tine sulcus)의 정중면 근처 부위에서 나온다. 이보다 조금 더 가쪽, 즉 중간소뇌다리의 아래모서리 근처에서는 **얼굴신경**(facial nerve, 일곱째 뇌신경)과 **속귀신경**(vestibulocochlear nerve, 여덟째 뇌신경)이 나온다(그림 6.6).

2. **뒷면(천장):** 다리뇌의 뒷면은 **넷째뇌실**(fourth ventricle) 바닥에 해당한다. 넷째뇌실 윗부분의 지붕은 소뇌, 위소뇌다리, 위숨뇌천장으로 이루어져 있다. **위숨뇌천장**(superior medullary velum)은 양쪽 **위소뇌다리**(superior cerebellar peduncle)를 연결하는 얇은 백색질 막이다(그림 6.6).

C. 중간뇌(Midbrain)

중간뇌는 다리뇌와 사이뇌 사이에 위치한다.

1. **앞면:** 중간뇌 앞면의 가장 큰 특징은 **대뇌다리**(cerebral peduncle)라고 하는 좌우 한 쌍의 굵은 신경섬유다발이다. 대뇌다리의 앞부분을 **다리밑동**(basis pedunculi) 또는 **대뇌섬유다리**(crus cerebri)라고 부르는데, 여기에는 겉질숨뇌로(corticobulbar tract), 겉질척수로(corticospinal tract)와 같은 하행운동신경섬유들이 포함되어 있다. 다리밑동 바로 뒤에는 흑색질(substantia nigra)이 있다(그림 6.7). 좌우 대뇌다리 사이의 **대뇌다리사이오목**(interpeduncular fossa)에서는 **눈돌림신경**(oculomotor nerve, 셋째 뇌신경)이 나온다(그림 6.7).

2. **뒷면:** 중간뇌 뒷면의 가장 큰 특징은 네 개의 둥그스름한 융기, 즉 좌우 **아래둔덕**(inferior colliculus)과 **위둔덕**(superior colliculus)이다. 아래둔덕과 위둔덕은 중간뇌의 **덮개**(temtum, 그림 6.2, 6.7)에 해당한다. 아래둔덕 바로

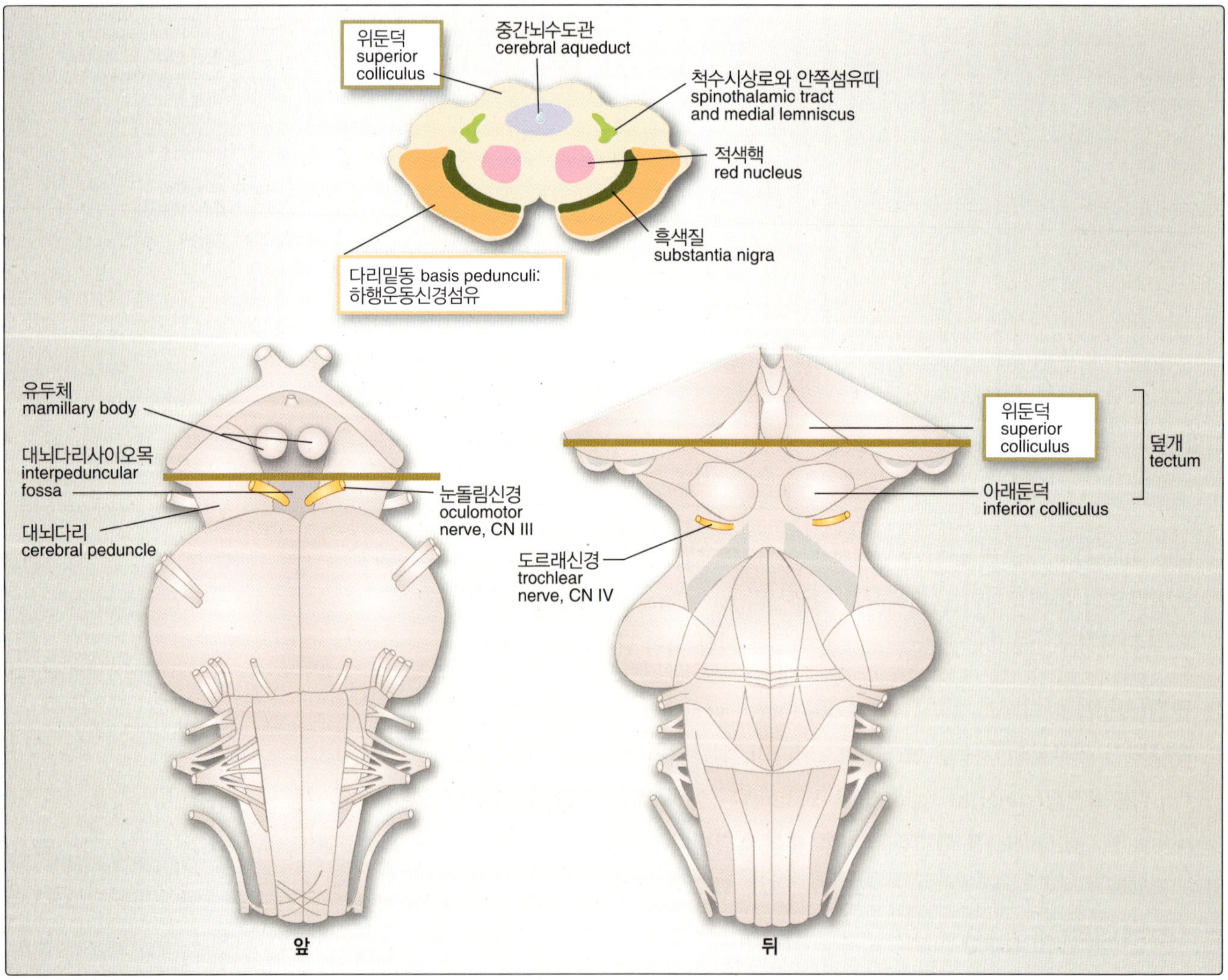

그림 6.7 중간뇌 표면 구조와 내부 구조의 연관성.

밑에서는 **도르래신경**(trochlear nerve, 넷째 뇌신경)이 나온다(그림 6.7). 뇌줄기의 뒷면에서 나오는 뇌신경은 이것이 유일하다.

III. 뇌신경 개요(Introduction to the Cranial Nerves)

인체에는 좌우 **12쌍**의 뇌신경이 있으며, 그중 9개 뇌신경의 신경핵이 뇌줄기에 위치한다(그림 6.8). 순수한 감각신경 또는 운동신경 역할을 하는 뇌신경도 있고, 감각과 운동을 모두 담당하는 뇌신경도 있다. 척수신경과 마찬가지로 뇌신경에는 **몸운동신경섬유**(somatic motor fiber), **몸감각신경섬유**(somatic sensory fiber), **내장운동신경섬유**(visceral motor fiber), **내장감각신경섬유**(visceral sensory fiber)가 포함되어 있다. 뿐만 아니라 뇌신경에는 후각, 시각, 미각, 청각, 평형감각 등을 전달하는 **특수감각신경섬유**(special sensory fiber)도 포함되어 있다.

뇌신경의 기본 구성은 척수신경과 비슷하다. 몸감각이나 내장감각을 담당하는 뇌신경에는 1차감각신경세포체가 모인 신경절(ganglion)이 있으며, 이를 통해 전달된 정보는 뇌신경핵에서 처리된다. 하나의 신경핵이 여러 뇌신경과 연관된 경우도 있다. 몸운동신경세포, 내장운동신경세포의 세포체는 뇌줄기의 특정 신경핵에 위치한다.

각 뇌신경핵의 위치는 뇌줄기의 발생 과정과 관련이 있다.

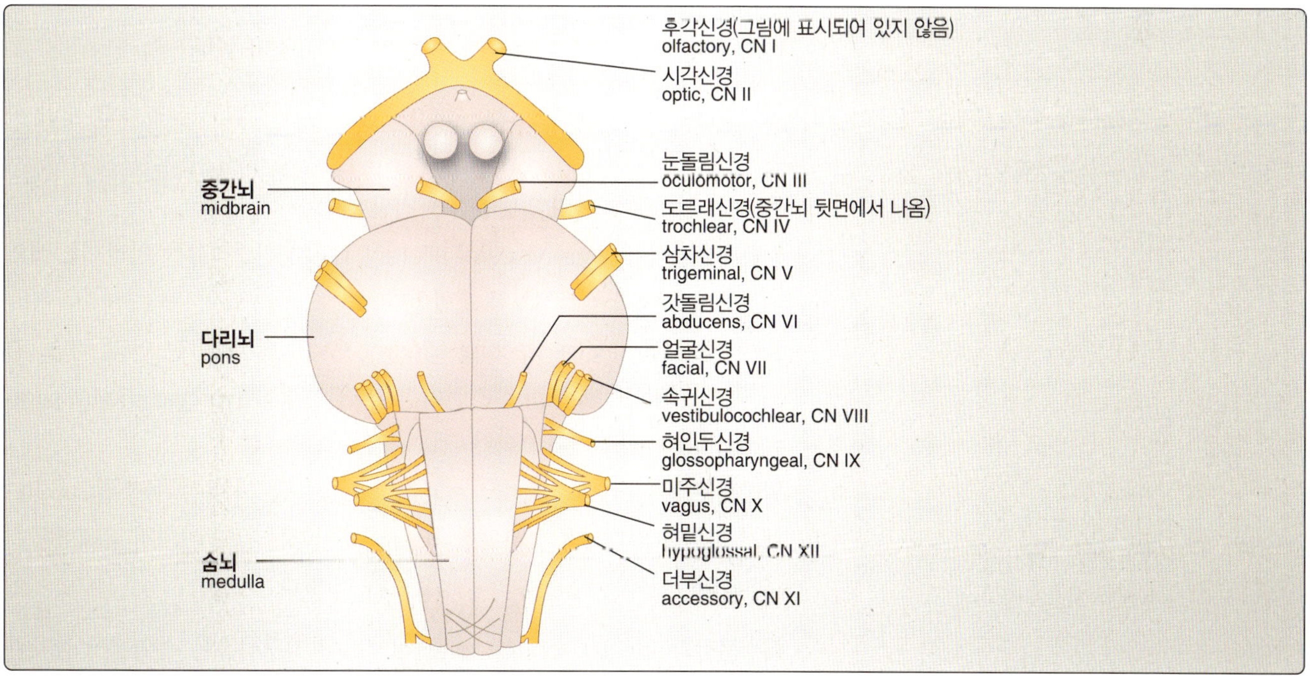

그림 6.8 뇌줄기 앞면에서 관찰되는 뇌신경(cranial nerve).

A. 뇌신경핵의 발생(Development of the cranial nerve nuclei)

신경관(neural tube)이 발생할 때, 뇌줄기의 기능별 구성요소들은 척수와는 조금 다른 양상으로 분화한다. 신경관의 등쪽 부분인 **날개판**(alar plate)에서는 뇌신경의 구성요소 중 감각과 관련된 것들이 분화하고, 배쪽 부분인 **바닥판**(basal plate)에서는 운동과 관련된 것들이 분화한다. 날개판과 바닥판 사이에는 **경계고랑**(sulcus limitans, 그림 6.9)이 있다. 척수에서는 전반적으로 이런 배열이 그대로 유지되어 뒤뿔에 감각정보를 처리하는 신경세포, 앞뿔에 운동명령을 내보내는 신경세포들이 위치하게 된다. 그중에서 내장감각과 내장운동을 담당하는 신경세포들은 경계고랑 근처에 위치한다.

뇌줄기에서는 발생 과정 중 이런 배열에 변화가 일어난다(그림 6.9). 뇌줄기의 아랫부분, 정확히 말하면 숨뇌 윗부분이 될 곳에서 중심관(central canal)이 좌우로 넓게 확장되어 넷째뇌실(fourth ventricle)을 형성한다. 이 과정에서 날개판이 가쪽으로 이동한다. 이렇게 변화가 진행돼도 날개판과 바닥판 사이의 경계고랑은 없어지지 않는다. 결과적으로 뇌신경의 감각 관련 구성요소들은 경계고랑보다 가쪽(넷째뇌실 형성 전에는 뒤), 운동 관련 구성요소들은 경계고랑의 안쪽(넷째뇌실 형성 전에는 앞)에 위치하게 된다(그림 6.9). 다리뇌 윗부분에서 넷째뇌실은 다시 좁아져 중간뇌수도관(cerebral aqueduct)을 형성하는데, 이 지점에서 날개판은 다시 바닥판의 등쪽 자리를 차지하게 된다(그림 6.9).

뇌신경의 기능별 구성요소는 다음과 같이 일곱 종류로 구분할 수 있다(그림 6.10).

1. **기능별 구성요소:** 척수와 동일한 네 가지 구성요소가 있다.

- **일반몸감각**(general somatic afferent, GSA) 신경섬유는 머리와 목의 피부, 근육, 관절 감각수용기에서 감지한 식별촉각, 통각, 온도감각, 압각, 고유감각, 진동감각 등의 일반감각을 전달한다.
- **일반내장감각**(general visceral afferent, GVA) 신경섬유는 머리, 목, 배의 내장에서 감지한 감각정보를 운반한다.
- **일반내장운동**(general visceral efferent, GVE) 신경섬유는 머리, 가슴, 배의 내장기관으로 향하는 신경절이전부교감신경섬유(preganglionic parasympathetic nerve fiber)이다.
- **일반몸운동**(general somatic efferent, GSE) 신경섬유는 몸분절(somite)에서 기원한 뼈대근육에 분포한다(*somatic*이라는 말도 여기서 유래했음).

그 외에 뇌줄기에는 세 종류의 구성요소가 더 있다.

- **특수몸감각**(special somatic afferent, SSA) 신경섬유는 속귀에서 감지한 청각과 평형감각을 전달한다.

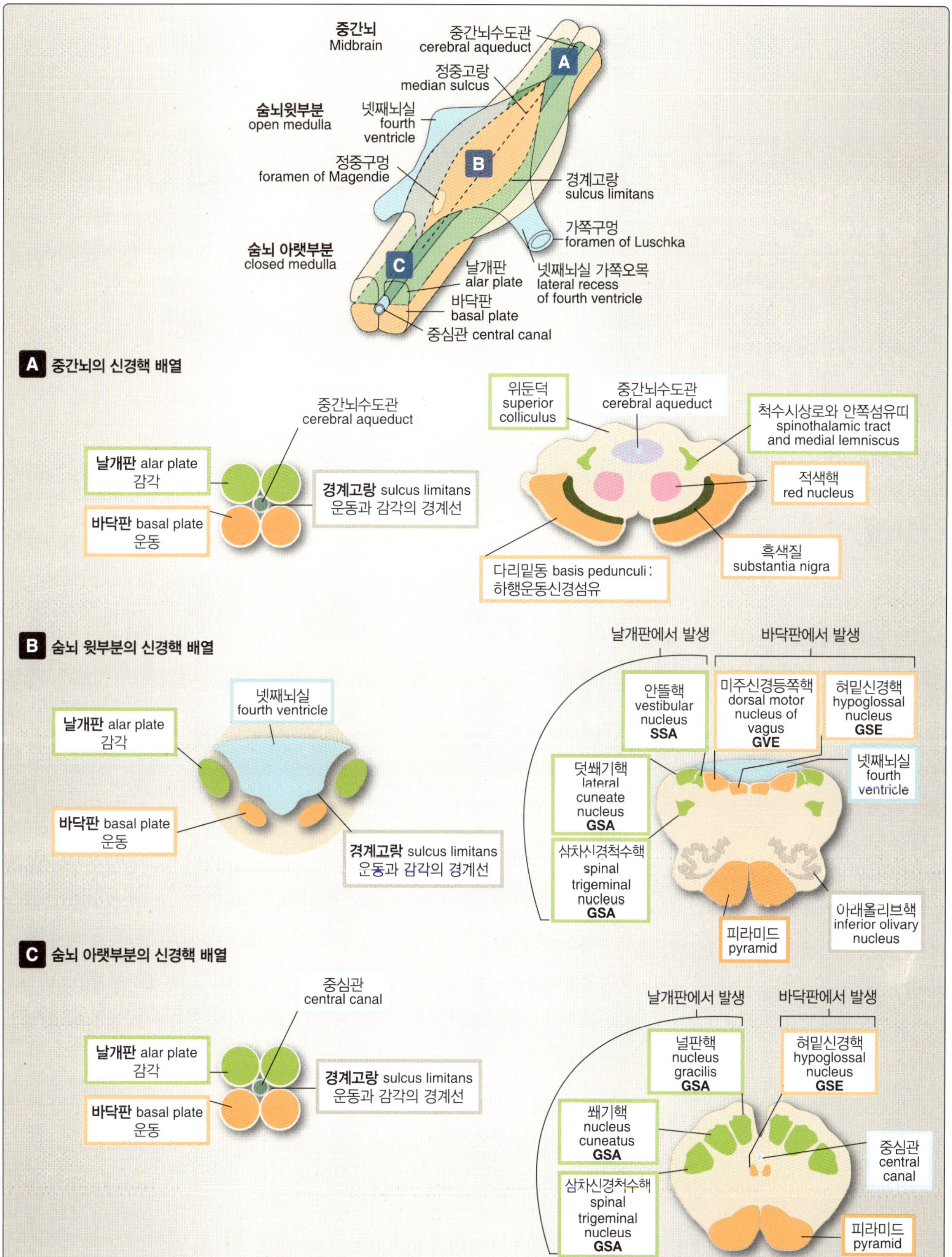

그림 6.9 중간뇌, 다리뇌, 숨뇌(윗부분, 아랫부분)의 날개판(alar plate)과 바닥판(basal plate)에서 발생한 신경핵의 배열. SSA = 특수몸감각(special somatic afferent), GVE = 일반내장운동(general visceral efferent), GSE = 일반몸운동(general somatic efferent), GSA = 일반몸감각(general somatic afferent).

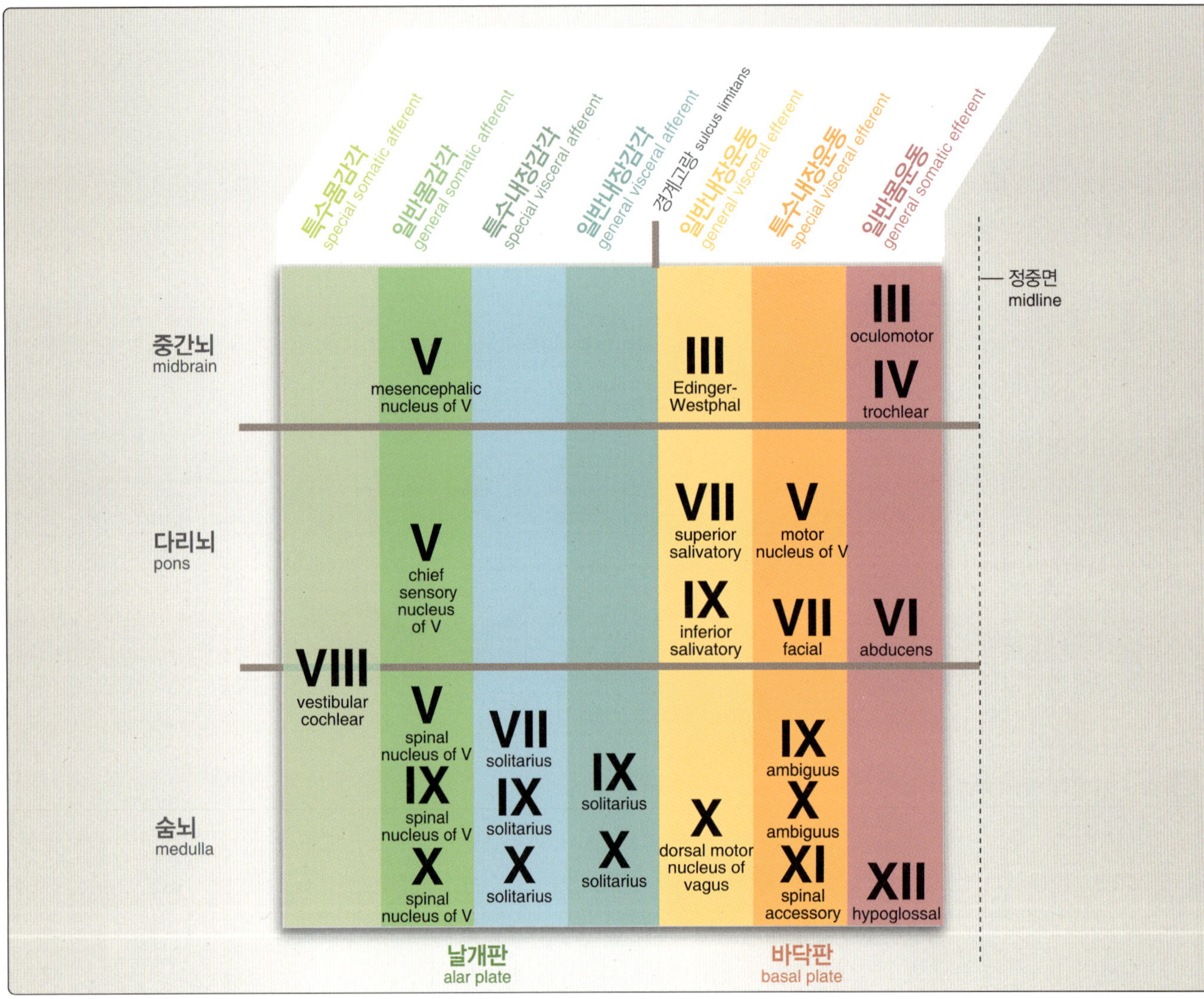

그림 6.10 날개판, 바닥판에서 발생한 일곱 신경핵기둥과 각 신경핵기둥에 속한 뇌신경핵: 그림 6.9의 (B).

- **특수내장감각**(special visceral affernet, SVA) 신경섬유는 미각을 전달한다.
- **특수내장운동**(special visceral efferent, SVE) 또는 **인두운동**(branchial efferent, BE) 신경섬유는 인두굽이(branchial arch, pharyngeal arch)에서 기원한 뼈대근육(아래턱, 얼굴, 후두, 인두의 근육) 분포한다.

2. **기둥 배열:** 발생 중인 배아의 뇌줄기에서, 이들 일곱 가지 구성요소들은 세로 방향으로 길쭉한 기둥처럼 가지런히 배열되어 있다(그림 6.10). 일곱 기둥의 구성요소가 뇌줄기의 모든 부위에 똑같이 존재하는 것은 아니다. 또한 각각의 기둥에서 발생한 뇌신경핵들은 주위에 형성되는 다른 구조의 영향을 받아 위치가 조금씩 달라지기도 한다(그림 6.11, 6.10).

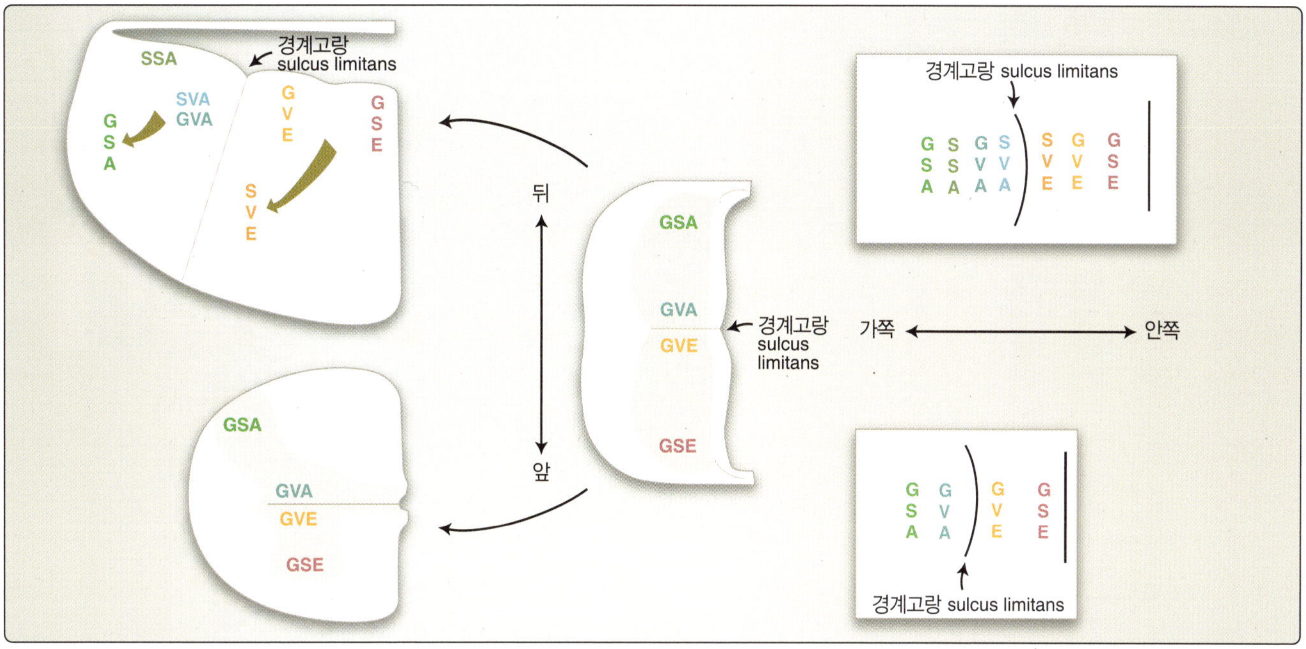

그림 6.11 발생 과정 중에 일어나는 신경핵기둥의 이동. SSA = 특수몸감각(special somatic afferent), SVA = 특수내장감각(special visceral afferent), GVA = 일반내장감각(general visceral afferent), GSA = 일반몸감각(general somatic afferent), GVE = 일반내장운동(general visceral efferent), GSE = 일반몸운동(general somatic efferent), SVE = 특수내장운동(special visceral efferent).

B. 뇌신경 개요(Overview of the cranial nerves)

12쌍의 뇌신경은 뇌줄기의 세로 축을 따라 규칙적으로 배열되어 있다(그림 6.8). 뇌신경핵이 뇌줄기의 어디에 위치하는지, 그리고 뇌신경이 뇌줄기의 어느 위치에서 나오는지를 알아 두면 뇌줄기 손상 환자의 증상을 이해하는 데 큰 도움이 된다. 뇌줄기 손상으로 뇌신경 관련 증상이 생겼을 때 이런 지식이 있으면 손상 위치를 쉽게 짐작할 수 있다. 뇌신경핵들의 전체적인 위치가 그림 6.12에 잘 요약되어 있다.

숨뇌: 아홉째, 열째, 열한째, 열두째 뇌신경이 숨뇌에서 나오며, 열한째 뇌신경을 제외한 나머지 것들은 신경핵도 숨뇌에 위치한다. 그 외에 삼차신경척수로(spinal tract of trigeminal nerve), 삼차신경척수핵(spinal nucleus of trigeminal nerve), 아래안뜰핵(inferior vestibular nucleus)도 숨뇌에 있다.

다리뇌: 여섯째, 일곱빼, 여덟째 뇌신경이 숨뇌와 다리뇌의 경계선에서 나오며 여섯째, 일곱째, 여덟째(달팽이핵과 위, 안쪽, 가쪽안뜰핵) 뇌신경핵이 다리뇌에 위치한다. 삼차신경으뜸핵(chief sensory nucleus of trigeminal nerve)과 삼차신경운동핵(motor nucleus of trigeminal nerve)도 다리뇌에 있고, 삼차신경이 나오는 곳도 다리뇌 바닥부분의 가쪽 부분이다.

중간뇌: 셋째, 넷째 뇌신경은 중간뇌에서 나오며, 그 신경핵도 중간뇌에 있다.

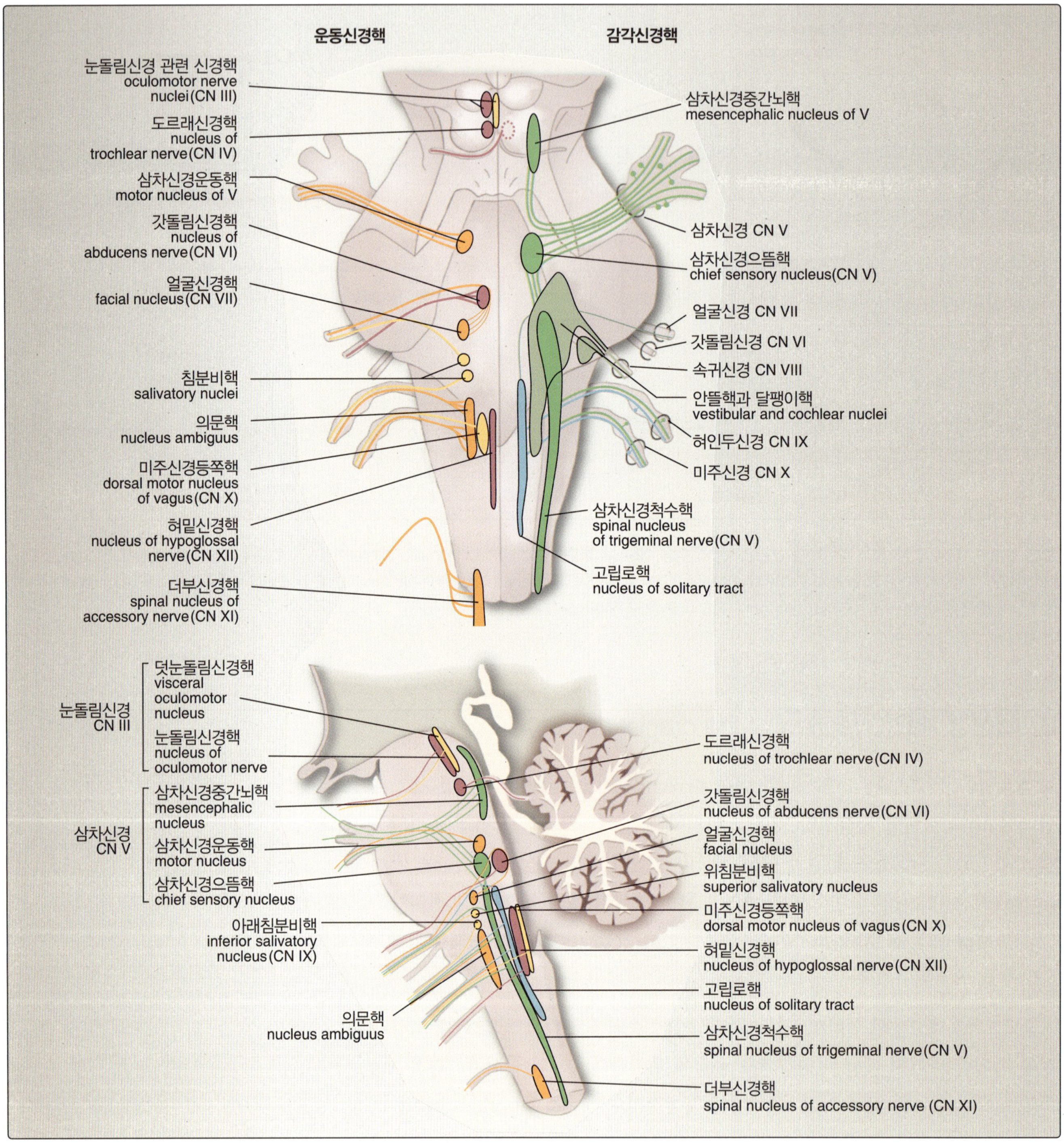

그림 6.12 뇌줄기에 포함된 뇌신경핵의 위치.

삼차신경중간뇌핵(mesencephalic nucleus of trigeminal nerve)도 중간뇌에 위치한다.

1. **후각신경**(olfactory nerve, CN I): 과거에 후각신경은 신경으로 분류됐지만 사실 이것은 중추신경계통에 속한 신경로이며, **후각로**(olfactory tract)라고

부르는 것이 맞다. 후각로는 후각망울(olfactory bulb)에서 받아들인 정보를 대뇌피질의 후각영역으로 전달한다(21장 “냄새와 맛” 참조).

2. **시각신경**(optic nerve, CN II): 눈의 망막에서 감지한 시각정보를 시각교차(optic chiasm)까지 전달한다. 시각교차 이후에 이어지는 신경섬유다발은 시각로(optic tract)라고 부른다. 시각신경은 사실 중추신경계통에 속한 신경로이므로 “신경”의 하나로 분류한 것은 분명한 오류이지만, 관습적으로 계속 이 이름이 쓰이고 있다(15장 “시각계” 참조).

3. **눈돌림신경**(oculomotor nerve, CN III): 눈돌림신경은 두 가지 구성요소로 되어 있다(표 6.1, 그림 6.10). GSE 신경핵으로 분류되는 눈돌림신경핵(oculomotor nucleus)은 몸운동신경섬유를 내어 위곧은근(superior rectus muscle), 안쪽곧은근(medial rectus muscle), 아래곧은근(inferior rectus muscle), 아래빗근(inferior oblique muscle), 눈꺼풀올림근(levator palpebrae superioris muscle)에 운동명령을 보낸다. 눈돌림신경핵은 중간뇌 윗부분(위둔덕 높이)의 뒤판(tegmentum)에 위치한다(그림 6.13, 6.12). GVE 신경핵으로 분류되는 **덧눈돌림신경핵**(visceral oculomotor nucleus, Edinger-Westphal nucleus)은 눈돌림신경핵의 뒤쪽에 위치한다(그림 6.12). 덧눈돌림신경핵에서 나온 부교감신경섬유는 동공반사(pupillary light reflex)와 조절반사(accommodation reflex)에 관여한다(9장 “눈운동의 조절” 참조).

4. **도르래신경**(trochlear nerve, CN IV): 가장 작은 뇌신경이며, 신경핵이 중간뇌 뒤판에 위치한다. 도르래신경핵(trochlear nucleus)에서 나온 신경섬유는 정중면을 지나 반대쪽 아래둔덕(inferior colliculus) 밑으로 나온다. 도르래신경핵은 GSE 신경핵에 속하며, 여기서 나온 신경섬유는 반대쪽 눈의 위빗근(superior oblique muscle)에 운동명령을 보낸다(그림 6.14, 6.12, 표 6.1). 뇌줄기의 뒷면에서 나오는 뇌신경은 이것이 유일하다(그림 6.12).

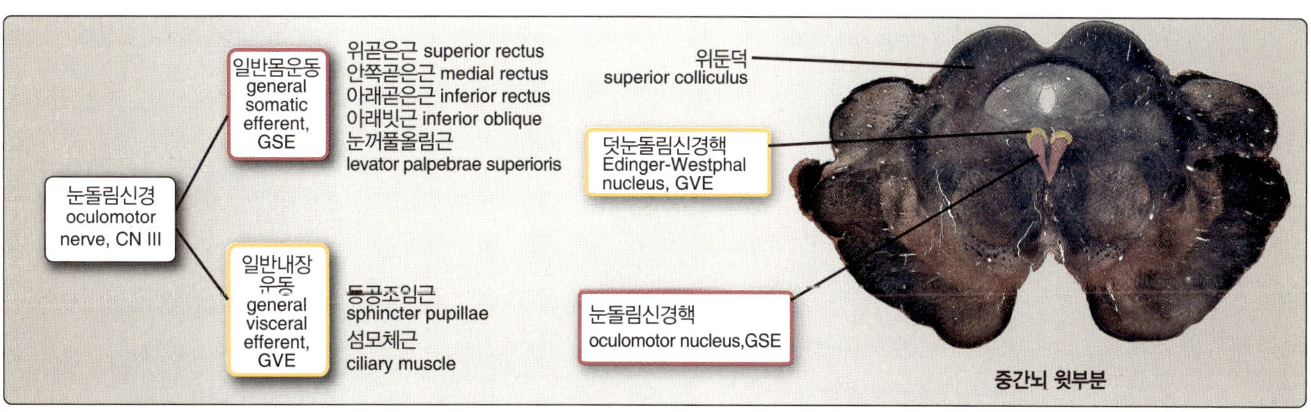

그림 6.13 중간뇌의 가로단면에 눈돌림신경(CN III) 관련 신경핵을 표시한 그림.

표 6.1 뇌신경핵의 기능

뇌신경	신경핵	분류	기능
눈돌림신경 (oculomotor, CN Ⅲ)	눈돌림신경핵(oculomotor nucleus)	GSE	눈꺼풀올림근(levator palpebrae superioris), 위곧은근(superior rectus), 아래곧은근(inferior rectus), 안쪽곧은근(medial rectus), 아래빗근(inferior oblique)에 운동명령을 보냄
	덧눈돌림신경핵 (Edinger-Westphal nucleus)	GVE	부교감신경: 동공조임근(sphincter pupillae), 섬모체근(ciliary muscle)에 운동명령을 보냄
도르래신경 (trochlear, CN Ⅳ)	도르래신경핵(trochlear nucleus)	GSE	위빗근(superior oblique)에 운동명령을 보냄
삼차신경 (trigeminal, CN Ⅴ)	삼차신경중간뇌핵 (mesencephalic nucleus of CN Ⅴ)	GSA	씹기근육에서 오는 고유감각을 받음
	삼차신경으뜸핵 (chief sensory nucleus of CN Ⅴ)	GSA	머리 부위의 식별촉각, 진동감각을 받음
	삼차신경척수핵 (spinal nucleus of CN Ⅴ)	GSA	머리 부위의 통각, 온도감각을 받음
	삼차신경운동핵 (motor nucleus of CN Ⅴ)	SVE	씹기근육에 운동명령을 보냄
갓돌림신경 (abducens, CN Ⅵ)	갓돌림신경핵(abducens nucleus)	GSE	가쪽곧은근(lateral rectus)에 운동명령을 보냄
얼굴신경 (facial, CN Ⅶ)	얼굴신경핵(facial nucleus)	SVE	얼굴의 표정근육에 운동명령을 보냄
	삼차신경척수핵 (spinal nucleus of CN Ⅴ)	GSA	바깥귀길, 바깥귀 뒤쪽의 피부에서 오는 감각을 받음
	위침분비핵 (superior salivatory nucleus)	GVE	눈물샘(lacrimal gland), 혀밑샘(sublingual gland), 턱밑샘(submandibular gland)에 분비 자극 명령을 보냄
	고립로핵(nucleus solitarius)	SVA	혀의 앞 2/3 부위에서 감지한 미각을 받음
속귀신경 (vestibulocochlear, CN Ⅷ)	안뜰핵(vestibular nuclei)	SSA	평형감각을 받음
	달팽이핵(cochlear nuclei)	SSA	청각을 받음
혀인두신경 (glossopharyngeal, CN Ⅸ)	삼차신경척수핵 (spinal nucleus of CN Ⅴ)	GSA	혀의 뒤 1/3, 편도(tonsil), 바깥귀의 피부, 고막의 내면, 인두의 일반감각을 받음
	고립로핵(nucleus solitarius)	GVA	목동맥토리(carotid body)의 화학수용기와 목동맥팽대(carotid sinus)의 압력수용기에서 정보를 받음 혀, 인두에서 감지한 내장감각을 받음(구역반사 gag reflex)
	고립로핵(nucleus solitarius)	SVA	혀의 뒤 1/3 부위에서 감지한 미각을 받음
	의문핵(nucleus ambiguus)	SVE	붓인두근(stylopharyngeus muscle)에 운동명령을 보냄
	아래침분비핵 (inferior salivatory nucleus)	GVE	귀밑샘(parotid gland)에 분비 자극 명령을 보냄
미주신경 (vagus, CN Ⅹ)	삼차신경척수핵 (spinal nucleus of CN Ⅴ)	GSA	뇌막(meninges) 뒷부분, 바깥귀길, 귀 뒷부분의 피부에서 오는 감각을 받음
	고립로핵(nucleus solitarius)	GVA	후두, 기관, 식도, 가슴과 배의 내장기관, 대동맥활(aortic arch)의 신장수용기, 대동맥토리(aortic body)의 화학수용기에서 감지한 감각정보를 받음
	고립로핵(nucleus solitarius)	SVA	후두덮개(epiglottis)의 맛봉오리(taste bud)에서 오는 감각을 받음
	의문핵(nucleus ambiguus)	SVE	인두 근육, 후두의 내재근(intrinsic muscle)에 운동명령을 보냄
	미주신경등쪽핵 (dorsal motor nucleus of vagus)	GVE	인두와 후두의 민무늬근육과 분비샘, 가슴과 배의 내장기관에 분포
	의문핵(nucleus ambiguus)	GVE	심장근육에 분포
더부신경 (accessory, CN Ⅺ)	더부신경핵 (spinal accessory nucleus)	SVE	목빗근(sternocleidomastoid)과 등세모근(trapezius)에 운동명령을 보냄
혀밑신경 (hypoglossal, CN Ⅻ)	혀밑신경핵(hypoglossal nucleus)	GSE	목뿔혀근(hyoglossus), 턱끝혀근(genioglossus), 붓혀근(styloglossus), 혀의 내재근에 운동명령을 보냄

GSA = 일반몸감각(general somatic afferent), GVA = 일반내장감각(general visceral afferent), SSA = 특수몸감각(special somatic afferent), SVA = 특수내장감각(special visceral afferent), GSE = 일반몸운동(general somatic efferent), GVE = 일반내장운동(general visceral efferent, 부교감신경), SVE = 특수내장운동(special visceral efferent)

5. **삼차신경**(trigeminal nerve, CN V): "trigeminal"은 "세 쌍둥이"라는 뜻이다. 삼차신경은 머리부위에 분포하는 대표적인 **GSA** 신경일 뿐 아니라, 씹기근육과 기타 작은 근육에 분포하는 **SVE** 신경섬유도 포함하고 있다(그림 6.10, 표 6.1). 삼차신경은 **눈신경**(ophthamic nerve, V1), **위턱신경**(maxillary nerve, V2), **아래턱신경**(mandibular nerve, V3)의 세 분지로 나뉜다. 세 분지를 통해 들어온 감각신경섬유들은 한 곳으로 모여 **삼차신경절**(trigeminal ganglion)을 지나는데, 이곳에 감각신경섬유의 신경세포체가 있다. 삼차신경절에 위치한 신경세포체의의 축삭 중추돌기들이 모여 삼차신경의 감각뿌리(sensory root)를 형성한 뒤 다리뇌의 가쪽 부위로 들어간다(그림 6.12). 감각신경섬유를 받아들이는 삼차신경핵은 중간뇌부터 숨뇌까지 길게 뻗어 있다. 촉각을 전달하는 신경섬유는 **삼차신경으뜸핵**(chief sensory nucleus of trigeminal nerve)에 연접하고, 통각과 온도감각을 전달하는 신경섬유는 **삼차신경척수핵**(spinal nucleus of trigeminal nerve)에 연접한다(그림 6.15, 6.14). 고유감각을 담당하는 신경핵은 다리뇌부터 중간뇌 윗부분까지 길게 뻗은 **삼차신경중간뇌핵**(mesencephalic nucleus of trigeminal nerve)이다. 삼차신경중간뇌핵은 일차감각신경세포체가 중추신경계통 안에 들어와 있는 유일한 경우이다. **삼차신경운동핵**(motor nucleus of trigeminal nerve)은 다리뇌에 위치하며, 씹기근육을 담당하는 SVE 신경세포로 구성되어 있다(그림 6.12, 6.15).

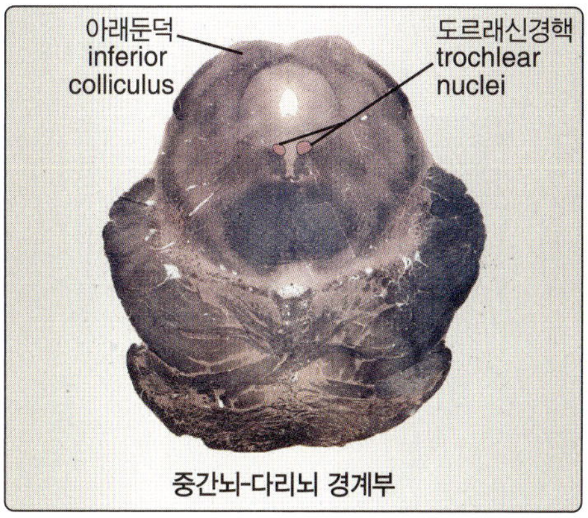

그림 6.14 중간뇌의 가로단면에 도르래신경(CN Ⅳ) 관련 신경핵을 표시한 그림.

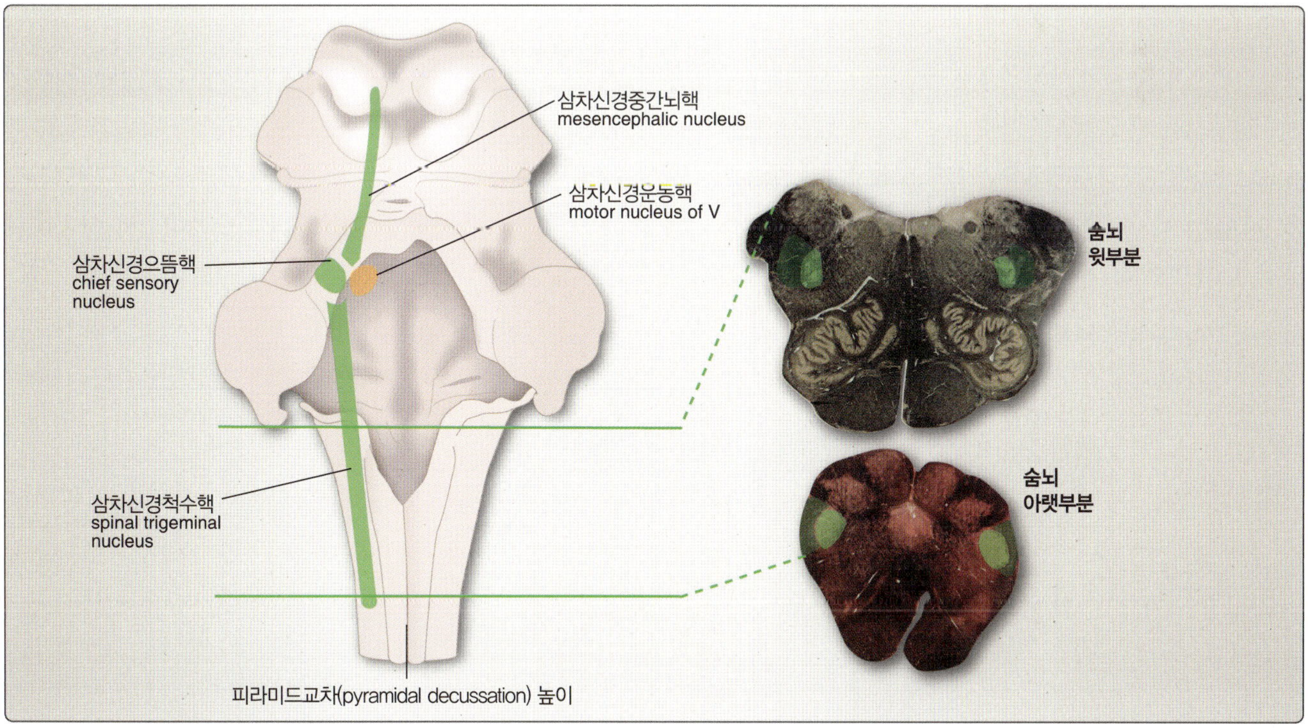

그림 6.15 삼차신경(CN V) 관련 신경핵의 개요도.

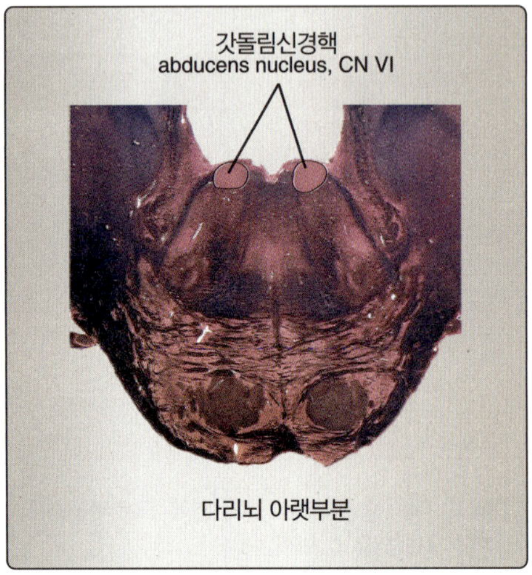

그림 6.16 다리뇌의 가로단면에 갓돌림신경(CN Ⅵ) 관련 신경핵을 표시한 그림.

6. **갓돌림신경**(abducens nerve, CN Ⅵ): 눈을 가쪽으로 돌리는 가쪽곧은근(lateral rectus muscle)에 운동명령을 전달하는 **GSE** 신경이다(그림 6.10, 표 6.1). 갓돌림신경핵(abducens nucleus)은 다리뇌의 정중면 근처 부위에 위치하며, 여기서 나온 축삭은 숨뇌와 다리뇌의 경계선에서 밖으로 나온다(그림 6.16, 6.12).

7. **얼굴신경**(facial nerve, CN Ⅶ): 얼굴신경은 두 갈래로 나뉘어 숨뇌다리뇌고랑으로 나온다.

   a. **얼굴신경**(facial nerve proper): 얼굴의 표정근육에 분포하는 SVE 신경섬유로 구성된다(그림 6.10, 표 6.1). 이 신경섬유는 다리뇌 하부 가쪽 부분에 위치한 얼굴신경핵(facial nucleus)에서 나온다.

   b. **중간신경**(nervus intermedius): 얼굴신경의 가쪽에 위치한다(그림 6.17). 중간신경에는 **부교감신경섬유(GVE)**와 두 종류의 감각신경섬유가 포함되어 있다. **SVA** 신경섬유는 혀의 앞 2/3 부위에서 감지한 **미각**을 전달하며(그림 6.10, 표 6.1), **고립로핵**(nucleus solitarius, 그림 6.17)의 윗부분, 즉 미각핵(gustatory nucleus)에 연접한다. 또한 소수의 **GSA** 신경섬유가 바깥귀 뒤쪽과 바깥귀길 일부의 피부로부터 감각정보를 받아들여 삼차신경척수핵에 전달한다. **GVE** 신경섬유(부교감신경섬유)는 눈물샘, 혀밑샘, 턱밑샘, 코점막, 코곁굴, 단단입천장, 물렁입천장 등에 분포하여 분비 자극 명령을 전달한다. GVE 신경섬유의 세포체는 다리뇌 뒤판에

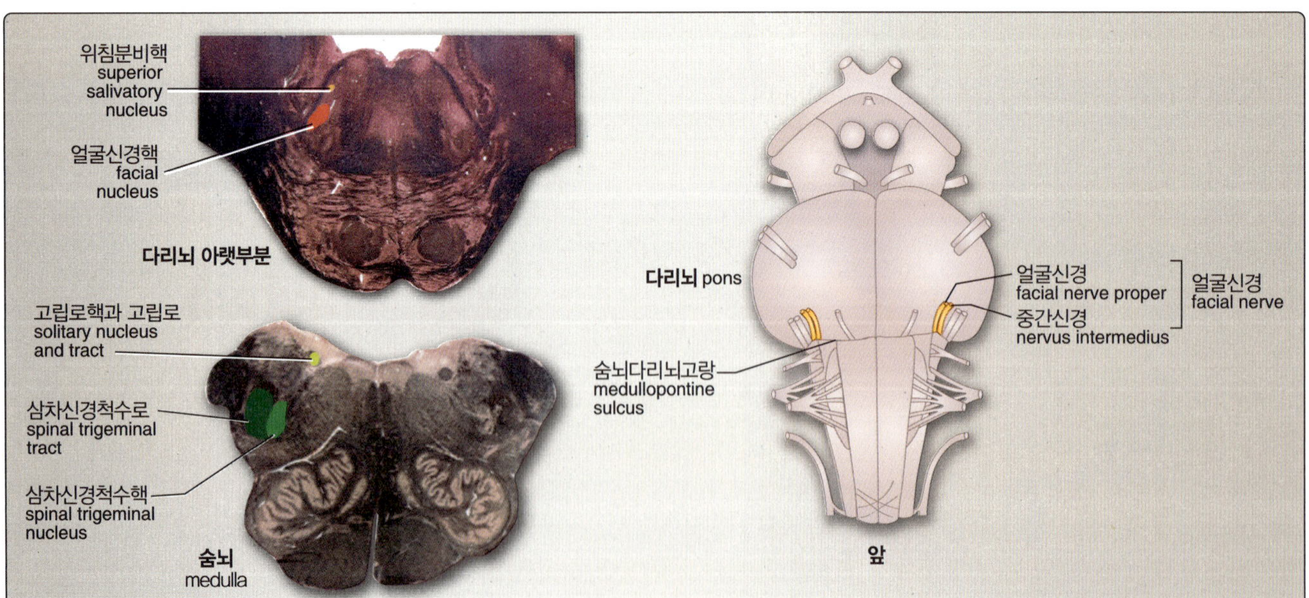

그림 6.17 다리뇌 아랫부분과 숨뇌 윗부분의 가로단면에 얼굴신경(CN Ⅶ) 관련 신경핵을 표시한 그림. 오른쪽 그림은 다리뇌소뇌삼각(pontocerebellar angle)에서 나오는 얼굴신경의 모식도.

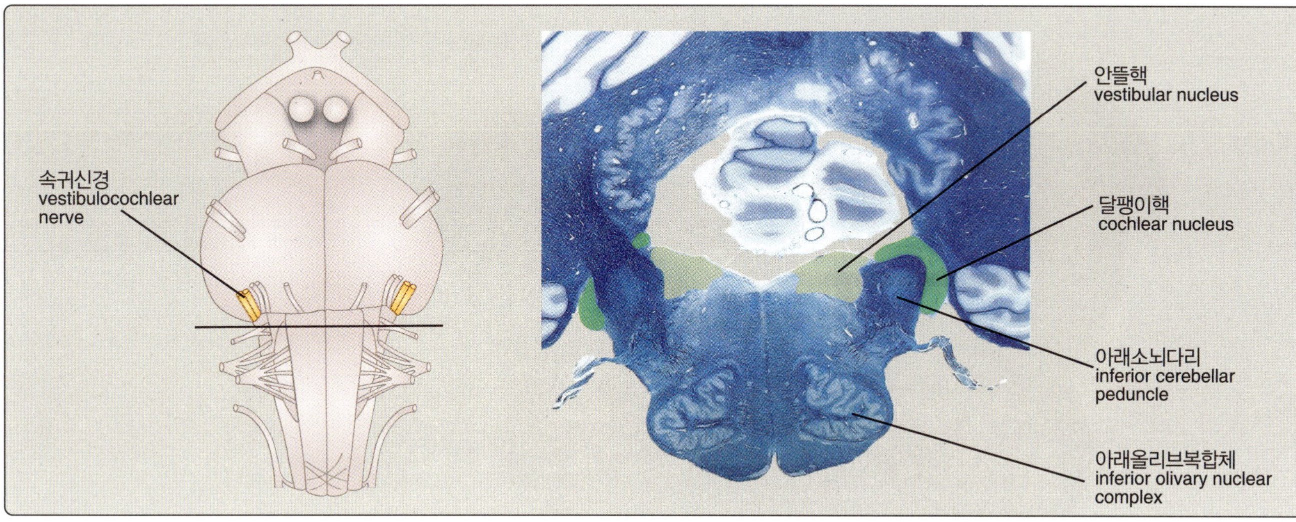

그림 6.18 숨뇌 윗부분의 가로단면에 속귀신경(CN VIII) 관련 신경핵을 표시한 그림. 왼쪽 그림은 다리뇌소뇌삼각(pontocerebellar angle)에서 나오는 속귀신경의 모식도.

위치한 **위침분비핵**(superior salivatory nucleus)에 포함되어 있다(그림 6.10, 6.12, 6.17, 표 6.1).

8. **속귀신경**(vestibulocochlear nerve, CN VIII): **안뜰**(vestibule)에서 감지한 **평형감각**과 **달팽이**(cochlea)에서 감지한 **청각**을 전달하는 두 종류의 SSA 신경섬유로 구성된다(그림 6.10, 6.12, 표 6.1). 감각수용기는 관자뼈 바위부분(petrous part of temporal bone)에 있는 막미로(membranous labyrinth) 벽에 위치하며, 감각신경세포체는 안뜰신경절(vestibular ganglion)과 달팽이신경절(spiral ganglion)에 위치한다. 안뜰신경절과 달팽이신경절에서 나온 축삭의 중추돌기들은 속귀신경을 형성하여 얼굴신경 가쪽의 숨뇌다리뇌 고랑으로 들어가며, 각각 안뜰핵(vestibular nuclei)과 달팽이핵(cochlear nuclei)에 연접한다(그림 6.18, 11장 "청각과 평형감각" 참조).

9. **혀인두신경**(glossopharyngeal nerve, CN IX): 이름 그대로 혀와 인두에 분포하며, 다섯 종류의 신경섬유를 포함한다(그림 6.10, 6.12, 표 6.1). 가장 수가 적은 GSA 신경섬유는 귀 뒤쪽 피부와 인두의 일반감각을 전달한다. GSA 신경섬유의 세포체는 혀인두신경의 위신경절(superior glossopharyngeal ganglion)에 위치하며, 축삭종말은 **삼차신경척수핵**(spinal trigeminal nucleus)에 연접한다. SVA 신경섬유는 혀의 뒤 1/3 부위에서 감지한 **미각**을 받아들여 **고립로핵**(nucleus solitarius)의 윗부분에 전달한다. GVA 신경섬유는 목동맥토리(carotid body)와 목동맥팽대(carotid sinus)에서 감지한 감각정보를 **고립로핵**(nucleus solitarius) 아랫부분으로 전달한다. GVE 신경섬유(부교감신경섬유)는 **아래침분비핵**(inferior salivatory nucleus)에서 나

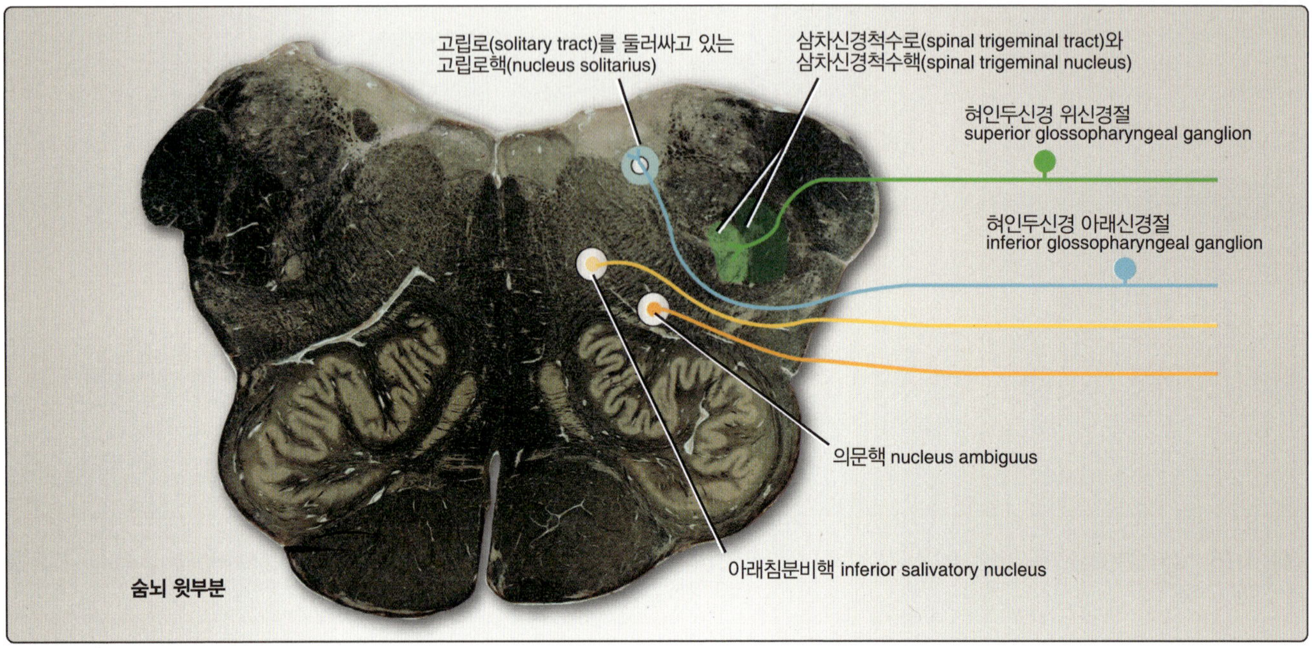

그림 6.19 숨뇌 윗부분의 가로단면에 혀인두신경(CN Ⅸ) 관련 신경핵을 표시한 그림.

와 귀밑샘(parotid gland)에 분포한다. **SVE** 신경섬유는 **의문핵**(nucleus ambiguus)에서 나와 작은 붓인두근(stylopharyngeus muscle)에 분포한다(그림 6.19). 숨뇌 윗부분의 올리브와 아래소뇌다리 사이에서 나오는 잔뿌리 중 가장 위쪽 잔뿌리들이 모여 혀인두신경을 형성한다(그림 6.8).

10. **미주신경**(vagus nerve, CN Ⅹ)**:** "vagus"라는 이름은 "정처없이 떠돌아다니다"라는 뜻의 라틴어에서 유래한 것으로, 이 신경의 특징을 그대로 반영하고 있다. 미주신경에는 목, 가슴, 배 부위의 내장기관에 분포하는 **부교감신경섬유(GVE)**가 포함되어 있다. 이 신경섬유는 뇌줄기의 부교감신경핵 중 가장 큰 미주신경등쪽핵(dorsal motor nucleus of vagus nerve)에서 나온 것이다. 미주신경은 인체의 부교감신경 중 가장 크고 분포영역이 넓다. 또한 미주신경은 인체에서 가장 큰 **내장감각신경(GVA)**이며 목, 가슴, 배 부위의 내장기관으로부터 감각정보를 받아들여 고립로핵(nucleus solitarius)으로 전달한다. 소수의 **SVA** 신경섬유는 후두덮개(epiglottis)에 있는 맛봉오리(taste bud)에서 **미각**을 받아들여 고립로핵(nucleus solitarius)으로 전달한다(그림 6.10, 6.11, 표 6.1). **GSA** 신경섬유는 뇌막 뒷부분, 바깥귀 뒤쪽과 바깥귀길 일부의 피부, 인두, 후두로부터 감각정보를 받아들여 삼차신경척수핵(spinal trigeminal nucleus)으로 전달한다. **SVE** 신경섬유는 숨뇌의 **의문핵**(nucleus ambiguus, 그림 6.20)에서 나와 입천장, 인두, 후두, 혀의 인두굽이(pharyngeal arch) 기원 근육에 운동명령을 전달한다. 의문핵에서는 심

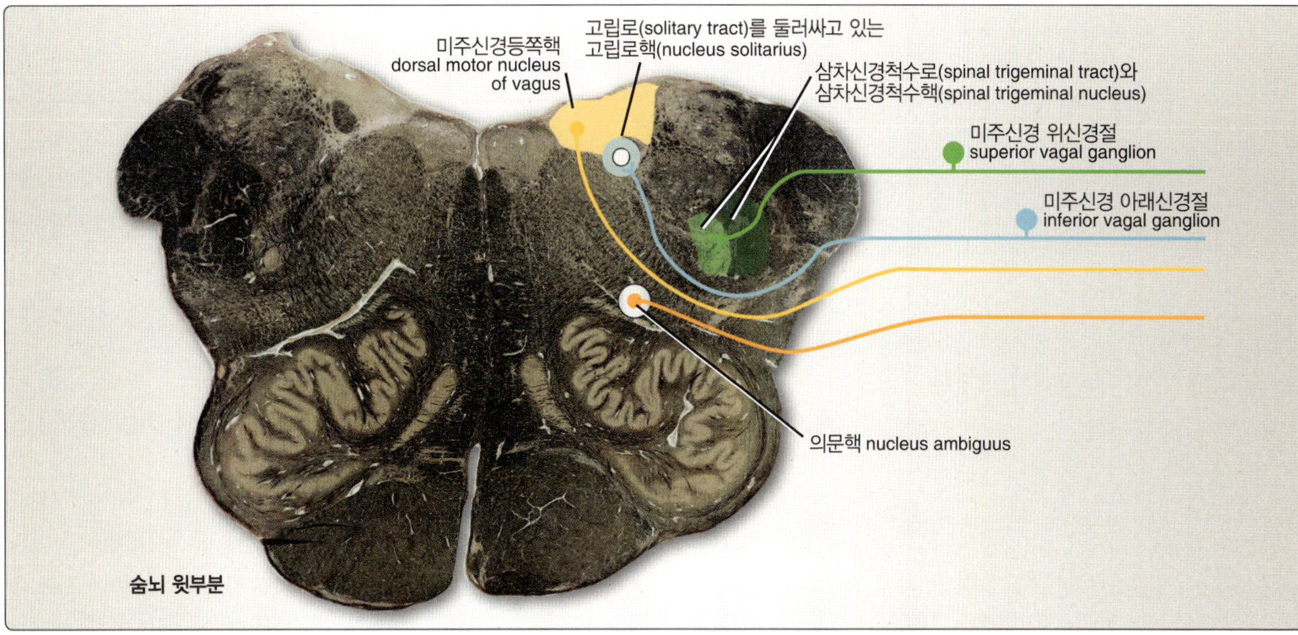

그림 6.20 숨뇌 윗부분의 가로단면에 미주신경(CN X) 관련 신경핵을 표시한 그림.

장근육에 분포하는 GVE 신경섬유도 나온다.

11. **더부신경**(accessory nerve, CN XI): 목빗근(sternocleidomastoid muscle)과 등세모근(trapezius muscle)에 운동명령을 전달하는 **SVE** 신경섬유로 구성된다. 이 신경섬유의 세포체는 척수의 C1~C5/6 분절에 위치한 **더부신경핵**(spinal accessory nucleus)에 위치한다. 여기서 나온 신경 잔뿌리들이 위로 올라가면서 하나로 합쳐지고, 머리뼈의 큰구멍(foramen magnum)을 지나 미주신경과 만난 후 목정맥구멍(jugular foramen)을 통해 다시 머리뼈 밖으로 나온다(그림 6.10, 6.12, 표 6.1). 이 신경을 SVE로 분류할지 GSE로 분류할지 논란이 있었지만, 최근의 연구 결과에 의하면 이 신경핵은 SVE 기둥에서 발생하는 것으로 보인다. 기능적 또는 임상적 관점에서는 기능별 분류가 무엇이든 크게 문제되지 않는다.

12. **혀밑신경**(hypoglossal nerve, CN XII): 혀 근육에 분포하는 운동신경이며, 혀의 모든 내재근(intrinsic muscle)과 대부분의 외래근(extrinsic muscle, 하나만 제외)에 분포하는 **GSE** 신경섬유로 구성된다. 신경세포체는 숨뇌 아랫부분의 정중면 근처에 있는 혀밑신경핵(hypoglossal nucleus)에 위치한다. 숨뇌의 피라미드와 올리브 사이의 고랑에서 나온 여러 잔뿌리들이 합쳐져 혀밑신경을 형성한다(그림 6.8. 6.10, 6.12, 표 6.1).

IV. 뇌줄기의 혈관 분포 개요 (Overview of Blood Supply to the Brainstem)

중추신경계통은 지속적으로 충분한 양의 산소와 영양소를 공급받아야 한다. 뇌의 에너지원인 포도당과 산소는 저장량이 많지 않아서 뇌 혈액 공급이 몇 분만 차단돼도 심각한 비가역적 손상이 초래될 수 있다. 뇌졸중 환자의 병변 위치를 파악하고 적절한 치료를 하려면 중추신경계통의 혈관 분포를 잘 알고 있어야 한다.

A. 중추신경계통의 동맥 분포(Arterial systems of the CNS)

중추신경계통의 혈액 공급은 속목동맥(internal carotid artery)과 척추동맥(vertebral artery)의 두 동맥계통을 통해 이루어진다(그림 6.21). 두 동맥계통의 혈관은 대뇌동맥고리(circle of Willis)를 통해 서로 연결되어 있다. 속목동맥은 주로 대뇌반구에 혈액을 공급하고 대뇌동맥고리는 13장에서 설명할 것이므로, 여기서는 주로 척추동맥을 통한 뇌줄기의 혈액 공급에 대해 설명하도록 하겠다.

B. 척추동맥-뇌바닥동맥계통(The vertebral-basilar system)

척추동맥-뇌바닥동맥계통의 혈관은 주로 뇌줄기의 앞면에서 관찰된다. 혈액

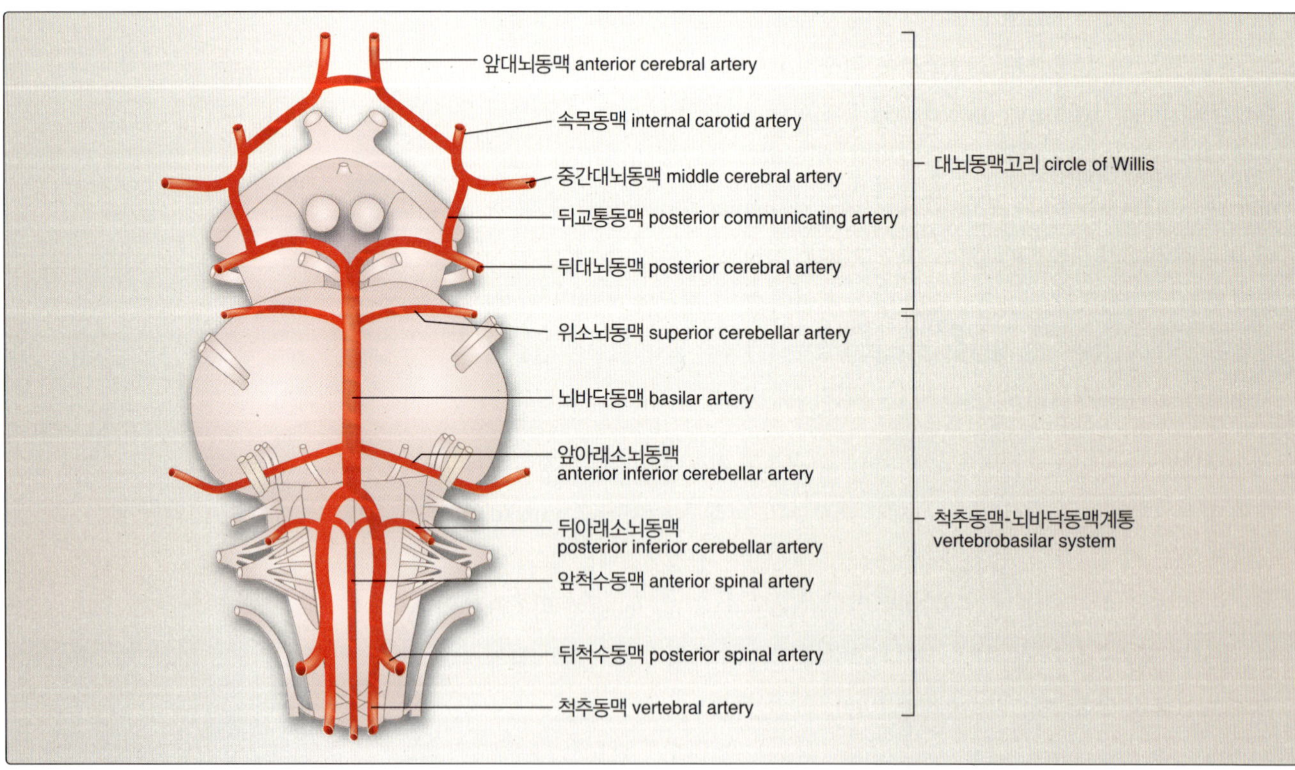

그림 6.21 뇌줄기에 분포하는 동맥. 앞에서 본 모습.

공급의 관점에서 뇌줄기는 정중면 주위 구역, 가쪽 구역, 뒤쪽(또는 뒤가쪽) 구역으로 구분된다(그림 6.22).

1. **척추동맥**(vertebral artery)**:** 좌우 빗장밑동맥(subclavian artery)의 첫 번째 가지이다. 척추동맥은 여섯째 목뼈의 가로돌기(transverse process)에 있는 구멍으로 들어가 위로 올라가며, 큰구멍(foramen magnum) 부위에서 경막(dura mater)을 뚫고 머리뼈 안으로 들어간다. 숨뇌와 다리뇌의 경계 부위에서 좌우 척추동맥이 하나로 합쳐져 뇌바닥동맥(basilar artery)이 된다. 뇌바닥동맥이 되기 전에 척추동맥에서 **뒤척수동맥**(posterior spinal artery), **앞척수동맥**(anterior spinal artery), **뒤아래소뇌동맥**(posterior inferior cerebellar artery, PICA)이 분지된다.

2. **뒤척수동맥**(posterior spinal artery)**:** 좌우 뒤척수동맥은 뒤가쪽고랑을 따라 뻗어 내려가면서 척수의 뒤 1/3 부위에 혈액을 공급한다. 숨뇌 아랫부분의 널판다발과 쐐기다발도 뒤척수동맥 분포 영역에 포함된다(그림 6.21, 6.22).

3. **앞척수동맥**(anterior spinal artery)**:** 좌우 척추동맥에서 분지되어 나온 동맥가지가 하나로 합쳐져 앞척수동맥을 형성한다. 앞척수동맥은 앞정중틈새를 따라 내려가면서 척수의 앞 2/3 부위에 혈액을 공급한다. 숨뇌의 정중면 주위 구역도 앞척수동맥 분포 영역에 포함된다(그림 6.21, 6.22).

4. **뒤아래소뇌동맥**(posterior inferior cerebellar artery, PICA)**:** 척추동맥의 가지 중 가장 크다. 뒤아래소뇌동맥은 척추동맥의 거의 끝 부분에서 분지되어 나와 소뇌반구의 뒤아랫면 대부분에 혈액을 공급한다. 뒤아래소뇌동맥이 소뇌를 향해 진행하면서 숨뇌를 감고 돌 때 수많은 작은 동맥가지가 갈라져 나와 숨뇌의 뒤가쪽 구역에 혈액을 공급한다. 척추동맥 자체도 숨뇌 아랫부분의 정중면 주위 구역(앞척수동맥과 함께), 숨뇌 윗부분의 정중면 주위 구역과 가쪽 구역의 혈액 공급을 담당한다(그림 6.21, 6.22).

5. **뇌바닥동맥**(basilar artery)**:** 다리뇌의 정중면을 따라 올라가다가 중간뇌 아랫부분에서 양쪽으로 갈라져 좌우 **뒤대뇌동맥**(posterior cerebral artery)을 형성한다. 뇌바닥동맥은 수많은 가지를 내어 다리뇌에 혈액을 공급한다. 뇌바닥동맥의 정중옆다리뇌가지(paramedian branches)들은 정중면 주위 구역을 담당하고, 둘레다리뇌가지(circumferential branches)들은 가쪽 구역과 뒤가쪽 구역을 담당한다. 앞아래소뇌동맥(anterior inferior cerebellar artery, AICA)과 위소뇌동맥(superior cerebellar artery)도 뇌바닥동맥에서 분지되어 나온다(그림 6.21, 6.22).

6. **앞아래소뇌동맥**(anterior inferior cerebellar artery, AICA)**:** 뇌바닥동맥의 시작 부위 근처에서 분지해 나와 소뇌반구 아랫면의 앞부분에 분포한다. 앞

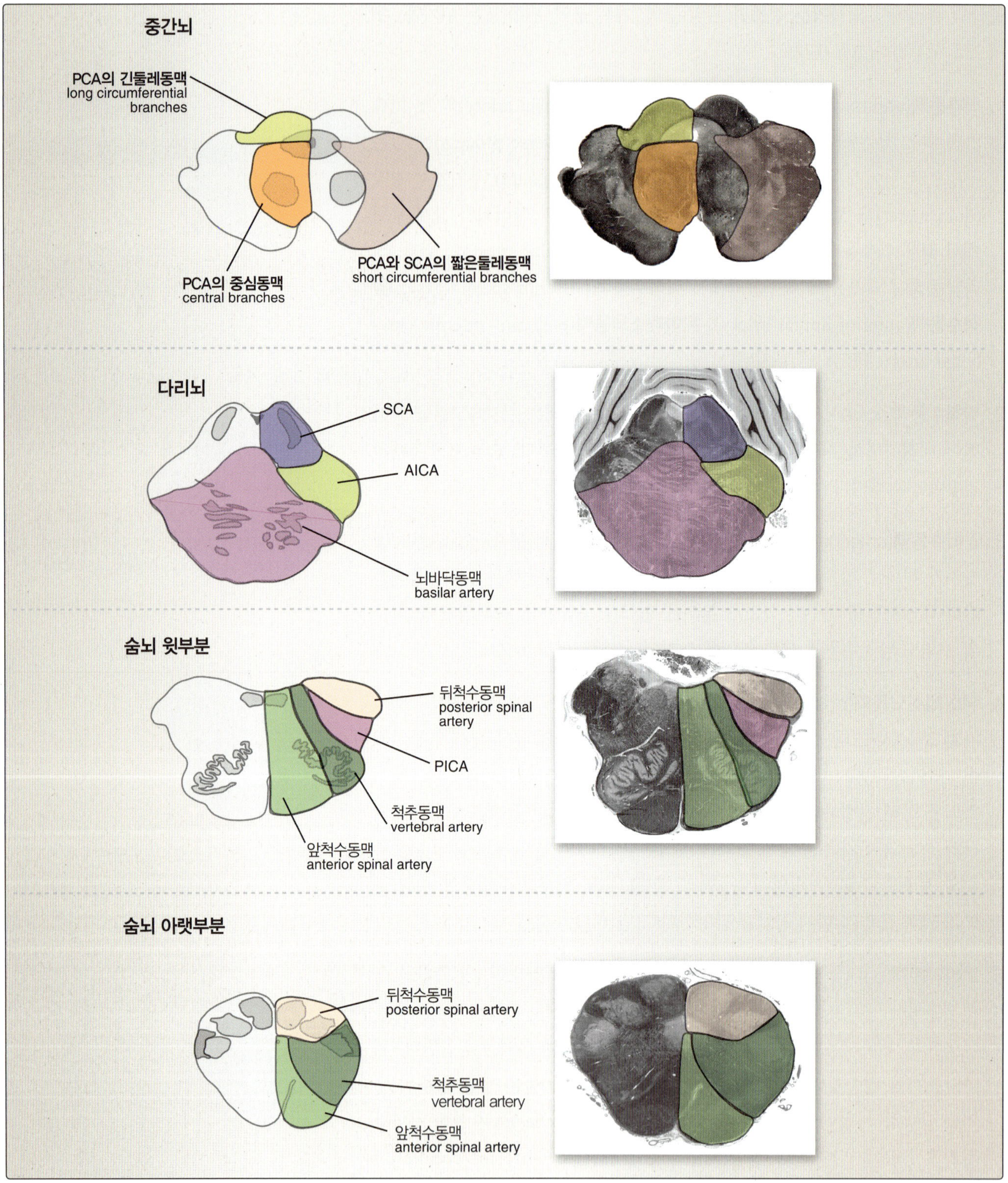

그림 6.22 뇌줄기에 분포하는 동맥들의 담당 구역. PCA = 뒤대뇌동맥(posterior cerebral artery), SCA = 위소뇌동맥(superior cerebellar artery), PICA = 뒤아래소뇌동맥(posterior inferior cerebellar artery), AICA = 앞아래소뇌동맥(anterior inferior cerebellar artery).

아래소뇌동맥은 소뇌로 향하는 중간에 여러 분지를 내어 다리뇌 뒤판의 뒷부분 일부와 중간소뇌다리에 혈액을 공급한다(그림 6.21, 6.22).

7. **위소뇌동맥**(superior cerebellar artery): 뇌바닥동맥이 뒤대뇌동맥으로 갈라지기 직전에 분지되어 나온다. 뇌줄기 주위를 돌아 뒤쪽으로 뻗으면서 소뇌 윗면, 다리뇌 윗부분(위소뇌다리), 중간뇌 아랫부분의 덮개(아래둔덕)에 혈액을 공급한다(그림 6.21, 6.22).

8. **뒤대뇌동맥**(posterior cerebral artery): 중간뇌 아랫부분 주위를 돌아 뒤쪽으로 뻗으면서 대뇌반구 관자엽, 뒤통수엽의 안쪽면과 아랫면에 분포한다. 중간뇌의 정중면 주위 구역, 가쪽 구역, 뒤가쪽 구역도 뒤대뇌동맥의 가지에 의해 혈액을 공급받는다(그림 6.21, 6.22).

V. 뇌신경 검사(Cranial Nerve Screening Exam)

신경학적 검사(neurological examination)의 검사 항목에는 뇌신경 검사도 포함된다. 뇌신경 검사에서 이상이 발견되면 더 전문적인 검사를 진행하게 된다. 뇌신경의 기능과 반사에 대한 세부 사항들은 다음 단원에서 다루기로 하고, 여기서는 뇌신경 검사의 개요만 간단히 요약해 보도록 하겠다(표 6.2).

A. 후각신경(olfactory nerve, CN I)

커피, 바닐라 등의 자극성이 낮은 냄새를 제시하여 후각을 검사한다.

표 6.2 뇌신경 검사 요약

뇌신경	임상적 평가
I	후각
II	시력(visual acuity), 시야(visual field)
II, III	동공반사(pupillary light reflex)
III, IV, VI	안구의 움직임
V	얼굴의 감각, 턱의 움직임
VII	얼굴의 움직임
VIII	청각
IX, X	삼키기, 입천장 올리기, 구역반사(gag reflex)
V, VII, X, XII	발성, 말하기
XI	어깨와 목의 움직임
XII	혀의 위치와 대칭성

Data from Bickley LS. *Bates' Guide to Physical Examination and History Taking*, 11th ed. Wolters Kluwer Health, Philadelphia, 2013.

B. 시각신경(optic nerve, CN II)

시력검사(visual acuity test), 시야검사(visual field test), 동공반사(pupillary light reflex) 등이 사용된다.

C. 눈돌림신경(oculomotor nerve, CN III), 도르래신경(trochlear nerve, CN IV), 갓돌림신경(abducens nerve, CN VI)

이 뇌신경들은 눈을 움직이는 안구근육(extraocular muscle)에 분포한다. H검사(H-test, 9장 "눈운동의 조절" 참조)는 안구근육 및 관련 뇌신경의 기능을 검사하는 방법이다. 눈돌림신경의 부교감신경 기능(GVE)은 동공반사를 통해 검사한다.

삼차신경(trigeminal nerve, CN V). 삼차신경은 운동신경섬유와 감각신경섬유를 모두 포함하고 있다. 운동신경섬유의 기능은 씹기근육의 수축력을 측정하여 검사한다. 감각신경섬유의 기능은 이마, 볼, 턱 부위의 감각을 조사하여 눈신경, 위턱신경, 아래턱신경의 기능을 검사한다.

D. 얼굴신경(facial nerve, CN VII)

얼굴의 표정근에 대한 검사가 주로 쓰인다. 얼굴 윗부분과 아랫부분의 근육 운동을 구분하여 검사하고, 좌우 대칭성도 검사한다. 이마에 주름을 지어 보라고 하거나, 눈을 꽉 감게 하거나, 이가 보일만큼 활짝 웃어 보라고 하는 방법 등이 사용된다.

E. 속귀신경(vestibulocochlear nerve, CN VIII)

청각에 대한 검사를 주로 하고 평형감각에 대한 검사는 생략할 때가 많다. 귓속말 알아듣기 검사 등이 흔히 쓰인다.

F. 혀인두신경(glossopharyngeal nerve, CN IX), 미주신경(vagus nerve, CN X)

삼키기 검사를 통해 두 뇌신경을 함께 검사한다. 목에서 쉰소리가 난다면 후두에 분포하는 되돌이후두신경(recurrent laryngeal nerve, 미주신경의 가지)에 문제가 있음을 의심해야 한다. 물렁입천장이 좌우 비대칭이고 목젖(uvula)가 한쪽으로 쏠려 있을 때도 미주신경의 손상을 생각해 봐야 한다. 구역반사(gag reflex)는 들신경섬유가 혀인두신경을 통해 들어가고 날신경섬유가 미주신경을 통해 나오기 때문에 두 뇌신경을 검사하는 방법으로 쓰인다. 구역반사는 목구멍 깊숙한 곳 좌우를 가볍게 자극하여 검사한다.

G. 더부신경(accessory nerve, CN XI)

환자에게 어깨를 으쓱하거나 고개를 돌려 보게 함으로써 등세모근과 목빗근의 수축력을 측정한다.

H. 혀밑신경(hypoglossal nerve, CN XII)

환자의 혀를 관찰하여 내재근의 위축이 있는지 살펴본다. 또한 환자에게 혀를 내밀어 보게 하여 혀가 한쪽으로 쏠리는지 여부를 확인한다.

요약

- 뇌줄기는 중추신경계통의 작은 부위이지만 구조가 복잡하다. 뇌줄기에는 척수와 대뇌겉질을 오르내리는 신경로 및 대뇌겉질/척수와 소뇌를 연결하는 신경로가 있고 뇌신경핵, 뇌신경 관련 신경로, 반사시스템, 중계핵 등이 포함되어 있다.
- 뇌줄기는 아래쪽의 **숨뇌**(medulla oblongata), 가운데의 **다리뇌**(pons), 위쪽의 **중간뇌**(midbrain)의 세 부분으로 구분된다. **소뇌**(cerebellum)는 발생학적으로 다리뇌의 일부분이지만, 기능적으로는 별개의 구조로 간주된다.
- 가로단면에서 뇌줄기의 내부 구조는 **뇌실계통**(ventricular system), 뇌실계통 뒤쪽의 **뒤판**(tectum), 중심부인 **뒤판**(tegmentum), 앞쪽의 **바닥부분**(basal portion) 이렇게 네 부위로 나뉜다. 숨뇌, 다리뇌, 중간뇌 모두 이와 같은 네 부위로 구성되어 있지만 표면 구조는 각기 다른 특징을 가지고 있다. 숨뇌, 다리뇌, 중간외 표면의 특징은 내부 구조와 밀접한 연관이 있으며 주요 내용을 요약하면 아래와 같다.
  - **숨뇌**(medulla oblongata): 숨뇌 아랫부분의 앞면에는 피라미드(pyramid)가 있는데 이 속에는 겉질척수로(corticospinal tract)와 겉질숨뇌로(corticobulbar tract)가 들어 있다. 숨뇌 아랫부분의 뒷면에는 뒤기둥(posterior column)이 있는데 이 속에는 널판다발(fasciculus gracilis)과 쐐기다발(fasciculus cuneatus)이 있다. 숨뇌 윗부분의 앞면에는 피라미드가 있고 그 가쪽에는 올리브(olive)가 있는데, 그 속에는 아래올리브복합체(inferior olivary nuclear complex)가 있다. 숨뇌 윗부분의 뒤쪽에는 넷째뇌실(fourth ventricle)의 아랫부분과 아래소뇌다리(inferior cerebellar peduncle)가 있다.
  - **다리뇌**(pons): 앞쪽의 바닥부분에는 가로다리뇌섬유(transverse pontine fiber)와 겉질척수로, 겉질숨뇌로가 있다. 뒤쪽에는 넷째뇌실, 중간소뇌다리(middle cerebellar peduncle), 위소뇌다리(superior cerebellar peduncle)이 있다.
  - **중간뇌**(midbrain): 앞부분은 대뇌다리(cerebral peduncle)로 이루어져 있는데, 여기에는 겉질척수로, 겉질숨뇌로 등의 하행섬유가 포함되어 있다. 중간뇌 뒷부분에는 위둔덕(superior colliculus)과 아래둔덕(inferior colliculus)이 있다. 내부에는 중간뇌수도관(cerebral aqueduct, 셋째뇌실과 넷째뇌실을 연결하는 가느다란 관)이 있다.
- **12쌍의 뇌신경**은 뇌줄기의 세로 축을 따라 규칙적으로 배열되어 있다. 뇌신경은 **몸운동신경섬유**, **몸감각신경섬유**, **내장운동신경섬유**, **내장감각신경섬유**뿐 아니라 인두굽이에서 유래한 근육에 대한 운동신경섬유와 후각, 시각, 미각, 청각, 평형감각에 대한 **특수감각신경섬유**도 포함하고 있다. 12쌍의 뇌신경 중 후각신경(I), 시각신경(II), 속귀신경(VIII)은 순수한 감각신경이고 눈돌림신경(III), 도르래신경(IV), 갓돌림신경(VI), 더부신경(XI), 혀밑신경(XII)은 순수한 운동신경이며 삼차신경(V), 얼굴신경(VII), 혀인두신경(IX), 미주신경(X)은 혼합신경이다.
- 뇌줄기의 혈액 공급은 **척추동맥-뇌바닥동맥계통**(vertebral-basilar system), 즉 좌우 **척추동맥**(vertebral artery)과 이들이 하나로 합쳐진 **뇌바닥동맥**(basilar artery)을 통해 이루어진다. 앞척수동맥(anterior spinal artery)은 양쪽 척추동맥에서 나온 동맥 가지가 하나로 만나 형성된다. 뇌바닥동맥은 정중면을 따라 올라가다가 중간뇌 부위에 이르러 좌우 **뒤대뇌동맥**(posterior cerebral artery)으로 갈라진다. 뇌바닥동맥에서 분지한 **위소뇌동맥**(superior cerebellar artery), **앞아래소뇌동맥**(anterior inferior cerebellar artery), **뒤아래소뇌동맥**(posterior inferior cerebellar artery)은 뇌줄기 뒷부분에 혈액을 공급한다.

연습문제

가장 알맞은 답을 하나만 고르시오.

6.1 일반몸감각(general somatic afferent) 정보를 받아들이는 뇌신경핵은?

A. 얼굴신경핵(facial nucleus)
B. 삼차신경중간뇌핵(mesencephalic nucleus of cranial nerve V)
C. 고립로핵(nucleus solitarius)
D. 눈돌림신경핵(oculomotor nucleus)
E. 안뜰핵(vestibular nuclei)

> 정답은 B이다. 삼차신경중간뇌핵은 삼차신경의 세 감각신경핵 중 하나이다. 이 신경핵은 씹기근육에서 감지한 고유감각(proprioception, 일반몸감각에 속함)을 받아들인다. 얼굴신경핵은 얼굴의 표정근육을 조절하는 운동신경핵이다. 고립로핵은 미각(taste, 특수내장감각에 속함)과 머리, 목, 가슴, 배의 내장기관에서 오는 일반내장감각을 받아들이는 신경핵이다. 눈돌림신경핵은 4개의 안구근육과 눈꺼풀올림근을 조절하는 운동신경핵, 동공조임근(sphincter pupillae muscle)과 섬모체근(ciliary muscle)에 분포하는 부교감신경핵의 두 신경핵으로 구성된다. 안뜰핵은 평형감각(balance, 특수몸감각에 속함)을 받아들이는 감각신경핵이다.

6.2 몸의 왼쪽 부위에 마비가 발생한 환자가 병원에 왔다. 자기공명영상(MRI) 촬영 결과, 숨뇌 아랫부분의 오른쪽 피라미드(pyramid) 부위에서 출혈이 발견됐다. 어느 혈관의 문제 때문에 마비가 발생했을까?

A. 앞척수동맥(anterior spinal artery)의 오른쪽 가지
B. 뇌바닥동맥(basilar artery)의 오른쪽 가지
C. 오른쪽 뒤대뇌동맥(posterior cerebral artery)의 가지
D. 오른쪽 뒤아래소뇌동맥(posterior inferior cerebellar artery)
E. 오른쪽 뒤척수동맥(posterior spinal artery)

> 정답은 A이다. 앞척수동맥은 좌우 척추동맥(vertebral artery)이 만나는 지점에서 갈라져 나와 숨뇌와 척수 앞에서 정중면을 따라 뻗어 내려가면서 척수의 앞 2/3 부위에 혈액을 공급한다. 또한 앞척수동맥은 숨뇌 아랫부분의 앞 정중면 근처, 즉 피라미드에도 혈액을 공급한다. 뇌바닥동맥의 오른쪽 가지는 다리뇌 바닥부분의 오른쪽 부위를 담당한다. 오른쪽 뒤대뇌동맥의 가지는 오른쪽 대뇌다리(cerebral peduncle)에 혈액을 공급한다. 오른쪽 뒤아래소뇌동맥은 숨뇌 윗부분의 뒤오른쪽 부위에 분포하고, 오른쪽 뒤척수동맥은 숨뇌 아랫부분의 뒤오른쪽 부위에 분포한다.

6.3 눈돌림신경(oculomotor nerve)에 대한 설명으로 옳은 것은?

A. 다리뇌 윗부분에서 나온다.
B. 몸운동신경섬유와 부교감신경섬유로 구성된다.
C. 신경세포체는 중간뇌 가쪽 부위에 있다.
D. 위빗근(superior oblique muscle)에 분포한다.
E. 뇌바닥동맥(basilar artery)의 가지를 통해 혈액을 공급받는다.

> 정답은 B이다. 눈돌림신경은 몸운동신경섬유와 부교감신경섬유로 구성되어 있으며, 중간뇌의 대뇌다리사이오목(interpeduncular fossa)에서 나온다. 눈돌림신경의 신경핵은 중간뇌 윗부분의 정중면 근처 부위에 위치한다(일반적으로 운동신경핵은 경계고랑의 안쪽, 감각신경핵은 경계고랑의 가쪽에 위치함). 눈돌림신경의 몸운동신경섬유는 4개의 안구근육과 눈꺼풀올림근에 분포하고, 부교감신경섬유는 동공의 수축과 수정체의 조절(accommodation)에 관여한다. 안구근육 중 위빗근에는 도르래신경(trochlear nerve IV)이 분포한다. 눈돌림신경핵은 뒤대뇌동맥(posterior cerebral artery)의 가쪽가지를 통해 혈액을 공급받는다.

6.4 숨뇌 윗부분의 지표가 되는 구조는?

A. 중간뇌수도관(cerebral aqueduct)
B. 피라미드교차(decussation of the pyramids)
C. 중간소뇌다리(middle cerebellar peduncle)
D. 올리브(olive)
E. 뒤기둥(posterior column)

정답은 D이다. 올리브는 숨뇌 윗부분의 가쪽면에서 관찰되는 구조이며, 그 속에는 아래올리브복합체(inferior olivary nuclear complex)가 들어 있다. 중간뇌수도관은 셋째뇌실과 넷째뇌실을 연결하는 통로이며, 중간뇌에 위치한다. 피라미드교차는 숨뇌 아랫부분, 정확히는 숨뇌와 척수 경계부의 앞면에 위치한다. 중간소뇌다리는 다리뇌 중간 높이의 바닥부분에서 가쪽으로 뻗어 있다. 뒤기둥 즉 널판다발(fasciculus gracilis)과 쐐기다발(fasciculus cuneatus)은 척수와 숨뇌의 뒷면을 따라 올라가 숨뇌 아랫부분의 널판핵과 쐐기핵에 연접한다.

6.5 중간뇌 아랫부분의 지표가 되는 구조는?

A. 삼차신경으뜸핵(chief sensory nucleus of cranial nerve V)
B. 아래둔덕(inferior colliculus)
C. 위소뇌다리(superior cerebellar peduncle)
D. 위둔덕(superior colliculus)
E. 척추동맥(vertebral artery)

정답은 B이다. 중간뇌 아랫부분의 덮개(tectum) 부위는 좌우 한 쌍의 아래둔덕으로, 중간뇌 윗부분의 덮개 부위는 위둔덕으로 이루어져 있다. 삼차신경으뜸핵은 다리뇌 뒤판(tegmentum)의 가쪽 부위에 위치한다. 위소뇌다리는 다리뇌 윗부분에서 시작하여 소뇌로 뻗으며, 넷째뇌실의 지붕을 형성한다. 척추동맥은 숨뇌에 혈액을 공급하는 혈관이다.

상행감각신경로
Ascending Sensory Tracts

7 장

I. 개요

이 장에서는 인체에서 기능적 의미가 큰 세 상행감각신경로에 대해 자세히 살펴보겠다. 여기서 다룰 세 신경로는 뒤기둥-안쪽섬유띠경로(posterior column-medial lemniscus system, 식별촉각, 진동감각, 압각, 고유감각), 앞가쪽경로(anterolateral system, 통각, 온도감각, 단순촉각), 척수소뇌로(spinocerebellar tract, 소뇌로 올라가는 고유감각)이다.

신체 외부 또는 내부에서 발생한 감각자극은 자극의 종류에 따라 특화된 여러 감각수용기를 통해 감지된다. **외수용기**(exteroceptor)는 신체 외부에서 가해진 통각, 온도감각, 촉각, 진동감각, 압각 등을 감지한다. **고유감각기**(proprioceptor)는 근육, 힘줄, 관절 등의 부위에 분포하여 신체의 위치와 움직임에 대한 정보를 감지하고, 그에 적합한 운동명령을 만들 수 있게 도와준다. **내수용기**(enteroceptor)는 창자 등의 내장기관에 분포하여 신체 내부의 변화를 감지하고, 체내 상태를 느낄 수 있게 해준다. 말초 조직에서 받아들인 감각정보가 척수로 전달되는 전체 흐름이 그림 7.1에 잘 요약되어 있다.

모든 감각정보는 상행신경로를 통해 척수와 뇌줄기를 타고 올라가 고위 중추까지 전달되어야 한다. 감각정보 중 일부는 뇌줄기의 중추로 전달되고, 일부는 소뇌로 전달되어 운동의 계획과 오차수정에 활용되며, 일부는 대뇌겉질로 전달되어 자극을 인지할 수 있게 해준다.

감각신경세포의 세포체는 척수의 좌우에 위치한 여러 **척수신경절**(spinal ganglion)과 뇌신경의 감각신경절(머리와 목의 감각을 담당함)에 위치한다. 말초 부위에서 받아들인 감각정보는 척수신경 **뒤뿌리**(posterior root)를 통해 척수로 들어가거나 뇌신경을 통해 뇌줄기로 들어간 후 정해진 감각핵에 전해진다(6장 "뇌줄기 개요와 구성" 참조).

감각정보는 우리가 그 자극을 인지하는 데 쓰일 수도 있고, 무의식 수준에서 운동이나 신체의 여러 기능을 조절하는 데 쓰일 수도 있다(그림 7.2).

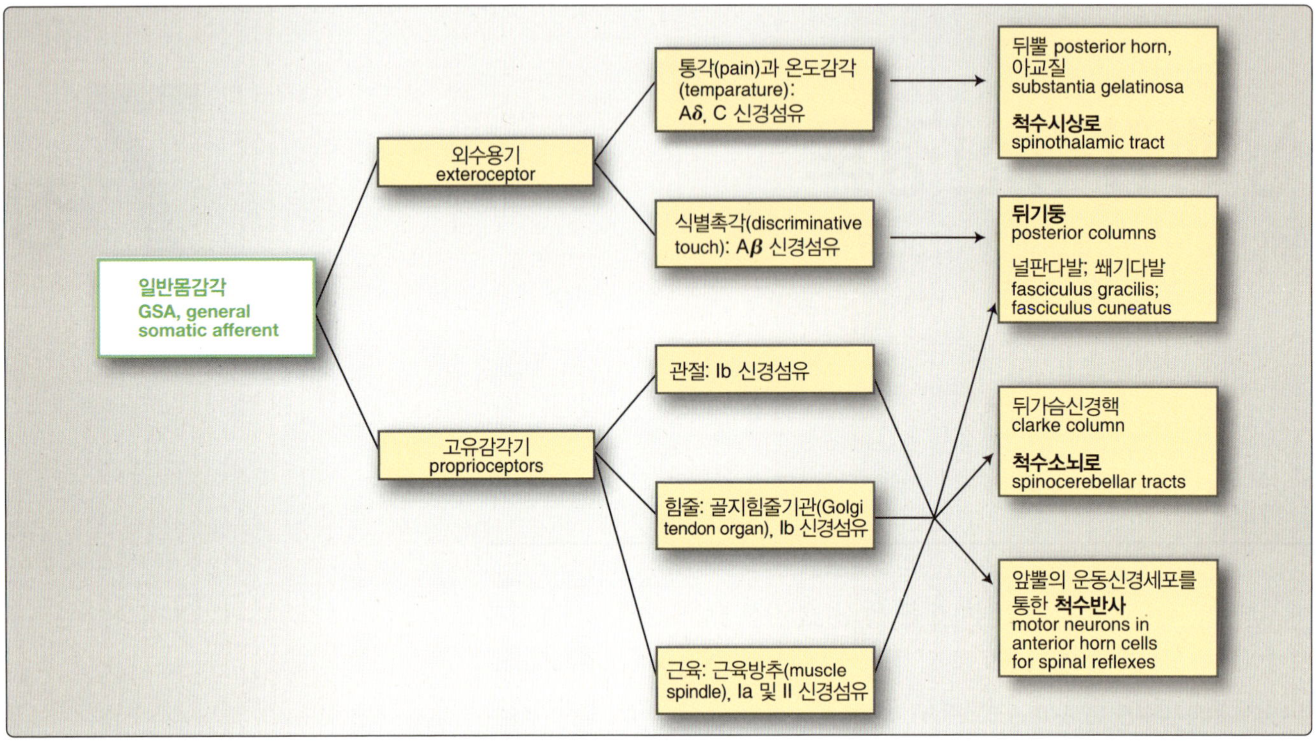

그림 7.1 말초 부위의 감각수용기에서 받아들인 감각정보가 척수로 전달되는 경로.

감각정보를 전달하는 축삭들은 감각의 종류별로 모여 다발(신경로)을 형성한다. 즉, 감각의 종류에 따라 서로 다른 신경로를 통해 정보가 올라가게 된다.

첫 번째 종류는 **기계적자극**(mechanical stimulus)에 대한 감각이며 여기에는 **식별촉각**(discriminative touch), **압각**(pressure), **진동감각**(vibration), **고유**

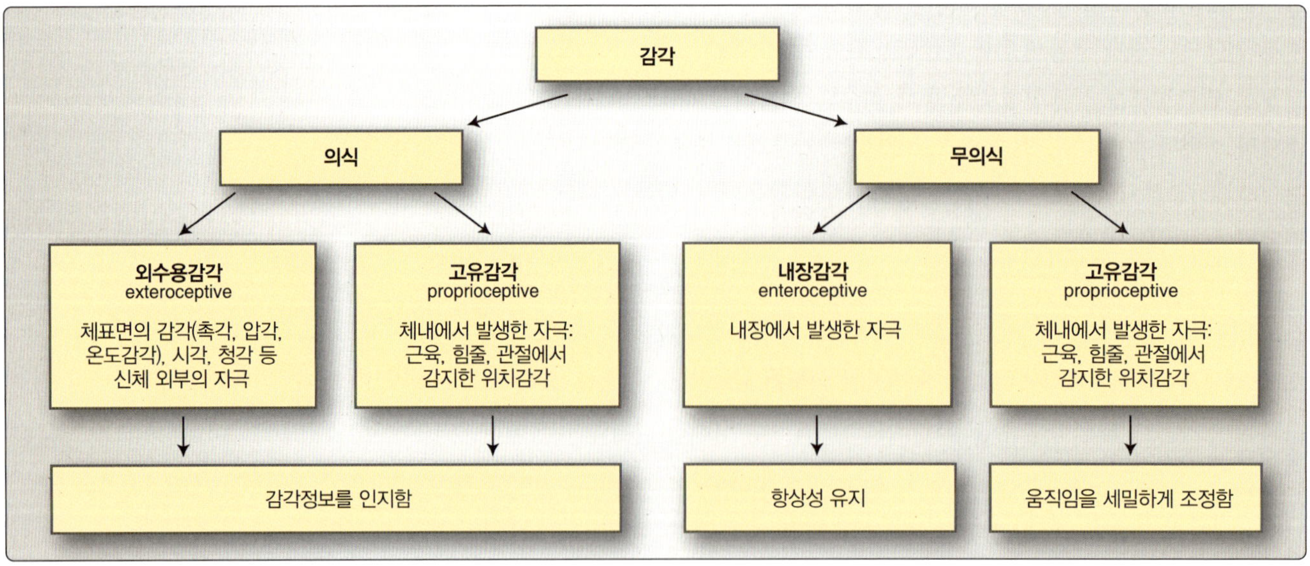

그림 7.2 의식 여부에 따른 감각의 구분.

감각(proprioception) 등이 포함된다. 이 감각정보들은 **뒤기둥-안쪽섬유띠경로**(posterior column-medial lemniscus system)를 통해 고위 중추로 올라간다. 두 번째는 **유해자극**(nociceptive stimunus, 기계적유해자극, 화학적유해자극, 열유해자극)에 대한 감각이며 여기에는 **통각**(pain)과 **온도감각**(temparature)이 포함된다. 이 감각정보들은 **앞가쪽경로**(anterolateral system)를 통해 올라간다. 세 번째 종류는 소뇌로 전달되는 **고유감각**(proprioception)에 대한 정보이다. 소뇌로 향하는 정보는 대뇌겉질로 올라가는 고유감각정보의 복사본이라고 할 수 있다. 소뇌는 이 정보를 활용하여 신체의 움직임을 미세조정하고, 움직임에 의해 발생하는 감각을 예측한다. 척수에서 소뇌로 올라가는 신경섬유다발이 바로 **척수소뇌로**(spinocerebellar tract)이다. 또한 소뇌는 뇌줄기의 여러 신경핵과 대뇌겉질에서 오는 정보도 받아들인다. 이런 경로는 소뇌 기능에 대한 이해가 필요한 내용이므로, 17장 "소뇌"에서 자세히 설명하도록 하겠다.

이렇게 세 종류의 감각정보를 전달하는 경로 외에, 뇌줄기 전체 길이에 걸쳐 세로 방향으로 뻗어 있는 **안쪽세로다발**(medial longitudinal fasciculus)도 중요하다. 이 신경로는 정중면 근처 부위에 위치하며 상행신경섬유와 하행신경섬유를 모두 포함하고 있다. 안쪽세로다발에 속한 신경섬유들은 **안구운동** 조절(9장 "눈운동의 조절" 참조)과 안뜰계통의 기능(11장 "청각과 평형감각" 참조)에 중요한 역할을 한다.

후각을 제외한 모든 감각정보는 상행경로 중 어딘가에서 정중면을 지나 반대쪽 대뇌겉질에 도달하도록 되어 있다. 이런 경로를 잘 알아 두어야 척수와 뇌줄기 손상 시 나타나는 임상증상을 제대로 이해할 수 있다.

II. 뒤기둥-안쪽섬유띠경로
(Posterior Column-Medial Lemniscus System)

뒤기둥-안쪽섬유띠경로는 **식별촉각**(discriminative touch), **압각**(pressure), **진동감각**(vibration), **고유감각**(proprioception) 등의 **일반몸감각정보**(general somatic afferent information)를 전달한다. 이 경로는 지름이 굵고 전도 속도가 빠른 Aβ 신경섬유를 통해 정보를 받아들여 최소한의 연접을 거쳐 올라가기 때문에 정보의 전달 속도가 빠르다. 또한 이 경로에는 정보의 식별력과 전달 효율을 높이는 기전이 발달해 있는데, 이에 대해서는 장 후반부에서 설명하도록 하겠다. 뒤기둥-안쪽섬유띠경로를 통해 전달되는 감각정보는 최종적으로 대뇌겉질에 도달하며, 이 덕분에 우리는 감각정보를 빠르고 정확하게 인시할 수 있게 된다.

A. 전반적인 구조

일차감각신경세포의 축삭 말단은 여러 종류의 감각수용기와 연관되어 있다(3장 "말초신경계통의 개요" 참조). 이 신경세포는 **거짓홑극신경세포**(pseudounipolar neuron)로 분류되며, 해당 척수신경의 **척수신경절**(spinal ganglion)에 위치한다. 말초 부위에서 감지한 정보는 축삭의 말초가지(peripheral process)를 통해 전달되어, 신경절에 있는 세포체를 건너뛰고 축삭의 중추돌기(central process)를 통해 척수 **뒤뿔**(posterior horn)로 들어간다.

척수 안으로 들어온 축삭은 곁가지를 내어 앞뿔(anterior horn)의 운동신경세포에 연접함으로써 **반사활**(reflex arc)을 형성한다(5장 "척수" 참조). 또 다른 곁가지들은 뒤뿔 내에서 다른 신경세포들과 연접하여 정보 처리 회로를 구성하지만, 대부분의 축삭은 곧바로 **뒤기둥**(posterior column)을 통해 올라가 숨뇌 아랫부분에 도달한다(그림 7.3). 척수의 뒤기둥은 두 신경섬유다발로 구분된다. **널판다발**(fasciculus gracilis)은 다리와 몸통(T6 이하)의 감각정보를 담당하고, **쐐기다발**(fasciculus cuneatus)은 팔과 몸통(T5 이상)의 감각정보를 담당한다.

숨뇌에 도달할 때까지 이런 **몸형태배열**(somatotopic organization)이 유지되며 널판다발의 신경섬유는 널판핵(nucleus gracilis)에, 쐐기다발의 신경섬유는 쐐기핵(nucleus cuneatus)에 연접한다. 두 신경핵에 위치한 신경세포의 축삭은 속활꼴섬유(internal arcuate fiber)를 형성하여 정중면을 지난 후 반대쪽 **안쪽섬유띠**(medial lemniscus)를 통해 시상(thalamus)의 **뒤가쪽배쪽핵**(ventral posterolateral nucleus, VPL)까지 올라간다. 이때 하반신에서 들어온 감각정보는 안쪽섬유띠의 앞부분을 지나고, 상반신에서 들어온 감각정보는 안쪽섬유띠의 뒷부분을 지난다. 머리가 없는 사람이 피라미드 위에 서 있는 모습을 연상하면 기억하기 쉽다. 참고로, 머리에서 들어온 감각정보는 근처의 삼차시상로(trigeminothalamic tract, 10장 참조)를 통해 올라간다.

뒤기둥핵(posterior column nuclei)은 감각정보를 받아 반대쪽으로 올려 보내는 단순한 중계핵이 아니다. 뒤기둥핵은 대뇌겉질에서 오는 신호를 받아 감각정보를 다듬는 기능을 한다. 전체 감각자극 중에서 군더더기를 제거하고(noise reduction) 일부 정보만 집중적, 효율적으로 전달하여 정보의 식별력을 높여 주는 것이다.

안쪽섬유띠(medial lemniscus)는 뇌줄기를 따라 올라가는 동안 가쪽으로 회전이동을 한다. 그 결과 상반신에서 들어온 감각정보는 안쪽, 하반신에서 들어온 감각정보는 가쪽에 위치한 신경섬유를 통해 올라가게 된다(머리 없는 두 사람이 피라미드 위에 서 있다가 서로의 목을 마주하면서 쓰러졌다고 연상하면 기억하기 쉽다). 중간뇌에서는 안쪽섬유띠가 좀 더 가쪽으로 이동하며 하반신의 감각정보를 담당하는 신경섬유가 뒤쪽, 상반신의 감각정보를 담당하는 신경

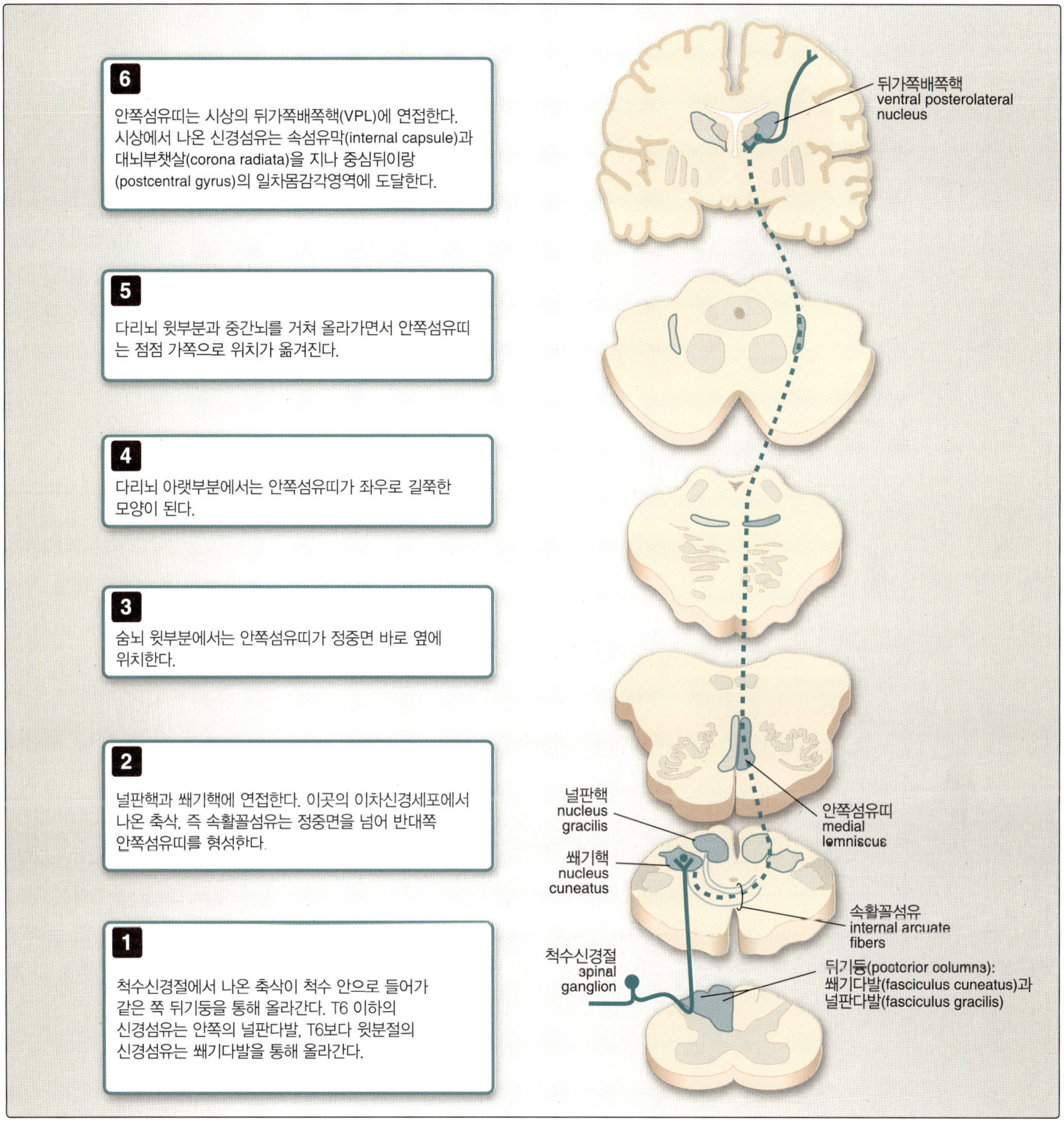

그림 7.3 식별촉각, 진동감각, 압각, 고유감각을 대뇌겉질 일차몸감각영역으로 전달하는 뒤기둥-안쪽섬유띠경로(posterior column-medial lemniscus system)의 개요도.

섬유가 앞쪽에 놓이게 된다(머리 없는 사람이 거꾸로 서 있는 꼴임, 그림 7.4).

안쪽섬유띠의 종착점은 시상의 뒤가쪽배쪽핵(VPL)이다. 이곳의 연접을 통해 **세 번째 신경세포**에게 정보가 넘겨진다. 이 신경세포의 축삭은 **속섬유막** 뒤다리(posterior limb of internal capsule), **대뇌부챗살**(corona radiata)을 지나

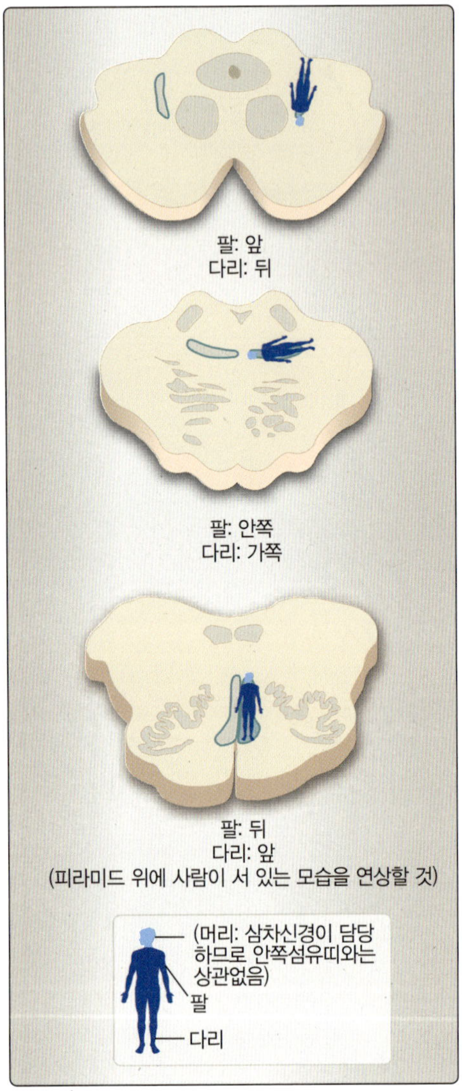

그림 7.4 뇌줄기 각 부위에서 뒤기둥-안쪽섬유띠경로(posterior column-medial lemniscus system)의 몸형태배열(somatotopic organization).

대뇌겉질 **일차몸감각영역**(primary somatosensory cortex)에 도달하며, 이로써 감각정보를 인지할 수 있게 된다.

B. 손상

흥미롭게도, 뒤기둥이 손상됐을 때 의외로 그다지 심각한 증상이 발생하지 않는다. 고유감각과 식별촉각이 상실됐음에도 불구하고 촉각정보와 관련된 기능장애는 크지 않다. 이 감각정보가 다른 경로를 통해서도 전달된다면 설명이 가능한데, 실제로 식별촉각을 담당하는 신경섬유 중 일부는 통각과 온도감각을 담당하는 앞가쪽경로를 통해 올라간다.

III. 앞가쪽경로(Anterolateral System)

앞가쪽경로는 **통각**(pain), **온도감각**(temperature), **단순촉각**(nondiscriminative touch)을 전달하는 신경섬유로 구성된다. 여기에 속한 신경섬유들은 몇 개의 신경로로 구분된다. 대부분의 신경섬유는 **척수시상로**(spinothalamic tract)를 통해 시상으로 올라가, 통각과 온도감각을 인지하게끔 신호를 전달한다. 척수시상로는 이 절에서 가장 중요한 신경로이다. 그 외의 작은 신경로들은 뇌줄기와 사이뇌의 여러 부위에 연결되어 감각정보를 조절하는 기능을 한다. 중간뇌까지 올라가는 척수중간뇌섬유(spinomesencephalic fibers), 그물체에 연접하는 척수그물로(spinoreticular tract), 뇌줄기 신경핵으로 향하는 척수숨뇌섬유(spinobulbar fibers), 시상하부로 올라가는 척수시상하부섬유(spinohypothalamic fibers) 등이 이에 해당한다. 이 경로들은 복합적으로 작용하여 통각의 전달과 이에 대한 반응을 조절한다. 이들 신경로에 대해서는 22장 "통증"에서 자세히 설명하도록 하겠다. 앞가쪽경로를 구성하는 신경로의 이름, 종착점, 기능이 그림 7.5에 잘 요약되어 있다.

앞가쪽경로의 경우, 말초 부위에서 감각정보를 받아들이는 신경섬유는 모두 전도 속도가 느린 신경섬유이며, 분류상 **말이집이 얇은 Aδ 신경섬유**이거나 **말이집이 없는 C 신경섬유**에 속한다. 뒤기둥-안쪽섬유띠계통과는 달리, 이 신경섬유의 말단에는 특별한 감각수용기가 없고 축삭종말 자체가 **자유신경종말**(free nerve ending)을 형성한다.

A. Aδ 기계감각수용기와 Aδ 신경섬유

통각과 **온도감각**은 **Aδ 기계감각수용기**(Aδ mechanosensitive receptor)에서 감지되어 **Aδ 신경섬유**를 통해 전달된다. **Aδ 기계감각수용기**는 **열수용기**(heat

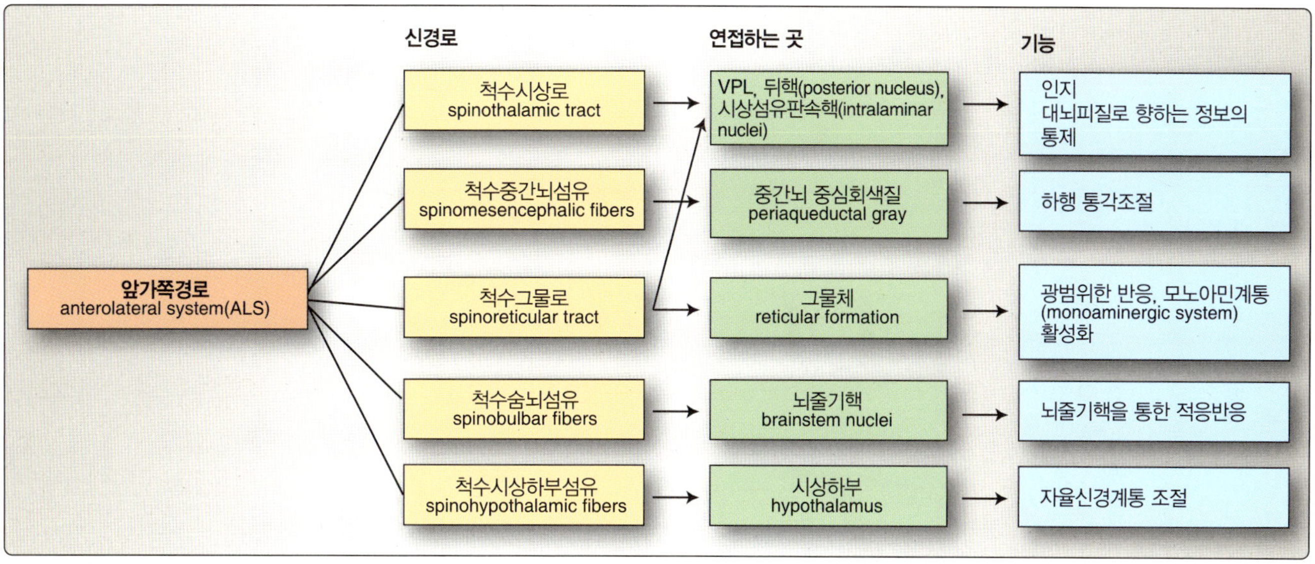

그림 7.5 앞가쪽경로(anterolateral system)의 개요도. VPL = 뒤가쪽배쪽핵(ventral posterolateral nucleus).

rectpror, 35~45 °C에서 활성화됨)와 **냉각수용기**(cold recptor, 17~35 °C에서 활성화됨)로 구분된다. Aδ 통각섬유는 예리하고 위치 정보가 뚜렷한 통각(sharp pain)을 20 m/s의 빠른 속도로 전달한다. 또한 **Aδ 기계감각섬유**는 **단순촉각**(nondiscriminative touch)을 전달한다. 조직 손상을 유발하지 않을 정도의 가벼운 기계적 자극은 모두 이 신경섬유를 흥분시킨다.

B. C 신경섬유

C 신경섬유는 여러 종류의 감각을 전달하며, 전도 속도는 2 m/s 정도로 느리다. 이 신경섬유의 말단은 조직 손상 시 방출되는 여러 물질(bradykinin, histamine, pH 변화)에 의해 자극을 받는 **화학적유해자극수용기**(chemonociceptor) 역할을 하며, 위지정보가 불분명한 둔통(dull pain)을 전달한다. 히스타민성 C 신경섬유는 **가려움**(itch)을 전달하고, 근육조직에 분포하는 C 신경섬유는 격한 운동 시 발생하는 근육통을 전달한다. Aδ 신경섬유와 마찬가지로, C 신경섬유도 **온도감각**과 **기계감각**을 전달한다. C 신경섬유는 전도 속도가 느리기 때문에 이를 통해 전달되는 둔통을 **이차통증**(secondary pain)이라고 부르기도 한다(그림 7.6).

C. 전반적인 구조

통각과 온도감각을 담당하는 신경섬유의 세포체는 척수신경절(spinal ganglion)에 위치한다. 이 신경세포의 축삭 중추돌기(central process)는 척수의 뒤가쪽고랑(posterolateral sulcus)으로 들어가며, **뒤가쪽로**(Lissauer tract)를 통해 한두 분절 올라가거나 내려간 뒤 회색질 속으로 들어간다. 회색질로 들어온 축삭

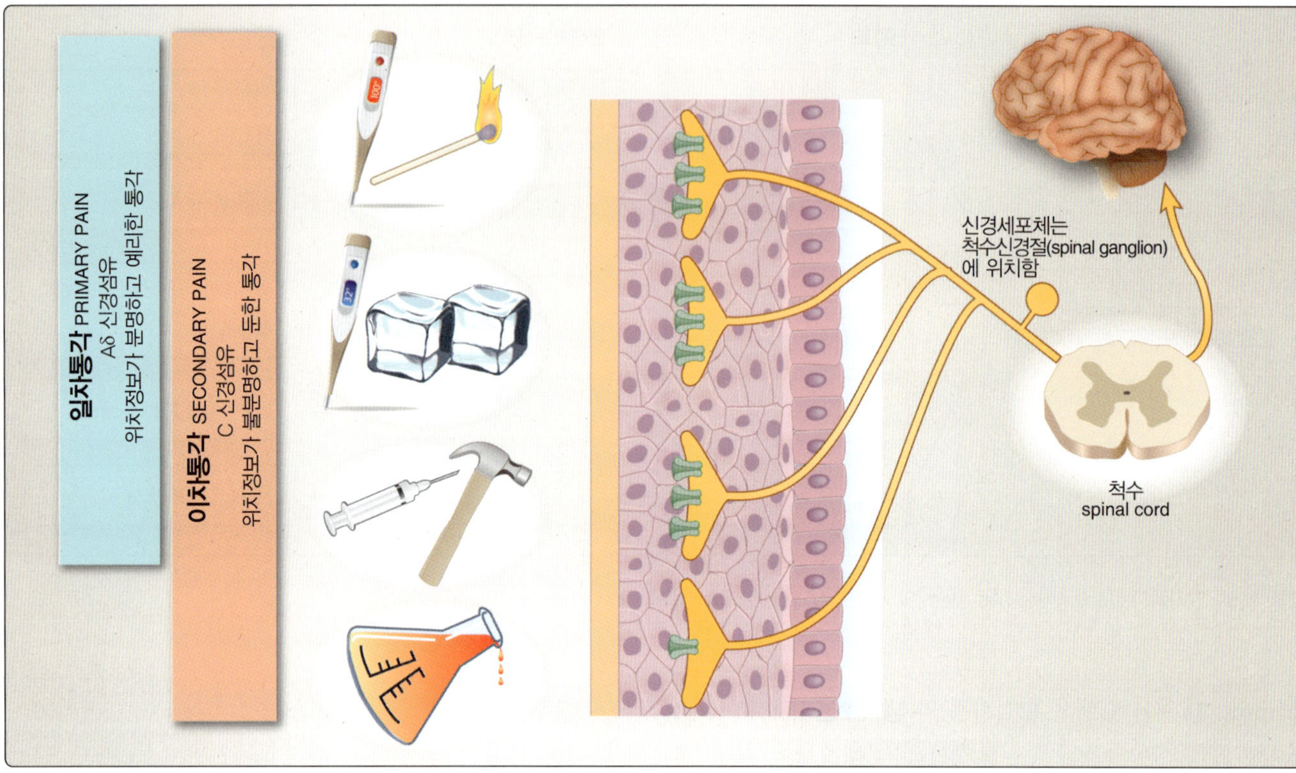

그림 7.6 통각섬유의 개요도.

은 척수층판 I, II 또는 고유핵(척수층판 III, IV)에 연접한다. 고유핵 신경세포의 축삭은 곁가지를 뻗어 아교질(substantia gelatinosa, 척수층판 II)의 신경세포에 연접한다. 감각정보가 고위 중추로 전달되기 전에 아교질에서 큰 폭의 조절 과정이 진행된다(22장 "통증" 참조). 척수 뒤뿔(척수층판 I, III, IV)의 신경세포에서 나온 축삭은 **앞백색질맞교차**(anterior white commissure) 부위에서 정중면을 지난 후 **앞가쪽경로**(anterolateral system)를 따라 올라간다. 앞가쪽경로의 신경섬유는 숨뇌 아랫부분에서 아래올리브핵(inferior olivary nucleus)과 삼차신경척수핵(spinal trigeminal nucleus) 사이에 위치하며, 다리뇌와 중간뇌에서는 안쪽섬유띠(medial lemniscus)의 가쪽에 위치한다(그림 7.7). 앞가쪽경로의 신경섬유들은 하반신을 담당하는 신경섬유가 가쪽, 상반신을 담당하는 신경섬유가 안쪽에 놓인 **몸형태배열**(somatotopical organization)을 하고 있다. 앞가쪽경로는 뇌줄기를 따라 올라가면서 점점 가늘어진다. 상행신경섬유 중 일부가 옆으로 빠져나가 통각 조절과 관련된 뇌줄기 중추에 연접하기 때문이다(22장 "통증" 참조). 앞가쪽경로의 일부분인 척수시상로(spinothalamic tract)는 시상의 뒤가쪽배쪽핵(VPL)까지 올라간다. 여기서 연접을 거친 후, 뒤가쪽배쪽핵에서 나온 신경섬유는 **속섬유막** 뒤다리(posterior limb of internal capsule), **대뇌부챗살**(corona radiata)을 지나 대뇌겉질 **일차몸감각영역**(primary somatosensory cortex)으로 향한다.

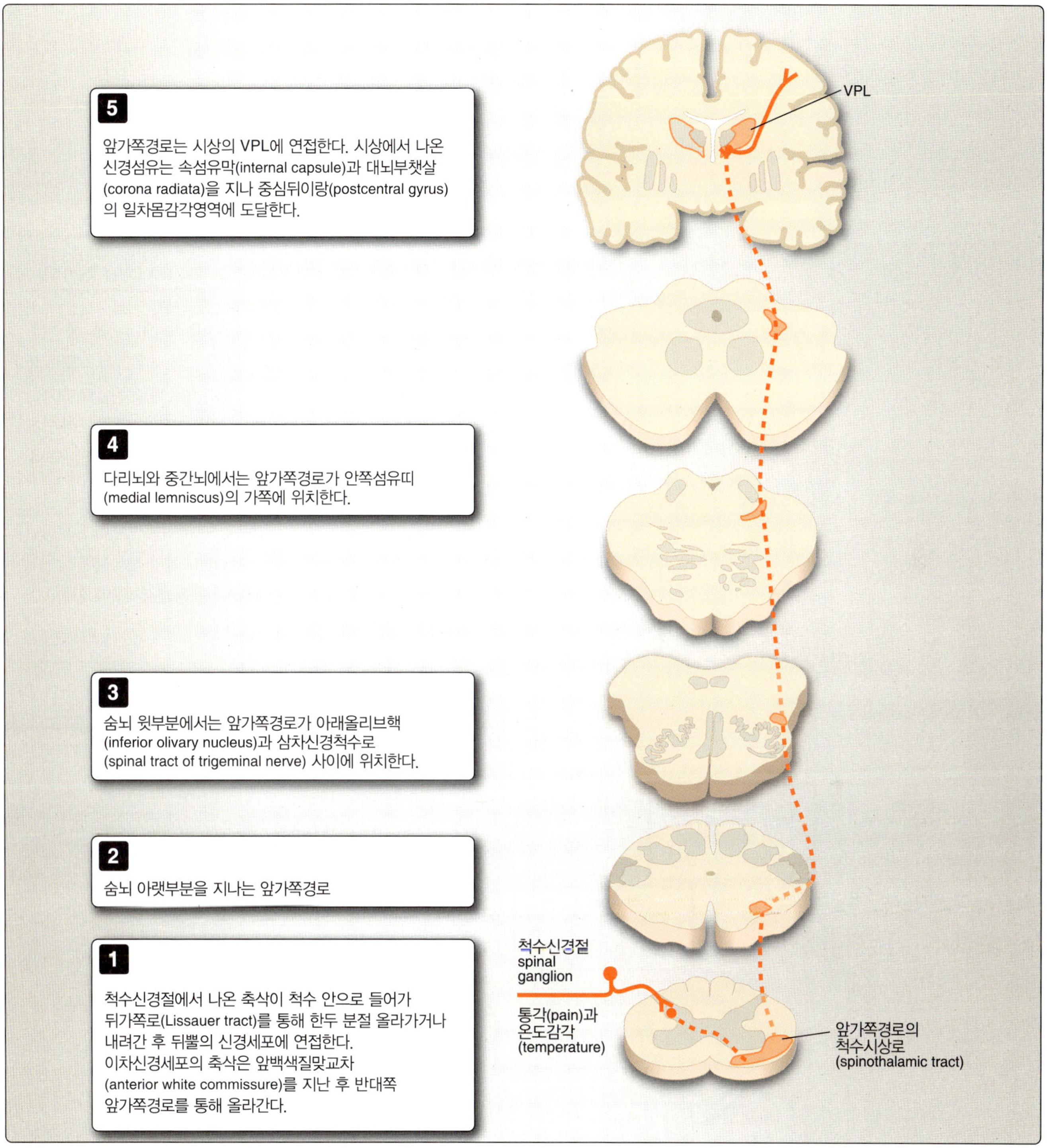

그림 7.7 통각, 온도감각, 단순촉각을 대뇌겉질 일차감각영역으로 전달하는 척수시상로(spinothalamic tract)의 개요도. VPL = 뒤가쪽배쪽핵(ventral posterolateral nucleus)

D. 손상

통각섬유와 온도감각섬유는 척수 안으로 들어와 한두 분절 올라가거나 내려간 후 뒤뿔에서 연접하고, 여기서 나온 신경섬유가 반대쪽으로 교차한다. 따라서 척수시상로가 손상됐을 때 손상 위치보다 한두 분절 아래의 **반대쪽** 신체 부위에서 통각, 온도감각 장애가 발생한다(그림 7.8).

임상응용 7.1 브라운-세카르증후군(Brown-Séquard Syndrome)

외상에 의해 척수 어느 분절의 절반이 손상됐을 때 나타나는 특징적인 증상을 브라운-세카르증후군이라고 한다(그림 7.8). 환자는 손상을 입은 쪽 신체 부위에서 식별촉각, 진동감각, 고유감각을 상실하게 된다. 뒤기둥(posterior column, 반대쪽으로 교차하기 전)이 손상됐기 때문이다. 또한 척수시상로(spinothalamic tract)의 손상으로 인해 반대쪽 신체 부위의 통각, 온도감각 장애가 발생한다. 앞가쪽경로의 신경섬유는 척수 안에서 반대쪽으로 교차하기 때문에 이런 현상이 나타나는 것이다.

겉질척수로(corticospinal tract)도 손상되어 같은 쪽 신체 부위에 반신불완전마비(hemiparesis)가 초래된다. 겉질척수로의 신경섬유는 대뇌반구에서 시작하여 숨뇌에서 반대쪽으로 교차하며, 척수에서는 같은 쪽으로 쭉 내려와 운동신경세포에 연접한다(5장의 임상응용 5.2, 8장의 내림운동경로 참조).

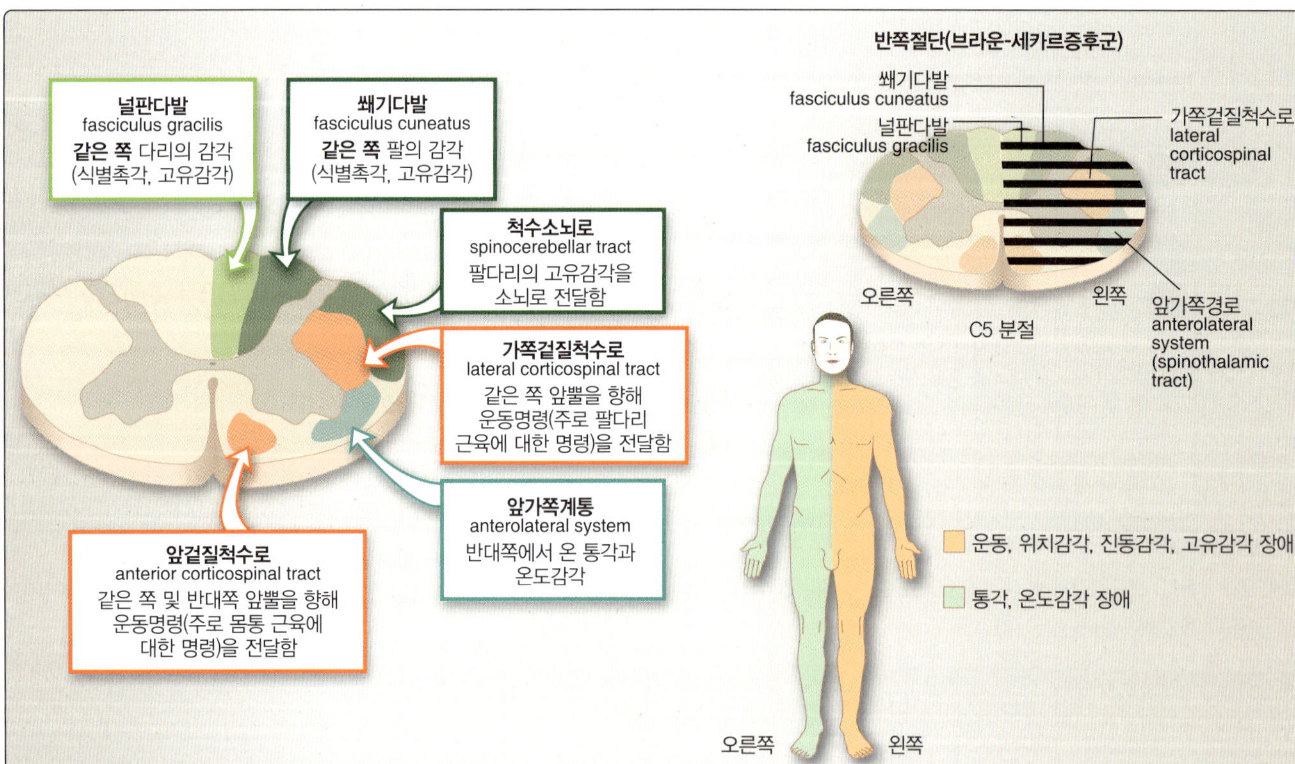

그림 7.8 브라운-세카르증후군(Brown-Séquard syndrome) 환자에게 나타나는 감각장애.

IV. 척수소뇌로(Spinocerebellar Tract)

척수소뇌로는 팔다리의 위치와 움직임에 관한 정보를 소뇌로 전달하는 신경로이다. 이 기능이 효율적으로 이루어지려면 근육, 힘줄, 관절에서 감지한 **고유감각정보**(proprioceptive information)와 피부에서 감지한 **외수용감각정보**(exteroceptive information)를 통합하여 신체의 움직임에 대한 종합적인 정보 세트를 구성해야 한다. 신체의 움직임은 고유감각수용기에서만 감지하는 것이 아니라 그 부위를 덮고 있는 피부의 움직임을 통해서도 감지된다. 이런 두 종류의 감각정보가 모두 소뇌로 전달되어야 하는 것이다.

소뇌로 향하는 신경섬유들은 여러 신경로를 통해 올라간다. 그중 가장 중요한 것은 다리의 정보를 담당하는 **뒤척수소뇌로**(posterior spinocerebellar tract)와 팔의 정보를 담당하는 **쐐기소뇌로**(cuneocerebellar tract)이다. 그 외에 두 신경로가 운동 조절 과정에서 보조적인 기능을 한다. **앞척수소뇌로**(anterior spinocerebellar tract)는 하행신경로를 통한 자극과 다리의 고유감각정보를 통합하고, **위척수소뇌로**(rostral spinocerebellar tract)는 하행신경로를 통한 자극과 팔의 고유감각정보를 통합한다.

이렇게 네 신경로가 협동작용을 하여, 신체의 움직임에 대한 종합적인 정보 세트를 소뇌로 전달한다. 소뇌는 이 정보들을 이용하여 움직임을 미세조정하고 운동 학습을 촉진하는 기능을 한다.

A. 뒤척수소뇌로(Posterior spinocerebellar tract)

뒤척수소뇌로는 다리에서 감지한 고유감각과 촉각을 전달한다(그림 7.9). 근육방추(muscle spindle)에 분포하는 Ia 신경섬유와 II 신경섬유, 골지힘줄기관(Golgi tendon organ)과 관절 수용기에 분포하는 Ib 신경섬유는 고유감각정보를 전달하고 피부 수용기에 분포하는 II 신경섬유와 III 신경섬유는 외수용감각정보를 전달한다. 이 신경섬유들은 해당 분절의 척수신경 뒤뿌리를 통해 척수 안으로 들어가 C8~L3 분절의 회색질에 위치한 뒤가슴신경핵(Clarke nucleus)에 연접한다.

1. **뒤가슴신경핵**(Clarke nucleus): L3 분절보다 아래에서 들어온 신경섬유들은 뒤기둥을 따라 L3 분절까지 올라가 뒤가슴신경핵에 연접한다. 뒤가슴신경핵에서 나온 신경섬유는 같은 쪽 뒤척수소뇌로를 통해 뇌줄기까지 올라간 후 아래소뇌다리(inferior cerebellar peduncle)를 지나 소뇌로 들어간다. 이 신경섬유들은 대부분 같은 쪽 소뇌 앞엽(anterior lobe)에서 끝나며, 같은 쪽 소뇌 뒤엽(posterior lobe)의 소뇌벌레(vermis)와 벌레곁구역(paravermis)으로도 간다. 더 자세한 것은 5장 "척수", 17장 "소뇌"에 설명되어 있다.

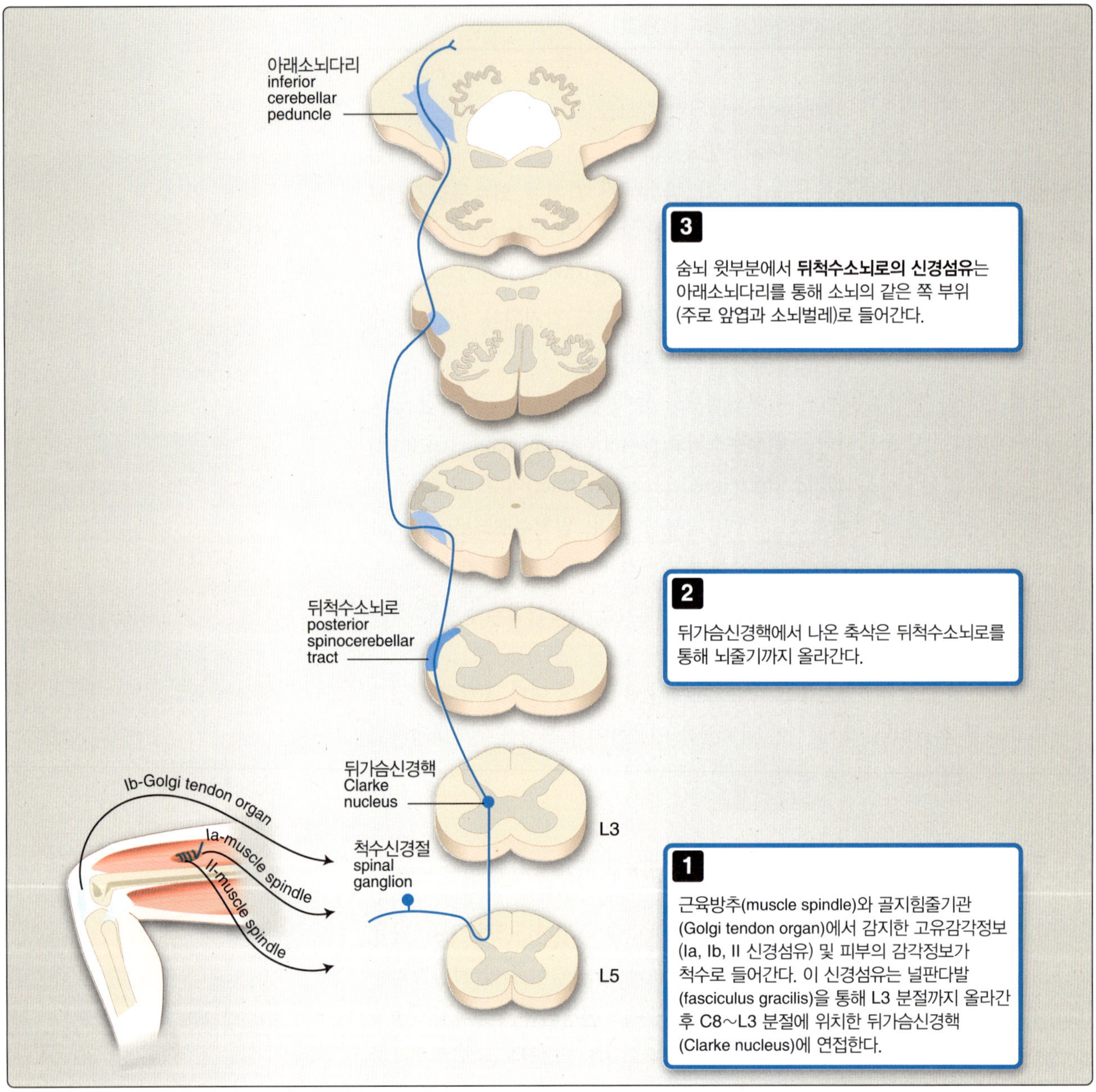

그림 7.9 무의식적 고유감각(nonconscious proprioception)을 소뇌로 전달하는 뒤척수소뇌로(posterior spinocerebellar tract)의 개요도.

2. **다리의 위치와 움직임:** 뒤가슴신경핵에서 정보처리 과정을 거친 후 뒤척수소뇌로를 통해 전달된 여러 정보들을 통해 소뇌는 다리의 **위치**와 **움직임**에 대한 피드백을 받게 된다. 뒤가슴신경핵에 있는 신경세포들은 광범위한 연결망을 형성하고 있어서, 다리 전체에 대한 정보들을 통합할 수 있다. 이 신경세포들은 근육의 길이, 수축력, 고유감각 등 다양한 정보를 처리하여, "정지 중" 또는 "동작 중"의 기준값과 비교한다. 여기에 피부에서 들어온 외수용감각이 추가되어 현재 상황에서 다리의 움직임에 대한 종합 정보 세트가 만들어진다. 놀랍게도, 최근의 연구에 따르면 **겉질척수로**(corticospinal tract)

를 통해 내려온 자극도 국소회로에 영향을 미쳐서 고유감각의 전달을 조절한다. 뒤가슴신경핵의 정보 통합 과정에서 불필요한 신호가 제거되고, 소뇌로 올라갈 정보가 다듬어진다. 과거에는 운동의 계획 및 평가와 관련된 고유감각정보 처리 과정이 소뇌에서 진행된다고 생각했으나, 지금은 이 과정의 많은 부분이 뒤가슴신경핵에서 일어나는 것으로 밝혀지고 있다.

B. 쐐기소뇌로(Cuneocerebellar tract)

쐐기소뇌로(그림 7.10)는 **팔**의 감각정보를 소뇌로 전달하는 신경로이며, 전반적인 기능은 뒤척수소뇌로와 동일하다. 팔의 **고유감각정보**와 **외수용감각정보**는 C1~C8 척수신경 뒤뿌리를 통해 척수 안으로 들어간다. 뒤척수소뇌로와 관련된 감각신경섬유와는 달리, 이 신경섬유들은 척수에서 연접하지 않고 **쐐기다발**(fasciculus cuneatus)을 따라 숨뇌까지 올라가 **덧쐐기핵**(accessory cuneate nucleus)에 연접한다. 척수 목분절에는 뒤가슴신경핵이 없기 때문이다. 여기서 나온 신경섬유들은 같은 쪽 **쐐기소뇌로**(cuneocerebellar tract)로 올라가다가 아래소뇌다리를 지나 소뇌로 들어간다. 뒤척수소뇌로와 마찬가지로, 쐐기소뇌로의 신경섬유도 대부분 같은 쪽 소뇌 앞엽에서 끝나며 일부 신경섬유는 같은

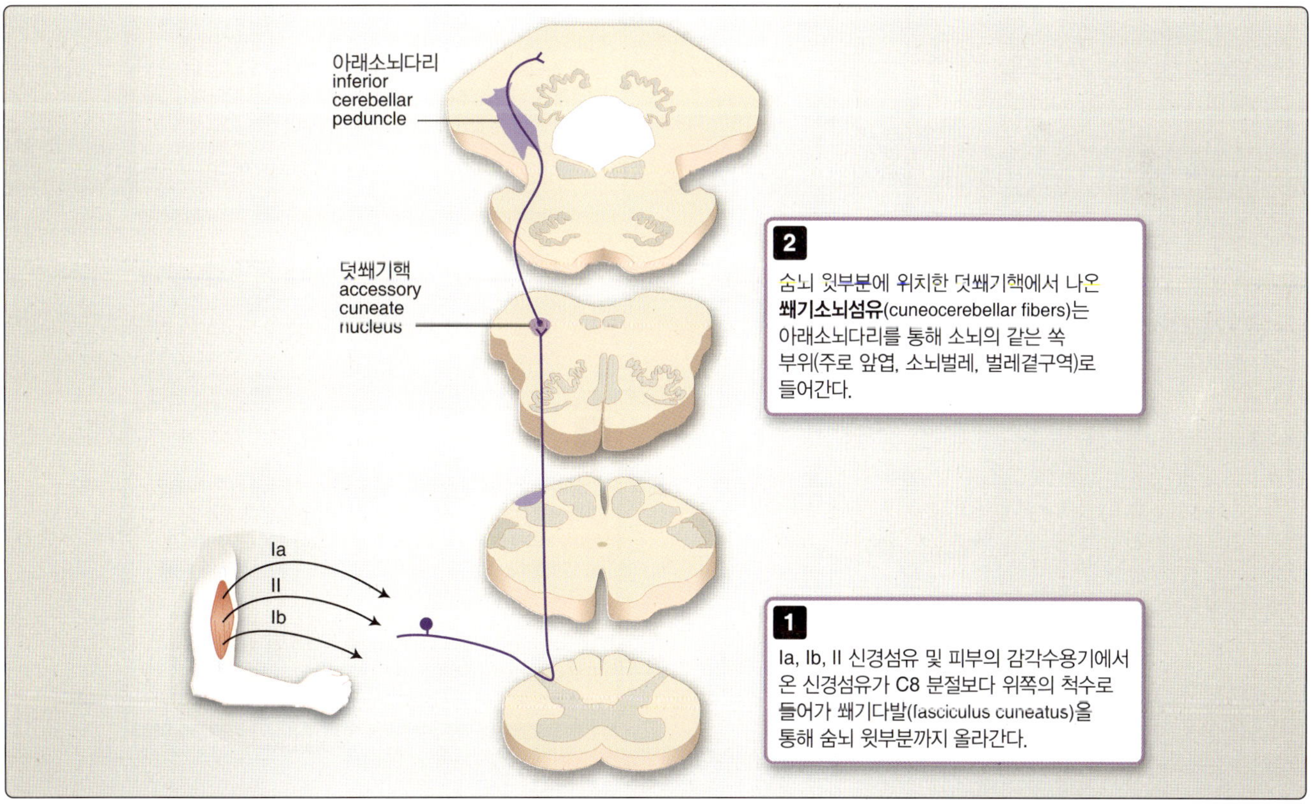

그림 7.10 무의식적 고유감각(nonconscious proprioception)을 소뇌로 전달하는 쐐기소뇌로(cuneocerebellar tract)의 개요도. ICP = 아래소뇌다리(inferior cerebellar peduncle).

쪽 뒤엽의 소뇌벌레와 벌레곁구역으로 향한다.

덧쐐기핵에서도 뒤가슴신경핵과 비슷한 방식으로 정보 처리 과정이 진행된다. 소뇌는 현재 상황에서 일어나는 팔의 움직임 관련 정보를 받아, 즉각적으로 움직임을 미세조정한다.

C. 앞척수소뇌로(Anterior spinocerebellar tract)

앞척수소뇌로(그림 7.11)의 구조와 기능은 뒤척수소뇌로나 쐐기소뇌로와는 조금 다르다. 척수 **허리분절** 전반에 걸쳐, **앞뿔**(anterior horn)의 앞가쪽 모서리에 존재하는 **척수모서리세포**(spinal border cell)의 축삭이 이 신경로를 구성한다. 이 신경세포의 축삭은 **정중면을 지난 후** 반대쪽 앞척수소뇌로가 되어 소뇌로 올라간다. 이 신경섬유는 소뇌에서 **다시 한번 반대쪽으로 교차**하여, 결국에는 감각 자극과 같은 쪽 소뇌 **앞엽**과 **뒤엽**의 소뇌벌레, 벌레곁구역에서 끝난다.

척수모서리세포는 근육방추에서 오는 Ia 신경섬유와 골지힘줄기관에서 오는

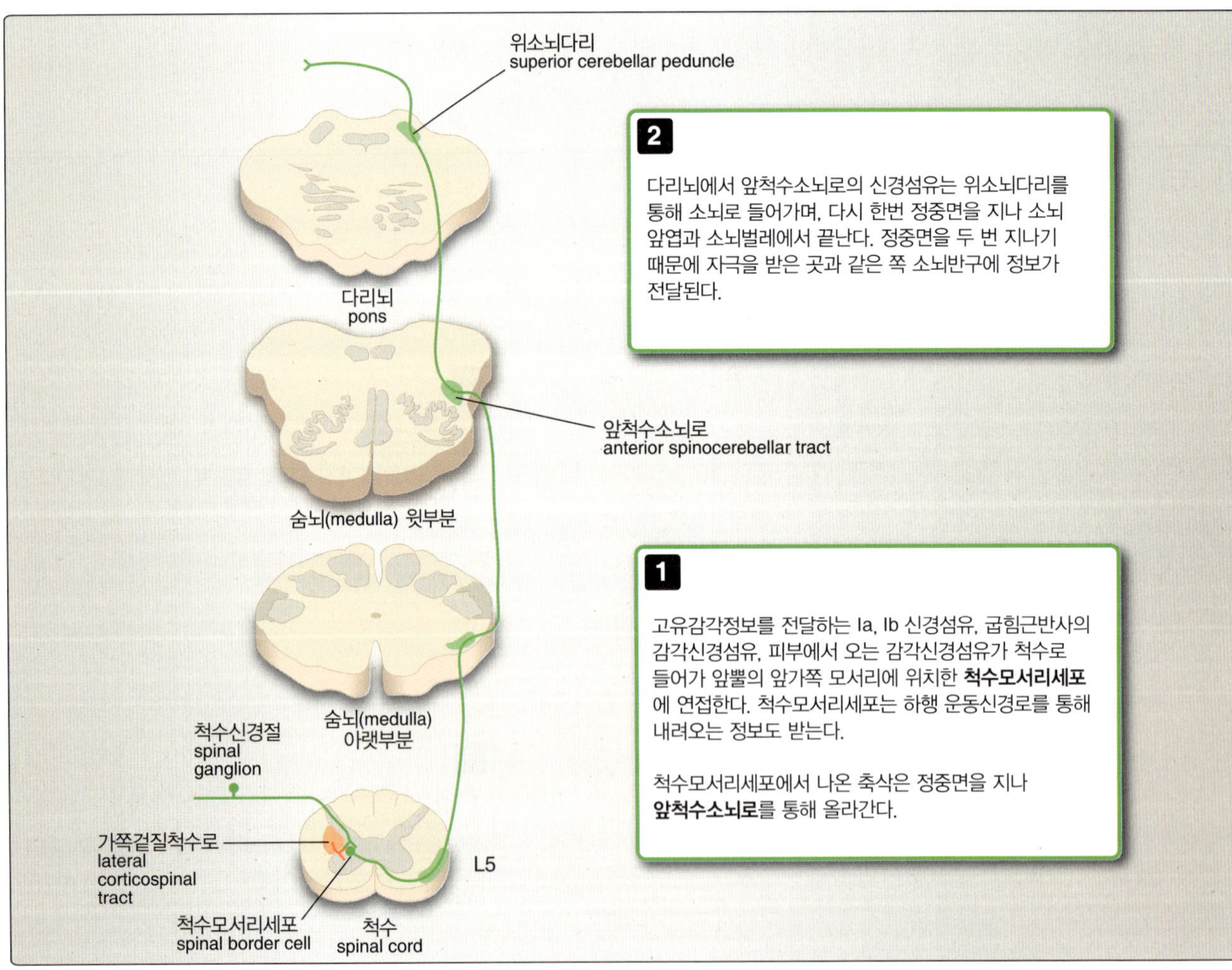

그림 7.11 고유감각과 하행 운동조절명령을 통합하여 이 정보를 소뇌로 전달하는 앞척수소뇌로(anterior spinocerebellar tract)의 개요도.

Ib 신경섬유를 통해 다리 근육의 정보를 받으며, 그 외에도 하위운동신경세포를 향한 여러 **하행조절신경로**의 자극과 **굽힘근반사활**을 통한 자극을 받는다. 여기서 하행조절신경로라고 하는 것들은 겉질척수로와는 별개로 하위운동신경세포의 출력을 조절하는 신경로를 말한다. 이 신경세포는 하위운동신경세포와 함께 앞뿔에 위치하지만 운동명령과 감각자극을 모두 받아들이는 점이 흥미롭다. 이 신경세포는 이런 정보들을 활용하여, 고유감각수용기에서 감지한 신체 말단의 정보와 하위운동신경세포에 대한 조절명령을 비교한다. 그리고 이렇게 만들어진 통합 정보를 소뇌로 보내, 실시간으로 하행운동명령을 조율하게 해준다. 척수모서리세포가 받아들인 온갖 자극은 다리의 **자세 안정성**에 관한 정보를 소뇌에 제공하는데, 이것이 자연스럽고 안정적인 직립보행에 필수적이다.

D. 위척수소뇌로(Rostral spinocerebellar tract)

위척수소뇌로(그림 7.12)는 앞척수소뇌로에 상응하는 팔 담당 신경로이다. 감각신경섬유는 척수 앞뿔의 신경세포에 연접하며, 여기서 나온 축삭은 **교차하지**

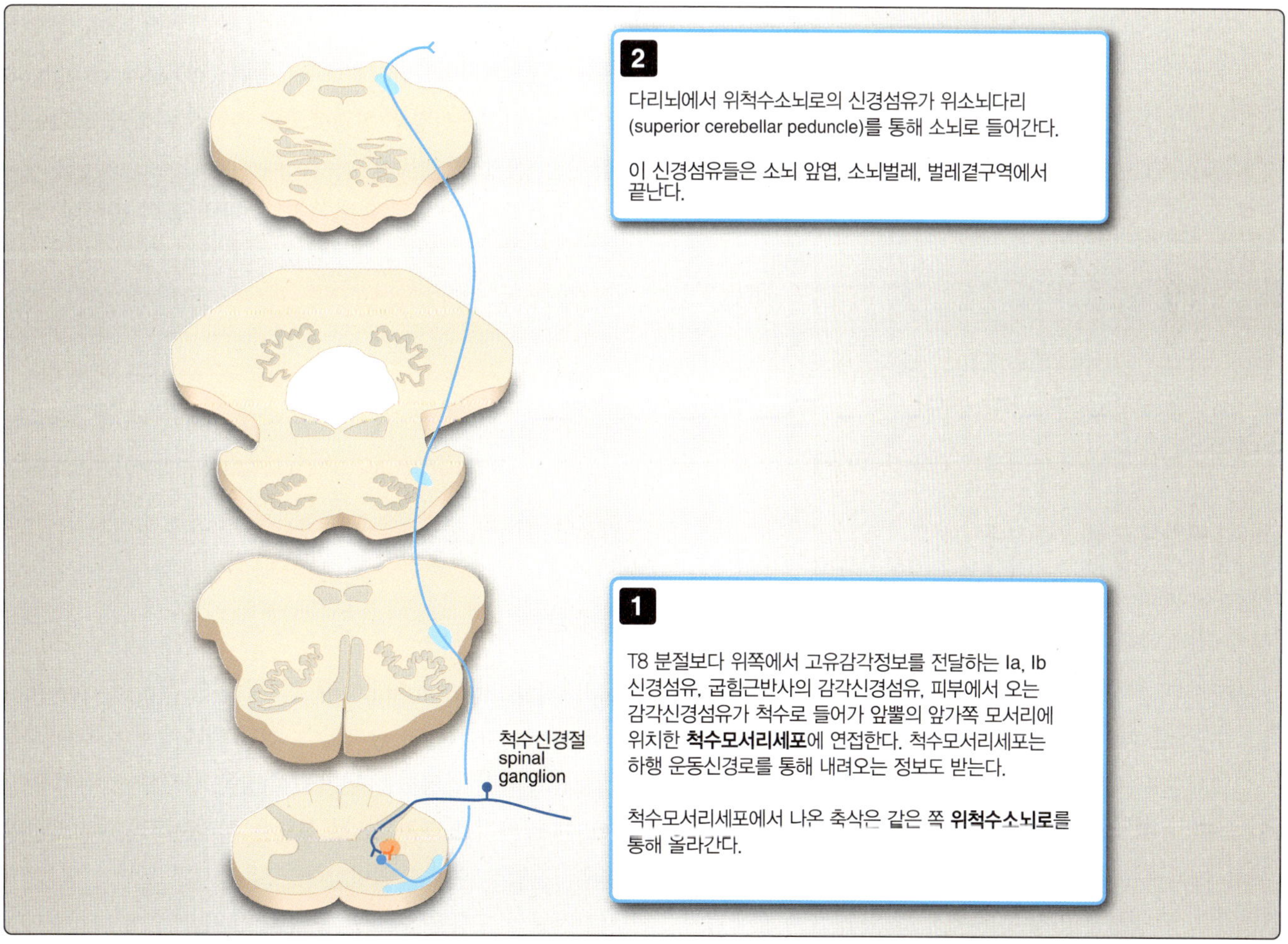

그림 7.12 고유감각과 하행 운동조절명령을 통합하여 소뇌로 전달하는 위척수소뇌로(rostral spinocerebellar tract)의 개요도.

않고 같은 쪽으로 올라가 위소뇌다리를 지나 소뇌의 같은 쪽 부위에서 끝난다. 이 신경로가 받아들이는 자극의 종류와 기능은 앞척수소뇌로와 동일하다. 즉 팔의 고유감각자극, 앞뿔 운동신경세포에 대한 하행조절신경로 자극을 받아 통합정보를 소뇌로 보낸다.

E. 척수소뇌로 손상

척수소뇌로가 손상되면 고유감각정보가 소뇌로 전달되지 못해 근육의 조화로운 움직임에 문제가 발생하는데, 이를 **조화운동불능**(ataxia)이라고 부른다. 현재 상황에서 일어나는 자극을 운동 조절에 활용할 수 없기 때문에 이런 증상이 발생하는 것이다. 하지만 실제로는 척수소뇌로만 선별적으로 손상되는 일은 드물다. 예를 들어 척수의 한쪽 절반이 절단된 경우(브라운-세카르증후군, 임상응용 7.1 참조), 척수소뇌로 손상에 의한 조화운동불능을 생각해 볼 수 있을 것이다. 그러나 실제로는 가쪽겉질척수로(lateral corticospinal tract) 손상 때문에 반신마비(hemiplegia)가 생기고, 이 때문에 조화운동불능은 드러나 보이지 않게 된다. 유전병의 일종인 척수소뇌로위축(spinocerebellar atrophy) 환자에서도 척수소뇌로 이외의 다른 신경로 손상이 동반되는 경우가 많다. 척수소뇌로 관련 질환 중 가장 흔한 프리이드라이히조화운동불능(Friedreich ataxia) 환자의 경우, 척수소뇌로와 뒤가슴신경핵 신경세포의 손상으로 인해 조화운동불능이 초래된다. 하지만 뒤기둥, 겉질척수로, 척수신경절에도 퇴행변화가 생기기 때문에 촉각과 고유감각 장애, 근육쇠약 또는 마비 등의 증상이 동반된다.

임상증례

John의 불안정 보행(unsteady gait)

55세 남자 John이 진행성 불안정 보행, 감각이상(paresthesia, 외부 자극에 대해 저린감 등의 이상 감각을 느낌), 감각장애(dysesthesia, 촉각을 잘 느끼지 못함), 허리에서 다리로 뻗치는 방사통증(radiating pain) 등의 증상 때문에 병원에 왔다. 신체진찰을 해 보니, 얼굴과 팔의 감각은 정상이었고 엉덩이 부위의 진동감각과 고유감각이 저하되어 있었으며 침통각과 온도감각은 정상이었다. 다리에서는 반사가 관찰되지 않았고, 팔에서는 반사가 약해져 있었다. 근육 수축력과 긴장도는 정상이었다. 환자는 걸음걸이가 불안정했고, 눈을 감으면 넘어질 정도로 휘청거려서 항상 발을 보면서 걸었다.

증례 토의

뒤기둥(posterior column)과 뒤뿌리진입부(posterior root entry zone)가 손상된 환자이다. 진찰 결과에서 나타난 진동감각과 고유감각 저하는 뒤기둥 손상을 시사한다. 감각장애, 허리에서 다리로 뻗치는 방사통증은 허리분절과 엉치분절의 뒤뿌리진입부 손상을 의미한다. 고유감각에 문제가 있을 때 시각정보의 도움을 받으면 균형을 유지할 수 있다. 하지만 눈을 감으면, 시각정보가 차단되어 균형을 잡기 어려워진다.

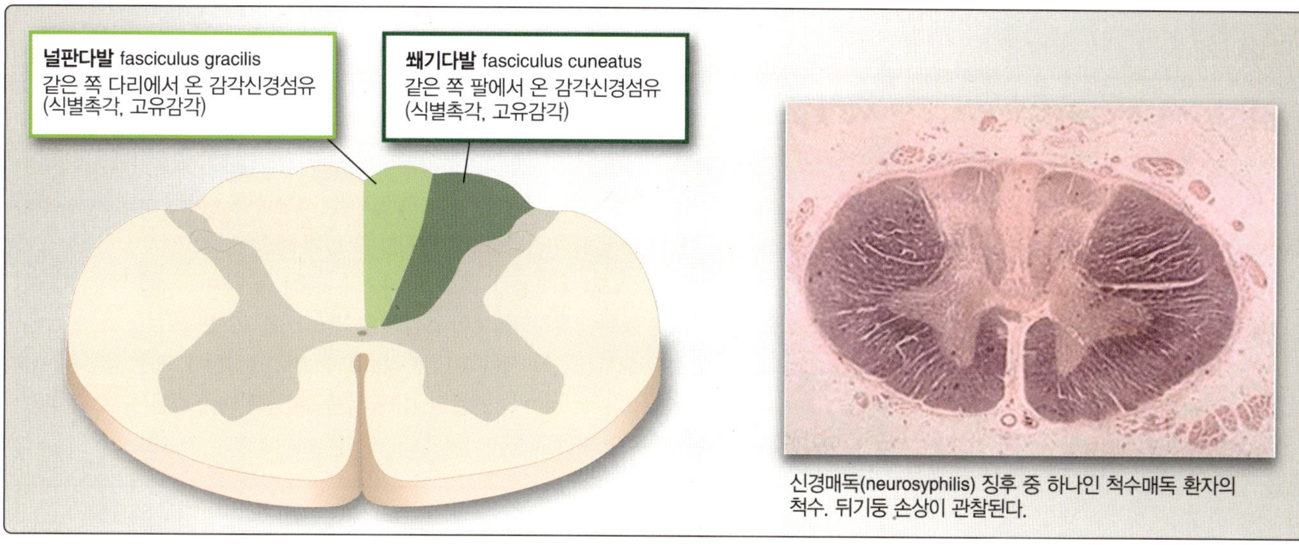

그림 7.13 척수매독(tabes dorsalis).

이런 환자는 두 발을 모으고 눈을 감고 서 있게 하는 롬버그 검사(Romberg test)가 진단에 도움이 된다. 이 검사에서, 눈을 감았을 때 심하게 휘청거리거나 넘어지면 롬버그징후(Romberg sign)가 있다고 판정한다.

뒤기둥 손상을 초래하는 감염병은 무엇인가?

신경매독(neurosyphilis)은 다양한 장애를 일으킬 수 있다. 그중 척수매독(tabes dorsalis)은 감각성실조(sensory ataxia), 진동감각과 고유감각 상실, 힘줄반사 저하 등이 특징이다(그림 7.13). 일반적으로, 매독균에 감염되고 나서 처음 몇 년 동안은 신경매독이 발생하지 않는다. 신경매독이 척수신경 뒤뿌리를 침범하는 경우가 많으며, 이로 인해 뒤기둥(널판다발과 쐐기다발)의 퇴행성 변화가 나타나게 된다. 이때 허리천자(lumbar puncture)를 해보면 뇌척수액에서 림프구 침윤(lymphocyte infiltration)을 확인할 수 있다. 신경매독은 항생제 정맥투여로 치료한다.

요약

- 척수와 뇌줄기의 상행감각신경로는 뒤기둥-안쪽섬유띠경로, 앞가쪽경로, 척수소뇌로의 세 종류로 구분된다.
- **뒤기둥-안쪽섬유띠경로**(posterior column-medial lemniscus system)는 식별촉각(discriminative touch), 진동감각(vibration), 압각(pressure), 고유감각(proprioception)을 전달한다. 이 경로에 속한 감각신경섬유는 기계적 자극을 감지하는 감각수용기에 분포한다. 이 신경섬유는 척수로 들어와 같은 쪽 뒤기둥을 따라 올라가다가, 숨뇌 아랫부분의 뒤기둥핵에 연접한다. 여기서 나온 축삭은 속활꼴섬유(internal arcuate fibers)가 되어 반대쪽으로 교차한 후 안쪽섬유띠를 통해 뇌줄기 위쪽으로 올라간다(그림 7.14). 이 축삭들은 시상의 뒤가쪽배쪽핵(ventral posterolateral nucleus)에 연접한 다음 최종적으로 대뇌겉질 일차몸감각영역(primary somatosensory cortex)에 도달한다. 일차몸감각영역은 감각정보의 인지를 담당한다.
- **앞가쪽경로**(anterolateral system)는 통각, 온도감각, 비식별촉각을 전달한다. 이 경로에 속한 감각신경섬유는 말초 부위에서 자유신경종말(free nerve ending)을 형성한다. 이 신경섬유는 척수로 들어와 한두 분절 올라가거나 내려간 후 뒤뿔의 신경세포에 연접한다. 이곳에서 통

요약 (계속)

각의 조절이 일어나는데, 특히 척수층판 II(substantia gelatinosa)의 신경세포들이 가장 큰 역할을 한다. 두 번째 신경세포의 축삭은 앞백색질맞교차(anterior white commissure)를 지난 후 반대쪽 앞가쪽경로를 통해 위쪽으로 올라간다. 일부 신경섬유들은 뇌줄기와 사이뇌의 여러 부위에 연접하여 통각 조절에 기여하며, 척수시상로(spinothalamic tract)의 신경섬유들은 시상의 뒤가쪽배쪽핵(ventral posterolateral nucleus)에서 연접한다. 시상에서 나온 신경섬유는 대뇌겉질로 정보를 전달하여 감각정보를 인지할 수 있게 해준다(그림 7.14).

- **척수소뇌로**(spinocerebellar tract)는 말초 부위에서 감지한 고유감각정보와 외수용감각정보를 척수와 뇌줄기를 거쳐 소뇌로 전달한다(그림 7.15). 이 정보들은 다른 상행·하행신경로의 자극과 통합되고, 이를 통해 고유감각정보의 조정이 일어난다. 뒤척수소뇌로(posterior spinocerebellar tract)와 쐐기소뇌로(cuneocerebellar tract)는 관절의 위치와 근육 활동에 대한 정보를 소뇌로 전달한다. 또한 앞척수소뇌로(anterior spinocerebellar tract)와 위척수소뇌로(rostral spinocerebellar tract)는 관절의 위치와 근육 활동에 대한 하행신경로의 영향을 통합하여, 그 정보를 소뇌로 전달함으로써 운동명령을 미세조정할 수 있게 해준다.

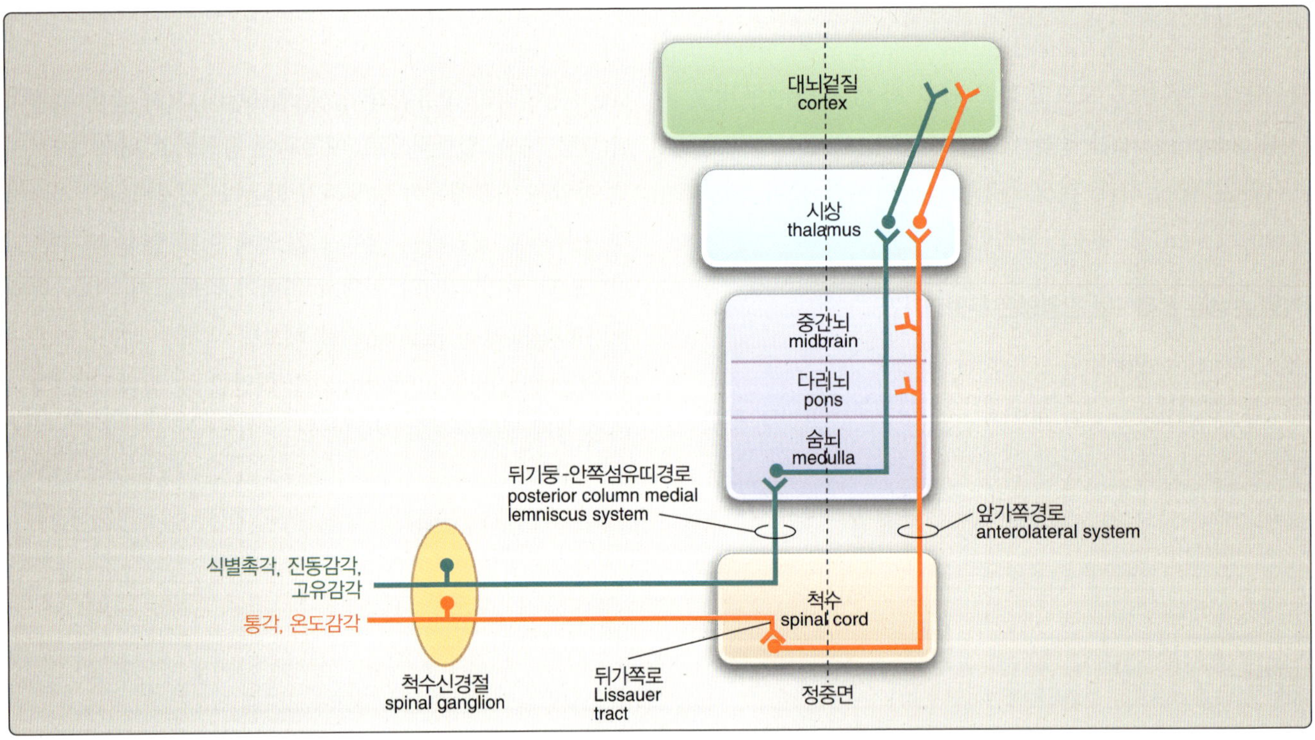

그림 7.14 감각자극이 대뇌겉질로 전달되는 경로.

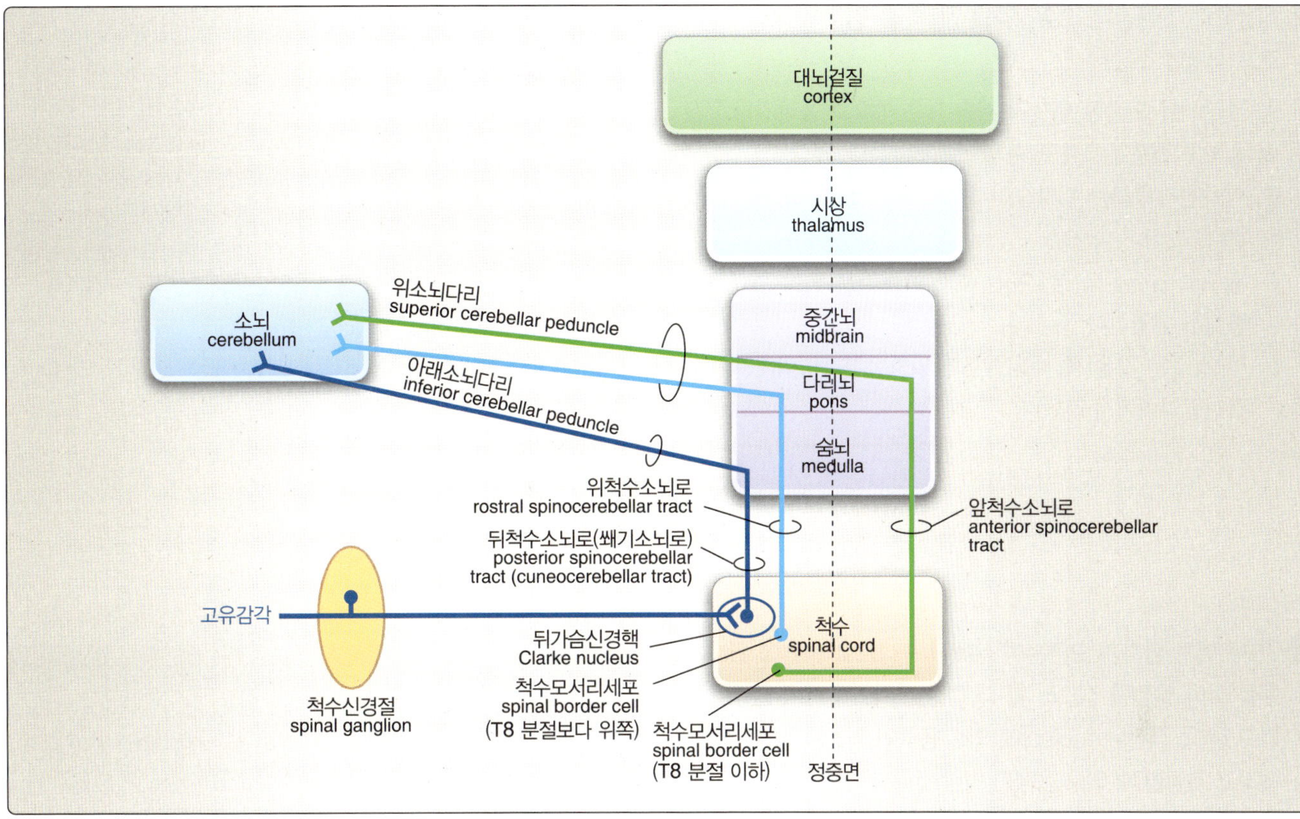

그림 7.15 감각자극이 소뇌로 전달되는 경로.

연습문제

가장 알맞은 답을 하나만 고르시오.

7.1 양손의 통각과 온도감각 장애를 주 증상으로 하는 환자가 병원에 왔다. 다른 종류의 감각과 수의운동 조절에는 문제가 없다고 한다. 원인으로 가장 적합한 것은?

A. 척수 목분절의 좌우 앞가쪽기둥(anterolateral white column) 손상

B. 숨뇌 아랫부분의 좌우 앞가쪽기둥(anterolateral white column) 손상

C. 척수 목분절의 중심관(central canal) 주위의 병터가 앞쪽의 백색질에 침범한 경우

D. 척수 목분절 높이에서 앞척수동맥(anterior spinal artery)의 좌우 가지 손상

E. 숨뇌 아랫부분 높이에서 앞척수동맥(anterior spinal artery)의 좌우 가지 손상

정답은 C이다. 척수 중심관 주위에 공간형성병터가 생긴 척수물구멍증(syringomyelia) 환자에서 이와 같은 증상이 나타난다. 척수물구멍증은 염증 등 여러 가지 원인에 의해 발생한다. 중심회색질 부위의 공간형성병터가 점점 커지면 앞뿔 또는 백색질에 영향을 미칠 수 있다. 이 환자의 경우 공간형성병터가 중심관 앞쪽의 백색질을 압박하여, 이 부위에서 좌우로 교차하는 척수시상로(spinothalamic tract)의 신경섬유들이 손상된 것이다. C7~C8 분절 높이에서 이런 일이 생기면 양손에 통각과 온도감각 장애가 나타난다. A, B, D, E처럼 상당히 큰 범위의 양측성 손상이 생기면 통각과 온도감각 외에 다른 증상도 나타나게 된다. 척수와 뇌줄기의 혈관 분포에 대해서는 5장, 6장을 참고하기 바란다.

7.2 식별촉각, 진동감각, 고유각감을 전달하는 경로에 대해 올바르게 설명한 것은?

A. 다리뇌에 도달할 때까지 계속 같은 쪽으로 올라간다.
B. 숨뇌 아랫부분에서 반대쪽으로 교차한다.
C. 이차신경세포는 뒤가슴신경핵(Clarke column)에 위치한다.
D. 척수로 들어온 신경섬유는 위로 올라가기 전에 우선 뒤뿔에서 연접한다.
E. 이 경로는 같은 쪽 대뇌반구의 일차몸감각영역과 몸감각연합영역에서 끝난다.

정답은 B이다. 일차신경세포의 세포체는 척수신경절에 위치하며, 이 신경세포의 축삭은 척수로 들어간 후 숨뇌 아랫부분까지 올라가 널판핵(nucleus gracilis)과 쐐기핵(nucleus cuneatus)에 연접한다. 이차신경세포에서 나온 축삭은 속활꼴섬유(internal arcuate fiber)가 되어 반대쪽으로 교차한 후 시상(thalamus)으로 올라간다. 시상에서 나온 축삭은 대뇌피질의 일차몸감각영역으로 향한다. 뒤가슴신경핵은 뒤척수소뇌로(posterior spinocerebellar tract)의 이차신경세포가 위치한 곳이다. 식별촉각, 진동감각, 고유감각을 전달하는 신경섬유는 척수 뒤뿔에서 연접하지 않는다.

7.3 76세 여자 환자가 오른손이 둔해진 증상으로 병원에 왔다. 예를 들어, 물컵을 집으려 할 때 컵을 쓰러뜨릴 때가 종종 있다고 한다. 색전(embolus)에 의해 동맥이 막혀서 발생한 문제라고 가정할 때 어느 동맥이 막힌 것일까?

A. 척수 목분절 높이의 오른쪽 뒤척수동맥(posterior spinal artery) 가지
B. 척수 목분절 높이의 오른쪽 앞척수동맥(anterior spinal artery) 가지
C. 숨뇌 윗부분의 오른쪽 뒤아래소뇌동맥(posterior inferior cerebellar artery) 가지
D. 숨뇌 아랫부분의 왼쪽 척추동맥(vertebral artery) 가지
E. 다리뇌 아랫부분의 뇌바닥동맥(basilar artery) 오른쪽 가지

정답은 A이다. 오른쪽 뒤척수동맥의 가지들은 식별촉각, 진동감각, 고유감각을 전달하는 뒤기둥, 즉 널판다발(fasciculus gracilis)과 쐐기다발(fasciculus cuneatus)에 혈액을 공급한다. 두 신경다발 중 손의 감각을 전달하는 것은 쐐기다발이다. 척수 목분절 높이에서 뒤척수동맥 가지가 막혀 쐐기다발이 손상되면, 식별촉각과 고유감각에 장애가 생겨 감각이 둔해지게 된다. 척수 목분절 높이의 오른쪽 앞척수동맥 가지들은 척수의 오른쪽 앞 2/3 부위에 분포하기 때문에 뒤기둥의 문제와는 상관이 없다. 숨뇌 윗부분의 오른쪽 뒤아래소뇌동맥 가지들은 숨뇌의 뒤가쪽 부위에 분포한다. 촉각과 고유감각을 전달하는 안쪽섬유띠(medial lemniscus)는 숨뇌의 정중면 근처에서 상행하므로 뒤아래소뇌동맥이 막혀도 별다른 영향을 받지 않는다. 숨뇌 아랫부분의 왼쪽 척추동맥 가지들은 숨뇌의 가쪽 부위에 분포하므로, 혈류가 막혀도 안쪽섬유띠와는 무관하다. 다리뇌 아랫부분의 뇌바닥동맥 오른쪽 가지들은 안쪽섬유띠가 위치한 정중면 근처에 혈액을 공급한다. 하지만 오른손의 감각은 뇌줄기의 왼쪽 부위를 통해 올라가므로, 오른쪽 혈관이 막혀서는 오른손에 이와 같은 장애가 생기지 않는다. 척수와 뇌줄기의 혈관 분포에 대해서는 5장, 6장을 참고하기 바란다.

7.4 척수소뇌로(spinocerebellar tract)에 대한 설명으로 옳은 것은?

A. 다리의 고유감각과 외수용감각 정보는 쐐기소뇌로(cuneocerebellar tract)를 통해 소뇌로 전달된다.
B. 위척수소뇌로(rostral spinocerebellar tract)는 하행신경로를 통한 자극과 다리의 감각정보를 통합한다.
C. 뒤가슴신경핵(Clarke nucleus)은 팔과 다리의 고유감각 정보를 통합하는 데 중요한 역할을 한다.
D. 앞척수소뇌로(anterior spinocerebellar tract)는 신체부위와 같은 쪽으로 계속 올라가 소뇌의 같은 쪽 부위에 도달한다.
E. 척수모서리세포(spinal border cell)는 다리의 자세 안정성과 관련된 정보를 소뇌로 전달한다.

정답은 E이다. 척수모서리세포는 척수 앞뿔에 위치한 독특한 신경세포이다. 이 신경세포는 다리 근육에서 오는 감각정보, 하위운동신경세포를 향한 하행조절신경로의 자극, 굽힘근반사활을 통한 자극을 받으며 이 정보들을 통합하여 소뇌로 전달한다. 척수모서리세포는 이렇게 여러 자극을 통합하여 다리의 자세 안정성에 대한 정보를 소뇌에 제공한다. 다리의 고유감각과 외수용감각 정보는 뒤척수소뇌로를 통해 소뇌로 전달된다. 위척수소뇌로는 팔의 감각정보와 하행조절신경로의 자극을 통합하는 기능을 한다. 뒤가슴신경핵은 다리의 고유감각 및 외수용감각 정보를 받아 다리의 위치와 움직임을 소뇌에 피드백 해 준다. 척수모서리세포에서 시작한 앞척수소뇌로의 축삭들은 반대쪽으로 교차하여 올라간 후 마지막에 다시 한 번 교차하여 결국 소뇌의 같은 쪽 부위에 도달한다.

7.5 신경아교종(glioma)이 커져서 오른쪽 숨뇌 윗부분이 망가진 환자가 병원에 왔다. 이 환자에서 나타날 수 있는 증상들을 올바르게 나열한 것은?

A. 신체 오른쪽 부위의 촉각, 진동감각, 고유감각, 통각, 온도감각 장애
B. 신체 왼쪽 부위의 촉각, 진동감각, 고유감각, 통각, 온도감각 장애
C. 신체 오른쪽 부위의 촉각, 진동감각, 고유감각 장애 및 신체 왼쪽 부위의 통각, 온도감각 장애
D. 신체 왼쪽 부위의 촉각, 진동감각, 고유감각 장애 및 신체 오른쪽 부위의 통각, 온도감각 장애
E. 신체 왼쪽 부위의 식별촉각, 진동감각, 고유감각 장애(통각, 온도감각 장애는 없음)

정답은 B이다. 신체 왼쪽 부위의 촉각, 진동감각, 고유감각은 척수로 들어와 뒤기둥(posterior column)을 통해 올라간 후 왼쪽 널판핵(nucleus gracilis), 쐐기핵(nucleus cuneatus)에 연접한다. 널판핵과 쐐기핵에서 나온 축삭은 숨뇌 아랫부분에서 반대쪽으로 교차하여, 오른쪽 안쪽섬유띠(medial lemniscus)를 통해 올라간다. 신체 왼쪽 부위의 통각과 온도감각은 척수로 들어오자마자 왼쪽 뒤뿔에서 이차신경세포에 연접한다. 여기서 나온 축삭들은 반대쪽으로 교차하여 척수와 뇌줄기의 앞가쪽 부위를 따라 올라간다. 숨뇌 윗부분에서는 촉각, 진동감각, 고유감각, 통각, 온도감각을 전달하는 신경섬유들이 모두 오른쪽에 위치하게 된다. 따라서 오른쪽 숨뇌 윗부분이 손상되면 신체 왼쪽 부위에서 오는 감각정보들이 모두 차단된다. A, C, D, E에는 감각장애가 나타나는 신체 부위 또는 감각의 종류가 잘못 기술되어 있다.

내림운동경로
Descending Motor Tracts

8장

I. 개요

인체에서 운동의 활성은 위운동신경세포(upper motor neuron, UMN)와 아래운동신경세포(lower motor neuron, LMN)에 의해 조절된다. 이 두 가지는 분리되어 있으며 같은 정도의 중요성을 지닌다. UMN과 LMN의 구분은 해부학적, 생리학적 의미를 지니며 임상적으로 병변의 확인과 기술이 중요하다.

UMN이라는 용어는 척수상부[척수의 위쪽 혹은 **입쪽**(*rostral*)]에서 내려와서 LMN에 영향을 미치는 구조 전체를 가리킨다. 내림운동경로는 **대뇌겉질[겉질척수로**(corticospinal), **겉질숨뇌로**(corticobulbar)]과 **뇌줄기[안뜰척수로**(vestibulospinal), **그물척수로**(reticulospinal), **적색핵척수로**(ruborspinal), **덮개척수로**(tectospinal)]에서 시작된다(그림 8.1) 대뇌겉질과 뇌줄기에서 내려온 내림경로들은 LMN에 독립적으로 영향을 주기보다는 큰 네트워크의 부분으로서 작용한다.

LMN은 척수의 앞뿔과 뇌줄기의 뇌신경 운동핵에 위치한다. 이 세포들은 다양한 내림신호를 정리하고 조절할 수 있는 회로를 구성하여 몸통, 사지의 가까운 쪽(근위부 proximal), 먼쪽(원위부 distal)의 근육들이 조화되어 부드러운 운동이 일어나게 한다(그림 8.1).

표 8.1은 내림운동경로의 개관과 표적 그리고 주요기능을 나타내고 있다.

운동은 **수의적**(voluntary), 그리고 **불수의적**(involuntary) 운동활성으로 구성된다. 수의운동은 하지의 보행과 상지의 복잡한 손 운동과 같은 기능을 담당하는 먼쪽의 근육군에서 주로 일어난다. 사지의 운동은 정밀하게 튜닝되고 신체의 각각은 완전히 독립적으로 작용할 수 있어야 하므로 LMN의 신경지배는 정확하고 중복이나 여분이 없어야 한다. 이는 **가쪽겉질척수로**(lateral corticospinal tract)에 의해 이루어진다.

불수의운동은 사지의 근위부나 몸통의 근육들에서 주로 일어나며 자세의 안정에 중요하다. 사지의 운동과 관련된 **자세조정**(postural adjustment)은 **앞겉질**

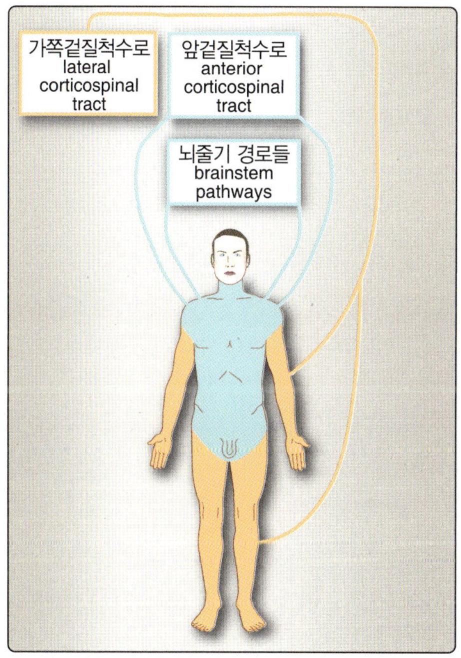

그림 8.1 겉질과 뇌줄기에서 나오는 내림 운동경로.

표 8.1 내림운동경로와 기능

경로	기원	표적	정중선교차	기능
대뇌겉질에서 기원				
가쪽겉질척수로	대뇌겉질, 일차운동, 앞운동, 부가운동 및 감각영역	척수의 LMN	교차, 아래 숨뇌와 피라미드교차	사지의 먼쪽의 숙련된 수의운동
앞겉질척수로	대뇌겉질, 일차운동, 앞운동, 부가운동 및 감각영역	척수의 LMN	교차, 척수수준, 양측성이 많다	사지 먼쪽의 수의운동을 보상하기 위한 자세수정
겉질숨뇌로	대뇌겉질, 주로 일차운동영역	뇌줄기의 LMN	대부분 양측성 지배, 일부 예외가 있다	머리와 목의 운동 조절
뇌줄기에서 기원				
안쪽안뜰척수로	안쪽안뜰핵	척수의 LMN	목의 근육에 양측성	균형의 변화에 대한 자세수정
가쪽안뜰척수로	가쪽안뜰핵	척수의 LMN	동측	균형의 변화에 대한 폄근의 활성화 및 굽힘근의 억제
그물척수로	그물형성	척수의 LMN	대부분 동측이며 일부 양측성 투사	수의적 운동과 자세안정에 연관된 근긴장의 변화
적색핵척수로	적색핵	척수의 LMN	교차, 중간뇌에서	상지에서 굽힘근의 운동
덮개척수로	위둔덕	목분절 척수의 LMN	양측성	안구운동에 대한 머리와 목의 운동유도

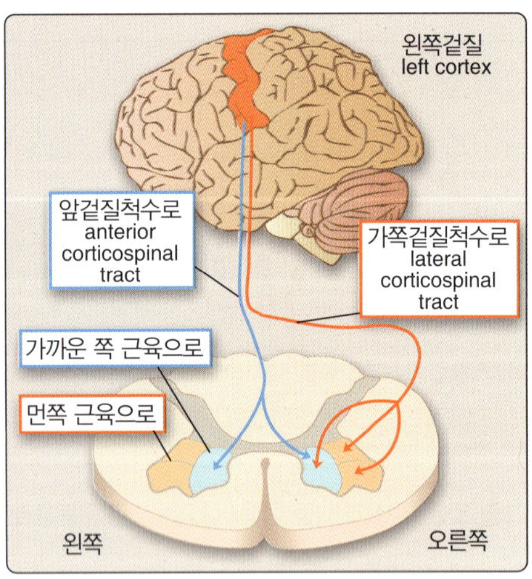

그림 8.2 겉질에서 기원되는 내림경로와 이 경로가 지배하는 척수의 표적.

척수로(anterior corticospinal tract)에 의해 조절된다(그림 8.2).

자세안정(postural stability)은 계통발생학적으로 오래된, 즉 진화론적 관점에서 더 원시적인 생명체의 신경계통구조와 유사한 신경경로가 담당한다. 여기에는 뇌줄기에서 시작되는 **안뜰척수로**(vestibulospinal tract), **그물척수로**(reticulospinal tract), **적색핵척수로**(ruborspinal tract), **덮개척수로**(tectospinal tract)가 있다(그림 8.3). 이러한 뇌줄기의 운동경로는 겉질척수로에서 입력을 받으므로 모든 자세조정은 수의운동과 동시에 일어나며 조화를 이룰 수 있다.

수의운동과 함께 일어나거나 혹은 독립적인 **몸통안정**(truncal stability)은 전체 몸통에서 조화가 되어야 한다. 그러므로 몸통 근육의 신경지배는 **양측성**인 경우가 많으며 많은 척수분절로 여분의 신호가 파급된다.

운동성 하행경로, 표적 그리고 기능의 이해는 운동경로의 손상의 분석과 기능회복의 예후를 결정하는 데 있어 필수적이다.

II. 대뇌겉질에서 시작되는 내림경로 (Descending Pathways from the Cortex)

대뇌겉질에서 시작되는 내림경로의 주기능은 척수의 앞뿔 혹은 뇌줄기의 뇌신경 운동핵에 있는 LMN에 영향을 주는 것이다. 여기에는 **피라미드로**(pyramidal tract)로 알려진 **가쪽겉질척수로**(lateral corticospinal tract)와 **앞겉질척수로**(anterior corticospinal tract), 그리고 뇌줄기의 뇌신경 운동핵을 지배하는 **겉질숨뇌로**(corticobulbar tract)가 있다. 이러한 내림경로는 **사지**는 **반대편**을, **몸통**은 **양측**을 지배한다.

내림운동경로는 LMN에 영향을 미치는 주기능 이외에도 운동의 조절에 중요한 몇 가지 부가적인 기능을 지니고 있다. 운동경로는 **척수반사**(spinal reflex)의 관문역할을 하며 **오름성 감각입력에 영향**을 주고, 표적신경세포들에 **영양**(trophic) 기능을 지닌다.

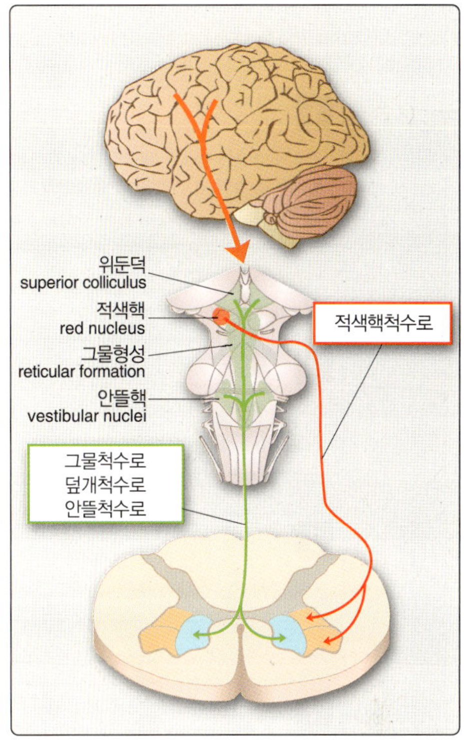

그림 8.3 뇌줄기에서 기원되는 내림운동경로와 이 경로가 지배하는 척수의 표적.

A. 가쪽겉질척수로(Lateral corticospinal tract)

가쪽겉질척수로의 신경세포들은 대뇌겉질에 꽤 넓게 퍼져 있다. 흥미롭게도 1/3의 섬유만이 일차운동겉질(primary motor cortex)에서 기원된다. 나머지 섬유들은 이마엽[앞운동영역과 부가운동영역(premotor and supplementary motor)] 마루엽[일차감각영역(primary sensory area)]에서 기원된다(13장 "대뇌피질" 참조). 일차운동영역은 연합영역에서 직접, 간접적인 영향을 받는다. 따라서 대뇌겉질에서 나오는 운동신호는 감각입력의 영향을 받으므로, 운동은 고위 겉질기능과 촉각과 같은 감각에 의해서도 조절된다.

이 경로의 UMN의 축삭은 **방사관**(corona radiata)을 통해 내려가며 **속섬유막**(internal capsule)**의 뒤다리**(posterior limb)로 모인다. 이후 **대뇌다리**(cerebral peduncle)에서 명확한 다발로 통과하고 **바닥다리뇌**(basal pons)에서는 분산된 다발이 된다. 다리뇌의 아래에서 섬유들은 다시 모여 **숨뇌의 앞면**에 있는 **피라미드**(pyramid)를 이룬다. 아래쪽 숨뇌의 **피라미드교차**(pyramidal decussation)에서 85~90%의 섬유가 정중선을 가로지른 후 척수의 가쪽기둥(lateral column)에서 내려가며 앞뿔의 LMN으로 투사된다. 그림 8.4는 가쪽겉질척수로의 주행을 나타낸다.

1. **기능: 가쪽겉질척수로**의 **표적신경세포**는 **앞뿔**의 가쪽에 있는 아래운동신경세포로, 사지의 **먼쪽**의 **근육군**을 지배하고 있다(그림 8.5) 이 신경지배는 대뇌겉질에서 기원된 축삭이 특정근육을 지배하는 아래운동신경세포 LMN를 직접 접촉하여 정밀한 숙련된 운동을 가능하게 한다.

   가쪽겉질척수로는 대뇌겉질에 의한 **전체 사지**(entire limb)의 운동조절에도 필요하다. 이러한 조절은 LMN 회로 혹은 **중추패턴발생기**(central pattern generator)에 의해 일어난다. 중추패턴발생기는 운동과 감각입력을 통합하고 LMN군을 지배하여 여러 분절의 굽근과 폄근을 지배하는 사이신경세포(interneuron)의 신경회로이다. 이는 보행주기(gait cycle)와 같은 자동화된 운동주기에 중요한 회로이다.

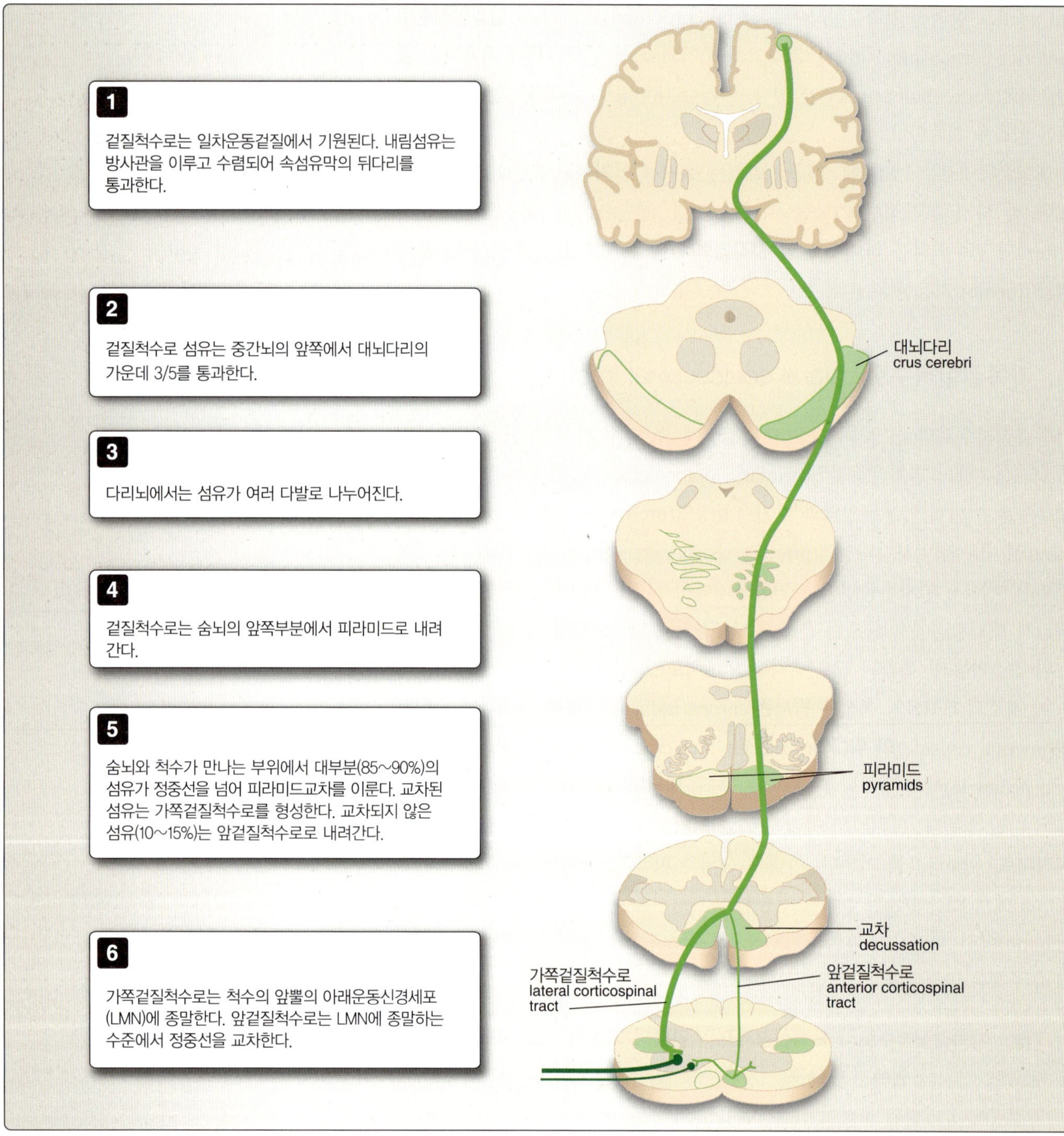

그림 8.4 겉질척수로.

종합하면 LMN 회로에서 겉질척수로의 입력은 정교한 숙련된 운동과 함께 사지 전체의 조화된 운동을 가능하게 하며 이 두 가지는 복잡한 숙련운동의 활성에 필요하다.

2. **몸통대응분포**(somatotopic arrangement): 겉질척수로는 전 길이를 통해 안쪽에서 가쪽으로 상지, 몸통, 하지의 순서로 섬유가 배열된 **몸통대응분포**

(somatotopic arrangement)를 지닌다. 대뇌겉질에서 신체 각부위에 해당되는 겉질의 위치와 양을 나타내는 겉질지도인 **운동호문쿨루스**(motor homunculus)를 나타낸다(세부사항은 13장 "대뇌피질" 참조).

B. 앞겉질척수로(Anterior corticospinal tract)

앞겉질척수로는 가쪽겉질척수로와 같은 겉질영역에서 기원되어 같이 내려간다. 그러나 앞겉질척수로의 섬유들은 피라미드교차(그림 8.4, 8.5)에서 반대편으로 교차하지 않고 **동측**(ipsilateral)의 척수에서 하행하며, 종말하는 척수분절에서 대부분의 섬유가 교차한다. 앞겉질척수로의 섬유들은 몸통과 사지의 가까운 쪽의 근육을 지배하는 LMN에 종말하며 **양측성**(bilateral)으로 신체의 양쪽을 지배한다. L2 수준 이하에서 LMN은 가쪽겉질척수로의 지배만 받으며 이 부분의 근분절(myotome)은 몸통은 없이 하지의 근육만 존재한다.

앞겉질척수로는 반대측의 사지에서 수의운동이 일어날 때 **동측성 자세조절**(ipsilateral postural adjustment)에 중요하다. 예를 들어 전구를 돌려 끼우는 것과 같은 정밀한 운동을 위한 운동신호는 반대편의 겉질로부터 가쪽겉질척수로를 통해 전달된다. 동시에 양측의 겉질에서 오는 신호는 몸통과 사지의 가까운 쪽 근육을 활성화하여 운동하는 동안 신체를 안정화시키는 역할을 한다(그림 8.6).

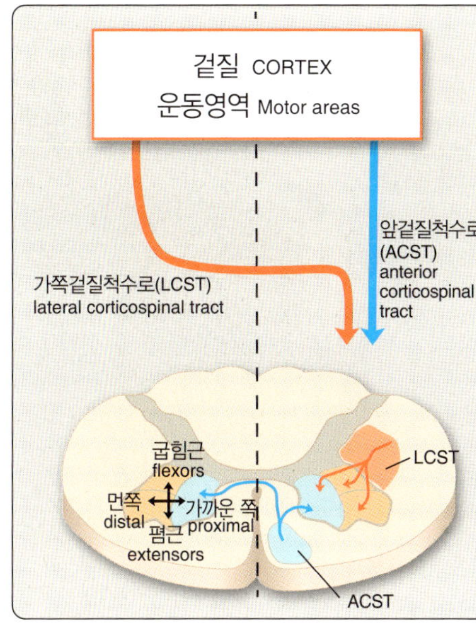

그림 8.5 가쪽겉질척수로와 앞피질척수로의 척수 투사.

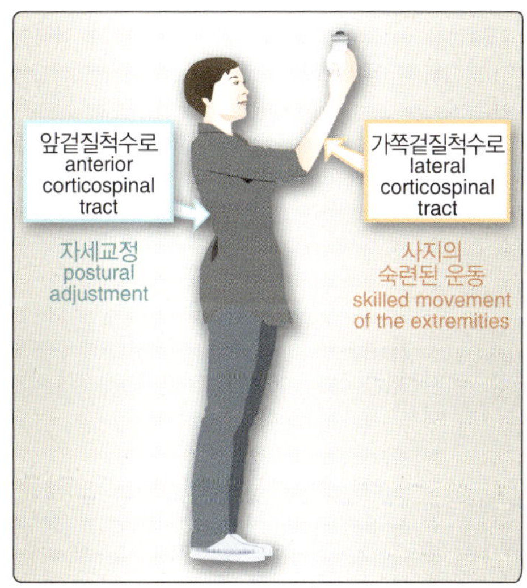

그림 8.6 가쪽겉질척수로를 통한 수의운동에 따른 자세교정은 앞겉질척수로를 통하여 이루어진다.

C. 겉질숨뇌로(Corticobulbar tract)

겉질숨뇌로는 머리와 얼굴에 해당되는 운동겉질에서 주로 기원되며 **방사관**(corona radiata)을 통해 내려간다. 섬유들은 **속섬유막**(internal capsule)의 **무릎**[(genu), 혹은 뒤나리의 가장 앞쪽에 있는 경우도 있음]에 모여서 겉질척수로와 함께 내려간다. 그림 8.7은 속섬유막에서 내림섬유의 위치를 나타내고 있다.

겉질숨뇌로는 **뇌줄기의 운동핵**(motor nuclei of the brainstem)에 종말하며 대부분이 **양측**의 운동핵을 지배한다. 예외적인 뇌신경핵에 관한 내용는 다음 장에서 설명된다. 그림 8.8은 내림 겉질숨뇌로와 뇌줄기 전체에서의 표적을 개괄적으로 나타내고 있다.

부가적인 겉질숨뇌로의 성분으로서 척수의 신경세포를 지배하는 뇌줄기 신경핵을 지배하는 섬유들이 있다. 이러한 **내림 겉질섬유**들은 **그물형성**(reiticular formation), **위둔덕**(superior colliculus), **적색핵**(red nucleus)에 종말한다. 이러한 연결은 겉질과 뇌줄기의 운동시스템을 조화시키는 것으로 생각되며 아래의 단락에서 설명한다.

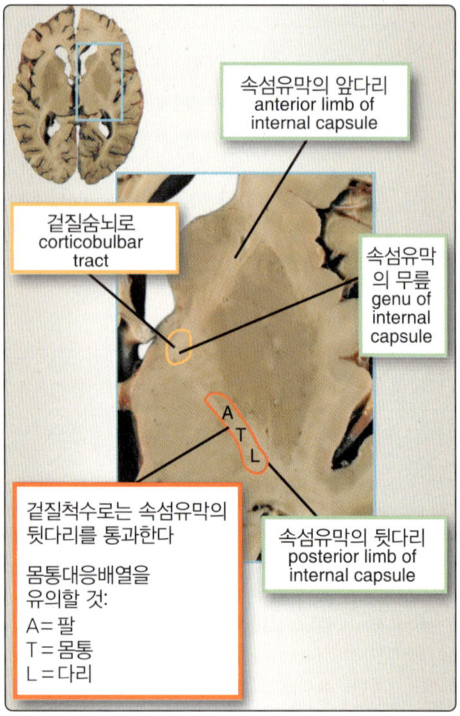

그림 8.7 속섬유막을 나타내고 있는 앞뇌의 가로단면. 겉질척수로는 속섬유막의 뒷다리를 통과하며 겉질숨뇌로는 속섬유막의 무릎을 통과한다.

III. 뇌줄기에서 기원되는 내림경로 (Descending Pathways from the Brainstem)

뇌줄기에서 기원되는 **내림운동경로**에는 **안뜰척수로**(vestibulospinal tract), **그물척수로**(reticulospinal tract), **적색핵척수로**(ruborspinal tract), **덮개척수로**(tectospinal tract)가 있다. 이 경로들은 계통발생학적으로 오래된 경로에 속하며 **가까운 쪽 사지와 몸통의 근육**의 조절에 관여한다. 이 경로들은 **신체운동**을 조화시키며 수의운동 및 몸의 위치가 변하는 동안의 **자세안정**(postural stability)을 담당하여 합목적적인 조화된 운동을 할 수 있도록 한다.

A. 안뜰척수로(Vestibulospinal tract)

안뜰척수로(vestibulospinal system)는 다리뇌의 아래쪽/숨뇌의 위쪽에 있는 **안뜰핵**(vestibular nuclei)에서 기원되며 **안쪽안뜰척수로**(medial vestibulospinal tract)와 **가쪽안뜰척수로**(lateral vestibulospinal tract)로 구성된다. **안쪽안뜰척수로**는 **내림안쪽세포다발**(descending medial longitudinal fasciculus)이라고도 하며 **안쪽안뜰핵**(medial vestibular nucleus)에서 주로 기원한다. 이 경로는 뇌줄기의 **양쪽**에서 내려가며 척수의 앞섬유기둥(anterior white column)을

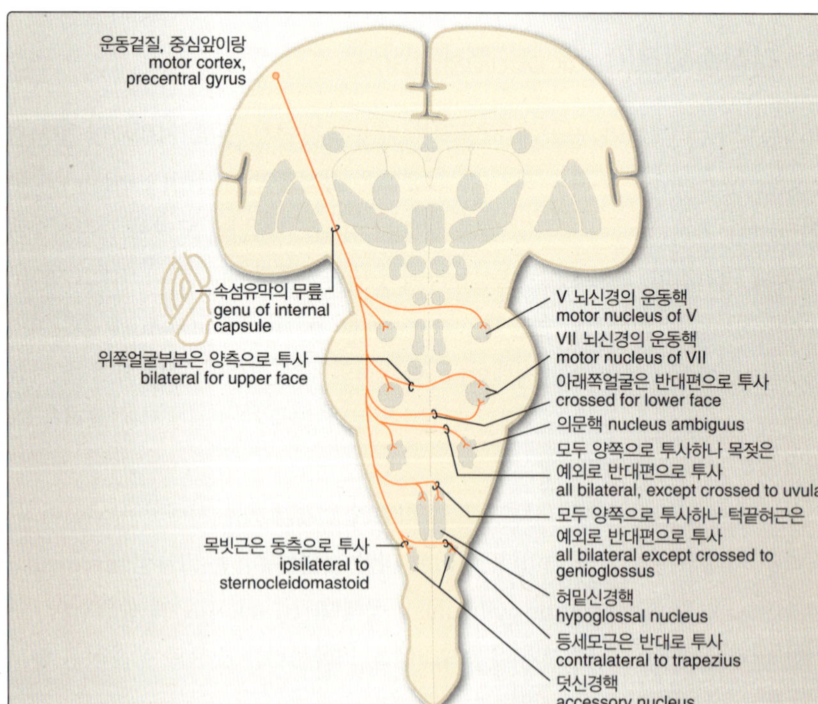

그림 8.8 겉질숨뇌로: 겉질에서 뇌신경의 운동핵으로 가는 투사의 개관. (Modified from Haines DE. *Neuroanatomy: An Atlas of Structures, Sections, and Systems*, 7th ed. Baltimore MD: Lippincott Williams & Wilkins, 2007.)

통하여 목 부위와 위쪽 가슴 수준의 LMN 회로에 종말한다. 안쪽안뜰척수로는 목의 근육을 조절하는 운동신경세포에 영향을 주어 우리가 몸을 움직이거나 머리가 공간에서 이동할 때 머리를 안정화시키며 또한 안구 운동과 머리 운동을 조화시키는 역할을 한다. **가쪽안뜰척수로**(lateral vestibulospinal tract)는 **가쪽안뜰핵**(lateral vestibular nucleus)에서 기원하여 **동측** 뇌줄기의 앞 안쪽에서, 척수에서는 동측의 앞백색질기둥(anterior white column)으로 내려간다(그림 8.9).

가쪽안뜰척수로의 신경섬유는 동측 척수의 모든 수준에서 종말하여 폄근(extensor)의 활성을 증가시키고 굽힘근(flexor) 활성을 감소시킨다. 가쪽안뜰척수로는 이러한 작용을 통하여 운동과 신체의 위치가 변화할 때 자세를 수정하고, 공간에서 머리와 신체의 위치를 조화시키는 기능을 담당한다. 예를 들어 우리가 빠르게 제자리 돌기를 하여 어지러움을 느끼기 시작할 때 가쪽안뜰척수로가 활성화되어 자세를 수정하여 넘어지지 않도록 한다. 이와 관련하여 안뜰핵은 **속귀**(inner ear)에서 오는 평형감각을 받아들이고 해석한다. 안뜰핵에서 척수로 직접 연결된 경로는 머리의 위치 변화가 속귀에서 감지될 때 즉각적으로 **자세수정**을 할 수 있도록 한다. 가쪽안뜰척수는 또한 근긴장(muscle tone)에 영향을 준다(11장 "청각과 평형감각" 참조).

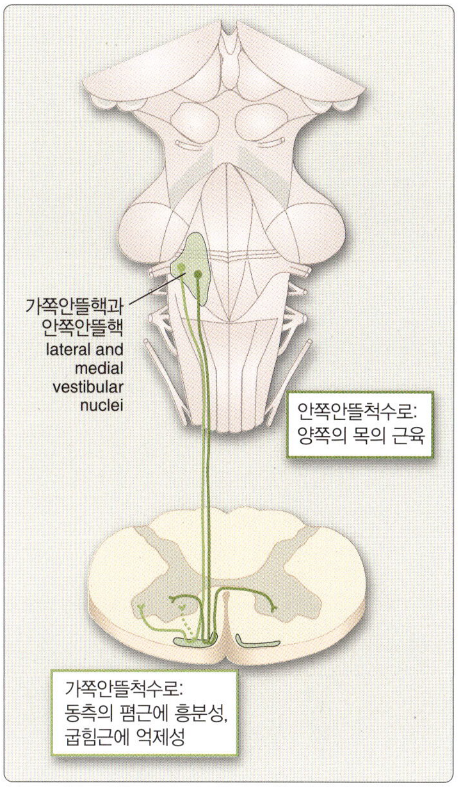

그림 8.9 안뜰척수로.

B. 그물척수로(Reticulospinal tract)

그물척수로는 가장 원시적인 내림 운동경로로서 그물형성에 있는 세포체에서 기원된다. 그물형성은 전체 뇌줄기의 중심부의 정중선 근처에서 신경세포의 그물망으로 이루어져 있다. 다양한 수준의 그물형성에서 그물척수로가 기원되나 몸통운동에 관여하는 신경섬유는 대부분 **다리뇌와 숨뇌의 그물형성**(pontine and medullary reticular formation)에서 기원된다. 이 섬유들은 **동측의 뇌줄기의 앞안쪽**, **동측** 척수의 앞섬유기둥으로 내려가며 전체 척수 수준에 걸쳐 LMN 회로에 종말한다(그림 8.10). 그물척수로는 **신체의 방향**을 자극 쪽으로 혹은 자극의 반대쪽으로 향하게 하는 원시적인 운동과 정밀성이 요구되지 않는 운동을 담당하는 근육군의 활성을 조화시킨다. 또한 먼쪽의 근육운동을 가까운 쪽의 근육운동과 통합하며 사지의 수의적 운동과 연관된 **근긴장**(muscle tone)의 변화를 유발한다.

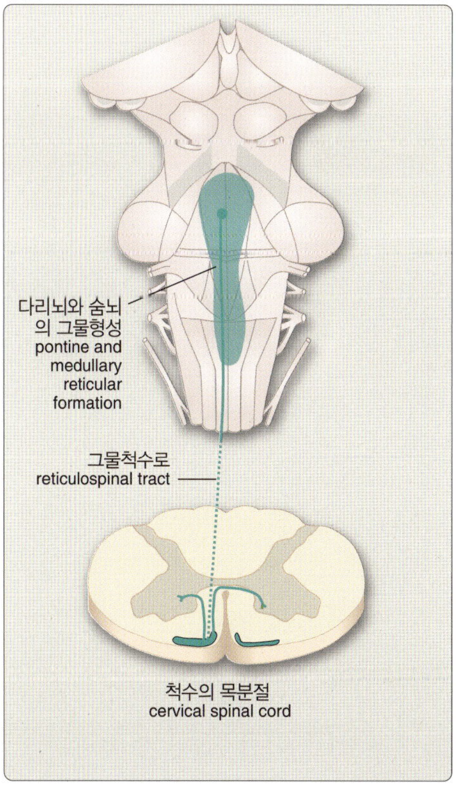

그림 8.10 그물척수로.

1. **호흡의 조절**(control of breathing): 그물형성에 있는 운동핵의 중요한 기능 중 하나는 **호흡의 조절**이다. 숨뇌에 있는 긴장성활성(tonically active)을 지닌 신경세포는 척수로 투사하여 호흡에 관련된 근육을 활성화시킨다. 호흡에 관련된 신경세포의 수의적인 조절은 내뇌겉질로부터의 신호를 동해 이루어진다. 이 시스템은 12장 "뇌줄기 계통과 복습"에서 자세하게 논의된다.

2. **감정운동시스템**(emotional motor system): 그물형성에는 세로토닌, 노르아

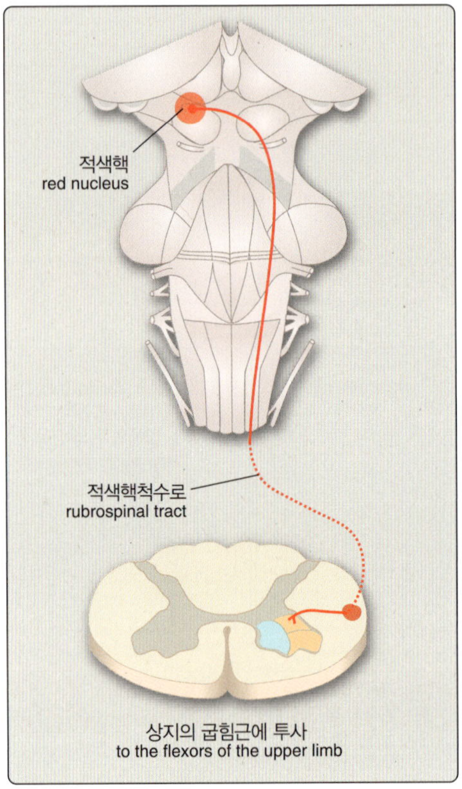

그림 8.11 적색핵척수로.

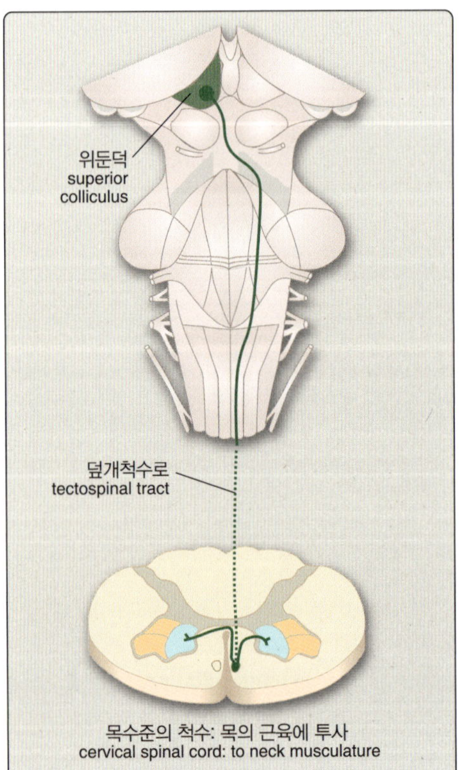

그림 8.12 덮개척수로.

드레날린, 도파민과 같은 **모노아민 신경전달물질**(monoaminergic neurotransmitter)을 사용하는 신경세포군이 포함되어 있다. 이 신경세포들은 척수의 내림경로를 포함하는 광범위한 연결을 지닌 **둘레계**(limbic system) 구조에서 입력을 받는다(20장 "변연계" 참조).

내림성 모노아민 섬유들은 감정을 표현을 매개하는 **감정운동시스템**을 구성한다. 예를 들어 우울증이 있는 사람은 행복한 사람과는 다른 자세와 신체언어(보디랭귀지)를 나타낸다. 감정운동경로는 **척수의 운동신경세포의 활성**을 결정하며 감정적인 신체언어에 기여한다. 이러한 활성변화는 어떤 사람이 스트레스를 받거나 흥분될 때 예민하게 만든다. 이러한 활성의 역치는 감정운동시스템의 영향에 의하여 변하게 된다. 이는 18장 "운동조절의 통합"에서 자세히 논의된다.

C. 적색핵척수로(Rubrospinal tract)

적색핵척수로는 중간뇌의 **적색핵**(red nucleus)에서 기원한다. 신경섬유는 중간뇌에서 교차하며 **반대편** 뇌줄기의 덮개(tegmentum), 척수의 가쪽기둥(lateral column)에서 하행하고 **상지의 굽힘근**을 지배하는 LMN에 종말한다(그림 8.11).

사람에서는 겉질척수로의 기능이 적색핵척수로 보다 중요하다. 17장의 "소뇌"에서 설명된 것 같이 적색핵의 일차적인 기능은 상지의 운동조절기능으로부터 소뇌회로의 통합과 중개의 기능으로 전환되었다(17장 "소뇌" 참조). 겉질척수로의 기능이 없어지면 상지의 굽힘근에 대한 적색핵척수로의 영향이 두드러진다(임상응용 8.1 참조).

D. 덮개척수로(Tectospinal tract)

덮개척수로는 중간뇌의 **위둔덕**(superior colliculus)에서 기원된다. 신경섬유는 반대편의 뇌줄기와 척수의 앞백색기둥(anterior white column)으로 주행하여 목의 운동을 담당하는 운동신경세포가 있는 **척수의 목분절**(cervical spinal cord)로 투사된다(그림 8.12). 이 경로는 안구의 운동시에 머리와 목의 위치변화를 유도한다.

임상응용 8.1 혼수상태 환자에서 자세의 진단적 의의

혼수상태의 환자에서 내림운동경로 때문에 비정상적인 자세가 나타난다. 자세의 유형은 병변의 위치와 뇌손상의 범위를 판단하는 근거가 된다.

양쪽의 상지와 하지를 편 자세를 **신전자세**(extensor posturing)라고 한다. 이 경우 병변은 중간뇌 혹은 상부 다리뇌에 있으며(그림의 A) 적색핵과 적색핵척수로가 포함된

임상응용 8.1 혼수상태 환자에서 자세의 진단적 의의(계속)

것이 중요하다. 이 경우 모든 내림 겉질경로(척수로 가는 겉질척수로, 뇌줄기로 가는 겉질적색핵로, 겉질그물로)가 손상된다. 따라서 아래운동신경세포 LMN는 대뇌겉질에서 오는 겉질척수로와 적색핵척수로의 신호를 받지 못하는 반면, 흥분성 혹은 억제성 그물핵에서 오는 그물척수로는 건재하나 이들 그물핵 또한 겉질의 조절을 받지 못한다. 펴짐근의 경직은 척수의 사이신경세포 혹은 회로신경세포에 대한 그물척수로의 과다한 입력에 의한 것으로 생각된다.

상지는 굽히고 하지는 편 자세를 **굴곡자세**(flexor posturing)라고 한다. 이 경우 병변은 적색핵의 위에 있다(그림에서 B). 척수와 뇌줄기로 가는 모든 내림경로가 차단되었으나 적색핵척수로와 그물척수로는 남아 있다. 하지는 그물척수로의 영향으로 신전되나, 굽힘근을 지배하는 신경세포에 작용하는 적색핵척수로의 영향을 받고 있는 상지는 굴곡된다.

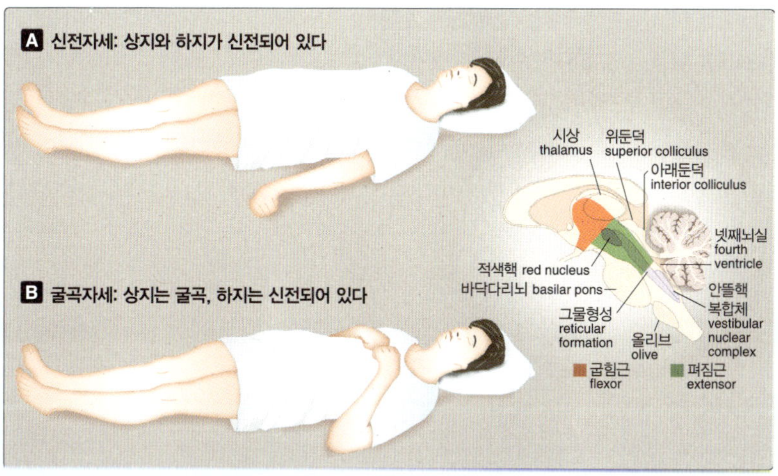

신전자세, 굴곡자세와 적색핵에서 내려오는 섬유의 기능.

임상증례

Nicola의 보행 문제

Nicola는 60세의 여성으로 5개월 전부터 오른손의 민첩성 장애와 함께 점진적인 보행장애를 지니고 있다. 처음에 그녀의 왼쪽 발이 끌리고 걸려 넘어지는 것을 알았다. 한달 후 그녀는 오른쪽 다리의 발처짐(foot drop)이 나타났고 최근 몇 달간 손가락의 섬세한 운동이 어렵고 오른손의 근육이 작아진 것을 발견했다. 그녀의 남편은 그녀의 말이 어눌해진 것을 알았다. 음식물을 삼키거나 호흡에는 지장이 없었다. 감각이상과 통증은 없다. 그녀의 시력과 청력은 정상이다. 검사결과 발음이 느리고 부정확하였으며, 안구의 운동은 정상이고 얼굴의 감각과 근력은 정상이었다. 그녀는 아래턱반사(jaw jerk)가 증가되고 혀에 근섬유다발수축(fasciculation)이 있었고 혀의 운동이 느려졌다. 목의 굴곡은 4/5였다. 나머지 뇌신경 검사는 정상이었다. 그녀는 오른손의 내부 근육의 위축이 있었고 손가락 벌림은 3/5, 손가락 굽힘, 폄은 4/5, 오른쪽 팔의 나머지 근력은 4/5였다. 왼쪽 팔의 근력은 정상이었고 위축도 없었다. 그녀는 양쪽 팔에 강직 [spasticity(spastic catch)]이 있었다. 엉덩관절과 무릎관절의 굽힘강도는 양측에서 4/5였고 무릎관절의 폄강도는 5/5였다. 발목관절의 발등굽힘(dorsiflexion)과 엄지발가락의 폄은 양측에서 3/5였다. 그녀는 팔과 다리에 강직이 있었으며, 심부건반사(deep tendon reflex)는 3+였고 양쪽 발가락이 심해졌다. 양측의 장딴지근(gastrocnemius muscle)에 근섬유다발수축이 있었다.

증례 토의

Nicola는 위운동신경세포의 손상[피라미드성 근력약화(pyramidal weakness), 강직, 반사증가(brisk reflex)]과 뇌신경(혀), 목척수(팔), 허리척수(다리)의 아래운동신경세포손상(근섬유다발수축, 위축)으로 구성된 점진적인 순수 운동이상 증상이 나타났으므로 가장 가능성 높은 진단은 근위축성측삭경화증(amyotrophic lateral sclerosis ALS)이다.

근위축성측삭경화증(ALS)은 위운동신경세포(UMN)와 아래운동신경세포(LMN)에 유발되는 운동신경세포질환이다. 약 5~10%의 환자는 유전성향이 있다. 부검소견으로는 운동겉질에서 피라미드세포의 소실, 뇌줄기, 척수 그리고 앞뿌리(ventral root)의 위축이 관찰된다. ALS는 국소적인 운동신경세포의 퇴행으로 시작되어 신경연접을 통해 모든 몸운동계통으로 확산된다. 손상되는 아래운동세포는 척수의 앞뿔세포 혹은 뇌줄기의 뇌신경의 운동핵이다. 운동신경세포의 손상은 이 세포가 지배하며 영양인자를 공급하는 근육의 위축을 유발한다(*amyotrophic*, "근육위축"). 앞뿔세포의 손상은 해당근육이 지배하는 영역의 아래운동신경세포증상(lower motor neuron symptom)을 유발한다. 예를 들어 C8/T1 수준의 앞뿔세포의 손상은 C8/T1 신경이 지배하는 근육이 있는 지역의 근력약화를 유발한다. 위운동신경세포로는 대뇌겉질에서 투사하는 세포(겉질척수로, 겉질숨뇌로)와 뇌줄기에서 투사되는 세포가 모두 포함된다. 척수의 가쪽기둥(lateral column)에서 운동경로의 퇴행성 변화는 신경교반흔(glial scar)으로 인하여 해당 척수부분의 경화를 유발한다(*lateral sclerosis*, "가쪽기둥의 경화"). 흥미롭게도 병의 진행과정에서 안구운동과 내장운동신경세포는 보존된다(그림 8.13).

이 질환은 임상적으로 아래운동신경세포 및 위운동신경세포의 소실과 연관된 증상으로 구분하며 질환의 진행에 따라 LMN과 UMN이 모두 손상될 수 있다.

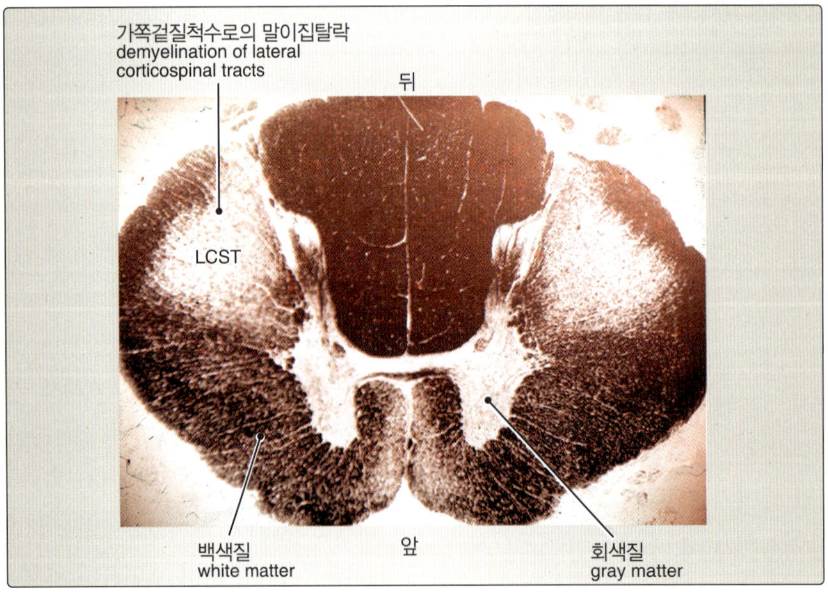

그림 8.13 **근위축성측삭경화증.** 척수의 단면: 말이집이 검게 염색되었다. 가쪽겉질척수로(단면에서 LCST)가 말이집의 탈락으로 희게 보인다.

LMN 증상은 특징적으로 한쪽 사지, 특히 먼쪽 근육군의 약화로 시작된다. 이른 아침에 특징적인 근육의 경련이 일어난다. 근력약화는 한쪽에서 다른 쪽의 같은 근육으로 옮겨간다. 근육이 위축되며 근육의 근섬유다발수축이 관찰된다. 뇌줄기의 LMN이 손상되면 씹기(5번 뇌신경), 삼키기[의문핵(nucleus ambiguous)], 그리고 얼굴(7번 뇌신경)과 혀(12번 뇌신경)가 곤란해지는 증상이 나타난다.

UMN 증상으로는 강직(전도속도와 독립적인 긴장성 신전반사), 간대(clonus), **심부건반사의 증가**(hyperreflexia)가 나타난다. 바빈스키징후(엄지발가락이 올라감)는 UMN의 경로가 손상될 때 나타나며 겉질척수로의 병변을 의미한다. 겉질숨뇌로의 퇴행은 말을 하는 데 관여하는 여러 뇌신경 핵들 간 조화의 장애로 **구음장애**(dysarthria)을 유발한다. 그물형성으로 들어오는 입력정보의 파괴는 심한 울음 혹은 웃음과 같은 부적절한 감정의 운동표현을 나타낸다.

사망률은 기본적으로 질환의 기간 혹은 진전에 비례하지 않으며 손상된 신경핵만 관련이 있다. 주요 호흡근육을 지배하는 운동계통이 손상된 경우 환자가 사망하며 이는 질환의 초기 혹은 나중에 나타날 수 있다.

이 질환은 몸통운동계통에만 국한되므로 말기에도 감각기능, 소화기능 혹은 방광기능의 소실은 나타나지 않는다.

요약

- 운동계통에 속한 내림경로는 일차적으로 두 개의 지역(**대뇌겉질**과 **뇌줄기**)에서 기원된다. 대뇌겉질에서 기원되는 내림경로는 **수의운동** 그리고 수의운동에 관련된 **자세교정**에 영향을 준다. **가쪽겉질척수경로**는 **일차운동겉질**과 다른 겉질영역에서 기원되며 **속섬유막의 뒷다리** (posterior limb of internal capsule)를 통과한 후 **뇌줄기의 앞쪽**을 통해 내려온다. 섬유들은 아래쪽 숨뇌(caudal medulla)의 **피라미드교차**(pyramidal decussaion)에서 교차된 후 반대편 **척수의 가쪽기둥**을 지난다. 이러한 섬유들은 정밀한 수의운동을 수행하는 사지의 **먼쪽 근육군**을 지배하는 신경세포에 영향을 준다. 사지의 이러한 **수의적인 운동**과 관련된 자세교정 또한 대뇌겉질에서 조절하며 이는 **앞겉질척수로**(anterior corticospinal tract)에 의해 이루어진다. 이 섬유들은 피라미드교차를 거치지 않는다. 이 섬유들은 척수의 **앞기둥**(anterior column)을 통해 내려오며 척수의 **동측**과 **반대측** 모두에 영향을 주어 자세안정과 가까운 근육군(proximal muscle group)과 몸통근육의 운동과 긴장을 조절하는 사이신경세포에 영향을 준다. 반대편으로의 투사되는 섬유들은 척수의 **앞백색맞교차**(anterior white commissure)를 통과한다.
- 뇌줄기에서 기원되어 하행하는 운동신경섬유들은 계통발생학적으로 오래된 경로들로 몸통 및 사지의 근위부 근육을 조화시킨다. 이 섬유들은 다음과 같은 기원과 기능을 지닌다.
  - **안뜰척수로**(vestibulospinal tract)는 안뜰핵(vestibular nucleus)에서 기원되며 속귀에 감지한 머리의 위치변화에 따른 몸 자세교정을 담당한다.
  - **그물척수로**(reticulospinal tract)는 다양한 기능을 지닌 섬유들의 집합이다. 이 경로는 몸통근육의 근긴장과 자세에 영향을 주며 여기에는 호흡근육을 자극하는 신경세포가 포함된다. 또한 이 경로는 모노아민 경로를 통해 척수의 운동신경세포의 흥분역치를 설정하여 감정운동시스템을 조절하는 섬유가 포함된다.
  - **적색척수로**(ruborspinal tract)는 상지의 굽힘근에 영향을 미친다. 사람에서 이 기능은 대부분 겉질척수로가 담당한다.
  - **덮개척수로**(tectospinal tract)는 위둔덕(superior colliculus)에서 기원되어 안구운동에 따른 머리와 목의 운동을 유도한다.

연습문제

가장 알맞은 답을 하나만 고르시오.

8.1 한 어린이가 놀이공원에서 회전 기구를 탔다. 이 회전 기구는 아이를 한쪽 방향 그리고 반대방향으로 회전시킨다. 아이가 기구에서 내려왔을 때 균형을 잡기 위해 비틀거렸다. 회전 기구는머리의 위치에 따른 자세교정에 중요한 내림경로를 활성화시켰다. 이 경로는 무엇인가?

A. 가쪽겉질척수로
B. 그물척수로
C. 겉질숨뇌로
D. 가쪽안뜰척수로
E. 덮개척수로

정답은 D이다. 가쪽안뜰척수로의 섬유들은 교차하지 않고 동측에서 내려가며 척수의 모든 수준에서 펴짐근의 활성을 촉진하고 굽힘근의 활성을 억제한다. 이 경로는 운동과 위치 변화를 보정하고 머리와 몸통의 위치를 조화하기 위한 자세교정을 담당한다. 가쪽겉질척수로는 내림운동 정보를 전달한다. 그물척수로는 근육군들 간의 조화를 통하여 자극을 향한 혹은 반대방향으로의 신체이동을 유도하며 또한 근긴장에도 역할을 한다. 겉질숨뇌로는 처음에는 겉질척수로와 함께 하행하다가 뇌신경의 아래운동신경세포에 종말한다. 덮개척수로는 시야에서 우리가 보고자 하는 물체의 방향으로 머리를 유도하는 것을 돕는다.

8.2 교통사고로 머리를 앞유리창에 강하게 부딪힌 환자가 입원하였다. 그는 입원 당시 의식이 있었으나 혼란스러웠고 지남력 장해가 있었다. CT 촬영소견에서 경질막아래혈종(subdural hematoma)에 해당되는 혈액의 축적이 관찰되었으나 머리뼈 골절소견은 없었다. 축적된 혈액의 압력으로 뇌가 왼쪽으로 전위되어 왼쪽 대뇌다리(cerebral peduncle)가 소뇌천막(tentorium cerebelli)에 압박되고 있었다. 앞으로의 검사에서 나타날 소견은 무엇인가?

A. 오른쪽 몸의 근력약화와 근긴장 및 반사의 증가
B. 왼쪽 몸의 근력약화와 근긴장 및 반사의 감소
C. 오른쪽 몸의 통각과 온도감각의 감소
D. 오른쪽 몸의 구별성촉각과 고유감각, 진동감각의 감소
E. 오른쪽 얼굴의 통각과 온도감각의 감소

정답은 A이다. 겉질척수로는 대뇌겉질의 운동영역, 감각영역에서 기원되어 속섬유막, 대뇌다리, 다리뇌 바닥부분, 피라미드를 통해 내려간다. 그리고 숨뇌와 척수가 만나는 부위에서 교차하여 척수의 바깥쪽을 내려가며 척수의 앞뿔에 있는 아래운동신경세포를 지배한다. 왼쪽의 대뇌다리를 통과하는 섬유는 오른쪽 몸을 지배하므로 대뇌다리의 압박은 오른쪽 몸의 위운동신경세포징후 UMN sign(근력약화와 근긴장, 반사의 증가)을 유발한다. 왼쪽 대뇌다리는 몸의 오른쪽을 지배하며 아래운동신경세포 징후(근긴장과 반사의 감소)가 아닌 위운동신경세포 징후가 나타난다. 대뇌다리의 손상에서 통각과 온도감각, 구별성 촉각과 고유감각, 진동감각은 영향이 없으므로 양쪽 몸에서 정상이며 얼굴의 통각과 온도감각도 정상이다.

8.3 한 환자에서 오른쪽 팔과 다리에서 현저한 근력약화와 근긴장의 증가, 그리고 오른쪽 몸에서 심부건반사의 증가가 유발되었다. 신체검사 결과 몸의 양쪽에서 진동감각이 정상이었으나 왼쪽 몸에서는 pinprick에 반응이 없었다. 이러한 증상의 원인으로 생각되는 것은?

A. 입쪽 숨뇌(rostral medulla) 수준에서 왼쪽 뒤아래소뇌동맥(posterior inferior cerebellar artery)의 폐색
B. C5 수준에서 앞척수동맥(anterior spinal artery)의 오른쪽 가지의 폐색
C. 꼬리쪽 숨뇌(caudal medulla) 수준에서 오른쪽 앞척수동맥(anterior spinal artery)의 가지의 폐색
D. 꼬리쪽 다리뇌(caudal pons) 수준에서 바닥동맥(basilar artery)의 왼쪽 정중곁가지(paramedian branch)의 폐색
E. 입쪽 중간뇌(rostral midbrain) 수준에서 뒤척추동맥의 왼쪽 뒤아래소뇌동맥(posterior inferior cerebellar artery)의 짧은 주위가지(short circumferential branch)의 폐색

> 정답은 B이다. 앞척수동맥의 오른쪽 가지는 척수의 오른쪽의 앞쪽 2/3에 혈액공급한다. 목분절의 척수에서 이 혈관의 폐색은 척수의 오른쪽 반에서 겉질척수로(왼쪽 대뇌겉질에서 척수로 내려가는 경로로 피라미드교차에서 이미 교차하였음)의 손상으로 오른쪽 몸에서 UMN sign(근력약화, 근긴장 증가, 반사 증가)를 유발하며, 앞가쪽기둥(anterolateral column)의 손상으로 병변의 아래 왼쪽 몸에서 통각과 온도감각의 소실을 유발한다. 다른 내림운동경로도 손상될 수 있으나 UMN sign이 있으면 잘 확인되지 않는다. 상부 숨뇌에서 왼쪽 뒤아래소뇌동맥의 폐색은 가쪽숨뇌증후군(lateral medullary syndrome)을 유발한다. 다양한 증상이 유발되나 UMN sign은 없으며 몸에서 통각과 온도감각 손상이 없다. 숨뇌수준에서 오른쪽 앞척수동맥 오른쪽 가지의 폐색은 오른쪽의 피라미드가 손상되어 왼쪽에 UMN sign이 나타난다. 또한 뒤기둥에서 상행하는 섬유가 가로지르는 부위이므로 구별성 촉각, 고유감각, 진동감각의 손상이 양쪽에서 나타날 수 있다. 앞쪽가쪽은 손상되지 않으므로 통각과 온도감각은 정상이다. 하부 다리뇌 수준에서 바닥동맥의 왼쪽 정중곁가지의 폐색은 오른쪽에 UMN sign을 유발한다. 오른쪽의 구별성 촉각, 진동감각, 고유감각이 손상될 수 있다. 앞가쪽기둥은 더 바깥쪽에 있으므로 통각과 온도감각은 정상이다. 상부 중간뇌에서 왼쪽 뒤아래소뇌동맥의 짧은 주위가지의 폐색은 오른쪽에서 UMN sign을 유발한다. 그러나 통각과 온도감각은 정상이다.

8.4 겉질숨뇌로에 대한 설명으로 옳은 것은?

A. 양쪽 대뇌겉질의 감각 및 운동영역에서 기원된다.
B. 주로 속섬유막의 뒤다리를 통과한다.
C. 대부분 양측의 뇌신경핵을 지배한다.
D. 운동회로 신경세포를 지배하여 전체 사지의 운동활성을 조절한다.
E. 뇌줄기에서 몸통과 내장의 운동신경핵을 모두 지배한다.

> 정답은 C이다. 겉질숨뇌로는 뇌신경의 몸통운동 신경핵을 지배한다. 신경지배는 지배양상이 복잡한 일부 예외를 제외하고는 기본적으로 양측을 지배한다. 겉질숨뇌로 섬유는 기본적으로 머리와 얼굴에 해당되는 운동겉질에서 기원된다. 겉질숨뇌로는 속섬유막의 무릎(genu)을 통과한다. 겉질척수로의 섬유들은 운동회로 신경세포들에 영향을 주어 전체 사지의 운동활성을 조화시킨다. 내장운동신경핵은 시상하부로부터 입력을 받는다.

8.5 그물척수로는 가장 원시적인 내림운동경로이지만 많은 중요한 기능을 수행한다. 그물척수로에 대한 설명으로 옳은 것은?

A. 대부분의 그물척수로는 중간뇌 그물형성에서 기원되어 몸통운동기능에 관여한다.
B. 그물척수로는 사지의 수의운동과 연관된 근긴장을 담당한다.
C. 그물척수로는 호흡을 담당하는 뼈대근육을 직접 지배하여 호흡을 조절한다.
D. 그물척수로는 목의 근육을 지배하여 안구운동이 일어날 때 머리와 목을 조절한다.
E. 그물척수로에서 유리되는 신경전달물질은 감정적 신체언어를 지배하는 운동신경세포를 억제하는 작용이 있다.

> 정답은 B이다. 그물척수로는 사지의 먼쪽, 가까운 쪽의 근육을 조화시키며 수의운동에 관련된 근긴장에 관여한다. 대부분의 그물척수로 섬유는 다리뇌와 숨뇌의 그물형성에서 기원되어 몸통운동기능에 관여한다. 그물척수로는 호흡을 담당하는 뼈대근육을 활성화시키는 신경세포에 투사하여 조절한다. 덮개척수로는 목의 근육을 지배하여 안구운동이 일어날 때 머리와 목을 조절하는 중요한 기능을 지닌다. 그물척수로에서 유리되는 신경전달물질은 감정적 신체언어를 지배하는 운동신경세포의 흥분성을 조절하는 기능이 있으나 특이적으로 억제성만은 아니다.

3부
뇌계통 및 뇌신경계
Brainstem Systems and Cranial Nerves

눈운동의 조절
Control of Eye Movements

9장

I. 개요

앞 장에서, 중추신경계의 일반적 구성과 뇌줄기를 지나는 주요 오름신경로와 내림신경로를 포함한 뇌줄기의 자세한 구성에 대하여 소개하였다. 이번 장은 눈운동의 조절에 관여하는 뇌줄기의 구조와 겉질영역에 초점을 맞추었다. 여기에는 안뜰계통(vestibular system) 및 눈바깥근육을 신경지배하는 세 쌍의 뇌신경, 이 세 신경의 신경핵을 연결하는 신경로 그리고 뇌줄기로 정보를 보내는 겉질영역이 포함된다.

눈운동의 정확한 조율은 양쪽 눈이 특정 목표물에 함께 초점을 맞춰야 하기 때문에 중요하다. 두 눈이 협동적(synergistically)으로 움직여야만 우리는 주변 환경에서 방향을 잡을 수 있고 시야에 있는 대상을 따라갈 수 있다. 눈의 협동적 움직임(synergistic movement)이 교란되면 눈이 완벽하게 정렬되지 않아 시각 인지의 변화가 발생한다[대부분 뚜렷한 겹보임(double vision)이 일어남].

눈운동의 변조와 연관된 질병은 종종 뇌줄기 병변의 첫 신호가 된다. 눈운동과 눈운동의 기저에 있는 신경연결을 이해하는 것은 뇌줄기 질병을 평가할 때 중요한 진단도구가 된다.

이 장에서 눈바깥근육의 해부학에 대해 살펴보고 그 근육들이 눈확에서 안구를 어떻게 움직이게 하는지 관찰할 것이다. 또한 이 근육들을 신경지배하는 뇌신경의 신경연결을 기술하고 어떻게 협동적인 움직임이 가능한지 보여줄 것이다. 다음으로 다른 유형의 눈운동을 살펴보고 안뜰계통과 눈운동의 조절 사이의 연관성을 살펴볼 것이다. 마지막으로 눈운동의 임상적 평가와 일반적으로 연관된 임상적 증후군에 대하여 살펴볼 것이다.

II. 눈운동과 관련된 구조물

두 눈의 조화로운 운동은 시야에서 관심 있는 물체에 두 눈을 정확히 정렬하고 초점을 유지하는 데 중요하다. 양쪽 눈확에 있는 6개의 눈바깥근육(아래 자세히)은 이러한 눈운동을 조절한다(그림 9.1). 이 근육들은 3쌍의 뇌신경에 의해 신경지배된다. 앞뇌와 뇌줄기의 조율중추(coordinating center)와 뇌신경 사이를 연결한 신경로는 양쪽 눈의 정확한 배열에 필요한 협동운동을 조절한다.

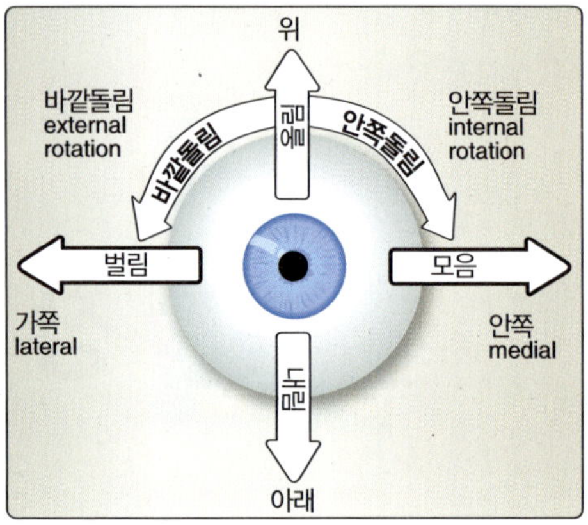

그림 9.1 안구의 운동.

A. 눈바깥근육(Extraocular muscles)

6개의 눈바깥근육은 눈확 안에서 주로 수평축과 수직축을 따라 눈을 움직인다. **수평축**을 따라 눈은 정중선쪽으로 당겨지거나[**모음**(adduction)], 정중선에서 멀어진다[**벌림**(abduction)]. **수직축**을 따라 눈은 위로 당겨지거나[**오름**(elevation)] 아래로 당겨진다[**내림**(depression)]. 또한 눈은 **안쪽돌림**(intorsion) 또는 **바깥돌림**(extorsion)한다. 이러한 일차눈운동은 그림 9.1에 나타냈다. 모든 눈바깥근육은 일차운동을 일으키고 이차운동에 참여한다.

이 근육들의 작용을 이해하기 위해, 눈확과 관련된 눈의 방향을 이해하는 것은 중요하다(그림 9.2). 각 눈확의 안쪽벽은 시상면과 일치하지만, 가쪽벽은 시상면에서 가쪽으로 45° 정도 가쪽을 향하고 있다. 따라서 정면을 바라보는 눈의 입장에서는 눈확의 축이 눈축에서 가쪽으로 23° 정도 벗어나 있는 것이다. 아래에서 논의하는 것처럼, 이러한 축의 차이는 안구를 올리고 내리는 데에 대한 눈바깥근육의 작용을 이해하는 데 중요하다.

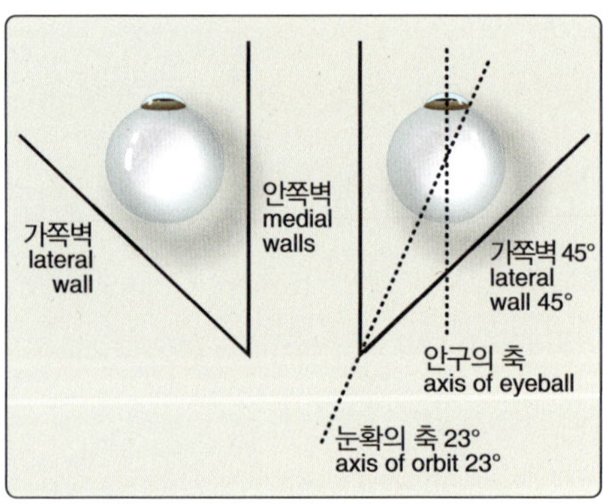

그림 9.2 위에서 본 안구의 축과 눈확의 축.

1. **곧은근**(rectus muscles): 4개(안쪽, 가쪽, 위, 아래)의 **곧은근**이 있다. 4개의 곧은근은 눈확 뒤쪽에 있는 **인대고리**(tendinous ring)에서 일어나서 앞쪽으로 주행하여 안구에 닿는다(그림 9.3). 안쪽과 가쪽곧은근은 눈의 수평면을 따라 움직이고, 비교적 앞쪽으로 곧게 작용한다. **안쪽곧은근**(medial rectus)은 눈을 모으고, **가쪽곧은근**(lateral rectus)은 눈을 벌린다(그림 9.4A).

   대조적으로, 눈확 축과 시각 축이 나란하지 않기 때문에, 위곧은근(superior rectus)과 아래곧은근(inferior rectus)의 작용과 두 개의 빗근(아래 참조)의 작용은, 이 근육들이 모두 수직면을 따라 움직임이기 때문에 더 복잡하다. 만일 위곧은근과 아래곧은근의 일차적 작용만 고려한다면, 위곧은근은 눈의 올리고 아래곧은근은 눈의 내린다. 그러나 곧은근의 방향과 부착지점 때문에(그림 9.4A, B) 위곧은근은 안구의 안쪽돌림을, 아래곧은근은 안구의 바깥

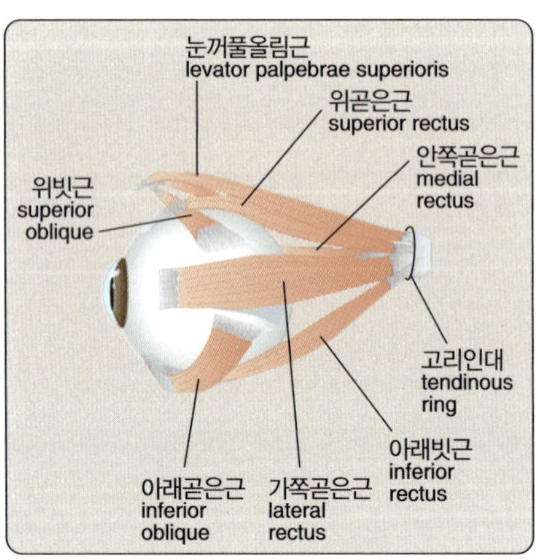

그림 9.3 눈확 안의 눈바깥근육의 개관.

돌림을 유발한다.

2. **빗근**(oblique muscles): **아래빗근**(inferior oblique muscle)은 눈확의 바닥의 안쪽에서 일어나 가쪽곧은근의 아래를 지나 안구 앞 가쪽에 닿는다(그림 9.3). 이 근육의 수축은 그림 9.5에서 보는 것처럼 안구의 **올림**(elevation)과 (**바깥돌림**, extorsion)을 유발한다. **위빗근**(superior oblique muscle)은 눈확의 뒤편 인대고리의 가쪽에서 일어난다. 이 근육은 눈확의 앞안쪽 끝에 있는 **도르래**(trochlea)를 통과한 후 눈 위쪽에 닿는다(그림 9.6). 위빗근의 기능 혹은 작용은 눈확에서 눈의 위치에 따라 다르다. 눈이 정중선에 향해있는 **모음**(adducted)일 때 안구과 도르래에 닿은 근육의 각으로 인해 이 근육의 수축은 눈알의 **내림**(depression)을 유발할 것이다. 눈이 정준선에서 멀어져 있는 벌림일 때 그림 9.5에서 보는 바와 같이 위빗근의 각을 이룬 수축 작용으로 인해 눈의 **안쪽돌림**(intorsion)을 유발할 것이다.

B. 눈운동을 조절하는 뇌신경 (Cranial nerves that control eye movements)

세 쌍의 뇌신경이 눈바깥근육의 운동을 조절한다. III뇌신경(CN III)인 **눈돌림신경**(oculomotor nerve)은 가쪽곧은근, 위곧은근, 아래곧은근, 아래빗근을 신경지배한다. VI뇌신경인 **갓돌림신경**(abducens nerve)은 가쪽곧은근을 신경지배한다. 위빗근은 IV뇌신경인 **도르래신경**(trochlear nerve)에 의해 신경지배된다.

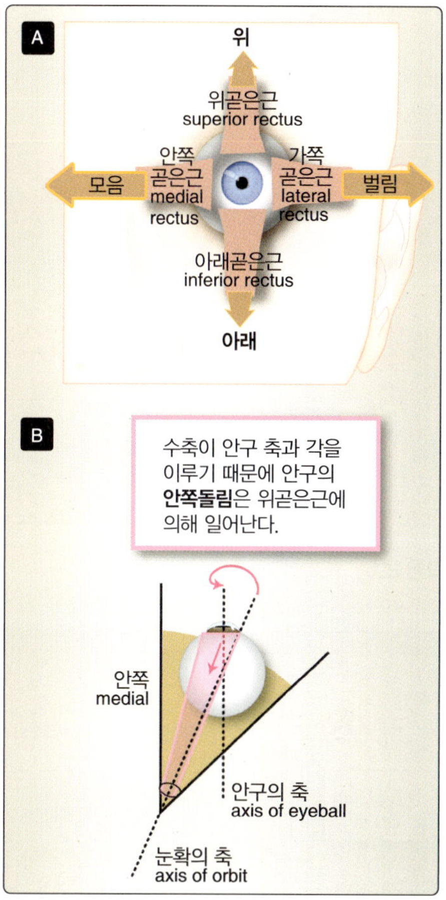

그림 9.4 A와 B. 곧은근의 작용에 의한 안구의 운동.

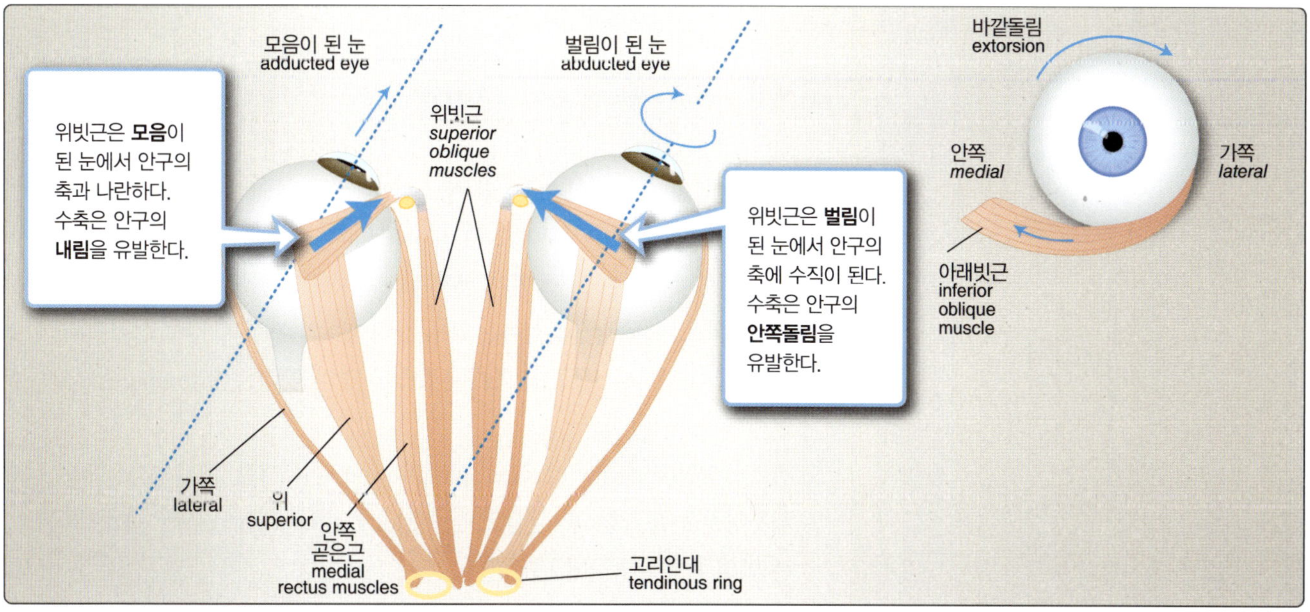

그림 9.5 빗근의 작용에 의한 안구 운동.

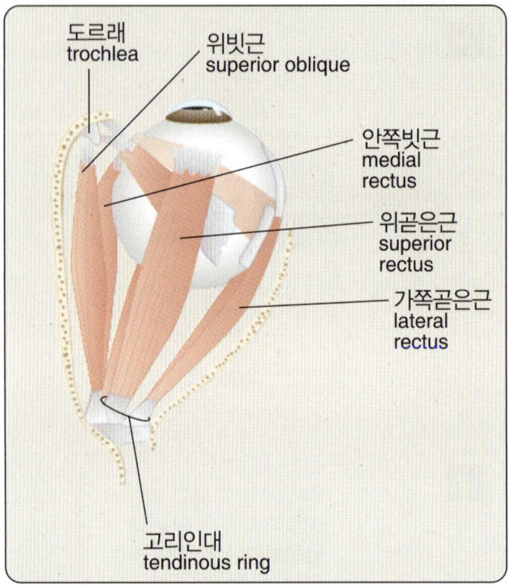

그림 9.6 위빗근의 도르래장치.

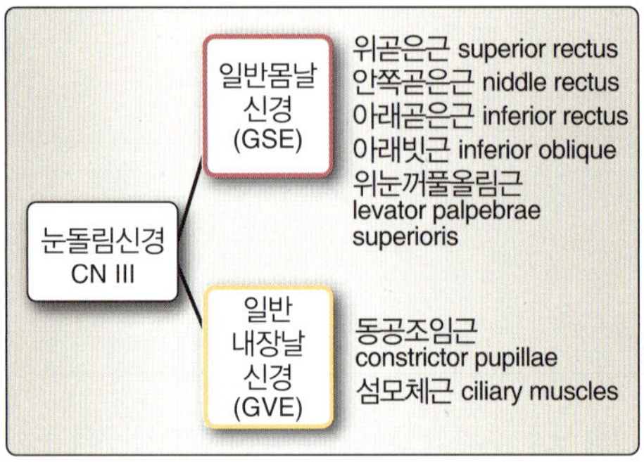

그림 9.7 눈돌림신경의 성분. CN = 뇌신경(cranial nerve)

눈바깥근육의 신경지배를 암기하는 방법은 **(LR$_6$SO$_4$)3**이다. 이것은 가쪽곧은근(lateral rectus)이 VI**(6)**뇌신경에 의해 신경지배되고, 위빗근(**s**uperior **o**blique)은 IV**(4)**뇌신경에 의해서 신경지배되며, 나머지는 전부 III**(3)**뇌신경에 의해 신경지배됨을 나타낸다.

1. **눈돌림신경**(oculomotor nerve)**:** III뇌신경은 두 개의 성분으로 되어 있다. **일반몸날신경**(general somatic efferent, GSE) 성분은 눈바깥근육 중 안구를 움직이는 근육인 **위, 안쪽, 아래곧은근과 아래빗근**을 신경지배하고, 눈꺼풀을 올리는 **위눈꺼풀올림근**(levator palpebrae superioris)을 신경지배한다. **일반내장날신경**(general visceral efferent, GVE) **성분** 혹은 **부교감**(parasympathetic)**신경성분**은 눈 속근육인 **동공조임근**(constrictor pupillae), **섬모체근**(ciliary muscles)을 신경지배하여 각각 동공의 크기와 수정체의 굴곡을 조절한다(그림 9.7).

   눈돌림신경핵 복합체(oculomotor nuclear complex)로 알려진 III뇌신경의 몸운동신경핵은 위둔덕 높이에서 **입쪽중뇌**(rostral midbrain)의 뒤판(tegmentum)부위에 **정중선**(midline)이 가까이 위치한다. 이것은 대뇌수도관의 앞쪽이고 아래가쪽 경계로 안쪽세로다발(medial longitudinal fasciculus, MLF)이 있다(그림 9.8).

   눈돌림신경핵 복합체에서 나온 아래운동신경(LMN)의 신경섬유는 중뇌의 뒤판에서 앞쪽으로 주행하여 적색핵(red nucleus)과 대뇌다리(cerebral peduncle)의 안쪽을 지나 중뇌와 다리뇌가 만나는 부위의 다리사이오목(interpeduncular fossa)에서 나타난다. 이들은 눈확으로 들어가 아래빗근, 아래곧은근, 안쪽곧은근 그리고 위곧은근 눈꺼풀올림근을 신경지배한다.

   에딩거웨스트팔신경핵(Edinger-Westphal nucleus)으로 알려진 III뇌신경의 **내장운동**[visceral motor, **부교감**(parasympathetic)]**신경핵**은 **수도관주위회색질**(periaqueductal gray, PAG)에 위치한 주눈돌림운동핵의 뒤쪽에 위치한다. 내장운동(신경절이전)섬유는 눈돌림신경과 함께 주행하여 신경세포몸통이 위치한 섬모체신경절(ciliary ganglion)로 들어간다. 신경절이후축삭은 신경절을 떠나 짧은섬모체신경(short ciliary nerves)이라는 이름으로 시신경 가까이에서 안구로 들어가 섬모체와 동공조임근을 신경지배한다.

   흥미롭게도, 부교감신경섬유는 III뇌신경섬유의 가장 바깥쪽 섬유여서, 압력에 가장 취약하다. 동공의 확대는 III뇌신경의 압력손상(compression)의 첫 번째 신호가 된다.

   위목신경절(superior cervical ganglion)에서 유래한 교감신경섬유는 섬모체신경절을 통과한 후 긴섬모체신경(long ciliary nerves)을 통하여 목표인 눈 안의 동공확대근에 도달한다.

2. **도르래신경**(trochlear nerve)**:** 가장 작은 뇌신경인 IV뇌신경은 오직 **일반몸**

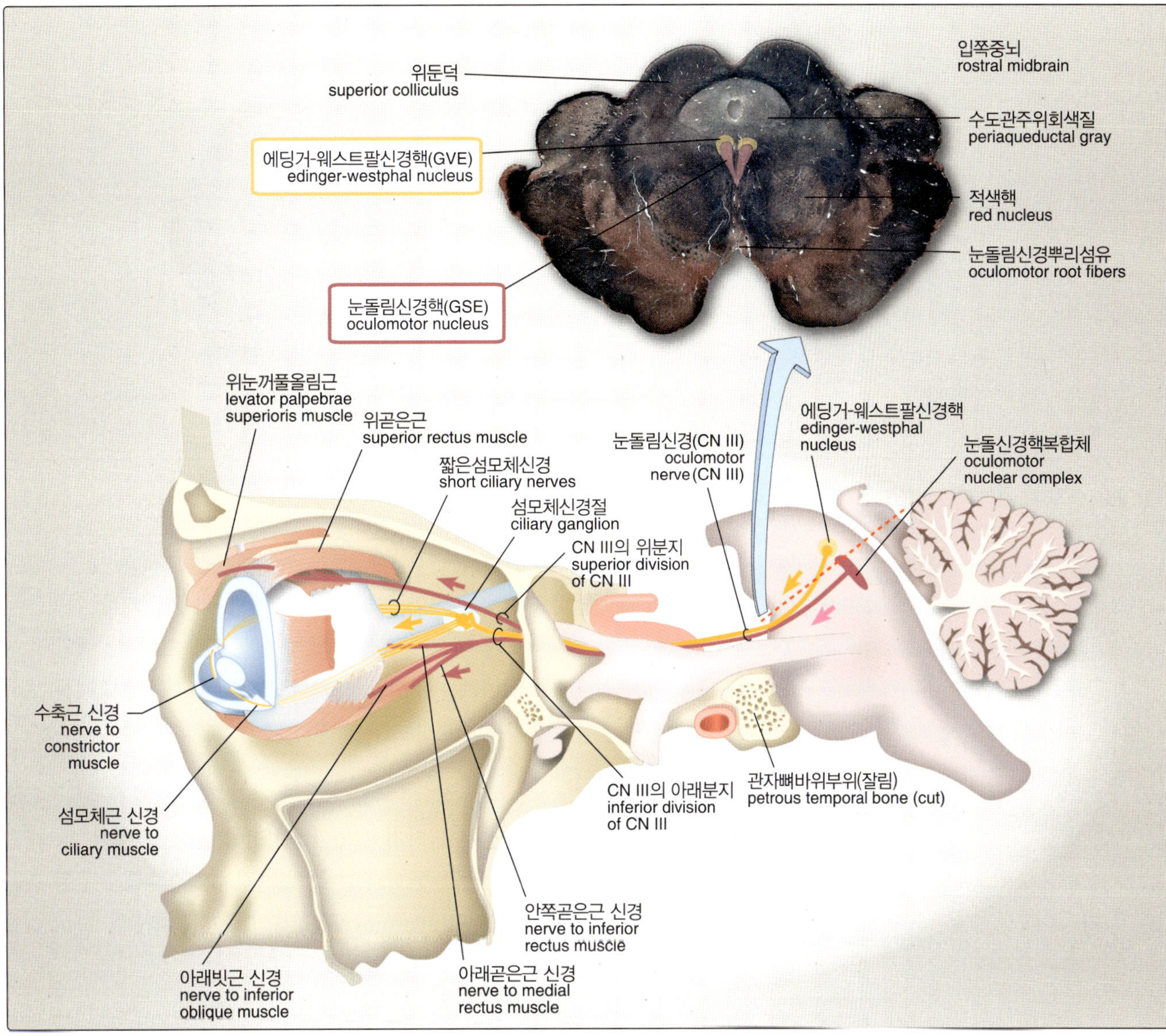

그림 9.8 눈돌림신경의 개관(뇌신경 [CN]III). GSE=일반몸날신경(general somatic efferent); GVE=일반내장날신경(general visceral efferent). (Modified from Wilson-Pauwels L, et al. *Cranial Nerves: Function and Dysfunction*, 3rd ed. PMPH, CT, 2010.)

운동신경섬유(GSE)만 가지고 있어 한 개의 근육, 즉 **위빗근**(superior oblique)을 지배한다. 도르래신경핵은 아래둔덕 높이에서 **중뇌**(midbrain)의 **뒤판**(tegmentum)에 위치한다(그림 9.9). 도르래신경핵으로부터 나온 축삭은 중뇌수도관과 수도관주변 회색질의 **뒤쪽을 돌아** 정중선을 가로질러 아래둔덕 바로 아래쪽의 중뇌 **뒤표면**(posterior surface)에서 나온다. 신경섬유가 중뇌로부터 나오면, 도르래신경의 아래운동신경은 대뇌다리의 앞쪽을 돌아 III뇌신경의 가쪽에서 뒤대뇌동맥(posterior cerebral arteries)과 위소뇌동맥(superior cerebellar arteries) 사이를 지난다. 이 신경섬유는 정맥굴로 들어가 속목동맥의 가쪽에 위치하고, 그곳에서 위눈확틈새를 통과하여 인대고리

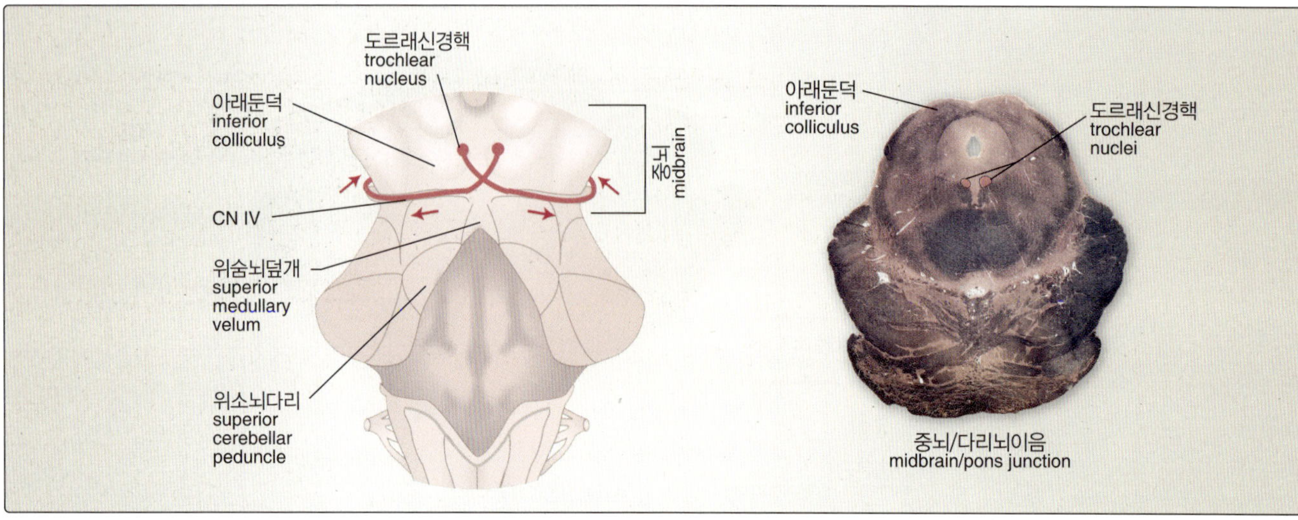

그림 9.9 도르래신경의 개관 (뇌신경 [CN] IV). (Modified from Wilson-Pauwels L, et al. *Cranial Nerves: Function and Dysfunction*, 3rd ed. PMPH, CT, 2010.)

의 위쪽를 지난다. 이 축삭은 안쪽에서 눈확천장에 가깝게 지나 위빗근에 닿는다. 중뇌에서 나오기 전 정중선을 지났기 때문에 도르래신경핵의 축삭은 반대편 위빗근을 지배하는 것이다. 그러나 교차된 후 중뇌 밖에서 보이는 신경의 손상이 신경핵의 손상보다 더 흔하다.

3. **갓돌림신경**(abducens nerve): VI 뇌신경은 한 가지 성분—가쪽곧은근으로 가는 **일반몸운동**(GSE)**성분**을 가지고 있다. 반면, 갓돌림신경핵은 두 개의 성분을 가지고 있다: 일반몸운동(GSE)성분의 신경세포와 **수평 눈운동 조율**(coordination of horizontal eye movements)의 **중개중추**(relay center)기능을 하는 사이신경세포를 가지고 있다.
   갓돌림신경핵은 정중선 가까운 곳에 얼굴신경둔덕(facial colliculus) 높이의 **꼬리쪽다리뇌**(caudal pons)에 위치한다(그림 9.10). 아래운동신경(LMN)의 축삭은 다리뇌의 앞쪽표면의 다리뇌숨뇌 연결(pontomedullary Junction) 부위에서 나온다. 이 신경은 뇌신경오목을 통과하여 경막밑을 따라 주행하여 정맥굴로 들어간다. 그 후 위눈확틈새(superior orbital fissure)의 안쪽 끝에서 눈확으로 들어가, 가쪽으로 주행하여 가쪽곧은근의 깊은 표면에 닿는다.

C. 안쪽세로다발(Medial longitudinal fasciculus)

안쪽세로다발(MLF)은 세 번째, 네 번째, 여섯 번째 뇌신경핵 사이를 서로 연결하고 또 안뜰신경핵에 연결하는 신경섬유다발로 두 눈의 협동적 조화운동(synergistic or coordinated movements)을 하게 하고 머리의 움직임에 반응하여 눈의 위치를 조정한다(그림 9.11).

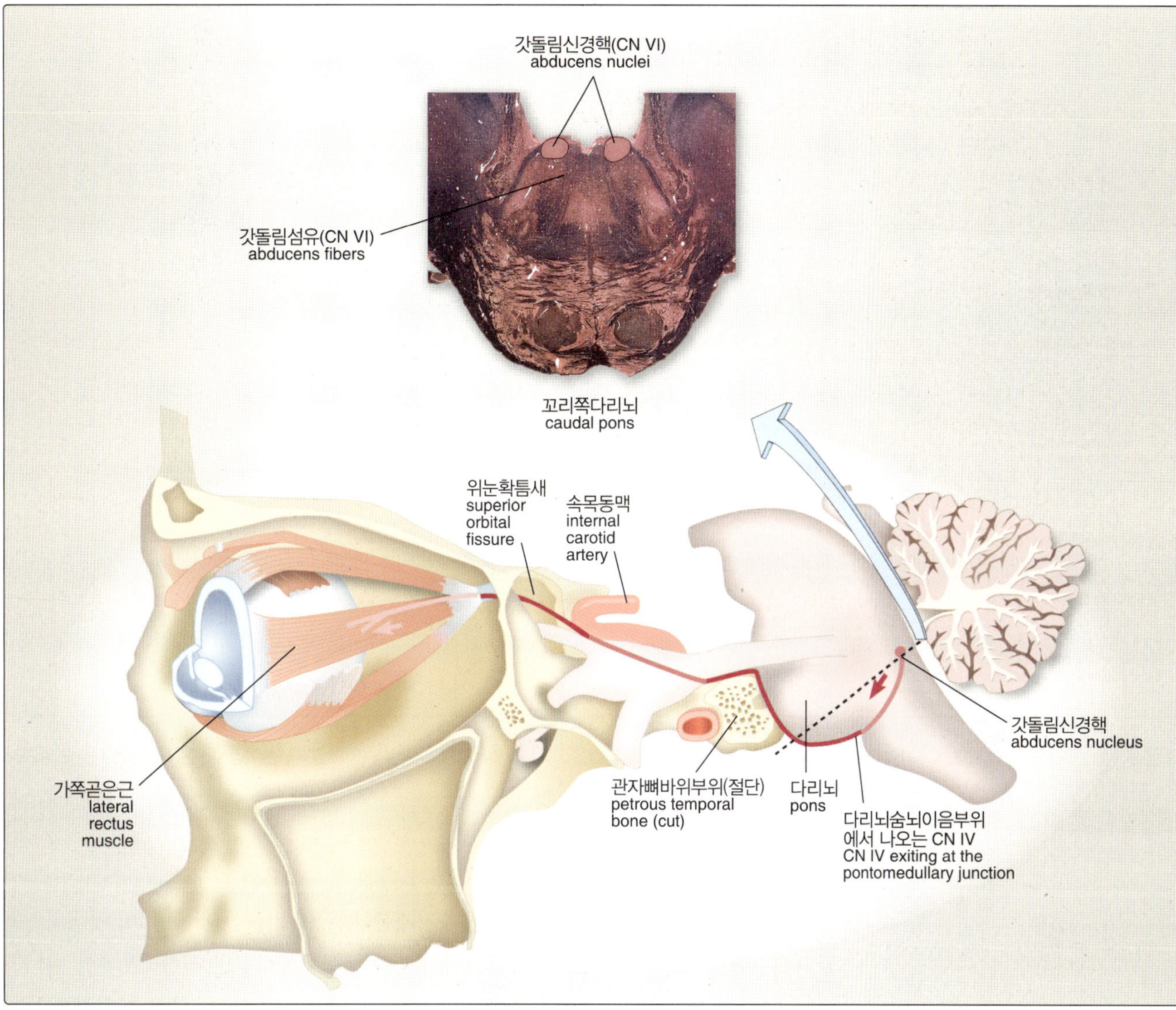

그림 9.10 갓돌림신경의 개관(뇌신경[CN] VI). (Modified from Wilson Pauwels L, et al. *Cranial Nerves: Function and Dysfunction*, 3rd ed. PMPH, CT, 2010.)

안쪽세로다발은 입쪽숨뇌 꼬리쪽다리뇌에 있는 **안뜰신경핵**(vestibular nuclei)에서 일어나 **오름**(ascending)**성분**과 **내림**(descending)**성분**을 가지고 있다.

내림안쪽세로다발은 안쪽안뜰척수신경로(medial vestibulospinal tract)이며, **머리와 목 위치를 조정**하는 데에 매우 중요하다(8장 "내림운동경로" 참조).

안쪽세로다발의 오름성분은 **안쪽안뜰신경핵**(medial vestibular nuclei)에서 일어나고 위안뜰신경핵(superior vestibular nuclei)으로부터 약간의 입력정보를 받아 주요한 눈운동의 조화운동(coordination)과 동시화(synchronization)에 매우 중요하다. 안뜰신경핵에서 시작하기 때문에 안쪽세로다발은 안뜰자극과 머리의 움직임에 반응하여 만들어지는 눈운동을 중개한다. 예를 들어 **안뜰눈돌림반사**(vestibuloocular reflex) (아래 주시를 참조)는 머리움직임에 대하여

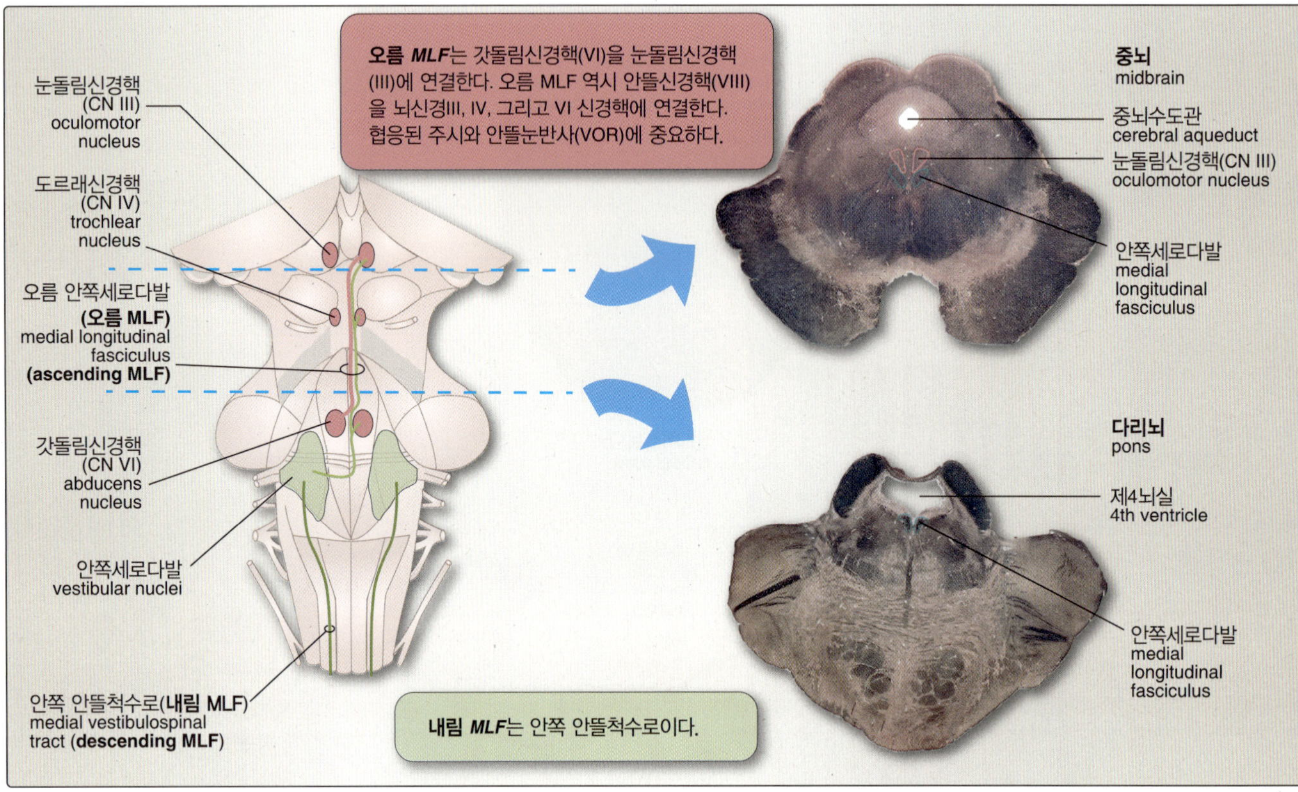

그림 9.11 오름과 내림 안쪽세로다발(MLF). 오름안쪽세로다발로의 안뜰입력은 교차하거나 교차하지 않는(안보임)다. 현미경사진은 오름 MLF를 보여준다. CN = 뇌신경(cranial nerve).

눈운동을 조절한다. 안뜰신경핵에서 나온 투사섬유는 반대편(contralateral) 여섯 번째, 즉 갓돌림신경핵을 신경지배한다. 앞에 언급한 것처럼, 이 갓돌림신경핵은 같은 쪽 가쪽곧은근을 신경지배하는 몸운동신경의 신경세포뿐만 아니라 사이신경세포도 가지고 있다는 것이다. 이 사이신경세포의 축삭은 신경핵을 떠나 바로 정중선을 가로질러 반대편 안쪽세로다발로 올라가 도르래신경핵과 눈돌림신경핵과 연결된다. 갓돌림, 도르래, 눈돌림신경핵이 서로 연결됨으로써, 안쪽세로다발은 두 눈의 운동을 중재하여 모든 방향으로 **동향주시**(conjugate gaze)를 할 수 있다. 오름안쪽세로다발은 숨뇌와 다리뇌에 있는 제4뇌실 바로 앞과 중뇌에 있는 중뇌수도관의 앞의 정중선 근처에서 한 쌍의 **신경말이집이 발달한**(heavily myelinated) 신경로가 된다.

III. 주시(Gaze)

주시는 환경에서 대상에 대한 **두 눈의 조화롭고 협동적인 운동**(coordinated, synergistic movement of both eyes)이다. 주시는 목표물이 망막에서 가장 높은 시각 정확도를 가진 영역인 **중심오목**(fovea)에 투사되게 한다. 주시는 대뇌겉질과 뇌줄기의 상위중추(higher center)에 의해 조율되는데, 이 부위는 III, IV, VI 뇌신경의 운동신경세포에 연결되고 다시 운동신경세포는 눈바깥근육을 신경지배한다. 중요한 것은 이들 뇌신경 신경핵은 상위중추의 주시계통(gaze system)에서만 신호를 받고 겉질숨뇌신경로(corticobulbar tract)로부터는 받지 않는다는 것이다. 주시는 시각계통과 운동계통 양쪽에 밀접하게 연결되어 있다. 그래서 목표지향적 운동 활동에 필요한 시각적 방향설정에 중요한 역할을 한다. 주시는 관심있는 대상에 양쪽 눈을 향하게 하기 위해 시야에서 감지되는 대상과 같은 시각적 자극과 운동명령을 이용한다.

주시 또는 주시와 관련된 눈운동은 **수평면**(horizontal plane) 또는 **수직면**(vertical plane)에서 일어날 수 있다. 또한 눈은 머리의 회전운동을 보상하기 위하여 **회전**(rotate)을 할 수 있다. 이러한 모든 운동으로 인하여, 두 눈은 함께 작용하여 양쪽 눈의 중심오목의 초점이 같은 물체에 오게 한다. 이러한 두 눈의 협동운동은 뇌줄기와 대뇌겉질의 주시중추에 의해 조절된다. 뇌줄기의 **수평주시중추**(horizontal gaze center)는 **정중곁다리뇌그물체**(paramedian pontine reticular formation, PPRF)에 위치하며, **수직주시중추**(vertical gaze center)는 입쪽중뇌그물체(rostral midbrain reticular formation, rMRF)와 덮개앞구역(pretectal area)에 위치한다. 다리뇌의 손상은 PPRF의 손상으로 인해 수평주시의 결손을 유발한다. 중뇌의 손상은 rMRF와 덮개앞구역의 손상으로 인해 수직주시의 결손을 유발한다.

수평주시중추와 수직주시중추는 함께 작용하여 두 눈에 같은 시야의 상이 보이도록 하고 상이 망막에 매끄럽게 투사되게 한다. 망막으로의 투사에서 약간의 차이는 **겹보임**(double vision)을 발생시킨다.

A. 수평주시(Horizontal gaze)

1. **수평주시의 신경연결**(wiring of horizontal gaze): 양쪽 눈이 같은 방향으로 움직이기 위해, 한쪽의 가쪽곧은근과 다른쪽의 안쪽곧은근이 함께 작용해야 한다. 이 의미는 한쪽의 **가쪽곧은근**(lateral rectus)을 신경지배하는 운동신경(**VI뇌신경, 갓돌림신경**)과 다른 쪽 **안쪽곧은근**(medial rectus)을 신경지배하는 운동신경(**III뇌신경, 눈돌림신경**)이 동시에 활성화가 되어야 한다(그림 9.12). 비록 수평눈운동(아래 확보기 참조)에 여러 형태가 있고 각각의 운동에 대한 신경연결이 다르긴 하지만, 수평눈운동에 대한 모든 입력정보는 결국엔 **갓돌림신경핵**(abducens nucleus)에서 끝난다. 예를 들어 만일 주시가 왼쪽을 향하면, 왼쪽의 갓돌림신경이 자극될 것이다. 이 신경핵 안의 몸운동신경세포의 같은 쪽, 즉 왼쪽의 가쪽곧은근에 신경섬유를 투사할 것이다. 사이신경세포의 축삭은 곧바로 정중선을 넘어 반대쪽 MLF을 따라 반대편, 즉 오른쪽 눈돌림신경핵으로 올라간다. 오른쪽 눈돌림신경핵의 운동신경세포

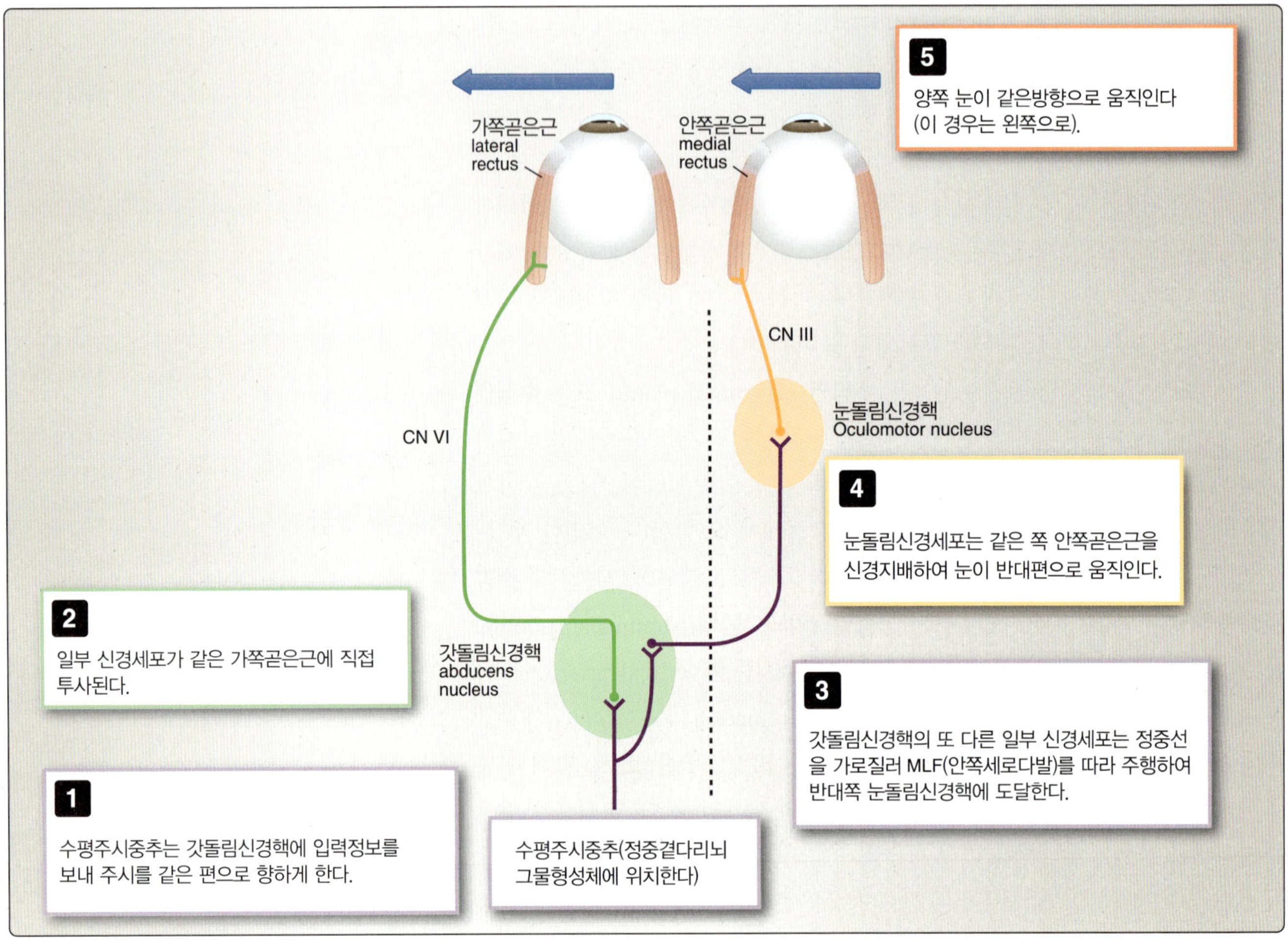

그림 9.12 수평주시에 대한 신경연결그림. CN = 뇌신경(cranial nerve).

는 오른쪽 안쪽곧은근으로 축삭을 보낸다. 이것이 함께 이루어져, 왼쪽의 가쪽곧은근의 수축을 유발하여 왼쪽 눈을 벌리게 한다. 동시에 오른쪽의 안쪽곧은근이 수축하여 오른쪽 눈을 모으게 하고 따라서 두 눈이 왼쪽으로 움직이게 된다.

2. **확보기**(saccades)**:** 확보기는 **빠른눈운동**(rapid eye movements)으로 관심 있는 대상에 방향을 돌리게 하여 그 대상이 중심오목에 투사되게 한다. 확보기는 우리의 **주시를 시각환경(시야)에 향하게**(orient our gaze) 한다. 확보기에서, 눈은 공간에서 한 대상 또는 한 지점에서 다른 곳으로 건너뛰게 하여, 각 지점에서 멈춰 중심오목으로 하여금 자세한 검색을 하게 한다(또는 한 고정점(fixation point)에서 다음 고정점으로). 확보기 동안, 시각계통은 들어오는 시각 입력을 억제하여 자신이 이 확보기 운동을 인식하지 못하게 한다.

   그림 9.13에서 보는 바와 같이 확보기눈운동은 겉질과 겉질밑에서 나오는 수평응시중추, 즉 PPRF로의 입력으로 이루어진다. 확보기눈운동을 만드는

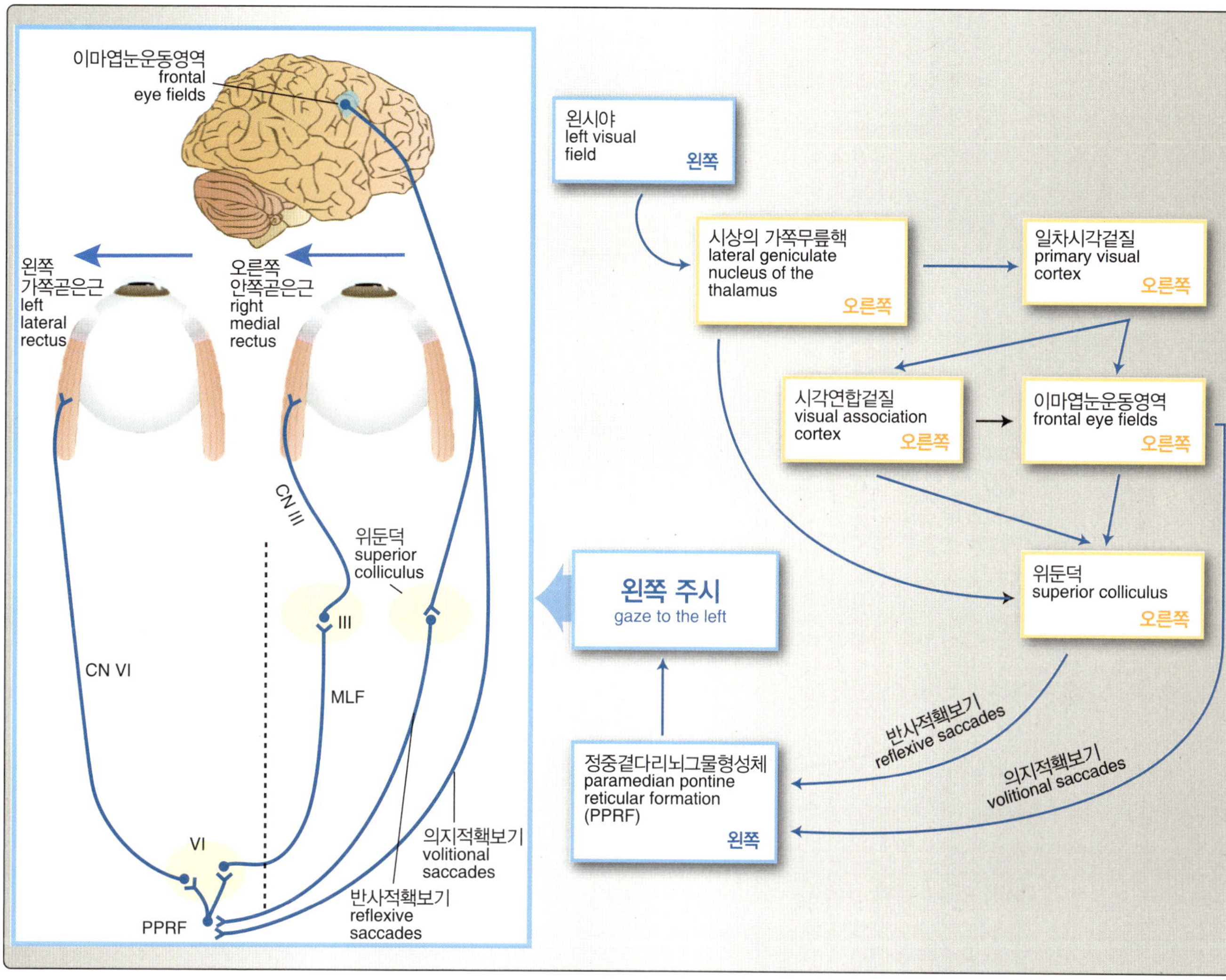

그림 9.13 핵보기눈운동 신경연결그림. CN = 뇌신경; MLF = 안쪽세로다발.

데 관여하는 대뇌겉질 영역은 양쪽 마루엽과 이마엽에 위치해 있다. 핵보기눈운동을 조절하는 가장 잘 알려진 대뇌겉질영역은 **이마엽눈운동영역**(frontal eye fields, FEFs)이다. 실험동물을 이용한 선행연구에서 핵심 겉질영역으로 중간이마이랑에서 한 영역을 찾았으나, 더 최근에 사람 뇌를 이용한 기능영상연구에서 핵심 영역이 보다 뒤쪽영역인 일차손운동영역의 바로 앞쪽 중심고랑앞이랑의 경계에 위치한다고 보고하였다. 그곳에서부터 신경섬유가 같은 쪽 **위둔덕**(superior colliculus)과 반대편 **PPRF**로 투사한다. PPRF에서 나와 근접한 갓돌림신경핵에 들어가는 입력정보는 같은 방향의 수평주시를 시작시킨다(반대편으로는 FEF에 투사되어 수평눈운동을 활성화한다). 시각환경의 탐색은 **반사적핵보기**(reflexive saccades)와 **자발적핵보기**(volitional saccades), 두 가지 형태의 핵보기가 필요하다. 반사적핵보기는 시각적으로 유도되는 핵보기이다. 이것은 외부 단서에 반응하여 일어나고, 시각

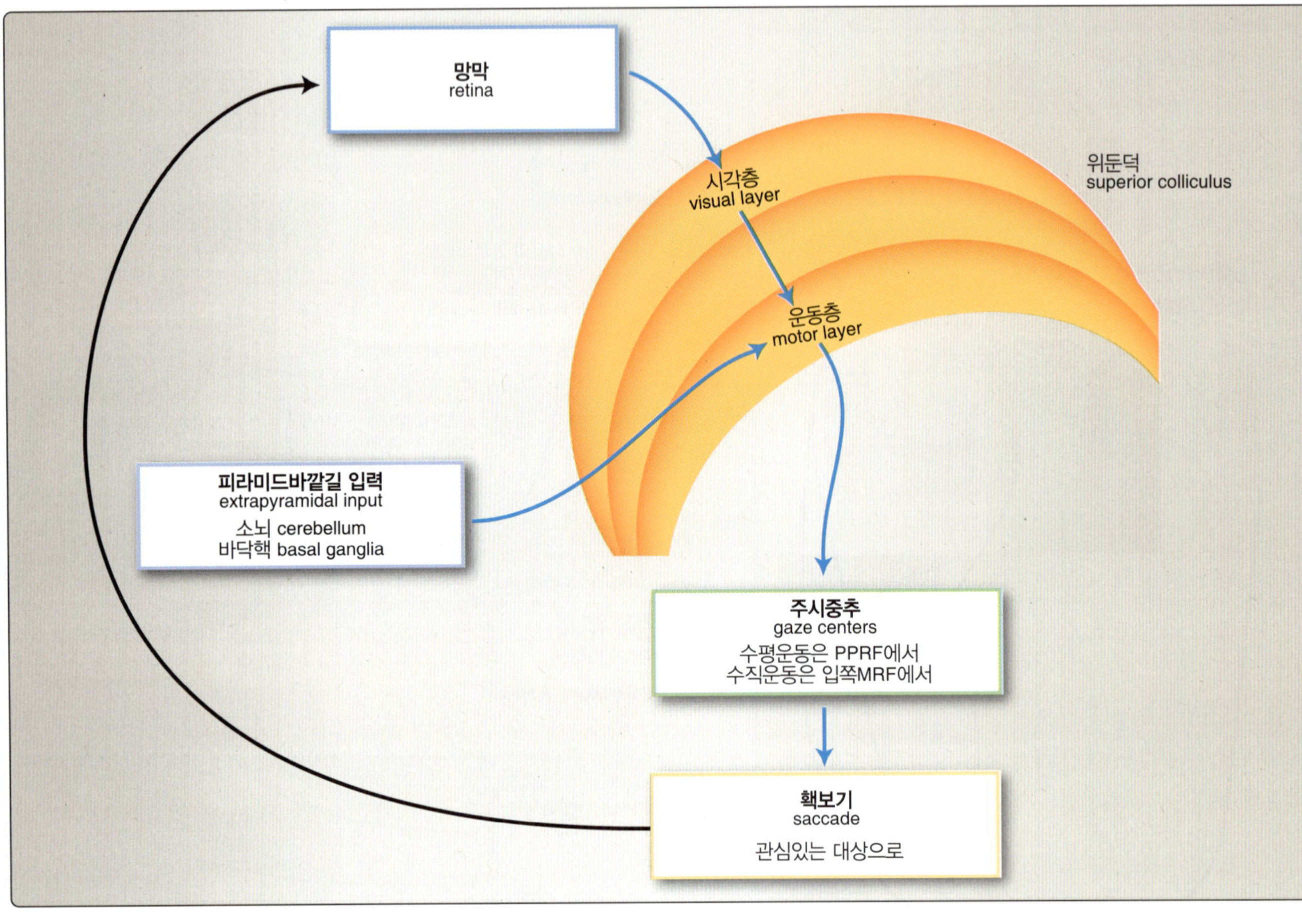

그림 9.14 반사적확보기에서 위둔덕의 역할. PPRF = 정중곁다리뇌그물형성체; MRF = 중뇌그물형성체.

환경에서 방향을 설정하게 한다. 반사적확보기는 **전확보기**(prosaccade)라고도 하는데, 공간에서 시각적 단서나 지점으로 우리 눈을 향하게 하기 때문이다. 반면 자발적, 즉 의지적 확보기는 시각적 자극에 독립적이다. 이것은 인지적으로 보다 복잡하고 공간기억과 문맥적 단서의 분석과 같은 높은 수준의 과정이 필요하다.

a. **반사적확보기**(reflexive saccades): **위둔덕**(superior colliculus)이 반사적확보기의 주요 입력을 제공한다(그림 9.14). 위둔덕은 입쪽중뇌의 뒤쪽 표면에 층구조를 이루고 있다. 가장 **얕은층**(superficial layer)은 망막으로부터 **가쪽무릎핵**(lateral geniculate nucleus)을 경유한 시각입력을 받는다. **보다 깊은 층들**(deeper layers)에는 **운동신경세포**가 있어 PPRF에 투사하여 확보기를 개시한다. 감각정보와 운동출력은 얕은시각층과 깊은운동층 사이의 연접을 통하여 연결되어 있어 시각환경의 감각지도(sensory map; 감각신경세포의 공간배치)와 눈운동의 운동지도(motor map; 운동신경세포의 공간배치) 사이의 상관관계를 조절한다.

예를 들면, 물체가 왼쪽시야에서 감지되면 이것이 **오른쪽 가쪽무릎신경핵**

(right lateral geniculate nucleus)과 오른쪽 위둔덕을 활성시킨다. 위둔덕의 얕은층에 있는 시각지도의 특정영역에 있는 신경세포는 활성화될 것이고 그 다음 이 신경세포는 깊은층의 해당 운동신경세포를 활성화한다. 거기에서부터 입력정보는 반대편(왼쪽) PPRF로 가고, 그 PPRF는 시각자극이 오는 왼쪽의 정확한 위치로 수평주시를 시작하게 한다. 입력정보가 PPRF로 보내지는 동시에, 위둔덕의 신경세포는 또한 시야의 대상으로 머리 움직임을 촉진할 목근육을 신경지배하는 목척수의 운동신경세포에 투사된다(덮개척수신경로, tectospinal tract; 8장 "내림운동경로" 참조).

b. **자발적 핵보기운동**(volitional saccades): 자발적핵보기운동은 자발적인 눈 움직임으로 시각적 자극에 독립적이다. FEF는 자발적핵보기운동을 유발할 입력정보를 PPRF로 보낸다. 높은 수준의 인지기능은 겉질수준에서 통합되고 눈이 어디로 움직여야 할지 결정한다.

자발적핵보기운동은 몇 가지 형태가 있다(그림 9.15). 예를 들어, 오른쪽 시야의 대상를 보는 것을 피하기 위하여, 관찰자는 의도적으로 왼쪽으로 핵보기를 할 수 있다(자극에서 멀어지게).

- 반대핵보기: 자극으로부터 눈을 돌리는 이 과정을 **반대핵보기**(anti-saccade)라고 한다. 반대핵보기는 눈을 돌리는 결정과 관련되고 동시에 자극으로 눈을 향하는 반사적핵보기의 억제가 필요하다.
- 기억핵보기: 관찰자가 자발적으로 대상나 시각적 단서가 있었던 곳으로 자신의 주시를 향할 수 있다(예를 들어, 테이블에서 아이가 초콜릿바가 놓여 있던 곳을 다시 주시하는 것). 이러한 **기억핵보기**(memory saccades)는 온전한 작업기억뿐만 아니라 공간방향성에 의존적이다. 작업기억은 초콜릿이 전에 있었던 곳을 기억하는 데 필요하고, 공간방향성은 더 이상 어떠한 시각적 단서가 없는 그곳을 찾는 데 필요하다.
- 예측핵보기: 자발적핵보기의 다른 하나가 **예측핵보기**(predictive saccade)로, 눈이 목표가 있을 것으로 예상되는 곳으로 향하는 것이다. 일반적인 믿음과 반대로, "눈이 공을 계속 따라가기"는 불가능하다. 왜냐하면 던져진 공은 훨씬 빨리 움직이기 때문이다. 차라리, 우리는 그 공의 궤적을 예측하고 그것이 어느 특정장소에 떨어질 것을 기대한다. 우리의 눈은 이 예측된 곳으로 핵보기를 실행하여 우리는 공의 위치를 감지하고 야구방망이로 친다. (커브볼이 굉장히 효과적인데, 왜냐면 커브볼은 그 궤적이 우리의 따라보기 예상경로와 다르기 때문이다. 우리의 눈이 자발적인 예측핵보기를 하여 목표점을 기대하고 공이 실제로 위치할 곳에 반사적핵보기를 한다. 그 공은 "커브"로 나타난다.)

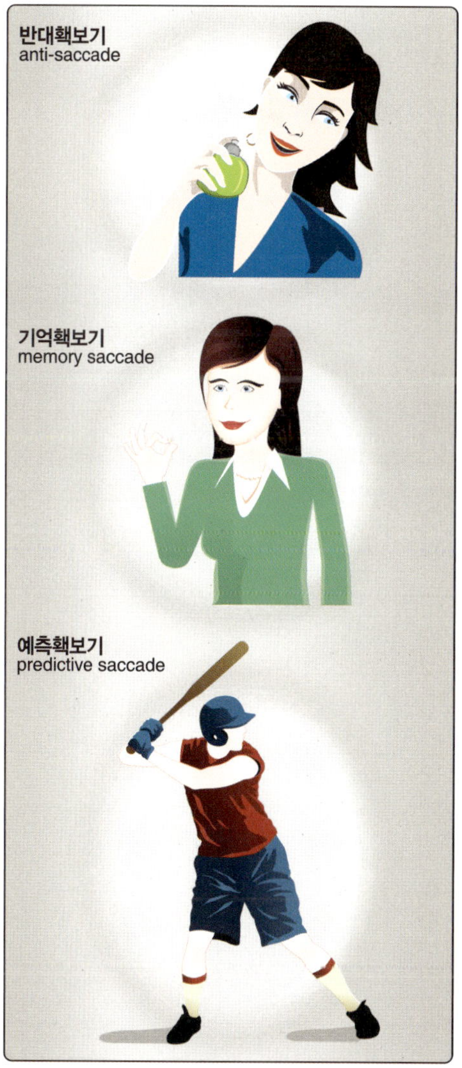

그림 9.15 자의적핵보기의 유형.

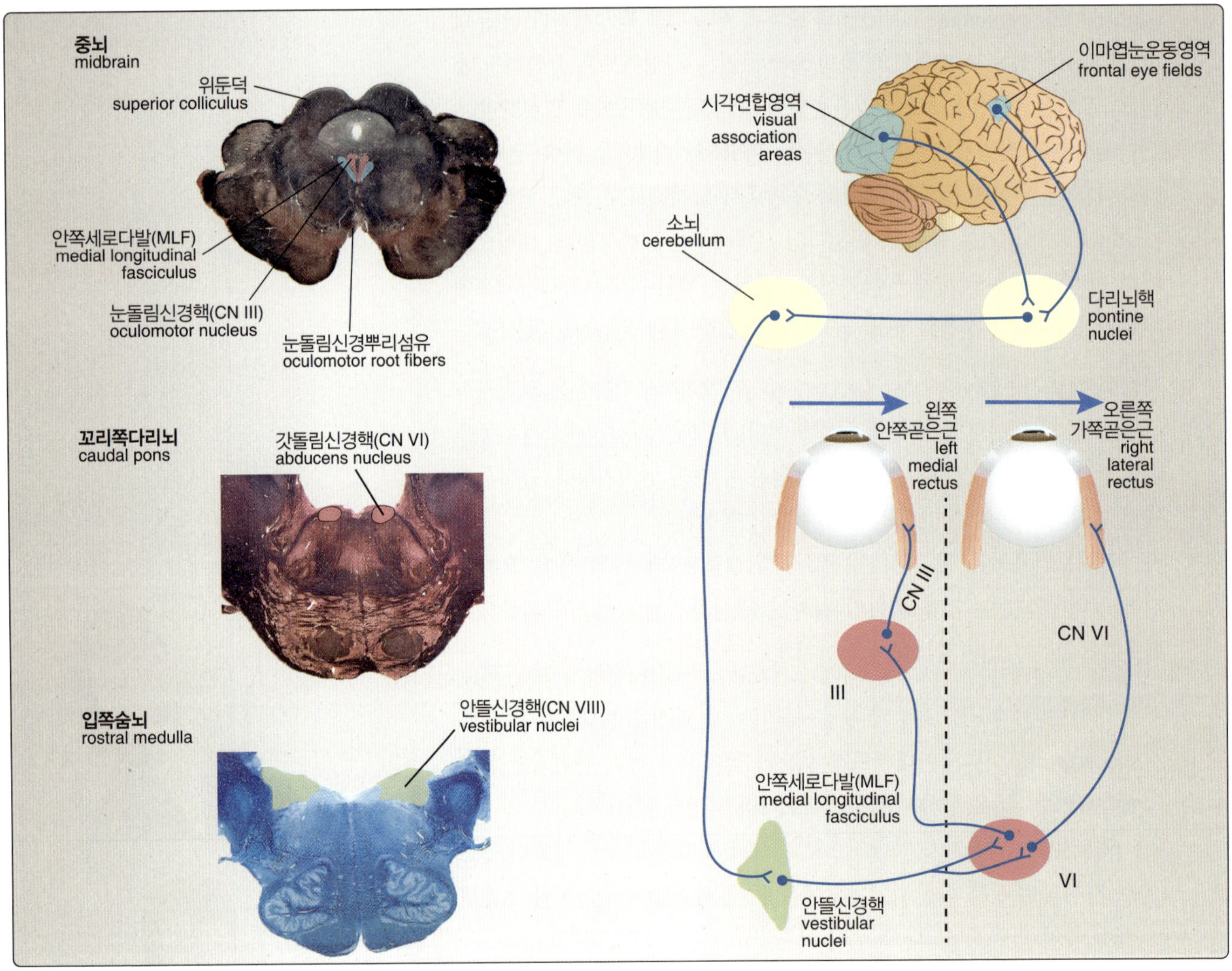

그림 9.16 매끈따라보기의 신경연결그림. CN = 뇌신경.

3. **매끈눈따라보기**(smooth persuit): 매끈눈따라보기는 **천천히 움직이는 대상을 따라갈**(tracking a slowly moving object) 때 이용된다. 목표는 대상을 양쪽 눈의 시각정확도가 가장 높은 중심오목에 유지시키는 것이다. 매끈눈따라보기는 대상이나 사람이 움직이는 동안 망막에 상을 안정시키고 유지한다. 이를 완수하기 위하여, **겉질정보**(cortical information) ("물체를 보는" 일차시각영역과 시각연합영역, 그리고 "눈을 움직이는" FEF 영역), **소뇌정보**(cerebellar information) (환경에서 나는 어떻게 움직이는가?), 그리고 **안뜰정보**(vestibular information) (환경에서 나는 어디에 있는가?), 또한 한쪽의 VI뇌신경과 반대쪽 III뇌신경(MLF를 경유한)가 통합되어 협동 눈운동이 이루어진다(그림 9.16).

매끈눈따라보기가 양쪽 눈의 중심오목에 대상을 유지시키기 때문에, **양쪽 겉질**(both sides of the cortex)은 동시에 활성화된다. 우리는 겉질에서 무슨

일이 일어나는지 보여주기 위하여 한쪽의 신경연결에 대하여 논의할 것이다. 따라보기운동은 눈이 목표물에 향하지 않는다는 것을 명심하는 것이 중요하다(목표점에 향하는 것은 홱보기눈운동에 의해 이루어진다). 오히려, 눈은 중심오목에 목표물이 중심오목에 오도록 **유지**(keep)시킨다. 홱보기눈운동에 관련된 신경망과 달리, 매끈눈따라보기운동의 신경망은 같은 쪽 즉 겉질의 왼쪽이 눈을 왼쪽으로 향하게 한다. 양쪽 눈이 동시에 활성화되어 있기 때문에 우리는 대상을 중심오목의 가운데에 놓을 수 있다. 따라보기는 오직 천천히 움직이는 물체에서만 가능하다. 우리가 시야에서 빨리 움직이는 물체를 볼 때는 그 대상을 붙잡기 위하여 빠른 홱보기눈운동을 시행하여 대상을 망막에 위치시킨다.

매끈눈따라보기 때문에, 일차시각겉질영역과 FEF는 **같은 쪽 다리뇌신경핵**(ipsilateral pontine nuclei)에 투사한다. 그곳에서 나오는 신경섬유는 정중선을 가로질러 **반대쪽 소뇌**(contralateral cerebellum)로 들어간다. 소뇌에서 나오는 신경섬유는 같은 쪽 **안뜰신경핵**(vestibular nuclei)에 투사되고, 그곳에서 정중선을 가로질러 **갓돌림신경핵**(abducens nucleus)으로 연결된다. 이 지점에서부터, 신경회로는 홱보기운동의 신경회로와 같다. 앞에 언급한 것처럼, VI뇌신경 운동신경핵에서 시작된 신경섬유는 같은쪽 가쪽곧은근을 신경지배할 것이고, 갓돌림신경핵의 사이신경에서 시작된 신경섬유는 정중선을 가로질러 MLF로 이동하여 반대편 안쪽곧은근을 신경지배하는 눈돌림신경핵으로 간다. 양쪽 눈은 이제 같은 방향으로 움직일 수 있다.

4. **안뜰눈반사**(vestibuloocular reflex): **안뜰눈반사**(VOR)는 머리 움직임에 대응한 눈운동의 빠른 조정으로 머리가 움직이는 동안에도 대상에 주시가 고정되게 한다. 그래서 이 반사는 환경에서 우리가 움직이면서도 **망막에 상을 안정적으로 유지**시킬 수 있다. VOR이 없으면, 약간의 머리 움직임은 망막에 흐린 상을 만들 것이다. VOR은 위에서 논의한 느린눈따라보기의 추적운동보다 훨씬 빠르다.

   머리움직임은 속귀의 **안뜰기관**(vestibular organ)에 의해 감지된다. 이 기관은 모든 축에서 움직임을 감지하도록 특화되어 있다(11장 "청각과 평형감각" 참조). 어느 방향으로의 급속한 움직임은 그 움직임을 상쇄하기 위해 눈바깥근육이 활성화된다. 우리는 수평주시에 관련하여 VOR을 논의한다. 이것이 흔하게 임상적으로 평가되는 것 중 하나이기 때문이다.

   예를 들어, 만일 머리를 오른쪽으로 돌리면, 오른쪽 **수평관**(horizontal canal)의 감각세포가 탈분극된다(그림 9.17). 이 흥분이 오른쪽의 **안뜰신경핵**(vestibular nuclei)에 전달된다. 그곳에서 나오는 신경섬유는 정준선을 가로질러 왼쪽 가쪽곧은근을 신경지배하는 **반대쪽**(이 경우엔 왼쪽) **갓돌림**(contralateral abducens) **신경핵**으로 들어간다. 갓돌림신경핵은 MLF를 경

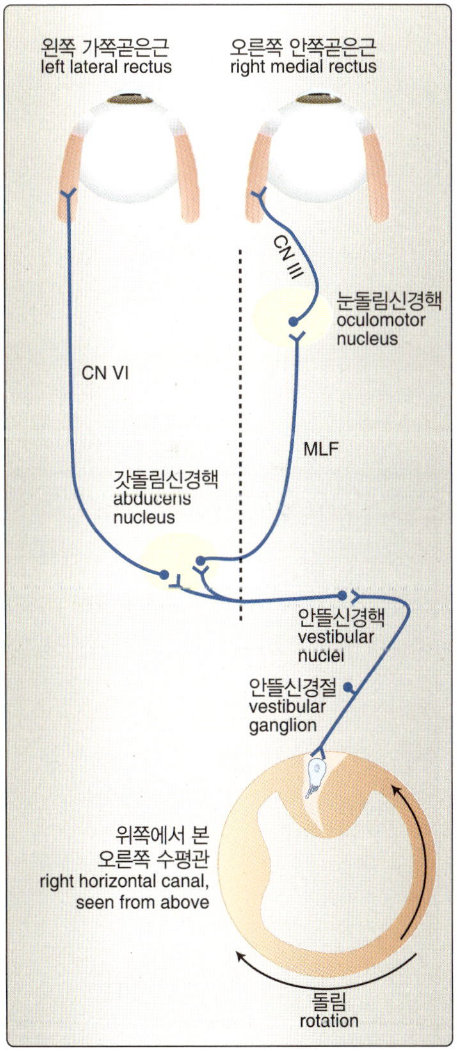

그림 9.17 안뜰눈반사(VOR)의 신경연결그림. 오른쪽으로 돌림은 눈이 왼쪽으로 보상운동이 일어난다. CN = 뇌신경; MLF = 안쪽세로다발.

유하여 오른쪽 안쪽곧은근을 신경지배하는 **반대쪽**(이 경우 오른쪽)**눈돌림**(contralateral oculomotor) 신경으로 연결된다. 머리가 오른쪽으로 돌리면, 양쪽 눈은 왼쪽으로 움직여, 시야가 망막에 안정적으로 유지되게 한다.

반고리관과 눈바깥근육 사이의 다른 합동작용은 눈이 머리움직임에 대하여 다른 축으로 상보적 움직임을 하게 한다.

5. **눈떨림**(nystagmus): 빠르게 왕복하는 주기적 눈운동을 **눈떨림**이라고 한다. 눈떨림은 한 방향으로의 빠른성분[눈의 빠른 "튀기(flick)"]과 반대방향으로의 느린성분[느린 "이동(drift)"]으로 구성된다. 눈떨림은 빠른성분에 의해 이름이 만들어진 것이다. 눈떨림은 눈운동의 어떤 축으로 든 일어날 수 있다. 가장 흔한 형태가 **수평눈떨림**(horizontal nystagmus)으로 여기에서 논의할 것이다. 눈떨림은 안뜰계통의 자극 혹은 시각적 자극 그리고 다양한 병리적 과정에 의해 생리적으로 유발될 수 있다. 여기서, 우리는 모두 생리적인 형태인 **안뜰눈떨림**(vestibular nystagmus)과 **눈운동눈떨림**(optokinetic nystagmus)에 대해 초점을 맞출 것이다.

   머리의 회전은 속귀의 안뜰 평형기구를 활성화시키고 다음 VOR을 활성화시킨다. 머리의 회전이 VOR에 의해 보상될 수 있는 것보다 클 경우, 눈은 회전과 같은 방향으로 빠른 움직임으로 초기화되고 그 다음 VOR의 보상운동이 다시 일어날 수 있다. VOR에 의해 중재되는 느린 움직임에 따르는 이 빠른 초기화를 **안뜰눈떨림**(vestibular nystagmus)이라 한다(그림 9.18). 그래서 예를 들어, 왼쪽으로의 머리 움직임은 VOR 때문에 느린 눈운동이 오

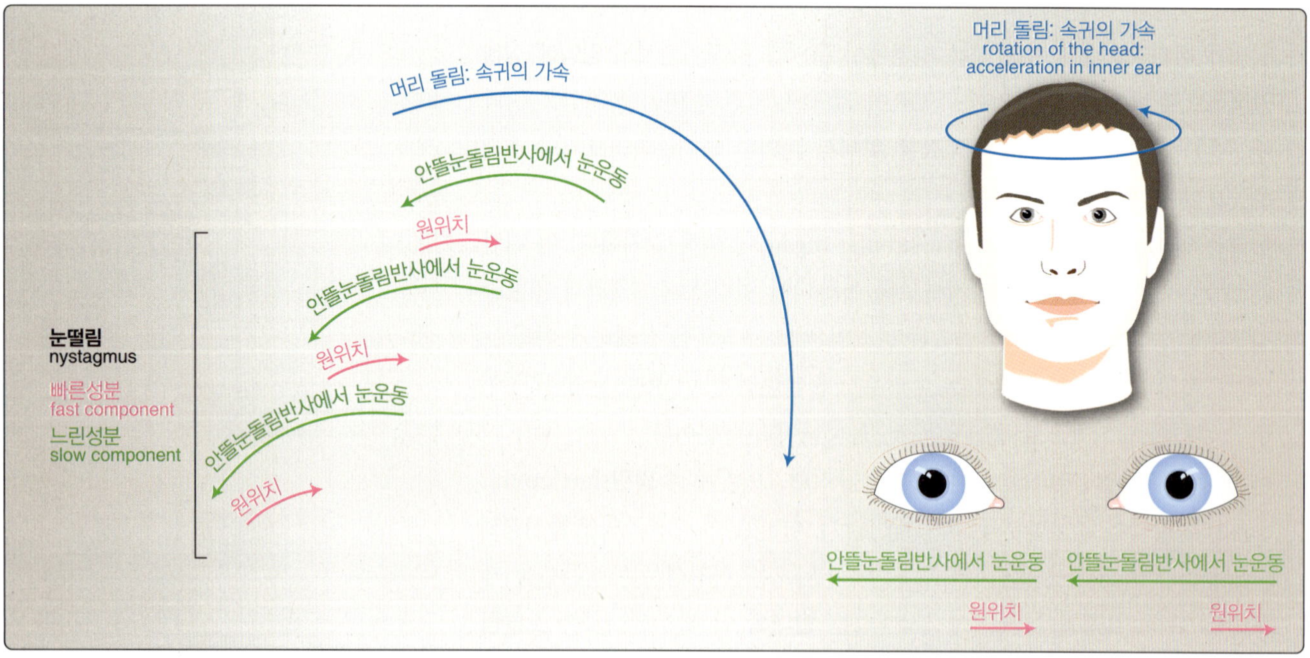

그림 9.18 안뜰눈떨림. VOR = 안뜰눈돌림반사.

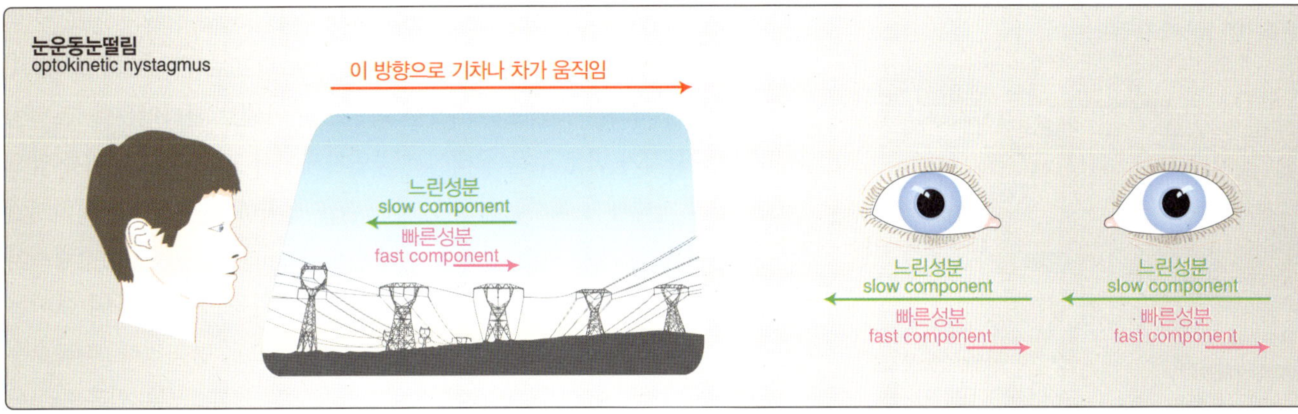

그림 9.19 눈운동눈떨림.

른쪽으로 일어난다. 다음 눈은 왼쪽으로 빠르게 초기화되고, 오른쪽으로의 또 다른 느린이동이 뒤따르고 이것이 반복된다. 이것을 **왼쪽-때림 눈떨림**(left-beating nystagmus)이라 한다.

눈의 비슷한 운동이 **시각자극**(visual stimuli)에 의해 유발될 수 있다. 시야의 빠르게 움직이는 대상이나 시야의 대상을 빠르게 지나는 움직임은 눈을 시야에서 움직이는 대상을 따라가게 한다. 초점은 시야의 다른 대상으로 빠르게 초기화된다(차창 밖을 보는 관찰자가 빨리 지나가는 전봇대를 볼 때). 느린성분이 한 개의 전봇대를 따르고 그 다음, 빠른 성분이 다음 전봇대에 초기화한다. 이것을 눈운동눈떨림(optokinetic nystagmus)이라 한다(그림 9.19).

a. **냉수눈떨림검사**(cold water caloric testing): **안뜰눈떨림**(vestibular nystagmus)은 안뜰기관의 자극에 의해 일어난다(표 9.1; 11장 "청각과 평형감각" 참조). 이 자극은 안뜰기관 속의 **속림프**(endolymph)라 하는 액체의 가속 또는 움직임에 기인한다. 속림프의 움직임은 냉수 혹은 온수에 의한 바깥귀관의 자극에 의해 촉발된다. 기억법으로 COWS (Cold, Opposite; Warm, Same)은 눈떨림검사의 결과를 묘사한다. 예를 들어 냉수에 의한 바깥귀길의 자극은 관자뼈의 **온도기울기**(temperature gradient)를 만든다(그림 9.20). 냉수는 바깥귀길에서 상대적으로 먼 쪽에 있

표 9.1 눈떨림검사

자극	속림프의 운동	(모의) 머리 운동의 유형	느린 눈운동(VOR)	빠른 눈운동 (눈떨림의 방향)
오른쪽 귀 냉수	시계방향	왼쪽	오른쪽	왼쪽
오른쪽 귀 온수	시계반대방향	오른쪽	왼쪽	오른쪽
왼쪽 귀 냉수	시계반대방향	오른쪽	왼쪽	오른쪽
왼쪽 귀 온수	시계방향	왼쪽	오른쪽	왼쪽

안뜰눈반사(VOR) = vestibuloocular reflex.

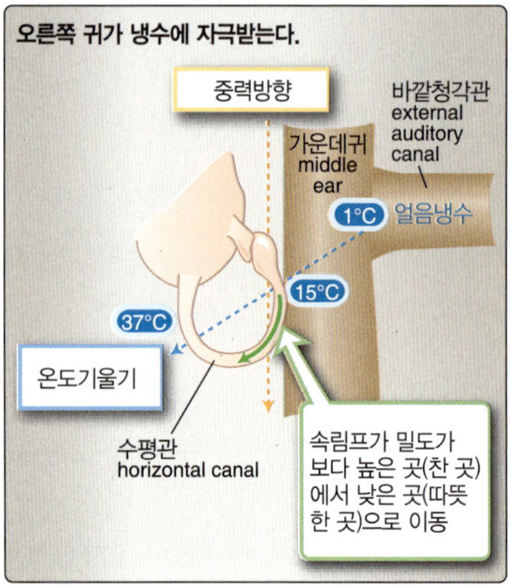

그림 9.20 냉수눈떨림검사. 중력방향이 수평관에 수직이다.

는 부분에 비해 가까이 있는 수평관을 냉각시킨다. 속림프의 농도는 온도에 의존적이다: 차가운 속림프는 따뜻한 속림프보다 농도가 높다. 중력 때문에 차가운 속림프는 따뜻한 속림프의 아래로 가라앉는다. 눈떨림검사는 환자가 바로 누운 상태에서 중립자세에서 30도 정도 머리를 앞으로 향한 상태에서 행하는데 이는 수평관을 정확하게 수평면과 일치시키는 것이다. 오른쪽 귀의 냉수는 수평관(horizontal canal)에서 속림프가 시계방향으로 움직이게 한다. 이것은 머리를 왼쪽으로 돌릴 때 보이는 같은 움직임이다. 그러면 VOR은 눈을 오른쪽으로 움직인다. 따라오는 눈떨림은 오른쪽으로 느린성분이 오고, 빠른(초기화)성분은 왼쪽으로 이루어진다. 그래서 눈떨림은 냉수가 가해진 곳의 반대방향 곧 왼쪽을 때린다(**C**OWS, **c**old **o**pposite).

b. **온수눈떨림검사**(warm water caloric testing): 온수에 의한 자극은 반대효과를 가지고 있다. 수평관에서의 온도기울기가 바뀔 것이다. 오른쪽귀의 온수는 속림프를 시계반대방향으로 움직이게 하여 마치 머리를 오른쪽으로 움직이는 것과 같아진다. 그때 VOR은 눈을 왼쪽으로 돌린다. 그에 따른 눈떨림은 왼쪽으로 느린성분이 그리고 오른쪽으로 빠른(초기화)성분이 된다. 그래서 눈떨림은 오른쪽을 곧 온수가 가해진 쪽과 같은 방향으로 때린다(CO**WS**, **w**arm **s**ame).

눈떨림검사는 VOR과 같은 기전을 이용하기 때문에 의식이 없는 환자의 뇌줄기 기능을 평가하는 데 좋은 도구가 된다.

B. 수직주시(Vertical gaze)

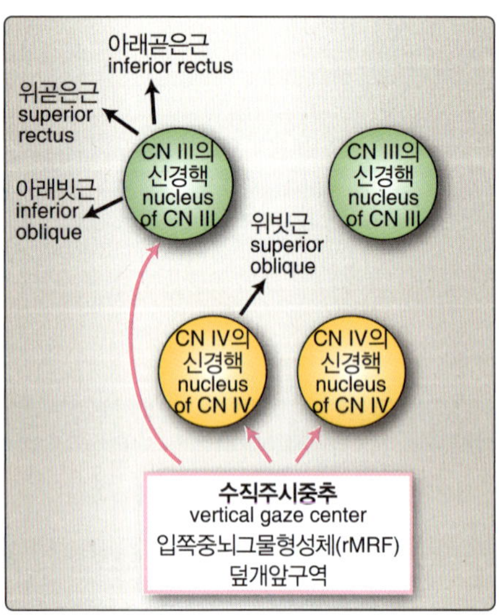

그림 9.21 수직주시의 신경연결그림. CN = 뇌신경; rMRF =입쪽중뇌그물형성체.

수직주시(vertical gaze)는 두 눈의 위아래방향으로의 조화로운 운동과 관련된다. 수직주시는 홱보기눈운동, 따라보기눈운동 또는 VOR의 일부분 형식으로 이루어진다. 수평주시와 같이 두 눈은 협동적으로 움직여야 한다. 이 수직면에 있는 눈바깥근육의 협동적인 운동은 수직주시중추인 중뇌 그물체의 신경핵들 그리고 **덮개앞영역**(pretectal area) (위둔덕의 바로 머리쪽부위)에 의해 조율된다(그림 9.21). 수직주시중추의 압력(예, 종양으로 인한)에 의해서 일어나는 주시 결손에 기초하여, 이 영역의 앞부분은 아래주시(downgaze)를 중재하고, 이 영역의 보다 뒤부분은 위주시(upgaze)를 중재한다는 제안이 있다. 임상적으로 관찰되는 첫 번째 결손은 보통 위주시에서의 결손이다. 여기서, 수직주시중추를 전체적으로 보자. 수직응시중추(vertical gaze center)로의 입력은 PPRF 나 갓돌림신경핵(예, FEF에서 오는, 즉 **위둔덕**을 경유하여 시각 연합영역으로 부터 오는)으로 가는 입력과 같다. 중뇌의 수직주시중추에서 나오는 신호는 양쪽 각각의 뇌신경[위아래곧은근과 아래빗근을 신경지배하는 III뇌신경(눈돌림신경), 위빗근을 신경지배하는 IV뇌신경(도르래신경)]에 전달된다. 이로써, 위곧은근과 아래빗근은 눈을 올리고, 아래곧은근과 위빗은 눈을 내린다.

눈의 **빗근운동**(oblique eye movements)과 관련된 주시는 수평과 수직주시의 조합에 의해서 만들어진다.

C. 이향주시(Disconjugate gaze)

두 눈이 서로 반대방향으로 움직일 때 **이향주시**(disconjugate gaze)라고 한다(그림 9.22). 이것은 생리적으로 우리가 매우 가까운 혹은 매우 먼 시야에서 무엇인가에 초점을 맞출 때 일어난다. 가까이 초점을 맞출 때 두 눈은 **모음**이 되고, 이것은 왼쪽 눈과 오른쪽 눈이 모두 코방향으로 향하는 것이다. 이를 **눈모음**(convergence)이라고 부르고, **적응**(accommodation)운동의 한 성분이다(아래 참조). 반대로, 거리가 먼 무엇에 초점을 맞출 때 양쪽 눈은 **벌림**이 되고, 이는 왼쪽 눈과 오른쪽 눈이 모두 코에서 먼 바깥쪽을 향하는 것이다. 이를 **눈벌림**(divergence)라고 한다.

가깝거나 먼 시야의 물체에 대한 정보는 **시상**의 두 **가쪽무릎핵**(lateral geniculate nuclei)들을 경유하여 **양쪽 뒤통수엽**(both occipital lobes)으로 전달된다. 뒤통수엽에서, 두 눈에서 오는 정보는 통합되고 눈모음(가까운 물체에 대한)이나 눈벌림(멀리 있는 물체에 대한)의 결정이 이루어진다. 이 결정은 III뇌신경의 운동핵 근처의 입쪽중뇌(rostral midbrain)에 있는 **이향운동 중추**(vergence center)에 전달된다. 그곳에서 III뇌신경은 활성화되어 눈모음에 필요한 양쪽편의 안쪽곧은근을 신경자극하고, 혹은 VI뇌신경은 활성화되어 눈벌림에 필요한 양쪽편 가쪽곧은근을 신경자극한다. 눈모음과 눈벌림의 조심스런 전환은 우리의 초점이 가까운 대상에서 먼 대상으로 옮겨갈 때 일어난다. 초점이 바뀌기 위해, 눈은 벌려져 두 번째(더 멀리 있는) 대상이 초점 안에 오게 된다.

적응(accommodation)은 우리가 **가까운 물체에 초점을 맞출 때** 일어난다. 적응이 일어나 가까운 상이 **중심오목**에 정확하게 투사되게 하기 위해 3가지가 일어나야 한다.

- 눈은 **모음**(converge)이 되어야 한다. 두 눈은 양쪽 안쪽곧은근이 활성화되어 정중선을 향하여 움직인다(**모음**).
- 렌즈의 **굴절력**(refractive power)이 증가해야 한다. 이는 수정체의 **굴곡이 증가**해야 일어난다.
- **동공이 수축해야 한다**. 이는 **시야의 깊이**를 증가시킨다.

적응반응의 이 3가지 성분을 **근시세징후**(near triad)라 한다.

적응은 그림 9.23에서 보이는 덮개앞영역(pretectal area)이라 하는 입쪽중뇌(rostral midbrain)에 있는 한 구조물을 통하여 조율된다. 덮개앞영역은 안쪽곧은근을 신경지배하는 III뇌신경의 몸운동신경에 양측성 투사를 한다. 거기에,

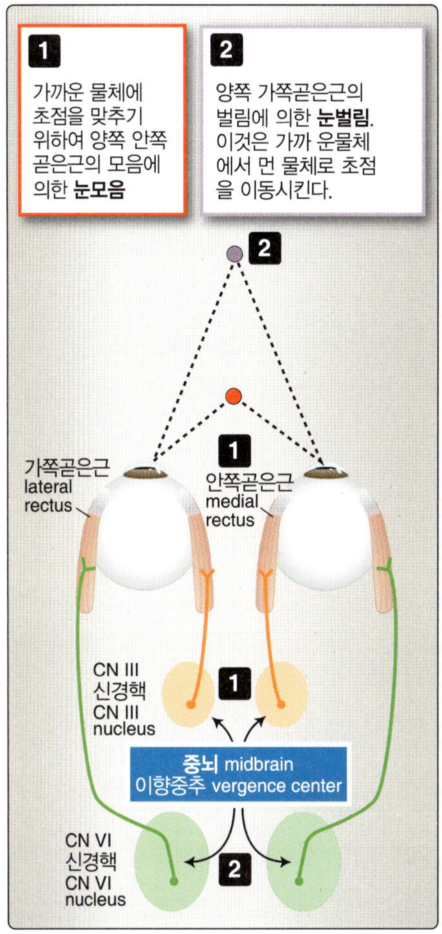

그림 9.22 눈모음과 눈벌림의 신경연결그림. CN = 뇌신경.

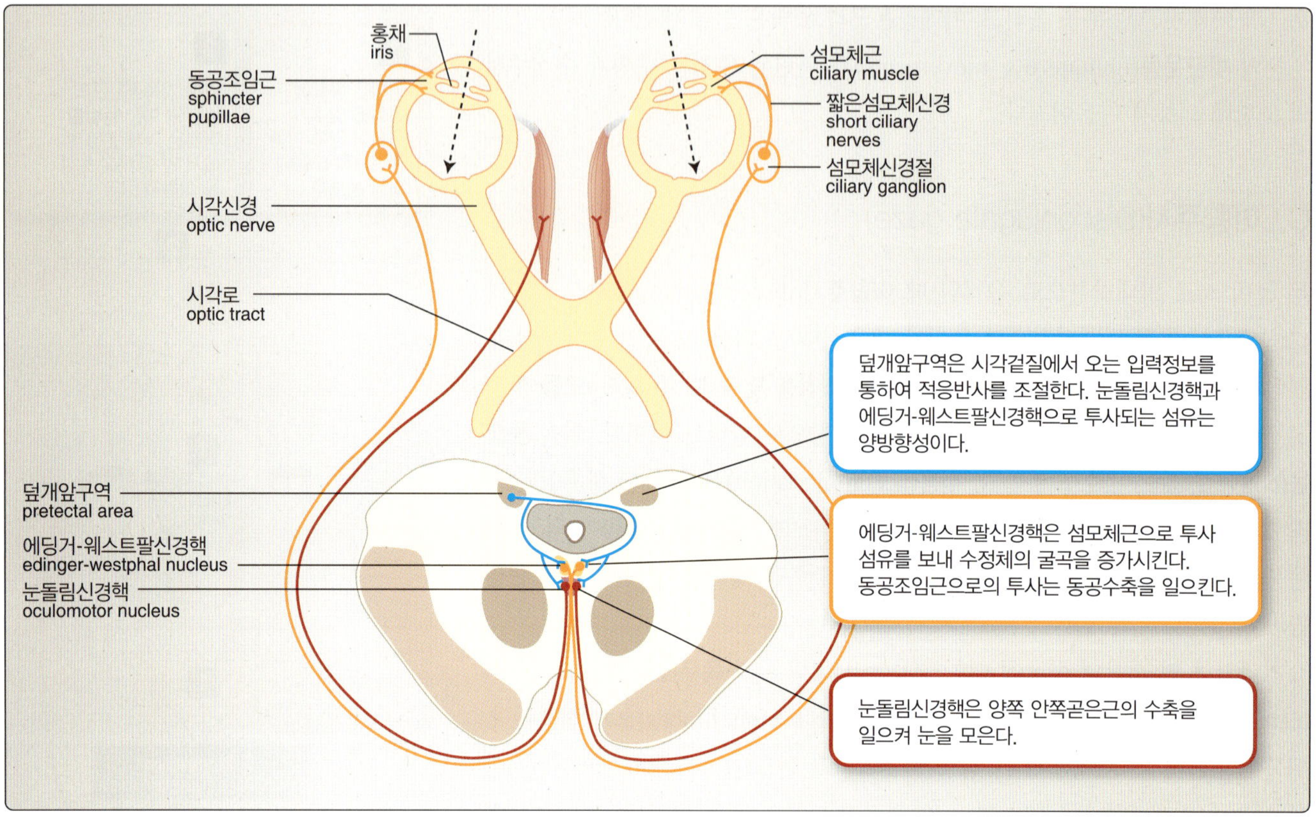

그림 9.23 적응의 개념적 개관. 이 그림에서, 중뇌 단면의 방향은 눈의 방향에 연관되어 뒤집혀 있다.

내장날신경 즉 **부교감 에딩거-웨스트팔**(parasympathetic Edinger-Westphal) 신경핵에 섬유를 보내 **동공조임근**(constrictor pupillae muscles)을 신경지배하는 신경세포의 활성을 유발하여 동공을 수축하게 한다. 눈의 **섬모체근**(ciliary muscles)의 흥분은 수정체에 붙어 있는 띠(zonule) 섬유의 이완을 유도하여 수정체의 굴곡을 증가시킨다.

덮개앞영역으로의 입력정보는 뒤통수겉질에서 온다. 여기서, 양쪽 눈으로부터 온 망막지도(retinotopic maps)는 분석되고 비교된다. 어떠한 차이라도 있으면 시야는 흐려진다. 소뇌 또한 덮개앞영역에 입력정보를 보내는 것으로 여겨지고 있다.

임상응용 9.1 H 검사

눈바깥근육과 이 근육을 지배하는 뇌신경의 기능을 검사하는 가장 일반적인 방법이 **H 검사**라 불리는 간단한 눈운동 검사법이다. 이 검사에서 각 눈은 그림에서 다른색으로 나타낸 것과 같이 따로따로 검사한다. 대부분의 눈운동은 함께 작용하는 조합의 근육들이 관여한다. 그러나 선택적인 운동에 집중시켜 단일한 눈바깥근육의 작용을 구분할 수 있다. 비록 H 검사가 각각의 눈바깥근육을 검사하는 것은 아니지만, 이 근육들을 신경지배하는 모든 뇌신경을 검사하고 눈운동에서 발생한 장애를 찾아내는 임상시술로 보통 이용된다.

첫째로 환자는 가쪽을 예를 들어 왼쪽을 보도록 한다. 왼쪽 눈은 VI뇌신경의 신경지배를 받는 가쪽곧은근의 작용으로 벌림이 된다. 눈벌림은 안구의 축과 눈확과 힘줄고리에 부착된 근육의 축과 일치하여 정렬된다. 눈이 벌림이 될 때, 환자에게 위쪽을 보게 한다—이것은 III뇌신경의 윗가지의 지배를 받는 위곧은근을 검사하는 것이다. 위곧은근의 작용은 환자의 눈이 벌림일 때 구별된다. 눈이 벌림인 상태에서 환자는 이제 아래를 보게 한다; 이것은 III뇌신경의 아래가지의 신경지배를 받는 아래곧은근을 검사하는 것이다. 환자는 다음으로 오른쪽을 보게 하여 왼쪽 눈을 모으게 한다. 이 검사는 III뇌신경의 아래가지의 지배를 받는 안쪽곧은근을 검사하는 것이다. 눈이 모음일 때, 이제 환자를 아래를 보게 한다. 아래쪽 운동은 위빗근의 작용만 독립시켜 IV뇌신경을 검사하는 것이다. 눈이 모임인 상태에서 환자에게 위를 보게 한다. 이 검사는 III뇌신경의 아랫가지에 의해 신경지배되는 아래빗근을 검사하는 것이다.

같은 운동을 반복하며, 다른 쪽 눈의 작동에 초점을 맞추어 검사를 한다.

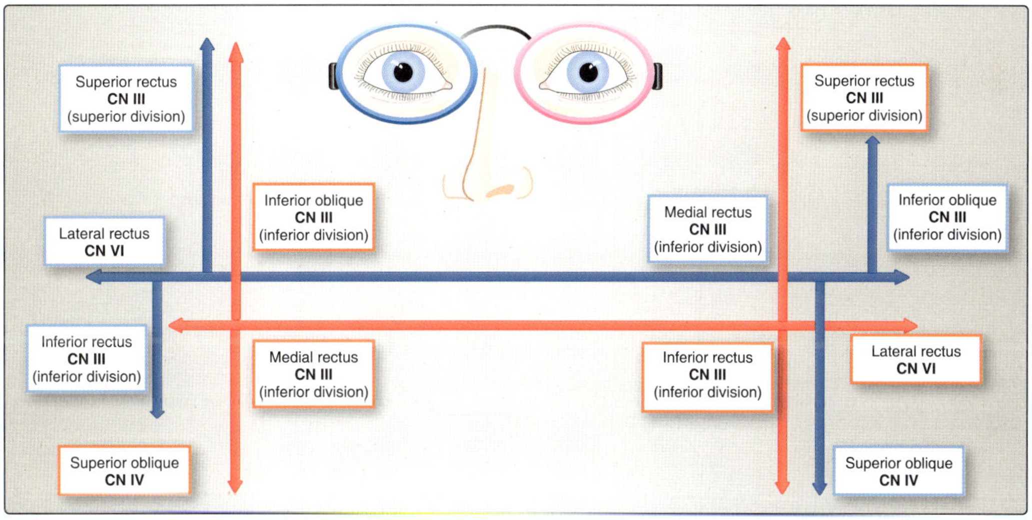

눈운동을 평가하기 위한 H 검사. CN = 뇌신경(cranial nerve).

임상응용 9.2 신경핵사이 눈마비(Internuclear Ophthalmoplegia)

안쪽 세로다발(medial longitudinal fasciculus, **MLF**)의 손상은 수평주시에 대한 눈의 협동운동을 깨트릴 것이다.

앞에 언급한 것처럼, 갓돌림신경핵 안의 사이신경세포가 MLF를 경유하여 반대쪽 눈돌림신경핵에 섬유를 보낸다. 이 신경섬유는 갓돌림신경핵을 빠져나오자마자 정중선을 가로지른 후 반대쪽 세로다발로 주행한다.

한쪽 MLF(예를 들어 오른쪽)에서의 한쪽의 완전한 손상은 반대쪽 주시(이 경우, 왼쪽)에 문제를 일으킨다. 수평주시중추(PPRF)는 왼쪽 갓돌림신경핵에 입력정보를 보내고 거기에서 왼쪽 주시가 시작된다. 왼쪽 눈은 왼쪽 갓돌림신경에 의한 왼쪽 가쪽곧은근의 신경지배를 통해 **벌림**(abduct)이 된다. 그러나 오른쪽 MLF를 경유하는 오른쪽 눈돌림신경핵으로의 통신이 막혔기 때문에 그림에서 보이는 것처럼 오른쪽 눈은 왼쪽 그러니까 **모음**(adduct)운동이 안 될 것이다. 만일 손상이 MLF의 불완전한 혹은 부분적인 손상이면, 오른쪽 눈은 느리게 혹은 부분적으로 모음이 된다.

임상응용 9.2 신경핵사이 눈마비(Internuclear Ophthalmoplegia) (계속)

두 눈은 적절하게 정렬되지 않기 때문에, 오른쪽으로의 수평눈운동은 겹보기(diplopia)가 된다. 거기에 눈떨림(nystagmus)이 이런 종류의 손상에서 전형적으로 나타난다. 왼쪽 모임이 된 눈은 정준선으로 흔들리고 필연적(결과적)으로 움직이지 않는 오른쪽 눈과 정렬을 맞춘다. 갓돌림신경핵으로 부터의 입력정보는 왼쪽 눈을 왼쪽으로 빠르게 움직이게 한다. 그 뒤 왼쪽 눈은 정중선으로 되돌아왔다가 다시 왼쪽으로 움직이고 그리고 이것이 반복된다. 이것이 왼쪽을 때리는 눈떨림이다. 이런 눈떨림의 이유에 대한 한 가지 가설은 불완전마비(paretic) 모음눈(모음 시작에 대한 시도)에 대한 증가된 추진력이 있다는 것이다. 이것은 모음눈에 대한 증가된 신경지배(VI뇌신경)와 동반된다. 이는 모음확보기의 과도한 촉진을 이끈다. 모음이 된 눈은 다음으로 천천히 과도함(overshoot)에 반응하여 정중선으로 되돌아온다. 이러한 움직임이 눈떨림으로 나타난다.

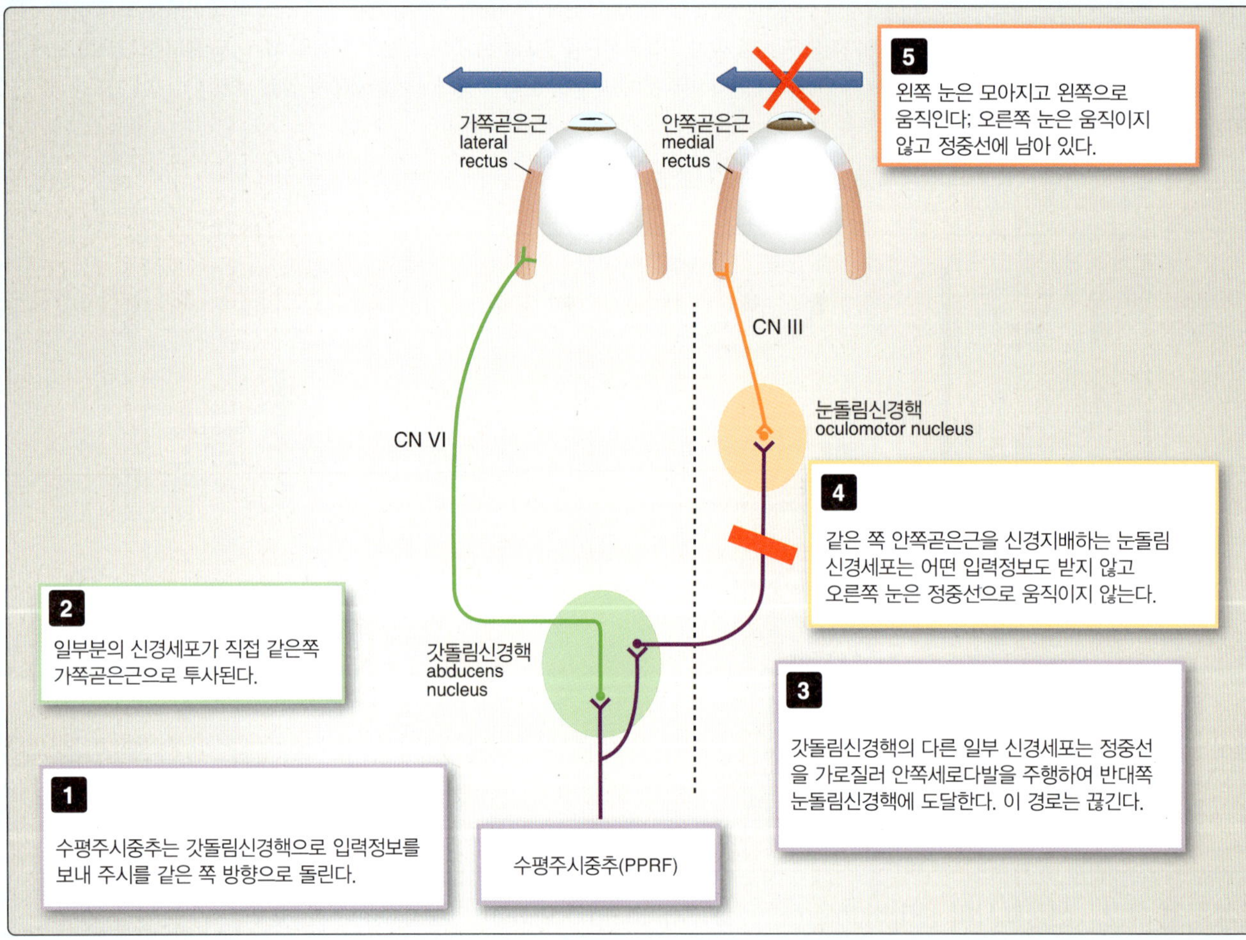

신경핵사이 눈마비에의 손상을 보여주는 신경경로 모식도. CN = 뇌신경(cranial nerve); PPRF = 정중곁다리뇌그물형성체(paramedian pontine reticular formation).

이 문제가 MLF와 관계 있고, 눈돌림신경핵이나 말초신경과 관계가 없는지 검사하기 위하여, 환자는 정중선의 한 점에 집중하도록 한다. 이 경우, **이향운동중추**(vergence center)는 양쪽 눈돌림신경핵에 입력정보를 보내고 양쪽 눈은 정중선으로 움직이거나 모음이 된다.

만일 환자가 이향운동으로 눈을 모을 수는 있으나 수평눈운동이 되면, 손상은 보통 MLF에 위치한다.

이런 유형의 사이신경핵 눈마비(internuclear ophthalmoplegia)는 종종 **다발성경화증**(multiple sclerosis)과 같은 말이집탈락증(탈수초 질병)의 첫 번째 신호로써 나타난다. MLF는 두껍게 수초화된 섬유를 가지고 있으며 말이집탈락화(탈수초화, demyelination)에 특히 취약하다.

임상증례

주시장애(Gaze Disorders)

이하의 사례들은 모두 주시장애의 예들이다. 증상을 뇌신경의 손상과 그 신경핵의 주시경로의 성분과 연관시켜야 한다.

증례 병력

증례 1

35세 여성환자가 3일 전부터 오른쪽을 볼 때 겹보임(diplopia; double vision)이 발생하였다. H 검사를 시행하여 수평눈운동을 평가하였다. 환자에게 오른쪽을 보라고 하였을 때(오른쪽 핵보기), 왼쪽 눈이 정중선 쪽으로 천천히 움직였고(느린 모음), 오른쪽 눈은 오른쪽-때림 눈떨림을 보였다. 환자에게 왼쪽을 보게 하였을 때, 핵보기는 정상이었다. 환자에게 가까운 곳을 보게 하였을 때 눈모음은 정상이었다. 매끈눈따라보기 운동은 정상이었다. 양쪽동공의 크기와 반응성은 정상(5 mm와 빛에 반응)이었다. 환자는 왼쪽 눈에 상대적들동공결함[RAPD, 또는 마크스 건 동공(Marcus Gunn pupil)]이 있고 시각정확도가 20/100으로 감소하였다. 이것은 시신경의 손상을 가리키는 것이다. 시야의 결손은 없었다. 환자의 나머지 뇌신경검사는 정상이다.

증례 2

63세 남자가 얼굴 왼쪽과 왼팔의 근 약화로 병원에 왔다. 그의 시선은 오른쪽을 향하고 있었다. 매끈따라보기 검사에서 그의 눈바깥근육운동은 정상이었다. 환자는 왼쪽의 자발적 핵보기를 어려워하였다. 오른쪽 핵보기는 정상이었다. 나머지 신경검사는 정상이었다.

증례 3

55세 여자가 겹보임과 바깥쪽 반쪽의 상이 뿌옇게 보임을 호소하였다. 이러한 겹보임이 오른쪽을 볼 때만 발생하였다. 환자가 오른쪽 눈을 가렸을 때 바깥쪽 흐린상(거짓상)이 사라졌다. 겹보임은 먼거리 시야에서 더 심하였다. 환자는 오른쪽 눈의 약한 esotropia(눈의 한쪽 회전; 안쪽돌림)이 있었고 오른쪽을 볼 때 심하였고 왼쪽을 볼 때 사라졌다. 환자의 동공은 크기나 빛반응에 정상이었다.

증례 4

75세 남자가 겹보임으로 내원하였다. 환자는 상이 서로 45도 정도 벌어진다고 호소하였다 — 이것은 수평축과 수직축으로 상이 분리됨을 나타내고 빗겹보임(oblique diplopia)이라 한다. 환자는 한눈을 가렸을 때 겹보임이 사라진다고 하였다. 환자의 동공은 크기가 같지 않았다. 오른쪽 동공은 5 mm이고 왼쪽은 2 mm이었다. 오른쪽 눈꺼풀은 처져 있었다(ptosis). H 검사를 시행하였을 때, 오른쪽 눈의 정중선 쪽(모음)으로의 움직임이 제한적이었고 위와 아래(올림과 내림) 움직임이 제한적이었었다. 오른쪽 눈을 벌리는 동안 눈이 안쪽돌림을 하였다. 환자의 왼쪽 눈바깥근육 운동은 정상이었다.

증례 5

25세 남자가 머리 외상 후 빗겹보임으로 내원하였다. 눈운동검사를 한 결과, 환자는 겹보임이 아래를 볼 때와 오른쪽을 볼 때 심하다고 하였다. 그의 머리를 바로 하고 정면을 볼 때 왼쪽 눈이 오른쪽 눈보다 시선이 높았다[이것을 왼쪽 눈이 상사시(hypertropic)하다고 한다]. 환자가 오른쪽을 볼 때 상사시(hypertropia)가 증가하였다. 환자의 머리는 오른쪽으로 기울었다. 환자의 동공은 대칭이고 빛 반응을 잘 하였다. 눈꺼풀처짐(ptosis)은 없었고 다른 뇌신경은 정상이었다.

증례 토의

증례 1

수평주시결손은 왼쪽 오름 안쪽세로다발(MLF)의 손상을 가리킨다. 오른쪽 수평응시중추(PPRF)는 오른쪽 갓돌림신경핵에 입력정보를 주어 오른쪽 주시를 시작한다. 오른쪽 눈은 갓돌림신경에 의해 오른쪽 가쪽곧은근의 신경지배를 통하여 벌림이 될 것이다. 이 경로는 손상되지 않았다. 오른쪽 PPRF는 왼쪽 MLF를 경유하여 왼쪽 눈돌림신경핵에 입력정보를 준다. 왼쪽 MLF의 손상은 왼쪽 눈을 오른쪽으로 천천히 움직이게 한다. 환자는 시각정확도손상(impaired visual acuity)과 RAPD를 보이는 왼쪽 시각 신경증을 가지고 있다. 들신경동공결손(afferent pupillary defect)이 흔들리는 불빛검사에서 검출될 수 있다. 이 검사에서 밝은 빛을 정상 눈에서 손상된 쪽 눈으로 흔든다. 손상된 눈은 빛의 인지나 시각신경을 따라 전달되는 신호전달에 결손이 있다. 눈은 아직 빛을 감지하고 완전히는 아니지만 어느 정도는 동공조임도 있다. 빛이 정상인 눈에 비칠 때 양쪽 눈 동공의 수축(직접 그리고 동조적으로)하는 반면, 손상된 눈의 빛 감지 결함은 동공의 수축이 덜하고 두 눈 동공은 확장되어 보인다(그림 9.24).

뇌 MRI는 안쪽 왼쪽 입쪽다리뇌(rostral pons)의 말이집탈락손상(탈수초손상)이 관찰되었다. 이런 증상은 다발경화증(multiple sclerosis, MS)과 같은 말이집탈락(탈수초)증 환자에서 볼 수 있다.

증례 2

이 환자는 오른쪽 중간대뇌동맥의 뇌졸중에서 회복한 상태이다. 이것은 이 환자의 오른쪽 일차운동영역에 영향을 주어, 특히 얼굴과 팔의 신경지배영역에 영향을 주었다. 오른쪽 이마엽눈운동영역(frontal eye fields)이 일차운동영역의 바로 앞이어서 이 뇌졸중에 영향을 받았다. 오른쪽에 대한 주시 선호도를 보이며 그 원인은 (1) 왼쪽 이마엽눈운동영역의 흥분, (2) 오른쪽 이마엽눈운동영역의 억제(기능상실), 혹은 (3) 오른쪽에 있는 수평주시중추(PPRF)의 억제다. 오른쪽 이마엽눈운동영역은 왼쪽 PPRF를 경유하여 왼쪽으로 자발적홱보기를 시작하게 한다(그림 9.13); 또한 오른쪽으로 매끈눈따라보기를 시작하게 한다(그림 9.16). 이 환자의 매끈눈따라보기는 정상이다; 따라서 수평주시와 관련된 뇌줄기 구조(MLF, III, IV, VI뇌신경)의 손상이 있을 것 같진 않다. 왼쪽 얼굴과 팔의 위약은 환자의 주시선호의 이유가 오른쪽 이마엽눈운동영역의 손상임을 가리킨다. 오른쪽 FEF의 손상으로, 환자는 더 이상 왼쪽으로 자발적홱보기를 시작할 수 없다. 반대편(왼쪽) 이마엽눈운동영역이 이제 우세하게 되면 오른쪽으로 주시가 치우친다. 대뇌겉질의 뇌졸중의 경우, 눈은 "손상된 곳을 본다" — 눈은 뇌졸중이 일어난 쪽으로 치우친다.

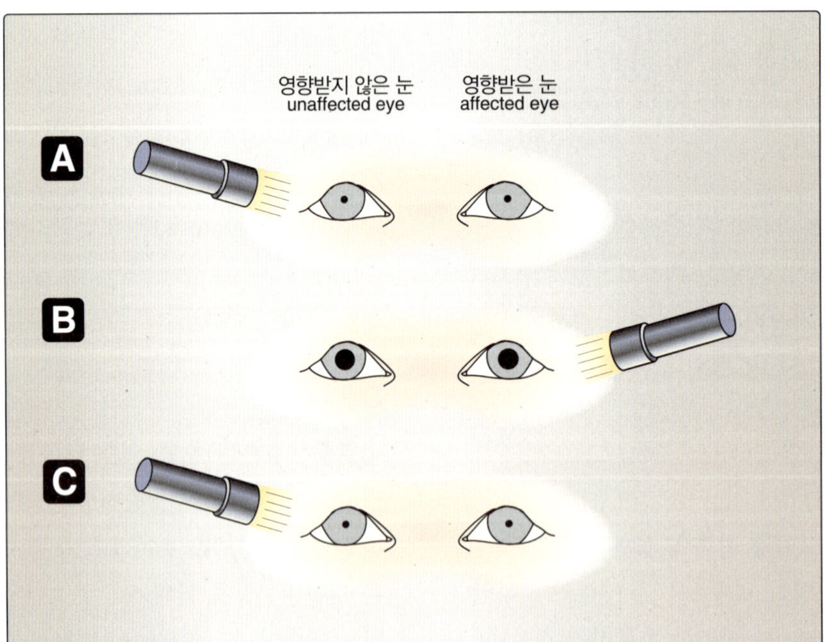

그림 9.24 상대적 구심성 동공 결함(마쿠스건 동공). A. 영향받지 않은 눈에 만년필형회중 전등이 비치면 직접적 그리고 동조적 수축이 모두 일어나기 때문에 양쪽 동공의 수축이 일어난다. B. 빛이 영향받은 눈에 비치면 빛 감지 능력이 감소하여 직접적 그리고 동조적 반응이 감소하여 양쪽 동공이 확대된다. C. 빛이 영향 받지 않은 눈으로 되돌아가면, 양쪽 동공이 다시 수축한다. (From Plantz SH, Huecker M. *Step-Up to Emergency Medicine*. Wolters Kluwer Health, Philadelphia, PA: 2015.)

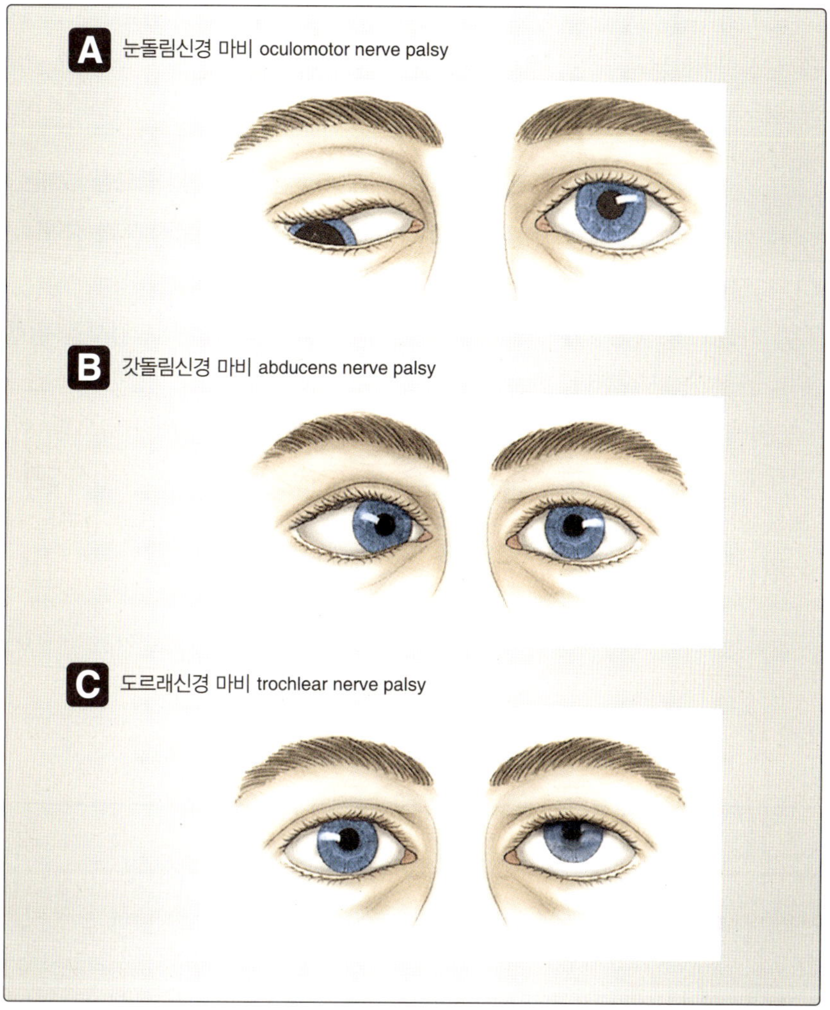

그림 9.25 (A) 눈돌림신경, III뇌신경; (B) 갓돌림신경, VI뇌신경; 그리고 (C) 도르래신경, IV뇌신경에 손상 후 눈의 위치-종종 눈의 치우침이 생긴다. (Modified from Young PA, Young PH, Tolbert DL. *Basic Clinical Neuroscience*, 3rd ed. Wolters Kluwer Health, Philadelphia, PA: 2015.)

증례 3

이 증상은 가쪽곧은근의 약화의 원인인 오른쪽 갓돌림신경(VI뇌신경)의 마비를 가리킨다(그림 9.25B). 오른쪽 갓돌림신경마비는 수평눈운동에서 겹보임을 유발하여, 영향받은 근육 쪽으로 시선을 돌리는 것이 어렵고 영향받은 눈을 가렸을 때 사라진다. 먼 거리를 볼 때 악화되어 보이는 것은 가쪽곧은근에 의존적인 눈의 눈벌림(divergence)을 필요로 하기 때문이다. 눈모임[esotropia(눈 안쪽돌림; intorsion)]은 가쪽곧은근의 약화 때문이다. 이것은 더이상 위빗근과 안쪽곧은근 효과의 균형을 맞출 수가 없어서다. 손상된 쪽으로 수평주시하는 동안 더 심해진다.

증례 4

이 증상은 오른쪽 눈돌림신경이 뇌줄기에서 나온 후 생긴 손상의 전형적인 형태이다(그림 9.25A). 뇌에 공급하는 동맥의 CT 혈관조영상(angiogram)은 위교통동맥의 동맥류(aneurysm)을 보여주는데, 이것이 오른쪽 눈돌림신경을 누른다. 눈돌림신경에 대한 압력은 안쪽곧은근, 위빗근, 아래곧은근 그리고 아래빗근의 약화로 빗 또는 수직 겹보임을 만든다. 눈꺼풀올림근의 약화로 눈꺼풀처짐이 생긴다. 내장운동신경핵(에딩거웨스트팔)에서 유래하여 눈돌림신경과 함께 안구로 주행하여 동공수축근을 신경지배하는 부교감신경섬유의 손상으로 빛에 반응하지 못하는 동공확대가 유발된다.

증례 5

이 증상은 머리외상으로 인한 왼쪽 도르래신경 손상의 전형적인 형태이다(그림 9.25C). 도르래신경은 뇌줄기 뒤쪽면에서 나오는 유일한 신경으로, 가늘고 당김손상에 취약하다. 왼쪽 도르래신경은 왼쪽 위빗근을 신경지배한다. 이 신경의 작용은 눈확 안에서 눈의 위치에 의해 결정된다.—눈이 모음일 때, 그 근육은 눈을 아래로 내리고, 눈이 벌림일 때, 눈은 안쪽돌림을 유발한다. 왼쪽 위빗근의 약화는 오른쪽을 볼 때 더 심한 빗겹보임을 보이는 왼쪽상사시(hypertropia)를 유발한다. 머리를 오른쪽으로 기울이면 겹보임이 완화되는데 이유는 이렇게 하면 두 눈을 같은 정도로 재정렬해주기 때문이다.

증례 4의 경우, 검사의 중요한 부분은 오른쪽 눈이 벌림일 때 그 눈이 안쪽돌림이 되는지 보는 것이다. 이 발견의 임상적 중요성은 무엇인가?

눈운동을 평가하는 임상검사을 실행할 때, 눈바깥근육을 지배하는 모든 근육의 가능한 손상을 검사하는 것은 중요하다. 만일 안쪽돌림에 상해가 있으면, 이것은 도르래신경의 추가적 손상을 암시한다. 눈돌림신경과 도르래신경 모두의 손상 원인은 눈돌림신경만의 손상과는 다르고 더 심한 신경학적 손상을 가리킬 수 있다.

요약

- 각 눈은 3개의 다른 뇌신경의 신경지배에 의해 6개 눈바깥근육에 의해 움직인다. 눈움직임은 조화롭게 움직여 두 눈이 같은 시야에 초점이 맞도록 한다. 이 눈의 협동운동은 뇌줄기의 주시중추를 통하여 조율된다. 수평주시중추는 정중곁다리뇌그물체(paramedian pontine reticular formation)에 있고 갓돌림신경(VI뇌신경)으로 투사하고, 그곳에서 같은 쪽 눈의 벌림을 시작한다. 동시에, 섬유는 정중선을 가로질러 눈돌림신경핵(III뇌신경)을 신경지배하여 반대편 눈의 모음을 시작한다. 그래서 두 눈은 같은 방향으로 움직인다. 비슷하게, 얼굴쪽 중뇌에 있는 수직주시중추는 양 눈의 위쪽 아래쪽 주시를 조율한다. 겉질에서의 이 주시중추로의 정보입력은 이마엽눈운동영역(frontal eye fields)과 위둔덕을 경유한 시각연합영역에서 온다.
- 아래와 같은 눈운동의 몇 가지 형태가 있다.
  - **핵보기눈운동**(saccadic eye movements)은 양 눈의 빠른 조화 운동으로 환경에서 자신의 방향을 잡는 데 사용한다.
    - **자발적핵보기**(volitional saccades)는 대뇌겉질의 지배하에 눈이 어느 대상이나 관심있는 영역을 가리킨다.
    - **반사적핵보기**(reflexive movements)는 시각정보 입력이 눈움직임의 운동지도(motormap)에 연결된 위둔덕을 통하여 조율된다.
  - **따라보기눈운동**(pursuit movements)은 대상을 쫓아 대상이 중심오목(fovea)에 계속 유지되게 하는 데 이용된다.
- 안뜰계통은 **안뜰눈운동반사**(vestibuloocular reflex, **VOR**)라고 알려진 반사경로를 통하여 눈운동에 중요한 역할을 한다. 이 반사는 머리움직임에도 불구하고 상이 중심오목에 계속 유지되도록 한다. 머리가 움직일 때, 눈근육의 상보적 운동이 즉각적으로 일어나 상이 초점에 유지되도록 한다. VOR의 이 기전은 임상에서 안뜰계통이 귀길에 냉수과 온수를 부어 자극하는 **눈떨림검사**(calorictesting)에 이용되고, 눈운동이 분석된다. 이것은 무의식의 환자에서 뇌줄기 기능을 평가하는 데 활용된다.
- **이향주시**(disconjugate gaze)는 눈이 반대방향으로 움직일 때 일어난다. 이것은 생리적으로 양쪽 눈이 가까운 대상에 수렴하여 모임일 때 혹은 안쪽으로 움직일 때 일어난다. 초점이 멀리 있는 물체로 옮겨질 때, 양 눈은 가쪽으로 움직여, 벌림이 된다. 이 눈의 이향(disconjugate)운동은 입쪽중뇌(rostral midbrain)의 **이향운동중추**(vergence centers)를 통하여 조율된다.
- **이향운동**(vergence)은 눈이 가까운 물체에 초점을 맞추는 **적응**(accommodation)의 한 요소이다. 양 눈은 안쪽으로 움직일 때, 수정체는 동그랗게 되고, 동공은 수축한다. 이것은 중뇌에 있는 덮개앞영역(pretectal area)을 통하여 조율된다.

연습문제

가장 알맞은 답을 하나만 고르시오.

9.1 검사하는 동안, 환자에게 손가락을 오른쪽 왼쪽으로 움직이며 따라 오게 하였다. 왼쪽에 대해 일어나는 눈운동은 정상이었다. 환자가 오른쪽으로 가는 의사의 손가락을 따라가려 할 때 오른쪽 눈 움직임은 정상이었으나, 왼쪽 눈은 정중선에 남아 오른쪽으로 따라가지 않았다. 정중선에 남아 있는 왼쪽 눈에서 눈모음이 되지 않았다. 어디에 문제가 있는 건가?

A. 왼쪽 IV뇌신경 손상
B. 오른쪽 VI뇌신경 손상
C. 왼쪽 에딩거웨스트팔 신경핵 손상
D. 왼쪽 III뇌신경 손상
E. 오른쪽 III뇌신경 손상

정답은 D이다. IV뇌신경은 위빗근을 지배하고, 가쪽 눈운동에는 관여하지 않는다. 오른쪽 VI뇌신경은 위빗근을 지배하여 눈의 가쪽운동에 관여하지 않는다. 오른쪽 VI뇌신경은 오른쪽 가쪽곧은근을 지배하여 눈의 벌림을 정상적으로 유발하게 한다. 에딩거웨스트팔 신경핵은 동공조임근과 수정체의 섬모체근에 대한 부교감신경지배에 관여하여 이 문제에 연관성이 없다. 안쪽곧은근을 지배하는 왼쪽 III뇌신경은 오른쪽 눈의 가쪽곧은근과 연합하여 왼쪽 눈을 모으게 하여 환자가 손가락이 오른쪽으로 갈 때 눈이 향하도록 하는 데 필요할 것이다. 오른쪽 III뇌신경의 손상은 오른쪽 안쪽곧은근이 오른쪽 눈을 안쪽으로 모으는 것을 막는다.

9.2 머리움직임에 반응한 두 눈의 협동적 또는 조화적 운동과 눈 위치의 조정은 무엇에 의하여 중개되는가?

A. 겉질뇌줄기 신경로
B. 안쪽세로다발
C. 달팽이기관
D. 가쪽 안뜰척수신경로
E. 겉질척수로

정답은 B이다. 안쪽세로다발은 III, IV, VI뇌신경을 안뜰신경핵과 연결하여 눈의 협동적, 조화적 운동을 하게 하고 눈을 머리위치에 따라 조정하게 한다. 겉질뇌줄기신경로(Corticobulbar tracts)는 III, VI, VI뇌신경의 신경핵에 영향을 주지 않는다. 이 신경핵들은 앞쪽 시야와 다른 겉질주시중추에서 입력정보를 받는다. 달팽이기관은 청각에 관여하고 시각에 관여하지 않는다. 가쪽안뜰척수로는 가쪽 안뜰신경핵으로부터 시작하여 나오며 균형과 눈바깥근육의 긴장도를 유지하는 데 중요하다. 겉질척수로는 운동출력정보를 척수의 앞쪽 뿔의 신경세포에 보낸다.

9.3 무의식상태의 환자에서, 안뜰기능을 눈떨림검사(caloric testing)로 측정한다. 오른쪽 귀길은 냉수로 자극받는다. 만일 안뜰계통이 정상이라면, 아래에서 맞는 진술은?

A. 속림프액의 시계방향으로의 움직임으로 눈은 오른쪽으로 천천히 움직이다 왼쪽으로 빠르게 움직인다.
B. 속림프액의 시계방향으로의 움직임으로 눈은 왼쪽으로 천천히 움직이다 오른쪽으로 빠르게 움직인다.
C. 속림프액의 시계반대방향으로의 움직임으로 눈은 오른쪽으로 천천히 움직이다 왼쪽으로 빠르게 움직인다.
D. 속림프액의 시계반대방향으로의 움직임으로 눈은 왼쪽으로 천천히 움직이다 오른쪽으로 빠르게 움직인다.
E. 속림프액의 시계반대방향으로의 움직임으로 양 눈은 차갑게 자극한 쪽으로 움직이다 그쪽에 머문다.

정답은 A이다. 오른쪽 귀의 냉수는 수평관의 속림프액을 시계방향으로 움직이게 한다. 이것은 머리를 왼쪽으로 움직였을 때 보이는 것과 같은 운동이다. 안뜰눈반사는 눈을 천천히 오른쪽으로 움직였다가 빠르게 왼쪽으로 원위치되게 한다. 그래서 눈떨림이 냉수가 닿는 곳 반대방향인 왼쪽을 때린다(**COWS**, **c**old **o**pposite). 냉수는 속림프액을 시계반대방향이 아닌 시계방향의 움직임을 만든다. 오른쪽 귀에 대한 온수의 자극은 속림프액의 시계반대방향의 움직임을 만들어 눈을 왼쪽으로 천천히 움직이다가 오른쪽으로 빠르게 되돌아오게 한다(**COWS**, **w**arm **s**ame).

9.4 한 환자가 왼손과 위팔에 힘이 없고, 왼팔의 긴장도와 깊은힘줄반사(deep tendon reflexes)가 증가되 있으며, 양쪽 눈이 오른쪽으로 치우쳐져 있고 왼쪽을 의도적으로 바라볼 수 없었다. 눈의 오른쪽 자발적주시나 눈모음뿐만 아니라 온몸의 감각기능은 정상이었다. 뇌 어느 부위의 손상이 이러한 문제를 유발할 것 같은가?

A. 오른쪽 이마겉질의 운동영역과 이마엽눈운동영역(frontal eye field)을 포함한 중간이마이랑(middle frontal gyrus)

B. 왼쪽 이마겉질의 운동영역과 이마엽눈운동영역을 포함한 중간이마이랑

C. VI신경핵에서부터 바닥쪽 다리뇌(basal pons)에 이르는 다리뇌의 왼쪽 반

D. 왼쪽 정중곁다리뇌그물체(paramedian pontine reticular formation)와 바닥 부위(basal area)를 주로 한 다리뇌의 왼쪽 반

E. 눈돌림신경핵과 에딩거웨스트팔신경핵이 있는 오른쪽 정중곁중뇌

정답은 A이다. 오른쪽이마겉질, 중간이마이랑은 손과 위팔을 신경지배하는 1차 그리고 연합운동영역을 포함하고 또한 오른 이마눈영역(FEF)을 포함한다. 운동영역의 손상은 위약(weakness), 저긴장도(hypertonia), 그리고 저반사증(hyperreflexia)을 포함한 위운동신경(UMN)징후를 보인다. 오른쪽 FEF는 눈의 왼쪽으로의 자발적핵보기를 시작하게 한다. 오른쪽 FEF의 활성감소와 왼쪽 FEF의 정상적 활성으로 눈은 오른쪽으로 치우친다. 왼쪽이마겉질에서 손상은 오른쪽의 위약과 UMN 징후뿐만 아니라 눈의 왼쪽 치우침과 오른쪽으로 자발적주시의 소실이 온다. 6번째 뇌신경핵이 있는 곳 다리뇌의 왼쪽 반쪽의 손상은 왼쪽으로의 자발적 주시를 소실시키고 왼쪽 가쪽곧은근에 대한 운동신경세포와 오른쪽 안쪽세로다발에서 나와 오른쪽 안쪽 곧은근으로 연결하는 사이신경 모두 영향을 받는다. 그러나 왼쪽 바닥쪽 다리뇌(basal pons)의 내림겉질척수섬유는 오른쪽 팔다리에 대한 아래운동신경(LMN)을 지배한다. 이러한 다리뇌 왼쪽 전체에 대한 광범위한 손상은 다른 구조물 즉 왼쪽 안쪽섬유판(left medial lemniscus)과 앞가쪽계통(anterolateral system)에 영향을 주어 현저한 감각손실을 일으킨다. 왼쪽 정중곁다리뇌그물체의 손상은 묘사된 주시의 손상을 유발할 수 있지만 눈은 오른쪽으로 치우치지 않는다.

9.5 한 환자가 곁보기와 독서하기의 어려움을 호소하였다. 눈검사에서 동공은 빛에 반응하였으나 눈모음 수축은 못하였다. 거기에, 위쪽보기(upgaze)와 눈모음운동(convergence movements) 모두 손상되었다. 각 눈은 모든 방향의 움직임에서 정상이었다. 가능한 손상 부위는 어디인가?

A. 꼬리쪽다리뇌(caudal pons) 의 뒷부분

B. 입쪽중뇌(rostral midbrain)의 뒷부분

C. 오른쪽 이마엽

D. 오른쪽 안쪽세로다발

E. 오른쪽 꼬리쪽다리뇌의 뒤판(tegmentum)

정답은 B이다. 입쪽중뇌의 뒷부분의 손상은 위쪽 주시를 담당하는 중추에 영향을 줄 수 있다. 압력은 III뇌신경핵의 뒤쪽 덮개앞영역(pretectal area)에 손상을 줄 수 있어 눈모음에 결손이 생긴다. 꼬리쪽다리뇌의 뒷부분은 VI뇌신경의 신경핵이 위치하는 곳이다. 이곳의 손상은 안쪽세로다발이 시작하는 갓돌림신경핵의 사이신경을 손상시켜 모음과 동향(conjugate) 주시의 소실이 온다. 이마엽의 손상은 반대쪽으로의 자발적주시에 소실이 생기고, 눈은 손상이 없는 반대편 이마엽눈운동영역으로부터 주시에 대한 입력으로 손상된 쪽으로 치우친다. 반대편 몸의 위약이나 마비가 발생할 수 있다. 오른쪽 MLF의 손상은 왼쪽으로의 동향(conjugate) 주시에 문제를 유발한다. 왼쪽 눈은 벌어지지만, 오른쪽 눈은 정준선에 머물며 모음이 되지 않는다. 오른쪽 꼬리쪽다리뇌의 뒤판(tegmentum)의 손상은 정중곁다리뇌그물체(PPRF)를 손상시켜 수평주시가 소실된다. 눈은 왼쪽 손상되지 않은 PPRF로부터의 입력으로 인해 손상된 쪽에 멀어지게 치우치게 된다. 다리뇌, 중간뇌, 겉질손상으로부터 발생하는 주시마비(gaze palsies) 사이의 차이점에 주목하여야 한다. 다리뇌 손상은 수평주시마비(horizontal gaze palsy)를 유발하고 눈은 손상에서 먼쪽으로의 치우침; 중뇌 손상은 수직[보통 위쪽보기(upgaze)]를 유발함; 겉질 손상은 수평주시마비를 유발하고 눈은 손상된 쪽으로 치우침.

머리와 목의 감각 및 운동 신경

10장

Sensory and Motor Innervation of the Head and Neck

I. 개요

머리와 목의 대부분 부위는 **뇌신경 V, VII, IX, X, XI** 및 **XII**를 통하여 감각과 운동 신경이 분포된다(그림 10.1). 이 신경의 이름은 순서대로 삼차신경(trigeminal), 얼굴신경(facial), 혀인두신경(glossopharyngeal), 미주신경(vagus), 더부신경(accessory)과 혀밑신경(hypoglossal nerves)이다. 안구의 운동과 반사에 관여하는 특별한 신경지배는 9장, "눈운동의 조절(Control of Eye Movements)"에서 다루었다.

이들 뇌신경이 분포하는 양상은 척수신경에서와 마찬가지로 감각과 운동성분이 함께 존재하는 혼합신경(mixed nerve)이 대부분이다. 척수의 회색질이 감각영역(뒤뿔)과 운동영역(앞뿔과 가쪽뿔)으로 구분되는 것처럼 뇌줄기의 여러 가지 신경핵들이 위치에 따라 감각과 운동으로 구분된다. 6장의 "뇌줄기의 개요와 구성(Overview and Organization of the Brainstem)"에서 뇌줄기에 위치하는 뇌신경핵들의 일반적인 구성에 대하여 살펴보았는데, 감각핵은 분계고랑(sulcus limitans)보다 가쪽에, 운동핵은 분계고랑보다 안쪽에 위치한다(그림 10.1). 이러한 구성은 머리와 목의 신경연결을 이해하는 데 중요하다.

뇌신경은 척수신경과 같은 4가지 성분에 추가로 3가지 성분을 더 가지고 있다. 몸통 중심부의 내장에서 오는 **일반내장들신경**(general visceral afferent, GVA), 피부나 근육, 관절로부터 오는 **일반몸들신경**(general somatic afferent, GSA), 골격근으로 가는 **일반몸날신경**(general somatic efferent, GSE), 몸통 중심부와 몸의 말단으로 가는 신경절이전자율신경섬유에 해당하는 **일반내장날신경**(general visceral efferent, GVE)은 척수에서도 존재하는 신경성분이다. 뇌신경에만 특별히 존재하는 성분은 맛과 후각을 담당하는 **특수내장들신경**(special visceral afferent, SVA), 시각과 균형 및 청각을 담당하는 **특수몸들신경**(special

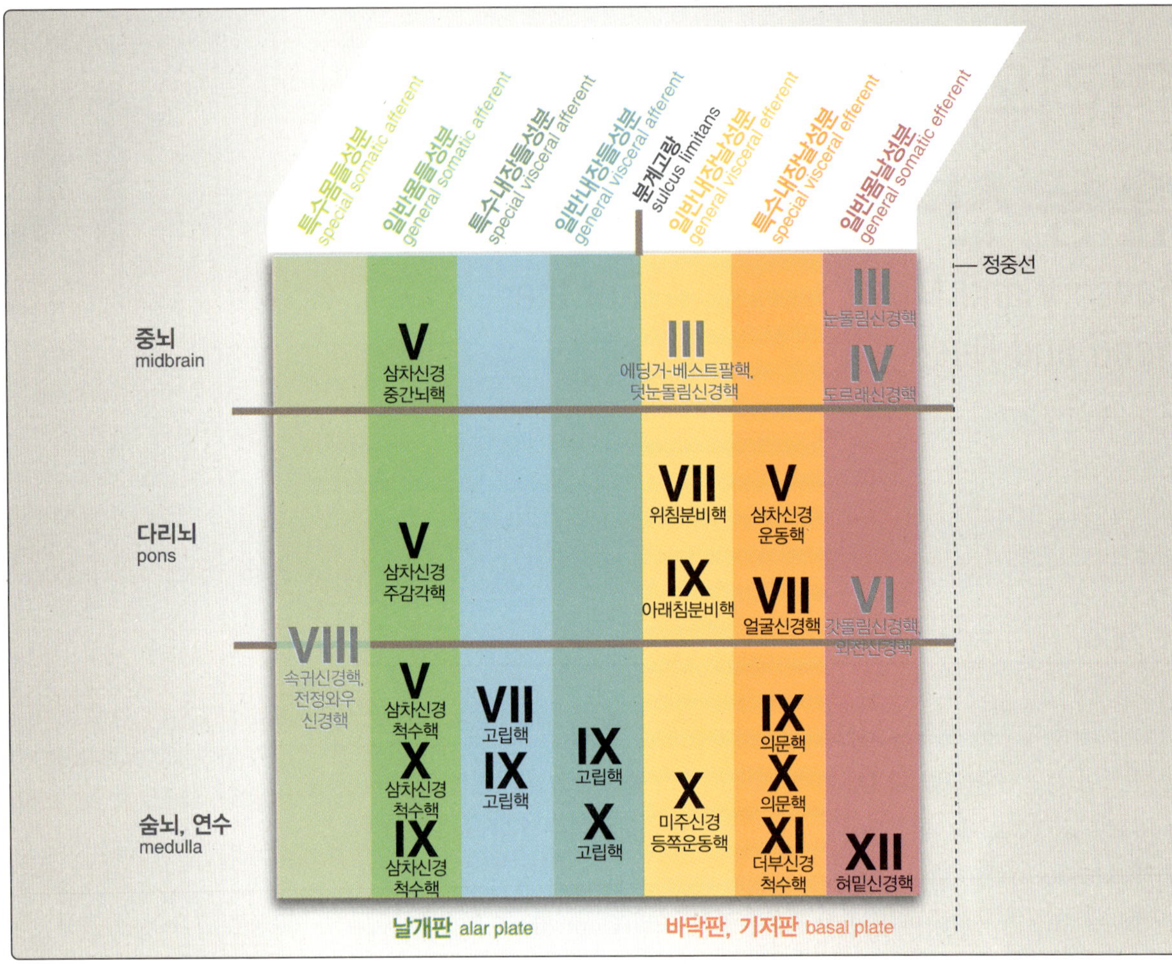

그림 10.1 뇌신경의 위치와 기능적 성분 개요. (눈운동과 특수감각 제외)

표 10.1 뇌신경 및 관련 신경핵과 신경성분 개요

	GSA	SVA	GVA	GVE	SVE	GSE
삼차신경(CN V trigeminal)	삼차신경중간뇌핵 삼차신경척수핵 삼차신경주감각핵				삼차신경운동핵	
얼굴신경(CN VII facial)	삼차신경척수핵 삼차신경주감각핵	고립핵		위침분비핵	얼굴신경핵	
혀인두신경 (CN IX glosso-pharyngeal)	삼차신경척수핵 삼차신경주감각핵	고립핵	고립핵	아래침분비핵	의문핵	
미주신경 (CN X vagus)	삼차신경척수핵 삼차신경주감각핵	고립핵	고립핵	미주신경등쪽운동핵	의문핵	
더부신경(CN XI accessory)					더부신경척수핵	
혀밑신경(CN XII hypoglossal)						혀밑신경핵

CN = 뇌신경(cranial nerve); GSA = 일반몸들성분(general somatic afferent); SVA = 특수내장들성분(special visceral afferent); GVA = 일반내장들성분(general visceral afferent); GVE = 일반내장날성분(general visceral efferent); SVE = 특수내장날성분(special visceral efferent); GSE = 일반몸날성분(general somatic efferent). 이 표는 이 장에서 다루는 뇌신경만 포함하고 있다.

somatic afferent, SSA) 그리고 몸분절(somite)이 아닌 인두활(pharyngeal arches)에서 기원하여 턱과 얼굴, 후두, 인두의 근육을 지배하는 **특수내장날신경**(special visceral efferent, SVE)이다(표 10.1).

감각:

- **GSA**, 머리의 피부, 뇌막 및 점막으로부터 오는 감각정보는 뇌신경 V, VII, IX 및 X에 의해 전달된다.
- **GVA**, 머리와 목의 내장(viscera)으로부터 오는 감각정보는 뇌신경 IX 및 X에 의해 전달된다.
- **SVA**, 맛감각은 뇌신경 VII, IX 및 X에 의해 전달된다. 맛에 대한 세부 내용은 21장 "냄새와 맛"에서 다룬다.
- **SSA**, 청각과 균형에 대한 감각 정보는 뇌신경 VIII(속귀신경, vestibulocochlear)에 의해 전달되는데 11장 "청각과 평형감각"에서 다룬다.

운동:

- **GSE**, 몸분절(somite) 유래 골격근에 대한 운동신경지배는 바깥눈근육(extraocular muscle, 9장 "눈운동의 조절"에서 다루었다)이 뇌신경 III, IV 및 VI(순서대로 눈돌림, 도르래, 갓돌림신경)에 의해, 혀근육이 뇌신경 XII(아래 혀밑신경에서 자세하게 다룬다)에 의해 이루어진다.
- **GVE**, 머리와 목에 분포하는 샘의 부교감신경지배는 뇌신경 VII, IX, X(순서대로 얼굴, 혀인두, 미주신경)에 의해 이루어진다. 이미 설명되었듯이 뇌신경 III은 눈에 부교감신경을 전달한다.
- **SVE**, 인두활로부터 파생된 골격근에 대한 운동신경분포는 CN V를 통해 씹기근육을 지배하며 CN VII를 통해 얼굴의 표정근육을 지배하고 CN IX와 X를 통해 인두와 후두의 근육을 지배하고 CN XI(더부신경)을 통해 등과 목의 근육 일부를 지배한다.

뇌신경은 대개 하나 이상의 종류(modality)를 포함한 혼합신경(mixed nerve)이다. 각 modality는 적어도 하나의 뇌신경핵(cranial nerve nucleus)과 연관되어 있다. 그러므로 각 뇌신경은 뇌줄기에 존재하는 여러 개의 신경핵과 연관이 되어 있으며, 각 뇌줄기신경핵(brainstem nucleus) 또한 신경섬유를 한 개 이상의 뇌신경에 보내주게 된다. 예를 들면 촉각과 고유감각에 대한 GSA 정보는 여러 뇌신경에 의해 전달되는데(V, VII, IX, X), 이들 모든 섬유는 삼차신경핵복합체(trigeminal nuclear complex)에서 연접한다. 같은 양상으로 SVA 섬유는 맛감각을 CN VII와 IX를 통해서 고립핵(nucleus solitarius)의 표적신경세포(target neuron)로 전달한다.

이 장에서는 머리와 목을 지배하는 뇌신경들(CN V, VII, IX, X, XI, XII)과 연관된 신경핵에 대해서 다룰 것이다.

II. 삼차신경: CN V(Trigeminal Nerve: Cranial Nerve V)

삼차신경(trigeminal nerve, CN V)은 **가운데다리뇌**(midpons)에서 나오는데 머리뼈속에서 가장 큰 **감각신경절**(sensory ganglion)을 가지면서 **3개의 큰 갈래**(three major divisions)를 내며 머리와 목의 운동과 감각을 담당한다(그림 10.2) 삼차신경절은 **중간머리뼈우묵**(middle cranial fossa)에 위치한다.

삼차신경의 눈갈래(ophthalmic division, V_1)는 위눈확틈새를 지나가면서 얼굴 윗부분과 눈확 그리고 안구에 감각정보를 전달한다.

위턱갈래(maxillary divison, V_2)는 원형구멍(foramen rotundum)을 지나가면서 윗니(upper teeth)와 얼굴 가운데부위의 감각정보를 전달한다.

아래턱갈래(mandibular division, V_3)는 타원구멍(foramen ovale)을 지나며 아래쪽 얼굴과 아래 치아의 감각을 전달하고 씹기근육(muscles of mastication) 운동을 지배한다. 근육들의 고유감각 또한 이 신경으로 전달된다.

삼차신경은 **네 개의 신경핵**(four cranial nerve nuclei)과 연관되어 있다. 일반몸들신경(general somatic afferent)은 **주감각핵**(chief sensory nucleus)에서 촉각(touch), 압력(pressure)과 의식적 고유감각(conscious proprioception)을 담당하고, **삼차신경로척수핵**(spinal nucleus and tract of V)에서 통각과 온도감각(pain and temperature)을 담당한다. 중간뇌(midbrain)에 있는 **삼차신경중간뇌핵**(mesencephalic nucleus)에서는 무의식적고유감각(nonconscious pro-

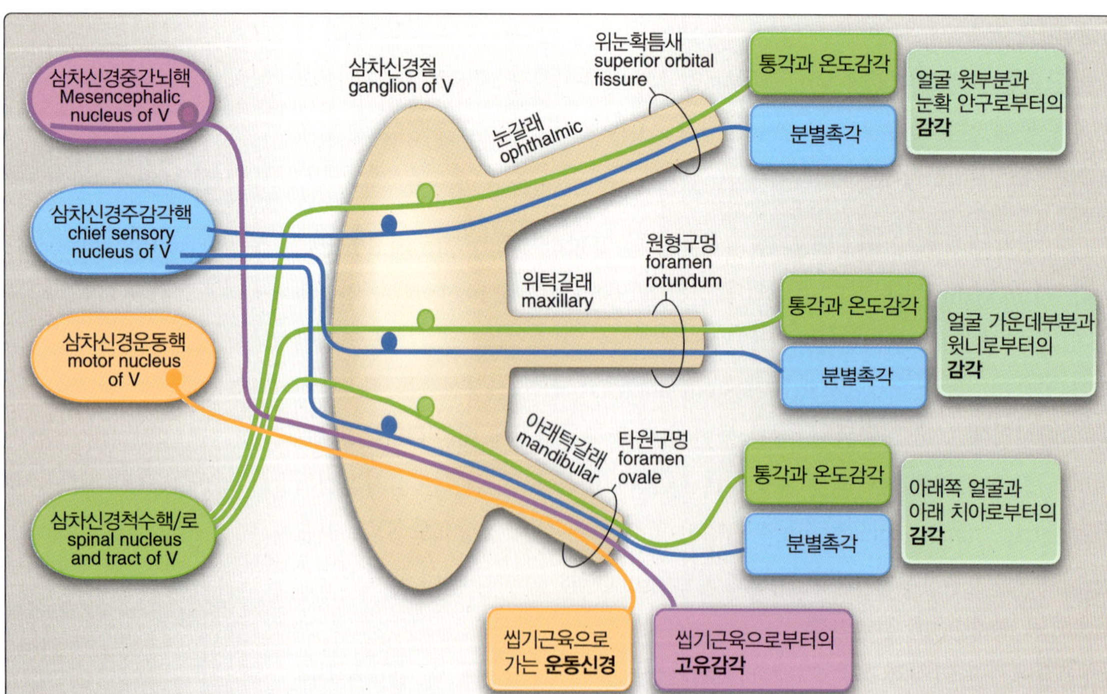

그림 10.2 삼차신경의 종류(modalitiy)와 기능.

prioception)을 담당한다. **삼차신경운동핵**(motor nucleus of V)에서는 특수내장날신경(special visceral efferent) 성분을 첫째인두활(first branchial arch)로부터 발생한 씹기근육으로 보내준다.

A. 삼차신경의 감각성분(Sensory component of CN V)

삼차신경은 머리(head), 특히 얼굴과 입공간(구강) 그리고 코공간(비강)의 감각정보를 처리한다. 척수에서처럼 이 몸감각정보는 다음과 같이 3가지 종류(category)로 구분된다. **분별촉각**(discriminative touch), **진동**(vibration) **의식적고유감각**(conscious proprioception); **통각과 온도감각**(pain and temperature); **무의식적고유감각**(nonconscious proprioception). 척수에서처럼 이들 각 종류는 삼차신경계(trigeminal system)에서 별도의 경로를 가지고 고유한 신경핵에 연접한다. 척수의 회색질과 삼차신경계는 구조와 기능이 비슷한데, 이는 척수에서 점차 변화된 것이기 때문으로 표 10.2에 요약하였다.

GSA **성분**은 삼차신경핵복합체의 구성원 중 3곳에서 처리된다. 분별촉각, 진동, 고유감각은 **삼차신경주감각핵**(chief sensory nucleus of V), 그리고 통각과 온도감각은 **삼차신경척수핵**(spinal trigeminal nucleus)에서 처리된다. 그리고 중간뇌의 **삼차신경중간뇌핵**(mesencephalic nucleus of CN V)은 고유감각을

표 10.2 척수 구조와 삼차신경핵복합체의 비교

	척수	삼차신경핵복합체
분별촉각, 진동, 고유감각(discriminative touch, vibration, and proprioception)		
세포체(cell bodies)	척수신경절(spinal ganglion)	삼차신경절, 삼차신경중간뇌핵 (trigeminal ganglion, mesencephalic nucleus)
구심성 돌기들(central processes)	널판다발과 쐐기다발 (fasciculus gracilis and cuneatus)	들어가는 삼차신경섬유 (entering trigeminal fibers)
이차신경세포(second-order neurons)	널판핵과 쐐기핵 (nucleus gracilis and cuneatus)	삼차신경주감각핵(chief sensory nucleus of V)
오름신경로(ascending pathway)	교차된 안쪽신경섬유띠 (medial lemniscus, crossed)	교차된 삼차신경섬유띠 (trigeminal lemniscus, crossed)
시상핵(thalamic nucleus)	반대쪽 뒤가쪽배쪽핵(contralateral VPL)	반대쪽 뒤안쪽배쪽핵(contralateral VPM)
통각과 온도감각(pain and temperature)		
세포체(cell bodies)	척수신경절(spinal ganglion)	삼차신경절(trigeminal ganglion)
구심성 돌기들(central processes)	리사우어로(lissauer tract)	삼차신경척수로(spinal tract of V)
이차신경세포(second-order neurons)	뒤뿔(posterior horn)	삼차신경척수핵(spinal nucleus of V)
오름신경로(ascending pathway)	척수시상로, 교차된 (spinothalamic tract, crossed)	교차된 삼차시상로 (trigeminothalamic tract, crossed)
시상핵(thalamic nucleus)	반대쪽 뒤가쪽배쪽핵(contralateral VPL)	반대쪽 뒤안쪽배쪽(contralateral VPM)

VPL = 뒤가쪽배쪽핵(ventral posterolateral nucleus); VPM = 뒤안쪽배쪽핵(ventral posteromedial nucleus).

표 10.3 삼차신경: 다섯 번째뇌신경

신경섬유의 성분	신경핵	연관 신경로	기능
일반몸들신경 (general somatic afferent, GSA)	삼차신경주감각핵 (chief sensory nucleus of V)	이차신경세포가 반대쪽 삼차신경섬유띠(trigeminal lemniscus)를 지나 시상의 뒤안쪽배쪽핵(VPM)에 도달 입안의 감각신경의 이차신경세포가 같은쪽 뒤삼차시상로(posterior trigeminothalamic tract)를 지남	분별촉각, 진동, 의식적 고유감각
일반몸들신경 (general somatic afferent, GSA)	삼차신경척수핵 (spinal nucleus of V)	이차신경세포가 반대쪽 삼차시상로(trigeminothalamic tract)를 지남; 곁가지들은 시상의 뒤안쪽배쪽핵의 통각조절계(pain-modulating systems)에 도달	통각과 온도감각
일반몸들신경 (general somatic afferent, GSA)	삼차신경중간뇌핵 (mesencephalic nucleus of V)	구심성돌기들이 그물체, 소뇌, 삼차신경운동핵으로 감	씹기근육으로부터의 무의식적고유감각(nonconscious propriception)
특수내장날신경 (special visceral efferent, SVE)	삼차신경운동핵 (motor nucleus of V)	들신경들(afferents)이 겉질숨뇌로(corticobulbar tract)를 통해 운동신경으로 양측 신경연결	씹기근육들(muscles of mastication), 고막긴장근(tensor tympani)으로 가는 운동신경

VPM = 뒤안쪽배쪽핵(ventral posteromedial nucleus).

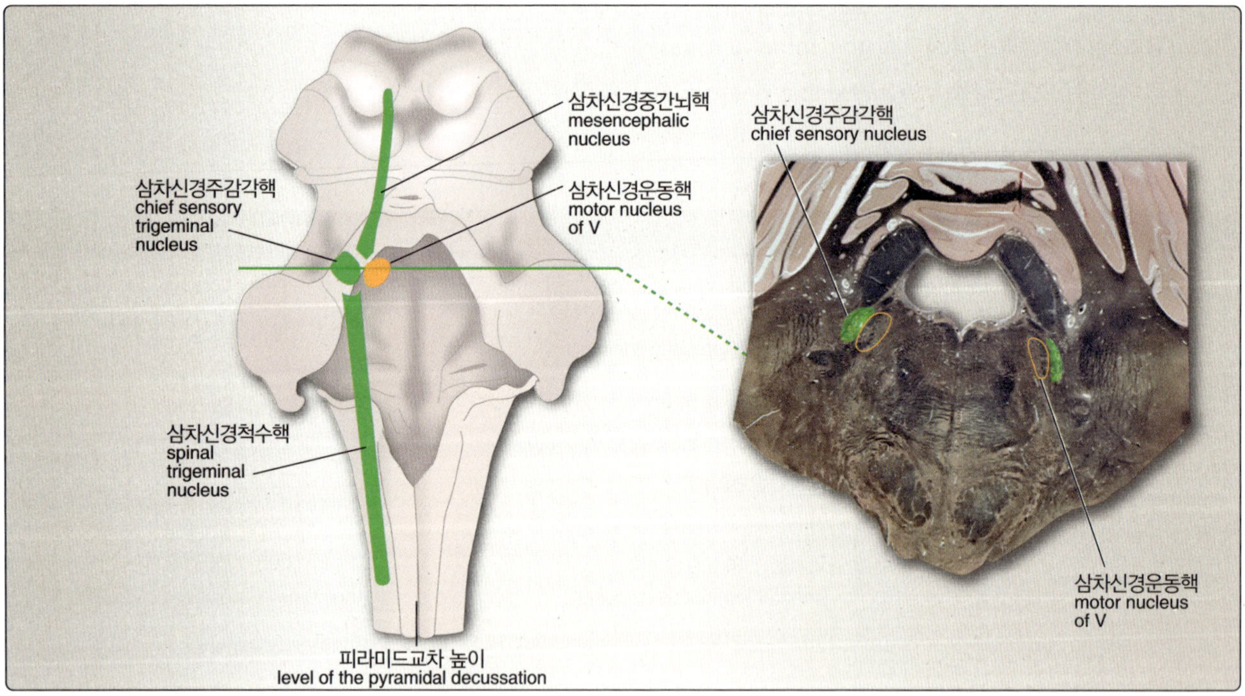

그림 10.3 가운데다리뇌(midpons)에서 삼차신경주감각핵의 위치.

처리하는 곳이다(표 10.3).

1. **삼차신경주감각핵**(chief sensory nucleus of CN V): **가운데다리뇌**(midpons)에 위치하는 **삼차신경주감각핵**(그림 10.3)은 일차감각섬유가 연접하는 척수의 뒤기둥핵들(posterior column nuclei)인 널판핵과 쐐기핵(nucleus

gracilis and cuneatus)에 대응되는 삼차신경핵이다. 일차감각섬유의 세포체는 **삼차신경절**(trigeminal ganglion)에 위치한다.

주감각핵으로부터 두 오름신경로가 시상으로 투사되고, 시상으로부터 3차 신경세포가 속섬유막(internal capsule)의 뒷다리(posterior limb)를 지나서 얼굴 영역의 일차몸감각겉질(primary somatosensory cortex)에 도달한다(그림 10.4).

a. **삼차신경섬유띠**(trigeminal lemniscus): 연접 후 **이차신경섬유**(second-order postsynaptic fibers) 일부가 중앙선을 넘어 안쪽섬유띠의 가쪽을 지나가는 것을 **삼차신경섬유띠**(trigeminal lemniscus)라고 한다. 이 신경로는 **시상의 뒤안쪽배쪽핵**[ventral posteromedial nucleus(VPM) of thalamus]에 도달한다.

b. **뒤삼차시상로**(posterior trigeminothalamic tract): 나머지 섬유들은 교차하지 않고 삼차신경섬유띠와 함께 시상의 뒤안쪽배쪽핵으로 올라가는데 이를 **뒤삼차시상로**라고 한다. 교차하지 않은 이 섬유들은 입안으로부터의 몸감각정보를 시상으로 전달하는데, 역시 교차하지 않은 맛감각 섬유와 인접한 시상에 도달한다.

c. **몸순서적배열**(somatotopic arrangement): 신경핵 속에서의 섬유들은 **몸순서적배열**을 하고 있다(그림 10.5) V_1(눈갈래)으로부터 온 섬유는 앞쪽으로, V_3(아래턱갈래)로부터 온 섬유는 뒤쪽으로, 그리고 V_2(위턱갈래)로부터 온 섬유는 그 사이에 위치한다. 달리 표현하면 그림 10.5에서 보듯이 얼굴 위아래가 거꾸로 배치되는 것이다.

2. **삼차신경척수로핵**(spinal tract and nucleus of V): **삼차신경척수로핵**은 주감각핵 꼬리쪽 끝에서 목척수 윗부분(C3까지)까지 뻗어 있다. 척수의 윗부분에서 삼차신경척수핵과 신경로는 척수의 뒤뿔, 특히 **아교질**(substantia gelatinosa)과 **리사우어로**(tract of Lissaure)와 구조적으로나 기능적으로 밀접하다. 척수의 뒤뿔과 같이 삼차신경척수로핵은 **통각과 온도감각**을 처리한다.

a. **통각-온도감각 섬유:** 말초로부터 통각과 온도감각을 전달하는 신경섬유($A\delta$와 C)의 세포체는 삼차신경절에 있는데, 그 구심성 돌기들(central processes)은 뇌줄기의 가운데다리뇌의 감각뿌리를 통해 뇌줄기로 들어온다. 이들 섬유는 삼차신경척수로로 내려와 삼차신경핵의 꼬리쪽 부위에서 연접한다(그림 10.6). 이렇게 뇌줄기로 들어온 감각섬유가 아래로 내려오는 것은 이것이 유일한 경우이다.

앞쪽가쪽계통(anterolateral system)을 지나가는 통각-온도감각섬유처럼 삼차신경계통 또한 그물체(reticular formation)와 뇌줄기의 다른 구조물

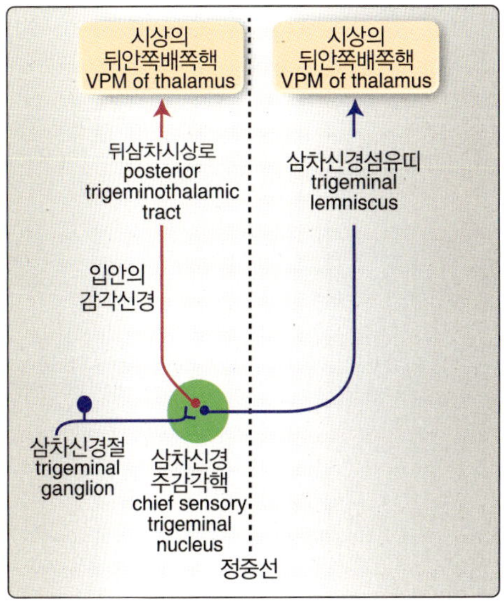

그림 10.4 삼차신경주감각핵과 연관된 신경로의 개요. CN = 뇌신경(cranial nerve); VPM = 뒤안쪽배쪽핵(ventral posteromedial nucleus).

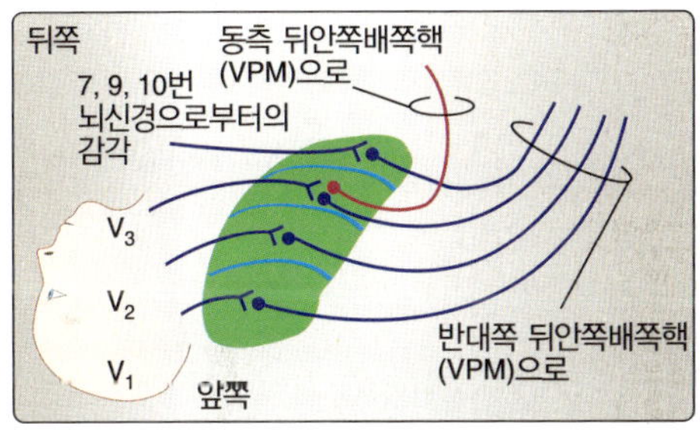

그림 10.5 삼차신경주감각핵으로 연결되는 신경섬유의 몸순서적배열. CN = 뇌신경(cranial nerve); VPM = 뒤안쪽배쪽핵(ventral posteromedial nucleus).

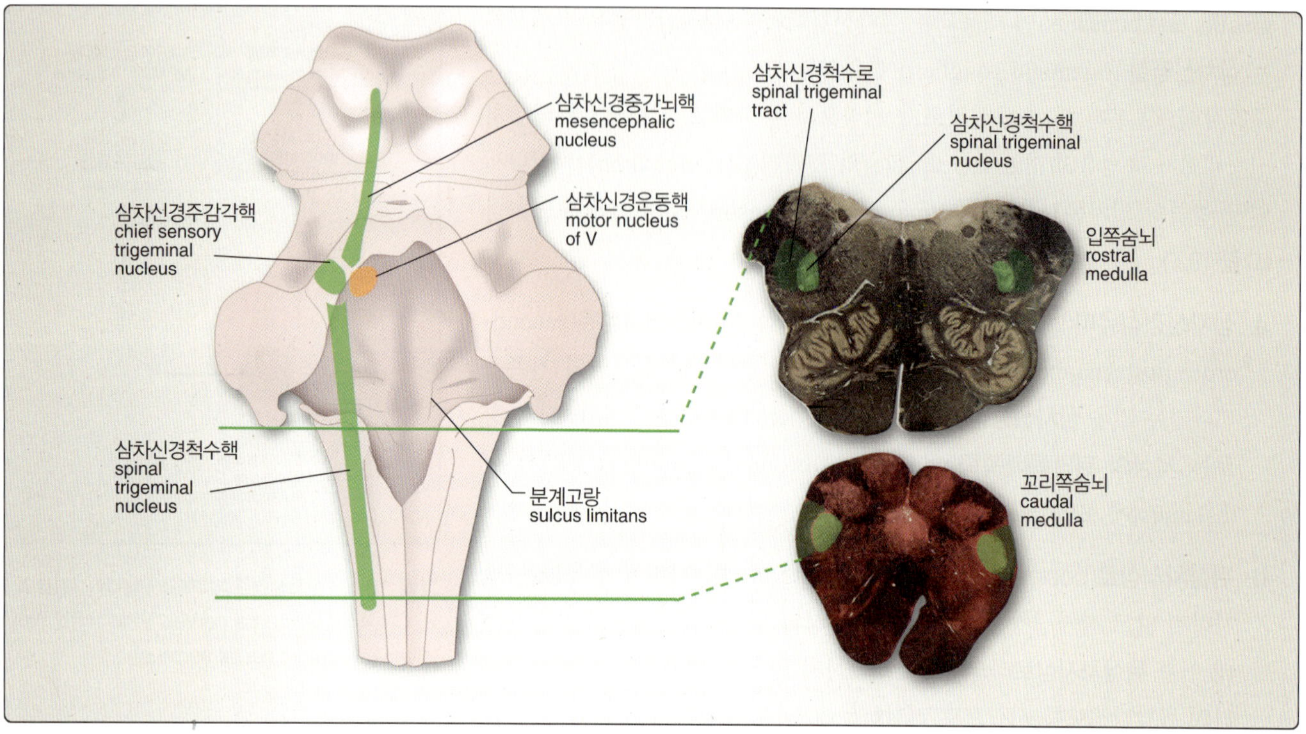

그림 10.6 뇌줄기에서 삼차신경척수핵의 위치.

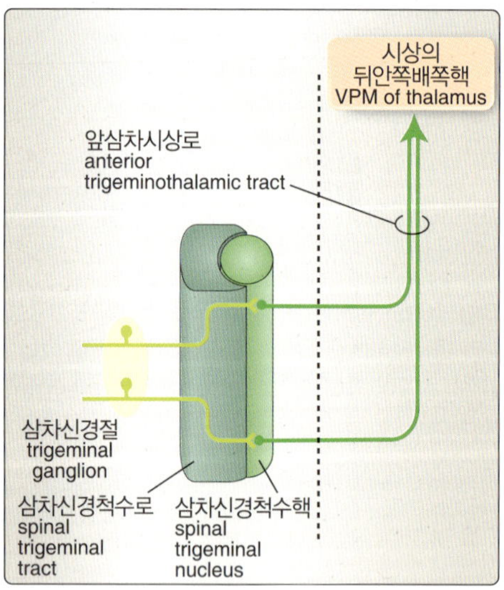

그림 10.7 삼차신경척수핵과 연관된 신경로의 개요. VPM = 뒤안쪽배쪽핵(ventral posteromedial nucleus).

로 곁가지를 내어 통각의 내림조절(descending modulation)을 가능하게 한다(22장 "통증" 참조).

b. **앞삼차시상로**(anterior trigeminothalamic tract): 삼차신경척수핵으로부터 이차신경세포가 중앙선을 건너서 척수시상로에서부터 온 섬유들과 합쳐져서 숨뇌 머리쪽에서 **앞삼차시상로**(anterior trigeminothalamic tract)가 되는데 섬유들은 시상의 VPM으로 연결된다(그림 10.7). 이곳에서 삼차신경세포가 속섬유막의 뒷다리를 지나서 일차몸감각겉질의 얼굴 영역으로 연결된다.

c. **몸순서적배열**(somatotopic arrangement): 삼차신경로와 척수핵 그리고 **앞삼차시상로**(anterior trigeminothalamic tract)의 섬유들은 주감각핵과 연관 신경로와 유사하게 **몸순서적배열**을 하고 있다. V_1(눈갈래)의 섬유들은 가장 앞쪽에 위치하며 V_3(아래턱갈래)의 섬유들은 가장 뒤에 위치하고, V_2(위턱갈래)의 섬유들은 그 사이에 위치한다(그림 10.8).

3. **삼차신경중간뇌핵**(mesencephalic nucleus of V): 근육방추(muscle spindle), 치아의 치아주위인대(periodontal ligament)와 턱관절(temporomandibular joint)로부터 오는 **무의식적 고유감각**(nonconscious proprioception)을 처리하는 들신경은 중간뇌에 위치하는 **삼차신경중간뇌핵**으로 들어오는데 이 핵은 주감각핵보다 머리쪽에 있다. 이 신경핵은 신경능선으로부

터 유래되어 발생시기에 신경관에 남아 있던 **거짓홑극신경세포**(pseudounipolar cells)로 구성되어 있다. 이 핵은 삼차신경절의 일부가 뇌줄기 안으로 들어와 있는 것으로 여겨진다(그림 10.9). 이것은 일차감각신경세포가 말초신경절 대신에 중추신경계통 속에 들어와 있는 유일한 경우이다.

말초의 감각신경절에 위치하는 다른 어떤 거짓홑극신경세포와 다르게 이 신경세포는 실제로 뇌줄기의 구조들로부터 연접 입력(synaptic input)을 받는다. 무의식적 고유감각의 처리를 위하여 삼차신경중간뇌핵으로부터의 구심성돌기는 **그물체**(reticular formation)와 **소뇌**(cerebellum)로 연결된다. 더욱이 이 섬유들은 삼차신경척수핵과 삼차신경운동핵과의 **운동반사**(motor reflex) 경로에도 관여한다. 특히 이들은 **아래턱반사**(jaw-jerk reflex)를 중재하는 데 관여한다(그림 10.10).

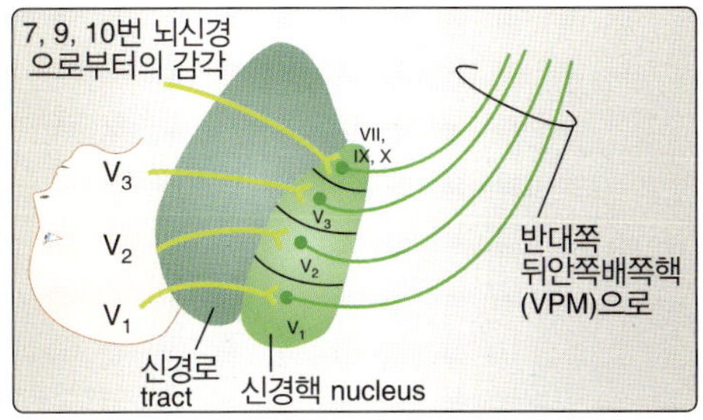

그림 10.8 삼차신경척수핵으로 연결되는 신경섬유의 몸순서적배열. 뇌신경(cranial nerve); VPM = 뒤안쪽배쪽핵(ventral posteromedial nucleus).

B. 삼차신경의 운동성분(Motor component of CN V)

삼차신경의 운동성분은 **씹기근육들**(muscles of mastication)과 **고막긴장근**(tensor tympani muscle)이라고 하는 작은 근육을 지배한다. 운동신경세포체를 포함하는 삼차신경운동핵은 **가운데다리뇌**(midpons)의 삼차신경이 부착되는 높이에 위치한다(그림 10.11). 이것은 양쪽 대뇌반구로부터 입력을 받아서

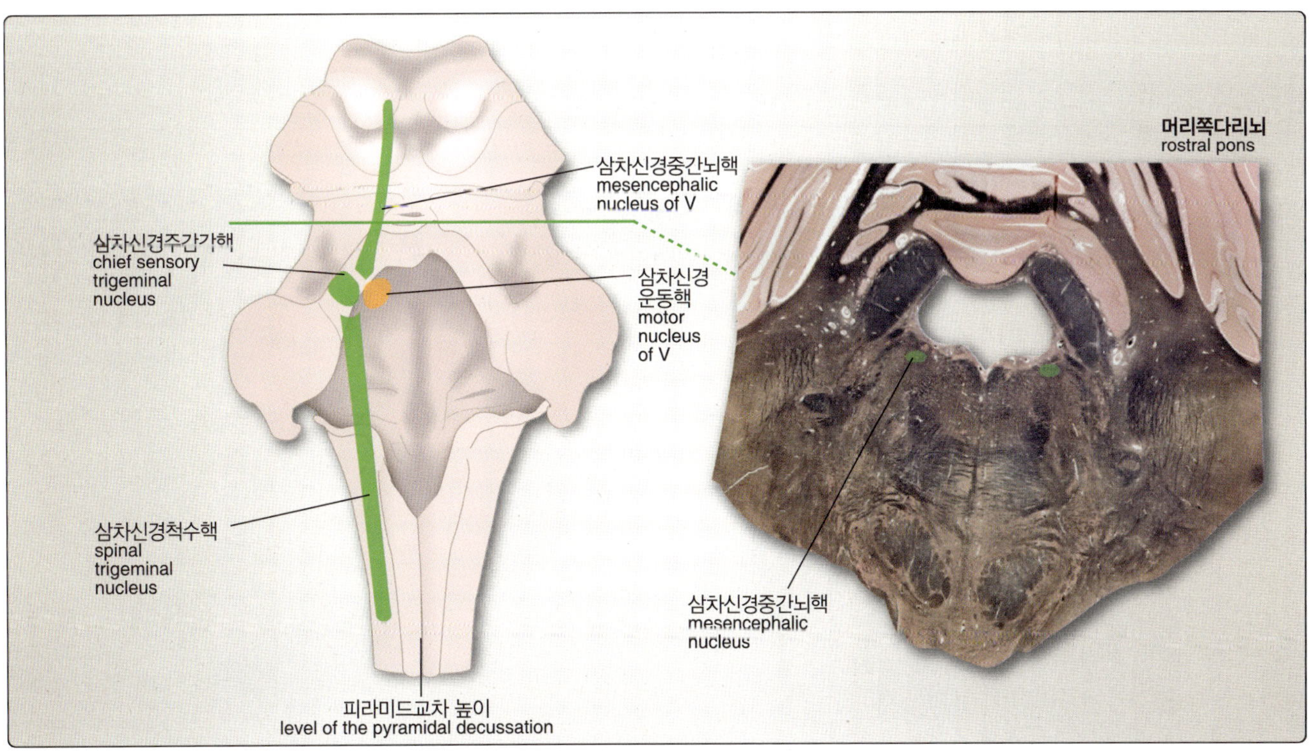

그림 10.9 머리쪽다리뇌(rostral pons)에서 삼차신경중간뇌핵의 위치.

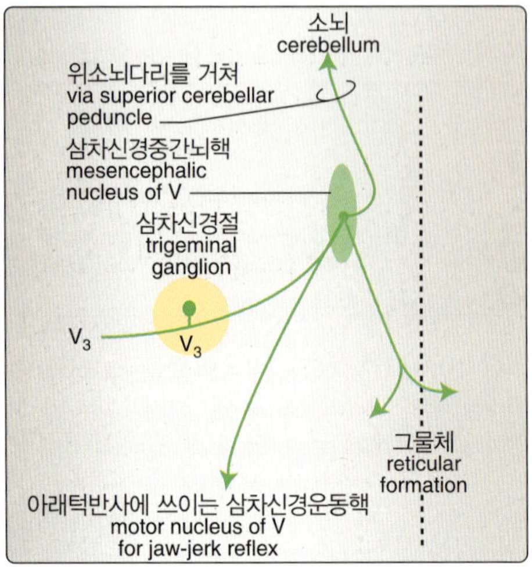

그림 10.10 삼차신경중간뇌핵과 다른 뇌줄기구조들 그리고 소뇌와의 연결에 대한 개요.

말하기(speech)나 수의적 씹기(voluntary chewing)와 관련된 턱운동을 중재하며 또한 삼차신경감각핵들로부터의 입력도 받는다. 운동신경섬유는 **운동뿌리**(motor root)를 통하여 나가는데, 삼차신경절에서 연접을 하지 않고 그냥 통과(bypass)하여 삼차신경의 **아래턱갈래**(mandibular division, V_3)를 지나 표적근육에 분포한다(그림 10.12).

C. 아래턱반사(Jaw-jerk reflex)

아래턱반사를 유발하려면 턱을 살짝 치는데 이는 고유감각수용기들(proprioceptors)을 자극하는 것이다. 이들은 삼차신경중간뇌핵으로 투사되고 여기서 다시 삼차신경운동핵으로 투사되어 연접하고 운동신경섬유들이 나와서 씹기근육들을 지배하므로 결국 턱을 닫게 하는 것이다. 임상적으로 이 반사는 뇌줄기의 신경핵들과 삼차신경 셋째 갈래의 신경섬유들의 기능을 검사하는 것이다(그림 10.13).

III. 얼굴신경: 일곱째뇌신경 (Facial Nerve: Cranial Nerve VII)

일곱번째뇌신경(CN VII)인 **얼굴신경**(facial nerve)은 속귀신경(vestibulocochlear nerve, CN VIII)과 함께 **다리뇌소뇌구석**(pontocerebellar angle)에서

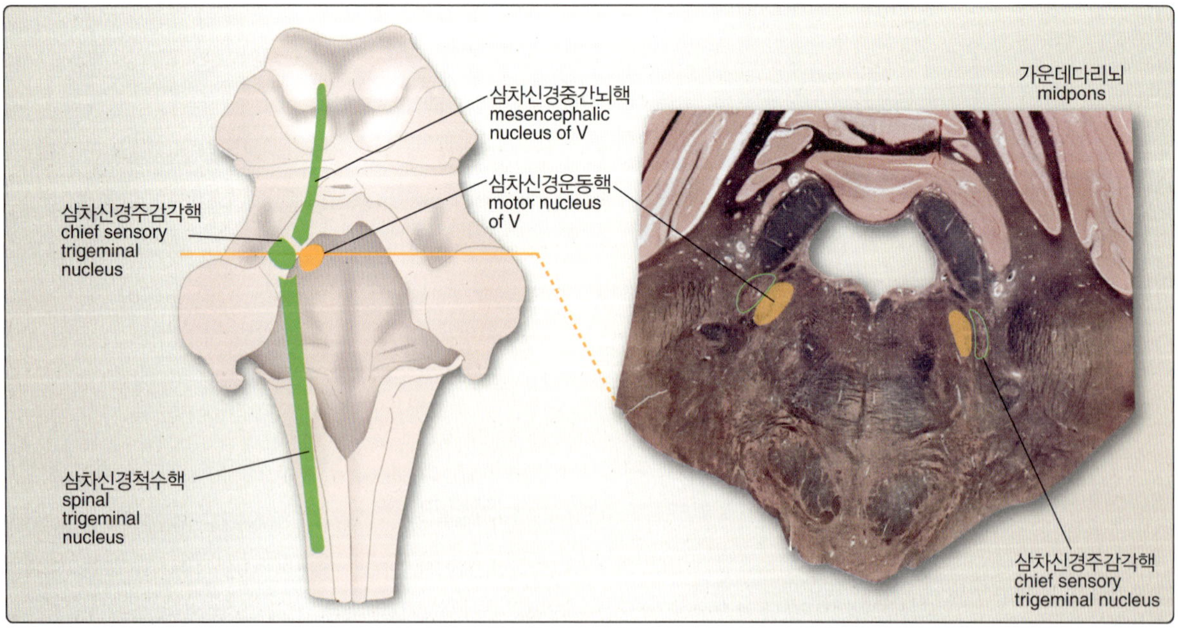

그림 10.11 가운데다리뇌(midpons)에서 삼차신경운동핵의 위치.

출현한다. 얼굴신경은 4가지 성분을 가진다(그림 10.14). 이것은 기본적으로 **운동신경**(motor nerve)인데, 얼굴표정을 짓는 SVE 성분과 머리의 주요 샘분비를 담당하는 GVE 성분을 가진다. 얼굴신경에는 작은 감각성분(GSA)도 있으며 그와 함께 작은 감각신경절도 가진다. 혀의 앞쪽 2/3에 해당하는 맛감각을 전달하는 SVA 성분도 있는데(표 10.4), 맛감각은 21장의 "냄새와 맛"에서 더 자세하게 다룬다.

A. 얼굴신경의 운동성분(Motor component of CN VII)

얼굴신경의 운동성분은 둘째인두활 유래의 근육들을 지배하는 SVE와 머리의 주요 샘들을 지배하는 부교감성분인 GVE로 나눌 수 있다.

1. **특수내장날신경**(special visceral efferents): 이 섬유들은 둘째인두활에서 발생한 근육들을 지배한다. 이들은 **얼굴표정근육**(muscles of facial expression)들과 머리의 작은근육들이다. 운동신경세포체는 꼬리쪽다리뇌(caudal pons)의 덮개(tegmentum)에 위치한 **얼굴신경핵**(facial nucleus)에 있다. 신경 축삭(axon)은 동측으로 투사되어 얼굴신경관을 지나면서 귓속의 등자근(stapedius)에 신경섬유를 내준다.

   a. **몸순서적배열**(somatotopic arrangement): 얼굴신경핵은 얼굴 윗부분과 아랫부분을 뚜렷하게 나누어 **몸순서적배열**을 하고 있다. 얼굴 아래 부위로 보내는 겉질숨뇌(corticobulbar) 입력은 반대쪽 운동겉질(contralateral motor cortex)로부터 받는 반면, 위쪽 얼굴로 보내는 운동신경 입력은 양쪽(같은쪽과 반대쪽) 겉질로부터 받는다(그림 10.15). 흥미롭게도 **위쪽 얼굴**(upper face)로 양쪽에서 보내주는 입력(bilateral input)은 일차운동겉질이 아니라 **띠이랑**(cingulate gyrus)으로부터 오는 것이라는 사실이 최근에 알려졌다. 띠이랑은 변연계통의 일원으로서 이는 얼굴표정이 감정과 얼마나 밀접한지를 나타내고 있다.

   b. **손상들**(lesions): 얼굴신경이 말초에서, 즉 하위운동신경세포(lower motor neuron, LMN)가 손상되었다면 동측(ipsilateral) 절반의 위아래 얼굴 전체가 마비될 것이다(그림 10.15). 이런 손상은 다리뇌소뇌구석(pontocerebellar angle)에서의 종양[대개 신경아교종(glioma)]이나 귀밑샘의 종양에서 볼 수 있는데 얼굴신경이 지나는 경로에서 압박을 받는 경우이다.

      겉질숨뇌섬유(corticobulbar fibers) 같은 중추에서의 손상은 반대쪽 아래얼굴의 마비를 초래하는데, 그 이유는 위쪽 얼굴은 양쪽으로부터 신경지배(bilateral innervation)를 받기 때문이다.

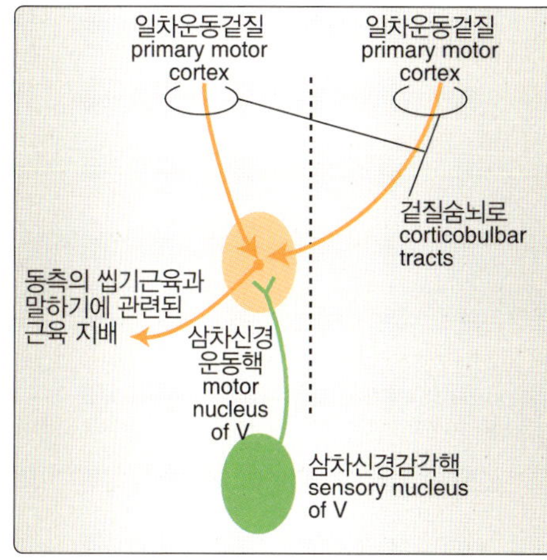

그림 10.12 삼차신경운동핵과 관련된 신경로의 개요.

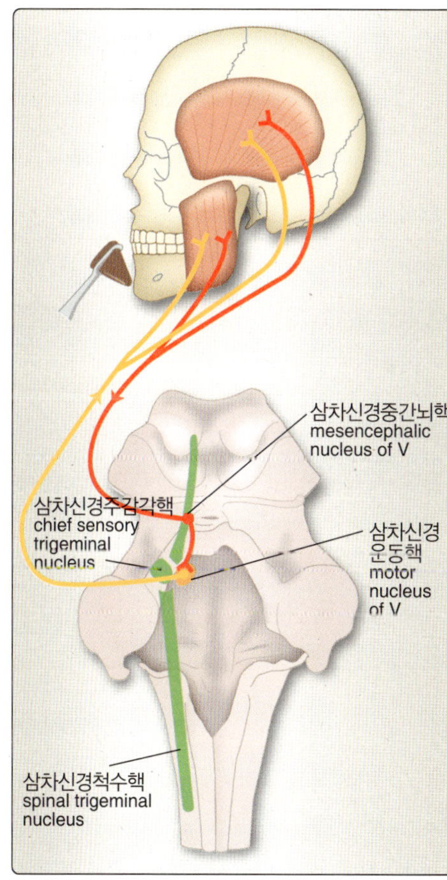

그림 10.13 아래턱반사.

2. **일반내장날신경성분**(general visceral efferents): 얼굴신경의 나머지 운동성분은 눈물샘, 턱밑샘, 혀밑샘 뿐 아니라 코와 입 그리고 인두의 점막에 분포하는 샘들로 보내는 GVE, 즉 **부교감**(parasympathetic)성분이다. 이 섬유들의 신경세포체는 **다리뇌덮개**(pontine tegmentum)에 퍼져 있는데, 이를 **위침분비핵**(superior salivatory nucleus)이라고 한다. 이 신경절이전섬유들은 말초에서 **날개입천장신경절**(pterygopalatine)과 **턱밑신경절**(submandibular ganglia)로 간다. 이곳에서 신경절이후섬유가 나와 샘들의 분비운동을 지배하는 것이다. 위침분비핵으로의 입력은 시상하부(hypothalamus)로부터 온다.

B. 얼굴신경의 감각성분(Sensory component of VII)

얼굴신경의 감각성분에는 일반몸감각(GSA)과 특수내장감각(SVA) 성분이 있다.

1. **일반몸감각성분**(general somatic afferents): 얼굴신경의 감각성분은 상대적으로 작다. 이 섬유들의 신경세포체는 **무릎신경절**(geniculate ganglion)에 위치한다. 바깥귀의 조가비(concha)나 외이도(external acoustic meatus)

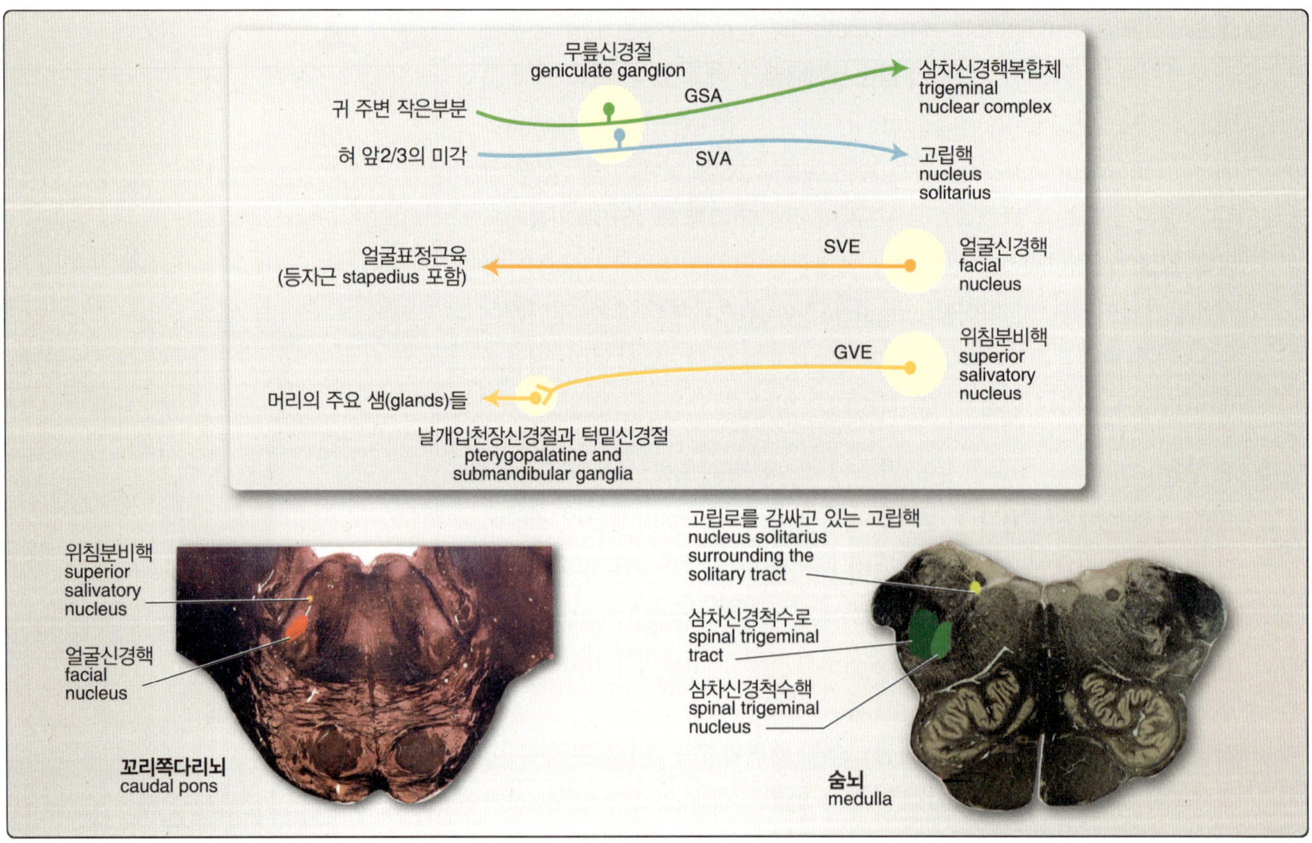

그림 10.14 얼굴신경과 관련된 신경핵들의 개요. GSA = general somatic afferent; SVA = special visceral afferent; SVE = special visceral efferent; GVE = general visceral efferent.

표 10.4 얼굴신경: 일곱째뇌신경

신경섬유의 성분	신경핵	연관 신경로	기능
특수내장날성분 (special visceral efferent, SVE)	얼굴신경핵(facial nucleus)	겉질의 일차운동영역으로부터 겉질숨뇌로(corticobulbar tract)를 통해 아래얼굴(lower face)로 반대쪽 신경지배하면서 운동신경 보내는 날신경들(efferents) 띠이랑(cingulate gyrus)으로부터 겉질숨뇌로를 통해 윗얼굴(upper face)로 양측 신경지배	얼굴표정근육으로 운동신경지배(motor innervation)
일반내장날성분 (general visceral efferent, GVE)	위침분비핵 (superior salivatory nucleus)	시상하부로부터 입력	눈물샘, 턱밑샘, 혀밑샘으로 부교감신경지배(parasympathetic innervation)
일반몸들성분 (general somatic afferent, GSA)	삼차신경주감각핵(chief sensory trigeminal nucleus) 삼차신경척수핵(spinal trigeminal nucleus)	이차신경섬유가 반대쪽 삼차신경섬유띠(trigeminal lemniscus)를 지나 시상의 뒤안쪽배쪽핵(VPM)에 도달	바깥귀로부터의 분별촉각, 통각과 온도감각
특수내장들성분 (special visceral afferent, SVA)	고립로의 신경핵 (nucleus of the solitary tract)	동측 뇌섬(insula)으로 출력	혀의 앞쪽 2/3의 맛감각

VPM = 뒤안쪽배쪽핵(ventral posteromedial nucleus).

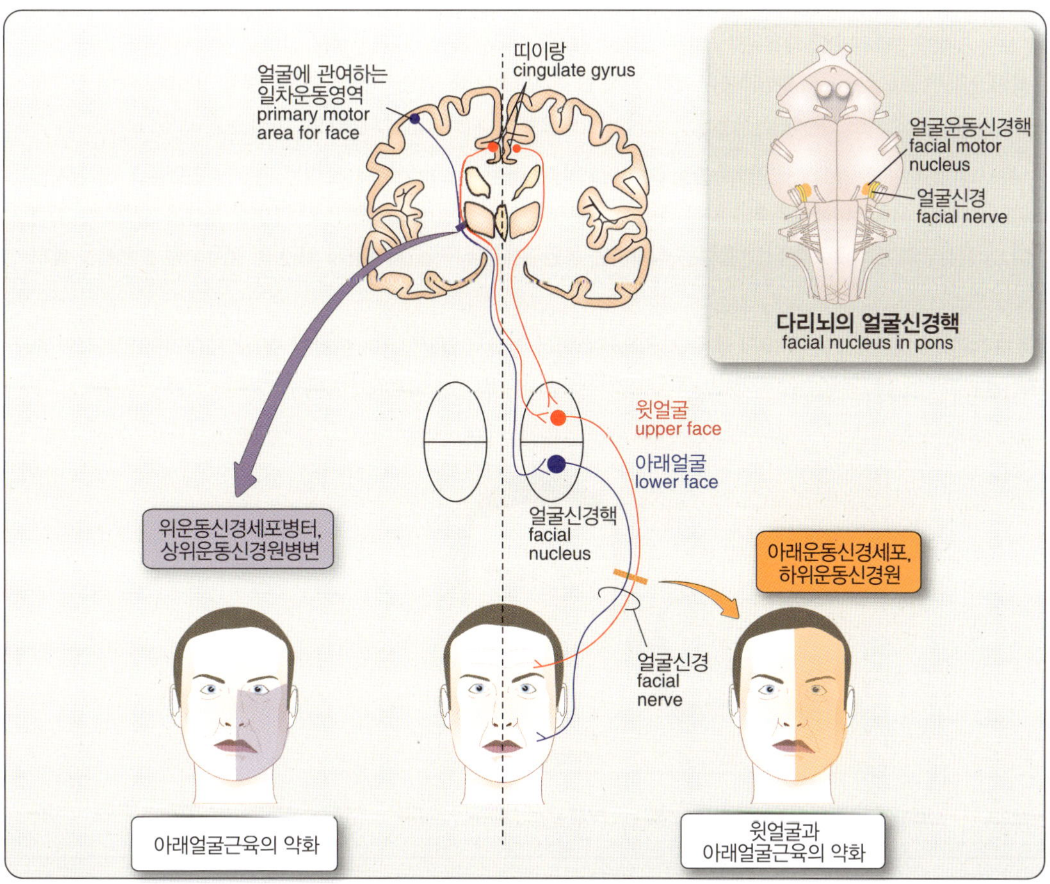

그림 10.15 얼굴신경핵으로의 겉질 입력과 중추와 말초의 신경로 손상. 보라색과 오렌지색 막대와 화살표는 손상의 위치를 나타낸다.

임상응용 10.1 벨마비(Bell Palsy)

벨마비는 한쪽의 **하위운동신경**(lower motor neuron)인 **말초얼굴신경**(peripheral facial nerve)의 마비이다. 마비의 원인은 대부분 알지 못하거나 **특발성**(idiopathic)이다. 벨마비는 얼굴신경마비의 가장 흔한 종류이다.

환자는 말초신경손상에서 볼 수 있는 일측의 위와 아래부위 얼굴의 마비를 나타낸다(그림을 보라). 더욱이 **눈물샘**(lacrimal gland)으로 가는 부교감날신경성분의 손상으로 같은 쪽에서 눈물(tears)이 안날 수 있다. 침분비가 안되는 것은 알아차리기 어려운데 그 이유는 혀인두신경(glossopharyngeal nerve)의 지배를 받는 **귀밑샘**(parotid gland)에서 침분비가 되기 때문이다.

표정 근육의 마비로 인해 **깜박임반사**(blink reflex)에 장애를 초래한다. 삼차신경을 통하여 각막의 자극을 감지할지라도 얼굴신경을 통해 눈둘레근(orbicularis oculi)으로 보내는 깜박임반사의 날신경이 기능을 하지 않기 때문에 그쪽의 눈을 제대로 감을 수가 없는 것이다. 눈물 분비도 감소하는데 각막의 손상을 예방하기 위하여 인공눈물을 넣어주고 야간에 눈을 감도록 반창고를 붙여 주어야 한다. 비록 동측의 혀 앞쪽 2/3으로부터 맛감각을 얼굴신경을 통하여 받고 있지만 맛감각의 변화는 호소하지 않는다. 건재한 다른 쪽 혀의 신경이 기능을 해주기 때문이다.

벨마비의 **원인**(etiology)은 잘 모른다. 하지만 가장 잘 받아들여지는 설명은 **바이러스감염**(viral infection)이 얼굴신경을 붓게 하여 머리뼈에서 좁은 얼굴신경관(bony facial canal)을 통과할 때 신경이 압박받게 된다는 것이다. 중추, 즉 뇌줄기의 증상이 나타날 수 있으며, 환자 50%에서 다른 뇌신경과 연관된 증상을 보이기도 한다. 가장 흔한 증상은 삼차신경과 관련된 **얼굴의 통증**(facial pain)이다. 환자 상당수는 **청각과민**(hyperacusis)을 호소하는데, 이것은 얼굴신경이 지배하는 중간귀에 있는 등자근(stapedius muscle)의 마비로 인한 것이다. 하지만 최근의 연구는 이를 확증할 수 없다는 것인데, 청각과민이 양쪽귀에서 나타나는 경우가 많기 때문이다. 따라서 이제는 이 증상이 달팽이핵(cochlear nucleus)과 관련된 중추의 문제가 아닐까 의심하고 있다.

벨마비의 **예후**(prognosis)는 좋은 편이다. 대부분의 경우는 저절로 증상이 호전된다. **치료**는 관찰하는데 그치거나 눈을 보호해주고, 부신겉질스테로이드(corticosteroid)를 쓰는 것이다. 항바이러스제를 쓰는 것은 스테로이드를 단독으로 쓰는 것만 못한 것으로 알려져 있다. 만약 바이러스감염을 시사하는 다른 증상이 있다면 스테로이드와 항바이러스제를 함께 쓸 수 있다. 간혹 필요한 경우 외과적으로 머리뼈바닥에 접근하여 얼굴신경 감압(decompression)을 시도하기도 하는데 신경손상의 위험이 있으므로 이 치료방법에 대해서는 아직 논란이 있다.

벨마비에서 회복된 아주 작은 환자의 코호트(cohort)에서 **악어눈물증후군**(crocodile tear syndrome)을 보이는 경우가 있었는데 이 환자들은 식사할 때 눈물을 흘리게 된다. 이것은 위침분비핵으로부터 나온 축삭이 잘못연결(missprouting)되었기 때문인데, 침샘을 지배하는 신경이 눈물샘으로 연결되는 것이다. 시상하부와 후각으로 부터의 입력은 식사하는 동안 위침분비핵을 자극하게 되면 이 경우처럼 눈물샘을 통하여 눈물이 분비되는 것이다.

얼굴신경은 귀밑샘을 통과하여 표정근육으로 연결되는데 매우 추운 기온에서는 뺨이 얼어서 얼굴신경이 손상될 수 있다. 이것은 일시적인 손상으로 얼굴이 따뜻해지면 회복된다.

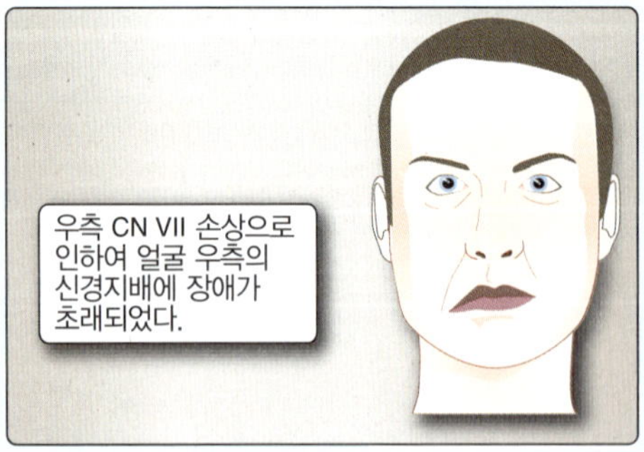

벨마비 환자의 전형적인 얼굴 표정. CN = 뇌신경(cranial nerve).

그리고 고막(tympanic membrane)의 바깥면으로부터 온 GSA 섬유들은 얼굴신경을 통하여 **삼차신경핵복합체**(trigeminal nuclear complex, 삼차신경주감각핵과 척수핵)로 투사된다. 이차신경세포는 반대쪽 시상의 VPM(contralateral VPM of thalamus)으로 투사된다.

2. **특수내장감각성분**(special visceral afferents): **SVA 섬유**(SVA fiber)들은 혀의 앞쪽 2/3으로부터의 **맛감각**(taste)을 전달한다. 21장 "냄새와 맛"에서 더 자세히 다루게 되는데, 이 섬유들은 뇌줄기로 들어가서 **고립로**(solitary tract)로 가서 내장감각정보를 처리하는 뇌줄기의 주요 신경핵인 **고립핵**(nucleus solitarius)에서 연접한다.

IV. 혀인두신경: CN IX (Glossopharyngeal Nerve: Cranial Nerve IX)

혀인두신경(glossopharyngeal nerve)은 혼합신경인데 머리와 목의 특정 영역을 담당하는 몇 가지 다른 종류의 감각과 운동섬유를 포함하고 있는데 표 10.5에서 요약하였다. 이것은 **일반감각**(general sensation, GSA) 혀의 뒤 1/3과 연구개, 인두로부터 오는 **맛감각**(미각, taste, SVA) 그리고 목동맥토리(carotid body)와 목동맥팽대(carotid sinus)로부터 오는 **내장감각**(visceral afferents,

표 10.5 혀인두신경: CN IX

신경섬유의 성분	신경핵	연관 신경로	기능
일반몸들성분(general somatic afferent, GSA)	삼차신경척수핵	이차신경세포가 반대쪽 앞삼차시상로(anterior trigeminothalamic tract)를 지나 시상의 뒤안쪽배쪽핵(VPM)에 도달	혀의 뒤1/3, 편도, 바깥귀의 피부, 고막의 속면, 인두로부터의 통각과 온도감각(pain and temperature)
	삼차신경주감각핵	이차신경세포가 반대쪽 삼차신경섬유띠(trigeminal lemniscus)를 지나 시상의 뒤안쪽배쪽핵(VPM)에 도달	혀의 뒤1/3, 편도, 바깥귀의 피부, 고막의 속면, 인두로부터의 분별촉각(discriminative touch)
일반내장들성분(general visceral afferent, (GVA)	고립핵, 중간부분	의문핵으로가는 반사활	목동맥토리(carotid body)로부터의 화학수용기 및 압력수용기, 구역감(gag sensations)
특수내장들성분(special visceral afferent, SVA)	고립핵, 입쪽부분	동측 뇌섬으로 출력	혀의 뒤 1/3으로부터의 맛감각(taste)
특수내장날성분(special visceral efferent, SVE)	의문핵	양측 겉질숨뇌로 입력	붓인두근으로(stylopharyngeus muscle) 가는 운동신경
일반내장날성분(general visceral efferent, GVE)	아래침분비핵	시상하부(hypothalamus)와 후각신경계(olfactory system)로부터의 입력	귀밑샘의 자극(parotid gland)
	의문핵	반사(relfex)에 필요한 고립핵(nucleus solitarius)으로부터의 입력	목동맥토리와 목동맥팽대; 혈관확장

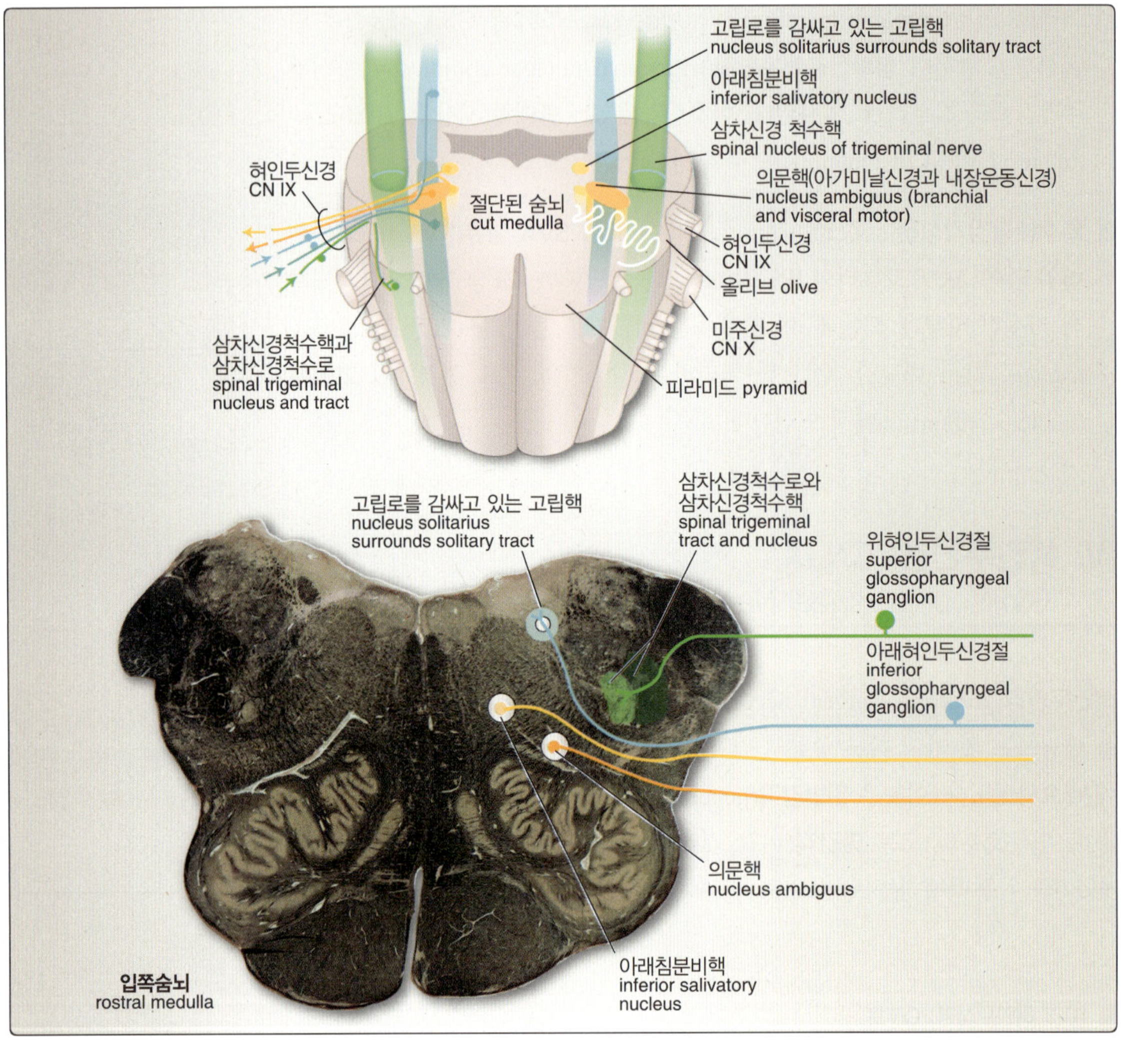

그림 10.16 허인두신경과 관련 신경핵의 개요. CN = 뇌신경(cranial nerve). (Modified from Wilson-Pauwels L, et al. Cranial Nerves: *Function and Dysfunction*, 3rd ed. PMPH: Shelton, CT, 2010.)

GVA)을 포함한다. 또한 붓인두근(stylopharyngeus)이라는 하나의 **근육을 지배**(SVE)하며, 귀밑샘과 목동맥토리, 목동맥팽대에 **부교감날신경**(parasympathetic efferernt, GVE)성분을 보낸다.

CN IX는 뇌줄기의 올리브(olive)와 아래소뇌다리(inferior cerebellar peduncle) 사이에서 일련의 잔뿌리로 출현한다. 이것은 CN X(미주신경, vagus)와 XI(더부신경, accessory)와 함께 목정맥구멍(jugular foramen)을 통하여 뒷머리뼈우묵을 나간다(그림 10.16). 허인두신경은 두 개의 신경절을 가지고 있는데 감각신경세포체를 함유한 **위**(superior)와 **아래 허인두신경절**(inferior glossopharyngeal ganglia)이 그것이다.

A. 혀인두신경의 감각성분(Sensory component of CN IX)

혀인두신경의 몸감각성분은 입공간 뒤쪽과 입인두의 **GSA** 정보, 목동맥토리와 입인두의 **GVA** 정보, 혀뒤쪽 1/3의 **SVA** 맛감각 정보를 포함한다.

1. **일반몸감각**(general somatic afferent)**성분: GSA** 섬유는 혀의 뒤 1/3과 상부 인두(upper pharynx)에서의 일반감각을 담당한다(표 10.5). 이 섬유들의 세포체는 **위혀인두신경절**(superior glossopharyngeal ganglion)에 위치한다.
   통각을 전달하는 축삭은 숨뇌로 들어가서 삼차신경척수로를 따라 내려가는데 삼차신경척수핵의 꼬리쪽 부분에서 연접한다. 이곳에서 이차신경세포가 숨뇌의 반대쪽으로 넘어가서 시상의 VPM으로 투사된다(그림 10.7). 여기서 나온 섬유들은 속섬유막의 뒷다리를 지나서 일차몸감각겉질로 연결되는 것이다.
   분별촉각을 전달하는 축삭은 숨뇌로 들어가서 삼차신경주감각핵에서 연접한다. 마찬가지 방법으로 이차신경세포는 중앙선을 넘어서 VPM에서 다시 연접하여 일차몸감각겉질로 투사된다.

2. **일반내장감각**(general visceral afferent)**성분: 구역반사**(gag reflex)와 관련된 입인두의 들신경을 전달하는 **GVA 섬유**도 혀인두신경을 지나간다(아래 구역반사 참조). 이 섬유들의 신경세포체는 **아래혀인두신경절**(inferior glossopharyngeal ganglion)에 위치한다(그림 10.16).
   목동맥토리는 **화학수용기**(chemoreceptors)를 가지고 혈액에서의 산소(O_2)와 이산화탄소(CO_2) 그리고 산/염기(pH) 수준을 감시한다. 비슷한 구조로 동맥의 혈압을 감시하는 목동맥팽대의 벽에 **압력수용기**(baroreceptor) 신경종말이 와 있다(그림 10.17). 이들 **내장감각**(visceral sensation)은 목동맥신경(carotid nerve)이 되어 올라가는데, **아래혀인두신경절**에 그 세포체가 위치한다. 그 신경절세포의 중추쪽 돌기는 숨뇌로 들어가서 **고립로**(solitary tract)를 타고 내려가 **고립핵**(nucleus solitarius)에서 연접한다. 고립핵에서 출력연결이 그물체로 시상하부로 가서 호흡이나 혈압 그리고 심장박출량(cardiac output)을 조절하게 된다.
   입인두로부터 구역반사의 들신경이 **고립로**를 타고와서 고립핵으로 들어온다. 이 신경들은 **의문핵**(nucleus ambiguus)으로 투사되고 내장날신경(visceral efferents)과 연결되어 **구역반사** 회로가 형성된다. 구역반사는 인두의 일반감각과는 달리 별도의 뇌줄기핵들(삼차신경주감각핵, 고립핵)과 연결되어 있다. 음식덩어리를 느끼는(feel) 것과 입인두의 음식덩어리에 대하여 구역(gag)이 일어나는 것은 감각의 성질이 완전히 다른 것이다.

3. **특수내장감각**(special visceral afferent)**:** 고립핵에서는 혀 뒤쪽 1/3로부터 온 **맛감각** 같은 **SVA** 정보를 처리한다. 이 섬유들의 신경세포체는 **아래혀인

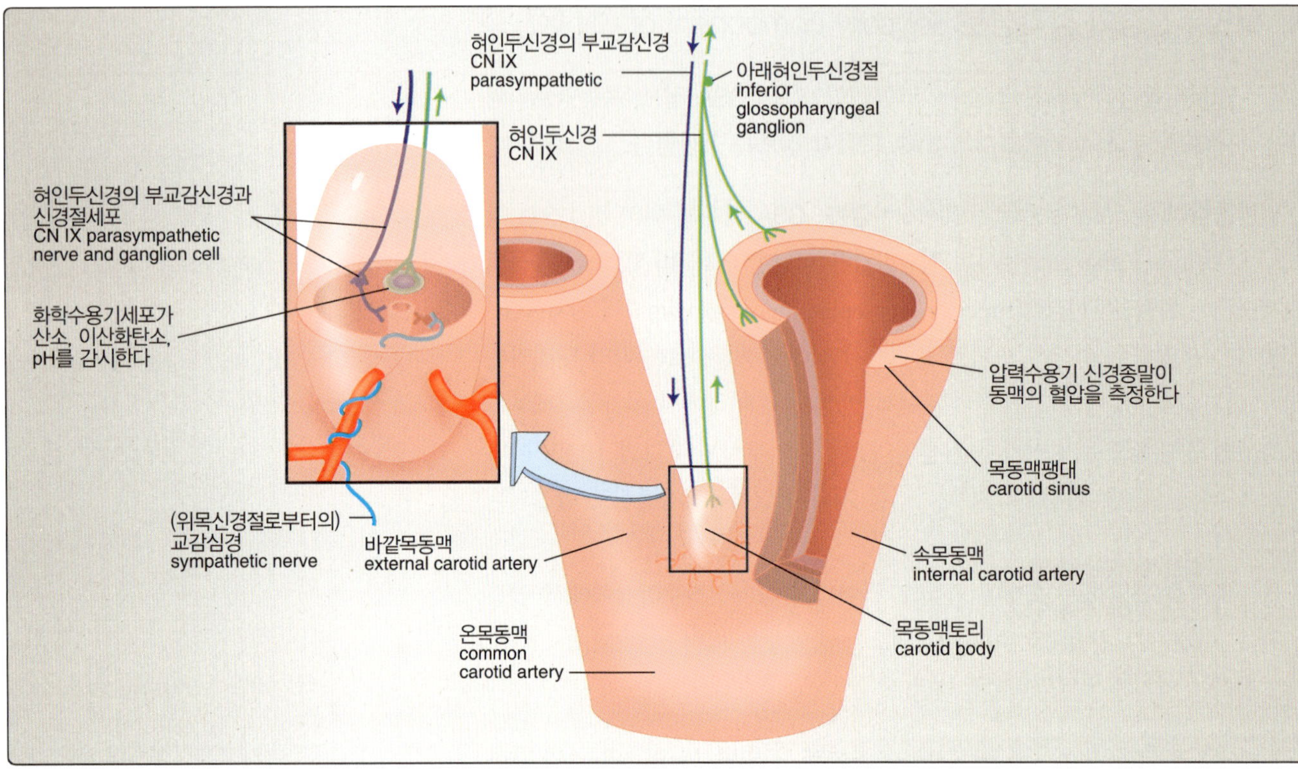

그림 10.17 목동맥팽대와 목동맥토리의 신경연결. (Modified from Wilson-Pauwels L, et al. *Cranial Nerves: Function and Dysfunction*, 3rd ed. PMPH: Shelton, CT, 2010.)

두신경절(inferior glossopharyngeal ganglion)에 위치한다.

신경절로부터 나온 중추 방향의 돌기는 목정맥구멍을 지나 숨뇌로 들어와서 고립핵에 연접한다. **고립핵**(nucleus solitarius)에 위치한 신경세포의 축삭은 올라가서 **동측**(ipsilateral) **VPM**으로 간다. 시상으로부터 나온 섬유들은 일반적인 경로인 속섬유막의 뒷다리를 타고 중심뒤이랑 아래쪽 1/3에 해당하는 일차몸감각겉질과 뇌섬(insula) 맞은편 표면에 연결되는데 이곳이 맛감각을 지각하는 곳이다.

B. 혀인두신경의 운동성분(Motor component of CN IX)

혀인두신경의 운동성분은 상대적으로 작다. **SVE** 또는 **아가미날신경**(branchial efferent)성분은 붓인두근으로 투사되고, **GVE** 또는 **부교감신경**(parasympathetic) 출력은 귀밑샘을 지배한다.

1. **특수내장운동성분**(special visceral efferents): **의문핵**(nucleus ambiguus)으로부터 SVE 섬유들이 나와서 혀인두신경을 타고 **셋째아가미궁**(third branchial arch)에서 기원한 붓인두근을 지배한다. 의문핵에 있는 이 SVE 신경들은 **양쪽**(bilateral)의 **겉질숨뇌로**(corticobulbar tract)로부터 신경지배

를 받는다.

2. **일반내장운동성분**(general visceral efferents): CN IX의 **부교감운동**(GVE)성분은 다른 기능을 가진 두 신경핵으로부터 일어난다. **의문핵**(nucleus ambiguus)은 목동맥토리와 목동맥팽대에 신경섬유를 보내고, **아래침분비핵**(inferior salivatory nucleus)은 귀밑샘에 분비운동 신경을 보낸다. 두 신경핵에 있는 GVE 신경세포는 **시상하부**(hypothalamus)와 **그물체**(reticular formation)의 출력으로부터 영향을 받는다.
   의문핵으로부터 나온 축삭은 CN IX의 목동맥가지를 따라가서 **목동맥토리**와 **목동맥팽대**에 도달하는데, 신경절이전축삭은 목동맥토리나 목동맥팽대의 벽에 있는 부교감신경절에서 연접을 한다. 이들의 역할은 **혈관을 확장**(vasodilation)시키는 것이다(그림 10.17). 이것은 혈관이 부교감신경신경지배를 받는 유일한 경우인데, 다른 모든 혈관은 교감신경지배를 받는다.
   아래침분비핵으로부터 나온 축삭은 CN IX을 따라 **귀신경절**(otic ganglion)로 간다. 여기서 신경절이후신경세포가 **귀밑샘**의 **분비운동**(secretomotor)섬유를 보내 지배한다. 예를 들어 음식냄새를 맡고 침 분비가 일어난다고 하면, 시상하부로부터의 자극과 후각신경계통으로부터 온 정보가 아래침분비핵에 작용하여 침분비가 일어나는 것이다.

C. 구역반사(Gag reflex)

입인두에 들어온 어떤 물질이 불쾌한 느낌으로 받아들여진다고 할 때 이 정보는 혀인두신경을 통해 **고립핵**으로 전달된다(그림 10.18). 고립핵으로부터 나온 섬유는 **의분핵**의 날신경(efferents)과 연접하여 미주신경을 통해 인두로 간다. 이리하여 물렁입천장이 들려서 상부기도를 막고 후두덮개가 하부기도를 막아서 보호한 후 인두벽이 수축하여 구역감을 일으킨 물체를 밀어내는 것이다.

V. 미주신경: CN X(Vagus Nerve: Cranial Nerve X)

CN X의 이름은 **미주**(vagus)신경이다. 이것은 방랑한다는 뜻의 라틴어에서 왔는데 이 신경은 실제로 방랑한다. 이것은 뇌줄기의 숨뇌에서 출현하여 큰창자의 왼잘록창자굽이(left colic flexure)까지 가면서 많은 가지를 낸다. 미주신경은 인두와 후두 그리고 가슴 및 배속장기의 부교감신경이며, 또한 가장 큰 내장감각신경이기도 하다.

CN X은 8개에서 10개 정도의 잔뿌리 형태로 **숨뇌의 올리브**(olive) **바로 뒤**, **아래소뇌다리**(inferior cerebellar peduncle) **바로 앞**에서 출현한다. 이 잔뿌리들은 CN IX의 잔뿌리 바로 아래에 있다. 잔뿌리들이 모여서 하나의 신경을 이

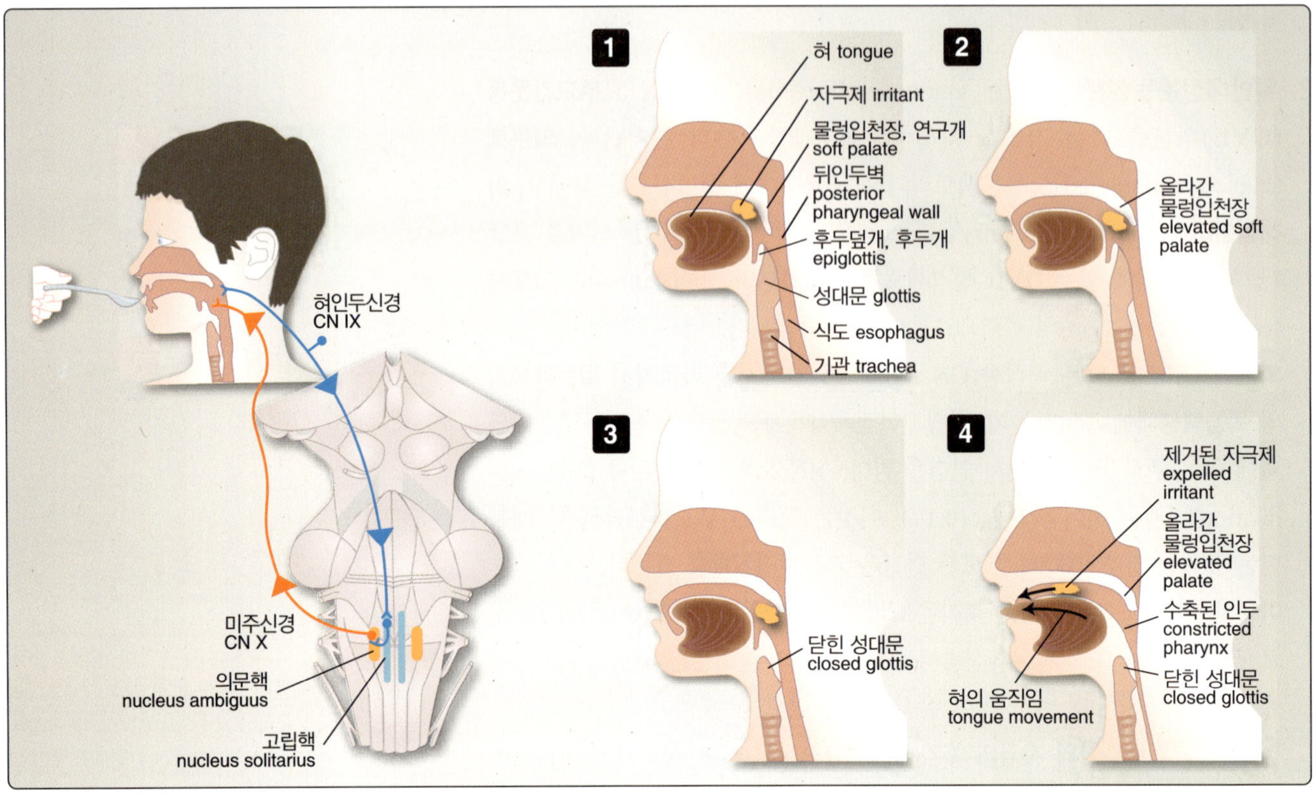

그림 10.18 구역반사. CN = 뇌신경(cranial nerve). (Modified from Wilson-Pauwels L, et al. *Cranial Nerves: Function and Dysfunction*, 3rd ed. PMPH: Shelton, CT, 2010.)

루고 CN IX와 XI와 함께 **목정맥구멍**을 통해 머리뼈 밖으로 나간다. 미주신경은 두 개의 신경절을 가지는데, **목정맥신경절**(jugular ganglion) 또는 **위미주신경절**(superior vagal ganglion)은 목정맥오목(jugular fossa)에 위치하며 **결절신경절**(nodose ganglion) 또는 **아래미주신경절**(inferior vagal ganglion)은 목정맥구멍 아래의 미주신경에 위치한다.

CN X는 감각과 운동 성분 모두 포함한다. 그 섬유들은 네 개의 뇌줄기 신경핵들과 연결되는데: 이들은 **삼차신경척수핵**(spinal nucleus of V, GSA), **고립핵**(nucleus solitarius, GVA), **의문핵**(nucleus ambiguus, SVE와 GVE), 그리고 **미주신경등쪽운동핵**(dorsal motor nucleus of vagus, GVE)이다. 이들은 그림 10.19와 표 10.6에 요약되어 있다.

A. 미주신경의 감각성분(Sensory component of CN X)

미주신경은 인두, 후두, 코선반 그리고 바깥귀와 외이도의 피부, 고막의 바깥면 그리고 뒷머리뼈우묵(posterior cranial fossa)의 뇌막으로부터 오는 **GSA** 섬유를 받는다. 이 신경은 또한 후두, 기관, 배속장기 그리고 대동맥활(aortic arch) 혈관벽에 위치한 인장수용기(strech receptors)와 그곳 가까이 있는 화학수용기

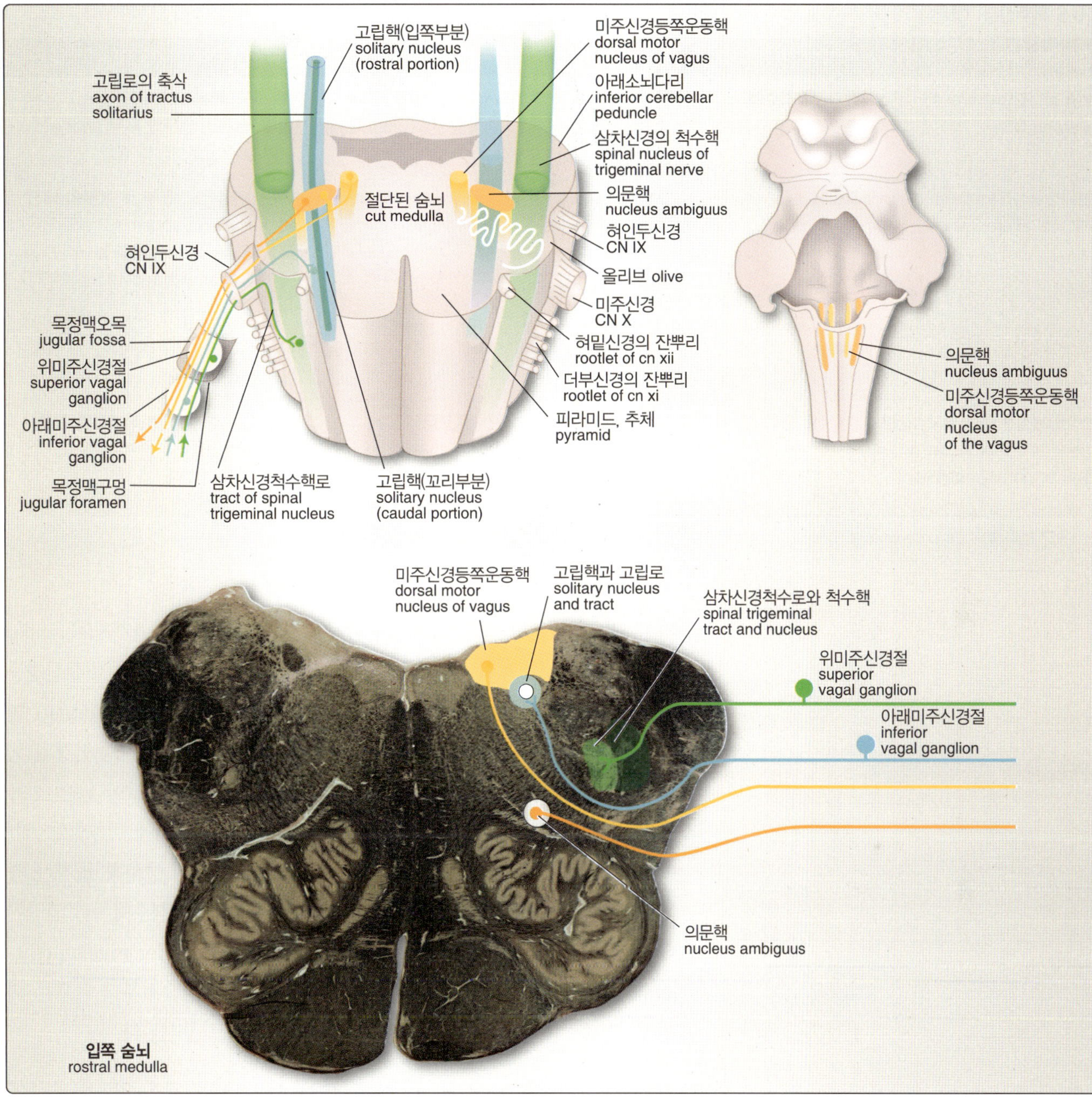

그림 10.19 미주신경과 관련 신경핵들. (Modified from Wilson-Pauwels L, et al. *Cranial Nerves: Function and Dysfunction*, 3rd ed. PMPH: Shelton, CT, 2010.)

인 대동맥토리(aortic body)로부터의 **GVA** 섬유를 포함한다.

1. **일반몸감각성분**(general somatic afferents): 미주신경의 GSA 성분은 성대(vocal fold)와 성대문아래(subglottis, 되돌이후두신경) 그리고 성대 위의 후두(위후두신경의 후두가지)로부터 온 **일반감각**(통각, 촉각, 온도감각)을 포함한다. 이 신경들의 세포체는 **아래미주신경절**에 있다. 코선반과 바깥귀의

표 10.6 미주신경: CN X

신경섬유의 성분	신경핵	연관 신경로	기능
일반몸들성분(general somatic afferent, GSA)	삼차신경척수핵	이차신경세포가 반대쪽 앞삼차시상로(anterior trigeminothalamic tract)를 지나 시상의 뒤안쪽배쪽핵(VPM)에 도달	뒤쪽 뇌막(posterior meninges), 코선반(concha), 인두와 후두(pharyx, and larynx)로부터의 감각
일반내장들성분(general visceral afferent,GVA)	고립핵	그물체(reticular formation)와 시상하부(hypothalamus)로 전달	후두, 기관, 식도, 흉부 및 복부의 내장(thoracic and abdominal viscera), 대동맥활(aortic arch)의 늘어나는 자극 수용기(stretch receptors)로부터의 감각
특수내장날성분(special visceral efferent, SVE)	의문핵	양측 겉질숨뇌로 신경지배(corticobulbar innervation)	인두근육과 후두의 반지방패근과 내재근(cricothyroid and intrinsic muscles)
일반내장날성분 또는 부교감성분(general visceral efferent, GVE or parasympathetic)	미주신경등쪽운동핵	시상하부, 후각계통, 그물체로부터의 입력	인두, 후두, 흉부 및 복부내장의 민무늬근과 분비샘들
	의문핵	시상하부, 그물체로부터의 입력	심장근육(cardiac muscle)으로 전달

VPM = 뒤안쪽배쪽핵(ventral posteromedial nucleus).

피부, 귀인두관 그리고 고막의 일반감각은 미주신경의 귓바퀴가지(auricular branch of vagus nerve)를 지난다. 외이도의 귓바퀴신경 자극은 미주신경등쪽운동핵을 활성화하여 기침이나 구토를 일으키거나 쓰러지는(fainting) 반사작용을 초래한다(아래 미주신경의 운동성분을 참조하라). 미주신경의 뇌막가지는 뒷머리뼈우묵의 뇌막으로부터 오는 감각정보를 전달한다. 이 섬유들의 신경세포체는 **위미주신경절**(superior vagal ganglion)에 위치한다. 위/아래미주신경절(superior and inferior vagal ganglia)의 중추쪽 돌기는 숨뇌로 들어가서 **삼차신경척수로**를 따라 내려가서 **삼차신경척수핵**에서 연접한다. 이차신경세포는 이 신경핵을 떠나 **앞삼차시상로**(anterior trigeminothalamic tract)를 타고 반대쪽 **시상의 VPM**으로 가고, 시상으로부터 나오는 세번째신경축삭(third-order axon)이 일차몸감각겉질로 투사된다.

2. **일반내장감각성분**(general visceral afferents): 내장감각은 의식적 수준에서 받아들여지는 것이라기보다는 "좋은 느낌(feeling good)" 또는 "나쁜 느낌(feeling bad)"처럼 모호한 감각이다. 내장감각섬유는 복부나 흉부 내장 주변의 신경얼기들에서 일어나서 결국 좌우 미주신경으로 모인다. 중요한 것은, 대동맥활에서 오는 GVA 섬유들은 그곳의 압력수용기와 화학수용기로부터 오는 정보를 포함한다는 것인데, 이는 혈압을 조절하는 반사회로(reflex pathway)의 내장된 일부(integral part)이다.

   아래미주신경절(inferior vagal ganglion)에 위치하는 신경세포의 중추쪽 돌기는 숨뇌로 들어가서 **고립로**로 내려가 **고립핵**의 꼬리쪽에서 연접한다. 고립핵에서 **그물체**와 **시상하부**로 양쪽연결(bilateral connections)이 이루어지고, 내장반사(visceral reflexes)를 위하여 미주신경등쪽운동핵, 의문핵 그리고 머리쪽숨뇌로 투사된다. 이 연결들은 심혈관계통, 호흡계통 그리고 소화계통의 기능에서 중요한 반사 조절(reflex control)을 가능하게 해준다. 더 자세한 것은 4장의 "내장신경계통(visceral nervous system)의 개요"를 보라.

B. 미주신경의 운동성분(Motor component of CN X)

미주신경은 **아가미운동**(branchial motor, SVE)성분을 가지는데 이는 넷째와 여섯째 **인두활**(pharyngeal arch)로부터 발생된 인두와 후두의 근육을 지배하는 것이다. 미주신경에는 심장의 민무늬근, 인두와 후두의 분비샘이나 복부 장기들로 가는 **부교감**(parasympathetic, GVE)섬유들도 있다.

1. **특수내장운동성분**(special visceral efferents): 운동앞겉질, 운동겉질 그리고 다른 겉질영역들로부터 나온 축삭들이 양쪽섬유들(bilateral fibers)을 보내서 속섬유막의 뒷다리를 지나 숨뇌의 아래올리브핵 바로 뒤에 있는 **의문핵**에서 연접한다. 이 SVE 섬유들은 인두와 후두의 근육을 지배한다. 의문핵은 또한 삼차신경척수핵이나 고립핵 같은 뇌줄기핵들로부터 감각 입력을 받는데 이들은 기침이나 구토 같은 반사반응을 개시(initiate reflex response)할 수 있게 한다.

2. **일반내장운동성분**(general visceral efferents): **미주신경등쪽운동핵**(dorsal motor nucleus of the vagus)과 **의문핵**의 안쪽부분(medial portion)은 미주신경의 부교감성분 신경세포체를 함께 보유한다. **미주신경등쪽운동핵**은 넷째뇌실의 바닥에서 숨뇌의 중심회색질(central gray matter)에 이르기까지 꽤 커다란 편인데, 의문핵은 머리쪽 숨뇌의 덮개(tegmentum)에 존재하는 명확한 경계가 없는 신경세포체의 집합이다.

   미주신경등쪽운동핵으로부터 오는 신경절이전섬유는 흉부의 내장신경얼기에서 연접하여 허파를 지배하기도 하고, 복부의 척추앞신경얼기(prevertebral plexus)에서 연접하여 창자와 부속샘들(간, 쓸개주머니, 이자)을 지배한다. 의문핵에서 오는 신경절이전 GVE 섬유들은 심장얼기(cardiac plexus)에서 연접하여 심장을 지배한다. 시상하부, 후각계통, 그물체와 고립핵으로부터 오는 모든 입력이 이들 신경세포에 영향을 준다.

   허파에서 신경절이후섬유들은 기관지수축(bronchoconstriction)을 일으킨다. 창자에 퍼져 있는 점막아래(submucosal)신경얼기와 근육층(myenteric)신경얼기에서 미주신경섬유가 연접하는데, 여기서 창자운동이나 수분흡수를 촉진시키고 샘분비를 조절하는 것이다.

   심장으로 가는 축삭은 **의문핵**의 안쪽부분에서 일어나는데 그 역할은 심장주기(cardiac cycle)를 늦추는 것이다.

미주신경의 부교감섬유들은 두 가지 기능을 하는데, 창자운동을 촉진하고 심장박동을 느리게 하는 것이다. 이렇게 반대작용을 하기 때문에 창자와 심장으로 가는 운동섬유는 별도의 신경핵으로부터 출발하는 것이다.

VI. 더부신경: CN XI (Accessory Nerve: Cranial Nerve XI)

더부신경(accessory nerve)은 순수한 운동신경(SVE)이다. 더부신경은 인두궁에서 기원한 두 근육: 등세모근(trapezius)과 목빗근(sternocleidomastoid muscle)을 지배한다. 대개 더부신경은 뇌뿌리와 척수뿌리로 나뉜다고 설명하지만, 뇌뿌리는 짧은 구간이 분리되어 있다가 미주신경에 곧 합쳐지므로 우리는 이 뇌뿌리가 미주신경의 것이라고 생각하자.

더부신경은 더부신경척수핵이라고 불리는 첫째에서 여섯째 목척수분절(C1~C6)의 척수앞뿔(anteior horn)의 뒤가쪽에 위치한 세포기둥(column of cells)에서 출발한다. 이 신경은 척수의 치아인대 뒤쪽으로 잔뿌리처럼 일어나서 거미막밑공간을 올라가 머리뼈 큰구멍(foramen magnum of the skull)을 통과하고, 이곳에서 앞가쪽으로 방향을 바꾸어 목정맥구멍으로 가서 CN IX와 X와 함께 머리뼈 바깥으로 나간다(그림 10.20).

더부신경핵으로의 위운동신경원(upper motor neuron, UMN) 입력은 **겉질숨뇌로**(corticobulbar tract) — 실제로 척수 수준으로까지 내려오지만 더부신경핵으로 가는 축삭은 그렇게 취급한다 — 가 속섬유막의 뒷다리를 통과하여 내려온다. **목빗근**의 신경 입력이 척수더부신경에 올 때는 **같은쪽**(ipsilaterally)으로부터 오지만, **등세모근**을 지배하는 축삭은 피라미드교차에서 **중앙선**(midline)을 건너 반대쪽(contralateral) 더부신경척수핵으로 가서 연접한다. UMN 입력이 목빗근으로는 같은쪽에서, 등세모근으로는 반대쪽에서 오는 것은 손에 쥔 물체를 바라보는데 있게 하는 데 유리하다. 즉, 왼쪽 등세모근을 왼쪽 어깨에 작용하여 왼손에 물건을 들고 오른쪽 목빗근을 수축하여 머리를 왼쪽으로 향하게 해준다는 것이다. 이 근육협동은 **눈-손 조화운동**(eye-hand coordination)에 중요하다(표 10.7).

VII. 혀밑신경: CN XII (Hypoglossal Nerve: Cranial Nerve XII)

혀밑신경(hypoglossal nerve)은 혀의 운동신경이다. 이 섬유들은 혀밑신경핵에서 출발하는데, 이 신경핵은 넷째뇌실 바닥의 혀밑신경삼각(hypoglossal trigone) 깊은 곳에 있는 숨뇌의 정중곁부위(paramedian area)의 세포세로기둥

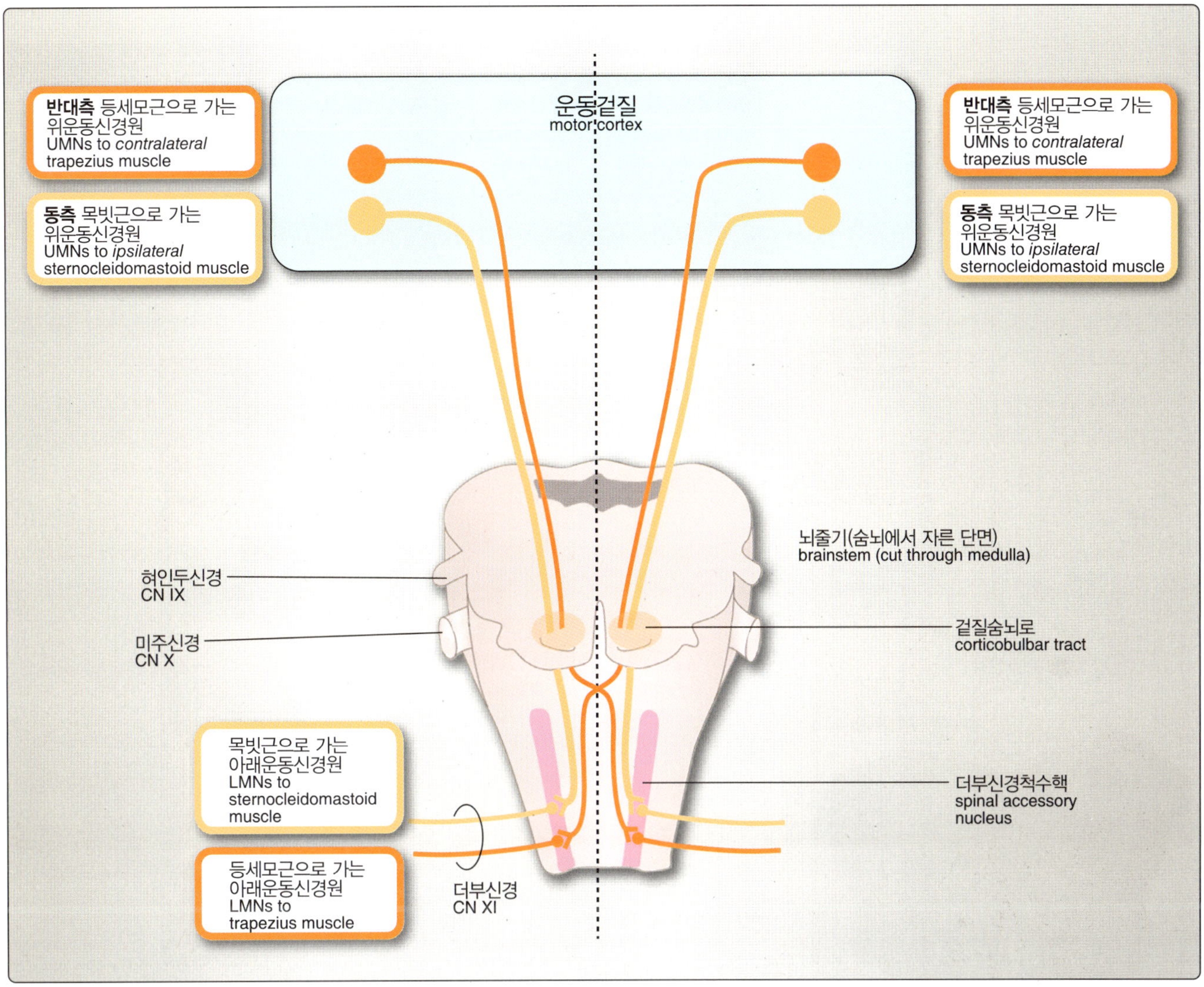

그림 10.20 더부신경의 개요. CN = 뇌신경(cranial nerve); LMN = 아래운동신경원(lower motor neuron). (Modified from Wilson-Pauwels L, et al. *Cranial Nerves: Function and Dysfunction*, 3rd ed. PMPH: Shelton, CT, 2010.)

표 10.7 **더부신경**(accessory nerve): **Cranial Nerve XI**

신경섬유의 성분	신경핵	연관 신경로	기능
특수내장날성분 (special visceral efferent, SVE)	더부신경척수핵 (spinal accessory nucleus)	동측 목빗근(sternocleidomastoid)을 지배하는 신경 및 반대쪽 등세모근(trapezius)을 지배하는 겉질숨뇌로	목빗근과 등세모근의 운동을 지배

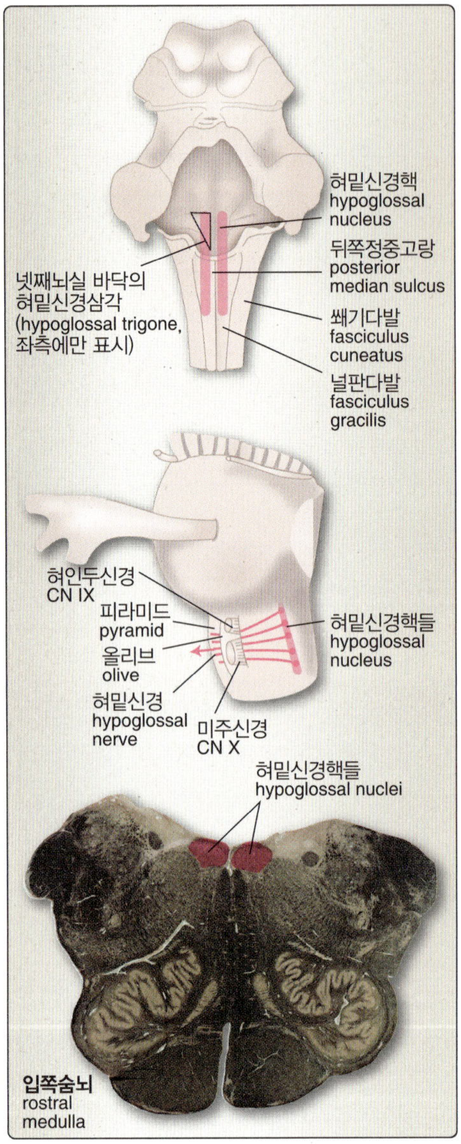

그림 10.21 혀밑신경의 개요. CN = 뇌신경(cranial nerve).

표 10.8 혀밑신경: CN XII

신경섬유의 성분	신경핵	연관 신경로	기능
일반몸날신경 (general somatic efferent, GSE)	혀밑신경핵 (hypoglossal nucleus)	겉질숨뇌로를 통해 턱끝혀근(genioglossus)을 제외한 모든 근육에 양측 신경지배(bilateral innervation) 턱끝혀근(genioglossus)으로의 신경지배는 반대쪽	혀근육의 신경지배

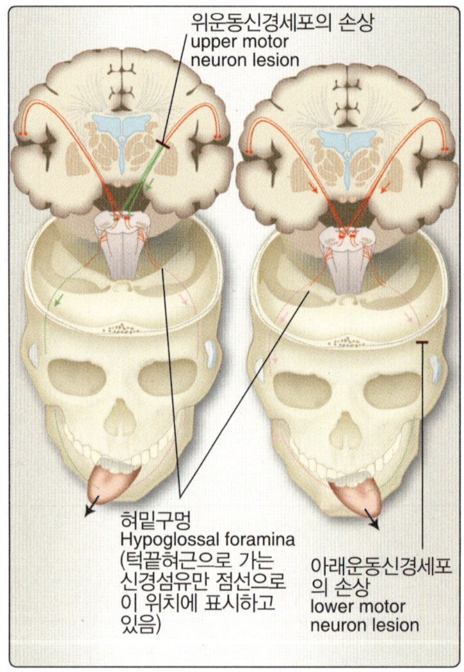

그림 10.22 혀밑신경의 중추형(central) 및 말초형(peripheral) 손상. (Modified from Wilson-Pauwels L, et al. *Cranial Nerves: Function and Dysfunction*, 3rd ed. PMPH: Shelton, CT, 2010.)

(longitudinal cell column)으로 숨뇌 꼬리쪽에서부터 다리뇌숨뇌경계부(pontomedullary junction)까지 걸쳐 있다(그림 10.21). 피라미드(pyramid)와 올리브(olive) 사이의 **앞가쪽고랑**(anterolateral sulcus)에서 잔뿌리들이 나와서 혀밑신경으로 모아져서 **혀밑신경관**(hypoglossal cannal)을 통해 머리뼈를 빠져나간다. 혀밑신경은 혀의 내재근(intrinsic muscles)과 단 1개만 제외한 모든 외재근(extrinsic muscles)을 지배한다(표 10.8).

혀의 핵상조절(supranuclear control)은 주로 중심앞이랑의 아랫부분에서 출발하는 **겉질숨뇌섬유**(corticobulbar fibers)가 중재한다. 혀의 다른 근육은 겉질 양쪽으로부터 입력을 받는 데 반하여 **턱끝혀근**(genioglossus muscle)을 지배하는 겉질숨뇌섬유는 **교차한다**. 혀밑신경핵 위에서 손상(UMN 손상)이 발생하면 혀운동이 약해지는데 턱끝혀근을 제외한 근육들은 양쪽지배를 받게 되고, 이 혀밑신경핵을 향하여 교차되기 이전의 위운동신경세포의 손상이므로 — 약해진 쪽 턱끝혀근이 정상인 쪽 턱끝혀근의 작용에 대항할 수 없으므로 — 손상된 반대쪽으로 혀가 편위(deviation)된다(그림 10.22 그림 속 머리의 **오른쪽**). 혀밑신경핵과 혀 사이의 어디에서든 손상(LMN 손상)이 발생되면 결과적으로 손상과 같은쪽(ipsilateral)의 혀에서 이완성마비(flaccid paralysis)와 함께 연축(fasciculation)과 위축(atrophy)이 동반된다. 이 경우 동측의 턱끝혀근은 마비되며 혀는 손상과 같은쪽으로 편위된다(그림 10.22, 그림 속 머리의 **왼쪽**).

임상증례

L 씨의 얼굴통증

L 씨는 간헐적으로 왼쪽 귀에서부터 뺨과 턱에 이르기까지 뻗어가는 쏘는 듯한 심한 발작성통증(paroxysmal pain)을 호소하는 63세 여성이다. 통증은 한 번씩 올 때마다 5~30초 지속되며 L 씨가 왼쪽 치아로 씹거나 칫솔질을 할 때 나타나는데 매일 20회 이상 발생한다. 그녀는 얼굴에 무감각(numbness)이나 근육약화(weakness) 같은 다른 증상은 없으며, 우측 얼굴이나 이마 전체에서는 통증이 없고 목이나 귀의 통증도 없으며 말하기나 삼키기도 정상이다. 통증이 와도 눈꺼풀처짐(ptosis)은 없으며, 동공축소(miosis)나 눈물을 흘리는 일도 없고 얼굴이나 눈꺼풀에 부종도 없으며, 눈이 붉게 되는 결막충혈(conjunctival injection)도 없다. 2주 전에 치과에도 다녀왔는데 치아도 정상이라고 한다. L 씨는 얼굴통증 외에는 대체로 건강해 보였다. 그녀는 비스테로이드성소염제(nonsteroidal anti-inflammatory drugs, NSAIDs)와 마약성진통제를 처방받았으나 효험이 없었다. L 씨의 신경학적 검사는 정상이었고 얼굴의 감각과 얼굴근육의 힘 또한 정상이었다.

증례 토의

이것은 삼차신경통의 전형적인 증례이다. 삼차신경통은 반복되는 짧고 강렬한(찌르거나 쏘는 것 같은) 통증으로 씹거나 이를 닦거나 얼굴을 살짝 스치는 것 같은 무해한 자극에 의해 유발되는 특징을 가진 얼굴의 통증이다. 전형적인 통증은 2분 이하로 짧게 지속되고 급작스럽게 시작되고 사라지는데, 삼차신경 분포 영역 중 한 곳 또는 그 이상에서 나타난다(그림 10.23).

삼차신경통의 감별진단에는 삼차신경자율머리통증(trigeminal autonomic cephalalgia, TAC)이 있는데 이는 두통과 함께하는 눈과 샘 그리고 점막을 지배하는 자율신경의 이상이다. 증상은 눈꺼풀처짐(ptosis), 동공축소(miosis), 결막충혈(conjunctival injection), 눈물분비(lacrimation), 코막힘(nasal congestion), 눈꺼풀과 얼굴의 부종을 동반한다. L 씨는 이러한 증상은 보이지 않았다. 전형적인 TAC의 경우 삼차신경 첫째갈래(V_1)에 국한되지만 L 씨의 증상은 V_3에 국한되었다.

편두통이 얼굴통증을 유발할 수 있지만 성인에서 전형적인 통증은 4시간 이상 지속된다. 편두통은 일측성(unilateral)으로 맥박에 맞춰 지끈거리는 통증(throbbing pain)이다. 중등도에서 심한 정도의 강도를 가진 통증으로 움직이면 악화된다. L 씨의 통증은 매우 심한 강도의 수초간 지속되는 것이었다.

전형적인 삼차신경통은 삼차신경 V_2와 V_3 갈래 영역을 침범한다. 신경뿌리가 들어가는 곳은 삼차신경이 다리뇌에 붙는 곳이다. 삼차신경통의 발병기전(pathophysiology)은 삼차신경 감각섬유의 탈수초화(demyelination)로 추정된다. 이러한 외측접촉으로 전파되는 흥분(ephaptic spread of excitation)은 신경세포를 감싸는 수초(myeline sheath)에

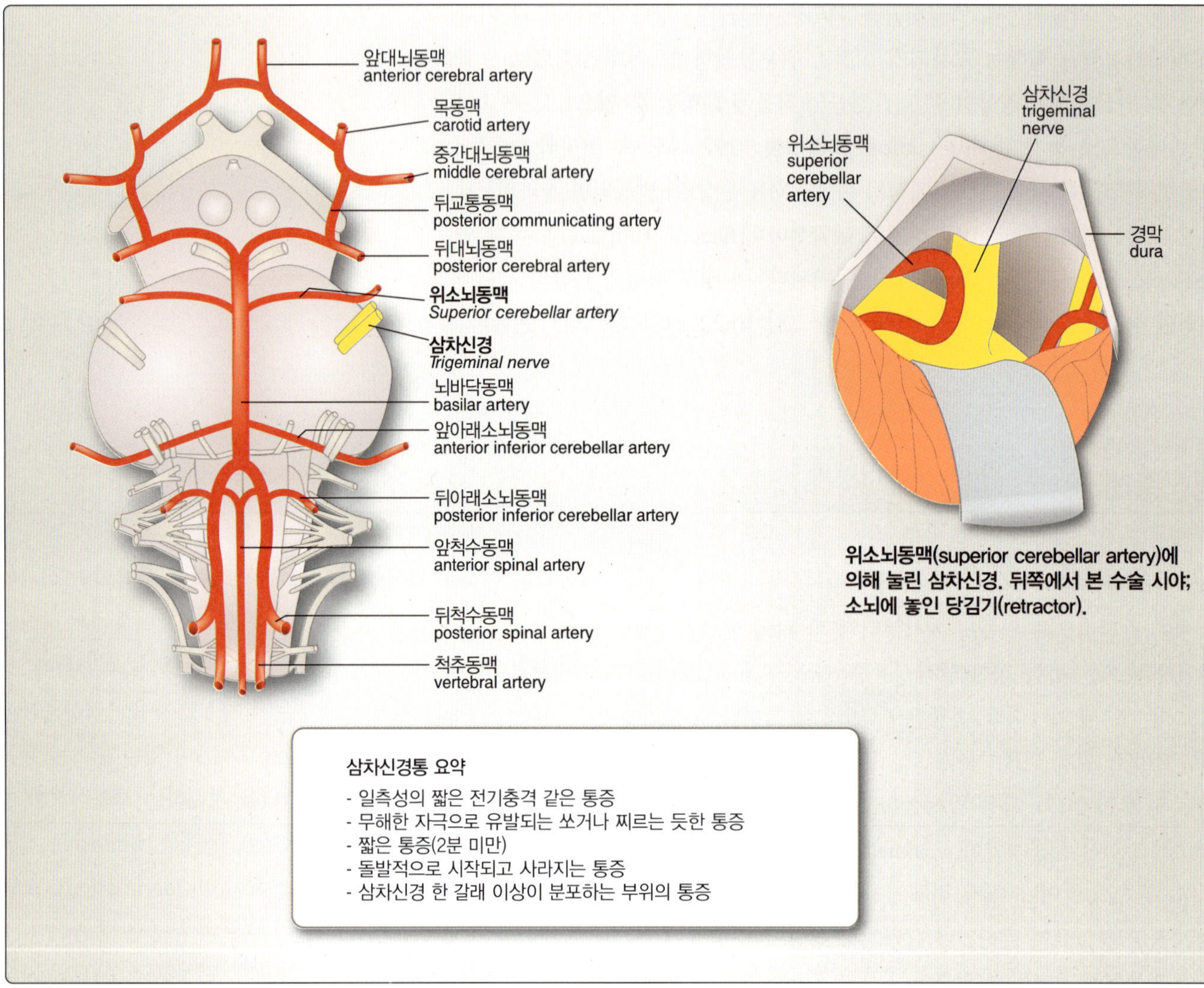

그림 10.23 삼차신경통의 원인이 되는 삼차신경과 위소뇌동맥의 위치 비교.

의하여 방지된다. 다발성경화증(multiple sclerosis)이나 삼차신경이 들어가는 뿌리를 혈관이 압박하는 것이 탈수초화의 가장 흔한 두 가지 원인이다.

삼차신경통의 치료에는 약물치료와 수술이 있다. 수술은 신경 뿌리 부위를 압박하는 혈관을 제거할 때 선택할 수 있다.

삼차신경통의 약물치료는?

카바마제핀(carbamazepine)이 삼차신경통의 1차 선택 약이다. 카바마제핀은 이런 발작적 통증(paroxysmal pain)에 선택할 수 있는 항경련제(anticonvulsant)이다. 옥스카바제핀(oxcarbazepine)이나 라모트리진(lamotrigine) 같은 나트륨 통로차단제(sodium channel blocker)를 써서 활동전위(action potential)의 전파를 차단하여 삼차신경통을 치료할 수 있다. 바클로펜(baclofen)은 $GABA_B$ 수용체작용제(receptor agonist)인데, $GABA_B$ 수용체를 자극하면 Cl^- 유입(influx)을 초래하여 신경세포를 문턱값(역치, threshold)으로부터 멀리 이동시켜서 활동전위의 발생을 더 차단하게 된다.

결론

L 씨는 카바마제핀을 처방받았고 이 약은 통증을 가라앉게 했다. 하지만 3년 뒤에 그녀의 통증은 재발되었고 더 이상 카바마제핀에 반응하지 않았다. 그녀의 뇌 MRI 촬영 결과

는 왼쪽 위소뇌동맥(superor cerebellar artery)이 왼쪽 삼차신경의 뿌리가 들어가는 지점을 누르고 있음을 보여주었다. 신경외과의사는 미세혈관수술을 시행하여 왼쪽 삼차신경을 감압하였고 그녀는 지금까지 7년간 통증없이(pain-free) 살고 있다.

요약

- CN V, VII, IX, X, XI 그리고 XII는 여러 가지 **운동과 감각성분**(motor and sensory modalities)을 가지고 머리와 목에 분포한다. 각 성분은 뇌줄기신경핵들과 연관되어 있다. 하나의 뇌줄기신경핵은 한 개 이상의 뇌신경과 연관되어 있고, 단일 뇌신경은 하나 이상의 뇌줄기신경핵과 연관되어 있다.
- **삼차신경**(CN V)은 머리의 주된 **일반몸감각신경**(general somatic afferent nerve)이다. **삼차신경핵복합체**(trigeminal nuclear complex)는 감각정보를 처리한다. **삼차신경주감각핵**(chief sensory trigeminal nucleus)은 분별촉각(discriminative touch), 진동(vibration) 그리고 의식적 고유감각(conscious proprioception)과 연관되어 있고, **삼차신경척수핵**(spinal trigeminal nucleus)은 통각, 온도감각과 연관되어 있으며, **삼차신경중간뇌핵**(mesencephalic nucleus)은 무의식적 고유감각과 연관되어 있다. 삼차신경의 운동성분(일반몸운동, general somatic efferent)은 저작근육을 지배한다. 이 신경의 세포체는 삼차신경주감각핵의 안쪽에 위치한 **삼차신경운동핵**(motor nucleus of V)에 있다.
- **얼굴신경**(CN VII)은 얼굴표정근의 운동(특수내장운동, special visceral efferent)을 보내어 지배한다. 이 신경세포의 세포체는 **얼굴신경핵**에 위치한다. 얼굴신경은 **부교감성분**(parasympathetic; 일반내장운동, general visceral efferent)도 포함하고 있는데 이는 **위침분비핵**(superior salivatory nucleus)으로부터 나오며, 혀의 앞쪽 2/3으로부터의 **맛감각**(taste)을 **고립핵**(nucleus solitarius)으로 보내는 특수내장감각섬유도 포함하고 있다.
- **혀인두신경**(CN IX)은 머리와 목에 분포하는 몇 개의 감각과 운동 성분을 포함한다. 혀와 인두에 분포하는 **일반감각들신경**(general sensory affernt)성분은 **삼차신경핵복합체**로 투사된다. **목동맥토리**(carotid body)로부터 오는 **일반내장들신경**(general visceral affenet)성분과 입인두로부터의 **구역반사**(gag reflex)는 CN IX를 통해 **고립핵**으로 투사된다. 특수내장들신경**맛감각**(special visceral afferent taste)섬유들 또한 **고립핵**으로 투사된다. 붓인두근(stylopharyngeus muscle)으로의 일반몸날신경**운동지배**(general somatic efferent motor innervation)는 CN IX를 통해 **의문핵**(nucleus ambiguus)으로 투사된다. 귀밑샘의 일반내장날신경(GVE) **분비운동지배**(secretomotor innervation)는 **아래침분비핵**으로부터 나와서 CN IX를 통한다. 혈관확장을 일으키는 **목동맥토리**로 가는 GVE는 **의문핵**으로부터 CN IX를 통해 나온다.
- **미주신경**(CN X)은 우리 몸의 주된 **부교감신경**(parasympathetic nerve)이다. 이것은 **미주신경등쪽운동핵**(dorsal motor nucleus of vagus)에서 출발하여 인두와 후두 그리고 가슴안과 배안 장기(왼잘록창자굽이까지)들의 민무늬근과 분비샘을 지배하는 일반내장날신경섬유들(general visceral efferent fibers)이다. **심장근**(cardiac muscle)지배는 **의문핵**에서 출발하여 미주신경을 타고 간다. 이 신경은 또한 **삼차신경핵복합체**(trigeminal nuclear complex)로 투사되는 작은 일반몸들신경성분과 함께, **고립핵**으로 투사되는 일반내장들신경성분도 포함한다. 인두와 후두로 가는 작은 특수내장날신경성분은 **의문핵**에서 나온다.
- **더부신경**(CN XI)은 목빗근과 등세모근을 지배하는 순수한 **운동(특수내장날)신경**이다. 신경세포체는 **척수더부신경핵**이라고 하는 척수의 위목수준(upper cervical levels)에 위치한다.
- **혀밑신경**(CN XII)은 혀의 근육을 지배하는 **몸운동(일반몸날)신경**이다. 신경세포체는 **혀밑신경핵**(hypoglossal nucleus)에 위치한다.

연습문제

가장 알맞은 답을 하나만 고르시오.

10.1 연하곤란과 만성기침을 호소하는 환자가 내원하였다. 환자는 쉰목소리를 내었고, 검사를 해보니 혀의 뒤쪽 1/3에서 맛감각을 상실한 상태였으며 왼쪽 등세모근이 약간 약화되어 있었다. 손상의 위치는 어디일까?

A. 왼쪽 속섬유막의 무릎(genu of the internal capsule)
B. 왼쪽 중간뇌 안쪽 부위(medial midbrain)
C. 오른쪽 중간머리뼈우묵(middle cranial fossa)
D. 왼쪽 목정맥구멍(jugular foramen)
E. 오른쪽 목동맥관(carotid canal)

> 정답은 D이다. 쉰목소리와 기침, 삼킴곤란이 진행되는 것은 미주신경의 손상으로 인한 것이다. 왼쪽 혀 뒤1/3의 맛감각 상실은 왼쪽 혀인두신경의 손상 때문이다. 왼쪽 등세모근의 약화는 왼쪽 더부신경의 손상 때문이다. 이들 신경들이 함께 손상받을 수 있는 위치는 머리뼈의 출구에 해당하는 왼쪽 목정맥구멍이다.

10.2 환자는 얼굴 오른쪽 아래부위의 마비를 보였다. 얼굴 윗부분은 대칭적 근육운동을 보였다. 이런 증상을 보이는 원인은?

A. 오른쪽 말초얼굴신경(peripheral facial nerve) 손상
B. 왼쪽 속섬유막(internal capsule)의 손상
C. 오른쪽 일차운동겉질 손상
D. 오른쪽 얼굴신경핵 손상
E. 왼쪽 얼굴신경핵 손상

> 정답은 B이다. 다리뇌(pons)에 있는 얼굴신경핵은 겉질숨뇌로(corticobulbar tract)를 통하여 겉질 입력을 받는다. 얼굴 아래부위를 지배하는 운동신경은 이 증례의 경우 왼쪽 일차운동겉질인 반대쪽일차운동겉질(contralateral primary motor cortex)로부터 받는다. 섬유들은 속섬유막을 타고 내려가서 뇌줄기에서 반대쪽으로 교차한다. 그러므로 왼쪽 속섬유막 손상은 오른쪽 얼굴 아래부위의 마비를 초래한다. 얼굴 윗부분을 지배하는 운동신경은 양쪽 대뇌의 띠이랑(cingulate gyrus)으로부터 온다. 만약 한쪽이 손상받는다면 반대쪽으로부터의 신경연결이 있어서 기능 상실을 보상하게 된다. 말초신경의 손상(A, D, E 같은)은 언제나 얼굴 위와 아래 부위 모두 마비되는 결과를 초래한다. 비록 중추신경연결이 건재하더라도 말초신경이 손상되면 한쪽의 모든 기능상실을 초래하게 된다.

10.3 혀인두신경(glossopharyngeal nerve)에 대하여 설명하는 것은?

A. 머리뼈 출구는 붓꼭지구멍(stylomastoid foramen)이다.
B. 턱밑샘으로 가는 분비운동섬유를 포함한다.
C. 혀 앞 2/3로부터의 맛감각을 전달한다.
D. 입안과 입술로부터의 들신경을 포함한다.
E. 목동맥토리로부터의 일반내장들신경을 포함한다.

> 정답은 E이다. 목동맥토리로부터의 일반내장들섬유는 CN IX에 포함된다. CN IX는 목정맥구멍을 통하여 머리뼈를 통과한다. 턱밑샘은 CN VII로부터 분비운동섬유를 받는다. CN IX는 혀 뒤 1/3로부터의 맛감각을 전달하고, CN VII가 혀의 앞 2/3로부터의 맛감각을 전달한다. 입안과 입술의 일반감각들신경섬유는 CN V에 있다.

10.4 삼차신경(trigeminal nerve)에 대한 옳은 설명은?

A. 삼차신경주감각핵은 숨뇌의 꼬리쪽에 있다.

B. 삼차신경중간뇌핵은 의식적인 고유감각(conscious proprioception)을 처리한다.

C. 삼차신경절에는 거짓홑극신경세포들(pseudounipolar neurons)이 있다.

D. 삼차신경운동핵은 저작근육으로 일반몸운동신경지배(general somatic motor innervation)를 공급한다.

E. 삼차신경척수핵은 척수 뒤뿔(posterior horn)과 유사한 구조물(analogous)이다.

정답은 E이다. 삼차신경척수핵은 다리뇌에서부터 척수 상부목부위에 걸쳐 있으며 통각과 온도감각을 처리한다. 이것은 척수 뒤뿔과 유사한 구조물이 연속된 것이다. 여기서 통각섬유가 연접하고 통각의 조절(modulation of pain)이 가능하게 된다. 삼차신경운동핵은 다리뇌중간에 있으며 저작근육으로 보내는 하위운동신경의 세포체가 위치한다. 저작근육은 인두궁기원 구조물로서 이들의 신경지배는 특수내장날신경(special visceral efferent)성분으로 취급한다. 삼차신경중간뇌핵은 저작근육들로부터 오는 무의식적 고유감각을 처리한다. 삼차신경주감각핵은 다리뇌중간(midpons)에 위치한다.

청각과 평형감각

Hearing and Balance

11장

I. 개요

청각과 평형감각은 **속귀신경**(vestibulocochlear nerve, **cranial nerve VIII**)을 구성하는 **특수몸들신경섬유**(special somatic afferent fibers)에 의해 전달되는 특수감각이다.

속귀신경과 연결된 감각기관(sensory organ)과 말초신경절(peripheral ganglia)은 머리뼈 바닥에 있는 관자뼈 바위부분(petrous part of temporal bone)에 있다(그림 11.1). 평형감각과 관련된 구조는 머리의 운동과 위치를 균형감각 정보로 바꾸는 데 특화되어 있다. 이 균형감각 정보를 전달하는 구조에서 시작된 들신경섬유(afferents)가 묶여 속귀신경의 안뜰신경(vestibular part)을 형성한다. 청각과 관련된 구조는 음파를 신경 신호로 전환하는데 특화되어 있다. 소

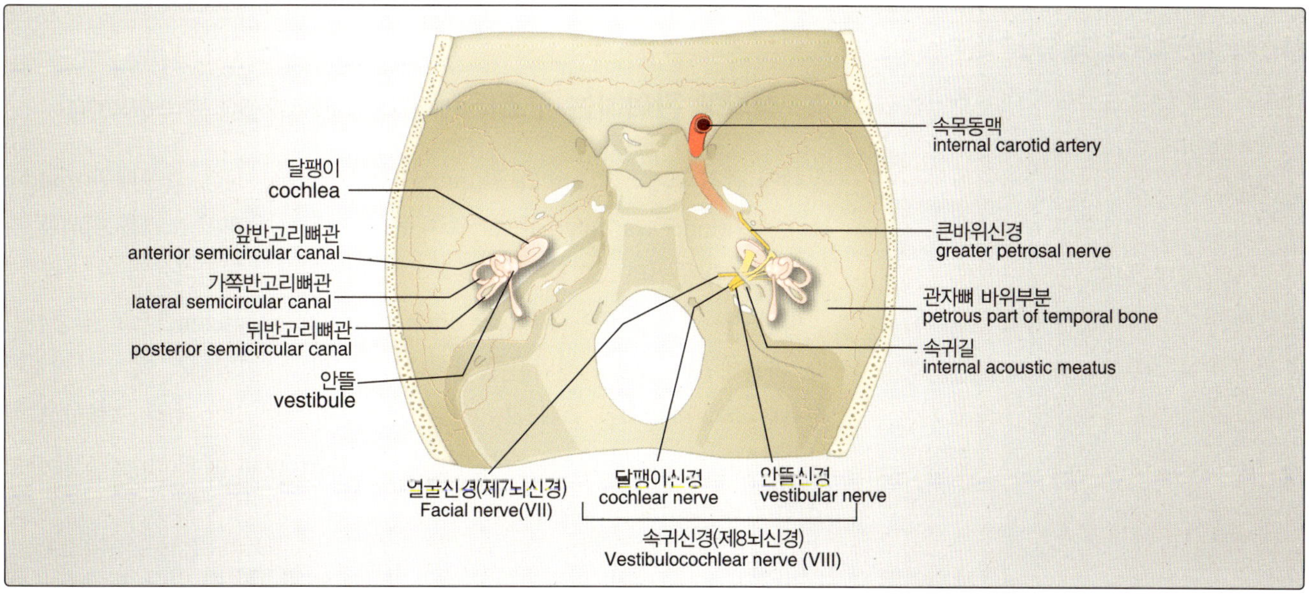

그림 11.1 머리뼈의 관자뼈 속 속귀의 위치.

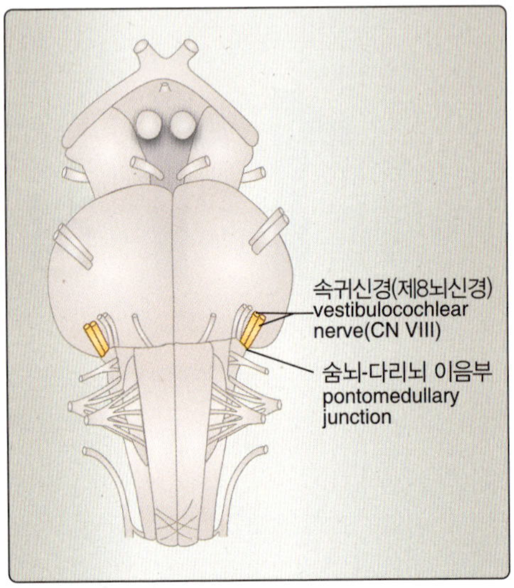

그림 11.2 뇌줄기 숨뇌-다리뇌 이음부에서 관찰되는 속귀신경.

리에 대한 정보를 전달하는 들신경섬유가 묶여 속귀신경의 달팽이신경(cochlear part)을 형성한다. 안뜰신경과 달팽이신경을 묶어 속귀신경(vestibulocochlear nerve)이라고 한다. 이 신경은 관자뼈 속 **귀길**(auditory canal)에 있는 수용기에서 **속귀길**(internal auditory meatus)을 통해 머리뼈안(cranial cavity)으로 들어간다. 이후 들신경섬유는 뇌줄기의 숨뇌-다리뇌 이음부(pontomedullary junction)로 들어가고, 다시 고위중추로 전달되어 해석된다(그림 11.2).

청각과 평형감각은 매우 다른 형태의 감각이다. 속귀신경의 달팽이신경과 안뜰신경은 그 생김새 때문에 "**털세포**(hair cell)"라 불리는 기계수용기(mechanoceptor)를 포함하는 특수한 종말기관(end organ)으로부터 정보를 받는다. 속귀신경의 털세포는 이온 채널(ion channel)을 열게 하는 기계적 자극에 반응한다. 이 감각기관의 해부학적 구성은 다른 특수한 자극에 반응할 수 있게 한다. 달팽이신경의 털세포는 음파에 의해 야기되는 기계적 자극에 반응하고, 안뜰신경의 털세포는 중력에 대한 머리의 위치 및 머리의 운동에서 발생하는 기계적 자극에 반응한다.

II. 청각(Hearing)

음파는 음색(pitch, frequency), 크기(음폭, loudness), 음원(origin of location)에 따라 해석된다. 사람의 귀는 (사분음표 정도의) 매우 가까운 음색부터 (파이프오르간의 낮은 소리부터 피콜로플루트의 가장 높은 음까지의) 넓은 음색까지의 넓은 소리 범위를 구분할 수 있다.

청각은 의사소통의 필수 요소이다. 말소리는 인식되고, 처리되어, 고위중추로 전달된다. 고위중추에서 의미를 갖는 단어나 절로써 재합성된다.

A. 청각에 관여하는 구조(Structures involved in hearing)

청각에 관여하는 구조는 바깥귀(outer ear, external ear), 가운데귀(middle ear), 속귀(inner ear, internal ear)로 나뉜다. 이들은 우리가 소리를 이해할 수 있도록 우리 주변의 소리를 묶고, 증폭하며, 미세하게 조정한다.

바깥귀는 음파를 모아 고막(ear drum, tympanic membrane)으로 집중시킨다. 가운데귀는 공기로 채워진 공간이다. 가운데귀는 고막에서 액체로 채워진 속귀로 소리 에너지를 증폭하는 데 관여하는 세 개의 작은 뼈를 포함하고 있다. 속귀는 청각을 담당하는 감각기관인 나선기관(organ of Corti)을 포함하는 달팽이(cochlea)로 구성된다.

1. **바깥귀**(outer ear): 바깥귀는 머리의 양쪽에서 관찰할 수 있다. 바깥귀는 **귓바퀴**(auricle)와 **바깥귀길**(external acoustic meatus, outer ear canal)로 구

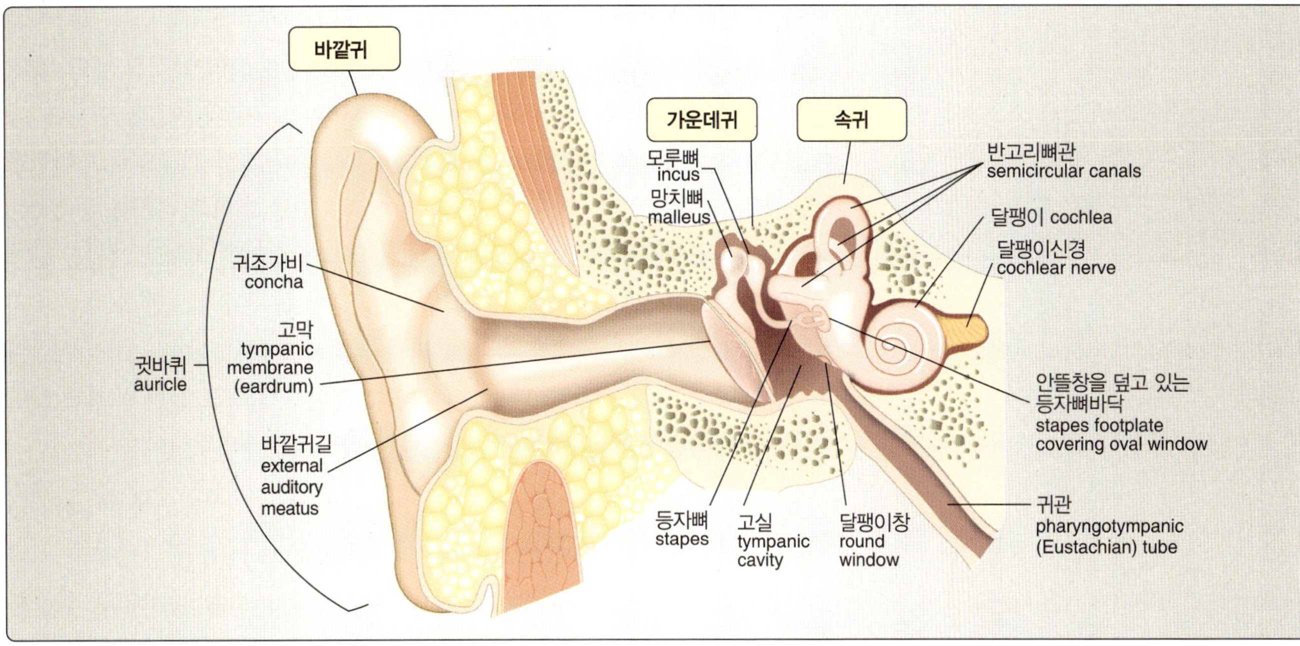

그림 11.3 바깥귀, 가운데귀, 속귀 구조의 개요.

성된다. 이 구조는 음파를 모아 바깥귀길의 안쪽 끝에 있는 **고막**(tympanic membrane)에 집중시킨다. 고막은 바깥귀와 가운데귀를 분리한다(그림 11.3).

흥미롭게도 바깥귀는 소리를 반사하기도 하는데, 이 반사된 소리는 지연되어 고막에 닿는다. 이는 다음에 논의할 음정위(sound localization)에 중요하다.

바깥귀길은 음파가 어떻게 가운데귀로 전파되는가에도 관여한다. (사람의 귀가 가장 민감하게 반응하는) 3 KHz 정도의 주파수에서 음압(sound pressure)은 수동공명효과(passive resonance effects, echo)를 통해 바깥귀길에서 증폭된다.

2. **가운데귀**(middle ear): 가운데귀는 고막과 속귀 사이에 있다. 가운데귀는 공기가 채워진 공간이고, **귓속뼈**(ossicle)라 불리는 세 개의 작은 뼈를 포함한다. 귓속뼈는 소리 에너지를 고막에서 액체로 채워진 속귀로 전달한다. 가운데귀는 귀관(귀인두관, pharyngotympanic tube, Eustachian tube)을 통해 코인두(nasopharynx)와 연결된다(그림 11.3). 이 연결은 대기압과 가운데귀의 압력을 상응하도록 만드는 데 중요하다. 귀관은 대개 닫혀 있지만, (비행기 착륙 때 귀에서 "펑(pop)"소리가 나는 것처럼 대기압과) 압력을 동일시하기 위해 가운데귀로 공기를 보낼 때 열린다. 하품, 삼킴, 씹기와 같은 활동은 귀관을 열리게 하고, 필요할 때 대기압과 압력을 맞추기 위해 의도적으로 열리게 할 수도 있다.

a. **가운데귀의 뼈**(bones in the middle ear): 가운데귀에 있는 귓속뼈는 망치뼈, 모루뼈, 등자뼈이다. **망치뼈**(malleus)는 **고막**에 직접 붙어 있다. 망치뼈는 **모루뼈**(incus)와, 모루뼈는 **등자뼈**(stapes)와 관절을 이룬다. 등자뼈는 속귀의 **안뜰창**(oval window)에 닿는다(그림 11.3). 서로 관절을 이루고 있는 귓속뼈의 기능은 고막에서 속귀로 소리 에너지를 증폭하는 것이다. 이 증폭은 공기 중을 지나는 음파가 속귀의 액체로 채워진 공간으로 효과적으로 전달되는 데 필요하다. 이 증폭이 없으면 소리 에너지는 일단 음파가 액체를 때린 후 반사에 의해 소실될 것이다. 소리 에너지의 증폭은 직경이 큰 고막에서 직경이 작은 안뜰창을 음파가 직접 압박하는 작용과 귓속뼈의 지렛대 작용을 통해 만들어진다.

b. **가운데귀의 근육**(muscles in the middle ear): 가운데귀에 두 개의 근육이 존재한다. **고막긴장근**(tensor tympani muscle)은 망치뼈에 닿아 있고, 다섯째 뇌신경의 지배를 받는다. **등자근**(stapedius muscle)은 등자뼈에 닿아 있고, 일곱째 뇌신경의 지배를 받는다. 등자근이 수축하면 특히 저주파음(low-frequency sound)에 대한 속귀로의 진동 전달이 감소되고, 이는 저주파에 해당하는 배경 소음을 선택적으로 거를 수 있게 한다. 또 이 두 근육은 큰 소리에 반응하는 귓속뼈의 운동을 둔화시킨다. 이것은 신경 손상에 대한 보호 기전으로 작용한다.

3. **속귀**(inner ear): 속귀는 **뼈미로**(bony labyrinth)로 구성되는데, 뼈미로는 관자뼈 바위부분에 있는 뼈로 된 관이다. 뼈미로는 평형감각에 특화된 세 개의 **반고리뼈관**(semicircular canal)과 **안뜰**(vestibule), 청각에 관여하는 **달팽이**(cochlea)로 구성된다. 뼈미로는 바깥림프(perilymph)라 불리는 액체로 채워져 있다. **막미로**(membranous labyrinth)는 뼈미로 안에 떠 있고, 일반적으로 뼈미로의 모양을 따라 만들어진다. 막미로 역시 액체로 채워지는데, 이 액체는 속림프(endolymph)라고 부른다. 감각수용기인 털세포는 막미로의 특화된 구역에 존재한다.

a. **달팽이**(cochlea): 달팽이(*cochlea*는 라틴어로 "달팽이"를 뜻함)는 상대적으로 넓은 바닥과 좁은 꼭대기를 갖고 있으면서 달팽이 껍질처럼 2와 3/4 바퀴 꼬여 있는 뼈미로이다. 달팽이는 관자뼈 바위부분에 있고, 그 바닥은 안쪽 뒤쪽을 향해 있다. 뼈인 달팽이 안에 **막미로**인 **달팽이관**(cochlear duct)이 있다. 달팽이관 안에 음파를 신경 자극을 유발하는 전기에너지로 변화하는데 관여하는 감각기관인 **나선기관**(organ of Corti, spiral organ)이 있다(그림 11.4).

b. **세 방**(three chambers): 단면에서 보이는 것처럼 거의 모든 부분에서 달팽이와 달팽이관 사이 공간은 세 개의 방을 형성하고 있다(그림 11.4). 달팽이관은 단면에서 삼각형 모양으로, 중간의 방을 형성한다. 달팽이관

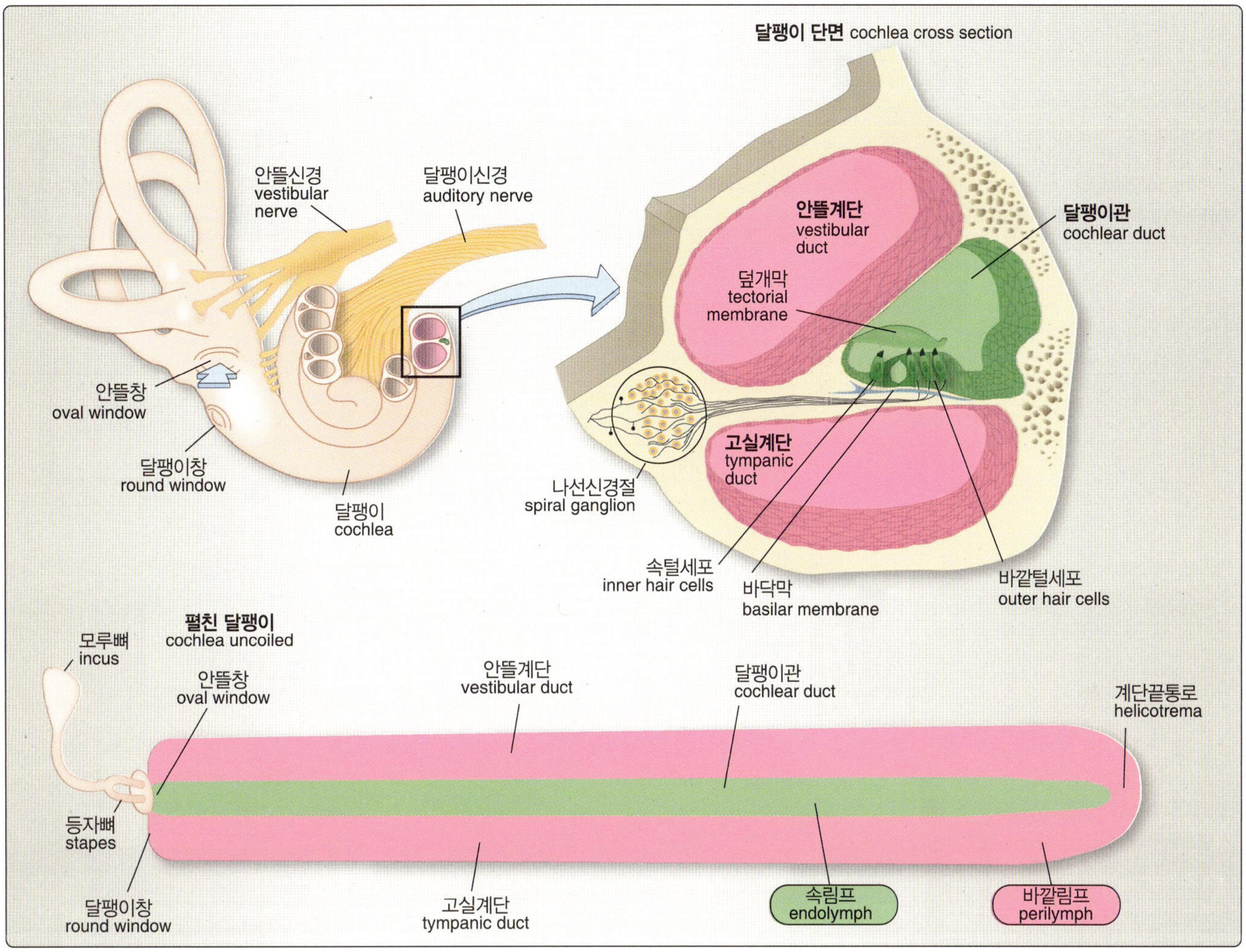

그림 11.4 속귀의 구조: 달팽이.

의 위에 **안뜰계단**(vesitublar duct, scala vestibuli)이 있고, 이는 안뜰(vestibule)과 연속된다(아래 참조). 달팽이관의 아래에 **고실계단**(tympanic duct, scala tympani)이 있는데, 이 방이 **둥근창**[**달팽이창**, round window, cochlear window; 다른 이름으로 둘째 고막(secondary tympanic membrane)]에서 끝나기 때문에 이름 붙었다. 뼈미로와 막미로는 액체로 채워져 있다. 뼈미로(안뜰계단과 고실계단) 속 액체는 **바깥림프**(perilymph)로, 뇌척수액(cerebrospinal fluid)(과 세포외액(extracellualr fluid))과 유사한 성분으로 구성된다. 바깥림프는 K^+이 낮고, Na^+이 높다. 막미로(달팽이관) 속 액체는 **속림프**(endolymph)로 세포내액(intracellular fluid)과 유사하게 K^+이 높고, Na^+이 낮다. 속림프는 달팽이관의 가쪽면에 있는 한 층의 세포무리인 **혈관줄무늬**(stria vascularis)에서 생산된다(그림 11.5). 속림프 속 높은 K^+ 농도는 신호 전달에 핵심 역할을 한다(아래 참조).

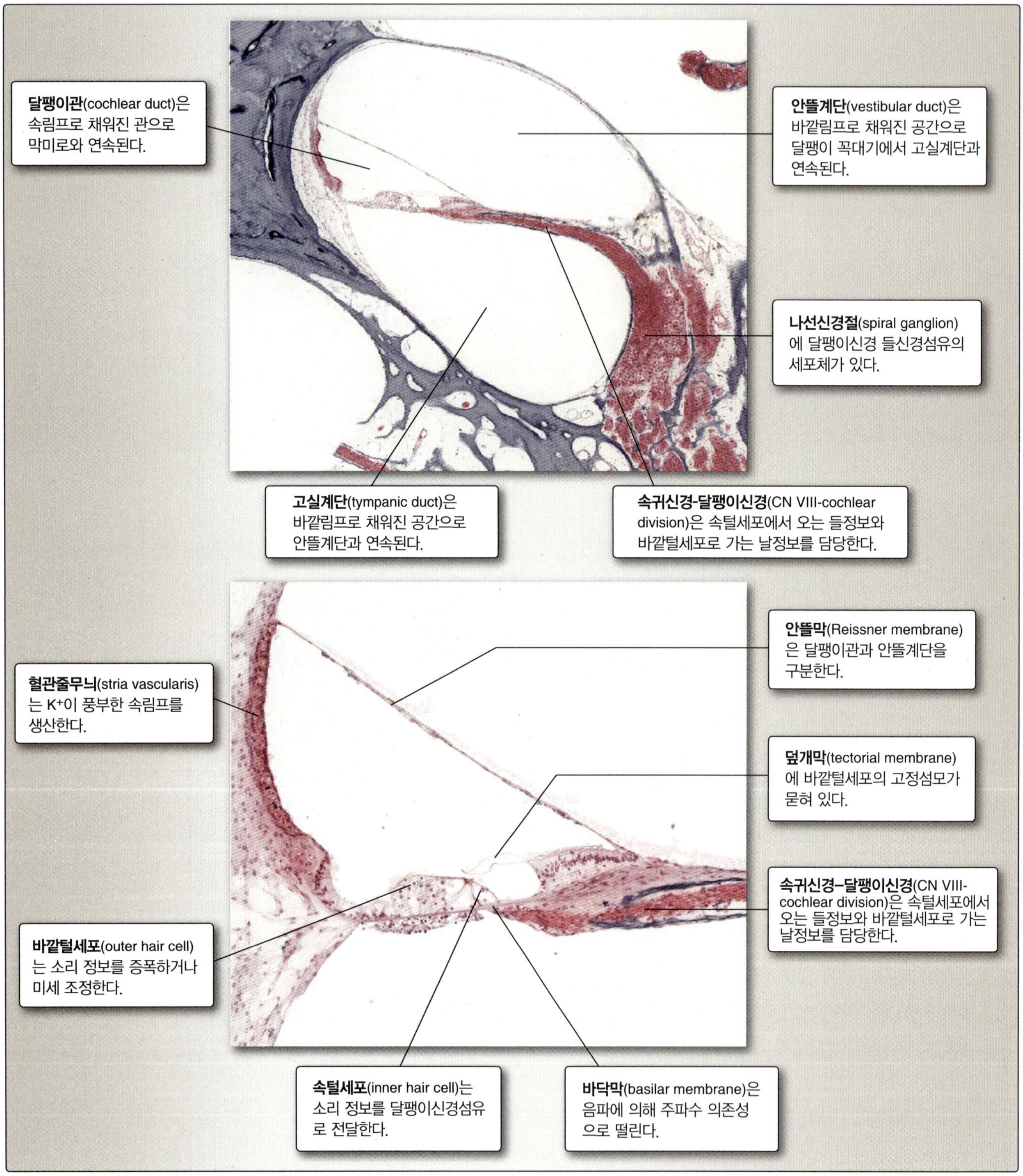

그림 11.5 달팽이의 조직학.

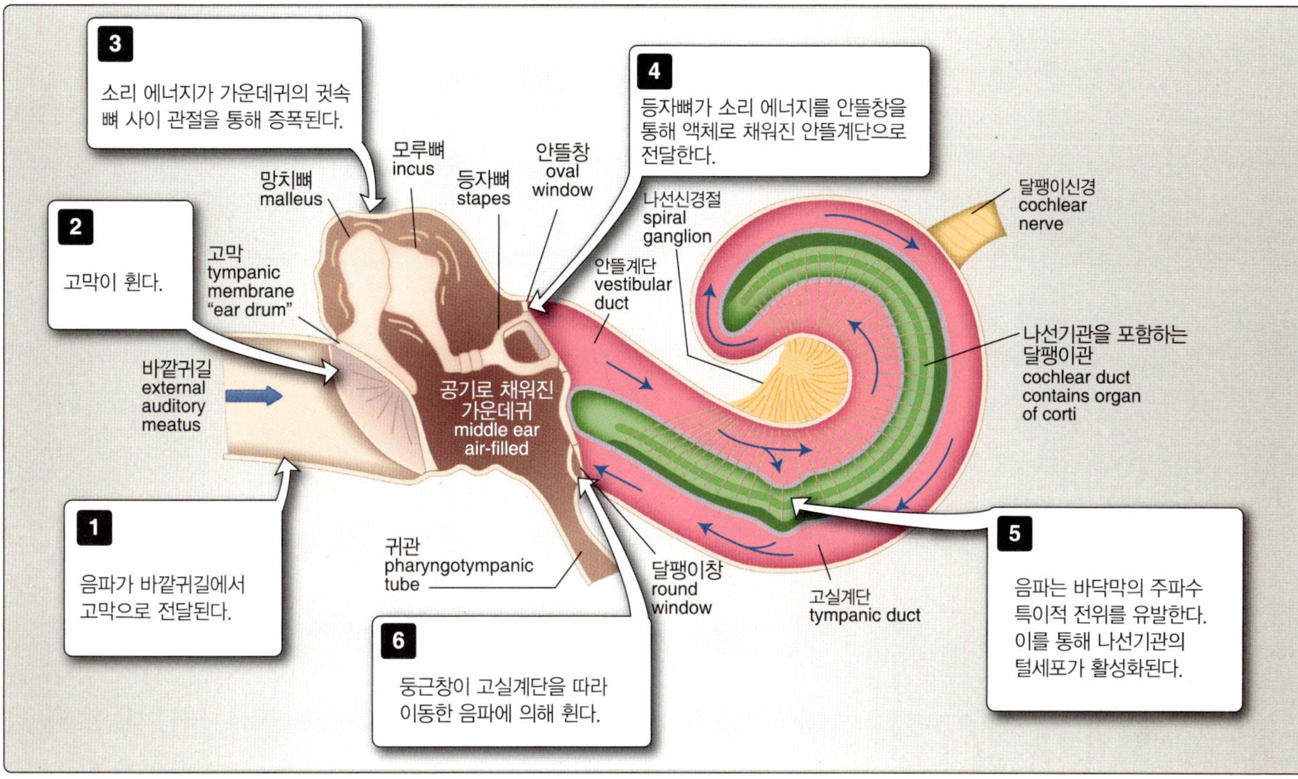

그림 11.6 귀에서 소리의 전달.

안뜰계단과 고실계단은 달팽이의 끝에 있는 **계단끝통로**(helicotrema)라 불리는 작은 구멍에서 합해지고, 여기서 바깥림프는 각 공간을 옮겨갈 수 있다(그림 11.4). 달팽이관은 안뜰계단과는 **안뜰막**(vestibular membrane, Reissner membrane)에 의해, 고실계단과는 **바닥막**(basal membrane; basilar membrane)에 의해 구분된다(그림 11.5).

소리 에너지는 **안뜰창**(oval window)에 전달된 후, 안뜰계단의 액체를 민다. 이 진동은 달팽이를 따라 끝까지 진행된 다음 고실계단으로, 궁극적으로는 고실계단의 끝에 있는 **둥근창**(round window)을 부풀어 오르게 한다. 소리 에너지나 진동은 고실계단과 달팽이관을 구분하고 있는 바닥막을 진동시킨다(그림 11.6).

c. **나선기관**(organ of Corti): 청각 감각기관인 **나선기관**은 달팽이관 안, 유연한 바닥막 위에 있다. 나선기관은 버팀세포(supporting cell) 사이에 존재하는 한 줄의 **속털세포**(inner hair cell)와 세 줄의 **바깥털세포**(outer hair cell)로 구성된다. 털세포는 신호를 전달하는 세포이다. 이 이름은 **고정섬모**(stereocilia)라고 알려진 "털(hair)" 모양의 미세융모 때문에 붙었는데, 이들은 대칭적으로 세포의 꼭대기에 (가장 큰 고정섬모가 한쪽으로 치우친) V 형태로 정렬되어 있다. 젤라틴 성분의 세포 바깥 구조

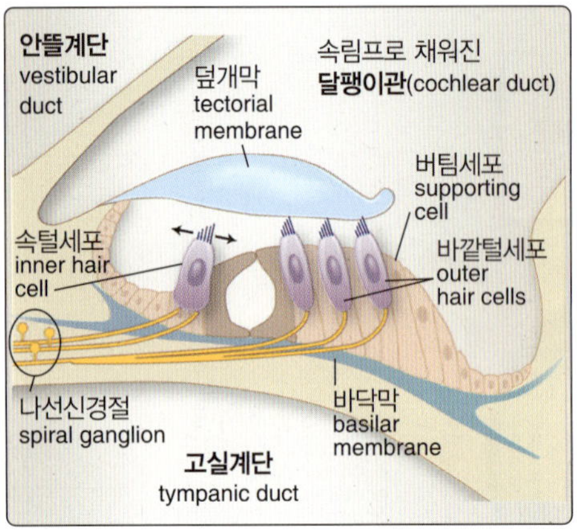

그림 11.7 나선기관(Organ of Corti).

(gelatinous extracellular structure)인 **덮개막**(tectorial membrane)이 털세포 위에 펼쳐져 있다.

속털세포와 바깥털세포 모두 바닥막에 붙어 있다. 바깥털세포는 그 고정섬모를 통해 덮개막에 닿아 있다는 점이 중요하다. 속털세포는 덮개막과 직접 닿아 있지 않지만 달팽이관의 액체 운동에 반응한다(그림 11.7).

일차 청각 들정보를 담당하는 신경세포체가 모인 나선신경절(달팽이신경절, spiral ganglion, cochlear ganglion)은 나선기관에 가까운 달팽이의 회전부위에 있다(그림 11.5). 말초 과정(peripheral process)은 수용기 세포로부터 정보를 받는 달팽이관 안에서 일어난다.

B. 속귀에서 소리 인식의 생리학 (Physiology of sound perception in the inner ear)

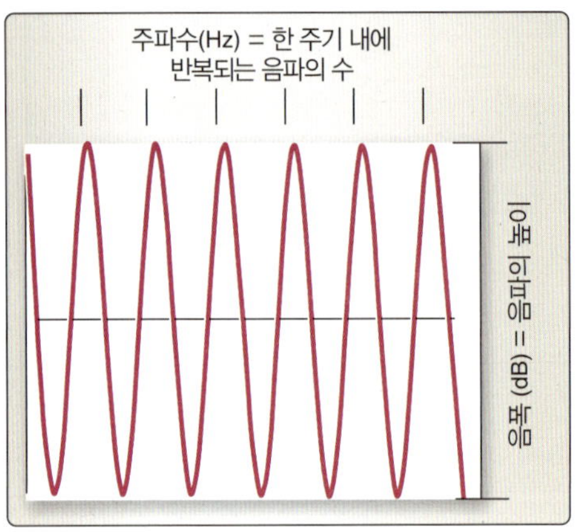

그림 11.8 음폭과 주파수의 물리학.

소리(sound)는 공기를 통해 움직이는 압력파(pressure wave)이다. 소리는 액체로 찬 속귀에 닿기 전에 바깥귀와 가운데귀에서 증폭되고, 속귀에 감각기관인 나선기관이 있다. 나선기관은 이 압력파를 신경 신호로 전환한다. 음파는 다른 형태와 크기를 갖는다. **음폭**(amplitude)은 **크기**(loudness)를 결정하고, **데시벨**(decibel, dB)로 표시한다. **주파수**(frequency)는 **음색**(pitch)을 결정하고, **헤르츠**(Hertz, Hz)로 표시한다(그림 11.8). 사람의 귀는 20~20,000 Hz 사이의 주파수에 해당하는 소리를 들을 수 있다. 파이프오르간의 가장 낮은 음이 약 20 Hz이고, 피아노의 가장 높은 음은 4,200 Hz 정도이다(그림 11.9). 사람 목소리의 주파수는 300에서 3,000 Hz 사이에 해당한다.

1. **바닥막**(basilar membrane): 음파가 속귀에 도달하면 소리와 같은 주파수로 **바닥막**(basilar membrane)에 진동을 유발한다. 이 진동은 바닥막의 **최대전위점**(point of maximal displacement)에 도달할 때까지 바닥(base)에서 꼭대기(apex)로 전파된다. 최대전위점은 바닥막의 유연성과 기하학적 구조에 의해 결정된다. 바닥막 바닥은 좁고 딱딱하며 각 음파의 전파가 시작되는 곳이다. 고주파 소리는 바닥에서 최대전위를 만들어 낸다. 반대로 바닥막 꼭대기는 더 넓고 보다 유연성이 있으며, 저주파 소리를 인식한다(그림 11.10). 이런 기계적 특성은 특정 영역이 별개의 주파수를 해석하는 속귀의 **토노토피**(tonotopy)를 만들어낸다. [감각계통의 체성국소성(somatotopy)과 유사한] 토노토피는 청각경로(auditory pathway) 전반으로 전달된다.
   우리가 듣는 대부분의 소리는 다른 주파수들의 조합이다. 음파가 우리의 속귀로 전달될 때, 음파는 각 구성 주파수들로 쪼개진다. 각각의 주파수는 각각에 해당하는 바닥막의 최대전위점에 도달할 것이다.

2. **속털세포와 바깥털세포**(inner and outer hair cells): 바닥막의 진동은 고정

된 덮개막에 대한 엇밀림힘(전단력, shearing force)을 만들어내고, 그 결과 바깥털세포의 고정섬모가 밀리게 된다(그림 11.11). 속털세포는 덮개막과 직접 닿아 있지 않고 달팽이관의 액체 움직임을 통해 활성화된다. 고정섬모는 높이를 기준으로 대칭적으로 배열되어 있다. 가장 큰 고정섬모를 향한 전위(displacement)는 세포의 **탈분극**(depolarization)을 일으키고, 가장 작은 고정섬모를 향한 전위는 **과분극**(hyperpolarization)을 일으킨다(그림 11.12).

세포의 탈분극은 고정섬모 꼭대기쪽에서 양이온 채널이 열릴 때 발생한다. 고정섬모는 힘을 탄성이 있는 소위 'gating spring'으로 전달하고, 이것은 양이온 채널을 여는 **끝연결**(tip link)에 의해 서로 연결되어 있다(그림 11.12). 이 양이온 채널은 **기계적 신호전달**(mechanotransduction) 채널의 예로, 이것은 즉각적인 효과를 내는데 이점을 갖는다. 실제로 털세포는 자극이 있을 때 50 μs 이내에 반응할 수 있다. 이렇게 빠른 반응은 느린 화학적 신호전달 과정에서는 불가능한 것이다. 기계적 신호전달 채널의 다른 장점은 수용체 전위(receptor potential)를 필요로 하지 않는다는 점으로 이에 따라 반응의 **민감도**(sensitivity)를 증가시킨다[1장 "신경계통 입문 및 기초신경생리학(Introduction to the Nervous System and Basic Neurophysiology)" 참조]. 이온 채널 열림의 민감도는 특징적인 것으로, (원자 크기인) 0.3 nm 정도의 작은 진동도 채널을 열리게 할 수 있다.

달팽이관 안에서 고정섬모는 K^+이 많은 속림프에 잠겨 있기 때문에 양이온 채널이 열리면 세포 안으로 K^+이 빠르게 들어올 수 있게 할 것이다[K^+을 흡수하기 위한 추진력(driving force)은 약 150 mV]. 이후 털세포는 탈분극되어 세포 바닥에 있는 Ca^{2+} 채널을 열게 한다. 칼슘 유입은 신경전달물질이 채워진 소포(vesicle)가 바닥막과 유합하여 신경전달물질인 글루탐산(glutamate)을 연접틈새(synaptic cleft)로 유리하게 한다. 들신경인 달팽이신경섬유는 이에 자극받아 그 정보를 중추신경계로 전달한다.

속털세포는 청각을 담당한다. 달팽이신경섬유의 약 90%가 속털세포에서 기원한 것이다. 바깥털세포가 신호를 증폭하면 속털세포는 이 신호를 처리한다.

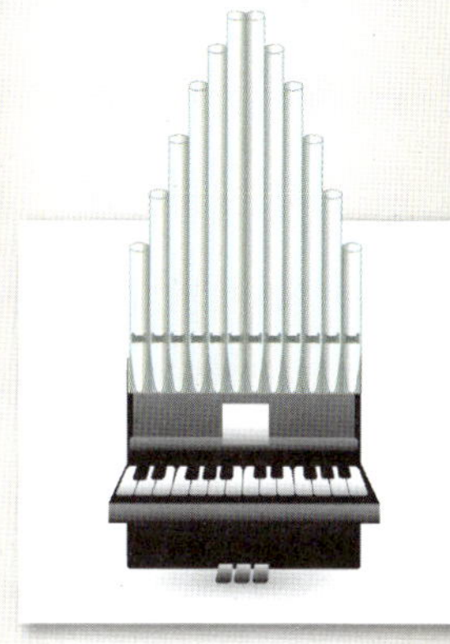
대형 파이프오르간의 가장 낮은 음: 20 Hz

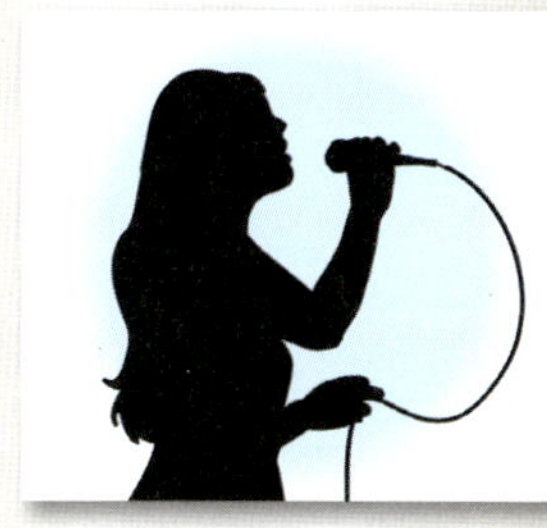
사람의 목소리: 300~3000 Hz

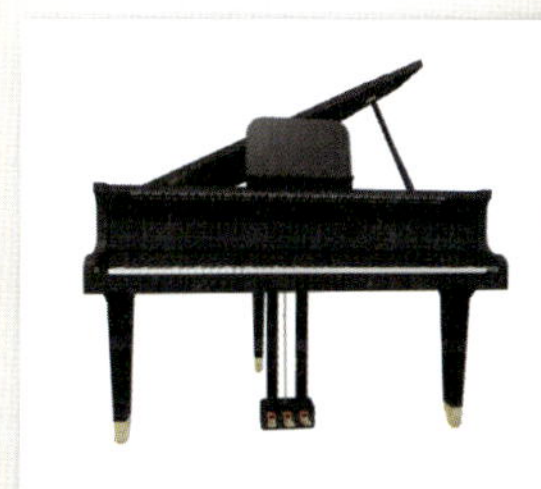
피아노의 가장 높은 음: 4200 Hz

그림 11.9 다른 주파수의 예.

3. **주파수 선택**(frequency selectivity): 바닥막의 기계적 특성에 의해 **주파수 선택**(조율, tuning)이 만들어지고, 또 제한되기도 한다. 바닥막을 따라 이동하는 음파와 그 최대전위점은 우리 청각과 같은 주파수 선택을 할 수 없다. 이것은 소리의 증폭과 조율에 다른 기전이 관여하는 것을 시사한다. 이 추가 기전은 특정 주파수에 반응하는 바깥털세포의 운동에 의한 것이다. 바깥털세포가 탈분극되면 이 세포체는 능동적으로 수축한다. 이 세포가 과분극되면 세포체는 능동적으로 길어진다. 고주파는 바닥막 바닥에 있는 바깥털세포의 수축을 야기하고, 저주파는 바닥막 꼭대기에 있는 바깥털세포의 수

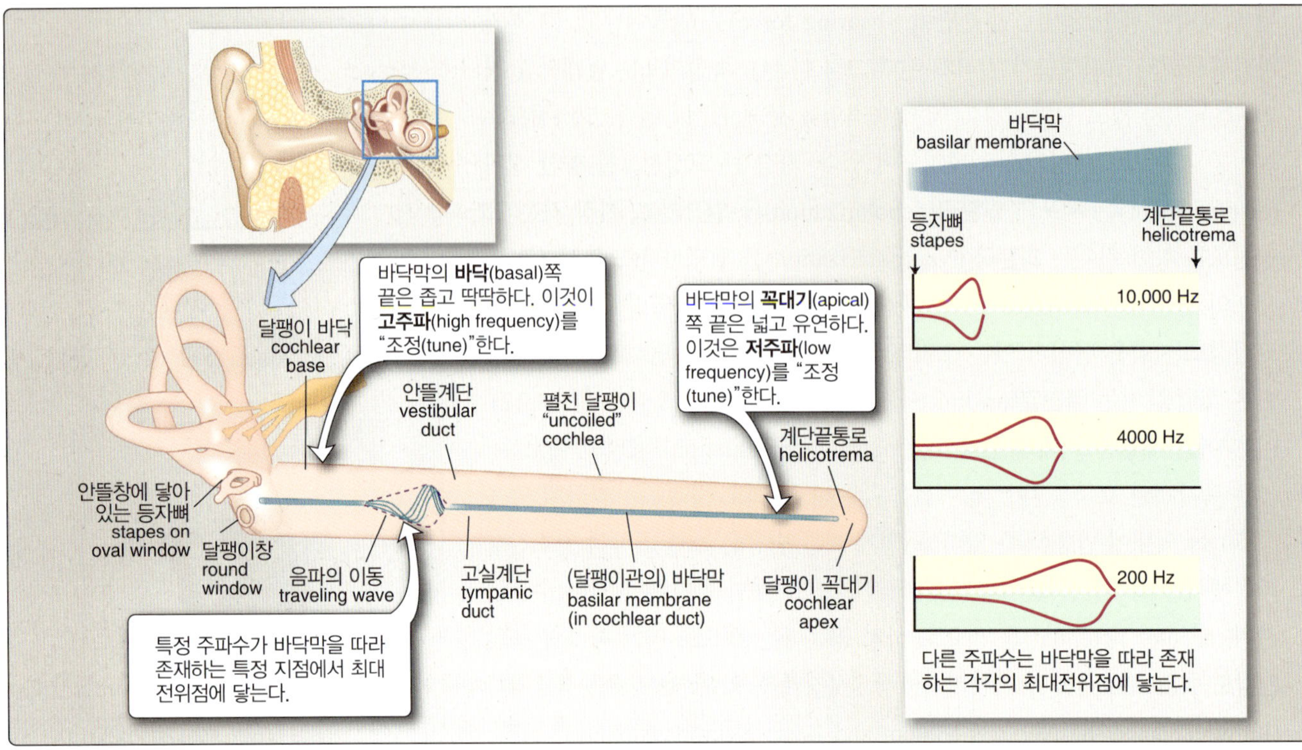

그림 11.10 바닥판의 조율.

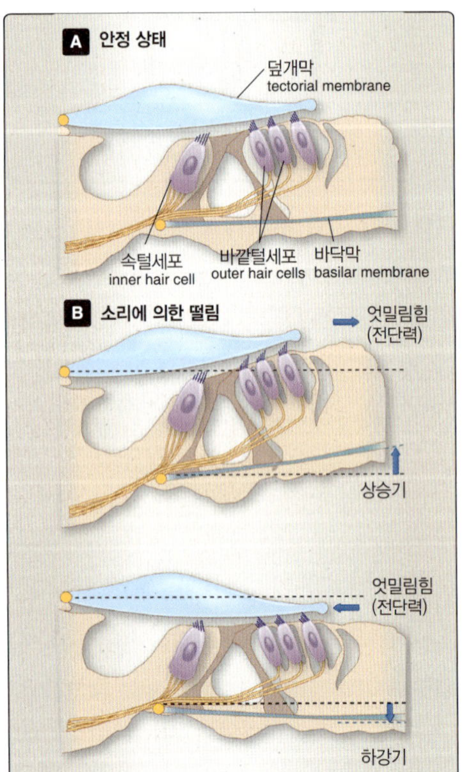

그림 11.11 음파에 의한 전위가 있을 때의 나선기관.

축을 야기한다. 이 기전은 바닥막 특정 구역의 운동에 영향을 주어 그 구역 속털세포 주변의 액체 이동을 증가시킨다. 이것이 속털세포 내로 K^+ 유입을 증가시켜 달팽이신경으로의 신호를 증가시킨다. 바깥털세포를 통한 음파의 미세 조정과 증폭 때문에 우리는 인접한 주파수로 구성된 성조를 놀랍도록 정확하게 구분할 수 있고, 낮은 소리(low-level sound)도 들을 수 있다. 흥미롭게도 바깥털세포는 청각경로(auditory pathway)에서 이는 **날신경섬유**(efferents)의 지배도 받는다(그림 11.13). 이 신경지배는 바깥털세포를 과분극, 즉 억제하여 소리에 의한 바닥막의 전위 반응을 약화시키고, 중추청각신경경로가 속귀에서 소리 증폭에 영향을 미칠 수 있게 한다. 이 기전은 속귀에서 배경 소음을 걸러 의미있는 소리에 집중하는 데 도움을 줄 것으로 생각된다.

4. **귀음향방사**(otoacoustic emission): 청각 생리학의 다른 흥미로운 부분은 귀음향방사라고 알려진 것이다. 바깥털세포의 가동성이 바닥막을 움직일 수 있게 하기 때문에 이 운동은 안뜰창을 향한 역방향(retrograde, backward)일 수 있고, 그 결과 가운데귀의 귓속뼈를 통해 고막을 이동시킬 수 있다. 이 과정을 통해 귀 자체가 소리를 내게 할 수 있다. 실제로 이 현상이 일어난다. 이 소리는 바깥귀길에서 **귀음향방사**로 측정될 수 있다. 이 검사는 영아에서 속귀와 가운데귀의 기능을 평가하기 위해 관례적으로 이루어진다.

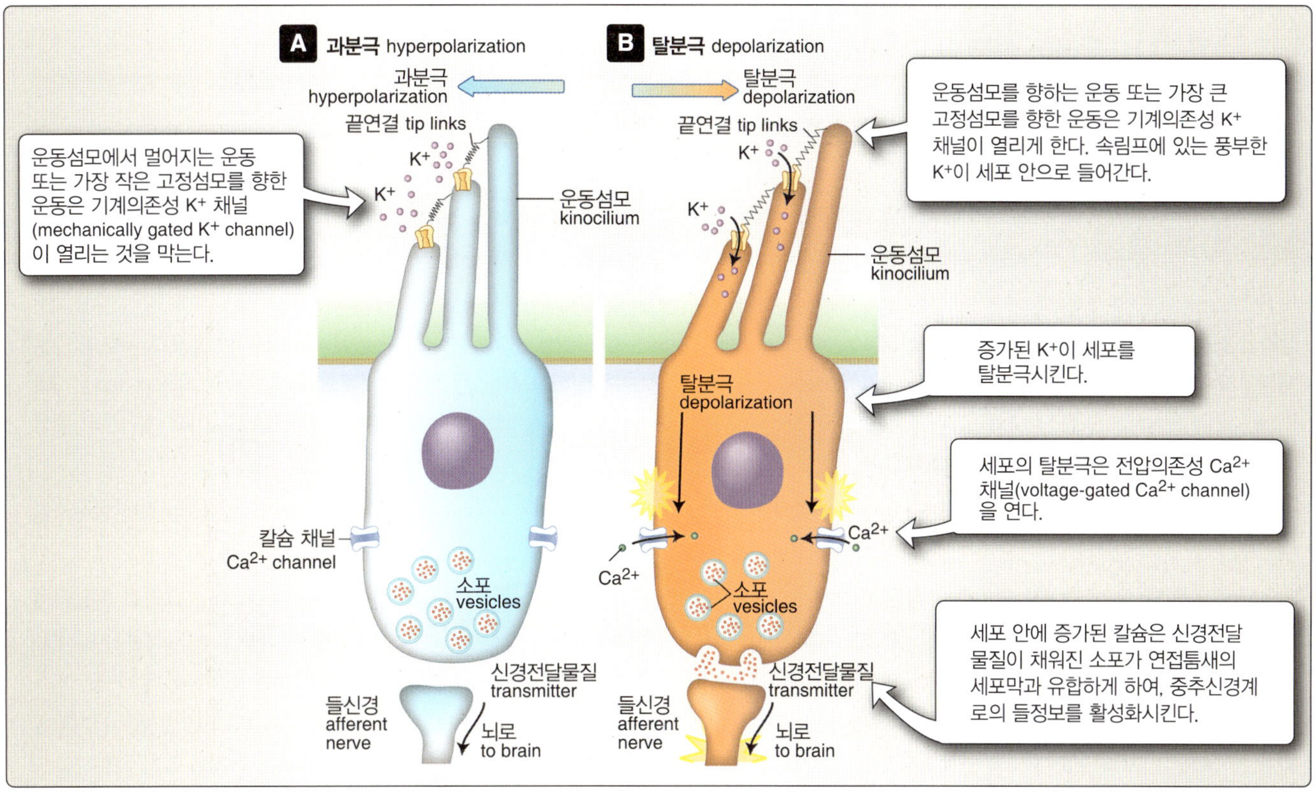

그림 11.12 속귀 털세포의 탈분극과 과분극.

C. 청각의 중추 경로(Central auditory pathways)

중추 청각 경로는 달팽이에서 중추신경계로 신호를 보낸다. 청각 계통은 소리의 **주파수**(frequency; 음색, pitch), **크기**(amplitude; 음폭, volume), 공간에서 소리의 **위치**(음정위, location)와 같은 다양한 소리의 특성을 분석한다.

음색과 음폭은 중추에서 상대적으로 직접적인 경로를 지난다. 그러나 소리의 위치는 보다 복잡하여 고주파인지 저주파인지에 따라 분석되는 경로가 다르다.

1. **음색과 음폭에 대한 중추 경로**(central pathway for pitch and volume): 소리의 주파수는 달팽이에서 분해되고 바닥막을 따라 다른 위치에 존재하는 털세포를 지배하는 달팽이신경섬유에 전달된다. 각각의 달팽이신경섬유는 단지 특정 주파수대의 정보만 전달한다. 이 들정보를 담당하는 세포체는 **나선신경절**(달팽이신경절, spiral ganglion, cochlear ganglion)에 있다. 이 일차신경세포(first-order neuron)의 중추 돌기는 **달팽이핵**(cochlear nuclei)에 연접한다. 달팽이핵은 아래소뇌다리(inferior cerebellar peduncle) 근처에 세포무리로 존재하고, 다시 **앞달팽이핵**(anterior nucleus)과 **뒤달팽이핵**(posterior nucleus)으로 나뉜다. 달팽이핵에 있는 대부분의 이차신경세포(second-order neuron)의 신경섬유는 중앙선을 넘어 반대쪽의 **가쪽섬유띠**

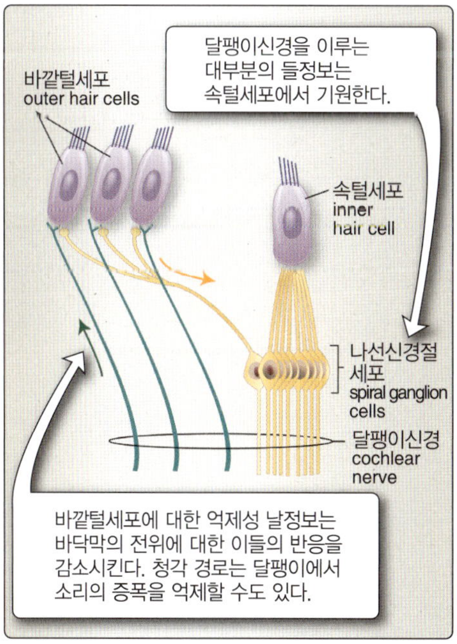

그림 11.13 달팽이의 털세포로 들고 나는 신경.

임상응용 11.1 달팽이 이식(인공와우, Cochlear Implants)

난청(hearing loss)은 몇 가지 원인이 있을 수 있고, **전음난청**(conductive hearing loss)과 **감각신경난청**(sensorineural hearing loss) 두 가지로 구분한다.

전음난청은 바깥귀에서 속귀로 소리 에너지를 전도하는 부분에 장애가 있어서 발생하는 경우이다. 즉, (귀지나 고막 천공과 같은) 바깥귀, (액체가 차거나 귓속뼈의 관절염과 같은) 가운데귀의 문제인 경우이다. 소리 에너지를 증폭시키는 보청기가 전음난청을 상당히 해결해 줄 수 있다.

감각신경난청은 **털세포**(hair cell)나 **달팽이신경**(cochlear nerve) 자체의 문제로 발생한다. 털세포는 손상에 매우 취약한 세포로 사람의 경우 재생되지 않는다. 선천성난청(congenital hearing loss)의 흔한 원인으로 유전질환과 출생 전 TORCH(톡소포자충증(toxoplasmosis), 기타(매독)(other [syphilis]), 풍진(rubella), 거대세포바이러스(cytomegalovirus), 포진(헤르페스, herpes)) 감염이 포함되고, 이때 속귀신경 손상이 동반되지 않은 털세포의 기능이상을 초래한다.

속귀신경 손상이 동반되지 않고 털세포만 손상받은 환자의 경우 **달팽이 이식**(인공와우, cochlear implant)은 소리의 인식(청력)을 향상시킬 수 있다.

인공와우는 외부 요소와 내부 요소로 구성된다. 외부 요소는 확성기(microphone), 음성 처리기(speech processor), 그리고 전송장치(transmission system)로 구성된다. 음성 정보는 각 구성 요소로 쪼개져서 전기적 신호로 전환되고, 이 신호가 내부 요소로 전달된다. 내부 요소는 수신기(receiver)와 전극(electrode array)을 포함한다. 수신기는 신호를 원래 상태로 되돌리고 전기적 신호를 전극으로 보낸다.

전극은 안뜰창을 통해 달팽이 내로 삽입되어 속귀신경의 들신경섬유를 따라 달팽이관 안에 놓인다. 전극을 따라 어느 곳에서 발생한 전기신호라도 바닥막을 따라 분포하는 특정 달팽이신경 들신경섬유를 자극할 것이다. 전극은 바닥막의 토노토피를 흉내내어 각각의 주파수에 해당하는 신경을 자극한다. 이 정보는 이후 중추로 전달되어 소리를 인식하게 한다.

인공와우의 삽입이 자동적으로 "청각(hearing)"을 유도하지는 않는다. 청각은 들은 소리의 해석을 포함하고, 새로운 신경세포 사이 연결을 필요로 하는 중추 과정이다. 즉, 언어를 이해하는 것을 배워야 한다.

속귀신경 손상이 있는 환자의 경우, 털세포에서의 소리 정보를 직접 뇌줄기의 청각핵에 전달할 수 있는 장비가 현재 개발 중이다.

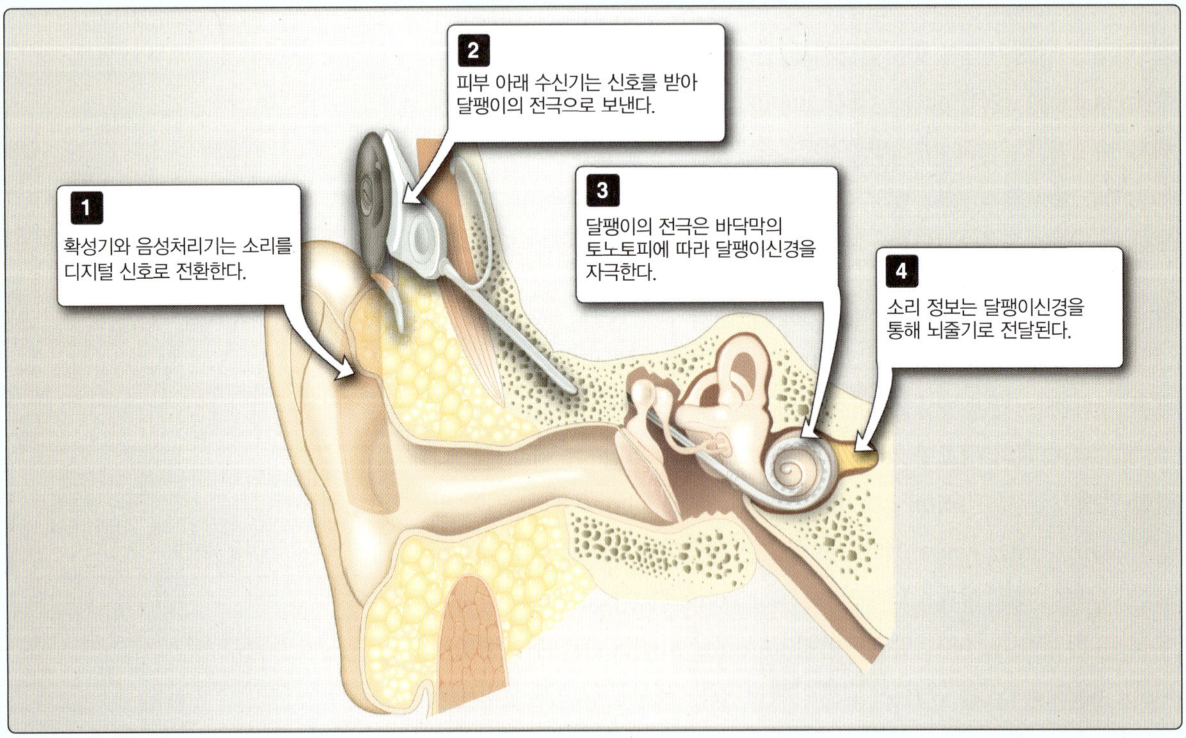

달팽이 이식.

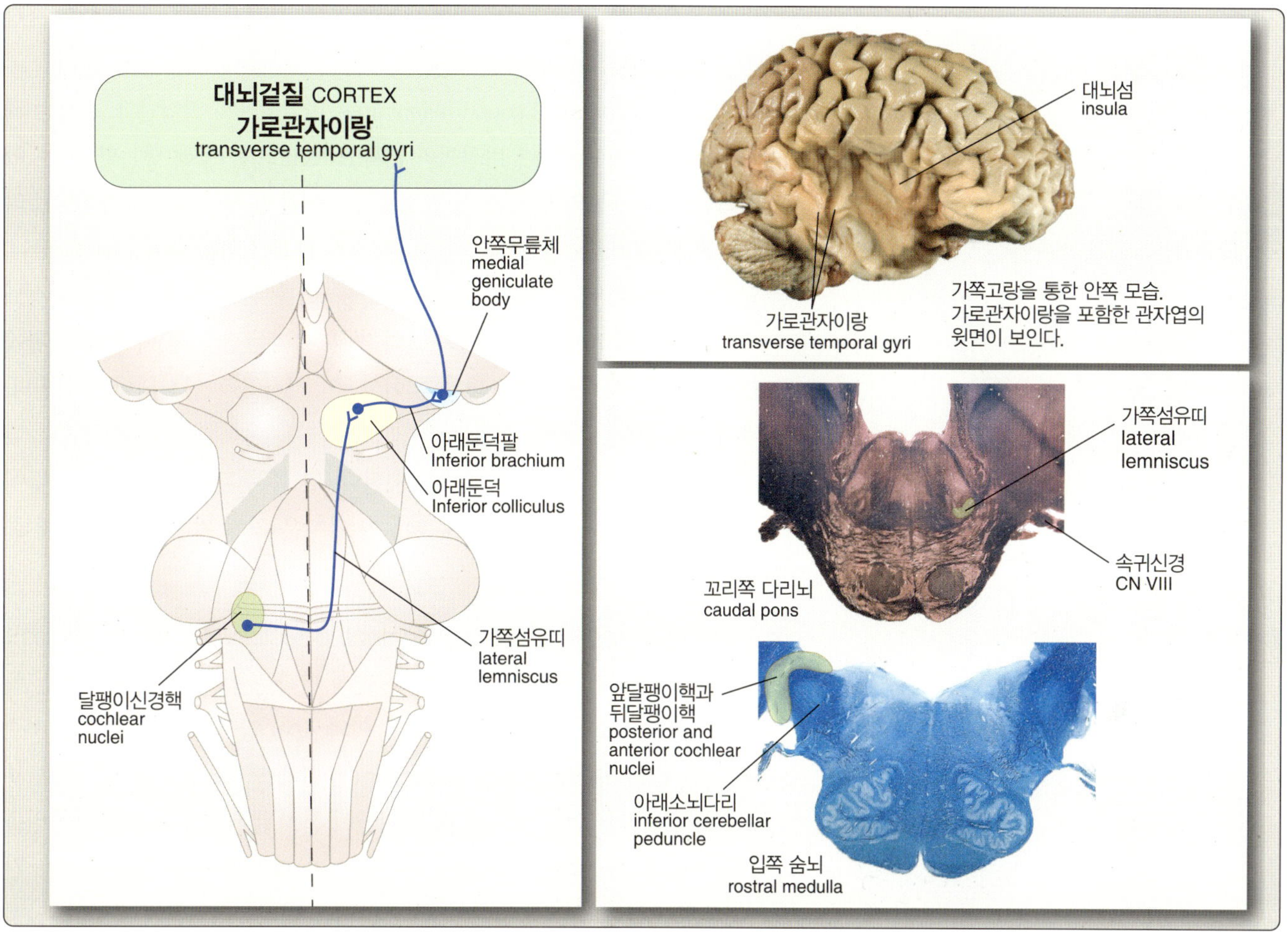

그림 11.14 음색과 음폭의 중추 경로. CN = 뇌신경(ranial nerve).

(lateral lemniscus)를 통해 꼬리쪽 중간뇌(caudal midbrain)에 있는 청각 경로의 주요 통합 중추인 **아래둔덕**(inferior colliculus)으로 간다. 아래둔덕에 있는 삼차신경세포(third-order neuron)의 신경섬유는 **아래둔덕팔**(inferior brachium, brachium of inferior colliculus)을 통해 시상(thalamus)의 **안쪽무릎체**(medial geniculate body, medial geniculate nucleus, MGN)로 간다. 시상에서 시작된 신경섬유는 속섬유막(internal capsule)을 통해 관자엽(temporal lobe) 위관자이랑(superior temporal gyrus)의 윗면에 있는 **일차청각겉질**(primary auditory cortex)로 간다(그림 11.14).

2. **소리위치(음정위)에 대한 중추 경로**(central pathways for sound localization): 우리는 삼차원 공간에 살고 있고, 소리는 이 공간에서 오는 것으로 인식된다. 실제로 청각계통에서 직접 해석되지 않는 공간일지라도 청각 계통은 소리를 지도화 할 수 있다. 우리는 (소리가 위 또는 아래에서 오는지에 대한) **수직면**(vertical plane)과 (소리가 왼쪽이나 오른쪽 또는 앞이나 뒤에서 오는지에 대한) **수평면**(horizontal plane)으로 소리를 지도화할 수 있다.

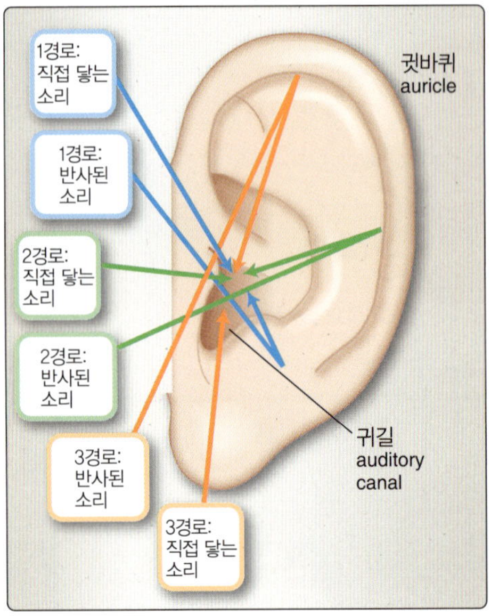

그림 11.15 바깥귀에서 소리의 반사를 통한 수직 소리 지도화.

수직 분석은 한쪽 귀만으로도 가능하지만, 수평 분석은 양쪽 귀에서 오는 정보를 필요로 한다.

수직 소리 지도화(vertical sound mapping)는 바깥귀에서 일어난다. 소리는 고막에 **직접**(directly) 닿거나 바깥귀의 **반사**(reflection)를 통해 닿는다. 뇌는 이 직접적인 소리 정보와 반사된 소리 정보의 차이를 분석하여 수직면에서 소리를 국소화할 수 있다. 신경학적 기전은 완전히 밝혀지지 않았다(그림 11.15).

수평 공간 지도화(horizontal spatial mapping)를 위해 양쪽 귀에서의 정보는 뇌줄기핵에서 비교된다. 저주파음의 경우, 음파는 소리에 더 가까운 귀에 도달한 후 더 먼 쪽의 귀에 닿을 것이고, 이 시간차가 인식되어 분석된다. 고주파음의 경우, 음파는 서로 더 가깝고, 머리는 음파가 소리 자극에서 더 먼 쪽 귀로 이동하는데 있어 장애물이 된다. 먼 쪽 귀는 머리에 의해 만들어지는 "음향 음영(sound shadow)" 때문에 가까운 귀에 비해 낮은 강도의 소리를 듣게 될 것이다.

a. **저주파음의 시간차 인식**(time difference detection at low frequencies): (3 kHz 미만의) 저주파음에 대해 음원에 가까운 쪽 귀는 음원에서 먼 쪽 귀보다 먼저 소리를 인식할 것이다. 이와 같이 양쪽 귀에서 인식한 저주파음은 **안쪽위올리브핵**(medial superior olivary nucleus, MSO)으로 투사되고, 여기서 인식된 음의 시간 지연이 분석된다(그림 11.16). 안쪽위올리브핵으로 투사되는 축삭(axon)은 길이가 다양하다. 왼쪽에서 가장 긴 축삭은 오른쪽의 가장 짧은 축삭과 함께 안쪽위올리브핵에 모인다. 달팽이핵에서 오는 모든 신경의 축삭 두께와 말이집형성(myelination) 정도는 동일하고, 따라서 활동전위(action potential) 전파속도도 같다. 단지 축삭의 길이만이 신호가 안쪽위올리브핵에 닿기까지 얼마나 걸리는지를 결정할 것이다.

   예를 들어 어떤 소리가 왼쪽 귀에 먼저 닿으면 왼쪽 달팽이핵의 신경은 오른쪽보다 먼저 활동전위를 보내기 시작할 것이다. 왼쪽에서 가장 긴 축삭을 가진 달팽이핵 신경세포는 오른쪽 가장 짧은 축삭을 가진 신경세포와 안쪽위올리브핵 신경세포에 수렴될 것이다. 활동전위는 그 특정 신경세포에 동시에 도달할 것이다. 안쪽위올리브핵 신경세포는 **동시발생 검출자**(coincidence detector)로 작용한다. 서로 다른 축삭의 길이와 시간 지연으로부터 발생하는 오른쪽과 왼쪽 신호 간의 **시간가중**(temporal summation)은 소리를 국소화시킬 수 있게 한다. 안쪽위올리브핵에 있는 각각의 신경세포는 특정 영역에서 기원한 소리에 민감하게 반응하고, 그 결과 저주파신호에 대한 소리지도(sound map)를 만든다.

b. **고주파에서 강도 차이 인식**(intensity difference detection at high frequencies): 3 kHz 이상의 주파수에서 머리는 소리 전달의 장애물이

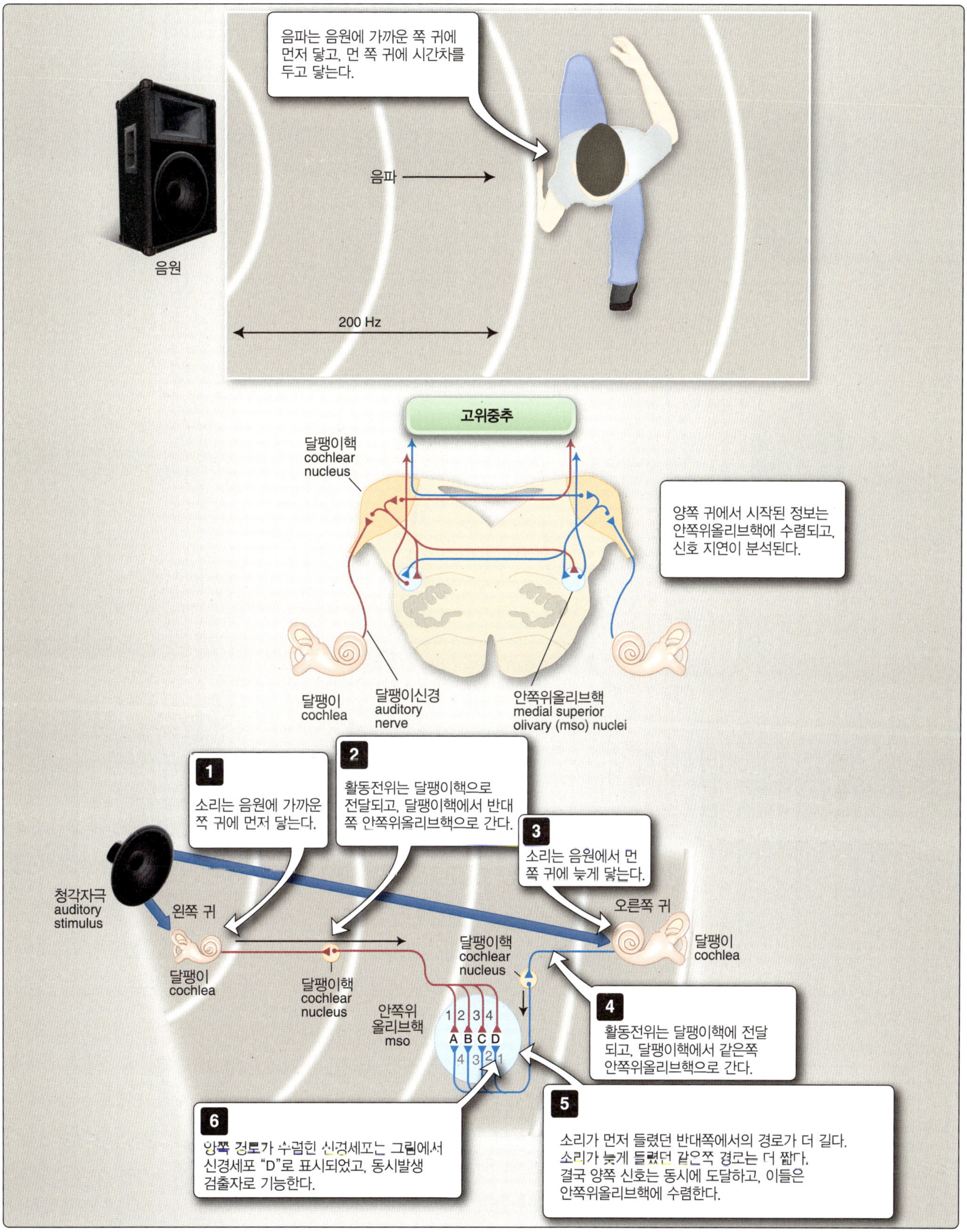

그림 11.16 저주파에서 시간차 인식.

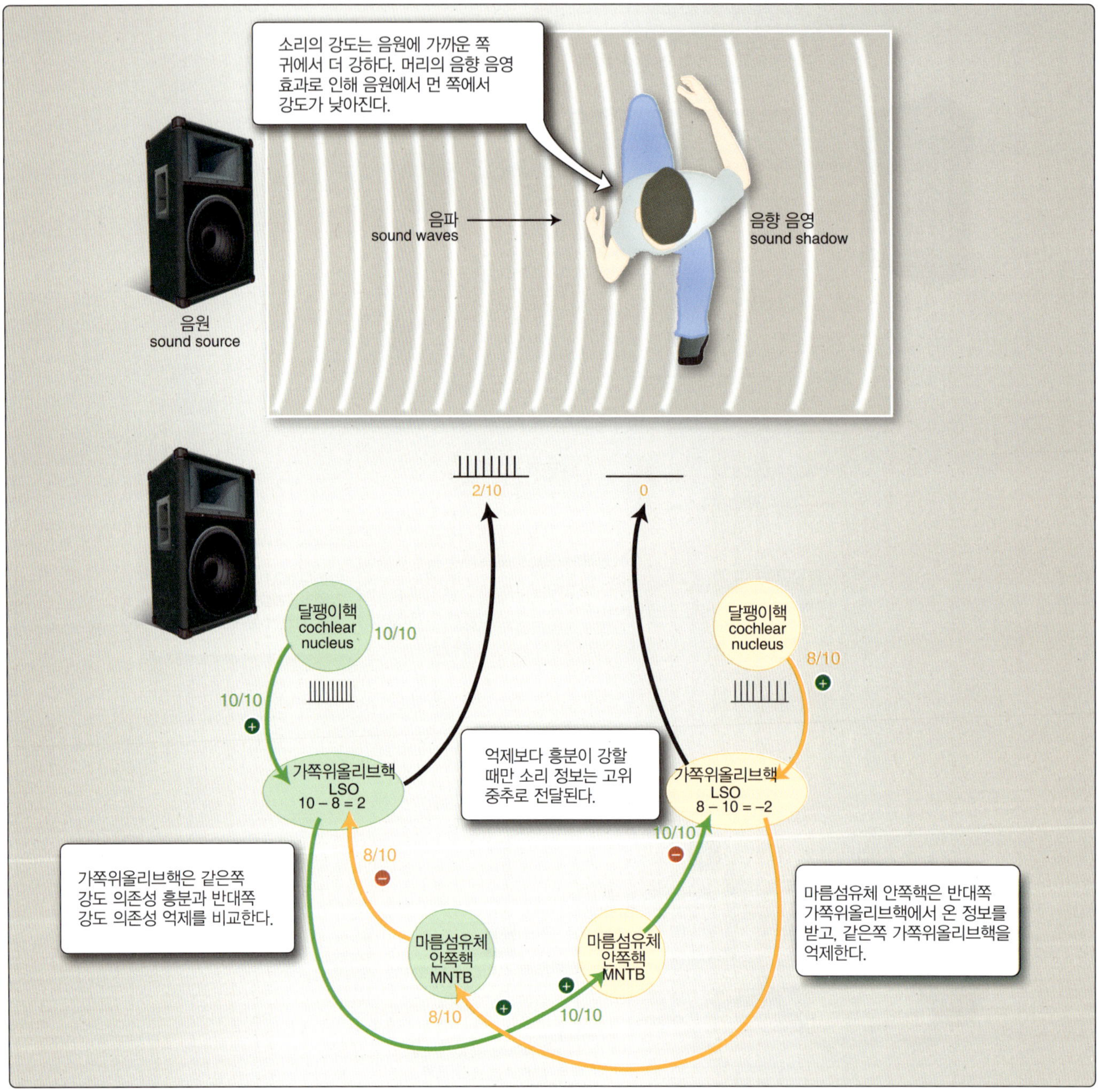

그림 11.17 고주파 음의 강도 차이 인식. LSO = 가쪽올리브핵(lateral superior olivary nucleus); MNTB = 마름섬유체 안쪽핵(medial nucleus of the trapezoid body).

된다. 왼쪽에서 발생한 소리는 머리의 음향 음영 때문에 오른쪽보다 왼쪽에서 더 강하게 들릴 것이다. 왼쪽에 주어진 자극의 강도는 오른쪽의 강도보다 클 것이다(그림 11.17).

자극의 강도는 **달팽이핵**(cochlear nuclei)으로 전달되고, 달팽이핵에서 **가쪽위올리브핵**(lateral superior olivary nucleus, LSO)으로 전달된다. 동시에 같은 강도 정보를 가진 신호가 반대쪽 **마름섬유체 안쪽핵**(medial nucleus of trapezoid body)으로 전달되어, 이 핵은 그 쪽 가쪽위올리브핵을 억제할 것이다. 그 다음 가쪽위올리브핵은 반대쪽 강도 의존성 억제(intensity-dependent inhibition)와 같은쪽 강도 의존성 흥분(intensity-dependent excitation)의 양을 비교한다. 흥분이 억제보다 많을 때만 소리 정보는 고위 중추로 전달된다.

각각의 가쪽위올리브핵은 오로지 같은쪽 음향풍경(scoundscape) 정보만을 전달한다. 소리로 가득 찬 공간을 바르게 평가하기 위해서는 양쪽 가쪽위올리브핵이 기능해야만 한다.

c. **경로의 수렴**(convergence of pathways): 소리의 강도와 시간차에 의한 소리위치를 전달하는 경로들은 **아래둔덕**(inferior colliculus)에 모인다. 위둔덕(supeiror colliculus)의 시각지도(visual map)와 유사하게 아래둔덕도 청각공간지도(auditory space map)를 가진다. 여기서 수평분석과 수직분석이 통합되어 정확한 소리의 국소화가 가능해진다. 또 아래둔덕은 소리의 공간 유형(temporal pattern)을 분석한다. 아래둔덕에서 시작된 정보는 시상의 안쪽무릎체로 전달된다. 안쪽무릎체에서 소리의 주파수에 따라 분석된 요소와 공간 요소가 토노토피에 의해 지도화된 경로를 따라 모인다(그림 11.18).

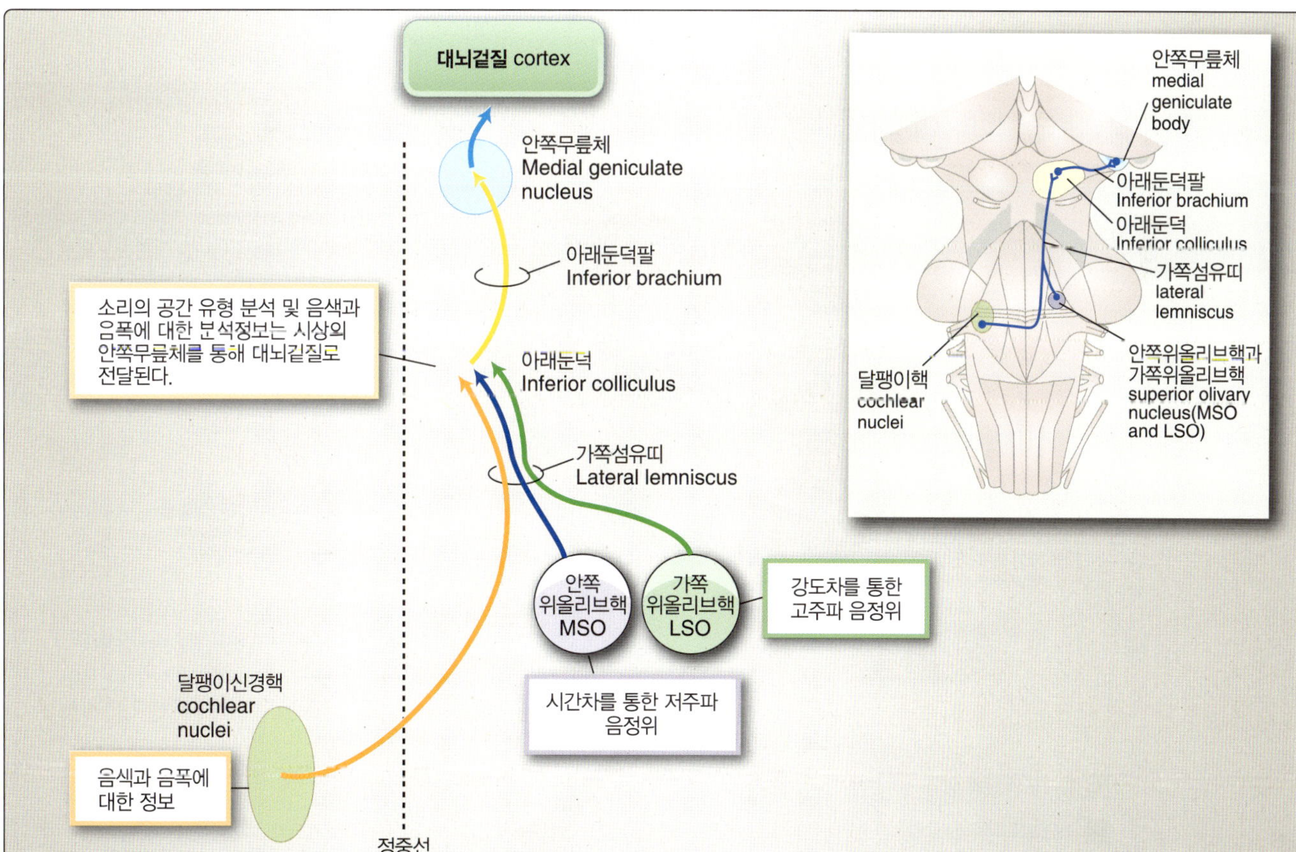

그림 11.18 청각계통 경로의 수렴. MGN = 안쪽무릎체(medial geniculate nucleus); MSO = 안쪽위올리브핵(medial superior olivary nucleus); LSO = 가쪽위올리브핵(lateral superior olivary nucleus).

이후 이 정보는 **일차청각겉질**(primary auditory cortex)로 가는데, 이 겉질 역시 토노토피를 따라 구성되어 있고 소리와 그 공간 분포 양상을 해석할 수 있다. 이차청각영역(청각연합영역, secondary auditory cortex, auditory association area)은 일차청각겉질을 감싸고 있고, 의사소통에 필요한 복잡한 소리를 처리한다. 사람 뇌에서 언어의 이해를 담당하는 영역(**수용성언어중추**, receptive speech area, Wernicke area)는 아래마루소엽(inferior parietal lobule)에서 관자엽까지 연속된다. 이 영역은 일차청각영역 및 청각연합영역과 밀접하게 연관되어 있으며, 일부 중첩된다. [자세한 내용은 13장 "대뇌피질(The Cerebral Cortex)" 참조]

III. 평형감각(Balance)

우리가 의식적으로 평형감각에 주의를 집중하지는 않지만, 평형감각은 안정적인 자세와 운동의 조정을 위해 상호작용하는 많은 계통의 핵심이다.

속귀신경의 안뜰신경이 담당하는 평형감각은 움직일 때 몸의 인식, 머리의 위치, 중력에 대한 머리의 방향감 등을 담당한다.

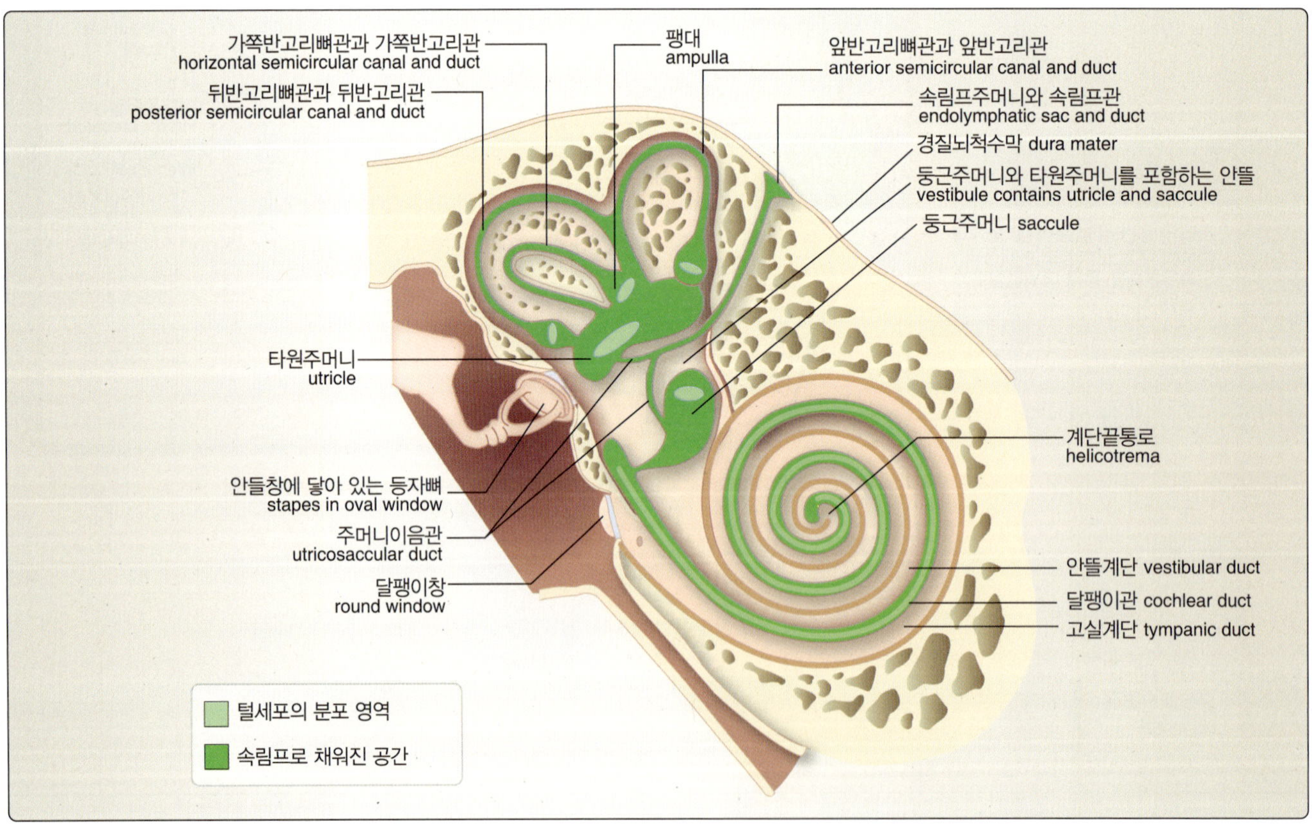

그림 11.19 속귀의 막미로와 털세포의 위치.

A. 평형감각에 포함되는 구조(Structures involved in balance)

평형감각을 담당하는 구조들은 발생 및 구조 측면에서 청각을 담당하는 구조들과 연관된다. 평형감각과 관련된 **뼈미로**(bony labyrinth)는 관자뼈 속 달팽이와 인접하거나 연속된다. **세 반고리뼈관**(three semicircular canal)은 각각(약 90도의) 직각을 이루고, 중심의 **안뜰**(vestibule)에 붙어 있다. 달팽이처럼 이 뼈 구조는 **막미로**(membranous labyrinth)를 포함한다. 안뜰은 타원주머니(utricle)와 둥근주머니(saccule), 반고리뼈관은 반고리관(semicircular duct)을 포함하고, 달팽이의 달팽이관과 연속된다. 막미로는 K^+이 많은 **속림프**(K^+-rich endolymph), 막미로와 뼈미로 사이는 K^+이 적은 바깥림프로 채워져 있다(그림 11.19). 막미로 안에 수용기 세포가 존재하는데, 이들은 나선기관에서 관찰된 것과 같은 종류의 털세포이다.

1. **반고리뼈관**(semicircular canal): 반고리뼈관은 막미로인 **반고리관**(semicircular duct)을 담고 있다. 각 반고리관 바닥에는 팽대된 구역인 **반고리관팽대**(ampulla)가 있고, 여기에 수용기인 털세포가 있다. 이 털세포는 **팽대능선**(crista ampullaris)이라 불리는 구조에 붙어 있고, 달팽이관의 털세포처럼 젤라틴 성분 덩어리에 묻혀 있는데, 이 부위를 **팽대마루**(cupula)라고 한다(그림 11.20)

2. **안뜰**(vesitbule): 안뜰은 속림프로 채워진 두 개의 막미로 주머니인 **타원주머니**(utricle)와 **둥근주머니**(saccule)를 가진다. 세 반고리관과 반고리관팽대는 타원주머니와 연속되고, 타원주머니는 주머니이음관(utriculosaccular duct)을 통해 둥근주머니와 연결된다. 타원주머니와 둥근주머니는 평형모래를 갖는 기관(**평형모래기관**, otolithic organ)을 포함한다. 각각은 **평형반**(macula)을 갖고, 여기에 털세포가 있다. 타원주머니평형반(utricular macula, macula of utricle)은 타원주머니의 바닥, 수평면 상에 있다. 둥근주머니평형반(saccular macula, macula of saccule)은 둥근주머니의 안쪽벽, 수직면 상에 있다. 평형반의 털세포는 젤라틴 성분 덩어리에 묻혀 있고, 이 덩어리의 바깥층은 **평형모래**(이석, otolith, otoconia)라고 불리는 탄산칼슘결정(calcium carbonate crystal)으로 덮여 있다. 그래서 이 젤라틴 구조를 **평형모래막**(otolithic membrane)이라고 한다(그림 11.21)

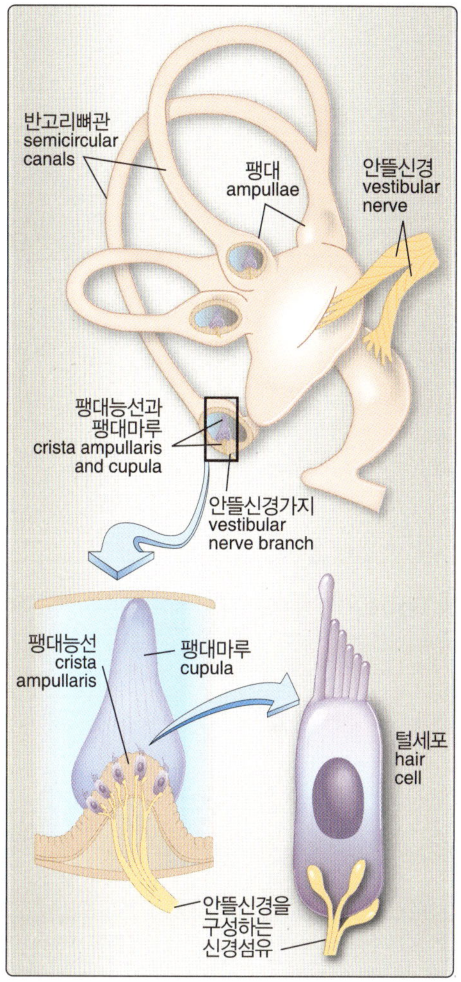

그림 11.20 팽대능선과 팽대마루를 포함하는 반고리뼈관과 반고리관팽대.

B. 평형감각의 생리학(Physiology of balance)

우리는 삼차원 공간에서 세 축을 따라 머리와 몸을 움직일 수 있다. 우리는 이 축의 어느 한 쪽을 따라 선형으로 움직일 수 있고(**선형가속**, linear acceleration), 어느 축을 기준으로 회전할 수 있다(**회전가속**, rotational acceleration).

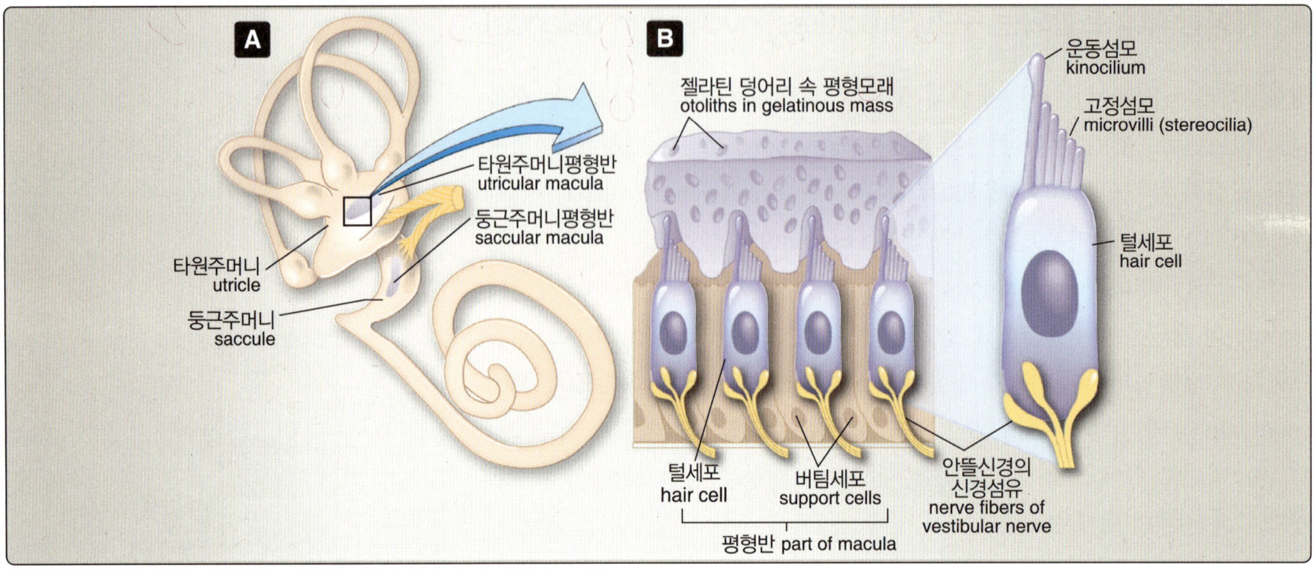

그림 11.21 평형모래기관: 타원주머니와 둥근주머니.

운동은 때로 선형가속과 회전가속이 섞여 있고, 속귀의 막미로(반고리관과 평형모래기관에 있는 털세포)는 운동의 다른 구성 성분을 인식하여 이를 중추의 신경핵으로 전달한다.

이 계통은 운동의 **변화**(change)를 탐지하는 데 최적화되어 있다. 평형감각의 들정보는 가속의 시작과 끝에 가장 잘 발화한다.

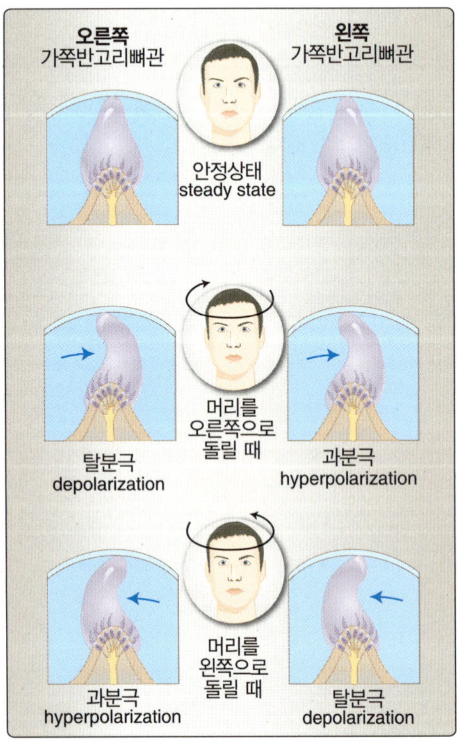

그림 11.22 회전가속과 가쪽반고리뼈관에서 팽대마루의 치우침.

1. **회전가속**(rotational acceleration): 회전가속은 **세 반고리뼈관**(three semicircular canal) 팽대능선에 위치한 털세포에 의해 감지된다. 각 털세포는 하나의 긴 **운동섬모**(kinocilium)와 **고정섬모**(stereocilia)로 불리는 몇몇 미세융모가 달팽이에서처럼 키 순서대로 배열되어 있다.

   회전가속 때 속림프의 이동이 유발된다. 속림프의 이동은 팽대마루의 변형을 유발한다(그림 11.22). 이 변형은 털세포의 고정섬모가 편향되게 한다. 운동섬모 쪽으로 움직이면 기계의존성 이온 채널(mechanically gated ion channel)을 열리게 해서 세포를 탈분극시키고, 안뜰신경의 신호 전달이 증가한다(그림 11.23). 고정섬모에서 멀어지는 운동은 양이온 채널이 닫히게 해서 세포가 과분극되고, 안뜰신경으로 신호 전달이 적어진다. 양쪽 팽대능선의 모든 털세포는 같은 방향성을 갖고, 팽대마루의 변형에 대해 비슷하게 반응할 것이다.

   한 쪽 반고리뼈관은 반대쪽 반고리뼈관과 거울을 보는 것처럼 위치한다. 수평면과 평행한 두 가쪽반고리뼈관(horizontal semicircular canal, lateral semicircular canal)이, 왼쪽 뒤반고리뼈관(posterior semicircular canal)과 오른쪽 앞반고리뼈관(anterior semicircular canal)이, 왼쪽 앞반고리뼈관과 오른쪽 뒤반고리뼈관이 같은 면에 짝지어 존재한다(그림 11.24). 회전가속은

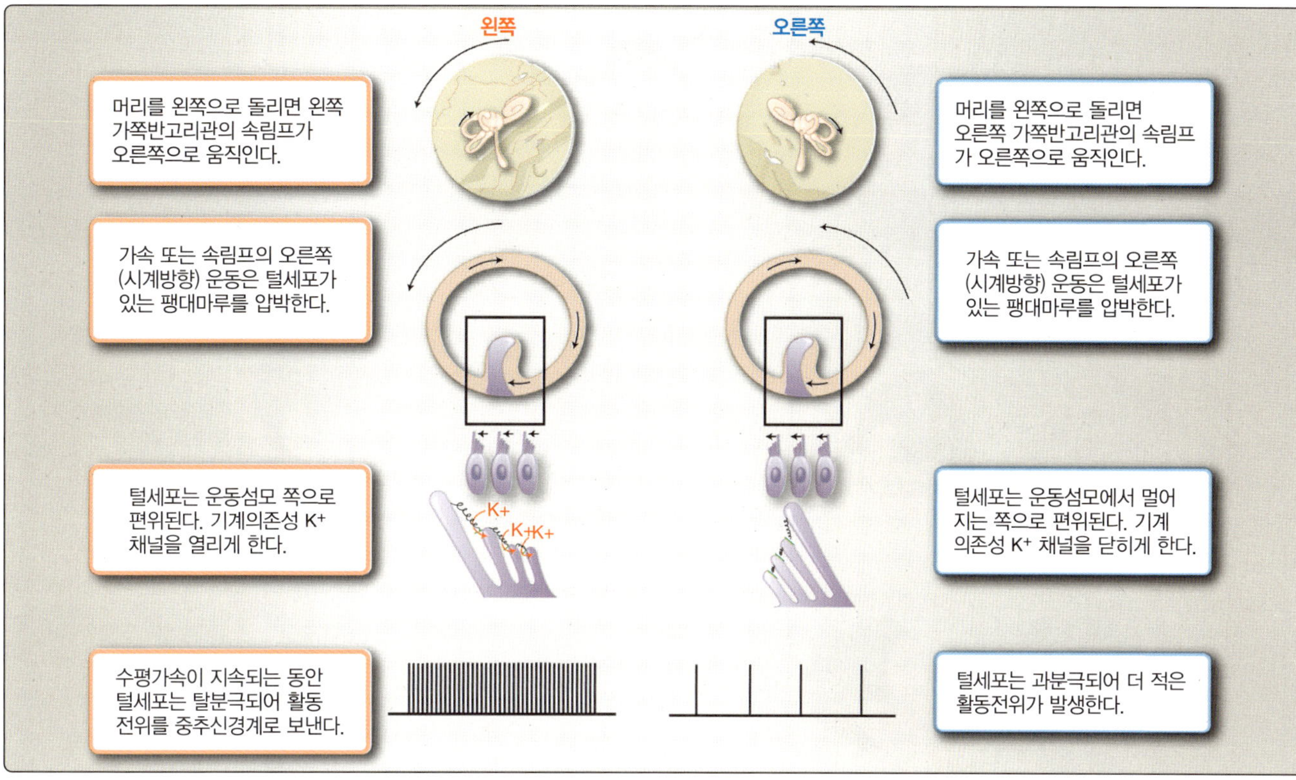

그림 11.23 회전가속이 신호 전달을 유도하는 기전.

양쪽에서 인지되고, 양쪽에서 속림프가 같은 방향으로 이동하게 하지만 다른 효과를 가진다. 속림프의 이동은 운동섬모가 고정섬모 쪽으로 또는 고정섬모에서 밀어지는 쪽으로 편향되는가에 따라 한 쪽에서 털세포의 과분극을, 반대쪽에서는 탈분극을 일으킨다(그림 11.23).

예를 들어, 만약 머리가 왼쪽(또는 시계반대방향)으로 회전하면 양쪽 가쪽반고리뼈관의 속림프는 오른쪽(또는 시계방향)으로 움직일 것이다. 이것은 양쪽 팽대마루의 편위를 가져온다. 왼쪽에서 털세포는 고정섬모를 향해 편위되어 양이온 채널을 열고 신호 전달을 증가시킨다. 오른쪽에서 털세포는 고정섬모에서 멀어지는 쪽으로 편위되어 양이온 채널을 닫고 신호 전달을 억제한다.

한쪽 반고리뼈관의 과분극과 짝을 이룬 반고리뼈관의 탈분극 계통은 모든 짝을 이룬 뼈관에서 작동한다. 증가된 신호 전달은 머리가 회전하고 있는 쪽의 뼈관에서 항상 발생한다.

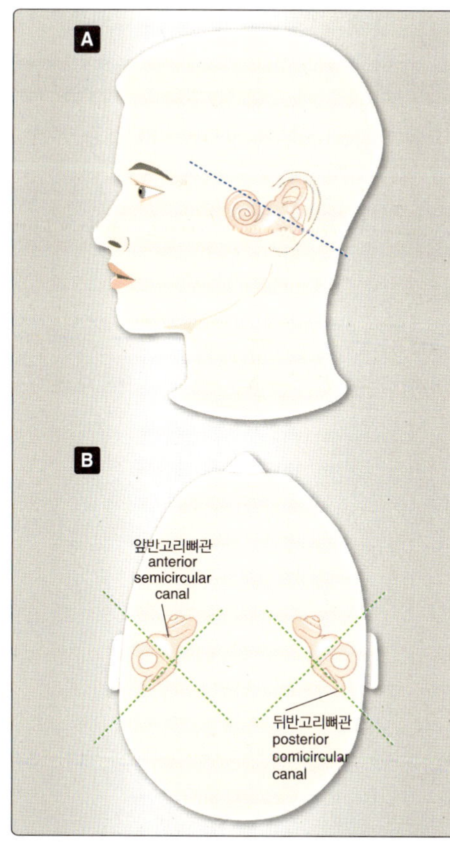

그림 11.24 머리에서 반고리뼈관의 짝과 방향성 (속귀의 크기는 그림의 목적을 위해 과장되었다).

2. **선형가속**(linear acceleration): 선형가속은 **평형모래기관**(otolithic organ)에 의해 인지된다. 평형모래는 평형모래막을 주위의 속림프보다 무겁게 만든다. 머리를 한쪽으로 기울이는 동안, 중력은 평형모래막을 잡아당겨 아래의 평형반(maculae)과 여기 붙어 있는 털세포 쪽으로 이동하게 한다. 이 엇

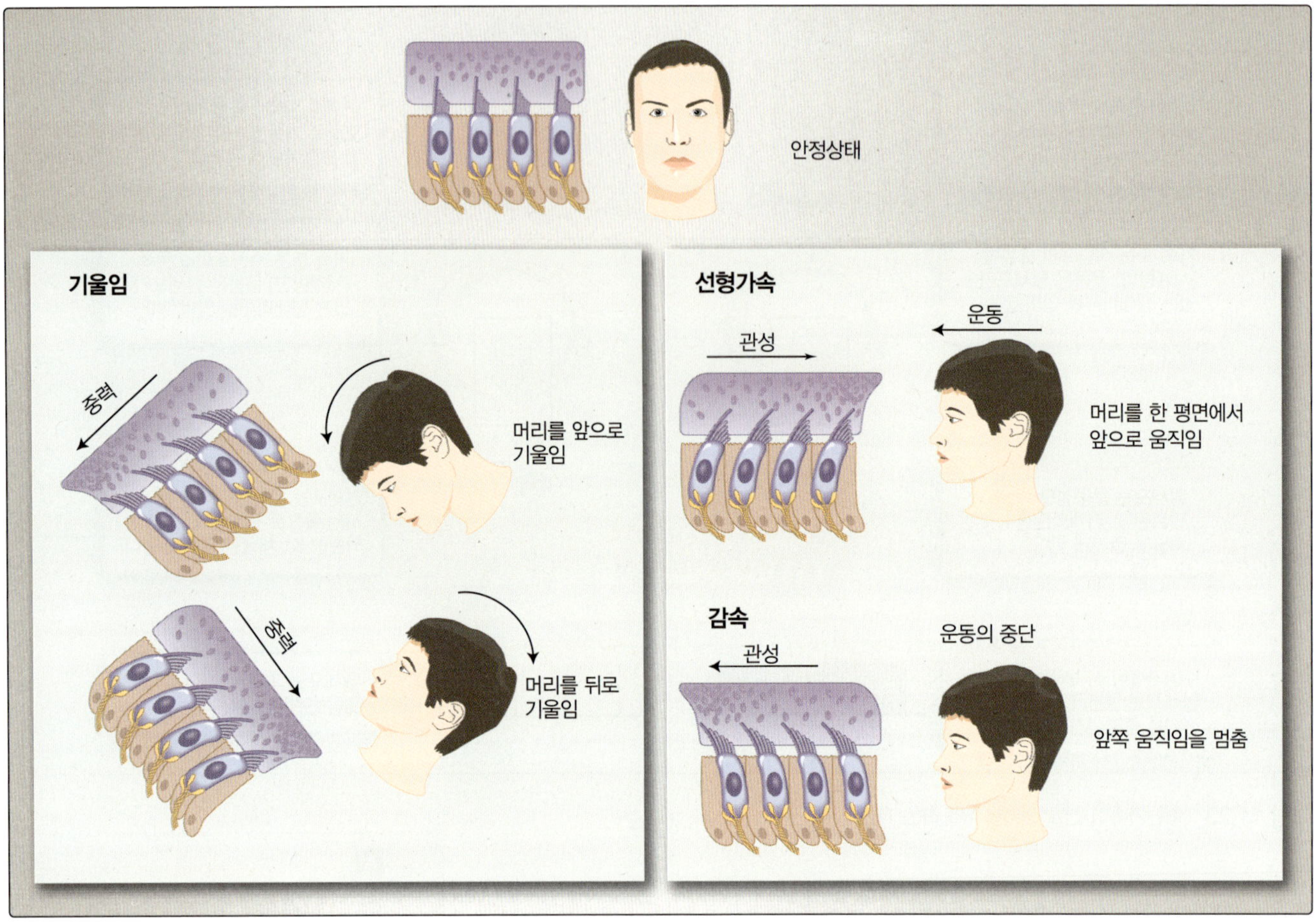

그림 11.25 선형가속과 타원주머니와 둥근주머니 속 평형반의 편위. 그림은 평형모래막의 운동을 보여주기 위해 한 무리의 털세포만을 보여주고 있다.

갈림 운동(shearing motion)은 털세포의 편위를 유발하고, 편위의 방향에 따라 양이온 채널을 열거나 닫게 한다. 유사하게 머리가 기울지 않고 앞으로만 움직인다면(순수한 선형가속, pure linear acceleration), 같은 엇갈림 운동이 평형모래막과 평형반에 발생한다. 평형모래의 무게 때문에 평형모래막의 관성(inertia)은 평형반보다 크다. 따라서 평형모래막의 이동은 평형반의 움직임 이후로 지연되어 털세포의 편위를 유도한다. 순수한 선형가속이 끝나거나 감속이 있으면 평형모래막은 다시 지연된다. 평형모래막의 관성은 연속된 앞쪽 운동을 유발한다(그림 11.25). 털세포는 잔줄을 따라 배열되어 있어 일부는 과분극되고, 일부는 탈분극된다. 결과로 나타나는 유형이 가속의 방향으로 해석된다.

평형반의 위치와 털세포의 정열이 어떤 형태의 선형가속을 감지할 것인지를 결정한다. 한쪽에 있는 둥근주머니평형반과 타원주머니평형반은 반대쪽과 거울처럼 위치한다. 이것은 짝을 이룬 반고리뼈관의 털세포와 비슷하게 두 평형반의 짝을 이룬 털세포가 반대 효과를 갖게 한다.

a. 타원주머니(utricle): 타원주머니에서 평형반은 이 주머니의 바닥에 있다.

털세포는 평형모래막에 있는 오목인 **잔줄**(striola)에 의해 분리되어, 다른 정열상태를 갖는 두 군으로 나눌 수 있다. 고정섬모는 잔줄을 향해 배열되어 있다. 이것은 타원주머니가 수평면에서 두 방향의 선형 운동, 즉 머리를 오른쪽 또는 왼쪽으로 기울이는지 또는 급작스런 가쪽 편위가 있는지와 같은 운동을 감지할 수 있게 한다(그림 11.26).

b. **둥근주머니**(saccule): 둥근주머니에서 평형반은 이 주머니의 안쪽 벽에 있다. 다시 잔줄은 털세포를 두 무리로 나눈다. 고정섬모는 잔줄에서 먼 쪽으로 배열되어 있다. 둥근주머니는 수직면에서의 머리 운동, 즉 올리거나 내리는 운동 또는 앞쪽이나 뒤쪽으로 굽히는 운동을 감지한다(그림 11.26).

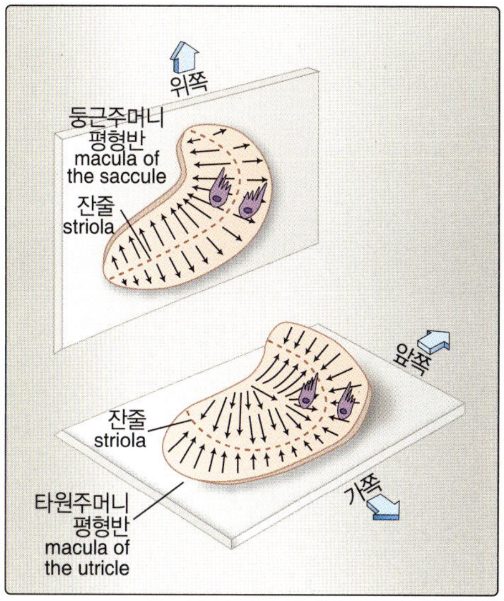

그림 11.26 속귀에서 타원주머니와 둥근주머니의 배열과 평형반의 털세포 정렬.

C. 평형감각의 중추 경로(Central vestibular pathways)

미로에서 시작된 들신경섬유는 달팽이신경절 근처에 있는 **안뜰신경절**(vestibular ganglion, Scarpa ganglion)에 세포체가 있다. 중추돌기는 **속귀신경**(vestibulocochlear nerve)의 안뜰신경으로써 숨뇌다리뇌 이음부(ponto-medullary junction)에서 뇌줄기로 들어가 안뜰핵무리(vestibular nuclear complex)로 투사한다. 안뜰핵은 숨뇌와 다리뇌가 이어지는 부위에 존재하는 **뒤판**(tegmentum)의 뒤쪽에 있고, 달팽이핵 및 아래소뇌다리와 인접해 있다. 안뜰핵은 기능적으로 다른 두 무리인 **안쪽안뜰핵**(medial vestibular nuclear group)과 **가쪽안뜰핵**(lateral vestibular nuclear group)으로 나눌 수 있다(그림 11.27).

안뜰핵은 세 가지 주요 반사 경로에 참여한다. **안뜰눈반사**(vestibuloocular reflex)는 머리 운동에 눈 운동을 맞추고, 망막의 상을 고정한다[9장 "눈운동의 조절(Control of Eye Movements)" 참조]. **안뜰목반사**(vestibulocervical reflex)는 머리의 자세 조정(postural adjustment)에 중요하고, **안뜰척수반사**(vestibulospinal reflex)는 몸의 자세 안정성에 중요하다. 안뜰척수경로는 근육 긴장도에도 관여한다.

안뜰핵은 속귀에서 오는 들정보를 받을 뿐만 아니라 시각 정보, 몸감각 정보 및 소뇌에서 오는 되먹임 정보도 받는 통합중추이다. 결과적으로 안뜰핵에서의 날정보는 단순히 속귀에서 오는 정보보다 많은 것을 포함한다.

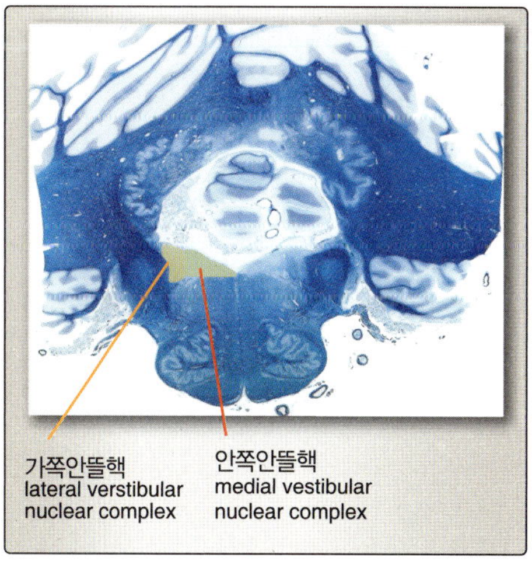

그림 11.27 입쪽 숨뇌의 가쪽안뜰핵과 안쪽안뜰핵.

1. **안뜰목반사**(vestibulocervical reflex): 머리의 자세 조정은 **회전 운동**(rotational movement)에 대한 반응에 가장 중요하고, 반고리뼈관에서 인지된다. 반고리뼈관에서의 들정보는 안쪽안뜰핵으로 투사된다. 핵에서 신경섬유는 **안쪽세로다발**(medial longitudinal fasciculus)을 타고 척수 목분절의 윗부분까지 내려간다[**안쪽안뜰척수로**(medial vestibulospinal tract)]. 여기서 이 섬유는 머리의 움직임에 반응하여 머리와 목의 근육을 움직여 자세를 조정

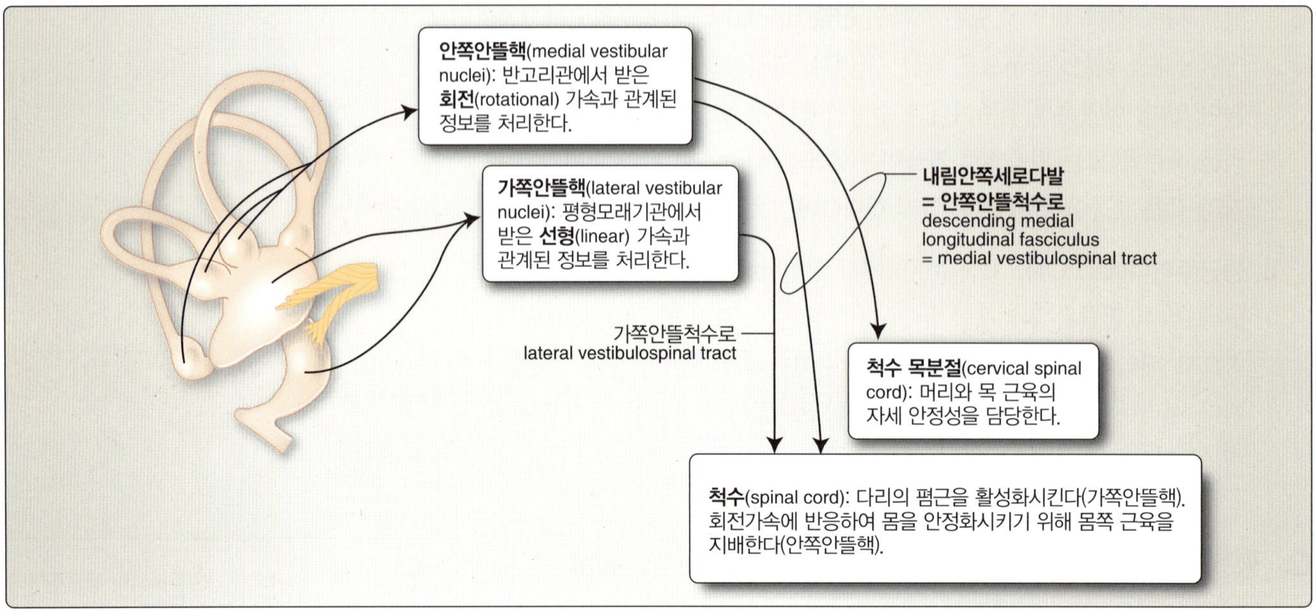

그림 11.28 중추성 안뜰 경로의 개요.

한다(그림 11.28).

2. **안뜰척수반사**(vestibulospinal reflex): 몸의 자세 조정은 선형가속과 회전가속 모두에 반응하여 일어난다. 선형가속은 평형모래기관에 의해 인지되고, 들정보는 주로 가쪽안뜰핵으로 투사된다. 회전가속은 반고리뼈관의 털세포에 의해 인지되고, 들정보는 주로 안쪽안뜰핵으로 투사된다.

   안쪽안뜰핵과 가쪽안뜰핵 모두에서 시작된 투사는 각각 **안쪽안뜰척수로**(medial vestibulospinal tract or descending medial longitudinal fasciculus)와 **가쪽안뜰척수로**(lateral vestibulospinal tract)를 통해 척수로 내려간다. 척수 앞뿔에서 가쪽안뜰척수로는 바로 선 자세에서 자세 안정성과 균형을 유지하는 중심 근육인 다리의 폄근(extensor muscle)에 흥분성 자극을 준다. 이들은 또 회전가속에 반응하여 몸쪽 몸통 근육(proximal trunk muscle)에 영향을 준다.

   안뜰척수반사는 균형에 변화가 있는 것에 반응하여 빠른 자세 조정이 가능하도록 아래운동신경(lower motor neuron)의 기능을 직접 조정할 수 있다(그림 11.28).

3. **중추 투사**(cortical projection): 평형감각에 의식을 집중하고 있지는 않지만 안뜰핵에서 시상을 거쳐 대뇌겉질로 투사가 이루어진다. 겉질 내 표적은 **일차 및 이차 몸감각영역**(primary and secondary somatosensory areas)으로, 이 영역은 시각과 고유감각(proprioception) 정보도 받는다. 이 겉질 영역은 개인외 공간(extrapersonal space)의 지각과 함께 공간 내 우리 몸의 위치에 대한 의식적 이해에 중요하다고 생각되고 있다.

임상응용 11.2 이석증(양성 발작성 위치현기증)과 Epley 수기(Epley Maneuver)

이석증(benign paroxysmal positional vertigo, BPPV)은 가장 흔한 말초 안뜰 장애이다. 환자는 머리 움직임과 직접 연관된 잠깐의 어지럼증을 호소한다.

전형적인 이석증의 병태생리는 뒤반고리뼈관 안에 떠 다니는 평형모래(이석, floating otolith)로 인해 중력에 대한 민감도가 변한 것이다. 그러나 때로 다른 반고리뼈관의 문제로도 발생할 수 있다. 이 평형모래는 안뜰의 타원주머니에서 떨어져 나온 것으로 생각되고 있고, 이후 뒤반고리뼈관을 떠 다닌다. 어떤 머리 움직임에 의해 이 평형모래가 팽대능선의 팽대마루로 우연히 부딪히면서 털세포를 자극한다. 한 쪽 뒤반고리뼈관에 대한 이 독립된 자극이 어지럼증을 유발한다.

어느 쪽에서 이석증이 발생했는지(또는 어느 쪽 속귀의 평형모래가 반고리뼈관에 떠다니는지)를 평가하기 위해 환자가 누운 자세에서 머리를 한 쪽으로 회전시키고, 다시 반대쪽으로 회전시킨다. 이 과정에서 눈을 주의해서 관찰한다. 병이 있는 쪽에서 평형모래는 머리의 회전에 반응하여 반고리뼈관의 팽대마루를 자극할 것이다. 뒤반고리뼈관이 이석증을 유발하였다면 어지럼증과 함께 수직눈떨림(vertical nystagmus) 및 회선눈떨림(torsional nystagmus)이 나타난다.

이석증의 치료는 일련의 머리 위치 조절 수기(head-positioning maneuver)를 통해 반고리뼈관의 부스러기(debris)를 안뜰로 되돌리는 것을 목표로 한다. 이 과정을 Epley 수기라고 하고, 그림에 요약되어 있다.

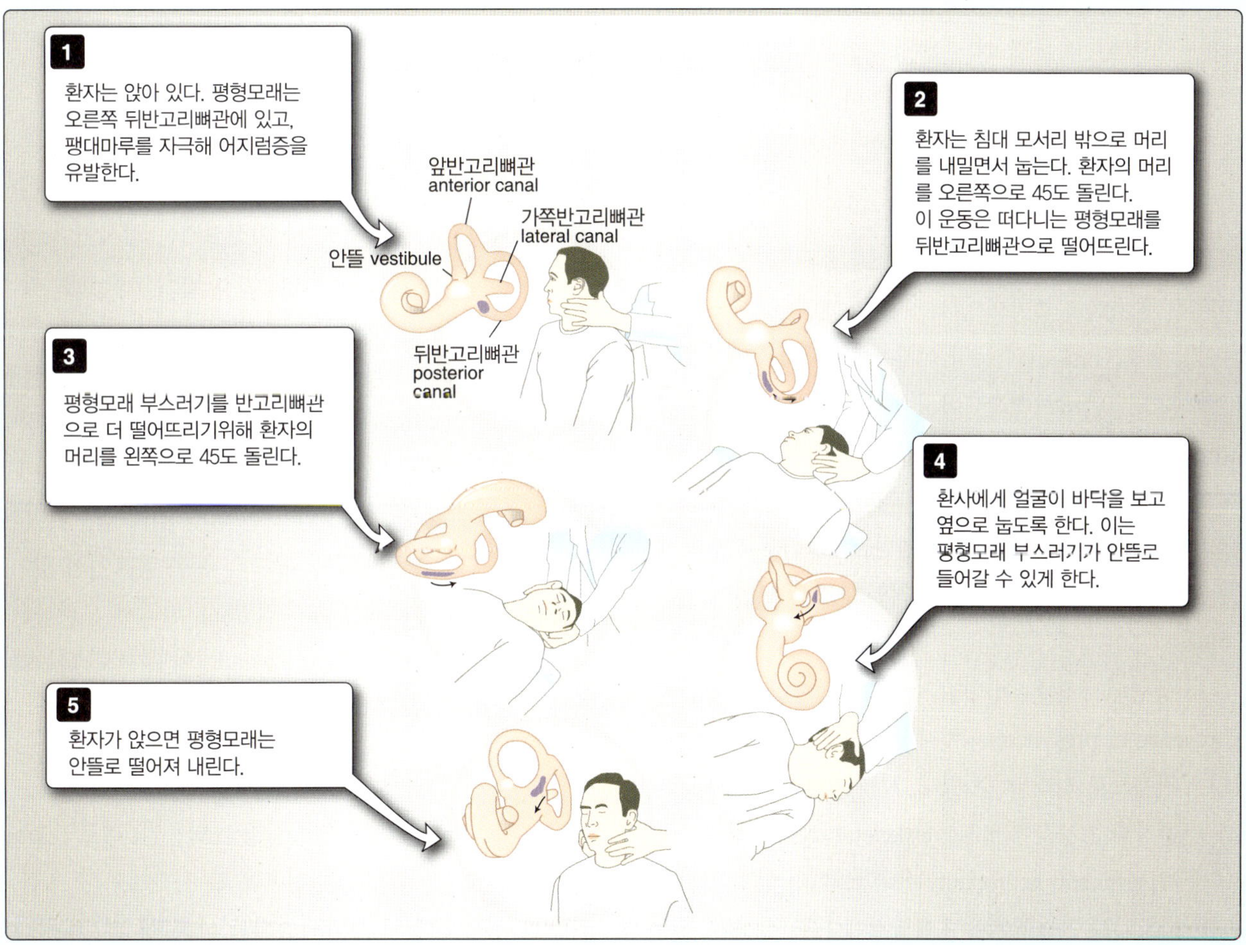

Epley 수기.

임상증례

Jacob 씨의 어지럼증(Jacob's Dizziness)

Jacob은 42세 남성으로 2일 전 새로 발생한 지속적인 어지럼증을 호소한다. 그는 머리를 움직이면 악화되는 빙빙 도는 형태의 어지럼증이 있다고 했다. 구역감은 있지만 실제 토하지는 않았다. 2주 전에 콧물(rhinorrhea), 기침, 열이 있었다. 걸을 때 왼쪽으로 살짝 치우치는 것 외에 다른 증상은 없다. 고혈압이 있고 이뇨제를 복용하고 있다. 신체검사에서 혈압은 125/80 mmHg였다. 심음은 정상이었고 잡음도 없었다. 안구근육 운동에 제한이 없었다. 왼쪽을 주시할 때는 감소하고 오른쪽을 주시할 때 진폭이 커지는 오른쪽으로 움직이는 수평눈떨림(horizontal nystamgus)이 있었다. 머리를 왼쪽으로 돌리면 교정성 단속운동(핵보기, corrective saccade)이 있었지만, 오른쪽으로 돌릴 때는 없었다. 왼쪽 귀의 청력이 감소하였다. 다른 뇌신경 검사는 정상이었다. 감각, 운동, 보행 평가는 왼쪽으로 약간 치우침을 제외하면 정상범위였다.

증례 토의

어지럼증을 호소하는 환자의 병력을 들을 때 사물이 사람 주위를 도는 현훈(vertigo)의 동반 여부를 구분하는 것이 중요하다. 현훈이 동반되지 않는 어지럼증은 가벼운 어지럼증(lightheadedness)이나 불안정(unsteadiness)에 의할 수 있다. 현훈이 동반된 어지럼증 또는 현훈(vertigo)은 실제 움직이지 않는데도 (머리나 몸이) 움직인다고 느끼거나 기타 정상적인 머리 움직임 동안 왜곡된 움직임과 같은 느낌이 있는 경우이다.

현훈이 동반되지 않은 어지럼증은 기절(실신이나 실신 전단계, syncope or presyncope)로 나타난다. 이는 어떤 약물과 물질의 부작용으로 나타날 수 있다. 시력장애(visual impairment), 근골격계 기능장애(musculoskeletal dysfunction), 말초신경병증(peripheral neuropathy)은 (안뜰핵과 상호 연결을 갖고 있는) 소뇌와 안뜰핵에서 평형감각에 대한 잘못된 처리를 유도하고, 결과적으로 어지럼증을 야기할 수 있다.

현훈은 말초안뜰기능장애(peripheral vestibular dysfunction)와 중추안뜰기능장애(central vestibular dysfunction)로 구분된다. 말초안뜰기능장애는 가운데귀나 속귀신경의 병변 또는 감염(infection)과 연관된다. 중추안뜰기능장애는 안뜰핵과 그 신경로가 있는 뇌줄기나 소뇌의 병변에 의한 것이다.

말초안뜰기능장애의 증상과 징후는 무엇인가?

구역감과 구토, 청력소실과 귀울림(이명, tinnitus)과 같은 청력 증상, 한쪽 방향의 눈떨림이 말초안뜰기능장애의 증상이다. 말초안뜰기능장애의 경우 얼굴과 팔다리를 침범하는 다른 감각증상이나 운동증상이 관찰되지 않는다. 이런 증상들은 뇌줄기의 오름신경로와 내림신경로에 병변이 있을 때 동반된다.

급속회전검사(두부충동검사, head thrust test or head impulse test)는 무엇인가?

급속회전검사는 환자에게 멀리 있는 목표를 주시하고 있으라고 요구한 상태에서 검사자가 환자의 머리를 중심에서 한쪽으로 약 15도 정도 빠르게 회전시키는 검사이다. 정상이라면 눈은 목표물에 고정되어 있다. 만약 눈이 (한 쪽 방향으로) 머리를 돌릴 때 목표에서 벗어난다면, 머리를 돌린 후 목표로 빠르게 되돌아오게 된다. 이 현상은 머리를 돌린 쪽 안뜰눈반사(vestibuloocular reflex)의 장애를 시사한다(그 쪽 말초안뜰병변). Jacob은 급속회전검사에서 왼쪽(비정상) 교정성 단속운동을 보였지만 오른쪽(정상)에서는 없었다. 그의 머리를 왼쪽으로 돌렸을 때 그의 눈은 목표에서 벗어났고(즉, 머리와 함께 왼쪽으로 움직였고), 따라서 오른쪽으로의 교정성 단속운동(corrective saccade)이 목표로 되돌아가기 위해 필요했다.

Jacob 씨 어지럼증의 원인은 무엇인가?

Jacob 씨의 어지럼증은 (안뜰신경의 염증인) 미로염(labyrinthitis)에 의한 것이다. 그의 현훈은 수 시간에서 수 일간 지속되었고, 청력 소실이 동반되었지만 다른 신경학적 증상이나 징후는 없었다. 이는 선행된 바이러스성 질환에 의한 것으로, 가장 그럴듯한 진단은 왼쪽 속귀를 침범한 미로염이다.

이석증, 안뜰신경세포염(vestibular neuronitis), 뇌줄기 또는 안뜰핵이나 달팽이핵의 병변을 감별하여야 한다. 이 증례의 경우, 이런 병변은 해당되지 않는 것으로 보인다. 이석증의 경우, 회전에 의해 촉발되는 현훈은 1분 이내로 지속되고, 청력의 변화나 귀울림(이명)과 연관되지 않는다. 안뜰신경세포염은 일부 안뜰 증상을 공유하지만 청력 감소와 연관되지 않는다. 뇌줄기 달팽이핵과 안뜰핵에 생긴 암이나 뇌졸중과 같은 병변은 속귀신경 주변 영역의 뇌신경핵과 신경로가 같이 손상되기 때문에 다른 전형적인 뇌줄기 증상이 포함된다.

요약

- 속귀는 **청각**(hearing)과 **평형감각**(balance)을 담당하는 기관을 포함한다. 이 기관들은 속귀 속 **속림프**(endolymph)로 채워진 공간인 **막미로**(membranous labyrinth)를 통해 연결되어 있다. 각 기관은 같은 유형의 감각기세포인 **털세포**(hair cell)를 갖는다. 털세포는 속림프의 운동에 따라 이온 채널을 여는 기계수용기이다.
- 음파에 의해 발생한 달팽이에서의 속림프 이동은 달팽이의 **바닥막**(basilar membrane)을 편위시킨다. 바닥막은 **토노토피**(tonotopy)에 따라 조직화되어 있고, 특정 주파수는 별개의 영역에 있는 바닥막을 편위시킨다. 이는 **바깥털세포**(outer hair cell)의 운동에 의해 미세조정되고, 또 신호가 증폭되기도 한다. 소리의 국소화(음정위)는 양쪽 귀에서의 정보를 필요로 한다. **저주파**(low frequency)에서 두 귀에 도달하는 음파의 시간차가 분석된다. **고주파**(high frequency)에서 머리는 "음향 음영(sound shadow)"을 형성하고, 양쪽 귀 사이에 나타나는 소리의 강도가 분석된다. 뇌줄기 핵은 음색, 음폭, 소리의 공간 유형을 분석하고, 대뇌겉질영역은 언어, 음악, 자동차 소음과 같은 소리의 의미를 결정한다.
- **평형감각**(balance)은 머리의 움직임에 따라 분석된다. 이 운동은 **선형**(linear)과 **회전**(rotational)일 수 있다. **회전운동**(rotational movement)은 **반고리뼈관**(semicircular canal) 속 **팽대마루**(cupula)의 편위를 통해 감지된다. 각 반고리뼈관은 머리 반대쪽 같은 면에 있는 반고리뼈관과 짝지어 있다. 양쪽에서 오는 정보는 안뜰핵으로 전달된다. **선형가속**(linear acceleration)은 **평형모래기관**(otolithic organ)에서 감지되고, 이 기관은 감각기관에 얹혀 있는 평형모래 때문에 중력에 민감하다. 중력은 평형모래를 잡아당겨 평형모래막의 운동을 유발하고, 그 다음 털세포를 편위시켜 평형반에서 이들의 정렬상태에 따라 과분극되거나 탈분극되게 한다. 평형감각을 의식하고 있지는 않다. 그러나 안뜰핵은 운동계통과 상호작용을 통해 안정적인 자세와 운동의 조정을 가능하게 한다.

연습문제

가장 알맞은 답을 하나만 고르시오.

11.1 청력 장애와 현훈(vertigo) 증상을 호소하는 환자가 왔다. 그녀는 점점 심해지는 머리가 띵한 정도의 두통이 동반되었다고 한다. 신경검사에서 임상의는 얼굴 오른쪽 전체의 표정근육이 약해진 것을 발견하였다. 컴퓨터단층촬영(computed tomography)에서 일곱째뇌신경과 여덟째뇌신경을 압박하는 종양을 발견하였다. 이 종양이 위치할 곳으로 예상되는 곳은?

A. 다리뇌 중간(midpons)
B. 중간뇌(midbrain)
C. 꼬리쪽 숨뇌(caudal medulla)
D. 숨뇌-다리뇌 이음부(pontomedullary junction)
E. 앞쪽 숨뇌(rostral medulla)

정답은 D이다. 얼굴신경과 속귀신경은 뇌줄기의 숨뇌-다리뇌 이음부를 통해 나온다. 이 신경과 연관된 신경핵은 뇌줄기 전체에 펼쳐 있기 때문에 신경과 연관된 핵보다는 신경 자체의 병변일 것으로 생각된다. 이 신경핵 전체를 포함한 큰 병변은 다른 증상[감각실조(sensory deficit)가 동반되거나 동반되지 않은 운동실조(motor deficits)]을 호소할 것이다. 두통은 종양의 성장으로 인한 머릿속압력(두개내압, intracranial pressure)의 증가 및 경막(dura mater) 자극에 의한 것이다.

11.2 가운데귀에 발생한 감염인 중이염(otitis media)을 앓는 아이가 병원에 왔다. 가운데귀에 대한 설명으로 옳은 것은?

A. 가운데귀는 액체가 차 있는 공간(fluid-filled cavity)이다.

B. 가운데귀는 세 개의 귓속뼈인 망치뼈, 모루뼈, 등자뼈를 갖는다.

C. 가운데귀는 바깥귀에서 오는 소리를 감소시킨다.

D. 가운데귀는 입인두(oropharynx)와 연결되어 있다.

E. 가운데귀는 이마뼈(frontal bone)에 있다.

> 정답은 B이다. 가운데귀의 세 뼈는 망치뼈, 모루뼈, 등자뼈이다. 가운데귀 공간은 공기로 채워져 있다. 소리 에너지는 가운데귀 공간에서 증가하는데, 주로 귓속뼈의 지렛대 작용에 의한다. 가운데귀는 귀관에 의해 코인두와 연결된다. 가운데귀 공간은 관자뼈 바위부분에 있다. 가운데귀에 감염이 있으면 흔히 액체가 찬다. 이때 통증이 동반되고, 소리 에너지 전달이 감소되어 그 쪽 귀로 소리를 듣기 더 어려워진다.

11.3 젊은 남자가 한쪽 귀의 청력을 잃고 난 후 효과적으로 소리를 국소화하는 방법을 배우고자 한다. 수직 소리 지도화(vertical sound mapping)에 대한 설명으로 옳은 것은?

A. 수직 소리 지도화는 양쪽 귀에서의 들정보에 의한다.

B. 수직 소리 지도화는 속귀에서 일어난다.

C. 수직 소리 지도화는 소리가 위 또는 아래에서 오는지를 측정한다.

D. 수직 소리 지도화는 소리의 방향성 음향(directional sound)을 분석한다.

E. 수직 소리 지도화는 고주파와 저주파 사이의 차이에 의해 결정된다.

> 정답은 C이다. 뇌는 수직면에서 직접 전파와 반사된 소리정보의 차이를 분석하여 소리를 국소화할 수 있다. 수직 소리 지도화는 양쪽이 아니라 한쪽 귀에서 오는 정보에 의해 결정된다. 수직 소리 지도화는 바깥귀에서만 발생한다. 방향성 음향은 수평 소리 지도화에 의해 측정된다. 고주파와 저주파음의 차이는 수평 소리 지도화에 의해 감지된다.

11.4 이석증은 안뜰기관을 떠다니는 평형모래에 의한 것으로, 머리 움직임이 없이도 안뜰계통을 자극할 수 있다. 다음 중 어떤 것이 평형모래기관을 구성하는가?

A. 팽대마루(cupula)

B. 타원주머니와 둥근주머니(utricle and saccule)

C. 평형모래(otolith)

D. 팽대능선(ampulla)

E. 반고리관(semicircular duct)

> 정답은 B이다. 타원주머니와 둥근주머니가 평형모래기관을 구성한다. 팽대마루는 털세포가 묻혀 있는 젤라틴 덩어리이다. 평형모래는 털세포를 포함한 젤라틴 덩어리 위에 있는 탄산칼슘 결정이다. 팽대능선은 각 반고리뼈관의 바닥부분에 있는 커진(팽대된) 부분으로 수용기세포를 포함하고 있다. 반고리관은 막미로의 일부이다.

뇌줄기 계통과 복습

Brainstem Systems and Review

12장

I. 개요

앞 장에서 뇌줄기(brainstem)를 지나는 오름신경로(ascending pathways)와 내림신경로(descending pathways), 뇌줄기의 혈액 공급, 뇌줄기에 존재하는 뇌신경핵[cranial nerve (CN) nuclei]과 그 연결에 대해 알아보았다.

이 장에서는 뇌줄기의 자체기원계통(intrinsic system)에 대해 알아볼 것인데, 이는 실질적으로 중추신경계(central nervous system, CNS)의 모든 부분과 서로 연결된다. 이 자체기원계통 중 가장 중요한 것은 **그물체**(reticular formation)이다(그림 12.1). 그물체는 감각계통과 운동계통에 영향을 주고 조정하는 퍼진 세포들 연합체(diffuse network of cells)로, **의식**(consciousness)에 중요한 역할을 한다. 이 그물체 내 몇몇 신경 무리에 대해 알아볼 것이다. 이 신경무리 중 하나는 운동의 형태를 발생시킨다(**중추유형발생기**, central pattern generators, CPGs). 중추유형발생기는 걸음걸이(gait), 삼킴(swallowing), 기침(coughing), 하품(yawning), 구토(vomiting), 호흡(breathing)을 포함한 복잡한 운동 프로그램(motor program)을 조정한다. 감각정보나 되먹임(feedback)은 중추프로그램(central program)의 강도나 빈도를 조절할 수 있지만, 필수적인 운동 유형은 그대로 남는다. 중추유형발생기에 의해 시작된 복잡한 운동 프로그램의 중요한 예로 호흡 조정에 관여하는 신경 무리에 집중할 것이다. 호흡을 조정하는 신경 무리는 기침, 딸꾹질, 구토 시 호흡근육을 활성화시킨다. 여기에 관련된 운동 유형 역시 논의될 것이다. 그물체에는 특수한 신경전달물질(neurotransmitter)을 사용하고 중추신경계의 넓은 영역으로 전달하는 별개의 신경무리도 포함되어 있다. 핵심이 되는 신경전달물질계통과 이들이 의식, 수면-불면(sleep/wakefulness), 동기부여(motivation), 감정(emotion), 보상(reward), 중독(addiction), 통증 처리(pain processing) 등에 미치는 영향에 대해 논의할 것이다. 이 장의 끝에 임상 상황에 따른 뇌줄기 기능에 대한 요약을 제시하였다. 혈액 공급에 대한 이해가 정상적인 순환의 장애로 인한 임상 증상

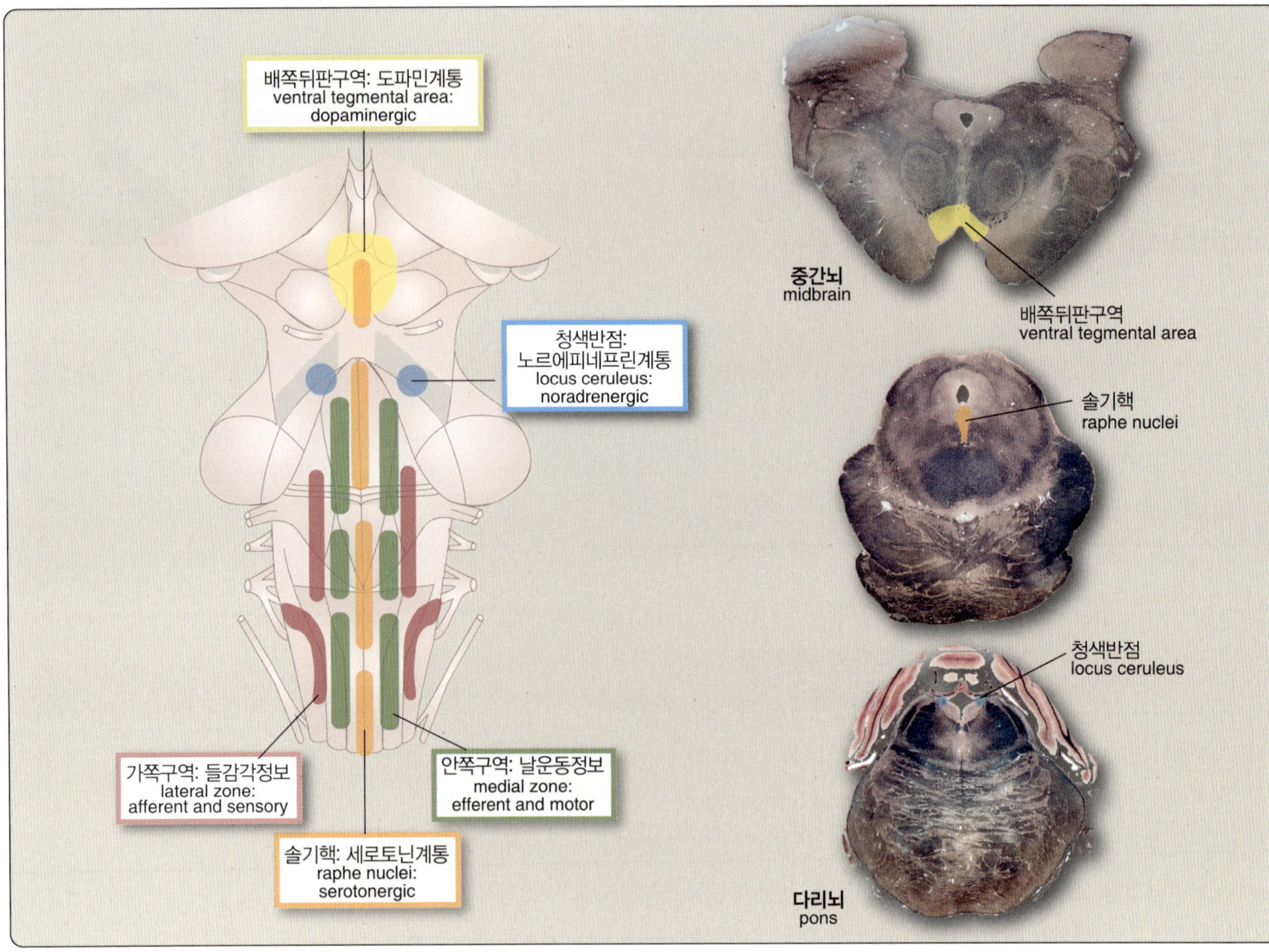

그림 12.1 뇌줄기에 존재하는 그물체의 개요. 뇌줄기 단면(cross section)은 중간뇌(midbrain)의 배쪽뒤판구역(ventral tegmental area)과 솔기핵(raphe nuclei), 다리뇌(pons)의 청색반점(locus ceruleus)을 보여준다.

을 이해하는 데 중요하다. 뇌줄기의 혈액 공급은 6장 "뇌줄기 개요와 구성(Overview and Organization of the Brainstem)"에 잘 정리되었지만, 이 장에서는 특정 동맥의 병변이 뇌줄기 구조에 미치는 영향과 그 결과로 나타나는 임상 증상에 대해 평가하였다. 평가문제(study questions) 역시 뇌줄기 기능에 대한 일반적인 정리가 가능하도록 하였다. 이 개요는 앞 장(특히 3, 6, 7, 8, 9, 10, 11장)의 내용을 포함하고 있다.

II. 그물체(The Reticular Formation)

그물체(reticular formation)는 척수(spinal cord) 중심부(central core)와 모든 뇌줄기 **뒤판**(tegmentum) 깊은 곳에 흩어져 있는 신경세포 연합체로 구성된다(그림 12.1). 생리적 기능 단위는 규명되었지만, 독립된 신경핵을 실제로 구분하기 어렵다. 이 신경세포 연합체의 대부분은 많은 날가지(efferent projection)

를 갖는 **사이신경세포**(interneuron)로, 수조 개의 신경 연접을 갖는다. 그물체의 모든 신경세포는 같은쪽(ipsilateral)과 반대쪽(contralateral) 모두에서 온 (교차하거나 교차하지 않은 모든) 정보를 처리한다. 게다가 모든 신경세포의 가지는 오름신경로 및 내림신경로에 해당할 수 있다. 그물체의 모든 계통은 뇌의 다른 영역으로부터 온 가지에 의해 영향을 받고, 반대로 다른 뇌 영역의 기능에 영향을 줄 수 있다. 따라서 뇌줄기는 실제로 중추신경계의 통합기(the integrator)이다.

뇌줄기는 세 가지 기능 요소로 구분할 수 있다: (1) 감각 정보(afferent, sensory information)를 처리하는 **가쪽구역**(lateral zone); (2) 운동 정보(efferent, motor information)을 처리하는 **안쪽구역**(medial zone); (3) 중추신경계 넓은 영역으로 투사하는 **신경전달물질계통**(neurotransmitter systems). 그물체로부터 시작되어 시상(thalamus)과 대뇌겉질(cortex)로 올라 의식 조절에 관여하는 투사체는 종종 **오름그물체활성화계통**(ascending reticular activating system, ARAS)으로 간주된다.

A. 가쪽구역(Lateral zone)

그물체 **가쪽구역**(lateral zone)(그림 12.2)은 [뒤기둥(posterior column)과 척수시상로(spinothalamic tract)로 구성된] 척수의 오름감각계통에서 갈라진 곁가지(collaterals)로 구성된 **척수그물로**(spinoreticular tract)를 통해 **들정보**(afferent)를 받는다. 가쪽구역의 신경세포는 운동기능 조절을 위해 안쪽구역(medial zone)으로, **의식**(consciousness) 수준에 영향을 주도록 신경전달물질계통의 핵으로, 또 직접 시상(thalamus)으로 투사한다. 일부 오름가지는 시상하부(hypothalamus)를 통해 자율신경계(autonomic nervous system)에도 영향을 줄 수 있다.

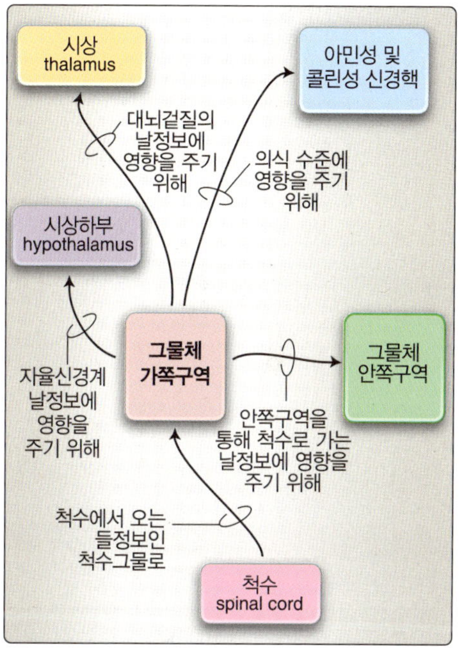

그림 12.2 그물체의 가쪽구역 핵.

B. 안쪽구역(Medial zone)

그물체 **안쪽구역**(medial zone)(그림 12.3)은 운동 효과를 조절하는 **날가지**(efferent projection)를 가진다. 안쪽구역은 운동 조절에 관여하는 모든 계통, 즉 대뇌겉질(cortex), 시상(thalamus), 바닥핵(basal nuclei), 소뇌(cerebellum), 척수(spinal cord)와 상응하는 연결을 갖는다. 이 구역은 **그물척수로**(reticulospinal tract)를 통해 아래운동신경세포(lower motor neuron)로 투사한다. 안쪽구역의 주요 기능 중 하나는 휴식기와 운동 중에 근육 긴장도(muscle tone)를 유지하는 것으로, 이는 아래운동신경세포로 가는 흥분성 및 억제성 투사 사이의 균형을 통해 이루어진다. 이 균형은 모든 오름감각정보와 내림운동정보 사이에서 일어나는 통합의 결과이다. 이 결과로 나타나는 근육긴장도는 각성(arousal) 수준, 스트레스, 일반적인 정신 상태를 반영한다.

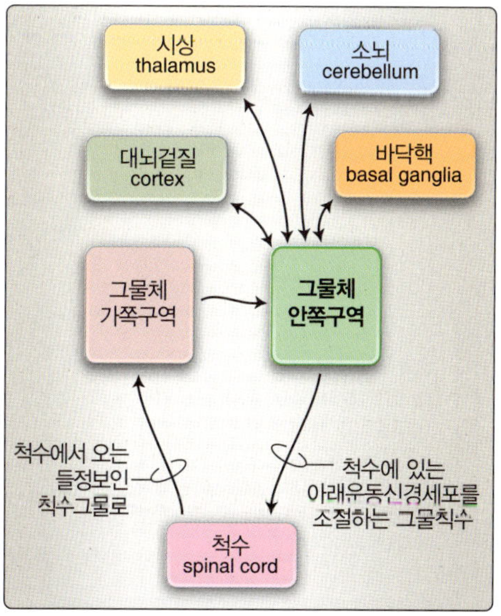

그림 12.3 그물체의 안쪽구역 핵.

C. 신경전달물질계통(Neurotransmitter systems)

중추신경계의 넓은 영역으로 투사하는 일련의 나란히 존재하는 **신경전달물질계통**(neurotransmitter system)은 의식 수준, 각성상태, 수면에 영향을 주고, 통증 처리(pain processing), 동기부여(motivation), 감정, 보상, 중독 등에 역할을 한다. 가장 중요한 신경전달물질계통은 도파민(dopamine, DA), 노르에피네프린(norepinephrine, NE), 세로토닌(serotonin, 5-HT)이다. 이 세 **아민계통**(aminergic systems)은 그 임상적 중요성 때문에 이 장의 중심이 된다. 아세틸콜린(acetylcholine)과 히스타민(histamine)을 포함한 나머지는 간단히 소개될 것이다.

1. **도파민계통**(dopaminergic system): 뇌줄기의 도파민신경세포(dopaminergic neuron)는 해부학 및 기능적으로 구분되는 두 영역인 **배쪽뒤판구역**(ventral tegmental area, **VTA**)과 **흑색질**(substantia nigra)에 위치한다. 흑색질은 앞쪽(rostral) 중간뇌에 있다. 흑색질 도파민신경세포는 꼬리핵(caudate nucleus)과 조가비핵(putamen)으로 가지를 내고(**흑색질줄무늬체로** nigrostriatal system), 운동의 조절에 중요한 역할을 한다[흑색질줄무늬체로는 16장 "바닥핵(The Basal Ganglia)"과 18장 "운동조절의 통합(The Integration of Motor Control)" 참조]. **배쪽뒤판구역**(ventral tegmental area) 역시 앞쪽 중간뇌에 있고, 중추신경계의 다양한 영역으로 넓게 투사되어 보상, 동기부여, 감정 등에 관여하는 회로에 핵심 역할을 한다(그림 12.4). 자연

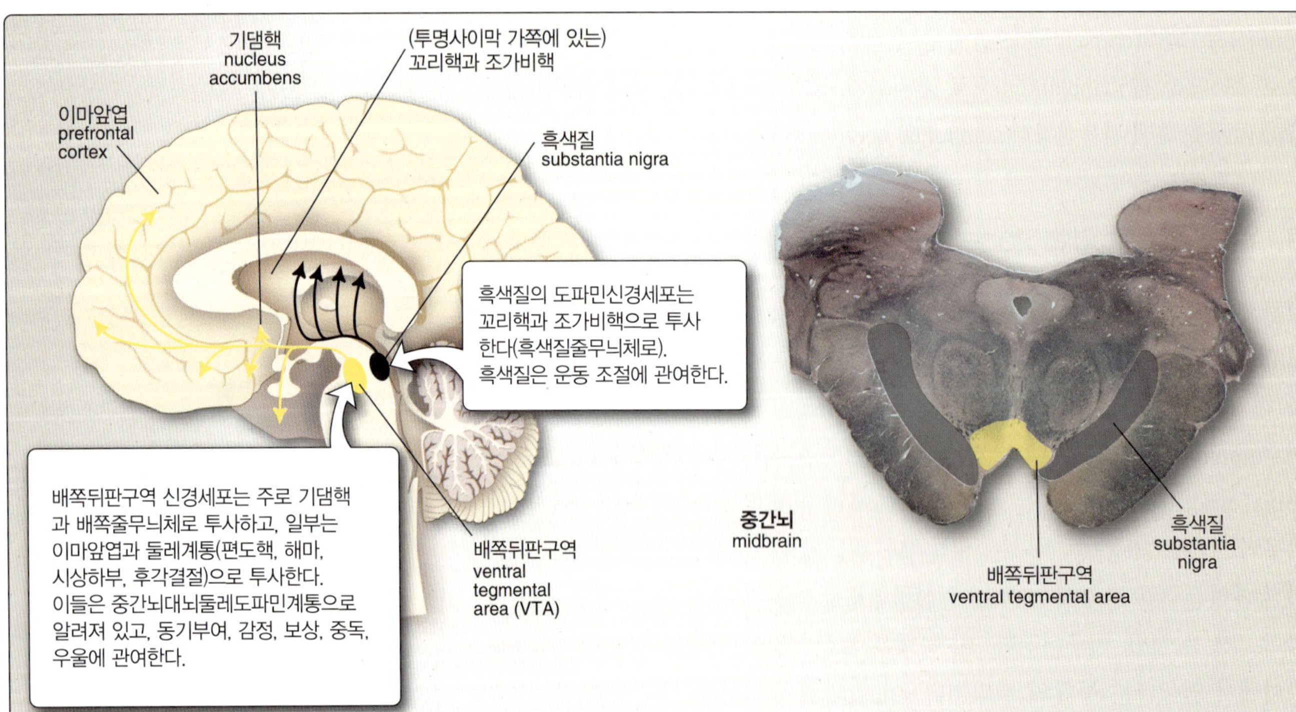

그림 12.4 흑색질과 배쪽뒤판구역으로부터 도파민 투사.

적 보상과 중독을 야기하는 약물은 모두 기댐핵(nucleus accumbens), 이마앞겉질(prefrontal cortex), 기타 앞뇌 구역(forebrain regions)과 같은 곳에서 도파민을 분비한다. 따라서 중독을 야기하는 약물은 그 효과가 자연적 보상과 유사하고, 도파민계통의 신호를 효과적으로 증폭시킬 수 있으며, 행동을 꾸밀 수 있다. 또 도파민신경세포회로(dopaminergic neural circuitry)는 우울증(depression), 불안장애(anxiety disorder), [작업기억(working memory)과 의사결정(decision making)을 필요로 하며 목표를 위한 일련의 행동을 조직화하는 능력인] 실행 인지기능(executive function)에 관련된다고 알려져 있다.

a. **보상**(reward): 배쪽뒤판구역은 흑색질보다 안쪽, 적색핵(red nucleus)보다 앞쪽에 위치한다. 배쪽뒤판구역 신경세포는 뇌의 보상과 감정 처리에 관여하고, 다양한 행동에 영향을 준다. 이 신경세포는 감정 처리에 연관된 기댐핵과 배쪽줄무늬체(ventral striatum)로 주로 투사되고, 편도핵(amygdala), 해마(hippocampus), 시상하부, 후각결절(olfactory tubercle)을 포함한 둘레계통(limbic system)과 이마앞영역으로도 투사된다. 배쪽뒤판구역은 이들 구조의 활성에 영향을 줌과 동시에 그 활성에 의해 영향을 받는다. 배쪽뒤판구역에 있는 세포 대부분은 도파민신경세포이다. 따라서 이 계통은 **중간뇌대뇌둘레도파민계통**(mesocorticolimbic dopamine system)으로 알려져 있다.

배쪽뒤판구역-기댐핵 경로는 보상회로(reward circuitry)의 핵심으로 알려져 왔다. 보상자극(reward stimuli)과 행동은 자극의 "요구(wanting)" 또는 담욕직 동기부여(appetitive motivation)와 자극에 대한 "애호(liking)" 또는 완성동기(consummatory motivation)라는 두 가지 구성요소로 나뉠 수 있다. 기댐핵에서 일어나는 도파민 분비는 보상 또는 "요구"를 촉발시킬 수 있는 보상과 관련된 단서를 통해 "동기적 욕구 현저성(incentive salience)"을 부여한다. 보상의 "요구" 측면은 보상을 받게 되는 자극에 대한 핵심이다. 도파민 신호는 완성동기보다는 탐욕적 동기부여에 보다 중요한 것으로 보인다. 도파민이 없어도 어떤 것을 좋아할 수 있지만, 그 어떤 것을 획득하는 데 필요한 행동을 유발하는데 이 정보를 이용하지 않는다. 그러나 우리가 어떤 것을 좋아할 때 우리는 그것을 더 원하는 경향이 있기 때문에 "요구"와 "애호"는 분리하기 어렵다. 이 긍정적 강화(positive reinforcement)는 배쪽뒤판구역의 도파민 신호에 의해서도 이루어진다.

니코틴(nicotine), 아편(opiates), 대마(cannabinoids), 에탄올(ethanol, alcohol)을 포함한 남용되는 약물 대부분은 배쪽뒤판구역-기댐핵 경로를 활성화시킨다. 배쪽뒤판구역은 중독의 특징인 **약물추구행동**(drug-

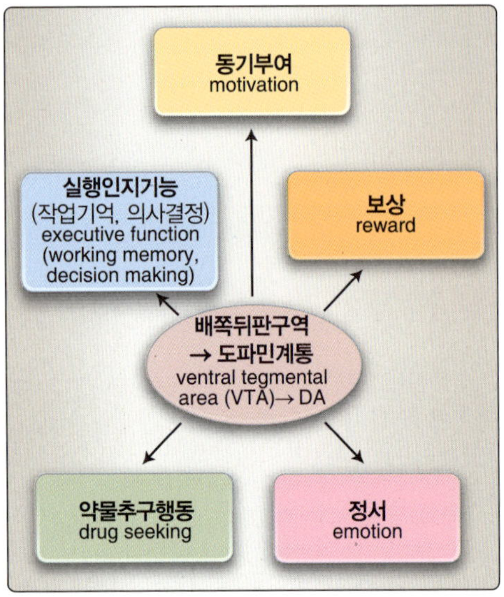

그림 12.5 도파민 기능의 개요.

seeking behavior)의 핵심으로 생각된다(그림 12.5).

b. **정서적 학습과 기억**(emotional learning and memory): 배쪽뒤판구역에서 시작된 도파민 신호는 정서적 학습과 기억 과정에도 관여하는 것으로 알려져 있다. 환경의 어떤 자극이라도 우리에게 필요한 감정적 중요도에 따라 분류되고 우선순위가 정해진다. (긍정적이든 부정적이든) 자극, 상황, 사건에 대해 감정적 가치를 부여하는 것은 비슷한 자극, 상황, 사건을 다시 마주칠 때 감정적으로 적절한 방법으로 반응할 수 있게 한다. 이러한 꼬리표달기(감정적 표지, emotional tagging)는 배쪽뒤판구역-기댐핵 회로의 도파민 신호를 통해 매개된다. 이 신호가 기능하지 않으면 적절한 감정 반응은 불가능하다. 이 현상은 비정상적으로 강화되었거나 심각하게 둔화된 감정반응을 보이는 조현병(schizophrenia) 환자에서 볼 수 있다. 배쪽뒤판구역 신호의 변화, 특히 도파민에 대한 증가된 민감도는 이러한 부적절한 감상성(emotionality)에 관여한다. 도파민 D_2 수용체에 결합하여 도파민 반응을 억제하는 (chlorpromazine과 같은) 항정신병약물(antipsychotic drugs)처럼 도파민 신호에 영향을 주는 약물은 특히 조현병의 초기 치료에 효과적일 수 있다.

보상과 중독에 있어 도파민의 역할에 대한 추가 기술은 20장 "변연계(The Limbic System)"를 참조하라.

2. **노르에피네프린 계통**(norepinephrine, NE or noradrenergic systems): **노르에피네프린**(norepinephrine)을 주요 신경전달물질로 이용하는 신경세포는 넷째뇌실(fourth ventricle) 옆 다리뇌의 **청색반점**(locus cereuleus, LC; 라틴어로 "청색 반점"이라는 뜻으로 뇌 단면에서 청색으로 보여서 이름 지어졌다)에 무리지어 있다. 다른 노르에피네프린 신경세포는 뇌줄기 가쪽뒤판구역(lateral tegmentum)에 흩어져 있다.

노르에피네프린 신경세포는 앞뇌(forebrain structures)로 오르거나, 척수신경으로 내리는 등 중추신경계의 넓은 영역으로 투사한다(그림 12.6). 이 노르에피네프린 신경세포의 활성은 일정하고 연속적인 **긴장성**(tonic)이거나 발화율(firing rate)이 주기적으로 또는 일시적으로 증가하는 **간헐성**(phasic)일 수 있다.

이 신경세포의 주요 기능은 주의집중(attention), 각성(arousal: sleep-wake states), 기분, 통증 조절이다. 이들은 뇌줄기의 다른 신경전달물질계통인 세로토닌, 도파민과 함께 기능한다.

자극으로 가득 찬 세상을 효과적으로 돌아다니기 위해서는 가장 의미 있는 자극에 우리의 주의를 이끌기 위해 외부 자극들을 거를 필요가 있다. 청색반점 신경세포의 긴장성 발화(tonic firing)는 연접활성을 조절하는 중추신경계로의 투사를 통해 우리의 일반적인 각성과 주의집중을 결정한다. 노르

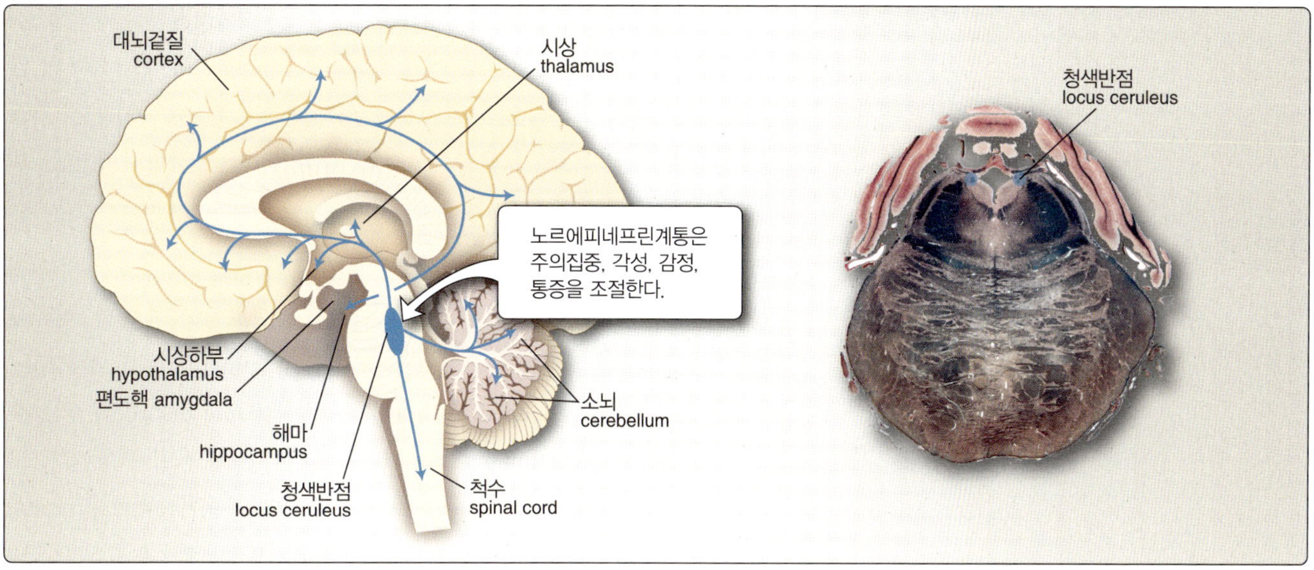

그림 12.6 청색반점으로부터 노르에피네프린 투사.

에피네프린은 연접이 보다 효과적으로 작동하도록 한다. 청색반점 신경세포의 간헐성 발화(phasic firing)는 어떤 특별한 자극에 주의집중이 필요할 때 발생한다. 이러한 간헐성 발화는 주의를 산만하게 만드는 자극을 억제하고 특수한 일(과제)에 주의집중할 수 있게 한다(이때 노르에피네프린은 흥분성과 억제성 양쪽으로 작용한다). 어떤 자극이 의미 있거나 흥미로운지는 외부 인자(external factors), 신체 항상성(body homeostasis), 경험에 의해 결정된다. 예를 들어, 음식 자극은 배가 고프면 의미 있는 것이 되고, 이 경험은 음식에 대한 신뢰할 수 있는 공급원에 우리의 주의집중을 이끄는 데 도움이 될 것이다(그림 12.7).

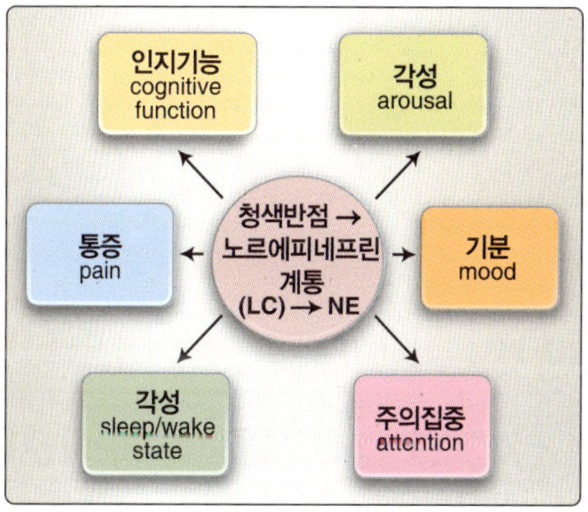

그림 12.7 노르에피네프린 기능의 개요.

a. **불면**(wakefulness): 청색반점 신경세포의 긴장성 발화는 증가하거나 감소할 수 있고, 따라서 우리의 의식 수준은 (과도한 긴장 상태부터 졸린 상태까지) 다양하게 나타날 수 있다. 청색반점에서 간헐성 발화의 적당한 증가는 필요한 특별한 과업에 집중할 수 있게 한다. 그러나 과도한 활성은 그 특별한 과업에의 집중도를 떨어뜨린다. (자세한 내용은 확실히 알려지지 않았지만) 청색반점 신경세포 활성도를 결정하는 정보는 다양한 영역에서 시작된다. 그러나 [각각 부신 속질(adrenal medulla)에서 분비하는 에피네프린(epinephrine)과 부신 겉질(adrenal cortex)에서 분비하는 코티솔(cortisol)과 같은 스트레스 호르몬(stress hormone)인] **카테콜아민**(catecholamine)과 **글루코코르티코이드호르몬**(glucocorticoid hormone)의 스트레스에 대한 영향은 잘 정립되어 있다. 이 경우 (우리를 각성상태로 만드는) 작은 스트레스는 좋지만, 너무 많은 스트레스는 목적을 잃어버리게 할 수 있다.

노르에피네프린은 불면을 결정하는 인자 중 하나이다. 불면의 중재는 시상으로의 투사를 통해 일어나는데, 이 투사는 자극이 우리를 깨우지 않도록 하기 위해 수면 중에는 없어진다. 흥미롭게도 방광(bladder)의 확장은 청색반점 신경세포를 활성화시키고, 각성반응을 증가시켜 방광을 비울 수 있도록 우리를 깨운다.

b. **주의집중력 장애**(attention disorders): 노르에피네프린 신호는 주의집중, 각성, 기분과 관련된 많은 질환과 연관된 것으로 알려져 있다. 여기에는 주의력결핍과다활동장애(attention deficit hyperactivity disorder, ADHD), 수면장애(sleep disorders), 공황장애(panic disorder), 외상후스트레스장애(posttraumatic stress disorder, PTSD) 등이 포함된다. 노르에피네프린 재흡수를 선택적으로 억제하는 항우울제(antidepressant drugs)와 같이 노르에피네프린 계통에 영향을 주는 약물은 주의력결핍과다활동장애나 외상후스트레스장애의 치료에 효과를 보였다. 유사하게 **모노아민 가설**(monoamine hypothesis)은 수년간 우울증 영역에서 우세한 가설로 제시되었다. 이 가설은 노르에피네프린 단독 또는 세로토닌 신호가 우울증 증상의 기본이 된다는 것이다(임상응용 박스 12.1). 실제로 많은 항우울증제는 이들 아민류의 분해를 감소시키거나 연접이전종말(presynaptic terminal)로의 재흡수를 억제하는 것을 통해 그 활성을 증가시키는 쪽으로 작용한다.

임상응용 12.1 우울증과 모노아민(Monoamines and Depression)

세로토닌과 노르에피네프린을 포함하는 모노아민은 기분, 특히 우울증(depression)과 불안장애(anxiety disorders)에 관여하는 것으로 알려져 있다. 현재 사용하는 항우울제는 대부분 단독요법이나 병합요법을 통해 모노아민계통을 목표로 한다. 정동장애(affective disorders)의 병리에 세로토닌과 노르에피네프린이 주 인자이기는 하지만, 우울증의 신경생물학을 이해하기 위해서는 모노아민 이외의 것이 필요할 것으로 보인다. 우울증을 겪은 사람들의 50% 까지도 선택적 세로토닌 재흡수 억제제(selective serotonin reuptake inhibitors, SSRIs)와 같은 현대 항우울제에 반응하지 않는다. 더욱이 모노아민 활성의 결여가 임상에서 진단된 우울증 환자에서 항상 발견되는 것이 아니고, 모노아민 신경전달의 촉진은 항우울 효과의 단지 한 부분에 지나지 않는다. 또, 연접 부분 모노아민의 급격한 상승을 유도함에도 불구하고 이 약물이 임상효과를 보이기에 상당히 긴 대기시간을 필요로 한다. 따라서 우울증은 모노아민 이외에도 다른 신경생물학 계통이 작용할 가능성이 있을 것으로 보인다.

우울증 및 불안장애에 연관된 뇌 영역과 신경 회로에 대한 지식이 증가함에 따라 우울증의 신경생물학과 신약 개발에 대한 새로운 접근법의 토대가 제공되고 있다. 이 접근법 중 가장 널리 인정받고 있는 것 중 하나는 신경내분비 기능(neuroendocrine function)에 대한 시상하부 조절(hypothalamic regulation)에 장애가 생기는 경우이다. 특히, 시상하부-뇌하수체-부신 축(hypothalamic-pituitary-adrenal axis)[19장 "시상하부(The Hypothalamus)" 참조]의 활성 및 조절의 변화는 주요우울증(major depression)에서 가장 일정하게 기술되는 생물학적 이상이다. 이 부분은 항우울제로 성공적으로 치료되며, 반대로 시상하부-뇌하수체-부신 축의 교란이 지속되면 재발 위험도가 증가하는 것으로 보인다. 시상하부-뇌하수체-부신 축 및 성장호르몬(growth hormone)과 갑상샘호르몬(thyroid hormone)을 포함한 다른 신경내분비 이상을 목표로 하는 약물이 현재 개발 중에 있다. 이들은 모노아민계통을 목표로 하는 약물과 함께 사용할 수 있을 것이다.

c. **알츠하이머병**(Alzheimer disease, AD): **알츠하이머병**의 경우 청색반점 신경세포는 신경퇴행에 매우 취약하고, 이 신경세포의 소실은 중추신경계 전체에서 노르에피네프린 신호전달에 영향을 준다. 흥미롭게도 노르에피네프린은 신경염증(neuroinflammation)을 억제하고, 이 신호는 **미세아교세포**(microglia)를 활성화시킬 수 있다[1장 "신경계통 입문 및 기초신경생리학(Introduction to the Nervous System and Basic Neurophysiology)" 참조]. 활성화된 미세아교세포는 축적된 신경원섬유매듭(neurofibrillary tangle)과 베타아밀로이드(amyloid beta, Aβ)를 제거하는 데 핵심이다. 신경염증은 알츠하이머병 병리 기전 중 하나로 생각되고 있다. 더욱이 알츠하이머병에서 청색반점 노르에피네프린신경세포의 소실은 신경염증을 악화시키고, 미세아교세포에 의한 조직파편(debris)의 제거를 방해한다.

3. **세로토닌 계통**(serotonergic systems): 뇌줄기에서 세로토닌신경세포는 척수와 뇌줄기 전장에 걸쳐 중앙선을 따라 위치한 신경세포 무리인 **솔기핵**(raphe nuclei)에 있다. 이 신경세포는 **시상**(thalamus), **바닥핵**(basal ganglia, basal nuclei), **뇌신경핵**(cranial nerve nuclei)뿐만 아니라 **이마앞겉질**(prefrontal cortex)을 포함한 둘레-앞뇌 구조(limbic forebrain structures) 등 앞뇌의 넓은 영역으로 투사한다(그림 12.8). 이들은 그물체의 신경전달물질계통(가장 대표적인 것은 노르에피네프린계통, 위 참조)으로 투사하고, 또 상호작용한다. 세로토닌은 발생에 중요한 **신경영양인자**(neurotrophic factor)이고, 세로토닌 신호는 다양한 기능에 관여하는 것으로 보인다. 여기에는 기

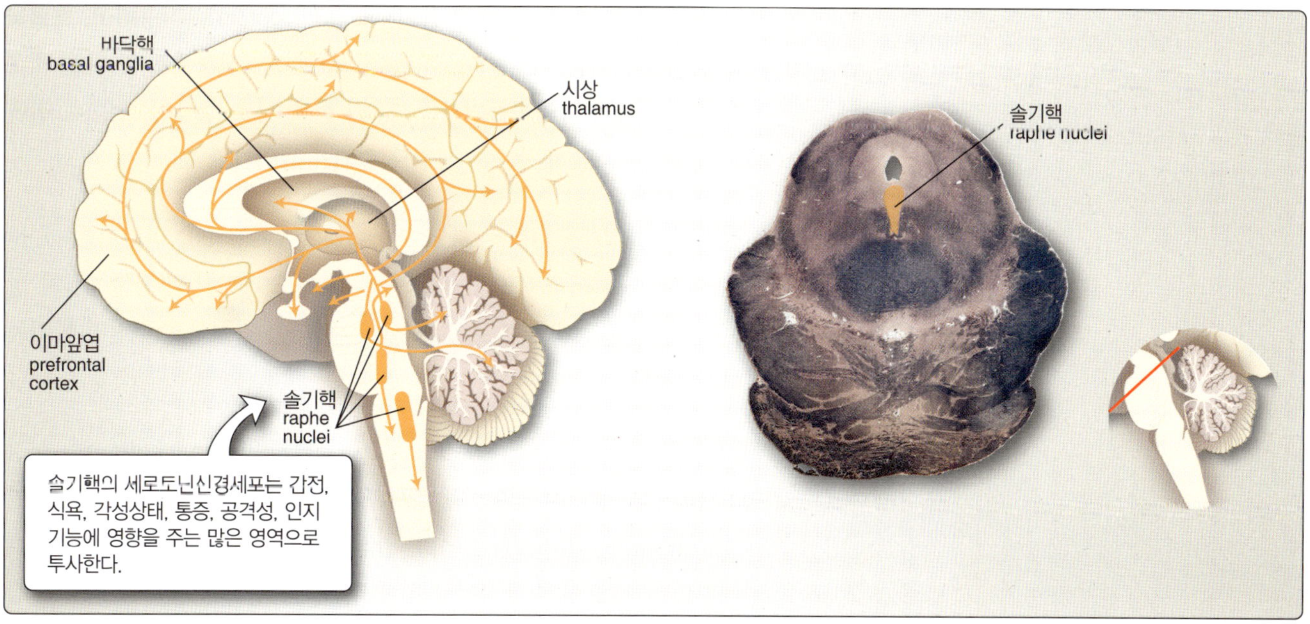

그림 12.8 솔기핵으로부터 세로토닌 투사.

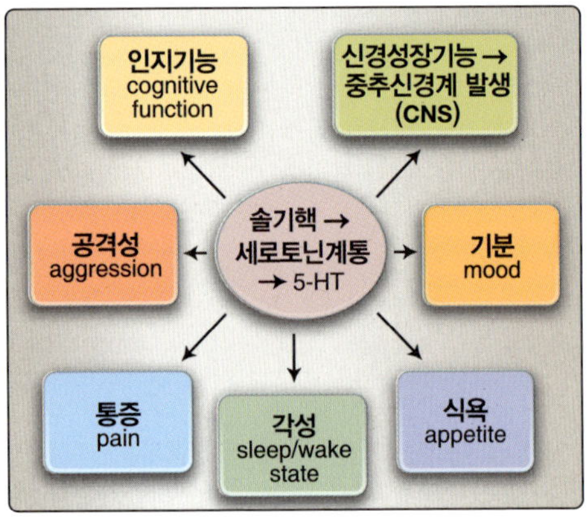

그림 12.9 세로토닌 기능의 개요.

분, 식욕(appetite), 수면, 통증 조절(modulation of pain), 불면, 공격성(aggression), 기억과 학습을 포함한 일부 인지 기능이 포함된다(그림 12.9). 연접(synapse)에서 세로토닌 조절은 항우울제의 약리 분류에 중요한 부분이다. 여기에는 선택적 세로토닌 재흡수 억제제(SSRIs)가 포함된다. 선택적 세로토닌 재흡수 억제제는 연접이전 세포로의 재흡수를 억제하여 세포 밖 세로토닌 양을 증가시키고, 이 증가된 세로토닌은 연접이후수용기(postsynaptic receptor)에 결합할 수 있다. 선택적 세로토닌 재흡수 억제제는 현재 가장 널리 처방되는 항우울제이다.

앞뇌 전반으로 세로토닌 신호가 증가하는 것은 식욕 및 색욕의 감소와 함께 "정적 깨어 있음(quiet waking)" 상태와 연관된다.

종합하면 세로토닌 신호는 우리의 기분을 좋게 하고 불안과 공격성을 억제한다. 흥미롭게도 세로토닌신경세포는 **온도에 민감하다**(thermosensitive). 이들은 신체가 과열되었을 때 체온을 낮추는 과정에 관여한다. 반대로 온기 연관 신호(warmth-related signaling)는 온욕이나 사우나 같은 따뜻한 환경에서의 안녕감(well-being)과 연관된 것으로 보인다.

a. **통증**(pain): 위에 언급되었듯이 세로토닌 신호와 통증의 중추 조절의 관계는 잘 정립되어 있다. 솔기핵에서 내림섬유는 척수 뒤뿔(posterior horn)에서 통증 신호전달을 직접 조절한다. 또 척수로의 투사는 앞뿔(anterior horn)의 국소 회로 신경세포(local circuit neuron)에도 영향을 주어, 이들이 운동 활성을 조절하고 통증에 대한 운동 반응에 역할을 한다.

b. **영아돌연사증후군**(sudden infant death syndrome, SIDS): 최근 세로토닌 신호가 **영아돌연사증후군**에 연관되는지 검증 중에 있다. 숨뇌(medulla)의 세로토닌신경세포는 **화학수용기**(chemoreceptor)로 작용하고, **호흡을 자극**(stimulate respiration)할 수 있다. 따라서 이 신경세포 및 다른 세로토닌계통의 파괴가 영아돌연사증후군의 한 인자로 생각되고 있다. 진단 패러다임이나 치료적 중재는 아직 정립되지 않았다.

4. **기타 신경전달물질계통**(other neurotransmitter systems): **아민계통**(aminergic; 도파민, 노르에피네프린, 세로토닌) 외에도 많은 신경전달물질이 상호작용하고, 중추신경계의 많은 영역으로 투사되어 각성과 중추신경계 기능에 영향을 준다.

a. **콜린신경세포**(cholinergic neurons): **아세틸콜린**(acetylcholine)을 신경전달물질로 이용하는 **콜린신경세포**(cholinergic neuron)는 다리뇌 뒤판(tegmentum)에 있고(그림 12.10), 연접의 기능을 강화하여 신경 조절에 관여한다. 시상으로의 투사는 시상에서 대뇌겉질로의 흥분성 신호를 강화하여 각성과 운동기능에 중요한 역할을 한다.

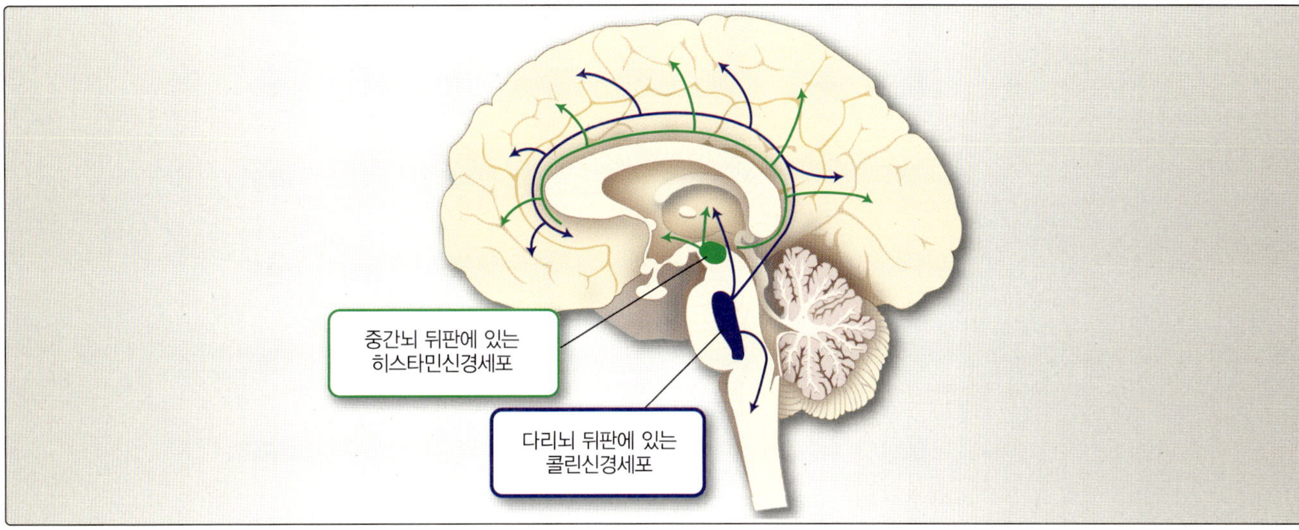

그림 12.10 뇌줄기 뒤판으로부터 콜린과 히스타민의 투사.

b. **히스타민신경세포**(histaminergic neurons): 히스타민신경세포는 중간뇌 뒤판에서 발견할 수 있다(그림 12.10). 이들은 뒤시상하부(posterior hypothalamus)의 히스타민신경세포 무리와 기능적으로 연결되어 있다. 히스타민신경세포의 투사는 전반적인 각성(arousal) 및 각성도(alertness)에 역할을 하는 것으로 보인다. 실제로 혈액뇌장벽(blood-brain barrier)을 통과할 수 있고 중추의 히스타민 유리를 억제할 수 있는 항히스타민 약물은 졸음을 야기한다.

III. 호흡 중추(Breathing Center)

호흡 조절을 담당하는 신경세포 무리는 숨뇌(medulla)와 다리뇌(pons)에 있다. 이 신경세포는 호흡의 자율 주기(automatic rhythm)를 형성하고, 대사, 자세, 환경 변화에 따라 주기를 조정할 수 있어야 한다. 이들은 기류를 조절하는 판막 근육(valve muscle)뿐만 아니라 들숨과 날숨 근육에 영향을 준다.

A. 중추유형발생기(Central pattern generator, CPG)

안정기 호흡 주기를 관장하는 신경세포 무리는 숨뇌 양쪽에 있고, 이들을 **중추유형발생기**(CPG)로 간주한다. 이 중추유형발생기의 정확한 위치는 알려지지 않았지만 뇌줄기의 많은 부분이 호흡을 관장하는 그물을 형성하는 것으로 보인다.

호흡신경세포(respiratory neuron)는 앞무리와 뒤무리로 나눌 수 있다. **뒤무**

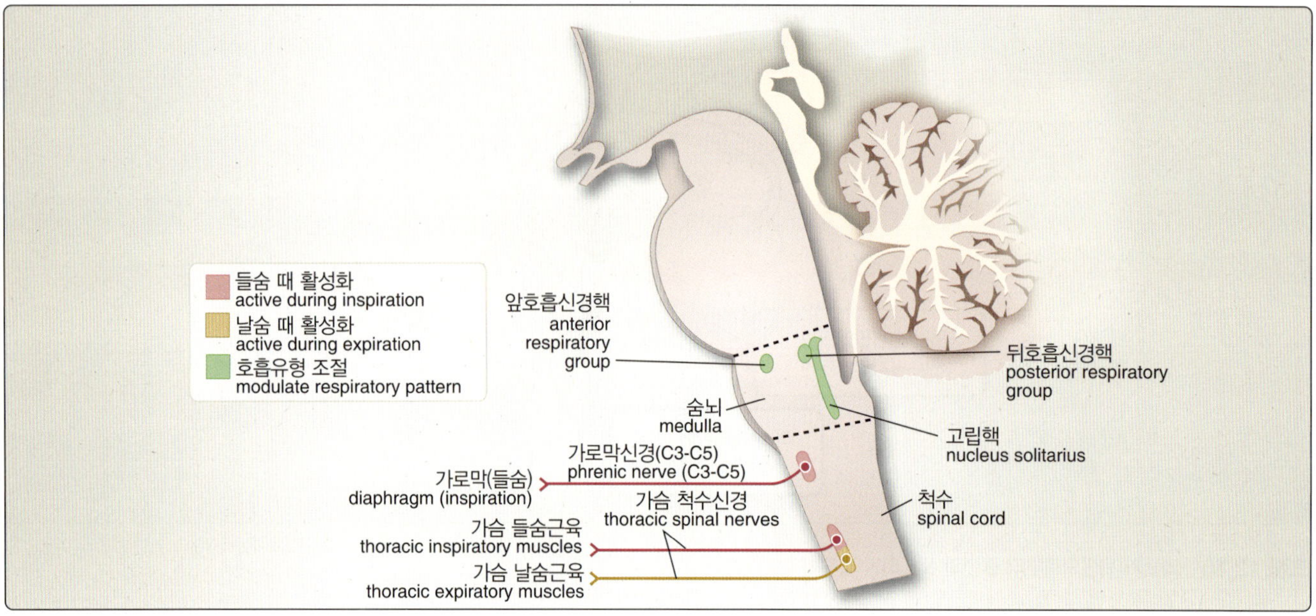

그림 12.11 호흡의 신경 조절.

리(posterior respiratory group)는 고립핵(nuclues solitarius) 주변에 양쪽으로 존재한다(그림 12.11). 이 신경세포의 주 기능은 호흡 유형을 조절하는 것이다. 이들은 허파에 있는 말초 화학수용기(chemoreceptors)와 신장수용기(stretch receptor)로부터 감각 들정보(afferents)를 받는다. 뒤무리로부터 시작된 운동 날정보(efferents)는 들숨에 관여하는 근육[가로막과 바깥갈비사이근(diaphragm and external intercostal muscle)] 지배를 조정한다. 미주신경(vagus nerve)은 상기도의 신경지배를 담당한다.

앞무리(anterior respiratory group)는 숨뇌에 있는 뒤무리 앞쪽에 위치한다(그림 12.11). 이 신경세포는 들숨과 날숨근육 모두의 신경지배를 조정한다. 안정 상태일 때 날숨은 수동적인 과정이지만, 강제 날숨(forced expiration)을 위해서는 배 근육(abdominal muscle)과 속갈비사이근(internal intercostal muscle)을 사용해야 한다.

호흡신경세포는 중추유형발생기의 영향 아래 있고, 그물체 내 다른 계통과 밀접하게 연결되어 있다. 호흡 유형의 변화는 뇌줄기의 손상이나 호흡신경세포[또는 호흡 중추(breathing center)]를 압박하는 숨뇌 병변을 암시할 수 있는데, 그 결과 호흡 억제나 사망을 야기할 수 있다. 예를 들어 이런 상황은 **소뇌편도탈출**(tonsillar herniation) 때 발생할 수 있다. 소뇌천막 아래에 존재하는 덩어리(subtentorial mass)가 커지면 소뇌 편도(cerebellar tonsil)가 큰구멍(foramen magnum)을 통해 탈출할 수 있다[17장 "소뇌(The Cerebellum)" 참조]. 뇌줄기에 가해지는 압력은 오름그물체활성화계통(ascending reticular activating system)의 압박으로 인한 의식 수준 저하와 함께 호흡 주기를 불규칙하게 하고, 궁극적으로는 호흡 정지를 야기한다.

수많은 약물이 호흡신경세포에 작용한다. 가장 대표적인 것으로 코데인(codeine)과 같은 아편류는 호흡 요구를 억제할 수 있고, 이는 기침억제제(cough suppressants)의 작용기전으로 이용된다.

B. 호흡신경세포의 비호흡 기능(Nonrespiratory functions of respiratory neurons)

호흡을 조정하는 신경계통은 기침, 딸꾹질, 구토 시에도 호흡 근육을 활성화시킨다. 이것은 종양(tumor)이나 뇌졸중(stroke)과 같은 뇌줄기 장애의 첫 증상으로 종종 나타나기 때문에 의미를 갖는다.

1. **구토의 신경학적 조절**(neuronal control of emesis): 구토(emesis, vomiting)는 소화관으로 들어온 위험할 수 있는 물질을 제거할 수 있는 중요한 방어기전이다. 뇌줄기에 단독으로 존재하는 구토 중추는 없다. 그러나 구토 충동이나 구토에 관여하는 다른 근육들은 함께 조정될 필요가 있다. 이런 협동작용은 숨뇌 뒤쪽(posterior medulla)의 고립핵 주변에 있는 신경세포 무리의 활성을 통해 나타나는 것으로 보인다.
   구토 충동은 인지(기억, 예상), 감정(혐오, 메스꺼움), 안뜰 기능장애(vestibular disturbance; 어지러움), (소화관에서 시작된) 미주신경 자극(vagal afferents), 또는 약물이나 독소와 같은 외부 인자를 통한 **맨아래구역**(area postrema; 넷째뇌실 아랫단에 해당하는 숨뇌 영역) 활성화에 의해 촉발될 수 있다(그림 12.12). 혈액으로부터 신경계 환경을 분리하는 혈액뇌장벽은 맨아래구역에서 창으로 열려 있어서 혈액 내의 독성물질이 이곳의 신경세포를 활성화시킬 수 있고, 결과적으로 구토를 시작하게 한다. 구토를 위해서는 식도 조임근(esophageal sphincter)을 열고, 정상 꿈틀운동(연동)을 반대로 하게 하며, 동시에 덩어리가 허파로 흡인되지 못하도록 공소하는 노력이 필요하다. 같은 근육 무리가 중추유형발생기에 의해 조정되어 호흡 중에도 활성화된다. 그러나 배벽 근육의 수축과 함께 가로막은 이완되고 식도는 열려 구토가 가능하게 한다. 동시에 상기도의 판막 근육은 수축하여 흡인을 방지한다. 이 과정은 정상적인 호흡 동안에 일어나는 것과 다른 방식으로 중추유형발생기의 신경세포 활성을 통해 일어나는 것으로 생각되고 있다(그림 12.13).

2. **딸꾹질과 기침**(hiccuping and coughing): 이 과정들은 호흡계통의 말초 부분(딸꾹질의 경우 가로막, 기침의 경우 상기도)의 자극에 의한다. 그러나 그 결과로 나타나는 운동 유형은 정상 호흡 때 나타나는 것과는 다르다. 어떤 의미에서는 딸꾹질과 기침은 소위 복식호흡(abdominal breathing pattern)

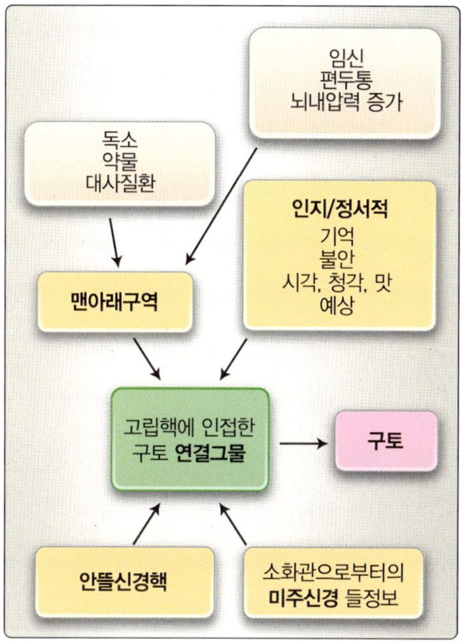

그림 12.12 구토의 신경학적 조절.

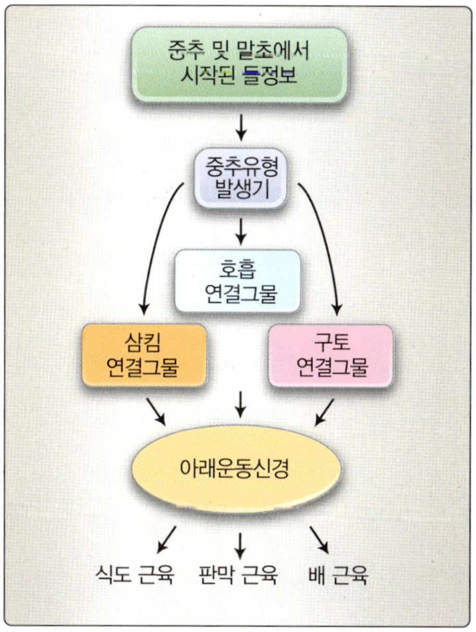

그림 12.13 호흡중추 신경세포의 비호흡 기능.

에 해당한다.

딸꾹질은 소화관 문제(gastrointestinal problem)부터 가로막 자극 또는 심근경색(심장마비; myocardial infarction; heart attack)까지 다양한 원인을 갖는다. 딸꾹질은 들숨과 날숨 근육의 활성 및 상기도 판막의 동시 닫힘이 더 이상 조정되지 않는 호흡주기의 정상적인 협동운동이 훼손되었을 때 나타난다(그림 12.13). 호흡에 대한 중추유형발생기가 위치한 숨뇌에 손상이 있을 때 딸꾹질이 첫 증상으로 나타날 수 있기 때문에 중요하다.

기침 역시 기도 자극으로 발생하는 비정상적인 호흡 양상이다. 딸꾹질처럼 기침 역시 호흡중추와 연관된 뇌줄기의 병변으로 인해 촉발될 수 있다.

IV. 뇌줄기의 임상적 이해 (Clinically Oriented Review of the Brainstem)

뇌줄기는 매우 복잡하기 때문에 한 장에서 모든 것을 언급할 수 없다. 이 책에서는 뇌줄기를 2장 "중추신경계통 개요(Overview of the Central Nervous System)"에서 소개하고, 6장 "뇌줄기 개요와 구성(Overview and Organization of the Brainstem)"에서 자세한 내용을, 그리고 "7장부터 11장"을 통해 뇌줄기를 지나는 주요 신경로, 주요 뇌신경핵의 위치, 기능, 상호 연결을 기술하였다. 여기서는 뇌줄기의 임상 측면을 이야기하고자 한다. 혈액 공급에 대한 이해는 정상 순환의 붕괴로 인한 임상 증상을 이해하는 데 중요하다. 뇌줄기의 혈액공급은 6장에 잘 기술되어 있다. 이 뇌줄기 개요는 앞 장에서 기술된 내용을 통합적으로 이해하는 기회를 제공할 것이다.

6장에 기술되었듯이 뇌의 혈액공급은 속목동맥(internal carotid artery)에서 이는 가지로 구성된 앞순환계통[anterior (internal carotid) system]과 척추동맥(vertebral artery)에서 이는 가지로 구성된 뒤순환계통[posterior (vertebral-basilar) system]에서 담당한다(그림 6.21). 대뇌동맥고리(circle of Willis)는 앞순환계통과 뒤순환계통을 연결한다. 앞순환계통과 대뇌동맥고리는 13장 "대뇌피질(The Cerebral Cortex)"에 잘 기술되어 있다. 뇌줄기는 뒤순환계통에 의해 혈액공급을 받는다. 혈액공급에 관해 언급할 때 뇌줄기 단면을 정중옆구역(paramedian area), 가쪽 구역(lateral area), 뒤가쪽 또는 뒤쪽 구역(posterolateral or posterior area)으로 나눈다(그림 6.22). 숨뇌는 앞척수동맥(anterior spinal artery; 정중옆구역), 뒤척수동맥(posterior spinal artery; 뒤가쪽구역), 척추동맥(vertebral artery; 가쪽구역)에 의해 혈액공급을 받는다. 뒤아래소뇌동맥(posteior inferior cerebellar artery)은 아래소뇌다리(inferior cerebellar peduncle)를 포함한 앞쪽 숨뇌의 뒤가쪽구역에 추가로 혈액공급을 담당한다. 앞쪽 숨뇌의 앞쪽과 다리뇌 바닥(basal pons)은 뇌바닥동맥(basilar artery)의 가지로 혈액공급을 받는다. 다리뇌의 뒤판과 뒤쪽 구역은 뇌바닥동맥[긴둘레가지(long circumferential branches)], 앞아래소뇌동맥(anterior inferior cerebellar artery), 위소뇌동맥(superior cerebellar artery)의 혈액공급을 받는다. 소뇌다리(cerebellar peduncle)는 위소뇌동맥(위소뇌다리), 앞아래소뇌동맥(중간소뇌다리)의 혈액공급을 받는다. 중간뇌의 나머지 구역은 뇌바닥동맥과 위소뇌동맥이 참여하기는 하지만 대부분 뒤대뇌동맥(posterior cerebral artery)의 가지를 통해 혈액공급을 받는다.

임상응용 박스 12.2는 뒤아래소뇌동맥 폐쇄로 발생하는 기능 장애의 예이다.

임상응용 박스 12.3과 12.4는 뒤대뇌동맥 가지가 막혔을 때 나타날 수 있는 기능 장애를 기술하고 있다.

임상응용 12.2 가쪽숨뇌증후군(Lateral Medullary Syndrome, Wallenberg Syndrome)

숨뇌 가쪽과 뒤가쪽의 혈액공급은 척추동맥과 뒤아래소뇌동맥에 의해 이루어진다. 외상이나 뇌졸중에 의해 이 혈액공급에 장애가 생겼을 경우 전형적인 증상들이 야기되고, 이환된 구조에 의한 병변임을 알 수 있게 한다.

진단에 가장 중요한 증상은 병변과 같은쪽 얼굴과 반대쪽 몸에서 통증과 온도감각이 소실되는 것이다. 같은쪽 얼굴에서 통증과 온도감각의 소실되는 것은 같은쪽 얼굴의 통증과 온도를 처리하는 척수 삼차시상핵과 삼차시상로(spinal trigeminothalamic tract and nucleus)의 손상에 의한 것이다. 동시에 반대쪽 몸의 통증과 온도감각이 소실되는 것은 통증과 온도를 담당하는 교차한 섬유를 갖는 척수시상로(spinotha-

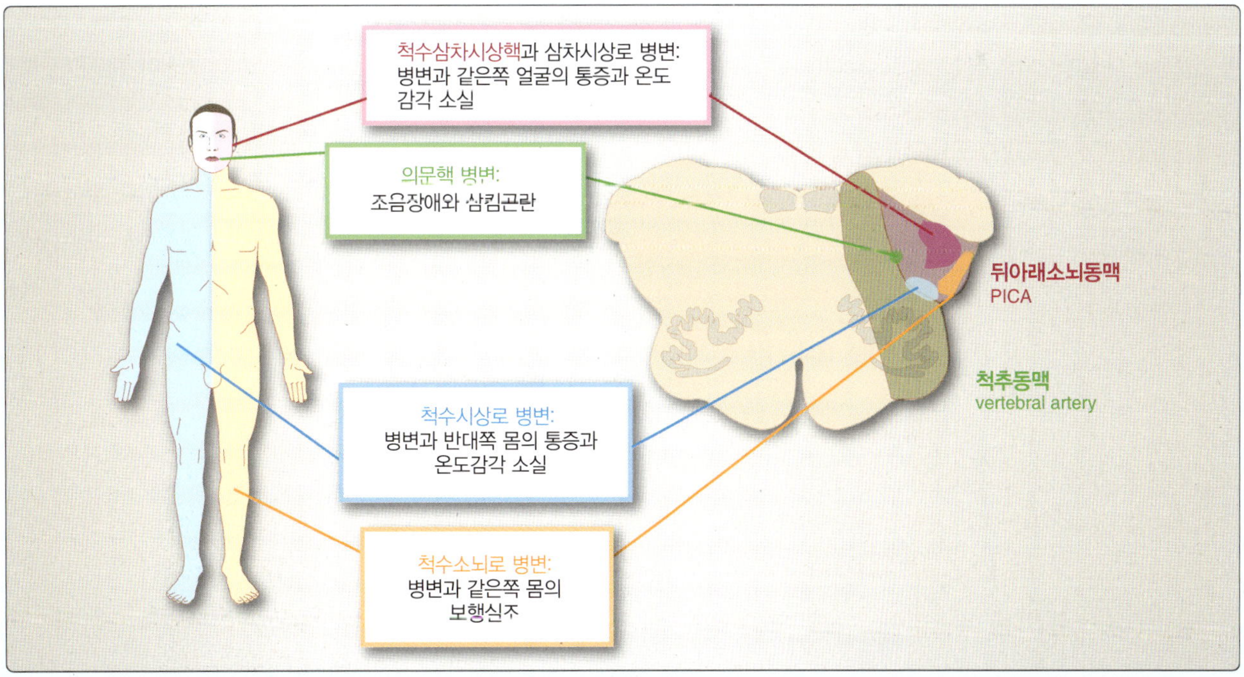

가쪽숨뇌증후군(lateral medullary syndrome). PICA = 뒤아래소뇌동맥(posterior inferior cerebellar artery).

(다음 쪽에 계속)

임상응용 12.2 가쪽숨뇌증후군(Lateral Medullary Syndrome, Wallenberg Syndrome) (계속)

lamic tract)의 손상에 의한 것이다. 뒤아래소뇌동맥의 손상은 가쪽 숨뇌를 지나고 아래소뇌다리를 통해 소뇌로 들어가는 같은쪽 척수소뇌로(spinocerebellar tract)에 병변을 야기할 수 있고, 보행 실조(gait ataxia)를 유발한다. 동시에 뇌줄기의 가쪽뒤판을 지나는 교감신경 내림섬유의 소실은 같은쪽 눈꺼풀처짐, 동공수축, 땀없음증을 유발한다(모두 합해 Horner 증후군이라고 알려져 있다). **눈꺼풀처짐**(안검하수, ptosis)은 눈꺼풀의 위눈꺼풀판근(superior tarsal muscle)에 대한 교감신경지배의 소실에 의한 것이다. **동공수축**(축동, miosis)은 동공확대근(pulil-lodilator muscle, dilator pupillae muscle)에 대한 교감신경지배 소실에 의한 것이다. **땀없음증**(무한증, anhidrosis)은 땀샘에 대한 교감신경지배 소실에 의한 것이다. 숨뇌 뒤쪽 구역에 있는 안뜰핵(vestibular nuclei) 병변도 발생할 수 있고, 이 때는 현훈, 구역감, 눈떨림(안진)이 발생한다. 또 환자는 의문핵(nucleus ambiguus) 병변으로 인한 말하기 어려움(**조음장애**, **구음장애**, dysarthria)이나 **삼킴곤란**(연하곤란, dysphagia)을 호소할 수도 있다(더 자세한 내용은 "6~11장" 참조).

임상응용 12.3 안쪽다리뇌증후군(Medial Pontine Syndrome)

다리뇌 안쪽은 뇌바닥동맥 가지, 특히 정중옆가지(paramedian branch)에 의해 혈액을 공급받는다. 앞쪽 다리뇌의 뒤쪽과 뒤가쪽은 뇌바닥동맥(긴둘레가지)과 위소뇌동맥에 의해 혈액을 공급받는다. 뇌바닥동맥은 다리뇌 깊은 구조에도 작은 가지를 내 혈액을 공급한다. 관류저하(hypoperfusion)나 작은 색전(emboli)에 의해 한쪽 다리뇌 안쪽의 뇌바닥동맥 정중옆가지가 막히면 다음과 같은 증상 집합이 나타난다.

피라미드교차(pyramidal decussation)보다 앞쪽 겉질척수로(corticospinal tract)가 손상되어 반대쪽 **반불완전마비**(hemiparesis)가 나타난다. 다리뇌핵(pontine nuclei)에서 일어 교차하여 반대쪽 소뇌로 들어가는 다리뇌 바닥(basal pons)의 가로섬유(transverse fibers)와 다리뇌핵(pontine nuclei)에 발생한 병변은 반대쪽 **운동실조**(ataxia; 근육 조정의 소실)와 같은 소뇌 증상을 나타내지만, 같은쪽 소뇌 징후도 관찰될 수 있다. 뒤기둥안쪽섬유띠로(posterior column-medial lemniscus pathway)에서 시작된 교차 섬유가 지나는 안쪽섬유띠의 병변으로 인해 반대쪽의 두점식별(discriminative touch), 진동감각(vibration), 의식적 고유감각(conscious proprioception)의 소실을 호소한다. 병변이 가쪽으로 다소 확장되면 척수시상로(spinothalamic tract)도 손상될 수 있고, 이 때 반대쪽 통증과 온동감각의 소실이 뒤따른다. 다리뇌

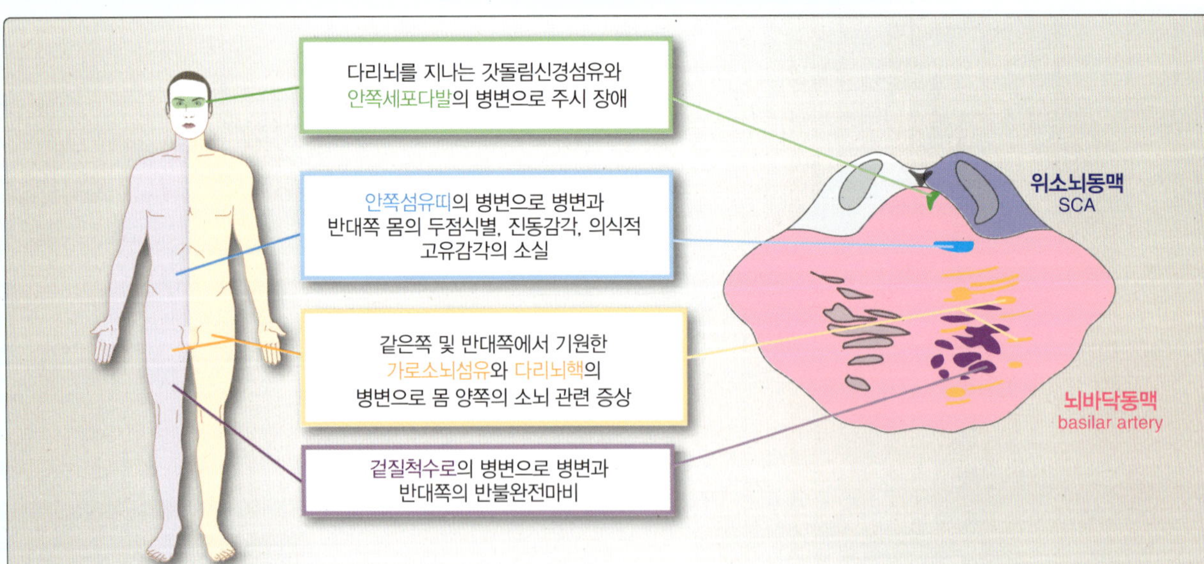

안쪽다리뇌증후군에서 손상된 안쪽 구조는 강조하였음. SCA = 위소뇌동맥(superior cerebellar artery).

임상응용 12.3 안쪽다리뇌증후군(Medial Pontine Syndrome) (계속)

정중옆 그물체, 안쪽세로다발, 갓돌림신경(abducent nerve, cranial nerve VI)의 병변으로 인해 수평주시마비(horizontal gaze palsy), 손상된 눈의 내편위(esodeviation; 코 쪽으로 편향됨)와 같은 많은 주시마비(gaze palsy)가 나타난다. 병변의 위치에 따라 얼굴신경(facial nerve, cranial nerve VII) 섬유가 손상되면 같은쪽 얼굴근육 약화가 나타난다(자세한 내용은 "6~9장" 참조).

임상응용 12.4 중심중간뇌증후군(Central Midbrain Syndrome)

중간뇌 중심구역은 뒤대뇌동맥의 혈액 공급을 받고, 이 혈관이 막히면 다음과 같은 증상을 야기할 수 있다.

같은쪽 눈돌림신경(oculomotor nerve; cranial nerve III) 마비가 온다. (갓돌림신경의 지배를 받는) 가쪽곧은근(lateral rectus muscle)과 [도르래신경(trochlear nerve)]; cranial nerve IV의 지배를 받는] 위빗근(superior oblique muscle)만 정상적인 신경지배를 받기 때문에 눈은 가쪽으로 벌려지고, 아래로 회전한다[나머지 안구근육(extraocular muscles)은 눈돌림신경의 지배를 받는다]. 눈돌림신경핵 중 내장핵(Edinger-Westphal nucleus)의 부교감신경 성분 역시 손상될 수 있고, 동공 수축 능력이 소실되어 같은쪽 눈의 동공은 확장된다. 눈돌림신경의 지배를 받는 눈꺼풀올림근(levator palpebrae superioris muscle) 기능 장애로 (눈을 감을 정도의) 완전한 눈꺼풀처짐 역시 나타날 수 있다. 적색핵(red nucleus)[과 일부 흑색질(substantia nigra)]을 침범하면 반대쪽의 활동떨림(intention tremor), 무도병(chorea), 곰지락운동(무정위운동, athetosis)과 같은 증상이 나타날 수 있다.

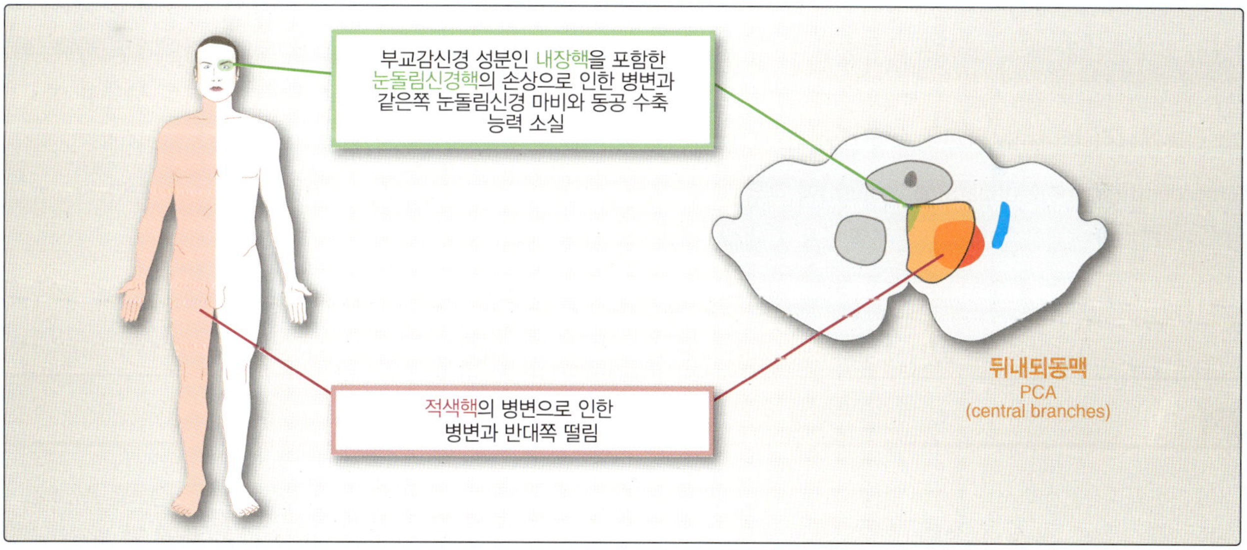

중심중간뇌증후군. PCA = 뒤대뇌동맥(posterior cerebral artery).

임상증례

파킨슨병(Parkinson Disease)

62세 환자가 4년간 지속된 오른 팔의 경축(rigidity), 오른 손의 떨림(tremor)과 운동느림증(bradykinesia)을 호소한다. 그는 수면장애, 우울감(low mood), 식욕 저하도 있었다. 파킨슨병과 우울증으로 진단되었다. 파킨슨병에 도파민 전구물질인 레보도파(levodopa), 우울증에 선택적 세로토닌 재흡수 억제제가 처방되었다.

증례 토의

레보도파가 작용할 뇌줄기의 도파민신경세포가 존재하는 구역은 어디인가?

레보도파는 앞쪽 중간뇌에 위치한 흑색질과 배쪽뒤판구역의 도파민신경세포에 작용할 것이다.

이 도파민 분비 구역 중 어떤 곳이, 어떻게 파킨슨병에서 관찰되는 운동증상을 야기하는가?

흑색질의 도파민신경세포는 관찰된 운동증상의 대부분을 야기한다.

배쪽뒤판구역의 도파민신경세포는 중간뇌대뇌둘레도파민계통(mesocorticolimbic dopamine system)에 해당한다. 중간뇌대뇌둘레도파민계통은 배쪽뒤판구역에서 기댐핵, 배쪽줄무늬체, 이마앞엽, 그리고 편도핵, 해마, 시상하부, 후각결절과 같은 둘레계통으로 투사하는 섬유로 구성된다.

중간뇌대뇌둘레도파민계통(mesocorticolimbic dopamine system)의 주요 기능은 무엇인가?

배쪽뒤판구역은 약물추구행동, 보상, 동기부여, 감정, (작업기억과 의사결정과 같은) 실행인지기능과 관련된 영역에 투사된다.

선택적 세로토닌 재흡수 억제제가 이 환자에게 도움이 되는 이유는 무엇인가?

파킨슨병 환자의 약 50%가 우울증을 경험한다. 이는 질환의 일부이지 질환에 대한 반응은 아니다. 파키슨병은 도파민신경세포가 이환된 것이지만, 우울증에 관여하는 세로토닌과 노르에피네프린과 같은 신경전달물질의 불균형을 야기한다. 세로토닌은 기분(우울, 불안), 수면, 식욕, 통증, 공격성, 그리고 학습과 기억과 같은 인지기능의 조절에 관여한다. 또 중추신경계 발생에 중요한 신경영양인자이기도 하다. 파킨슨병에서 도파민과 노르에피네프린 사이의 불균형 역시 발생할 수 있다. 실제로 파킨슨병의 치료에 도파민과 노프에피네프린 모두를 조절하는 약물이 사용되기도 한다.

요약

- 뇌줄기는 중추신경계의 정상 기능에 핵심이 되는 자체기원계통을 포함한다. 그물체는 중추신경계 모든 영역에서 오는 정보를 통합하고, 복잡한 계통의 정상 기능을 조정한다. 그물체 가쪽구역은 오름감각신경로의 곁가지로 구성된 척수그물체로에서 들정보를 받고, 안쪽구역은 그물체척수로를 통해 날정보를 보낸다. 이들이 함께 근육 긴장도와 자세 안정성을 유지하는 데 관여한다.
- 뇌줄기의 신경전달물질계통은 뇌의 정상 기능에 대한 통합작용을 한다. 이 계통은 넓은 구역으로 투사되어 거의 모든 중추신경계 기능에 영향을 준다.
- 배쪽뒤판구역의 도파민신경세포 투사는 어떤 사건이나 자극에 대한 감정적 표지(emotional tagging)를 담당한다. 이 회로는 보상, 동기부여, 약물추구행동, 감정적인 학습과 기억, 일부 인지기능에 핵심적인 부분이다. 청색반점의 노르에피네프린 신경세포 투사는 불면, 흥미로운 자극에 대한 목표 지향적 주의집중에 핵심적인 부분이다.
- 솔기핵의 세로토닌신경세포 투사는 우리의 기분을 좋게 하고 불안을 감소시킨다. 또 이들은 통증의 중추성 조절에 핵심적인 부분이다. 뇌줄기 호흡중추로의 세로토닌신경세포 투사는 **영아돌연사증후군**(sudden infant death syndrome)과 관련된 것으로 알려져 있다. 콜린신경

요약 (계속)

세포와 히스타민신경세포 투사는 각성 및 각성도에 핵심이 된다.

- 호흡은 들숨근육과 날숨근육 무리를 조절하는 신경세포의 조정을 필요로 한다. **중추유형발생기**(central pattern generator)는 호흡 주기를 조정하지만, 이를 담당하는 신경세포의 정확한 위치는 아직 밝혀지지 않았다. 이 신경세포들은 기침이나 딸꾹질 때 비동기적으로 활성화되는데, 이것은 말초 자극이나 뇌줄기 병변에 의한 증상일 수 있다. 보통 호흡을 조정하는 이 신경세포들은 구토할 때, 배 근육을 수축하고 흡인을 예방하도록 상기도를 닫도록 활성화된다. 구토를 촉발하는 것은 내부 자극이거나 외부 자극에 의한 맨아래구역의 활성화에 의할 수 있다.

연습문제

가장 알맞은 답을 하나만 고르시오.

12.1 그물체에 대한 기술로 옳은 것은?

A. 청색반점에 도파민신경세포가 있다.
B. 그물체 가쪽구역은 척수그물체로를 통해 들정보를 받는다.
C. 솔기핵은 중간뇌 그물체에만 존재한다.
D. 그물체 안쪽구역은 주로 대뇌 겉질로 투사한다.

정답은 B이다. 청색반점에는 노르에피네프린신경세포가 있고, 배쪽뒤판구역에 도파민신경세포가 있다. 솔기핵은 척수와 뇌줄기 전체에 펼쳐 있고 세로토닌신경세포를 포함하고 있다. 그물체 가쪽구역은 척수그물체로를 통해 척수로부터 들정보를 받는다. 그물체 안쪽구역은 그물체척수로를 통해 척수 신경세포로 투사한다.

12.2 연접에서 노르에피네프린과 세로토닌의 양을 선택적으로 증가시키는 약물의 치료 효과를 잘 기술한 것은?

A. 약물추구행동 감소
B. 불면 감소
C. 기분 좋아짐
D. 불안 증가
E. 성욕 증가

정답은 C이다. 다수의 항우울제는 선택적으로 연접의 노르에피네프린과 세로토닌을 변화시킨다. 약물추구행동은 도파민 신호와 연관된다. 노르에피네프린은 불면을 증가시킨다. 세로토닌은 기분을 좋아지게 하고, 불안을 감소시키며, 식욕과 성욕을 감소시키는 것과 연관된다.

12.3 일터에서 쓰러져 의식이 없는 상태로 응급실에 환자가 실려 왔다. 의식이 회복된 후 검사 결과는 다음과 같다: 오른쪽 팔과 다리의 쇠약감, 오른쪽 근육 긴장도와 깊은힘줄반사(심부건반사, deep tendon reflex)의 항진, 오른쪽 위치감과 진동감각 감소, 구음장애(dysarthria; 말할 때 똑똑히 발음하기 어려움), 혀를 내밀 때 왼쪽으로 치우침. 이러한 이상을 야기할 수 있는 병변의 위치는?

A. 왼쪽 꼬리쪽 다리뇌의 가쪽구역
B. 왼쪽 꼬리쪽 숨뇌의 정중옆구역
C. 왼쪽 입쪽 숨뇌의 정중옆구역
D. 오른쪽 꼬리쪽 중간뇌의 가쪽구역
E. 오른쪽 입쪽 중간뇌의 가쪽구역

정답은 C이다. 오른쪽 팔다리의 쇠약감, 근육긴장도의 증가, 힘줄반사의 증가는 왼쪽 피라미드의 (내림) 겉질척수로 신경섬유의 손상(위운동신경세포(upper motor neuron) 병변)에 의한 것이다. 이 신경섬유는 숨뇌 꼬리쪽의 피라미드에서 교차하고 몸 오른쪽 아래운동신경세포를 지배한다. 오른쪽에서 감소된 위치감각과 진동감각은 왼쪽 안쪽섬유띠 병변에 의한 것으로, 이는 몸의 오른쪽에서 시작된 두점식별, 진동감, 위치감각을 담당한다. 구음장애와 혀의 왼쪽 편위는 혀밑신경(hypoglossal nerve, cranial nerve XII)의 병변에 의한 것이다. 혀밑신경핵은 입쪽 숨뇌 뒤구역의 정중선에 위치하고, 신경섬유는 정중선에 가깝게 피라미드 바로 가쪽에서 앞으로 나온다. 혀밑신경은 같은쪽 입천장혀근(palatoglossus muscle)을 제외한 혀의 모든 근육을 지배한다. 혀밑신경의 병변은 같은쪽 혀에 쇠약을 야기하여 혀를 내밀 때 병변과 같은 쪽으로 치우치게 된다. 혀 근육이 약해지면 말할 때 똑똑히 발음하기 어려워진다. 일하다 쓰러졌다는 것은 이 환자의 혈관 배열에 따라 다르긴 하지만 왼쪽 앞척수동맥이나 왼쪽 척추동맥의 혈관 문제 또는 출혈을 의미한다. 이 병변은 **안쪽숨뇌증후군**(medial medullary syndrome)으로 알려져 있고, 몸 한쪽 쇠약과 반대쪽 뇌신경 쇠약이 동반되는 "교대반마비(alternating hemiplegia)"의 한 예이다. 교대반마비는 다리뇌[오른쪽 마비와 왼쪽 갓돌림신경(여섯째뇌신경) 병변] 또는 중간뇌[오른쪽 마비와 눈돌림신경(셋째뇌신경) 병변]의 안쪽 병변에서도 관찰할 수 있다.

12.4 응급실에 내원한 65세 환자의 증상이 다음과 같다.

- 구역, 구토, 눈떨림(안진)
- 삼킴곤란(연하곤란), 쉰소리(hoarseness)
- 왼쪽 운동실조

신경학 검사에서 의사는 다음과 같은 추가 증상을 확인하였다.

- 얼굴 왼쪽의 통증과 온도감각 감소
- 몸 오른쪽의 통증과 온도감각 감소
- 왼쪽 눈꺼풀 처짐과 작은 동공

이런 증상을 야기할 수 있는 혈관은?

A. 오른쪽 앞척수동맥 가지
B. 왼쪽 뒤척수동맥 가지
C. 왼쪽 척추동맥 가지
D. 오른쪽 뇌바닥동맥 가지
E. 오른쪽 뒤아래소뇌동맥 가지

정답은 C이다. 척추동맥은 숨뇌 가쪽에 혈액을 공급한다. 이 증례에서는 왼쪽 척추동맥 가지가 손상되었다. 구역, 구토, 눈떨림은 안뜰핵을 침범했기 때문이다. 삼킴곤란과 쉰소리는 의문핵을 침범했기 때문이고, 왼쪽 운동실조는 왼쪽에서 소뇌와의 연결이 손상되었기 때문이다. 척수삼차신경핵과 삼차시상로 손상으로 같은쪽 얼굴의 통증과 온도감각이 떨어진다. 반대쪽 몸의 통증과 온도감각이 떨어진 것은 척수에서 교차한 섬유가 지나는 척수시상로가 손상되었기 때문이다. 눈꺼풀처짐과 동공수축은 Horner 증후군의 일부분이다. Horner 증후군은 가쪽 숨뇌의 뒤판을 지나는 내림 교감신경섬유의 손상에 의해 발생한다.

4부
고위피질기능
Higher Cortical Function

대뇌피질
The Cerebral Cortex

13장

I. 개요

중추신경계의 해부학적 개요에 대해서는 앞 장에서 설명하였다. 대뇌엽의 경계에 대해 설명하였고, 대뇌피질(대뇌겉질)의 기능에 대해서도 대략적으로 다루었다. 이 장에서는 대뇌엽의 해부학적 특성을 좀 더 자세히 다루고, 대뇌피질의 구조와 기능의 연관성에 대해 좀 더 심층적으로 다루고자 한다.

그림 13.1에는 각 대뇌반구에 위치한 다섯 대뇌엽의 주요 이랑들을 자세히 보여주고 있다. 대뇌반구의 조직학적 구조와 다양한 피질하신경다발에 대해서는 대뇌피질의 일차기능영역 및 이들과 연관된 연합영역을 설명할 때 다룬다. 이 장에서는 대뇌피질의 다양한 기능 중 언어와 주의집중, 공간속 위치파악능력을 중심으로 어떤 기능은 대뇌피질의 양쪽 대뇌반구가, 어떤 기능은 한쪽 대뇌반구가 담당하는 것에 대해 설명한다. 또한 비교적 새로운 개념에 속하는 거울신경세포시스템(mirror neuron system) 및 이들과 사회적 상호작용의 연관성에 대해서도 다룬다. 마지막으로 대뇌피질에 분포하는 혈관계에 대해 자세히 설명하고, 경색이 발생하였을 때 흔히 관찰되는 기능장애에 대해서도 설명한다.

II. 대뇌반구의 구조 (Anatomy of the Cerebral Hemispheres)

대뇌피질은 전체 뇌 표면을 덮고 있다. 대뇌피질(cerebral cortex)과 여러 심부

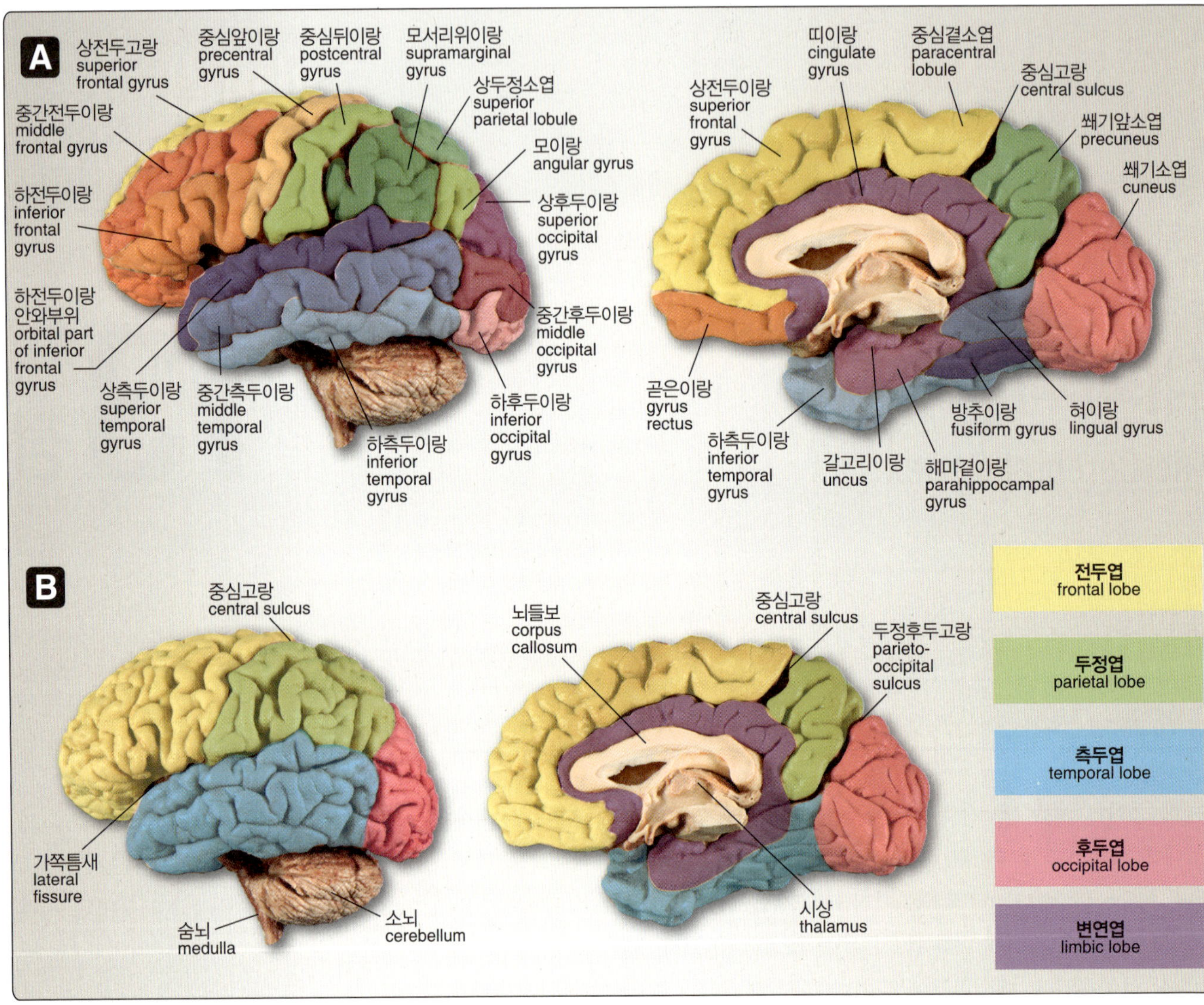

그림 13.1 앞뇌에서 관찰되는 주요 이랑들.

핵(deep nuclei)은 앞뇌에서 유래한 회색질(gray matter)로 이루어져 있다. 대뇌피질은 신경세포체가 분포하는 부위이다. 조직학적으로 대뇌피질은 층을 이루고 있으며, 피질의 세포배열은 기능영역별로 서로 다른 양상을 보인다.

사람의 대뇌피질에 분포하는 막대한 수의 신경세포들에게 충분한 공간을 제공하기 위해 피질 표면적은 증가해야 한다. 따라서 대뇌피질은 매우 심하게 접혀 있으며 그에 따라 고랑(sulcus)과 이랑(gyrus)이 형성된다. 대뇌피질을 펼칠 경우 그 면적은 대략 1 m^2에 달한다.

각 대뇌반구는 5개의 엽, 즉 전두엽(frontal lobe)과 두정엽(parietal lobe), 측두엽(temporal lobe), 후두엽(occipital lobe), 변연엽(limbic lobe)으로 나뉜다. 이 대뇌엽들 그리고 대뇌엽에 분포하는 주요 고랑들과 이랑들은 그림 13.1에 표시되어 있다. 고랑과 이랑은 해부학적으로 여러 기능영역을 찾아내는데 필요한 중요한 표면 표지자이다. 대뇌엽은 2장의 "중추신경계통 개요"에도 설명되어 있다.

피질영역은 피질하신경다발을 통해 다른 피질영역과 연결되어 있다. 이러한 신경다발로는 연합섬유(association fiber; 각 대뇌반구 안에서 서로 다른 영역을 연결함)와 맞교차섬유(commissural fiber; 두 대뇌반구에 각각 존재하는 유사 영역을 연결함), 투사섬유(projection fiber; 대뇌피질과 하부 중추신경계를 연결하며, 오름투사섬유와 내림투사섬유가 있음)를 들 수 있다.

A. 대뇌피질의 조직학적 구조 (Histological organization of the cortex)

대뇌피질 신경세포들은 층을 이루고 있으며, 각 층에는 서로 다른 세포들이 주로 분포한다. 사람의 대뇌피질은 대부분 여섯 층으로 이뤄진 **신피질**(neocortex)이다. 계통발생학적으로 좀 더 오래된 대뇌피질은 세 층으로만 이뤄져 있는데, 후각망울에서는 **고피질**(paleocortex)이라 하고, 해마에서는 **원시피질**(archicortex)이라 한다. 사람의 대뇌피질에는 3종의 피질이 모두 분포하고 있지만 고위피질기능을 수행하기 위해 신피질이 다른 두 피질에 비해 잘 발달되어 있다.

1. **피라미드신경세포와 과립신경세포**(pyramidal and granular neurons): 대뇌피질에는 주로 두 종류의 신경세포, 즉 (1) **피라미드신경세포**(pyramidal neuron; III층과 V층에 분포)와 (2) **과립신경세포**(granular neuron; II층과 IV층에 분포)가 분포한다. I층은 분자층(molecular layer)이라 하며 주로 신경세포 돌기들을 포함하고 있다. VI층은 뭇모양층(multiform layer)이라 하며 다양한 형태와 크기를 가진 출력신경세포들을 포함하고 있다.

   피라미드신경세포는 특징적인 삼각형 모양이며, 대개 하나의 꼭대기쪽가지돌기(apical dendrite)와 많은 가지돌기나무(dendritic tree)들이 세포체로부터 뻗어 나온다. 피라미드신경세포의 축삭(axon)은 대뇌피질로부터 다른 중추신경계 부위로 투사하므로 이 세포들은 대뇌피질의 주요 출력세포 역할을 한다.

   과립신경세포 또는 별신경세포(stellate neuron)는 좀 더 짧은 축삭과 좀 더 작은 가지돌기나무들을 가지고 있으며 대뇌피질 안에 분포한다. 이들은 주요 **사이신경세포**(개재뉴런, interneuron)이다.

   각 대뇌피질 영역의 신경세포 분포는 서로 다르다. 예를 들어, 운동피질은 많은 수의 피라미드신경세포를 포함하고 있고, 이 신경세포들은 피질척수로(corticospinal tract)와 피질핵로(corticonuclear tract)를 통해 아래운동신경세포(하위운동신경원, lower motor neuron)에 투사한다. 운동피질에는 과립신경세포가 적게 분포하므로 운동피질을 흔히 **무과립피질**(agranular cortex)이라 부른다. 한편 감각피질(sensory cortex)에는 피라미드신경세포가

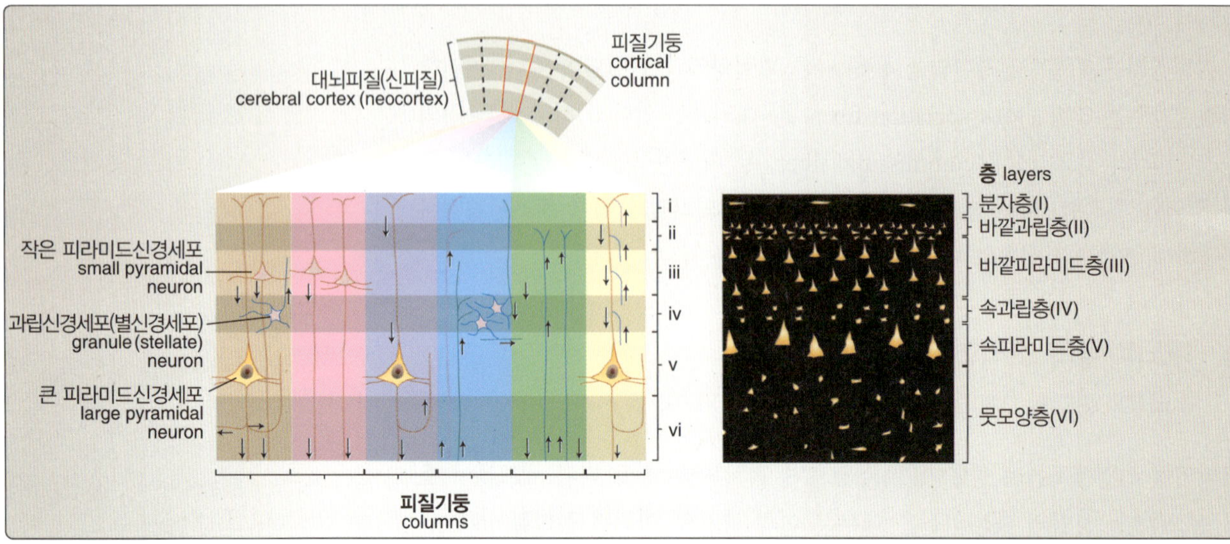

그림 13.2 신피질의 조직학적 구조.

거의 분포하지 않고 감각정보를 처리하는 과립세포는 많이 분포한다. 따라서 감각피질은 **과립피질**(granular cortex)이라 불린다.

2. **세포구축**(cytoarchitecture): 대뇌피질은 특정 입력과 출력을 처리하는데 특화된 구조인 기능단위(functional unit) 또는 피질기둥(cortical column)으로 이루어져 있다. 피질기둥의 세포구축은 해당 기둥의 역할, 즉 입력기둥인지 출력기둥인지에 따라 다르다(그림 13.2에 **화살표**로 표시함). 신피질의 여섯 층 전체에 분포하는 신경세포의 전형적인 분포 양상은 그림 13.2에 요약되어 있다.

   대뇌피질의 세포구축의 차이를 이용하여 **코르비니안 브로드만**(Korbinian Brodmann)은 1909년 대뇌피질 지도를 처음으로 작성하였다. 그는 대뇌피질의 조직학적 구조를 기반으로 모든 피질영역에 번호를 부여하였다(그림 13.3). 20세기 후반에 이른 후에야 비로소 **와일더 펜필드**(Wilder Penfield)는 이 조직학적으로 차이를 보이는 이 영역들이 서로 다른 기능을 수행하는 영역이라는 것을 발견하였다. 이것은 조직학적 수준의 구조가 기능과 어떻게 연관되어 있는지에 대한 좋은 예이다. 이 교재에서 우리는 조직학적 구조를 기반으로 부여한 브로드만 번호에 대해서는 다루지 않고 대뇌피질의 기능영역에 대해서만 중점적으로 다룬다.

   2016년 **매튜 글래서**(Matthew Glasser)팀은 피질영역을 360개(각 대뇌반구당 180개)로 분류한 새로운 뇌지도를 발표하였다. 이 뇌지도는 서로 다른 뇌영역의 기능과 미엘린의 상대적 밀도, 피질구조의 특성, 그리고 뇌영역 안의 신경연결 정보와 서로 다른 영역들 간의 신경연결 정보를 밝히는 다양한 뇌지도기법을 활용하여 만들어졌다. 이 최신 뇌지도는 건강과 질병 측면에서 뇌 조직과 신경연결의 개인별 차이를 이해하기 위해 진행 중인 연구에

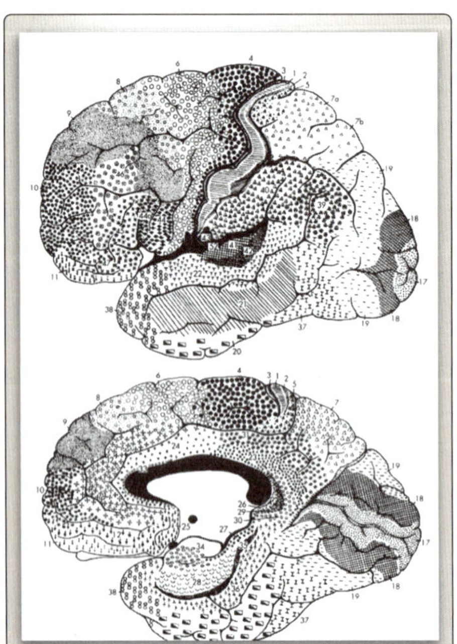

그림 13.3 1909년 브로드만이 분류한 대뇌피질의 조직학적 지도.

중요한 자원으로 활용될 것이다.

이 장에서 우리가 제공하는 정보들은 이 최신 뇌지도를 활용하여 얻은 것이다.

B. 피질하신경다발(Subcortical fiber bundles)

피질하신경다발은 특정 뇌 영역을 상호 연결하는 정보를 전달하며, 연합섬유(association fiber)나 맞교차섬유(commissural fiber), 투사섬유(projection fiber)로 분류된다.

1. **연합섬유**(association fiber): 연합섬유는 동일한 대뇌반구에 위치한 대뇌피질영역을 상호 연결하는 섬유이다. 짧은 연합섬유는 인접한 이랑에 위치한 뇌 영역을 연결하는 반면, 긴 연합섬유(위세로다발, 아래전두후두다발, 띠다발 등)는 좀 더 멀리 떨어져 있는 뇌 영역을 연결한다. 예를 들어, 위세로다발은 전두엽과 두정엽, 후두엽, 측두엽 사이에서 중요한 감각 정보를 소통시킨다. 짧은 연합섬유는 이랑이나 고랑을 따라 일어나는 활동을 촉진한다.

   a. **위세로다발**(superior longitudinal fasciculus): 위세로다발은 대뇌반구의 가쪽 및 대뇌섬의 위쪽에 위치하며, 중간 부위에 가장 많은 신경섬유가 밀집되어 있다(그림 13.4). 이 신경다발은 앞쪽의 전두엽피질에서 시작하여 뒤쪽의 두정엽과 후두엽까지 이어져 있다. **활꼴다발**(arcuate fasciculus)이라 불리는 위세로다발의 일부 신경다발은 가쪽틈새의 뒤쪽 끝을 따라 활처럼 휘어져 측두엽으로 들어간다. 중요한 점은 언어영역이 분포하는 우성대뇌반구에서 활꼴다발이 두 개의 주요 언어영역을 상호 연결한다는 것이다. 활꼴다발 주위의 우성대뇌반구(일반적으로 왼쪽 대뇌반구) 중 어느 부위라도 손상되면 실어증(언어상실증, aphasia)이나 언어장애가 발생할 수 있다(아래 실명 참조).

   b. **아래전두후두다발**(inferior fronto-occipital fasciculus): 아래전두후두다발은 대뇌섬 아래에 위치한다(그림 13.4). 이 신경다발은 전두엽에서 출발하여 측두엽을 경유한 후 후두엽에 도달하며, 이 대뇌엽들에 분포하는 대뇌피질을 상호 연결한다. 가쪽틈새의 경계를 따라 휘어져 전두엽과 측두엽을 잇는 신경다발을 **갈고리다발**(uncinate fasciculus)이라 한다. 사람 뇌의 갈고리다발은 매우 굵은 신경섬유로서 넓은 전두엽과 측두엽을 더 멀리 떨어져 위치하고 있는 피질영역과 상호 연결한다.

   c. **띠다발**(cingulum): 이 신경다발은 **변연엽**(둘레엽, limbic lobe) 구조물에 속하는 **띠이랑**(cingulate gyrus)과 **해마곁이랑**(parahippocampal gyrus) 내의 심부에 위치한다. 띠다발은 변연엽 구조물을 덮고 있는 피질영역을 상호 연결한다(그림 13.4; 자세한 내용은 20장의 "변연계" 참조).

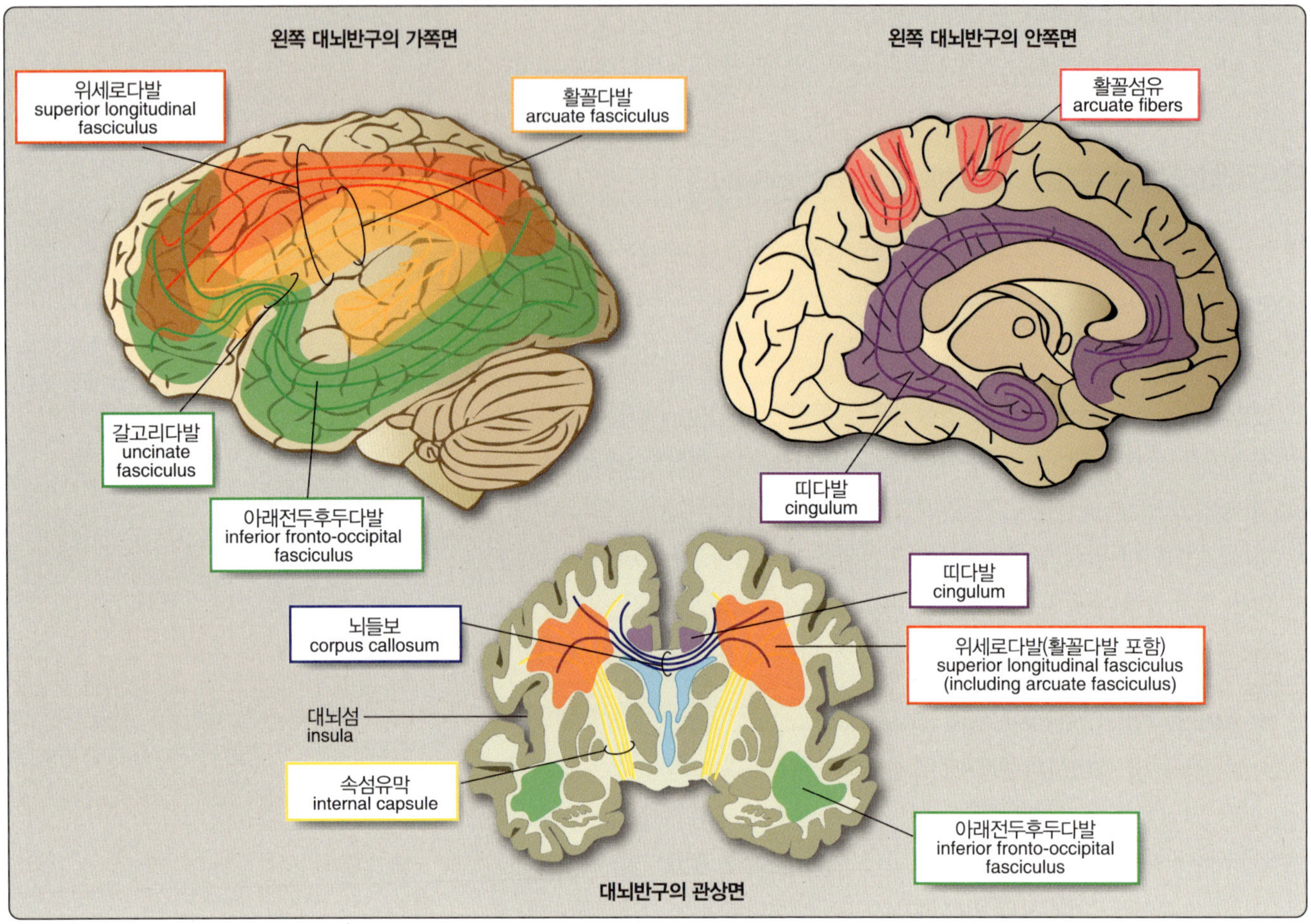

그림 13.4 앞뇌에 분포하는 연합섬유들.

2. **맞교차섬유**(commissural fiber): 맞교차섬유들은 한쪽 대뇌반구의 피질기능영역들을 동일한 기능에 관여하는 반대쪽 대뇌반구의 피질기능영역들과 연결함으로써 양쪽 대뇌반구의 피질 활동이 통합적으로 일어나게 한다. 뇌의 기능영역들은 대뇌반구의 한쪽에 치우쳐 분포하거나 양쪽에 분포하는데, 두 경우에 양쪽 대뇌반구는 함께 기능하기 위해 통합되어야 할 필요가 있다. 뇌에 분포하는 대부분의 맞교차섬유는 가장 큰 피질맞교차섬유인 **뇌들보**(corpus callosum)를 통해 중간선을 교차한다(그림 13.5).

   a. **뇌들보**(corpus callosum): 이 구조물은 반구간틈새(interhemispheric fissure)의 심부에 위치하는 주요 맞교차섬유이다. **뇌들보 몸통**(body)은 양쪽의 두정엽, 그리고 양쪽의 뒤쪽 전두엽을 각각 상호 연결한다(그림 13.5). 뒤쪽 뇌들보인 **뇌들보 팽대**(splenium)는 양쪽의 후두엽, 그리고 양쪽의 뒤쪽 측두엽을 각각 상호 연결한다. 앞쪽 뇌들보인 **뇌들보 무릎**(genu)은 양쪽 전두엽을 상호 연결한다. 뇌들보에서 나온 신경섬유들이 대뇌반구로 들어가면서 신경섬유들은 부챗살처럼 넓게 퍼져 모든 대뇌피질 부위에 도달한다. 뇌들보 무릎 주위에 형성되는 부챗살을 **작은집**

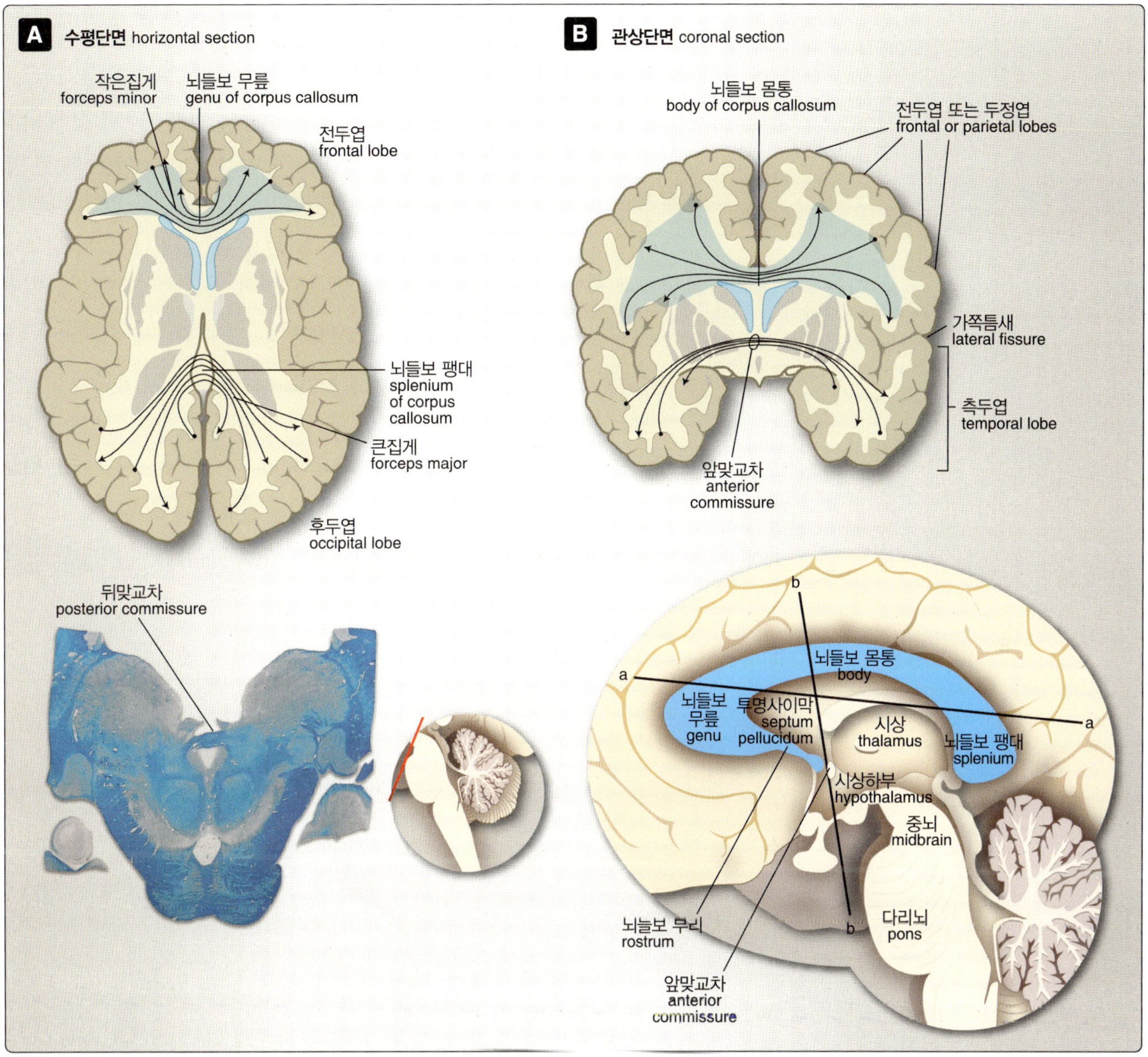

그림 13.5 앞뇌에 분포하는 맞교차섬유들.

게(forceps minor)라고 하고, 뇌들보 팽대 주위에 형성되는 부챗살을 **큰집게**(forceps major)라고 한다. 뇌들보에 포함되어 있는 대부분의 신경다발은 억제성이며, 이 신경다발들은 양쪽 대뇌피질로 들어가 양쪽 대뇌피질이 서로 경쟁하는 것을 억제함으로써 피질 출력이 서로 협동하게 한다.

b. **앞맞교차**(anterior commissure)**와 뒤맞교차**(posterior commissure)**:** **앞맞교차**는 앞 측두엽(anterior temporal lobe)과 후각망울(olfactory bulb)을 서로 이어주는 작은 신경섬유다발이다. **뒤맞교차**는 중뇌에 위치하

며, 양쪽 덮개앞핵(pretectal nucleus)을 서로 이어준다(그림 13.5).

3. **투사섬유**(projection fiber)**:** **투사섬유**는 대뇌피질에 도달하거나 대뇌피질로부터 출발하는 섬유이다. 이 섬유들은 시상을 대뇌피질과 이어주고, 대뇌피질을 바닥핵이나 뇌줄기, 척수와 이어준다. 투사섬유는 대뇌피질로부터 출발하기도 하고 하부 구조로부터 모든 대뇌피질로 들어가기도 하므로 그 모양이 부챗살과 닮아 **대뇌부챗살**(corona radiata)이라 불린다. 앞뇌 심부의 바닥핵과 시상 사이를 이 신경섬유들이 지나면서 밀집된 신경다발을 이루므로 이 부위에서는 **속섬유막**(internal capsule)이라 불린다(그림 13.6).

    a. **속섬유막의 해부**(anatomy of the internal capsule)**:** 속섬유막은 수평단면에서 V-모양을 나타내며, **앞다리**(anterior limb; 꼬리핵과 렌즈핵[조가비핵과 창백핵] 사이)와 **뒤다리**(posterior limb; 시상과 렌즈핵 사이), **무릎**(genu; 앞다리와 뒤다리가 만나는 부위)으로 나뉜다(그림 13.6).

    b. **속섬유막을 구성하는 신경섬유들**(fibers of the internal capsule)**:** 앞다

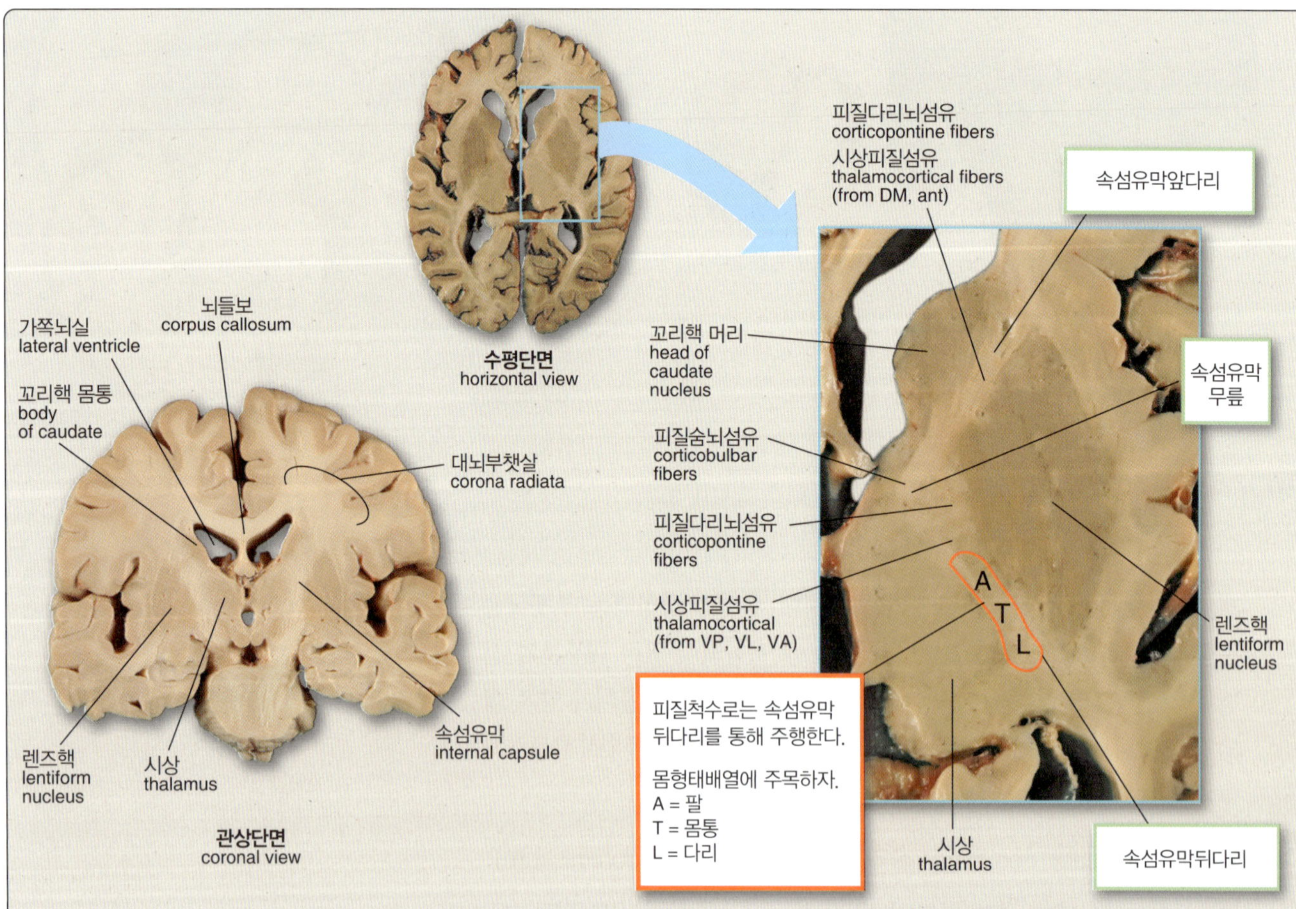

그림 13.6 앞뇌에 분포하는 투사섬유들. DM = 시상 안쪽등쪽핵; ant = 시상 앞핵; VP = 시상 배쪽뒤쪽핵; VL = 시상 배쪽가쪽핵; VA = 시상 배쪽앞핵

표 13.1 속섬유막에 분포하는 신경섬유와 속섬유막의 혈액 공급

	신경섬유	혈액 공급
앞다리(anterior limb)	피질다리뇌섬유 시상피질섬유(시상 안쪽등쪽핵과 앞핵으로부터 들어옴)	렌즈줄무늬체동맥(MCA와 ACA의 깊은가지)
무릎(genu)	피질핵섬유	렌즈줄무늬체동맥(MCA의 깊은가지) 앞맥락동맥
뒤다리(posterior limb)	피질다리뇌섬유 시상피질섬유(VP와 VL, VA로부터 들어옴) 피질척수섬유	렌즈줄무늬체동맥(MCA 깊은가지) PCA, 앞맥락동맥

VP = 시상 배쪽뒤쪽핵; VL = 시상배쪽가쪽핵; VA = 시상배쪽앞쪽핵; ACA = 앞대뇌동맥; MCA = 중간대뇌동맥; PCA = 뒤대뇌동맥

리는 내림섬유인 피질다리뇌섬유와 오름섬유인 시상피질섬유(안쪽등쪽핵과 앞핵으로부터 전두엽피질까지 투사함)를 포함하고 있다. 무릎은 피질핵섬유를 포함하고 있으며, 뒤다리는 피질다리뇌섬유와 피질척수섬유, 시상피질섬유를 포함하고 있다. 표 13.1에는 속섬유막에 분포하는 신경섬유들과 속섬유막 각 부위에 혈액을 공급하는 동맥들이 요약되어 있다.

III. 대뇌피질의 기능영역들(Functional Areas of the Cortex)

비록 대뇌피질의 표면 구조물들이 대뇌엽들과 기능영역들의 위치를 표시하는 중요한 표지자 역할을 하지만, 피질 기능을 이해하고 손상의 결과를 평가하는 것과 가장 관련성이 높은 것은 다양한 피질영역들의 기능적 중요도이다.

놀랍게도 단지 일부 대뇌피질 영역이 **일차피질영역**(primary cortical area)을 구성한다(그림 13.7). 일차피질영역은 일차운동피질과 일차감각피질, 그리고 특수감각(시각, 청각, 미각, 후각)과 연관된 일차피질영역으로 이루어져 있다. 일

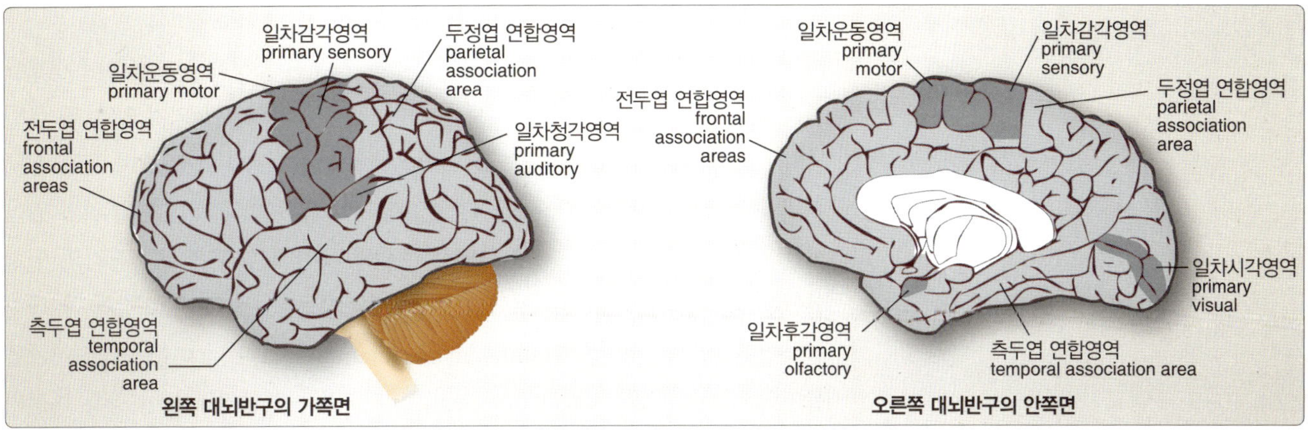

그림 13.7 앞뇌에 분포하는 일차영역(짙은 회색)과 연합영역(연한 회색)의 대략적 위치.

차피질영역의 기능은 대체로 좌우 대칭이지만, 아래에서 설명하는 일부 특정영역들의 기능은 약간 편측화(lateralization)되어 있다.

중요한 점은 대부분의 대뇌피질은 **연합영역**(association area)이라는 것이다. 각각의 일차피질영역과 인접한 그리고 연관된 특정연합영역들이 존재한다. 연합영역은 감각정보의 고도의 처리와 통합, 해석, 그리고 운동 활동의 계획과 통합, 개시에 중요한 역할을 한다. 대뇌피질의 또 다른 넓은 영역들은 광범위한 연합기능을 수행한다. 이 영역들은 우리의 지능과 인격을 정의하고, 복잡한 언어 기능을 매개하며, 감정과 판단, 사회와 관련된 자기 감각을 조정하는 기능과 연관되어 있다. 이 영역들은 사람을 사람답게 만든다.

일차피질영역들은 이들과 연관된 연합영역들과 밀접하게 상호 연결되어 있다. 일차피질영역과 연합영역은 서로 다른 기능을 수행하므로 일차피질영역과 연합영역이 손상되었을 때 나타나는 결과들도 다르다. 일차피질영역이 손상된 경우에는 명확한 이상 소견, 즉 자극에 대한 감각 이상, 근력약화나 마비 같은 운동 이상이 나타나지만, 연합영역이 손상된 경우에는 이들의 역할이 고도의 정보 처리, 통합, 해석과 연관되어 있으므로 훨씬 더 복잡한 양상의 이상 소견이 나타난다. 연합영역의 손상에 따라 나타날 수 있는 이상 소견으로는 고위인 지능력이나 감정, 인격의 변화를 들 수 있다.

대뇌반구의 좌우 대칭성은 대체적으로 연합영역에서도 적용되지만 복잡한 과제를 담당하는 일부 연합영역은 좌우 대뇌반구에서 각각 기능을 수행하고 있다. 대체적으로 보면 왼쪽 대뇌반구는 우리 주변의 물리적 세계에 대한 세부적이고 구체적인 범주화에 예리하게 집중하는 역할과 연관되어 있다. 오른쪽 대뇌반구는 각성과 경계태세, 그리고 맥락과 은유의 폭넓은 이해와 연관되어 있다. 게다가 성별 차이 역시 좌우 대뇌반구의 기능 차이와 연관되어 있다고 알려져 있다.

A. 일차영역과 이들의 단일연합영역들 (Primary areas and their unimodal association areas)

대뇌피질의 일차영역들은 말초수용기로부터 정해진 시상핵을 경유하여 정보를 받는 부위로서 이때 들어오는 정보에 대한 의미는 거의 해석되지 않은 채 유입된다. 일차영역은 일차감각영역과 일차운동영역을 포함하고 있으며 특정 신체부위와 밀접하게 연관되어 있다. 일차영역이 손상되면 해당 신체 부위의 감각 또는 운동이 완전히 또는 부분적으로 손상된다(아래 설명 참조). 각각의 일차영역은 해당 일차영역과 특이적으로 연결된 연합영역을 가지고 있다. 이러한 연합영역을 단일연합영역(unimodal association area)이라 하는 반면, 이종연합영역(heteromodal association area)이라 불리는 연합영역은 한 종류 이상의 정보를 통합하는 역할을 한다.

1. **운동**(motor): **일차운동영역**(primary motor area)은 전두엽의 **중심앞이랑**(precentral gyrus)에 위치하고 있다. 왼쪽 대뇌반구의 중심앞이랑은 오른쪽 신체에 운동 명령을 보내며, 오른쪽 중심앞이랑은 왼쪽 신체에 운동 명령을 보낸다. 일차운동피질에서 출발한 운동명령은 **피질척수로**(corticospinal tract)와 **피질핵로**(corticonuclear tract)를 따라 전달된다. 일차운동피질의 신경세포들은 이들이 영향을 미치는 여러 근육군이 나열된 기능적 영역들에 몰려서 분포한다. 이러한 **몸형태**(somatotopy)는 그 배열을 유지한 채 운동명령을 전달하는 피질척수로를 통해 내려와 척수 앞뿔(anterior horn)에 분포하는 아래운동신경세포(lower motor neuron)에 그 형태대로 분포한다. 대뇌피질이 지배하는 몸형태를 그림으로 나타낸 것을 **운동호문큘루스**(운동 축소인간, motor homunculus)라 한다. 호문큘루스에 표시된 신체 부위의 크기는 해당 신체 부위의 근육군을 지배하는 신경세포군의 크기를 나타낸다(그림 13.8). 예를 들어, 정교한 손 운동은 수많은 작은 근육들을 독립적으로 조절함으로써 일어나는 반면, 몸통 운동은 그렇게 정교한 조절은 필요하지 않다. 따라서 몸통의 피질배열 크기는 손의 피질배열 크기에 비해 확실히 작다.

   a. **일차운동피질 손상**(primary motor area lesion): 일차운동피질 손상은 외측피질척수로 손상 때 나타나는 징후와 유사한 위운동신경세포 징후, 즉 근력약화나 근육마비와 함께 근육긴장항진과 반사항진, 기타 위운동신경세포병터 징후를 함께 나타낸다(8장의 "내림운동경로"와 18장의 "운동조절의 통합" 참조).

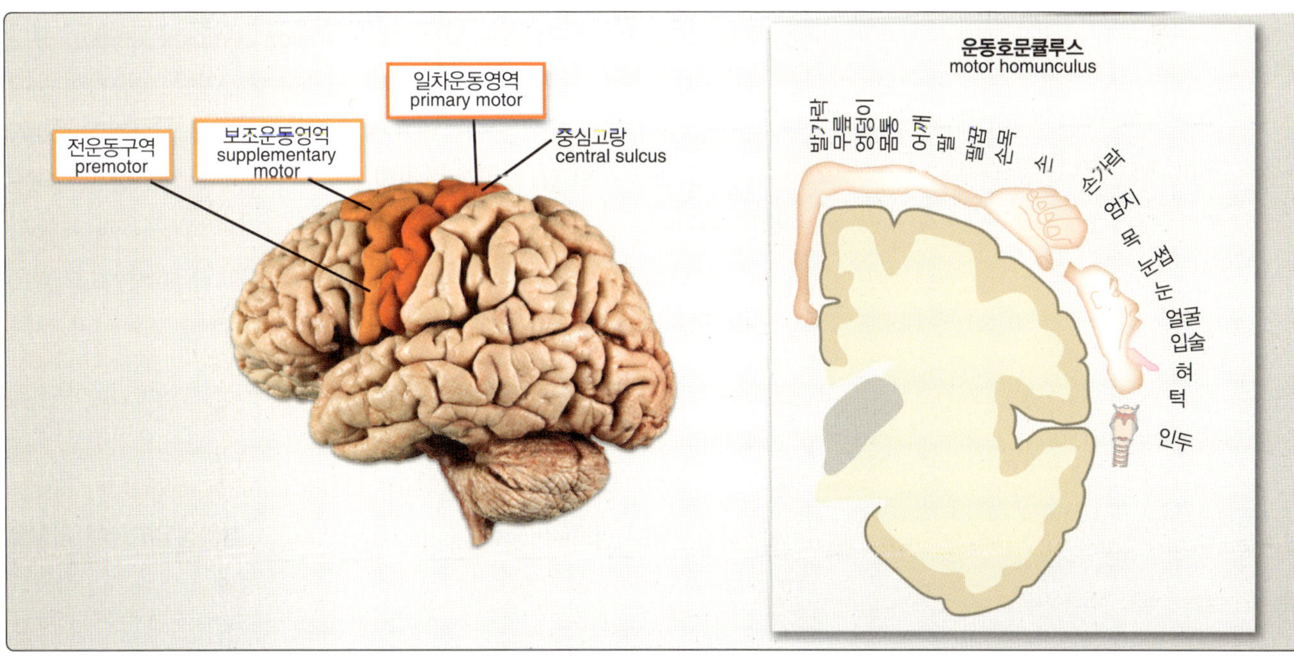

그림 13.8 왼쪽 대뇌반구의 일차운동피질과 보조운동복합영역(보조운동영역, 전운동영역, 전두엽눈영역).

b. **보조운동복합영역**(supplementary motor complex): 보조운동복합영역은 일차운동영역의 앞쪽에 분포하는 연합영역(가쪽틈새에서 시작하여 위쪽으로 이어져 대뇌반구 안쪽면까지 쭉 펼쳐져 있음)이다(그림 13.8). 보조운동복합영역은 **전운동영역**(premotor area)과 **보조운동영역**(supplementary motor area)으로 나뉘며, 두 영역은 **전두엽눈영역**(frontal eye field)과 서로 경계를 이루고 있다. 보조운동복합영역에는 자세와 팔다리 조화운동을 위한 운동지도가 분포하고 있다.

자세(posture)를 위한 운동지도는 날신경로를 통해 일반적으로 신체 양쪽에 모두 전달된다. 외측피질척수로는 팔다리를 지배하고, 전피질척수로는 자세안정에 관여하는 몸쪽근육을 지배한다. 팔다리조화운동(coordinated limb movement)을 위한 운동지도는 날신경로를 통해 반대쪽 아래운동신경세포로 전달된다.

또한 연합영역에 해당하는 보조운동복합영역은 고도의 처리과정, 그리고 운동 정보와 활동을 통합하고 해석하는 데 중요한 역할을 한다. 또한 이 복합영역은 수의운동의 예측이나 계획에도 중요한 역할을 하는 것으로 보인다. 이러한 발상은 수의운동 시 일차운동영역이 활성화되기 전에 이 복합영역이 먼저 활동을 시작한다는 연구 결과에 의해 뒷받침되고 있다. 전두엽눈영역에 대한 설명은 9장의 "눈운동의 조절"을 참조하기 바란다.

일차운동영역과 보조운동복합영역에 분포하는 운동신경세포들은 수많은 연합영역들, 일차감각피질과 피질하구조물들, 그리고 가장 중요하게는 바닥핵과 소뇌로부터 입력을 받는다. 일차운동피질로 들어오는 이 입력들의 총합은 일차운동신경세포의 흥분 양상을 결정한다.

c. **보조운동복합영역 손상**(supplementary motor complex lesion): 보조운동복합영역이 손상될 경우에 마비는 발생하지 않지만, 학습하여 능숙해진 운동 활동은 장애를 나타낸다. 이러한 운동 장애를 **실행증**(행위상실증, apraxia)이라 한다. 다양한 실행증이 존재하며, 그 예로는 팔다리실행증(limb apraxia; 예, 이 닦기, 빗질하기, 못박기, 단추 채우기)과 구강안면실행증(buccofacial apraxia; 예, 휘파람 불기, 입으로 바람을 불어 성냥불 끄기, 빨대로 음료 먹기)을 들 수 있다.

2. **감각**(sensory): **일차몸감각피질**(primary somatosensory cortex)은 두정엽의 **중심뒤이랑**(postcentral gyrus)에 위치한다. 반대쪽 말초수용기로부터 들어온 감각입력은 **뒤기둥-안쪽섬유띠로**(posterior column-medial lemniscus system)와 **척수시상로**(spinothalamic tract), 그리고 **삼차섬유띠/삼차시상로**(trigeminal lemniscus/trigeminothalamic tract)를 통해 들어와 시상감각핵(각각 배쪽뒤가쪽핵[VPL]과 배쪽뒤안쪽핵[VPM]을 경유함)에 도달한 다음, 이어서 **속섬유막뒤다리**(posterior limb of the internal capsule)를 통해 주

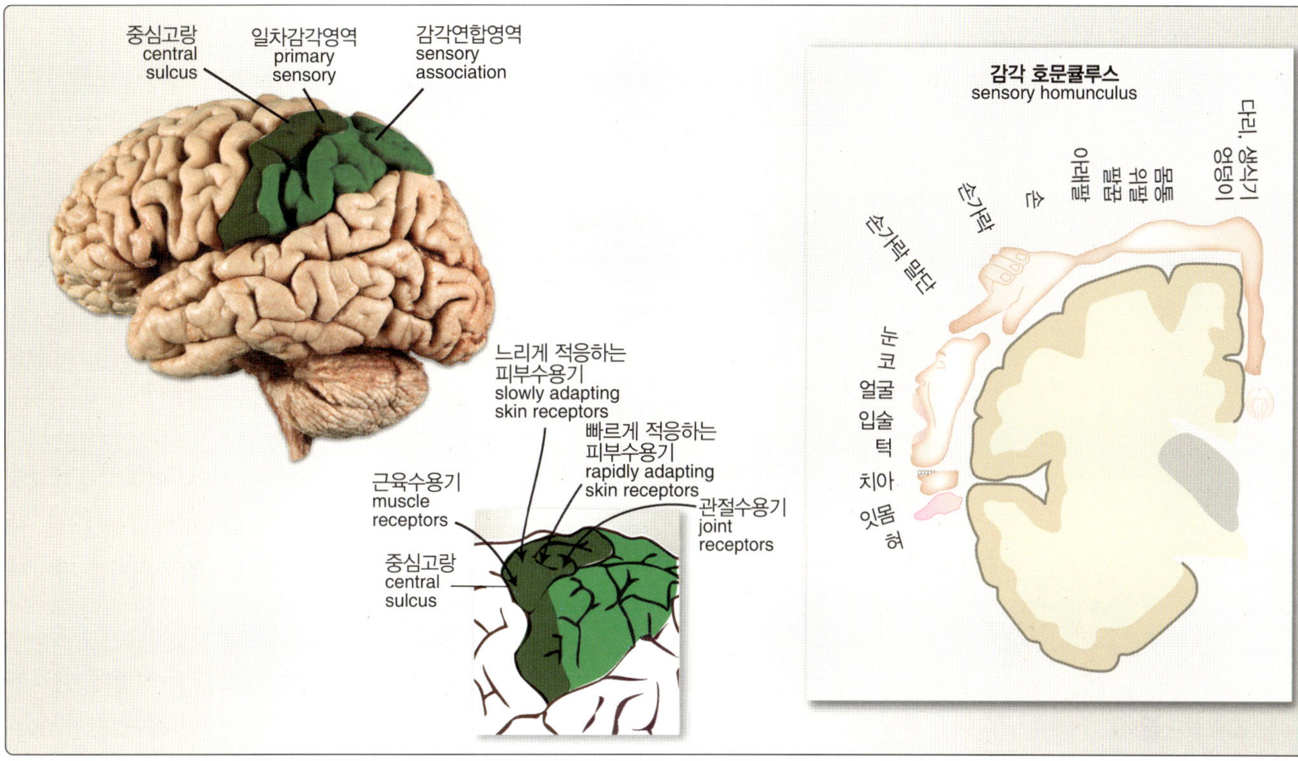

그림 13.9 왼쪽 대뇌반구의 일차감각영역과 감각연합영역.

행하여 중심뒤이랑에 도달한다. 흥미롭게도 서로 다른 유형의 말초수용기(근육수용기, 느리게 적응하는 피부수용기, 빠르게 적응하는 피부수용기, 관절수용기; 그림 13.9)는 다른 중심뒤이랑 부위로 투사한다. 말초수용기로부터의 정보가 중심뒤이랑에 도달하는 동안 전 신경로에 걸쳐 몸순서배열을 유지하므로 대뇌피질에는 몸의 감각지도, 즉 **감각호문큘루스**(감각축소인간, sensory homunculus)가 형성된다(그림 13.9). 대뇌피질에 표시되는 신체 면적은 해당 신체 부위의 촉각 정밀도 또는 서로 다른 감각을 식별하는 능력과 연관되어 있다. 운동영역과 유사하게 손은 매우 높은 촉각 정밀도를 나타낸다. 손에 분포하는 각 수용기는 감수영역은 좁고, 대뇌피질에 표시되는 면적은 넓다. 이와는 반대로 등(back)의 촉각 정밀도는 상당히 낮으며 피부수용기의 감수영역은 넓고, 대뇌피질에 표시되는 면적은 좁다.

a. **피질 가소성**(cortical plasticity): 대뇌피질의 몸배열은 상당한 가소성을 보인다. 어떤 신체 부위를 담당하는 피질영역은 해당 영역으로부터 들어오는 입력의 증감에 반응하여 넓이가 변할 수 있다. 예를 들어, 팔다리가 절단된 경우 절단된 팔다리를 담당하던 피질영역은 좁아지게 되며, 인접 신체 부위가 해당 피질영역을 차지하게 된다. 한편, 특정 신체 부위의 촉각 정밀도를 높이는 훈련을 계속하면 해당 피질영역의 면적은 더 넓어질 수 있다. 이러한 예를 집게손가락을 이용하여 점자를 읽는 사람이나 현

악기를 연주하는 음악가에게서 관찰할 수 있다.

b. **가쪽억제**(lateral inhibiton): 7장의 "상행감각신경로"에서 논의한 대로 촉각 정밀도를 높이기 위해 감각경로의 단계마다 감각정보가 처리된다. 이러한 과정은 대뇌피질 수준에서도 일어난다. 감각입력을 받아들이는 피질영역은 인접 피질영역으로 억제성 신호를 보냄으로써 입력을 받아들이는 피질영역과 입력을 받아들이지 않는 피질영역간에 대비를 증폭시킨다. **가쪽억제**라 불리는 이 과정은 대뇌피질 수준에서 촉각 정밀도를 증가시킨다. 일차감각피질은 일차운동피질에 신호를 보냄으로써 내림운동로를 통해 운동출력에 영향을 미친다.

c. **일차몸감각피질 손상**(primary somatosensory cortex lesion): 일차몸감각피질이 손상된 경우 대개 감각이 완전히 소실되지는 않는 대신, 감각 입력을 인식하는 데 어려움을 나타내거나 감각 자극의 위치를 파악하는 데 어려움을 나타낸다.

d. **몸감각연합영역**(somatosensory association area): 두정엽에 위치한 일차감각영역 바로 곁에 감각연합영역(아래의 '두정엽연합영역' 참조)이 위치하고 있다. 몸감각연합영역은 우리들에게 감각정보의 중요성을 일깨워주는 중요한 역할을 한다. 몸감각연합영역이 손상된 경우 **촉각실인증**(tactile agnosia)이 초래되며, 이 경우에 감각 정보의 의미나 중요성을 해석하기 위한 촉각과 압력감각, 고유감각 등의 감각을 통합하는 능력에 이상을 나타낸다. 몸감각연합영역이 손상됨으로써 초래되는 다른 이상은 **입체실인증**(astereognosis)이며, 이 경우에는 손에 붙잡고 있는 물체가 무엇인지 촉각만으로는 알아차리지 못한다.

3. **시각**(visual): 시각계에 대한 자세한 내용은 15장의 '시각계'에 설명되어 있다. 시각의 피질분포는 여기서 설명한다.

a. **일차시각피질**(primary visual cortex): **일차시각피질**은 **후두엽**(occipital lobe) 안쪽면에 있는 **새발톱고랑**(calcarine sulcus)의 상하측에 위치한 대뇌피질에 분포하고 있다(그림 13.10). 망막에서 들어온 신경섬유는 시상의 **가쪽무릎핵**(lateral geniculate nucleus)으로 투사한 다음 이어서 **시각부챗살**(optic radiation)을 통해 일차시각피질에 도달한다.

오른쪽 시각피질은 왼쪽 시야의 정보를 받고, 왼쪽 시각피질은 오른쪽 시야의 정보를 받는다. 시각피질에 분포하는 신경세포들은 망막에 분포하는 신경세포들에 따라 일정한 배열 양상을 나타내는데, 이를 **망막순서배열**(retinotopic organization)이라 한다.

b. **일차시각피질 손상**(primary visual cortex lesion): 일차시각영역이 손상되면 반대쪽 시야에서 시야장애가 나타난다. 정확히 어느 부위의 일차

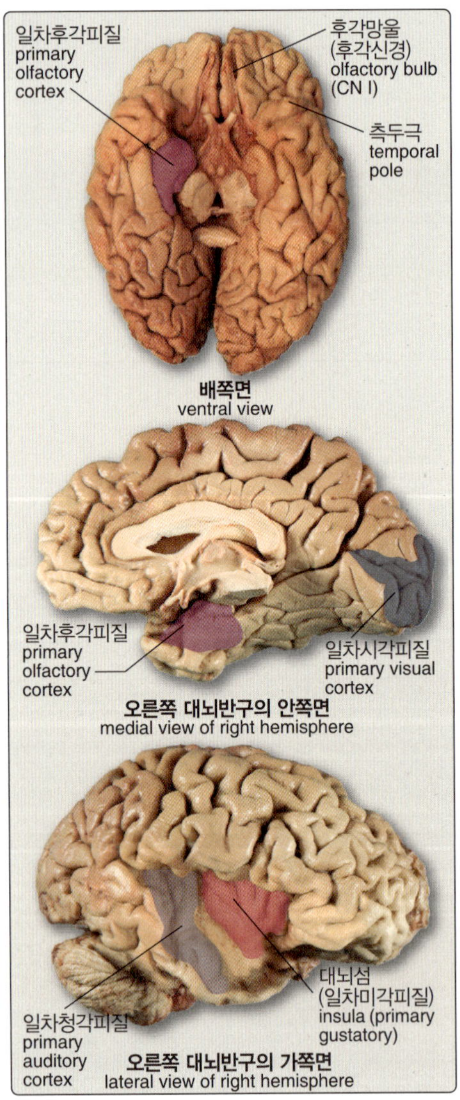

그림 13.10 대뇌피질에 분포하는 일차시각피질과 일차청각피질, 일차미각피질, 일차후각피질. CN = 뇌신경(cranial nerve).

시각피질이 손상되었는지에 따라 특징적인 시야장애가 나타난다(자세한 내용은 15장 "시각계" 참조).

c. **시각연합영역**(visual association area): 후두엽의 안쪽면에서 가쪽면까지 이어져 있는 일차시각피질의 주변 피질영역을 **시각연합영역**이라 하며, 시각연합영역은 우리가 눈으로 본 것의 의미를 파악하고 해석하는 역할을 한다. 시각연합영역이 손상되면 시각이 온전함에도 불구하고 반대쪽 시야에 위치한 사물을 인식하는 데 장애를 나타낸다. 이런 상태를 **시각실인증**(visual agnosia)이라 한다. 또한 시각연합영역 손상은 같은쪽 시야에 위치한 사물을 추적하는 데도 장애를 나타낸다(15장의 '시각계' 참조).

4. **청각**(auditory): **일차청각피질**(primary auditory cortex)은 가쪽틈새 속 깊숙한 부위인 **상측두이랑**(superior temporal gyrus) 윗면에 위치하고 있다(그림 13.10). 두 개의 이랑으로 이뤄진 횡측두이랑(transverve temporal gyrus) 또는 **헤쉴이랑**(Heschl gyrus)은 달팽이(cochlea; 코르티기관, organ of Corti)로부터 들어온 청각 정보가 도달하는 일차청각피질이다.
달팽이로부터 들어온 정보는 시상의 **안쪽무릎핵**(medial geniculate body)에 도달한 다음 이어서 일차청각피질로 투사한다. 달팽이로부터 들어온 청각 정보는 같은쪽 및 반대쪽으로 주행하므로 청각피질에는 양쪽 귀의 청각 정보가 모두 들어온다. 일차청각피질에 분포하는 신경세포들은 달팽이의 청각분포와 유사한 **주파수순서배열**(tonotopic arrangement)을 나타낸다.

a. **일차청각영역 손상**(primary auditory area lesion): 청각피질에는 청각 정보가 양측성으로 분포(자세한 내용은 11장의 "청각과 평형감각" 참조)하고 있기는 하지만, 반대쪽 달팽이로부터 들어온 정보가 더 우세하다. 따라서 한쪽 또는 그 반대쪽에 국한된 청력소실은 한쪽의 청각털세포(hair cell) 또는 속귀신경(cochlear nerve)의 손상에 의해 발생하는 반면, 일차청각영역이 손상된 경우에는 주로 반대쪽 귀에서 청력소실이 발생한다.

b. **청각연합영역**(auditory association area): 청각연합영역은 일차청각영역과 인접한 상측두이랑 가쪽면에 위치하며, 이 부위는 우리가 들은 소리를 해석하여 의미를 제공하는 역할을 한다. 청각연합영역이 손상된 경우 청각이 온전함에도 불구하고 들은 소리의 의미를 알지 못하는 말귀먹음(word deafness) 또는 **청각언어실인증**(acoustic verbal agnosia)이 초래된다. 상측두이랑을 뒤쪽으로 연장한 부위, 그리고 모서리위이랑과 모이랑을 모두 합쳐서 **베르니케영역**(Wernicke area)이라 하며, 이 영역은 언어 이해에 중요한 역할을 한다(자세한 내용은 아래 설명을 참조할 것).

5. **기타 일차감각영역**(other primary sensory areas): 일차미각영역은 가쪽

고랑 속 심부에 위치한 **대뇌섬**(insula)에 위치하고 있다. 미각수용기로부터 대뇌섬에 도달하는 미각 정보는 시상의 배쪽뒤안쪽핵(VPM)을 통한다.

일차후각영역은 뇌의 아랫면 및 안쪽면에 있는 **내후각피질**(entorhinal cortex)뿐만 아니라 **측두엽**의 아랫 부위에도 위치하고 있다(그림 13.10).

미각계와 후각계는 21장의 "냄새와 맛"에서 좀 더 자세히 설명한다.

B. 대뇌피질의 이종연합영역들 (Heteromodal association areas of the cortex)

이종연합영역들은 고도의 처리과정 및 한 종류 이상의 정보를 통합하고 해석하는 데 관여한다. 이종연합영역으로는 주의집중과 각성에 중요한 **두정엽연합영역**(parietal association areas), 사회적 상황에서 자신의 행동을 계획하고 적응시키는 데 중요한 **전두엽연합영역**(frontal association areas), 자신을 둘러싼 사물과 상황을 인식하는 데 중요한 **측두엽연합영역**(temporal association areas)을 들 수 있다. 우리의 인격을 결정하고, 의사결정을 유도하고, 기억 및 지식과 연관된 것과 같은 인간이 심오하다고 묘사되는 특징들은 여러 연합영역에 의해 매개된다.

이러한 연합영역들의 기능에 대한 우리의 지식은 과거에는 이 연합영역들이 손상되었던 환자들을 관찰함으로써 얻었으며, 최근에는 특정 인지과제를 수행하게 하는 연구를 수행하면서 어떤 뇌 부위가 활성화하는지를 기능적자기공명영상을 통해 얻고 있다. 인지 및 행동과 연관된 연합영역에 대한 우리의 이해는 여전히 발전하고 있는 중이다. 다음 단락에서는 현재까지 우리가 연합영역에 대해 알고 있는 내용을 간략히 설명한다.

1. **전두엽연합영역**(frontal association areas): 이 부위는 보조운동복합영역보다 더 앞쪽의 전두엽을 말하며, 일반적으로 **전전두엽피질**(prefrontal cortex)이라 한다. 이 피질영역은 다른 뇌 구조물과 광범위하게 상호 연결되어 있으며, 신경연결과 기능의 차이를 기반으로 두 부위로 나눌 수 있다. 전전두엽의 **윗부위**(superior part)와 **가쪽부위**(lateral part)는 감각영역과 운동영역, 그리고 바닥핵과 소뇌와 연결되어 있다. 이 부위는 자극에 대한 **주의집중**(attention)과 **운동반응**(motor response)을 조절한다. 전전두엽의 **아랫부위**(inferior part) 및 **안쪽부위**(medial part)는 편도핵과 시상하부, 의지핵, 그리고 각성에 관여하는 뇌줄기핵(노르아드레날린성 신경핵과 콜린성 신경핵)과 상호 연결되어 있고 감정 조절을 담당한다. 전전두엽피질은 보조운동복합영역과 바닥핵에 정보를 보내며, 이 정보는 감정 및 행동 표현을 전달한다.

   a. **크기**(size): 전전두엽은 영장류에서 특히 크며, 그 중에서도 유인원과 인간은 특별히 크다. 이렇게 크게 전전두엽을 발달시킨 진화적 압력은 동

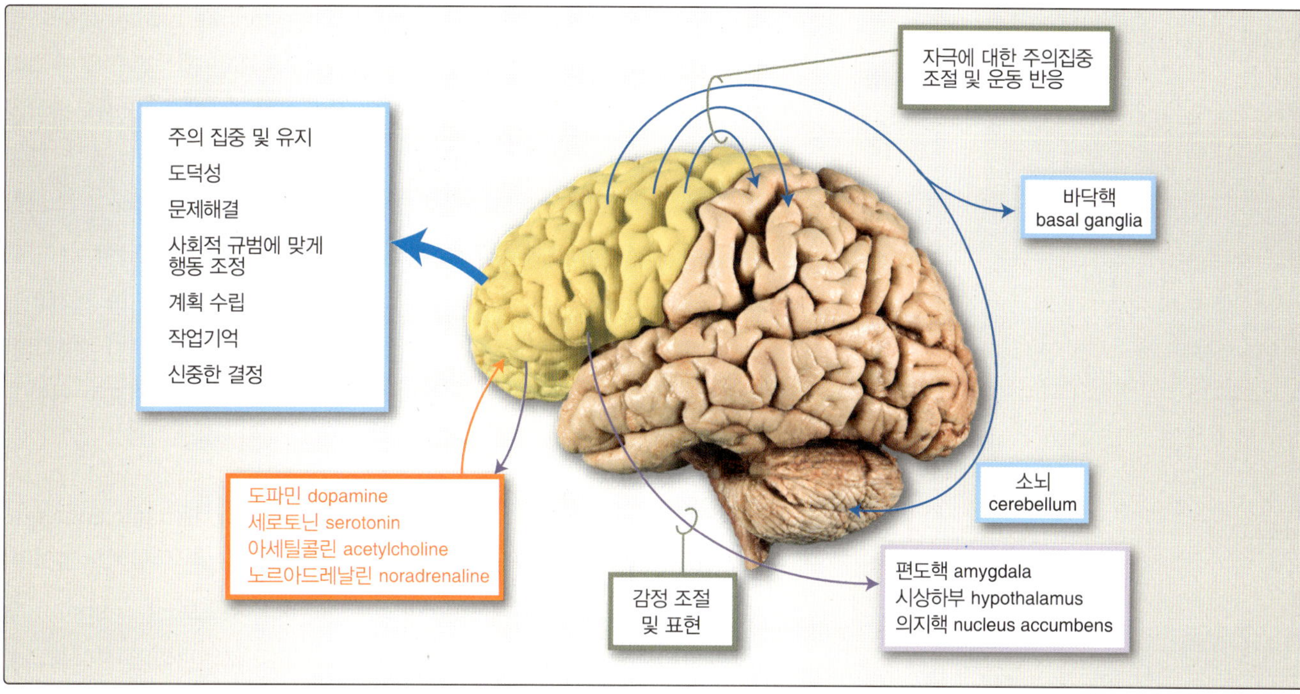

그림 13.11 왼쪽 대뇌반구의 전두엽연합영역의 개요.

물들이 당면한 문제들을 개별적으로 해결하기보다는 집단을 이루어 사회적으로 해결하는 쪽으로 바뀌면서 일어난 것으로 생각하고 있다. 사회적 집단은 무리를 이루어 포식자들에 대항할 수 있고 먹이를 찾는 행위를 할 수 있는데, 이러한 사회적 행동은 개별적인 전략에 의존하는 사람이나 유인원에 비해 더 효과적일 뿐만 아니라 여러 가지 이점을 지닌다. 사회적 집단은 구성원 간의 관계에 의해 정의되는데, 전두엽은 사회적 집단 내의 이러한 관계와 생활 방식을 조정하는 것으로 여겨진다.

b. **기능**(function): 전두엽은 우리가 가진 '인격'의 기초이며, 우리의 행동을 도덕적 규범과 사회적 규범에 맞게 조정한다. 전두엽은 계획수립과 문제해결, 그리고 행동억제와 작업기억뿐만 아니라 특정 상황이나 과제에 주의를 집중하고 유지하는 역할을 하는 것으로 보인다(그림 13.11). 주의를 집중하고 유지하는 기능은 인지유연성(cognitive flexibility)에 기여하며, 때때로 실행기능(*executive function*)이라는 개념에 포함시키기도 한다.

우리가 직면한 환경에서 특정 자극이나 과제가 우세하거나 가장 두드러진 것이 아닐지라도 우리가 어떤 자극이나 과제에 주의를 집중할 수 있는 것은 전전두엽피질이 있기 때문이다. 전전두엽피질은 자극의 연관성을 판단할 수 있는 능력을 매개하고 주의 분산을 억제함으로써 특정 자극에 주의를 집중할 수 있게 한다. 예를 들어, 어떤 사람이 큰 재미를 제공하는 소셜미디어에 빠지는 대신 어려운 신경과학을 공부하기로 선택할 수도 있다. 또한 전전두엽피질은 **작업기억**(working memory)에도 중요한 역할을 한다. 전전두엽피질은 어떤 자극에 대한 행동반응을 계획하고 실행하기에 충분한 시간 동안 정보를 유지할 수 있다. 전전두엽피질은 우리가 우리의 행동에 대해 신중한 결정을 내릴 수 있게 해주고, 특정 상황에 적응할 수 있게 해준다. 전전두엽피질은 우리로 하여금 우리의 미래를 상상할 수 있게 해주고, 장기적인 목표나 결과에 도달할 수 있도록 우리의 행동을 계획할 수 있게 해준다. 최근 연구에 따르면 전전두엽피질은 사회적 규범 및 문화적 배경과는 상관없는 우리가 가진 선천적인 **도덕성**(morality; 옳고 그름에 대한 본성)의 본거지로서도 중요한 역할을 한다.

c. 신경연결(innervation): 전두엽은 뇌줄기의 **모노아민계**(monoaminergic systems)로부터 광범위한 신경입력을 받고 있는데, 전두엽에는 **도파민**(dopamine)과 **노르에피네프린**(norepinephrine), **세로토닌**(serotonin) **수용체**들이 많이 분포하고 있다. 모노아민계는 전전두엽피질이 정상적으로 기능을 하는데 중요한 역할을 한다. 조현병(schizophrenia)이나 우울증(depression) 같은 모노아민계와 연관된 정신질환은 전전두엽피질 회로 및 신경전달물질들의 기능 이상과 연관된 다양한 증상을 나타낸다(자세한 내용은 12장의 "뇌줄기 계통과 복습"을 참조할 것).

d. 손상(lesions): 전두엽이 손상된 경우에 인격 변화를 나타낼 뿐만 아니라 상황에 맞는 적절한 행동을 하는 능력을 소실(이때 반드시 지능 감퇴가 동반되는 것은 아님)한다. 전두엽 손상의 가장 유명한 증례는 19세기에 발생하였던 **피니어스 게이지**(Phineas Gage)의 경우이다. 철도 공사를 하면서 발생한 폭발로 인해 쇠막대가 피니어스 게이지의 왼쪽 안구와 전두엽 부위의 머리뼈와 뇌를 관통하였다(그림 13.12). 다행히 그는 목숨을 잃지 않고 회복하였지만, 회복 후 여러 가지 증상을 나타내었는데 그의 주치의인 할로(J.M. Harlow)는 다음과 같이 설명하였다.

사고 전 게이지는 자신의 생활에 잘 적응하고 있었던 것으로 보이며, 주위 사람들에 따르면 그는 적절한 결정을 내리고 장래 계획을 할 수 있었지만, 사고 후 그는 완전히 다른 사람이 되어 있었다. "그는 더 이상 사고 이전의 그가 아니었다." 그에게는 전두엽이 담당하던 많은 기능들이 사라졌거나 심하게 훼손되었다. 그는 사회집단에 속하는 데 어려움을 겪었으며, 사회적으로 용인된 행동들에 대한 감각을 소실하였고, 장래 계획을 세우는 데 어려움을 겪었으며, 자신의 충동을 타인의 요구와 조화시키는 데 어려움을 겪었던 것으로 보인다.

게이지의 뇌손상에 대해 최근에 새로운 사실이 밝혀졌는데, 그것은 **커넥톰 연구**(connectomic approach)를 통해 밝혀진 것으로 이에 따르면 그

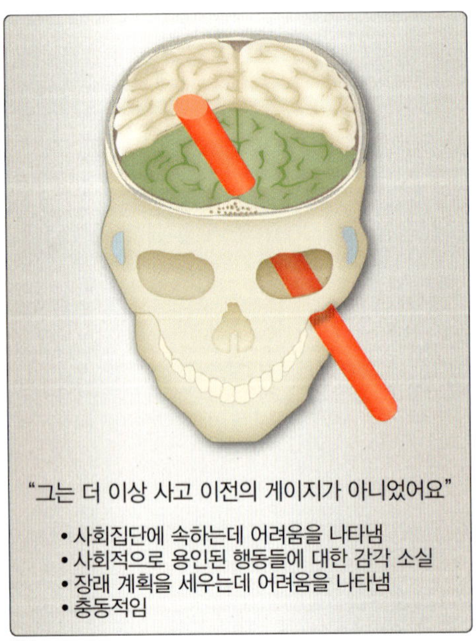

그림 13.12 피니어스 게이지: 전두엽연합영역 손상.

의 뇌는 피질 회색질의 4%와 전체 백색질의 11%가 손상된 것으로 나타났다. 손상된 신경다발로는 갈고리다발(uncinate fasciculus)과 띠다발(cingulum), 위세로다발(superior longitudinal fasciculus), 아래전두후두다발(inferior fronto-occipital fasciculus)을 들 수 있다(IIB의 '피질하 신경다발' 참조). 이러한 새로운 결과들은 회색질 및 백색질의 손상이 합쳐져 게이지의 행동 이상 및 기능 이상에 어떤 역할을 한다는 것을 제시한 첫 연구 결과이다.

2. **두정엽연합영역**(parietal association areas): **두정엽**(parietal lobe)에 분포하는 연합영역은 중심뒤이랑에 위치한 일차감각영역 뒤에 위치하고 있다. 두정엽연합영역은 **후두정엽피질**(posterior parietal cortex)이라고도 불린다. 이 부위는 몸감각과 시각을 통합하는 영역으로서 자극을 높은 수준에서 해석하는 곳이다.

   a. **기능**(function): 후두정엽피질은 주의집중(attention), 그리고 자기와 자기 밖 공간의 인식(awareness)에 중요하다. 후두엽의 시각피질은 시각 정보의 분석(analysis)과 인식(recognition), 해석(interpretation)에 중요한 반면, 두정엽연합영역은 공간 속의 사물과 사람, 자기의 위치와 움직임에 대한 정보를 처리한다. 오른쪽 후두정엽피질은 공간 감각을 담당하는 반면, 왼쪽 후두정엽피질은 시간의 흐름을 감지하는 역할을 담당한다. 이 영역들은 어떤 자극은 집중하고, 어떤 자극은 배제할 것인지를 결정하는 전전두엽피질과 상호 연결되어 있다(그림 13.13).

   b. **손상**(lesions): **비우성대뇌반구**(nondominant hemisphere; 대개 오른쪽 대뇌반구)의 후두정엽피질 손상은 **반대쪽 무시증후군**(contralateral neglect syndrome)을 일으킬 수 있다. 손상된 후두정엽피질의 반대쪽 공간(대개 왼쪽)에 가해진 자극들은 인식하지 못하고 '무시'된다. 왼쪽 공간을 인식하는 감각수용기와 신경로가 온전함에도 불구하고 환자는 그곳에 가해지는 자극들에 주의를 집중하거나 해석하지 못하며 심지어는 관심조차 없다.

   이러한 무시 현상은 손상된 후두정엽피질의 반대쪽(대개 왼쪽)의 자기 밖 공간뿐만 아니라 자기에 대한 인식에서도 나타난다. 따라서 환자는 자신의 왼쪽 공간의 사람, 목소리, 사물, 시끄러운 소리를 무시할 뿐만 아니라 자기 자신의 왼쪽 신체도 무시하게 되는데, 왼쪽 신체에서 면도와 옷 입기를 하지 않는다. 이와 유사하게, 그림을 기억하게 한 후 그리게 하였을 때 사물의 왼쪽은 그리지 않는다(그림 13.14). 사물의 왼쪽을 빠뜨리고 그리지 않는다는 사실은 무시 현상이 반드시 왼쪽 시야에 국한되지 않고 왼쪽면 전체로 확장될 수 있음을 나타낸다.

   흥미롭게도 자기 밖 및 자기의 왼편에 대한 주의집중은 주로 비우성(주

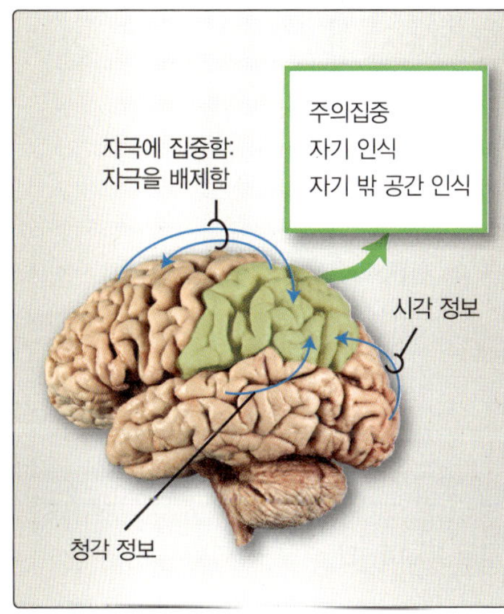

그림 13.13 왼쪽 대뇌반구의 두정엽연합영역의 개요.

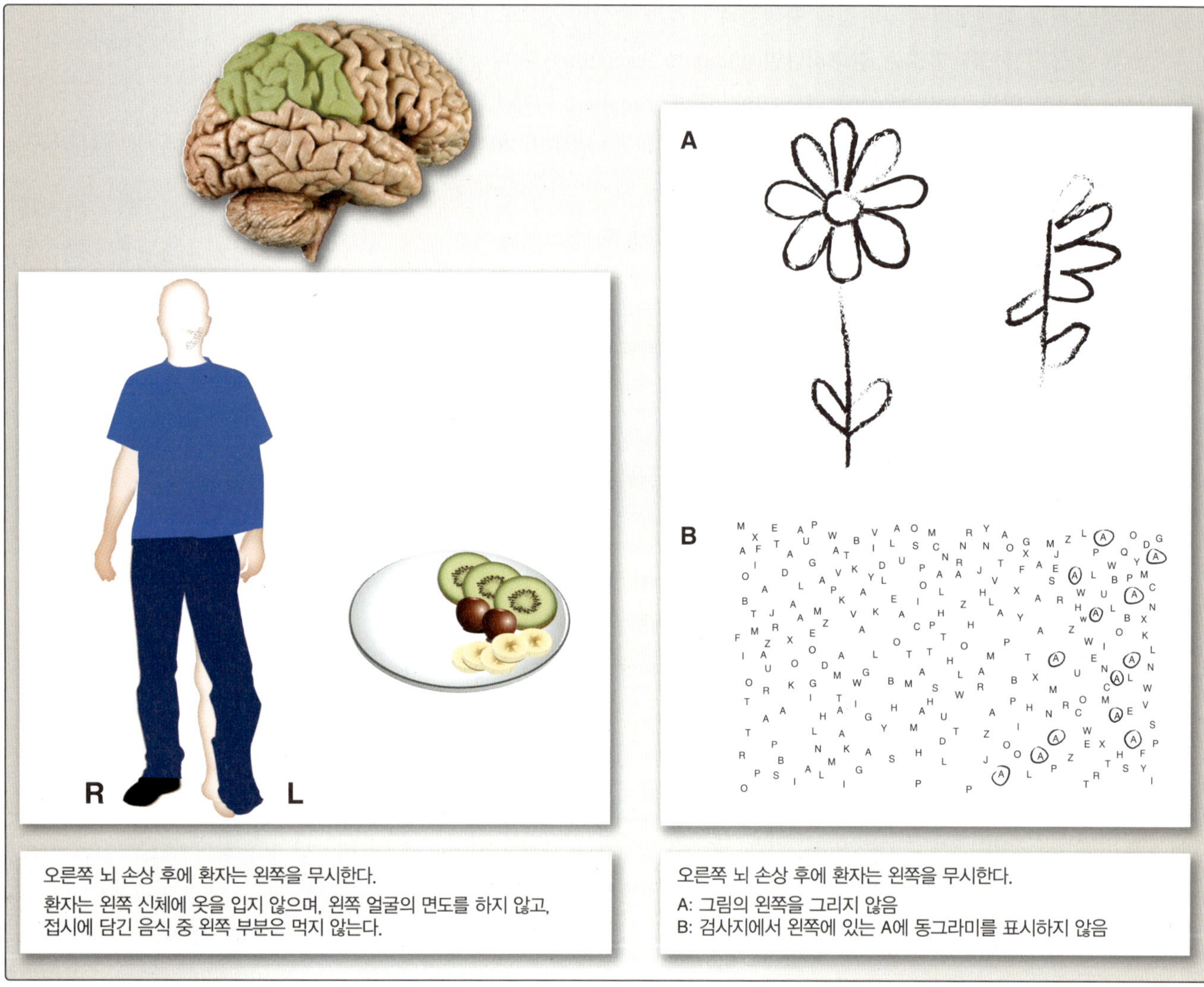

그림 13.14 반대쪽을 무시함.

로 오른쪽) 후두정엽에 의해 조절되고, 오른편에 대한 주의집중은 양쪽 후두정엽에 의해 중재된다. 따라서 한쪽에 생긴 병터는 반대쪽으로부터 들어온 입력에 의해 보상될 것이다. 이러한 사실을 적용하면 전형적인 우성대뇌반구 손상은 주로 촉각실인증(tactile agnosia)을 초래하는 반면, 비우성대뇌반구 손상은 훨씬 더 심한 유형인 반대쪽 감각무시를 초래하는 이유를 설명할 수 있다.

3. **측두엽연합영역**(temporal association areas): **측두엽**(temporal lobe)에 위치한 이 영역은 자극이나 패턴을 인식하는 과제와 연관되어 있다. 측두엽의 안쪽면, 특히 **방추이랑**(fusiform gyrus)은 얼굴이나 사물의 시각 자극을 해석하여 그것의 의미나 사람의 신원을 확인하는 역할과 연관되어 있다. 측두엽의 가쪽면은 언어와 관련된 패턴을 인식하는 데 관여하는 것으로 보인다 (그림 13.15).

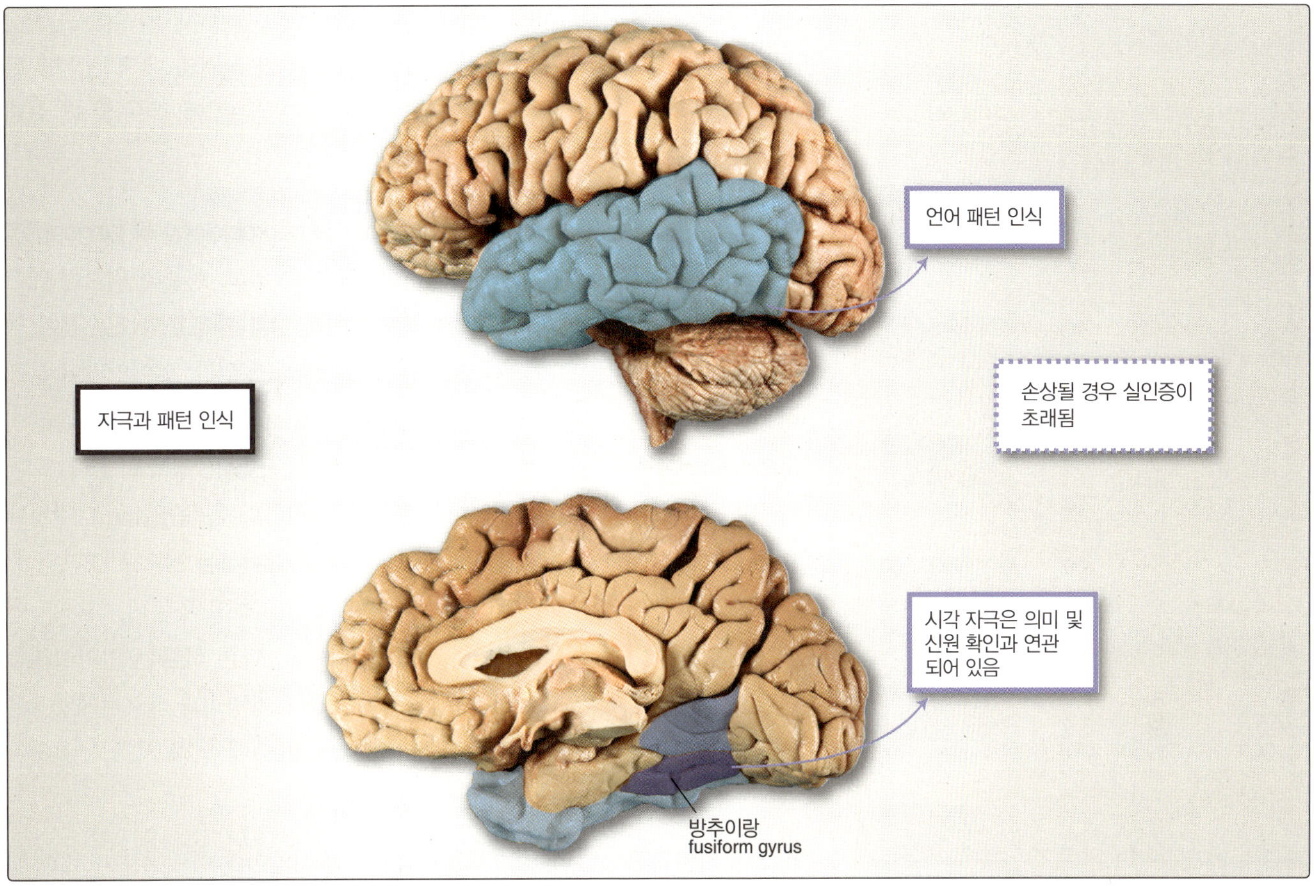

그림 13.15 왼쪽 가쪽 대뇌반구와 오른쪽 안쪽 대뇌반구에 위치한 측두엽연합영역.

측두엽연합영역이 손상된 경우 사물이나 사람을 인식하거나 확인하는 데 어려움을 나타내게 된다. 이러한 이상을 **실인증**(인식불능증, agnosia)으로 분류한다. 실인증은 감각무시(neglect)와는 다른데, 실인증 환자는 양쪽에 있는 자극에 대해 안다는 표시를 하고 서술할 수는 있지만, 그 사물을 알아보지 못하고 이름을 대지도 못한다.

측두엽연합영역은 외측화를 나타내는 피질영역 중의 하나이다. 얼굴을 알아보는 능력은 주로 오른쪽 하측두엽피질(inferior temporal cortex)과 연관된 것으로 보인다. 이 부위가 손상된 경우 사람의 얼굴을 알아보지 못하게 된다(**얼굴인식불능증,** prosopagnosia).

C. 언어(language)

언어로 대화하고 언어를 생성하는 일은 양쪽 대뇌반구에 분포하는 많은 뇌 영역이 관여하는 복잡한 과업이다. 별도의 언어중추(language center)가 존재한다는 첫 번째 증거는 신경생물학자인 **브로카**(Broca)와 **베르니케**(Wernicke)에 의해 19세기 중반에 알려졌다. 언어를 이해하고 생성하는 것과 연관된 고전적

신경해부학 모델은 지난 150년 동안 주류 이론을 형성해 왔고, 이 이론은 임상 진단을 위한 유용한 체계였다. 우리는 먼저 이 고전적 모델에 대해 설명한 다음, 이어서 우리 뇌가 복잡한 언어 과제를 어떻게 다루는지에 관한 좀 더 현대적 개념과 더 최근의 증거를 살펴보고자 한다.

1. **언어의 고전적 모델**(classical concepts of the neurobiology of language): 언어와 관련된 뇌 영역은 두 개의 범주로 나눌 수 있고, 이들의 위치는 매우 외측화되어 있다. 거의 모든 오른손잡이(약 98%)와 대부분의 왼손잡이(약 70%)의 주요 언어중추는 왼쪽 대뇌반구에 위치하고 있다. 언어영역이 분포하는 대뇌반구는 우성대뇌반구(dominant hemisphere)라 불리며, 손잡이(handedness)는 언어와 연관된 경우도 있고 그렇지 않은 경우도 있다. 오른쪽(또는 비우성) 대뇌반구는 언어의 **운율**(prosody)과 율동(rhythm), 감정표현(emotional expression), 강세(accent)에 좀 더 기여하는 것으로 생각된다. 우성대뇌반구에는 두 종류의 주요 언어중추가 위치하고 있는데, 하나는 언어표현을 담당하는 브로카영역(Broca area)이고, 다른 하나는 언어이해를 담당하는 베르니케영역(Wernicke area)이다. 브로카영역과 베르니케영역은 피질하 백색질다발인 **활꼴다발**(arcuate fasciculus)에 의해 서로 연결되어 있다.

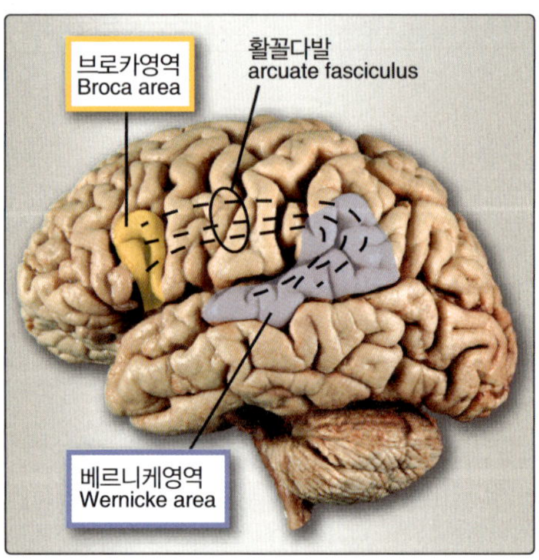

그림 13.16 언어처리의 고전적 모델.

   a. **브로카영역**(Broca area): **브로카영역**은 중심앞이랑 아랫부분 바로 앞에 있는 전두엽의 **하전두이랑**(inferior frontal gyrus)에 위치하고 있다(그림 13.16). 이 영역은 언어생성에 필요한 여러 피질영역을 연결하는 중심지이다(그림 13.18). 언어는 음성언어(spoken language)와 문자언어(written language), 수화(sign language)를 포함하며, 그 외에도 개념이나 목적, 발상 등을 나타내는 상징(symbols; 표시나 언어)도 포함한다.

   b. **베르니케영역**(Wernicke area): 베르니케영역은 상측두이랑에 위치하고 있으며 가쪽고랑의 뒤쪽으로 이어져 두정엽 부위까지 연장되어 있다(그림 13.16). 이 영역은 수화(sign language) 및 음성언어(spoken language)를 이해하는 데 관여하며, 상징(symbols)의 의미를 해석하고 가치를 부여하는 역할을 한다.

   c. **활꼴다발**(arcuate fasciculus): 위세로다발 아랫부분을 이루는 **활꼴다발**은 베르니케영역과 브로카영역을 연결한다(그림 13.16). 이러한 연결을 갖고 있다는 점은 논리적인데, 그 이유는 이해할 수 있고 적절히 반응할 수 있으며 의미(베르니케영역)가 통하는 언어를 생성(브로카영역)하고 싶기 때문이다. 활꼴다발은 말하는 내용(speech)을 감시하고, 따라 말하기(repetition)를 촉진하는 역할을 하는 것으로 생각된다.

   d. **손상**(lesions): 브로카영역이나 베르니케영역이 손상된 경우 효과적으로

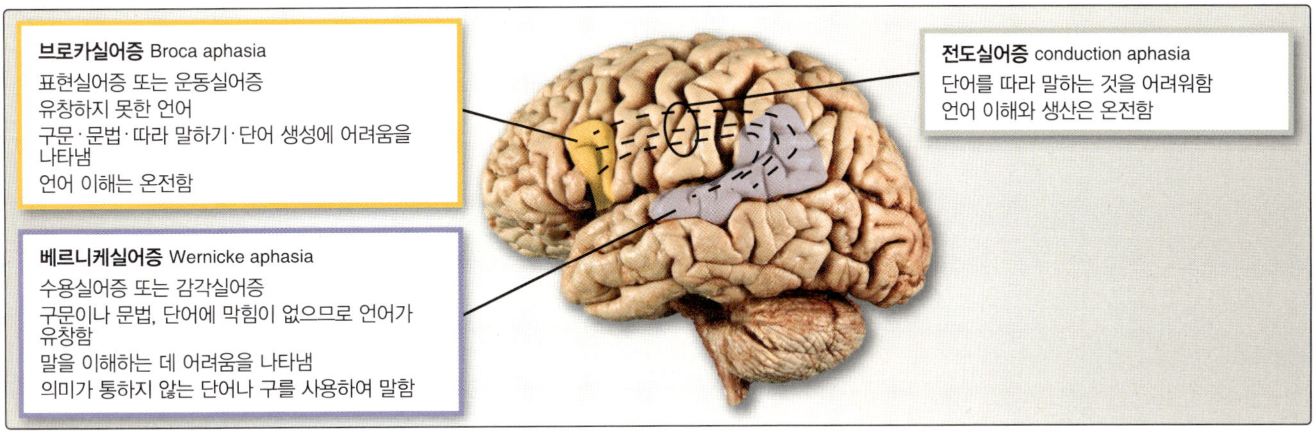

그림 13.17 브로카실어증과 베르니케실어증, 그리고 전도실어증.

대화할 수 없게 되는 **실어증**(언어상실증, aphasia)이 초래된다. 실어증 유형은 어느 피질영역이 손상되었는지에 따라 결정된다. 실어증은 모든 형태의 언어, 즉 음성언어나 문자언어, 수화에 대해 모두 나타난다는 점을 기억해야 한다. 실어증은 **조음장애**(dysarthria)와는 구분되는데, 조음장애는 말의 내용은 온전하지만 인두나 후두, 혀에 분포하는 근육 손상, 또는 발성과 연관된 구조물을 조절하는 신경 손상에 의해 언어 생성이 어려운 상태를 말한다.

- 브로카실어증(*Broca aphasia*): 브로카영역과의 신경연결이 손상된 경우 **표현실어증**(expressive or productive aphasia)이라고도 불리는 브로카실어증이 초래된다. 브로카실어증 환자는 말수가 적고, 말할 때 자꾸 끊기며, 구문 및 문법의 오류, 단어와 구의 반복 장애, 망가진 언어 구조 등을 나타낸다. 그들은 언어를 온전하게 이해하지만, 종종 자신이 원하는 말을 제대로 표현하지 못하는데 대해 심하게 좌절한다(그림 13.17).
- 베르니케실어증(*Wernicke aphasia*): 베르니케영역이 손상된 경우 **수용실어증**(receptive aphasia) 또는 **감각실어증**(sensory aphasia)이라고도 불리는 베르니케실어증이 초래된다. 베르니케실어증 환자는 구문이나 문법, 단어에 막힘이 없으므로 그들의 연설은 유창하며, 선율과 리듬을 지닌 것처럼 여겨진다(그림 13.17). 그러나 그들은 귀로 듣거나 눈으로 본 언어를 이해하지 못하므로 말하는 내용에는 큰 결함이 있다. 그들은 무언가를 설명할 때 틀린 단어나 새로운 단어를 만들어 사용하거나, 횡설수설하는 것처럼 보이며, 마치 모르는 언어로 말하는 것처럼 느껴지기도 한다. 따라 말하기(repetition)를 힘들어하는 경우도 있다. 그들은 종종 자신의 장애를 인식하지 못한다.

- 전도실어증(*conduction aphasia*): 활꼴다발이 손상된 경우 언어 이해를 담당하는 베르니케영역과 언어 생성을 담당하는 브로카영역 간의 연결이 끊어지므로 전도실어증이 초래된다. **전도실어증**의 특징은 따라 말하기(repetition)를 할 수 없는 것이다(그림 13.17). 환자의 언어 이해와 언어 표현은 온전하지만, 환자는 이해한 언어에 대한 정보를 표현 영역인 브로카영역으로 보낼 수 없다. 예를 들어, '우유'라는 단어를 따라 말하라고 요청했을 때 환자는 따라 말하지 못하거나 겨우 '백색물질'이라고 말한다. 그러나 현대의 연구 결과는 전도실어증에서 활꼴다발의 중요성에 의문을 제기한다. 오직 활꼴다발만 선택적으로 손상된 경우는 매우 드물며, 임상적으로 전도실어증으로 진단된 경우에는 대개 피질영역도 함께 손상된다. 그러나 순수한 전도실어증의 예후는 양호하다. 증상들은 대개 시간이 지나면서 호전되는데, 이것은 아마도 다른 연합섬유들이 활꼴섬유의 기능을 대체하기 때문일 것이다.

2. **언어의 현대적 개념**(modern concepts about the neurobiology of language): 비록 앞서 설명한 고전적 개념은 지난 150년 동안 타당성을 가지고 있었고, 임상 진단에서 좋은 도구인 것으로 증명되었지만, 모든 언어이상을 이 개념으로 설명할 수 없다는 점은 분명하다. 특히 언어의 외측화는 고전적 모델이 시사하는 것만큼 엄격하지 않다. 우리는 언어영역의 손상을 보상하는 뇌의 능력을 살펴보거나 임상적으로 '브로카' 또는 '베르니케' 분류에 들어맞지 않는 다양한 언어장애를 이해하는 데 중요한 언어의 현대적 개념에 대해 설명하려고 한다.

   우리가 어떤 소리를 들으면 그 소리는 가쪽틈새 속에 묻혀 있는 상측두이랑의 위쪽면에 위치한 양쪽 일차청각영역(헤쉴이랑)에 저장된다. 우리가 그 소리를 실제 말이나 언어로 인식하게 되면 상측두이랑이 활성화된다. 이어서 중간 및 하 측두이랑의 대뇌피질에서 단어의 의미를 파악(**의미 파악 과정,** semantic processing)하는데, 이때 하측두이랑의 대뇌피질에 일정한 순서로 나열된 의미와 관련된 정보(앞쪽에는 '사람', 뒤쪽에는 '도구'가 나열되어 있음)를 활용한다. 대뇌피질의 이 영역들은 뇌의 다른 부위로부터 입력을 받는다. 두정후두엽 부위, 그리고 브로카영역 앞에 위치한 전두엽 부위는 단어에 할당된 의미가 제시된 문맥에 적합한지 뿐만 아니라 언어의 문법 구조와 의미도 분석한다. 따라서 언어 이해를 담당하는 영역은 베르니케가 처음에 기술한 작은 영역보다 훨씬 넓다(그림 13.18).

   적절한 의미의 단어를 선택하고, 단어를 적절하게 발음하고, 정확한 문장 구조를 만들기 위해 언어 생성 과정에는 여러 피질영역이 관여한다. 실제로 언어 생성 과정 중에 활발하게 활동하는 뇌 영역은 언어 이해 영역과 상당

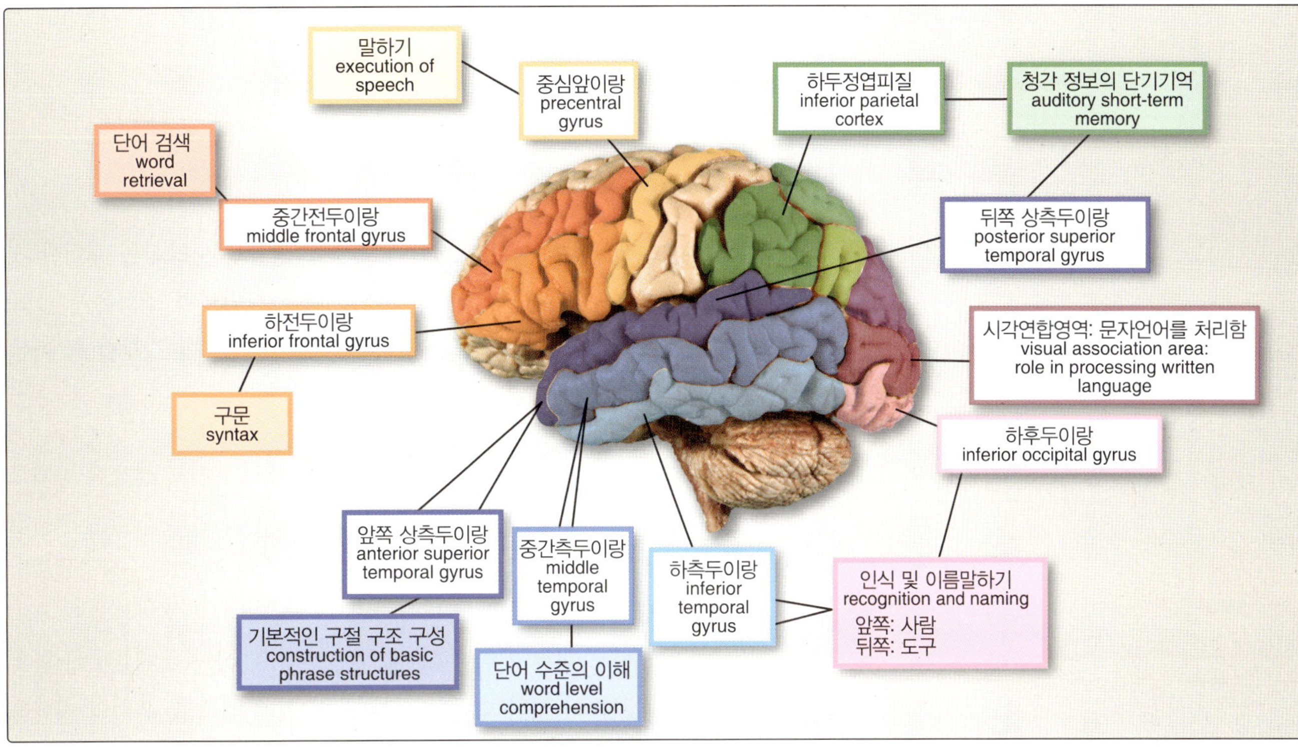

그림 13.18 왼쪽(대개 우성) 대뇌반구에서 일어나는 언어 처리 과정의 현대적 이해.

히 겹친다. 현재, 브로카영역은 말(speech) 생산을 담당하는 피질 신경망을 통해 정보를 조작하고 전송하는 중심지로 생각되고 있다. 또한 브로카영역은 문장 구조를 체계화하는 과정을 조정함으로써 온전한 구문을 만드는 데 기여한다. 왼쪽 대뇌반구의 중간전두이랑은 단어 검색 중에 활성화되는 것으로 보이며, 왼쪽 앞뇌섬엽은 언어 표현을 계획하는 데 관여하는 것처럼 보인다. 이어서 연설의 개시와 실행은 비닥핵(왼쪽 조가비핵과 양쪽 꼬리핵)과 앞띠이랑뿐만 아니라 전운동영역과 운동영역, 소뇌와도 연관되어 있다. 브로카영역과 연결된 신경망은 손상되지 않고 브로카영역 자체만 손상된 경우 브로카실어증이 초래되지만, 무언증은 일시적으로 나타나고 예후는 양호하다.

언어 이해 및 생산에 관여하는 뇌영역에 대한 이해가 증진됨에 따라 활꼴다발의 역할은 줄어들고 있다. 활꼴다발은 여전히 따라 말하기에 중요한 역할을 하지만 손상될 경우 다른 연합섬유에 의해 그 기능이 대체될 수 있다.

많은 언어관련 영역은 양측성이지만 우성대뇌반구(대개 왼쪽 대뇌반구)가 중요한 역할을 하는데, 그 이유는 다른 고차원 처리과정이 왼쪽 대뇌반구에 편중되어 있고, 이들이 우선적으로 언어와 연관된 시스템에 영향을 미칠 가능성이 있기 때문이다.

요약하면, 언어에 대한 현대적 개념은 측두엽과 후두엽, 두정엽을 포함한 광범위한 영역에서 언어가 이해되고, 브로카영역을 중심으로 한 신경망에서 언어가 생성된다는 것이다.

D. 거울신경세포시스템(The mirror neuron system)

앞에서 설명한 대로 인간이 사회적 집단을 이루어 생활하는 양식을 채택한 것은 뇌의 진화에 중요한 영향을 미쳤다. 인간이 다른 사람들과 조화롭게 살고, 그들의 행동과 감정을 이해하고, 타인으로부터 배울 수 있도록 진화한 또 다른 체계가 **거울신경세포시스템**이다.

1. **기능**(function): 거울신경세포시스템은 간단하고 직접적이고 신속한 방법으로 다른 사람의 행동과 감정을 이해할 수 있게 해준다. 이 시스템은 전두엽과 두정엽, 측두엽, 띠이랑, 뇌섬엽 피질에 광범위하게 분포하는 신경세포망이다. 이 신경세포망은 우리가 특정 행동을 할 때, 그리고 흥미롭게도 우리가 같은 행동을 하는 다른 사람을 볼 때 활성화된다. 이 신경세포들의 활동은 우리가 다른 사람이 행한 행동을 이해할 수 있게 해주고, 우리의 경험을 바탕으로 그 행동의 결과를 예측할 수 있게 해준다. 우리는 다른 사람이 우리를 무섭게 하거나 다치게 할 수 있는 어떤 상황을 하는 것(예, 공중 곡예사가 공중에서 회전하는 장면)을 볼 때 대개 움찔거리거나 떨게 된다. 우리가 관찰한 운동 동작이 사람 또는 사물과 연관되어 있는지 연관되어 있지 않은지, 그리고 도구를 사용하는지 사용하지 않는지에 따라 다른 피질영역이 활성화된다.

   a. **운동 학습**(motor learning): 또한 거울신경세포시스템은 운동 학습에 중요한 요인이 된다. 우리는 이 시스템을 통해 다른 사람들의 행동을 모방할 수 있다. 거울신경세포시스템의 활동은 운동 지도에 영향을 미치고 우리의 행동을 수정하고 미세조정한다. 예를 들어, 다른 무용수들을 관찰한 무용수들은 그들이 관찰한 동작을 모방함으로써 그들의 춤동작을 수정한다.

   b. **공감**(empathy): 거울신경세포시스템은 타인의 감정을 이해하는 데에도 관여한다. 앞띠이랑과 뇌섬엽 피질에 분포하는 거울신경세포의 활동은 우리가 타인의 감정을 느끼고 이해하는 데 도움을 준다. 이 시스템은 공감에 관여하는 직접적인 해부학적 구조물로 볼 수 있다.

2. **임상적 중요성**(clinical significance): 자폐스펙트럼장애(autism spectrum disorder)를 앓고 있는 사람들에게서 관찰되는 일부 행동 변화가 거울신경세포시스템의 활동과 신경회로, 제어와 연관될 가능성이 있다는 증거가 발견되었다. 그러나 타인의 행동과 감정을 이해하는 것과 관련하여 이러한 발

견과 이 발견의 임상적 의미를 뒷받침하기 위해서는 추가적인 연구가 필요하다.

E. 대뇌피질의 성별 차이 (Sex differences in the cerebral cortex)

성에 따라 여러 신경해부학적 구조물이 차이를 보이는 것이 동물과 사람에게서 발견되었다. 이러한 차이가 성별에 따른 특이적 행동, 그리고 생식 기능과 비생식 기능의 차이를 설명할 수 있는 신경기전의 일부로 생각되고 있다. 초기 연구 중 하나는 시상하부의 시각앞핵(preoptic nucleus)이 성별에 따른 차이를 보이는 두형태핵(dimorphic nucleus)이라는 것이 밝혀졌다. 여성의 시각앞핵은 길쭉한 모양이며, 남성의 것은 좀 더 둥글다. 남성의 시각앞핵은 여성의 것보다 2배 이상 크고, 세포수도 대략 2배 많다.

1. **백색질 신경로**(white matter tracts): 백색질 신경로 역시 성별에 따른 두형태성(dimorphism)을 나타낸다. 양쪽 대뇌반구를 연결하는 주요 신경다발인 뇌들보(corpus callosum)는 성별에 따라 크기가 다르며, 전체 뇌의 크기가 남성이 여성보다 큼에도 불구하고 특히 여성의 뇌들보팽대(splenium)는 남성의 것보다 더 굵다.

2. **대뇌피질**(cortex): 성에 따른 대뇌피질의 비대칭성은 동물과 사람 연구에서 모두 잘 알려져 있다. 그러나 뇌의 구조적 차이가 반드시 행동과 술기 수준의 차이를 반영하는 것은 아니며, 성에 따른 지적능력의 차이는 알려져 있지 않다. 기능적 비대칭성에 대한 흥미로운 예들이 보고되었는데, 남성과 여성의 뇌가 정보를 다르게 처리할 수 있지만 결과는 궁극적으로 동일함을 보여준다. 한 가지 재미있는 예는 언어와 시공간 처리과정의 피질 외측성과 관련한 성별 차이에 관한 것이다. 말소리의 차이를 탐지하고 구분하는 음운작업을 하는 동안 남성은 왼쪽 하전두이랑에서 국소적으로 활성화 양상을 나타내는 반면, 여성은 왼쪽과 오른쪽 하전두이랑에서 모두 활성화 양상이 나타났다. 이어진 연구에서 남성은 음운 작업 동안에는 주로 왼쪽 대뇌피질이 활성화되고, 시공간작업 동안에는 대개 양쪽 대뇌피질이 모두 활성화되는 반면, 여성은 음운 작업 동안 대개 양쪽 대뇌피질이 모두 활성화되고, 시공간작업 동안에는 주로 오른쪽 대뇌피질이 활성화된다는 것이 밝혀졌다.

   이러한 성별 차이를 나타내는 기전은 완전하게는 알려져 있지 않지만, 성호르몬인 에스트로겐과 테스토스테론의 조직학적 효과 및 활성 효과가 관여하는 것으로 보인다. 호르몬의 조직학적 효과는 태아의 발달과정 동안 나타나며 성기관의 발달에 영향을 미치고 동시에 상당히 영구적인 방식으로 뇌를 남성화시키거나 여성화시키는데, 이때 관찰되는 조직학적 효과로는 축삭 성장과 표적 찾기, 신경연결성에서 차이를 나타내고, 여성에서는 추가적으로 호르몬 주기에 차이를 나타낸다. 호르몬의 활성 효과는 사춘기 및 그 이후 시기에 나타나며, 남성화된 뇌 혹은 여성화된 뇌에 작용하는 에스트로겐과 테스토스테론에 의해 나타난다. 안드로겐과 에스트로겐의 분비는 이차성징의 발현뿐만 아니라 성별 행동 양상의 차이, 시상하부에 의해 조절되는 여성의 호르몬 주기 출현에도 중요하다.

IV. 대뇌피질의 혈액 공급(Blood Supply of the Cortex)

대뇌피질에 공급되는 혈액은 **대뇌동맥고리**(cerebral arterial circle, circle of Willis)에 의해 제공되며, 2장의 "중추신경계통 개요"에서 설명하였다. 두 개의 **속목동맥**(internal carotid artery)과 하나의 **뇌바닥동맥**(basilar artery)이 뇌바닥에서 원을 이루며 함께 연결된다. 이곳에서 **앞대뇌동맥**(anterior cerebral artery)과 **중간대뇌동맥**(middle cerebral artery), **뒤대뇌동맥**(posterior cerebral artery)이 분지된다(그림 13.19). 이 세 종류의 주요 동맥들과 여기서 분지된 작은 동맥가지들이 앞뇌에 혈액을 공급한다. 앞뇌에 혈액을 공급하는 모든 혈관은 다른 동맥과 연결되어 있지 않은 끝동맥(end artery)으로서 혈액 공급영역이 거의 겹치지 않는다. 두 관류영역이 서로 경계를 이루는 영역을 **분수계영역**(watershed area)이라 한다. 분수계영역은 혈압이 떨어지거나 중심혈관에 출혈

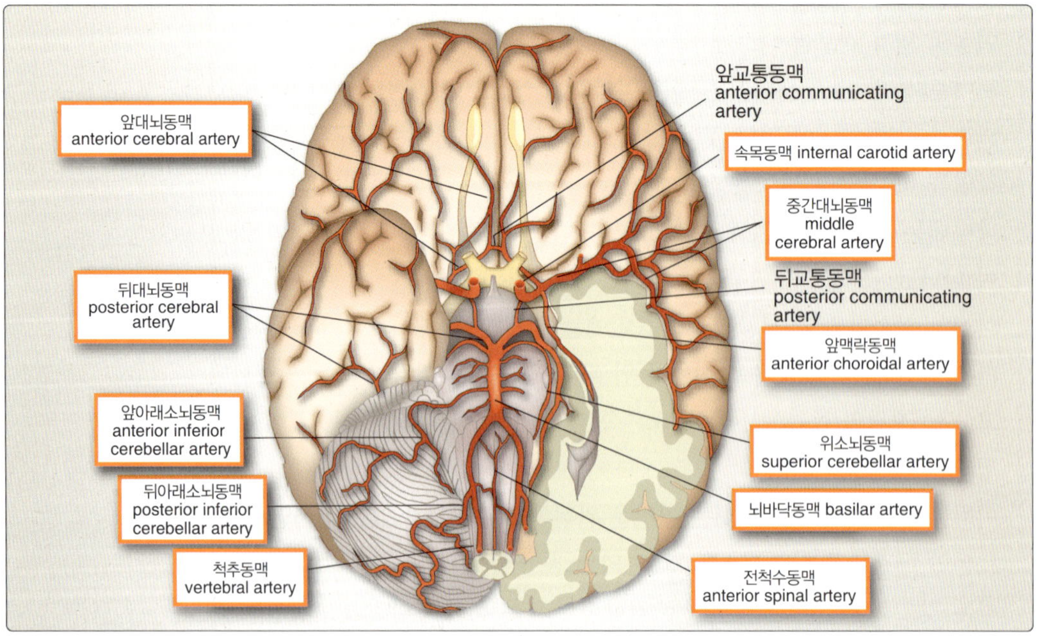

그림 13.19 뇌배쪽면에서 관찰되는 대뇌동맥고리(앞맥락동맥의 주행을 볼 수 있도록 왼쪽 측두엽 일부를 절제하였음).

이 일어날 때 가장 취약한 부위인데, 그럴 경우 해당 혈관의 전체 혈액공급영역에 관류할 수 있을 정도의 충분한 혈압이 유지되지 못한다.

다음 단락에는 이 혈관들의 관류 영역에 대해 설명되어 있고, 표 13.2에는 혈관이 막혔을 때 나타나는 주요 증상이 요약되어 있다.

표 13.2 흔히 발생하는 혈관경색에서 관찰되는 기능적 이상 소견들

동맥	동맥가지	공급 구조물	기능	이상 소견/증후군
앞대뇌동맥 (anterior cerebral artery)	얕은가지	운동피질(다리)	반대쪽 다리의 움직임을 조절함	반대쪽 다리의 위운동신경세포성 근력약화
		감각피질(다리)	반대쪽 다리로부터 감각 입력을 받음	반대쪽 다리의 감각소실
		보조운동복합피질(우성대뇌반구)	운동 활동을 계획함	반대쪽 신체의 가벼운 운동 장애
		전전두엽피질	복잡한 행동의 의지, 동기유발, 계획 그리고 구성	전두엽 행동 이상
	렌즈줄무늬체동맥과 휴브너되돌이동맥	속섬유막(앞다리)	피질다리뇌섬유와 시상피질섬유(앞핵과 안쪽등쪽핵으로부터 나옴)의 경로	감정행동 이상(시상피질섬유), 그리고 소뇌기능과 연관된 가벼운 운동 이상(피질다리뇌섬유)이 나타날 수 있음
중간대뇌동맥 (middle cerebral artery)	왼쪽 얕은가지	브로카영역	언어표현영역; 다른 언어영역과 통합함	비유창실어증; 브로카실어증
		베르니케영역	언어수용영역; 다른 언어영역과 통합함	유창실어증; 베르니케실어증
	왼쪽 및 오른쪽 얕은가지	운동피질, 보조운동복합피질	반대쪽 머리와 목, 팔, 몸통 움직임	반대쪽 얼굴과 목, 팔, 몸통의 위운동신경세포성 근력약화; 비우성반구(대개 오른쪽)가 손상된 경우 왼쪽 무시가 발생할 수 있음
		감각피질	왼쪽 머리와 목, 팔, 몸통으로부터 들어오는 감각입력을 받음	반대쪽 머리와 목, 팔, 몸통의 감각소실
	깊은가지 (렌즈줄무늬체동맥)	줄무늬체(꼬리핵, 조가비핵)	바닥핵의 입력부위로서 피질로부터 입력을 받음; 움직임을 개시하고 조절함	운동장애
		창백핵	바닥핵의 출력 부위로서 흑색질과 시상으로 향함; 움직임을 개시하고 조절함	운동장애
		속섬유막(앞다리)	피질다리뇌섬유와 시상피질섬유가 지남	감정행동 이상(시상피질섬유) 그리고 소뇌기능과 연관된 가벼운 운동 이상이 나타날 수 있음(피질다리뇌섬유)
		속섬유막(무릎)	피질핵로 지남	위운동신경세포성 뇌신경 징후
속목동맥 (internal carotid artery)	앞맥락동맥	속섬유막(뒤다리, 아래 부분), 창백핵, 시각로, 측두엽, 해마, 편도핵	피질척수섬유 지남; 시상피질섬유 지남(감각 정보); 시각경로; 기억과 공포, 감정과 연관된 변연계 구조물	반대쪽 위운동신경세포성 반신불완전마비; 감각 이상; 반대쪽 같은쪽반맹; 기억과 감정 변화

표 13.2 흔히 발생하는 혈관경색에서 관찰되는 기능적 이상 소견들 (계속)

동맥	동맥가지	공급 구조물	기능	이상 소견/증후군
뒤대뇌동맥(posterior cerebral artery)	얕은가지	후두엽	일차 및 이차 시각영역; 시각 입력의 수용 및 해석	반대쪽 같은쪽반맹; 실독증(실서증은 동반되지 않음)
		뇌들보팽대	오른쪽과 왼쪽 시각연합피질을 잇는 맞교차섬유 지남	시각영상의 해석 장애가 나타날 수 있음; 실독증(실서증은 동반되지 않음)
		측두엽 중 아랫부분과 안쪽부분	얼굴 인식과 해석	얼굴의 인식과 해석 장애(얼굴인식불능증)
		해마, 편도핵		기억과 공포, 감정과 연관된 변연계 이상
	깊은가지	시상	내림정보와 오름정보의 중계중추; 대뇌피질과 나머지 중추신경계 통합	시상 손상은 피질 손상과 유사한 이상을 나타낼 수 있음
		속섬유막(뒤다리)	외측피질척수로와 전피질척수로가 지남	반대쪽 위운동신경세포성 반신불완전마비

CNS = 중추신경계(central nervous system).

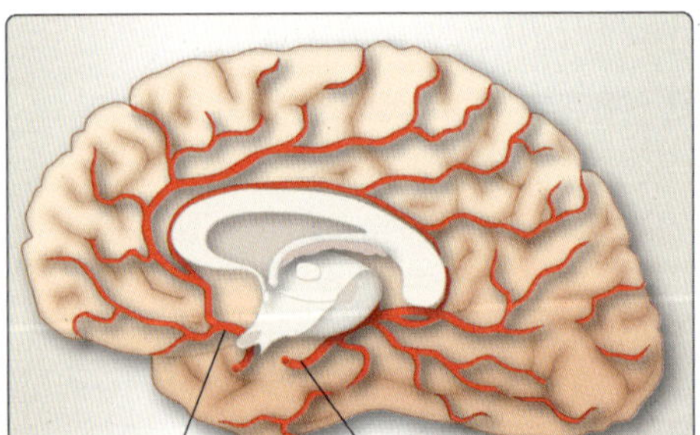

그림 13.20 오른쪽 대뇌반구의 안쪽면에 분포하는 앞대뇌동맥과 뒤대뇌동맥.

A. 앞대뇌동맥(Anterior cerebral artery)

앞대뇌동맥(ACA) 가지는 대뇌동맥고리(circle of Willis)에서 분지되며, 이어서 뇌들보 윗면을 따라 **반구사이틈새**(interhemispheric fissure) 속으로 들어간다(그림 13.19, 13.20). 앞대뇌동맥은 전두엽 및 두정엽의 안쪽면에 혈액을 공급할 뿐만 아니라 이 두 엽의 가쪽면(1~2 cm 정도)에도 혈액을 공급하며, 뇌의 가쪽면에서 끝동맥가지들이 종지한다. 앞대뇌동맥의 깊은가지들은 렌즈줄무늬체동맥(lenticulostriate artery)을 형성하기도 하는데, 이 가지들은 꼬리핵머리와 속섬유막앞다리에 혈액을 공급한다.

B. 중간대뇌동맥(Middle cerebral artery)

중간대뇌동맥(MCA)은 속목동맥(internal carotid artery)으로부터 직접 분지되며, 대뇌반구에 분포하는 혈관 중 가장 굵다. 중간대뇌동맥은 가쪽틈새를 따라 대뇌반구 가쪽면으로 주행하며 그곳에서 가지를 쳐 거의 대부분의 가쪽면에 혈액을 공급한 후 끝동맥가지를 형성하여 종지한다(그림 13.21, 13.22). 앞대뇌동맥의 일부 깊은가지들과 만나는 중간대뇌동맥의 깊은가지들을 **렌즈줄무늬체동맥**(lenticulostriate artery)이라 하는데, 이 동맥가지는 바닥핵뿐만 아니라 속섬유막앞뒤다리에도 혈액을 공급한다(표 13.1, 그림 13.23). 렌즈줄무늬체동맥들은 중간대뇌동맥과 앞대뇌동맥으로부터 분지되는 가느다란 동맥이다. 이 혈관들은 동맥벽이 다른 혈관에 비해 약해 높은 혈압에 견디지 못하므로 혈압이 증가할 때 쉽게 파열된다. 이에 따라 속섬유막과 바닥핵에 출혈성 뇌졸중이 발

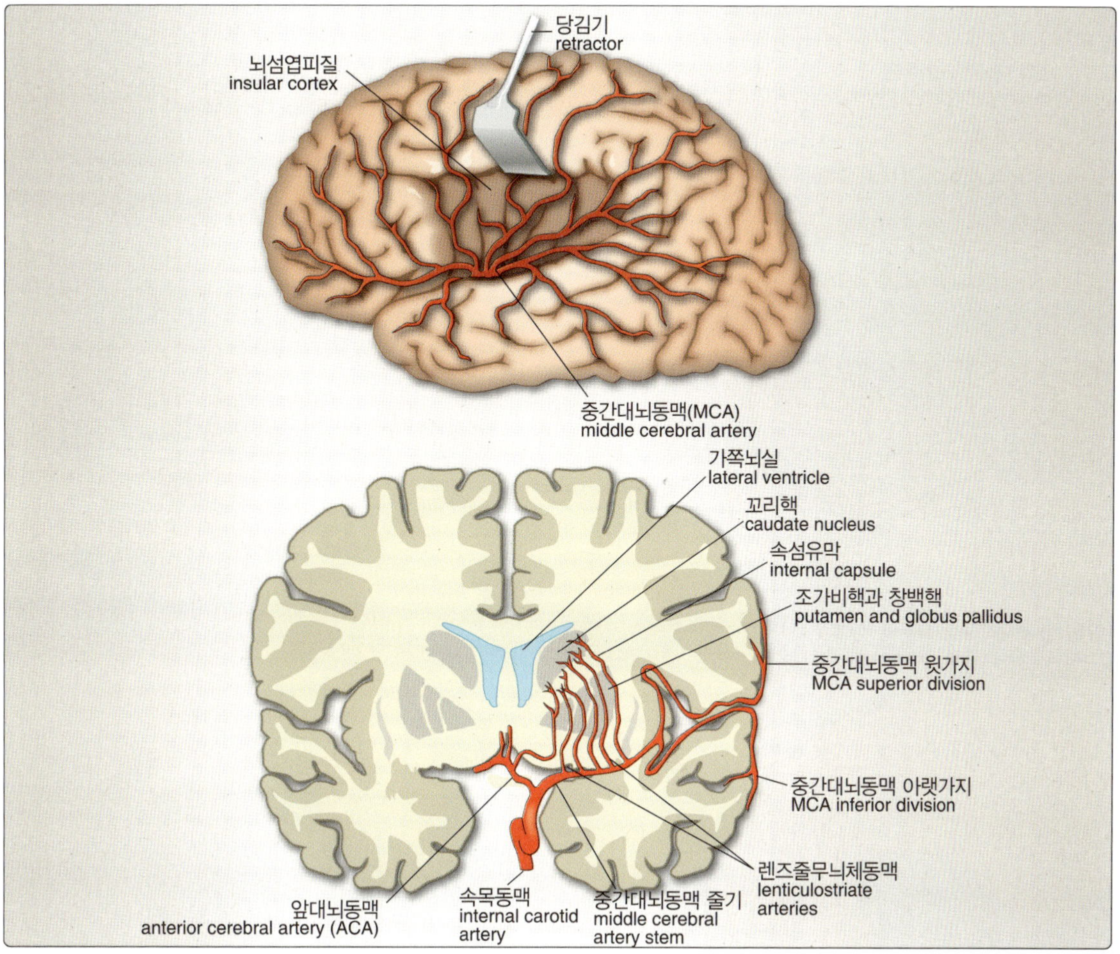

그림 13.21 중간대뇌동맥은 가쪽틈새에서 윗가지와 아랫가지로 나뉜 후 각각 전두엽과 두정엽, 측두엽에 혈액을 공급한다.

생할 수 있다.

C. 앞맥락동맥(Anterior choroidal artery)

앞맥락동맥은 속목동맥으로부터 분지한다(그림 13.19). 앞맥락동맥은 가쪽뇌실의 맥락얼기를 향해 주행한 후 측두엽 및 후두엽의 심부구조물, 즉 **해마**(hippocampus), **속섬유막뒤다리**(posterior limb of the internal capusle)의 앞부분, **창백핵**(globus pallidus), **시각로**(optic tract) 그리고 **꼬리핵 꼬리**(taile of the caudate nucleus)에 혈액을 공급한다(그림 13.23). 이 혈관은 굵고 고압 상태인 속목동맥으로부터 분지되는 길고 가느다란 동맥이다. 렌즈줄무늬체동맥과 마찬가지로 동맥벽이 얇아 고혈압에 매우 취약하므로 출혈성 뇌졸중이 쉽게 발생한다. 이 혈관은 속섬유막뒤다리 중 아랫부분을 따라 주행하는 매우 중요한 신경다발들에 혈액을 공급하므로 이 혈관이 고혈압에 취약하다는 사실은 중요하다.

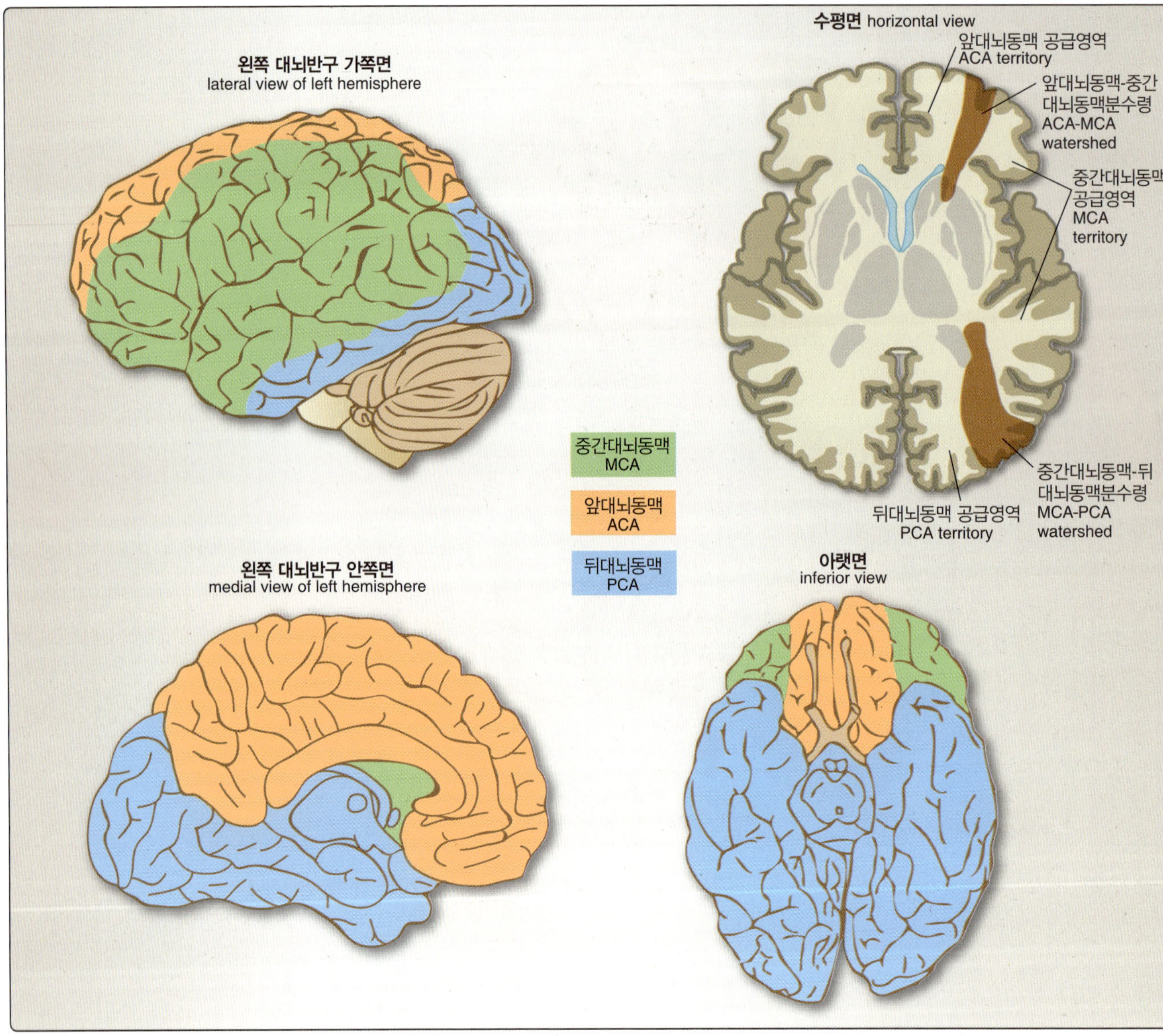

그림 13.22 대뇌반구에 대한 중간대뇌동맥과 앞대뇌동맥, 뒤대뇌동맥의 혈액공급 영역.

D. 뒤대뇌동맥(Posterior cerebral artery)

척추바닥계통의 일부인 뇌바닥동맥(basilar artery)은 입쪽 끝 부위에서 두 개의 가지를 내는데, 그 혈관이 **뒤대뇌동맥**(PCA)이다(그림 13.19). 뒤대뇌동맥은 **뒤교통동맥**(posterior communicating artery)을 통해 속목동맥계통과 연결된다. 뒤대뇌동맥은 중뇌 주위로 되돌아온 후 후두엽 안쪽면, 측두엽 아랫면과 안쪽면뿐만 아니라 뇌들보팽대에도 혈액을 공급한다(그림 13.20, 13.22). 또한 뒤대뇌동맥의 깊은가지는 시상, 중뇌 일부 그리고 속섬유막뒤다리 일부에도 혈액을 공급한다(그림 13.23).

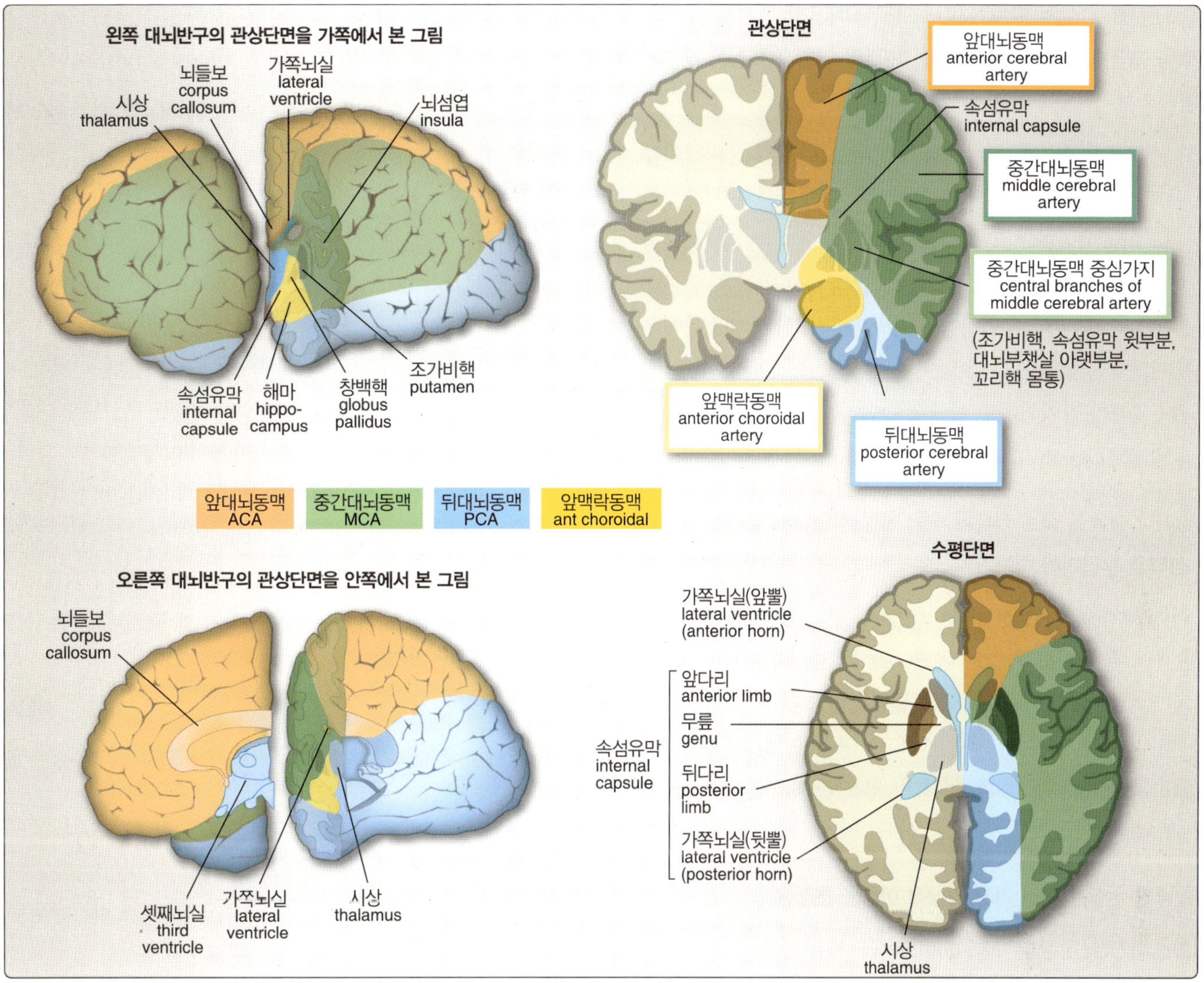

그림 13.23 관상단면과 수평단면에 나타낸 앞뇌 심부구조물에 대한 중간대뇌동맥과 앞대뇌동맥, 뒤대뇌동맥, 앞맥락동맥의 혈액공급 영역.

임상증례: 뇌졸중클리닉(In the stroke clinic)

앞대뇌동맥 뇌경색(Anterior Cerebral Artery Infarct)

52세 여자가 갑자기 발생한 왼쪽 손운동 장애와 보행 장애 때문에 병원에 왔다. 그녀는 왼손으로 자신의 머리를 빗거나 칫솔질하는 데 어려움을 나타내고 바지를 입는 데에도 어려움을 나타낸다. 그녀는 고혈압과 심방세동 병력이 있다. 검사 결과, 뇌신경 기능은 정상이다. 왼손의 정교한 손가락 운동은 느리지만, 양손과 오른다리의 힘은 정상이다. 왼다리의 힘은 약간 감소(4/5)되어 있다. 왼발의 근긴장도는 증가되어 있지만, 오른발과 양손의 근긴장도는 정상이다. 왼쪽 무릎반사와 발목반사는 오른쪽에 비해 더 활발하다. 양팔의 반사는 정상이다. 양쪽 발가락은 아래쪽으로 향하고 있다. 얼굴 감각과 근력은 정상이다. 팔다리의 일반감각은 정상이다. 말하기 및 언어는 정상이다. 그녀는 보행을 시작하기 힘들어 하지만, 보행의 나머지 특성은 정상이다. 뇌 자기공명영상에서 오른쪽 앞대뇌동맥 영역에서 뇌졸중 소견이 보인다.

앞대뇌동맥(ACA)의 얕은가지(렌즈줄무늬체동맥의 먼쪽)에 의해 혈액을 공급받던 뇌조직의 경색과 연관된 임상적 특징은 무엇인가?

앞대뇌동맥 뇌졸중은 얼굴이나 팔보다는 다리의 근력약화를 더 흔히 나타내는데, 그 이유는 다리의 운동호문쿨루스가 안쪽 대뇌피질에 위치하고 있고 앞대뇌동맥에 의해 혈액을 공급받기 때문이다. 머리와 목, 얼굴, 팔의 운동피질은 중간대뇌동맥(MCA)에 의해 혈액을 공급받는다. 또한 앞대뇌동맥은 편도핵과 시상하부, 의지핵과 신경연결을 갖고 있는 아래 및 안쪽 전두엽연합영역에도 혈액을 공급한다. 이 부위가 손상된 경우 무관심(apathy)과 탈억제(disinhibition)가 발생한다.

옷입기나 칫솔질 같은 학습된 숙련 운동 작업에서 장애를 나타내는 상태를 무엇이라 하는가?

그러한 상태를 **실행증**(apraxia)이라 한다. 실행증은 마비가 없는데도 불구하고 학습된 숙련 운동 작업을 실행할 수 없는 것을 말한다. 실행증의 예로는 **팔다리실행증**(limb apraxia; 예, 머리 빗질, 칫솔질, 거수 경례)과 **구강안면실행증**(bucco-facial apraxia; 예, 휘파람 불기, 입으로 바람을 불어 불끄기)을 들 수 있다.

연합영역 손상은 여러 가지 임상적 이상을 초래한다.

이름못대기증(명칭실어증, anomia)은 사람이나 사물의 이름을 말하지 못하는 것이다. 이름못대기증은 실어증(aphasia)과 함께 또는 단독으로 발생할 수 있다. 베르니케실어증과 브로카실어증, 완전실어증(global aphasia)은 모두 이름못대기증을 동반한다.

실독증(읽기언어상실증, alexia)은 글을 읽지 못하는 것을 말한다. 실독증은 실서증(쓰기언어불능증, agraphia)과 함께 또는 단독으로 발생할 수 있다. 실서증을 동반하지 않는 실독증은 안쪽 후두/두정영역과 뇌들보 팽대가 손상되었을 때 나타날 수 있다. 실서증을 동반하지 않는 실독증은 연합섬유들이 손상되어 발생하는 단절증후군(disconnection syndrome)이다.

실서증(쓰기언어불능증, agraphia)은 글자를 쓰지 못하는 것을 말한다. 실독증을 동반하지 않는 실서증은 모이랑(angular gyrus) 손상에 의해 발생할 수 있다. 모이랑 손상은 손가락실인증(손가락인식불능증, finger agnosia)과 좌우혼동(right/left confusion), 계산불능증(acalculia)을 일으킬 수 있다.

실어증(언어상실증, aphasia)은 언어에 장애가 있거나 효과적으로 대화하지 못하는 것을 말한다.

실어증 증례(Aphasia cases)

실어증에는 여러 종류, 즉 완전실어증(완전언어상실증, global aphasia)과 베르니케실어증(Wernicke aphasia), 브로카실어증(Broca aphasia), 전도실어증(conduction aphasia), 피질경유감각실어증(transcortical sensory aphasia), 피질경유운동실어증(transcortical motor aphasia)이 있다. 각 실어증은 이름대기(naming)와 따라 말하기(repetition), 유창성(fluency), 언어이해(comprehension)를 하는지 하지 못하는지를 기준으로 구분한다(그림 13.24).

다음의 증례 설명을 읽고 어떤 유형(브로카실어증, 베르니케실어증, 전도실어증, 완전실어증)의 실어증인지 맞추어 보자.

증례 설명

A. 어떤 환자가 실어증을 나타내고 있으며, 그의 자기공명영상에서 하전두이랑에서 종양이 관찰된다.

B. 어떤 환자가 새 단어를 만들어 유창하게 말하고 있다. 그는 시계나 안경이라는 명칭을 말할 수는 있지만, 주먹이나 다이얼, 렌즈라는 명칭을 말할 수는 없다. 그는 tip-top(최상)과 huckleberry(월귤나무)라는 단어를 따라 말할 수 있지만, no나 ifs, ands, buts는 따라 말할 수 없다. 그는 상대방의 지시에 의해서는 눈을 감거나 혀를 내밀 수 있지만, 방에 있는 전등을 손가락 등으로 가리키지는 못한다.

C. 오른손잡이인 어떤 환자가 중간대뇌동맥 윗가지와 아랫가지가 모두 손상된 광범위한 왼쪽 중간대뇌동맥 뇌졸중을 앓고 있다.

D. 어떤 환자가 따라 말하기와 이름대기를 하지 못한다. 그녀의 언어는 유창하고 언어이해는 온전하다.

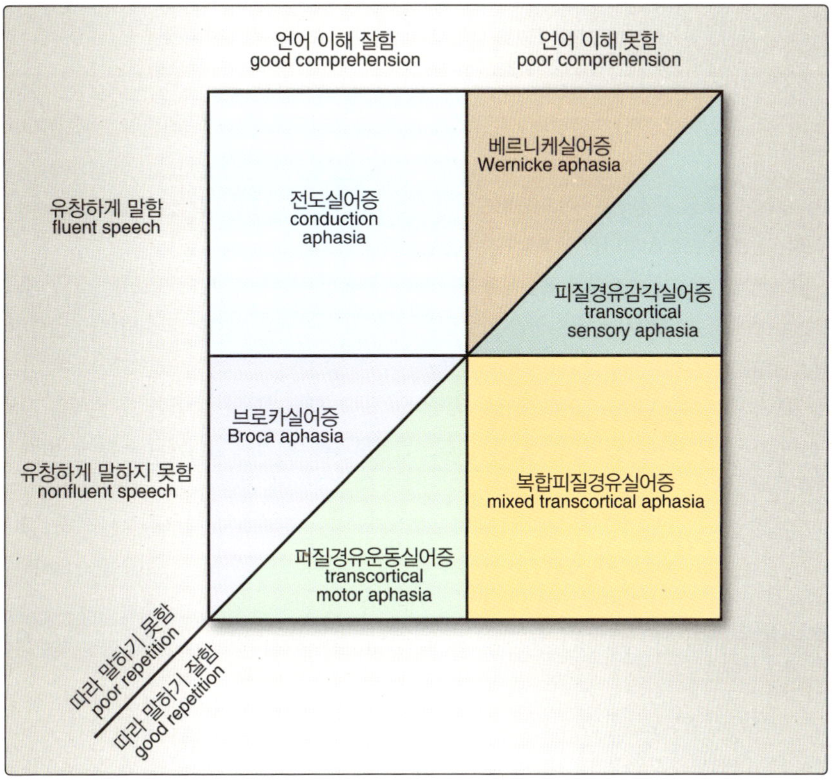

그림 13.24 실어증 스퀘어는 여섯 종류의 실어증을 감별하는 데 사용된다. 브로카실어증과 베르니케실어증 환자는 따라 말하기를 못하는 것이 특징이다.

정답

A — **브로카실어증**(Broca aphasia): 이 환자는 자기공명영상에서 하전두이랑에서 종양이 관찰되며 실어증을 나타내고 있다. 브로카영역은 하전두이랑에 위치하고 있으며, 브로카영역이 손상되면 말수가 적고, 문법과 구문 구성에 장애를 보이지만, 언어를 정상적으로 이해함에도 불구하고 따라 말하기는 어려워하는 표현실어증(브로카실어증)을 나타낸다.

B — **베르니케실어증**(Wernicke aphasia): 이 환자는 말이 유창하고 새로운 단어를 만든다(**신어조작증**, neologism). 그는 시계와 안경 같은 단어를 말할 수 있지만, 주먹이나 다이얼, 렌즈 같은 단어를 말하지 못한다(**부분 명칭실어증, 부분 이름못대기증**, partial anomia). 그는 tip-top과 huckleberry 같은 단순한 단어는 따라 말할 수 있지만, no나 ifs, ands, buts 같은 단어는 따라 말할 수 없다(**복잡하거나 긴 구를 따라 말하는데 장애를 보임**). 그는 지시에 의해서는 눈을 감을 수 있고 혀를 내밀 수 있지만, 방에 있는 전등을 손가락으로 가리키지는 못하므로 복잡한 과제를 이해하는 데 어려움이 있는 것으로 보인다. 자기공명영상에서 왼쪽 상측두엽에 병변이 관찰된다.

C — **완전실어증**(global aphasia): 오른손잡이인 이 환자는 왼쪽 중간대뇌동맥 윗가지와 아랫가지를 모두 침범한 중간대뇌동맥 뇌졸중을 앓고 있다. 언어영역이 위치한 우성대뇌반구는 대개 왼쪽 대뇌반구이다. 중간대뇌동맥은 브로카영역과 베르니케영역에 혈액을 공급한다. 광범위한 중간대뇌동맥 뇌졸중은 언어 표현에 이상을 나타내는 브로카실어증과 언어 이해에 이상을 나타내는 베르니케실어증을 함께 나타내는 완전실어증을 초래할 수 있다.

D — **전도실어증**(conduction aphasia): 이 환자는 활꼴다발(arcuate fasciculus)이 손상되었다. 활꼴다발은 위세로다발의 가지로서 브로카영역과 베르니케영역을 연결한다. 활꼴다발이 손상된 경우 언어의 유창성과 언어 이해는 정상이면서 따라 말하기와 이름대기에 이상을 나타내게 된다. 연관된 피질영역이 함께 손상되는 경우가 많다.

요약

- 두 개의 대뇌반구는 대뇌피질과 피질하신경다발, 심부핵으로 이루어져 있다. 이 장에서는 대뇌피질의 기능해부학에 초점을 맞추어 설명하였다.
- 조직학적으로 대뇌피질에는 2종의 주요 신경세포, 즉 **피라미드신경세포**(pyramidal cell)와 **과립신경세포**(granule cell)가 층을 이루어 배열되어 있다. 대부분의 대뇌피질은 6층으로 이루어진 **신피질**(neocortex)이다.
- 피질하신경다발은 다른 피질영역들 및 다른 뇌 영역들을 상호 연결한다. **연합섬유**(association fiber)는 같은 대뇌반구에 위치한 피질영역을 연결한다. **맞교차섬유**(commissural fiber)는 중간선을 가로질러 양쪽 대뇌반구에 위치한 피질영역을 연결한다. **투사섬유**(projection fiber)는 피질과 피질하구조물(예, 뇌줄기와 척수 구조물)을 연결한다.
- 대뇌피질은 양쪽 대뇌반구에 위치한 일차영역과 연합영역으로 이루어져 있다. 대뇌반구의 일차영역은 양쪽이 거의 대칭이다. 그러나 양쪽 대뇌반구 간에 큰 차이를 나타내는 영역들도 존재하는데, 그 예로는 언어영역과 몇 가지 연합영역을 들 수 있다. 거의 모든 오른손잡이와 대부분의 왼손잡이는 왼쪽 대뇌반구가 우성이며, 우성 여부는 언어영역의 위치에 의해 결정된다.
- **일차운동영역**(primary motor area)은 반대쪽 아래운동신경세포로 투사하는 피질척수로를 내는 신경세포를 포함한다. **일차감각영역**(primary sensory area)은 반대쪽 팔다리와 몸통으로부터 뒤섬유단-안쪽섬유띠로와 앞가쪽신경로를 따라 들어온 감각 입력을 받는다. 시각과 청각, 후각, 미각을 담당하는 일차감각영역은 이 특수감각들을 처리하는 첫 번째 대뇌피질 구조물이다.
- **연합영역**(association area)은 주요 피질을 구성한다. 연합영역은 뇌로 들어오는 감각 정보나 뇌에서 출발하는 운동 명령의 고도의 처리와 해석, 통합, 조정에 관여한다.
  - **전두엽연합영역**(frontal association area)은 인격 표현과 사회적 무리 생활, 특정 상황에 대한 행동 적응에 중요한 역할을 한다. 전두엽연합영역이 손상된 경우 인격 변화가 초래되는데, 이 환자들은 사회적 상황과 자신의 행동을 적절히 조화시키는 데 어려움을 나타낸다.
  - **두정엽연합영역**(parietal association area)은 자기와 주변 상황을 인식하는 데 중요하다. 비우성두정엽연합영역이 손상된 경우 반대쪽 신체를 **무시**(neglect)하게 된다.
  - **측두엽연합영역**(temporal association area)은 사물과 사람, 언어를 인식하는데 중요하다. 측두엽연합영역이 손상된 경우 **실인증**(agnosia)이 초래되거나, 사물과 사람, 언어를 인식하는 데 어려움을 나타낸다.
- 언어는 여러 피질영역이 관여하는 복잡한 과정에 의해 이해되고 생성된다. 전두엽에 위치한 **브로카영역**(Broca area)은 언어 생성에 중요한 언어 중심부위이다. 이 영역이 손상된 경우 언어 생성에 어려움을 나타내는 **브로카실어증**[Broca aphasia; **표현실어증**(expressive aphasia); **운동실어증**(motor aphasia)]이 발생한다.
- 두정엽과 측두엽 경계에 위치한 **베르니케영역**(Wernicke area)은 언어 이해에 관여하는 주요 중심부위이다. 이 부위가 손상된 경우 언어 이해에 어려움을 나타내는 **베르니케실어증**[Wernicke aphasia; **수용실어증**(receptive aphasia); **감각실어증**(sensory aphasia)]이 초래된다.
- 브로카영역과 베르니케영역은 **활꼴다발**(arcuate fasciculus)에 의해 연결된다. 이 피질하신경다발이 손상된 경우 특징적으로 따라 말하기에 어려움을 나타내는 **전도실어증**(conduction aphasia)이 초래된다.
- 언어에 대한 현대적 개념은 고전적 개념에 비해 더 넓은 전두엽과 두정엽, 측두엽이 언어의 수용과 표현에 관여한다는 것이다. 브로카와 베르니케의 고전적 개념은 임상진단과 연관되어 있다.
- **거울신경세포시스템**(mirror neuron system)은 우리가 다른 사람의 운동 활동과 감정을 관찰할 때 활성화되는 일차영역 및 연합영역에 광범위하게 존재하는 신경세포망이다. 이 시스템은 복합하고 고차원적인 처리 작업을 수행하지 않고도 다른 사람의 행동을 이해하고 연관성을 알 수 있게 해준다.
- 앞뇌에 필요한 혈액은 **속목동맥계통**(internal carotid system)과 **척추뇌바닥동맥계통**(vertebral basilar system)을 통해 공급된다. 이 두 혈액공급체계가 뇌 바닥면에서 만나 **대뇌동맥고리**(circle of Willis)를 형성한다. **앞대뇌동맥**(ACA)은 전두엽과 두정엽의 안쪽면에 혈액을 공급하고, **중간대뇌동맥**(MCA)은 대부분의 뇌 가쪽면에 혈액을 공급하며, **뒤대뇌동맥**(PCA)은 후두엽과 하측두엽에 혈액을 공급한다. **앞맥락동맥**(anterior choroidal artery)은 속목동맥으로부터 직접 분지되며, 중간대뇌동맥 및 앞대뇌동맥의 깊은가지인 **렌즈줄무늬체동맥**(lenticulostriate artery)과 함께 속섬유막 및 바닥핵 같은 심부구조물에 혈액을 공급한다.

연습문제

가장 알맞은 답을 하나만 고르시오.

13.1 65세 남자가 왼쪽 대뇌반구의 대부분의 일차운동피질을 침범한 뇌졸중을 앓고 있다. 이 손상과 관련된 결과를 가장 잘 설명한 것은?

A. 전체 피질척수로가 손상된다.
B. 뇌졸중은 일차운동피질이 위치한 중심뒤이랑을 침범한다.
C. 척수 뒤뿔은 신경분포를 소실한다.
D. 일차감각피질로부터 일차운동피질로 들어오는 입력은 표적을 상실하였다.
E. 운동장애는 왼쪽 몸통에서 나타난다.

정답은 D이다. 일차감각피질은 일차운동피질로 연합섬유를 보낸다. 피질척수로에 포함된 대부분의 신경섬유는 일차운동피질에서 기원한 것이지만, 보조운동영역과 운동앞영역에서 기원한 신경섬유도 포함하고 있다. 일차운동피질은 전두엽의 중심앞이랑에 위치한다. 피질척수로는 척수 앞뿔로 투사한다. 왼쪽 일차운동피질 손상은 오른쪽 신체에 증상을 나타내는데, 그 이유는 피질척수로가 꼬리쪽 숨뇌에서 중간선을 넘어 반대쪽으로 교차하기 때문이다.

13.2 어떤 환자가 오른쪽 중간대뇌동맥 영역에 허혈성 뇌졸중이 발생하여 응급실에 왔다. 이 손상과 연관된 증후군을 가장 잘 설명한 것은?

A. 브로카실어증
B. 왼다리 마비
C. 왼쪽 무시
D. 인격 변화
E. 알던 사람의 얼굴을 인식하지 못함

정답은 C이다. 중간대뇌동맥은 두정엽연합피질에 혈액을 공급하는데, 이 영역은 자기와 주변 상황을 인식하는데 중요하다. 오른쪽(비우성 대뇌반구) 두정엽연합피질이 손상된 경우 왼쪽 무시가 초래된다. 브로카실어증은 우성대뇌반구(대부분 왼쪽 대뇌반구) 손상에 의해 초래된다. 앞대뇌동맥은 뇌 안쪽면과 2cm 두께의 가쪽면에 혈액을 공급한다. 대뇌반구 안쪽면에는 다리의 운동영역이 분포한다. 그러나 대부분의 피질척수로는 반대쪽으로 교차하므로 오른다리 마비를 초래한다. 인격은 대부분 전두엽영역에 의해 정해지며, 이 영역은 앞대뇌동맥과 중간대뇌동맥에 의해 혈액이 공급된다. 뒤대뇌동맥 뇌졸중은 후두엽과 측두엽에 영향을 미쳐 시각과 시각처리과정을 손상시킨다.

13.3 어떤 환자가 갑자기 상대방의 말을 이해하지 못하고, 뜻이 통하지 않는 단어와 문장을 사용한다. 이 환자를 진찰한 의사는 어떤 동맥가지에 경색이 발생했다고 의심하겠는가?

A. 앞교통동맥
B. 뇌바닥동맥
C. 뒤대뇌동맥
D. 중간대뇌동맥
E. 앞맥락동맥

정답은 D이다. 중간대뇌동맥은 뇌 가쪽면에 혈액을 공급하는데, 이 부위에는 베르니케영역이 위치한다. 이 영역에 혈액을 공급하던 중간대뇌동맥 가지의 갑작스런 경색은 문항줄기에 설명한 것과 같은 증상들을 초래한다. 앞교통동맥은 두 개의 앞대뇌동맥을 연결하며, 뇌바닥동맥은 다리뇌 앞면에 위치하고, 뒤대뇌동맥은 일차시각피질과 시각연합피질에 혈액을 공급하며, 앞맥락동맥은 속섬유막에 혈액을 공급한다.

13.4 자기공명영상을 본 영상의학전문의가 속유막 무릎에 미세한 출혈이 있다고 한다. 이 부위의 손상에 의해 침범되는 신경섬유는?

A. 피질핵섬유
B. 시상피질섬유
C. 피질척수섬유
D. 피질다리뇌섬유
E. 그물척수섬유

정답은 A이다. 피질핵섬유는 속섬유막 무릎에 밀집되어 있다. 시상피질섬유는 속섬유막 앞뒤다리에 분포하며, 피질척수섬유와 피질다리뇌섬유는 속섬유막뒤다리에 분포하고, 그물척수섬유는 속섬유막 하부에서 출발한다.

13.5 어떤 환자가 주로 전두엽 손상에 의한 치매로 진단받았다. 자기공명영상에서 양쪽 전두엽에 퇴행성 변화가 관찰되었다. 이 환자가 나타내는 이상소견을 잘 설명한 것은?

A. 청각소실
B. 언어 이해 변화
C. 장래 계획을 수립하지 못함
D. 시각기억 소실
E. 단기기억 소실

정답은 C이다. 전두엽은 우리의 인격을 규정하고 사회적 무리 속에서 생활할 수 있도록 해준다. 전두엽은 계획과 문제해결뿐만 아니라 특정 상황이나 과제에 주의를 집중하고 유지하게 하는 것으로 보인다(실행기능). 일차청각영역은 상측두엽에 위치하며, 언어이해영역은 여러 뇌 부위에 퍼져 분포하지만 주로 측두엽과 두정엽에 집중되어 있다. 시각기억은 후두엽과 측두엽 연합영역에 의해 매개된다. 단기기억은 주로 해마(변연계의 일부)에 의존한다.

시상
Thalamus

14 장

I. 개요

뇌의 기능과 감각 지각(sensory perception) 또는 운동 출력(motor output) 경로에 대해 말할 때 시상을 언급하지 않는 것은 불가능할 정도이다(그림 14.1). 실제로 시상은 이 책의 거의 모든 단원에 언급되어 있다. 시상은 모든 감각정보(후각은 예외)가 피질로 들어갈 때 반드시 거치는 표적구조이며, 피질하구조

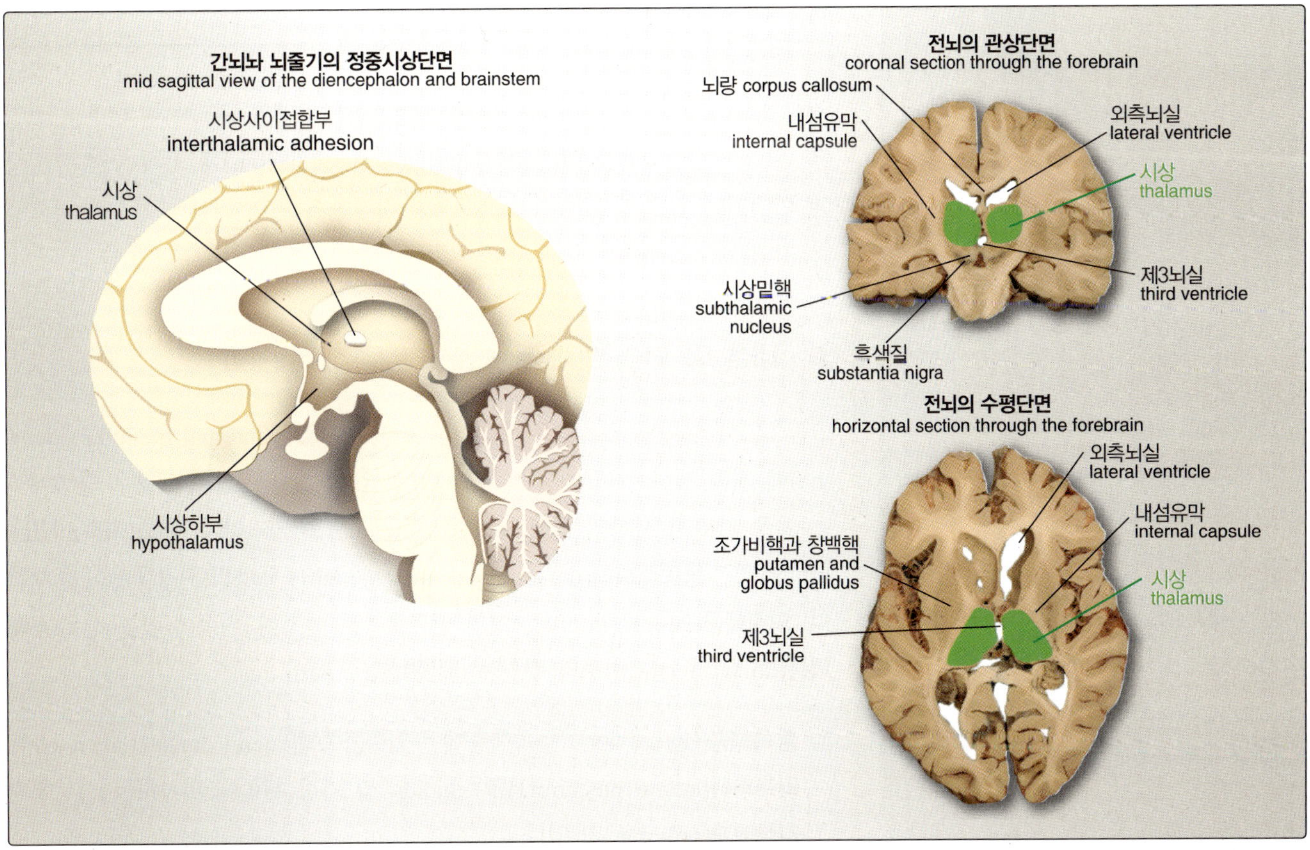

그림 14.1 시상, 관상 및 수평단면(sagittal, coronal, and horizontal sections)에 나타난 시상(thalamus).

에서 운동 출력을 담당하는 상위운동신경원(upper motor neuron)에 영향을 미치기 위해서도 시상을 통해 피질에 연결되어야 한다. 이에 더해서 시상은 여러 피질영역들을 서로 연결시켜 한 피질영역에서 다른 영역으로 전달되는 정보를 통합하고 조정하며 관문을 여닫는 역할을 한다. 시상은 궁극적으로는 피질에 도달하는 정보의 흐름을 조절하기 때문에, "문지기(gatekeeper)"와 "통합자(integrator)"의 역할을 한다고 할 수 있다. 피질과 시상핵 사이의 양방향소통(bidirectional communication)은 정보처리 단계의 한 계층을 이룬다.

이 장에서는 시상의 기능해부에 대해 살펴보고 여러 신경핵과 이들의 연결에 대해 기술하고자 한다. 또한 시상 신경세포의 기능에 대해서도 다룰 예정이며, 이를 통해 피질로 들어가는 정보의 흐름이 조절되는 일부 기전을 밝히고자 한다. 또한 주의집중(focusing attention), 각성(arousal), 의식(consciousness)에 결정적인 역할을 하는 시상의 기능에 대해서도 설명할 예정이다.

이 장 전체를 통해 시상 손상의 임상적 영향에 대해서도 살펴보고자 한다. 시상의 손상은 피질의 손상으로 일어나는 것과 유사한 증상과 장애를 일으킬 수 있다. 시상의 작은 손상만으로도 광범위한 기능에 후유증을 나타낼 수 있다. 수많은 임상 연구를 통해, 특정한 시상 손상의 증상들이 밝혀져 있다.

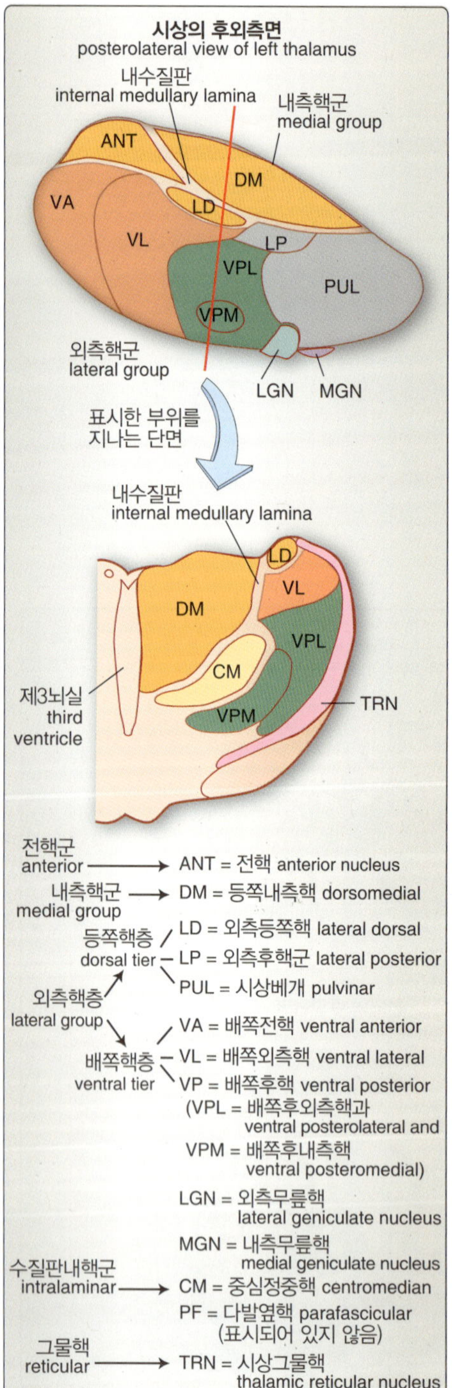

그림 14.2 시상핵(thalamic nuclei)의 개요.

II. 구조(Anatomy)

시상(thalamus)은 제3뇌실의 양쪽에 위치하는 한 쌍의 구조이다. 대부분의 경우, 왼쪽 시상은 **시상사이접합부**(interthalamic adhesion)에 의해 오른쪽 시상과 연결되어 있다(그림 14.1). 그렇지만 사람에서 이 연결부의 기능적 중요성은 거의 없다고 할 수 있다.

A. 내측 및 외측핵(Medial and lateral nuclei)

그림 14.2에 나타난대로 얇은 백색질 구조인 **내수질판**(internal medullary lamina)에 의해 시상은 내측 및 외측핵군으로 나누어진다. 이 수질판은 앞쪽에서는 둘로 갈라져 시상의 **전핵**(anterior nucleus)을 둘러싼다. **내측핵군**(medial group)에는 **등쪽내측핵**(dorsomedial nucleus, DM) 하나의 신경핵만이 존재한다. **외측핵군**(lateral group)은 여러 핵들로 나누어지며, 위쪽에 있는 작은 **등쪽핵층**(dorsal tier)과 이보다 훨씬 큰 **배쪽핵층**(ventral tier)으로 나누어진다.

1. **등쪽핵층**(dorsal tier): 등쪽핵층에는 **외측등쪽핵**[lateral dorsal(LD) nuclei], **외측후핵**[lateral posterior(LP) nuclei] 및 가장 뒤쪽에 위치하는 시상핵인 **시상베개**(pulvinar)가 있다.

2. **배쪽핵층**(ventral tier): 배쪽핵층은 외측핵군의 대부분을 차지한다. 이들은 **배쪽전핵**[ventral anterior(VP) nuclei], **배쪽외측핵**[ventral lateral(VL) nuclei], **배쪽후핵**[ventral posterior(VP) nuclei] 군(group)으로 나누어진다. 배쪽후핵군은 다시 **배쪽후외측핵**[ventral posterolateral(VPL) nucleus]과 **배쪽후내측핵**[ventral posteromedial(VPM) nucleus]으로 나누어진다.

3. **무릎핵**(geniculate nuclei): **외측무릎핵**(lateral geniculate nucleus, LGN)은 시각경로에서 중요한 역할을 하고, **내측무릎핵**(medial geniculate nucleus, MGN)은 청각경로에서 중요한 역할을 한다. 이들은 모두 시상의 뒤쪽 끝, 시상베개핵(pulvinar nucleus)의 아래에 위치해 있다.

B. 수질판내핵(Intralaminar nuclei)

수질판내핵(intralaminar nuclei)은 내수질판(internal medullary lamina) 내부에 있는 뉴런의 집단이다. 여기에는 **중심정중핵**[central median(CM) nucleus]과 **다발주위핵**[parafascicular(PF) nucleus]이 있으며, 이들은 각성(arousal)과 목표지향행동(goal-oriented behavior)에 관여한다.

C. 주위핵(Surrounding nuclei)

시상은 얇은 뉴런들에 의해 둘러싸여 있으며, 이를 **시상그물핵**(thalamic reticular nucleus, TRN)이라고 한다. 이 명칭은 이 핵의 형태가 그물 모양을 이루기 때문에 붙여진 이름이다. 이 핵은 시상과 피질 사이의 연결을 조절한다.

III. 시상핵의 기능(Functions of the Thalamic Nuclei)

시상핵은 피질로 들어가는 정보를 조절하는 기능이 있다. 이들은 중계핵, 연합핵, “기타(other)” 핵의 범주로 분류할 수 있다. **중계핵**(relay nuclei, 운동, 감각, 변연)은 각각의 계통에서 입력을 받아 이 정보를 처리하여 피질로 중계한다. **연합핵**(association nuclei)은 피질의 여러 영역을 서로 연결해준다. 기타핵의 범주에는, **수질판내핵**(intralaminar nuclei)과 **그물핵**(reticular nucleus, TRN)이 속하며, 수질판내핵은 기저핵과 변연계의 기능을 서로 연결시키는 역할을 하고, 그물핵은 시상의 활성과 피질활성을 동조화시켜 자극이나 사건을 의식적으로 인지할 수 있게 해주는 역할을 한다. 모든 시상핵은 피질과 양방향으로 소통하고 있다.

시상 신경세포의 대부분(75% 이상)은 **투사뉴런**(projection neuron)이며, 나머지는 억제성 **중간뉴런**(inhibitory interneuron)이다.

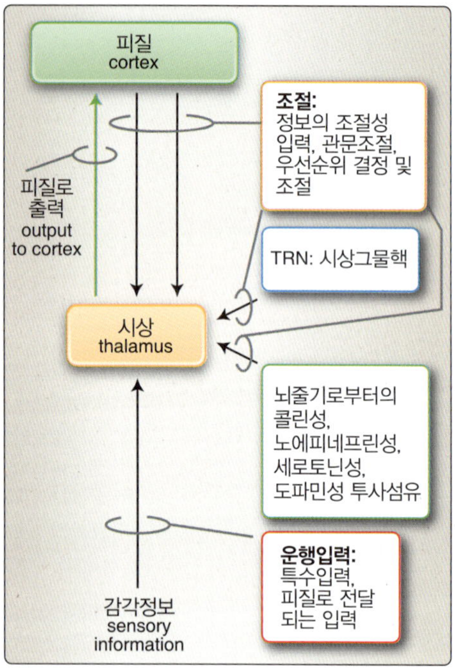

그림 14.3 시상(thalamus)으로 들어가는 입력(input)의 개요.

A. 시상핵으로의 입력(Input to thalamic nuclei)

시상으로의 입력은 그림 14.3에 나타낸 것과 같이 **특수입력**(specific inputs, **운행입력**, drivers)과 **조절입력**(regulatory input, modulators)의 두 범주로 나눌 수 있다. 특수입력은 피질로 들어가는 정보가 포함된 입력이다. 이들은 기본적으로 글루타메이트(glutamate)를 신경전달물질로 사용하는 흥분성 입력이다. 조절입력은 정보를 조절하고 이 정보가 피질로 전달될지 아닌지를 선택하는 입력이다. 이들 조절입력은 피질에서 기원되거나, 시상그물핵(TRN)에서 기원되며, 뇌줄기에서 기원되는 콜린성, 노아드레날린성, 세로토닌성 상행계통도 있다. 시상핵의 주요 입력과 출력에 대한 개요는 표 14.1에 요약하였다.

조절입력은 특수입력보다 훨씬 더 많다. 이는 시상이 단지 정보를 전달하는 하나의 단계일 뿐만이 아니라, 정보의 관문 역할을 하거나, 우선순위를 결정하고, 조절하는 중요한 역할을 한다는 점을 시사하고 있다.

B. 발화유형(Firing pattern)

시상 뉴런은 두 가지 발화유형을 나타낸다. **지속발화**(tonic firing)는 피질로 들어가는 정보의 순차적 전송(linear transfer)에 적합하고, **폭발발화**(burst firing)는 새로운 또는 변화하는 자극의 감지에 적합하다(그림 14.4). 뉴런이 지속 모드로 발화할지 폭발 모드로 발화할지는 막전위[membrane potential, 즉 지속된 수준의 탈분극(sustained levels of depolarization) 또는 과분극(hyperpo-

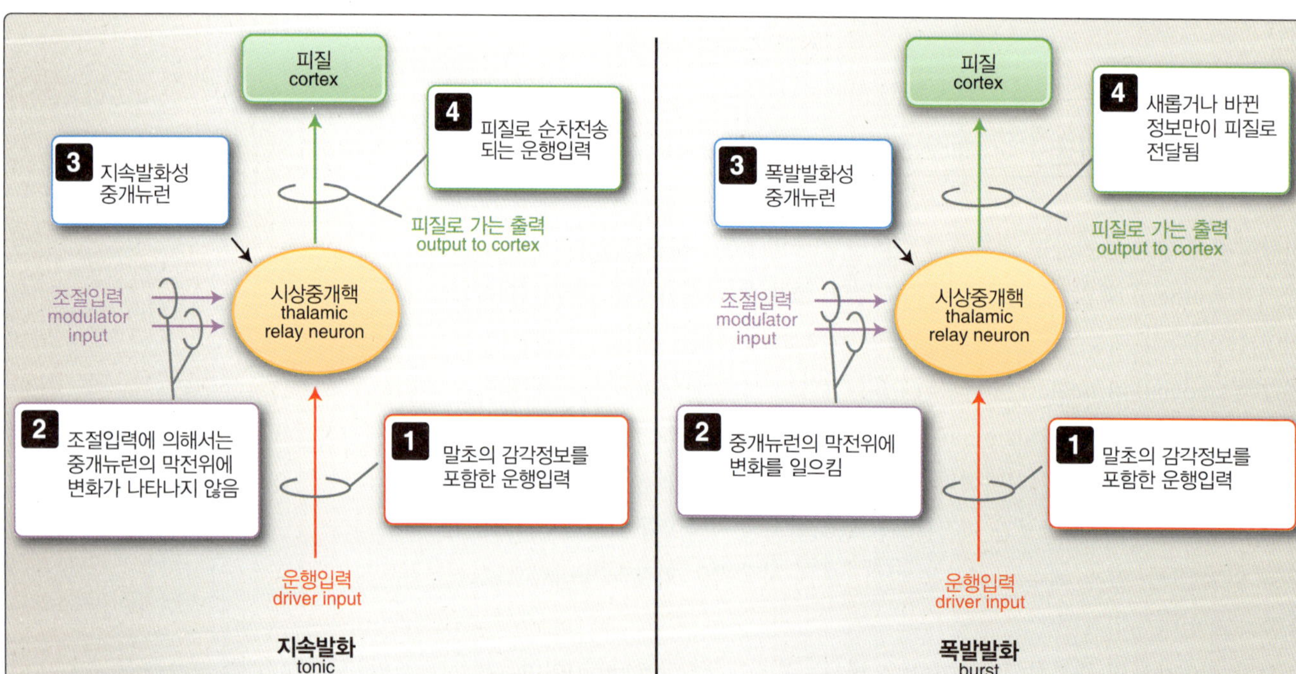

그림 14.4 시상중계뉴런(thalamic relay neuron) 발화패턴(firing patterns)의 개요.

표 14.1 시상핵(Thalamic Nuclei)의 주요 입력과 출력

신경핵			입력	출력
중계핵 (relay)	감각 (sensory)	VPL	몸(body): 후기둥-내측섬유띠(dorsal columnmedial lemniscus), 전외측계(anterolateral system)	체감각피질(somatosensory cortex)
		VPM	얼굴(Face): 삼차섬유띠(trigeminal lemniscus), 전삼차시상로(anterior trigeminothalamic tract)	체감각피질(somatosensory cortex)
		MGN	청각(auditory): 하구(inferior colliculus)	청각피질(auditory cortex)
		LGN	시각(visual): 시각로(optic tract)	시각피질[visual cortex, 시각방사(optic radiation)를 통해서]
	운동 (motor)	VA VL	기저핵(basal ganglia), 소뇌(cerebellum)	일차운동피질(primary motor cortex), 전운동피질(premotor cortex)
	변연 (limbic)	ANT	동측 유두체(mammillary bodies) [(유두시상로(mammillothalamic tract)를 통해]	대상이랑(cingulate cortex), 전전두엽피질(prefrontal cortex), 두정피질(parietal cortex)
		LD	내후각뇌피질(entorhinal cortex)	대상이랑(cingulate cortex), 두정피질(parietal cortex)
연합핵 (association)	시상베개-LP (pulvinar-LP)		망막(retina); 시각연합피질(visual association cortices); 청각연합피질(auditory association cortices, 상측두이랑 superior temporal gyrus); 두정, 측두, 전두, 후두연합영역(parietal, temporal, frontal, and occipital association areas)	시각연합피질(visual association cortices); 청각연합피질(auditory association cortices), 상측두이랑(superior temporal gyrus); 두정, 측두, 전두, 후두연합영역(parietal, temporal, frontal, and occipital association areas)
	DM		전전두엽피질(prefrontal cortex), 내후각뇌피질(entorhinal cortex), 기저핵(basal ganglia), 소뇌(cerebellum)	전전두엽피질(prefrontal cortex), 내후각뇌피질(entorhinal cortex), 기저핵(basal ganglia), 소뇌(cerebellum)
수질판내핵 (intralaminar)	CM/PF		뇌줄기의 콜린성 및 도파민성 입력(cholinergic and dopaminergic input)	선조(striatum), 피질[cortex, 산재성 및 비특수(diffuse and nonspecific)]
그물핵 (reticular nucleus)	TRN		피질시상(corticothalamic) 섬유와 시상피질(thalamocortical) 섬유의 곁가지(collaterals)	시상 전체(entire thalamus)

VPL = 배쪽후외측핵(ventral posterolateral nucleus); VPM = 배쪽후내측핵(ventral posteromedial nucleus); MGN = 내측무릎핵(medial geniculate nucleus); LGN = 외측무릎핵(lateral geniculate nucleus); VA = 배쪽전핵(ventral anterior nucleus); VL = 배쪽외측핵(ventral lateral nucleus); ANT = 전핵(anterior nucleus); DM = 등쪽내측핵(dorsomedial nucleus); LP = 외측후핵(lateral posterior nucleus); CM = 중심정중(centromedian nucleus); PF = 다발옆핵(parafascicular nucleus); TRN = 시상그물핵(thalamic reticular nucleus); LD = 외측등쪽핵(lateral dorsal nucleus).

larization)]에 의해 결정된다. 이러한 막전위는 대사성 신경전달물질수용체(metabotrophic neurotransmitter receptors)에 작용하는 조절입력의 활성에 의해 결정된다. 대사성수용체가 활성화되면 지속적인 장기간의 막전위가 생성되는 반면, 이온성수용체(ionotrophic receptors)가 활성화되면 짧고 일시적인 탈분극이 생성된다(1장 "신경계통 입문 및 기초신경생리학" 참조). 따라서 조절입력이 피질로 전달되는 정보를 결정하는 한 가지 방법은 상세한 정보의 지속적인 흐름(지속발화)이 이루어지게 하거나, 새롭거나 변화하는 자극에만 집중(폭발발화)하게 하는 것이다.

폭발발화는 수면 중에 관찰된다. 이러한 활성 패턴은 지속발화를 통한 정보의 순차적 전송을 막아 피질로 중계되는 정보의 양을 감소시킨다. 이러한 활성은 수면 중에만 국한되는 것이 아니라, 깨어 있는 중에도 새롭고 변화하는 자극을 감지하기 위해, 지속적인 정보의 흐름을 감소시키는 역할을 한다.

C. 중계핵(Relay nuclei)

중계핵은 이들과 연결된 특정한 피질영역으로 전달되는 **특수(운행)입력**[specific (driver) input]을 받아들이며, 뇌의 다른 부위에서 기원되는 **비특수(조절)입력**[nonspecific (modulator) input]도 받아들인다. 이와 함께 시상은 이러한 입력들 중 어떤 정보가 대뇌피질로 중계될 것인지를 결정한다.

중계핵은 (1) **감각중계핵**(sensory relay nuclei) (2) **운동중계핵**(motor relay nuclei), (3) **변연핵**(limbic nuclei)의 세 기능적 핵군으로 나누어진다. 감각중계핵은 말초신경수용기에서 기원되어 각각의 감각경로를 통해 피질의 감각영역으로 들어가는 입력을 받는다. 운동중계핵은 운동 구조들과 상호연결되어 있고 이를 피질의 운동영역으로 보낸다. 변연중계핵은 변연계의 서로 다른 구조들을 상호연결한다.

1. **감각중계핵**(sensory relay nuclei): 이 신경핵들은 주요 감각경로에서 들어오는 입력정보를 받아들인다.

   a. **배쪽후핵**(ventral posterior nucleus): **몸**(body)에서 들어오는 감각정보는 후기둥-내측섬유띠(posterior column-medial lemniscus)와 전외측계(anterolateral system)를 통해 시상의 **배쪽후외측핵**(VPL)으로 전달된다. 여기에서 이들 정보는 체감각영역과 감각연합연역으로 중계된다. 얼굴에서 들어오는 감각정보는 삼차섬유띠(trigeminal lemniscus)와 전삼차시상로(anterior trigeminothalamic tract)를 통해 **배쪽후내측핵**(VPM)으로 전달되고 이는 체감각영역과 감각연합연역으로 중계된다(그림 14.5) (더 자세한 정보는 7장 "상행감각신경로", 10장 "머리와 목의 감각 및 운동신경" 참조). 시상의 감각중계핵에서 나오는 정보는 내섬유막(internal capsule)의 후각(poaterior limb)을 통해 피질에 도달한다.

   b. **내측무릎핵**(medial geniculate nucleus): 청각경로(auditory pathway)에 있는 시상의 특수핵은 **내측무릎핵**(MGN)이다. 청각정보는 상행하여 하구(inferior colliculs)에서 시냅스한 후 하구완(inferior brachium)을 거쳐 내측무릎핵으로 연결된다. 다음 내측무릎핵은 청각정보를 일차청각피질과 청각연합피질로 중계한다(그림 14.6) (더 자세한 정보는 11장 "청각과 평형감각" 참조).

   c. **외측무릎핵**(lateral geniculate nucleus): 시각경로(visual pathway)에는 이와 연관된 시상의 핵인 **외측무릎핵**(LGN)이 있다. 시각로(optic

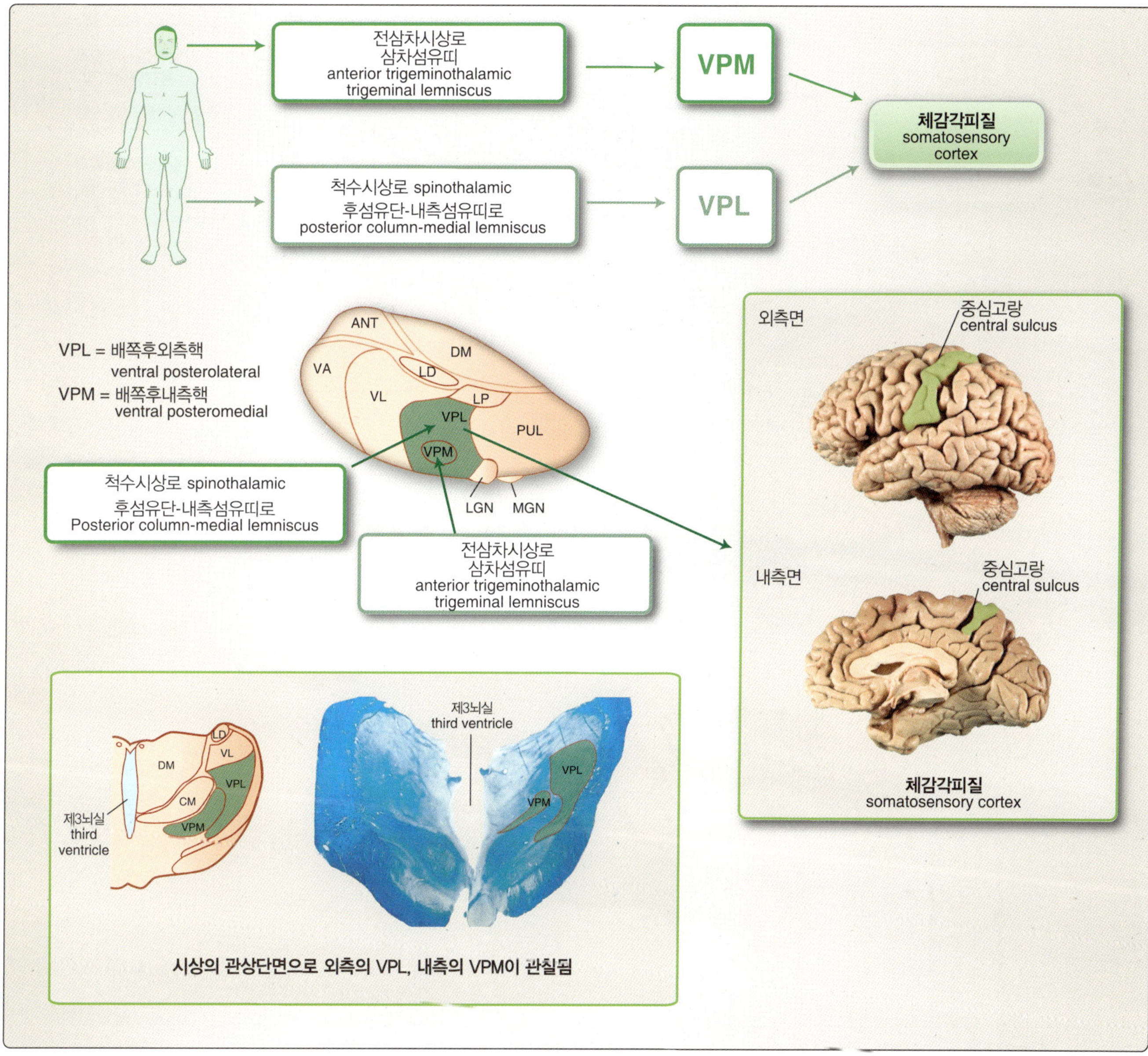

그림 14.5 시상의 배쪽후내측핵(ventral posteromedial nucleus, VPM)과 배쪽외측핵(ventral posterolateral nucleus, VPL)의 연결.

tract)를 통해 운반되는 시각정보는 외측무릎핵에서 시냅스한 후 시각방사(optic radiation)를 통해 일차시각피질과 시각연합피질로 중계된다(그림 14.6) (더 자세한 정보는 15장 "시각계" 참조).

d. **조절계**(modulatory system): 모든 시상중계핵은 **조절계**로부터 광범위한 입력을 받으며, 이들은 피질로 들어가는 정보를 걸러낸다. 조절입력은 감각중계핵으로부터 이어지는 일차감각피질과 감각연합피질에서 기원된다. 이러한 상호연결은 자극의 인지(awareness)에 결정적인 역할을 하며, 다음에 좀 더 자세하게 기술하겠지만 의식(consciousness)에도 중요한 역할을 한다.

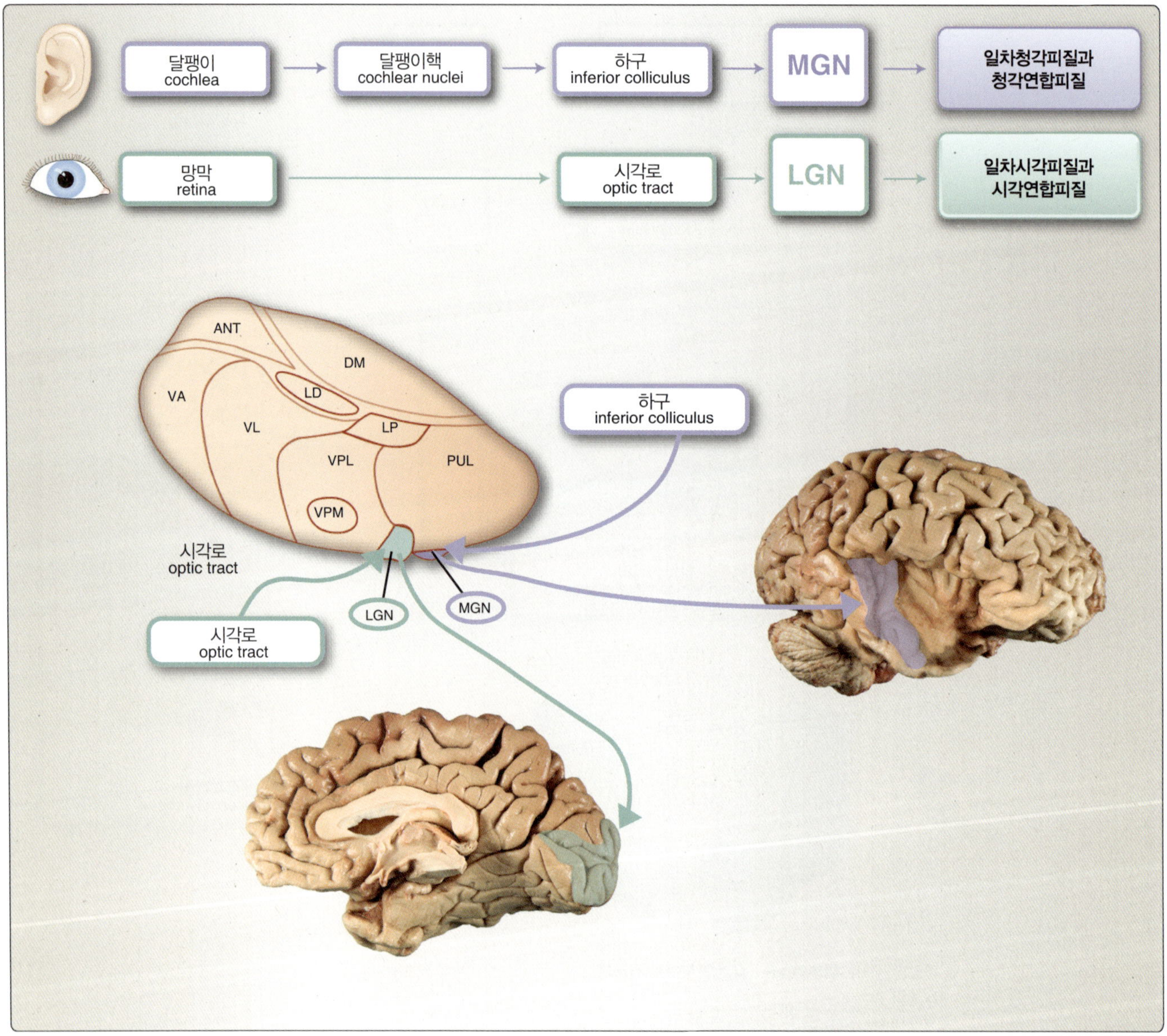

그림 14.6 시상의 내측무릎핵(medial geniculate nuclei, MGN)과 외측무릎핵(lateral geniculate nuclei, LGN)의 연결.

2. **운동중계핵**(motor relay nuclei): 이들 핵에는 **배쪽전핵**(VA)과 **배쪽외측핵**(ventral lateral, VL)이 있다. 이들은 **기저핵**(basal ganglia)과 **소뇌**(cerebellum)에서 입력을 받아 이를 **일차운동피질**(primary motor cortex)과 **운동연합피질**[motor association cortex, **보완운동복합체**(supplementary motor complex)]로 전달한다. 정상적으로 배쪽전핵과 배쪽외측핵은 **지속성 억제**(tonic inhibition) 하에 있다.

   시상은 정보를 대뇌피질로 보내줄 뿐만이 아니라 여러 부위로부터 들어오는 정보를 통합하여 현재 진행 중인 운동 패턴과 행동을 조절하고 조정하는 역할도 한다. 배쪽전핵(VA)과 배쪽외측핵(VL)에서 나온 정보는 내섬유막(internal capsule)의 후각(posterior limb)을 통해 피질에 도달한다.

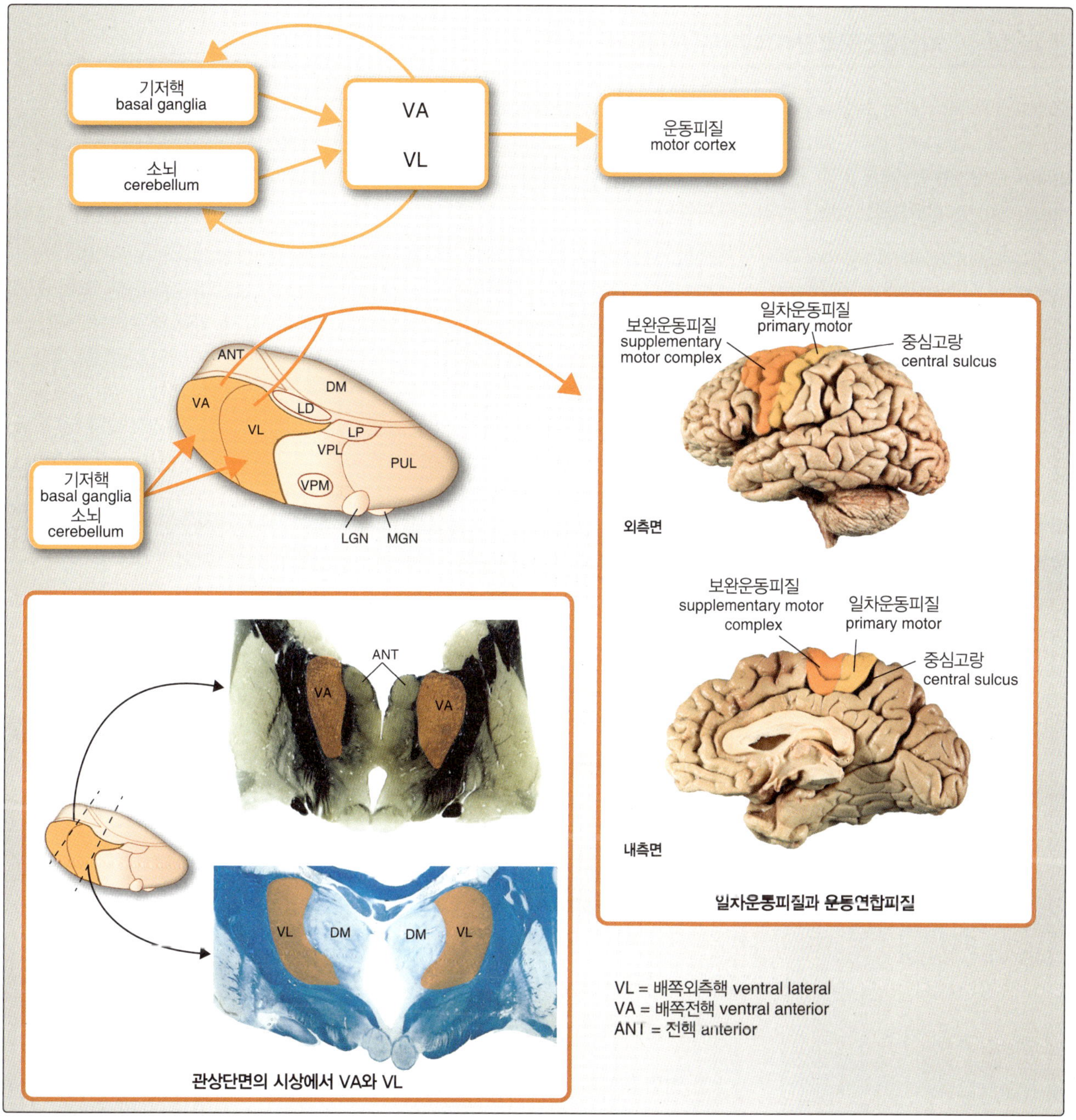

그림 14.7 시상의 배쪽전핵(ventral anterior)과 배쪽외측운동핵(ventral lateral motor nuclei)의 연결.

a. **기저핵으로부터의 출력**(output from basal ganglia): 기저핵의 활성은 지속성 억제(tonic inhibition)를 늦추거나 강화하여 일차운동피질의 활성에 영향을 준다. 이는 기저핵회로(basal ganglia circuitary)의 운동고리(motor loop)이며 16장 "바닥핵"에서 논의하였다.

시상운동핵(thalamic motor nuclei)은 기저핵의 출력정보를 전두엽 피질 영역으로 중계하여 **선조**[striatum, 미상핵과 조가비핵(caudate and putamen)]를 직접 피드백 제어하게 해준다(그림 14.7). 선조는 피질의 입

임상응용 14.1 시상실조증후군(Thalamic Ataxia Syndrome)

배쪽외측핵(ventral lateral, VL)과 배쪽후핵(ventral posterior, VP)에 혈관손상이 나타난 경우 임상적으로 반대측 소뇌 기능이상과 감각소실이 나타날 수 있다. 대부분의 경우, 근력의 약화(weakness)는 나타나지 않으며, 나타나더라도 거의 대부분 일시적이다. 소뇌 증상(VL 손상)에는 **실조**(ataxia, 보행의 협동운동 이상), 손과 시각 협동의 장애(측정이상), 사지 작용근-길항근 협동운동 장애(**상반운동반복장애**, dysdiadochokinesia) 등이 있다(더 자세한 정보는 17장 "소뇌" 참조).

반대측 감각소실(contralateral sensory loss, VP 손상)은 VPL에서 시냅스하는 상행 후기둥-내측섬유띠계(posterior column-medial lemniscus)와 척수시상로(spinothalamic tract), VPM에서 시냅스하는 삼차시상섬유(trigeminothalamic fiber)가 차단되어 일어난다. 또한 VP 손상은 시상통증증후군[thalamic pain syndrome, 데제린-루지증후군(Dejerine-Roussy syndrome)]을 일으킬 수 있다. 매우 드문 질환인 이 증후군에서 처음에는 통증과 온도감각이 저하되지만 시간이 지나갈수록 이러한 감각이 돌아오며 점차 고도의 감각 이상이 나타난다. 무해하거나 기분 좋은 감각, 예를 들어 부드러운 감촉이 끔찍한 통증 감각으로 나타날 수 있다. 또한 바늘로 찌르는 정도의 감각이 극심한 타는 듯한 통증 감각으로 나타나기도 한다. 정상적인 의복의 압력조차 통증으로 느껴질 수도 있다. 이 증후군의 원인은 아직 잘 알려져 있지 않지만 부분적으로는 시상과 피질 사이의 정보 흐름의 변화가 원인이 된다고 알려져 있다. 진통제, 항경련제(anticonvulsant), 항우울제(antidepressant), 페노다이아진(phenothiazine) 또는 나트륨채널 차단제[sodium channel blocker, 예를 들면 항경련제인 라모트리진(lamotrigine)] 등을 혼합해 사용하면 일부 통증이 사라질 수도 있다. 이 증후군의 통증을 없애기 위한 새로운 방법 중에는 심부뇌자극(deep brain stimulation), 운동피질자극(motor cortex stimulation), 뇌정위수술(stereotaxic surgery) 등이 시도되어 효과를 나타내고 있다.

력을 받아 기저핵회로를 통해 운동을 촉진한다. 시상으로 가는 기저핵[좀 더 자세하게 말하자면 창백핵(globus pallidus)]의 출력은 결국 시상을 억제하거나 탈억제(disinhibition)한다. 시상과 피질의 양방향 연결에 의해 정보는 미세하게 조율되며, 결과적으로 피드백 작용에 의해 시상에서 선조로 되돌아 가게 된다("임무 수행" 또는 미수행).

b. **소뇌로부터의 출력**(output from the cerebellum): 비슷한 유형이 소뇌에서도 나타난다. 소뇌로부터의 출력은 시상의 운동중계핵을 통해 일차 운동피질로 중계된다. 다음 시상과 피질 사이의 양방향 연결에 의해, 이 피드백이 소뇌로 다시 돌아가 소뇌의 출력을 조율하게 된다.

3. **변연중계핵**(limbic realay nuclei): 변연계는 시상의 **전핵**(anterior nucleus), **외측등쪽핵**(LD), 그리고 **등쪽내측핵**(DM)의 세 시상핵과 연결되어 있다. 전핵과 외측등쪽핵은 기능적으로 연결되어 있기 때문에 전핵-외측등쪽핵 복합체(anterior-LD complex)라고 하기도 한다. 등쪽내측핵(DM) 역시 중요한 연합기능을 한다(아래에 설명하였음). 이 세 시상핵 모두는 변연계 기능과 조절에 밀접하게 결부되어 있다.

a. **전핵과 외측등쪽핵**(anterior and LD nuclei): 시상의 **전핵**(anterior nucleus)은 **유두체**(mammillary body)로부터 운행입력을 **유두시상로**(mammillothalamic tract)를 통해 받아들인다. 유두체는 변연계회로의 일부이며, 뇌궁(fornix)을 통해 해마(hippocampus)와 직접 연결되어 있

다(20장 "변연계" 참조). 다음 전핵의 정보는 변연계 기능을 담당하는 주요 피질영역인 **대상이랑피질**(cingulate cortex)로 중계되며, 일부는 **전전두엽피질**(prefrontal cortex)과 **두정엽피질**(parietal cortex)로 연결된다. **외측등쪽핵**(LD)은 운행입력을 주로 **내후각뇌피질**(entorhinal cortex)에서 받으며, 전핵과 비슷하게 **대상이랑피질**(cingulate cortex), **전전두엽피질**(prefrontal cortex), **두정엽피질**(parietal cortex)로 연결된다(그림 14.8). 전핵과 외측등쪽핵(LD)은 함께 기억의 강화, 동기부여, 특정한 자극에 주의집중 등에 중요한 역할을 한다.

b. **등쪽내측핵**(dorsomedial nucleus): **등쪽내측핵**(DM)은 변연계의 여러 구조들과 연결되어 있으며, **대상이랑**(cingulate gyrus)과의 연결을 통해 동기부여에 영향을 미친다. 이 핵은 부적절한 행동을 억제하며, **전전두엽피질**(prefrontal cortex)과 **안와전두피질**(orbitofrontal cortex)과의 연결을 통해 실행 기능(executive function)을 중개한다(그림 14.8).

D. 연합핵(Association nuclei)

시상의 **연합핵**(association nuclei)은 대뇌피질의 한 부분과 다른 부분 사이의 상호작용에 중요한 조절 구조이다. 시상은 피질영역 사이에서 이전되는 정보의 "관문(gates)" 역할을 한다. 이에 더해 연합핵은 기저핵, 뇌줄기의 그물형성체, 뇌줄기핵, 변연계의 일부 등 피질하구조에서 들어오는 입력도 받아들인다. 시상은 이러한 피질하구조에서 들어오는 정보를 이용해 피질영역 사이의 상호작용을 조설한나. 피질에서 피질로 이어지는 연결[**피질간연결**(corticocortical connection)] 외에, 그림 14.9에 나타난대로 피질에서 시상으로 연결된 후 다시 피질로 연결되는 경로[**시상통과**(transthalamic) 연결]가 있다. 그러나 시상통과 연결의 전도속도가 피질간연결의 속도보다 빠른 것으로 나타난다. 시상통과연결은 피질영역에 부여된 신호(signal)의 **시간적 가중**(temporal summation)을 촉진하는 역할을 할 수 있다. 시상은 피질하구조와 피질영역에서 들어오는 통합된 정보로 구성된 신호를 표적 피질영역으로 중계한다. 이는 시상이 단순히 중계핵만이 아니라 고위피질기능에 중요한 역할을 한다는 것을 시사해 준다.

1. **시상베개**(pulvinar): **시상베개**는 시상통과(피질-시상-피질) 회로에 관여하는 주요 연합핵이다. 이 핵은 두정엽, 전두엽, 후두엽의 연합피질과 광범위한 상호연결을 하고 있다. 따라서 이 핵은 아직 덜 인정받고 있기는 하지만 고위피질기능에 중요한 역할을 한다고 생각된다. **내측 시상베개**(medial pulvinar)는 **등쪽내측핵**(DM)과 구조적, 기능적으로 연결되어 있어, 변연계와 연결되어 있고, 전전두엽 및 기타 연합피질과도 연결되어 있다(다음 단락 참조)

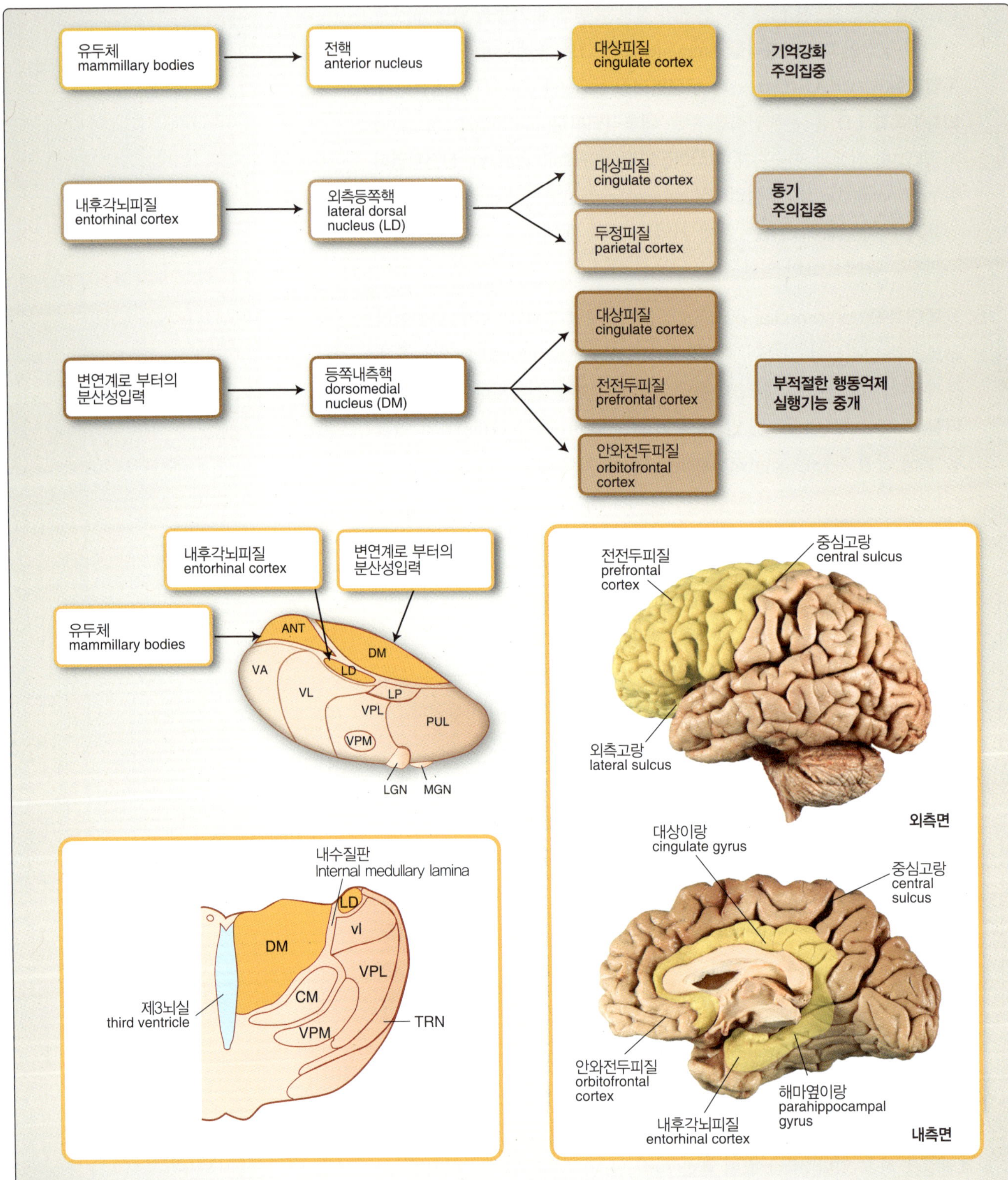

그림 14.8 시상 변연핵[limbic nuclei, 전핵(anterior), 외측등쪽핵(lateral dorsal), 등쪽내측핵(dorsomedial)]의 연결.

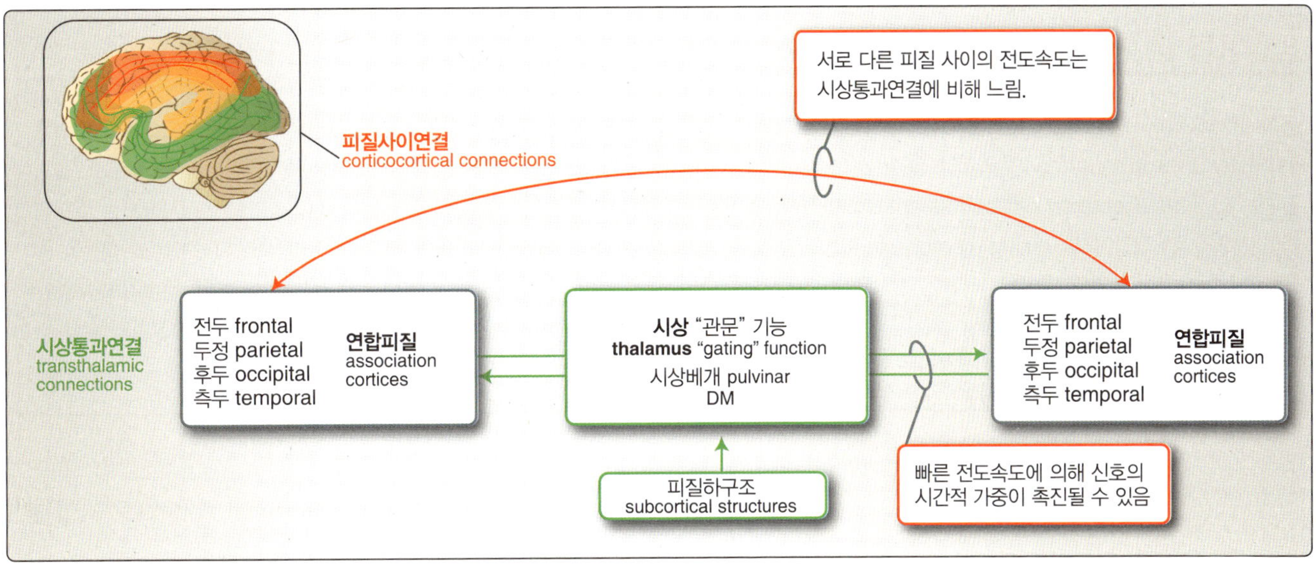

그림 14.9 피질간 및 시상통과 연합피질 연결(corticocortical and transthalamic association connections). DM = 등쪽내측핵(dorsomedial).

a. **시각처리**(visual processing): 시상베개의 주요 기능 중의 하나는 시각처리와 관련된 역할이다. 시상베개는 일부 입력을 **망막**(retina)에서 받으며, **시각연합피질**(visual association area)로부터 더 많은 입력을 받는다. 이 핵은 이러한 정보를 다른 피질연합영역에서 오는 정보와 통합하여 어떠한 시각자극이 가장 중요한지(**시각현저성**, visual salience)를 평가하고 특정한 시각자극으로 주의를 유도하는 역할을 한다. 또한 시상베개는 **시각공간작업기억**(visuospatial working memory)에도 중요한 역할을 한다.

b. **청각처리**(auditory processing): 시상베개의 또다른 기능은 청각처리와 언어에 관계되어 있다. 이 핵은 **청각연합피질**(auditory association cortex), 특히 **상측두이랑**(superior temporal gyrus)과 상호연결되어 있어 청각정보의 이해와 청각 단기기억(auditory short-term memory)의 생성에 중요한 역할을 한다(그림 14.10). 따라서 시상베개는 언어와 관련된 여러 피질영역을 조정하고 통합하는 중요한 기능을 한다(더 자세한 정보는 13장 "대뇌피질" 참조)

2. **등쪽내측핵**(dorsomedial nucleus): **등쪽내측핵**(DM)의 주요 역할은 이 핵이 연합핵(association nucleus)으로 작용한다는 점이다. 이 핵은 **전전두엽피질**(prefrontal cortex)과 대대적으로 상호연결되어 있으며, 이 부위로 들어오고 나오는 정보를 조절하는 결정적인 역할을 한다. 이 핵은 또한 **기저핵**(basal ganglia)이나 **편도**(amygdala, 변연계의 일부)와 같은 피질하구조와 여러 피질영역에서 들어오는 구심섬유를 받는다. 등쪽내측핵에서 나가는 원심섬유의 대부분은 **전전두엽피질**(prefrontal cortex)로 연결되지만, 일부는

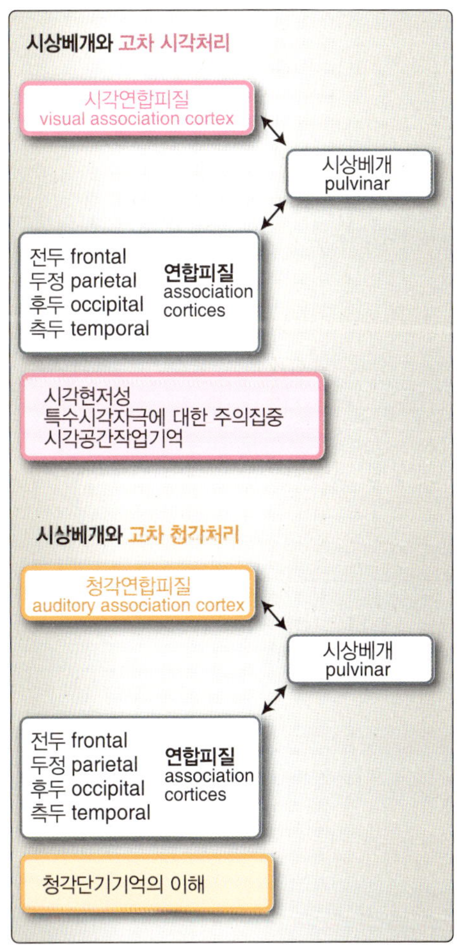

그림 14.10 시각 및 청각정보 처리과정(visual and auditory information processing)에서 시상베개(pulvinar)의 역할.

임상응용 14.2 시상 등쪽내측핵 손상(Lesions to the Dorsomedial Nucleus of the Thalamus)

등쪽내측핵(DM)이 손상되면 전전두엽피질(prefrontal cortex)이 손상된 것과 비슷한 증상이 나타난다. 등쪽내측핵(DM)에 분포하는 후대뇌동맥(posterior cerebral artery)의 가지에 혈관손상이 나타난 경우 환자는 갑작스럽고 극적인 성격(personality)의 변화를 나타낼 수도 있다. 환자는 무기력하고(lethargic), 무관심하며(apathetic), 쉽게 잊어버리고, 자신의 증상에 관심을 갖지 않는다. 신경심리학적 검사에서는 주의집중(attention)과 작업기억(working memory) 등 복합적인 실행기능에 이상 증상을 나타낸다. 어떤 환자는 "어리석고, 피식거리고, 질문을 농담으로 취급한다"고 보고되었다. 이들은 한순간 히스테리를 보이거나 울먹이다가, 곧 농담하거나 웃기도 한다. 이들은 우울증 증상(depressed)을 보이거나 조증 증상(manic)을 보이기도 하고 스스로를 돌보지 않는다. 무기력, 무관심, 졸음 등의 증상은 이 질환의 손상 부위가 피질 각성(cortical arousal)에 작용하는 핵인 수질판내핵(intralaminar nuclei)까지 확산되었기 때문에 나타날 수도 있다.

대상이랑(cingulate gyrus)과 **내후각뇌피질**(entorhinal cortex)로도 연결되며, 약간은 운동영역과 감각영역으로도 이어진다.

또한 등쪽내측핵(DM)은 기저핵 **변연회로**(basal ganglia limbic circuit)에 중요한 역할을 한다(16장 "바닥핵" 참조). 이 회로는 행동의 동기부여적 측면과 감정적 측면이 처리되는 부위이다.

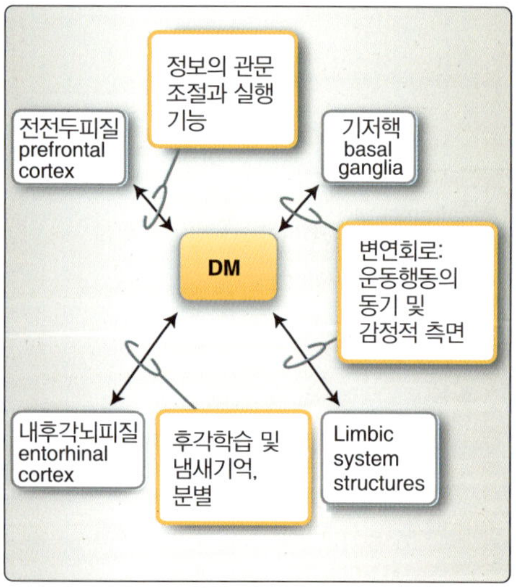

그림 14.11 시상 등쪽내측핵[dorsomedial(DM) nucleus]의 기능적 연결.

a. **실행조절**(executive control): 등쪽내측핵(DM)은 **실행조절**(executive control)에 관여하는 회로의 일부이다. 복합적인 목표지향 행동(complex goal-directed behavior)은 전전두엽피질과 등쪽내측핵의 연결을 통해 모니터되어 현재 진행 중인 행동에 조정이 일어나게 된다. 여기에 더해 등쪽내측핵은 새로운 정보를 기억, 특히 서술기억(declarative memory)으로 암호화(encoding)하는 데 결정적인 역할을 한다(20장 "변연계" 참조).

b. **후각처리**(olfactory processing): 최근의 연구에 의하면 등쪽내측핵(DM)은 후각정보가 처리되고 다른 피질 정보와 통합되는 시상핵이라고 알려지고 있다. 실제로 등쪽내측핵은 내후각뇌피질로부터 들어오는 직접 입력을 받아 후각 학습(olfactory learning), 냄새 기억(odor memory), 냄새 분별(odor discrimination)에 관여한다(그림 14.11).

E. 수질판내핵(Intralaminar nuclei)

수질판내핵은 내수질판(internal medullary lamina) 내에 위치한 뉴런의 집단이다. 이 중 가장 중요한 신경핵이 **중심정중핵**(CM)과 **다발옆핵**(PF)으로 기능적으로 연관된 복합체를 형성한다(CM/PF).

1. **각성기능**(arousal function): 중심정중핵-다발옆핵 복합체(CM/PF complex)는 뇌줄기에서 콜린성신경(cholinergic innervation)을 받고 배쪽피개구역(ventral tegmental area)에서 도파민성 입력(dopaminergic input)을

받는다. 피질로의 출력은 분산되어 있고 비특수성이어서 전반적인 기능에 영향을 미친다. 수질판내핵은 피질에 전반적인 영향을 미쳐 각성(arousal)과 인지(awareness)의 촉진, 경계(vigilance) 등의 기능에 중요한 역할을 한다고 생각된다(그림 14.12).

2. **목표지향 행동**(goal-directed behavior): 중심정중핵-다발옆핵(CM/PF)은 **선조**(striatum)로도 원심섬유를 보낸다. 이러한 입력은 정보의 선택과 우선순위의 결정에 도움을 주며, 이는 목표에 집중하게 하여 **목표지향 행동을 촉진**(facilitating goal-directed behavior)하는 중요한 요소가 된다(그림 14.12). 최근 중심정중핵-다발옆핵(CM/PF)과 도파민성 뉴런이 풍부한 기저핵과의 연결이 파킨슨병에서 상당한 역할을 한다고 알려져 있기 때문에 상당한 관심이 집중되고 있다(16장 "바닥핵" 참조).

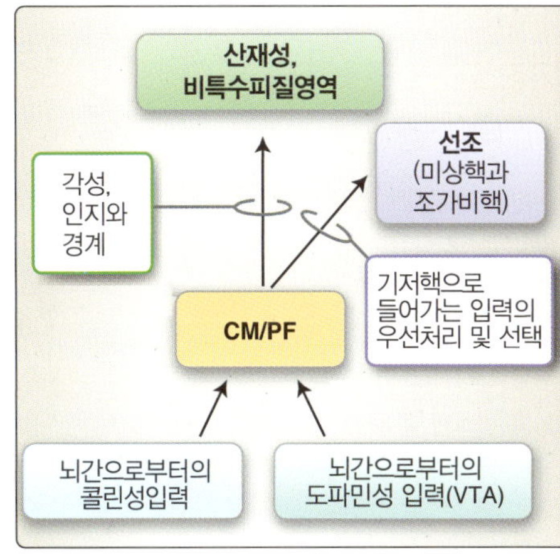

그림 14.12 시상 수질판내핵[intralaminar nuclei, 중심정중핵(centromedian, CM)]과 다발옆핵(parafascicular, PF)의 기능적 연결. VTA = 배쪽피개영역(ventral tegmental area).

F. 시상그물핵(Thalamic reticular nucleus)

시상그물핵(TRN)은 시상을 둘러싸고 있는 얇은 신경세포 집단이다(그림 14.2). 피질과 시상 사이의 상호연결에서 나오는 곁가지(collateral)가 시상그물핵(TRN)으로 연결되며, 시상그물핵에서는 이 곁가지가 기원되는 특정한 피질영역으로 이어지는 시상의 핵으로 다시 원심섬유를 보낸다(그림 14.13). 시상그물핵(TRN)의 모든 신경세포는 **GABA성**(GABAergic)으로 시상핵으로 억제성 섬유를 보내 시상과 피질 사이의 흥분성 연결을 억제성으로 조절한다. 따

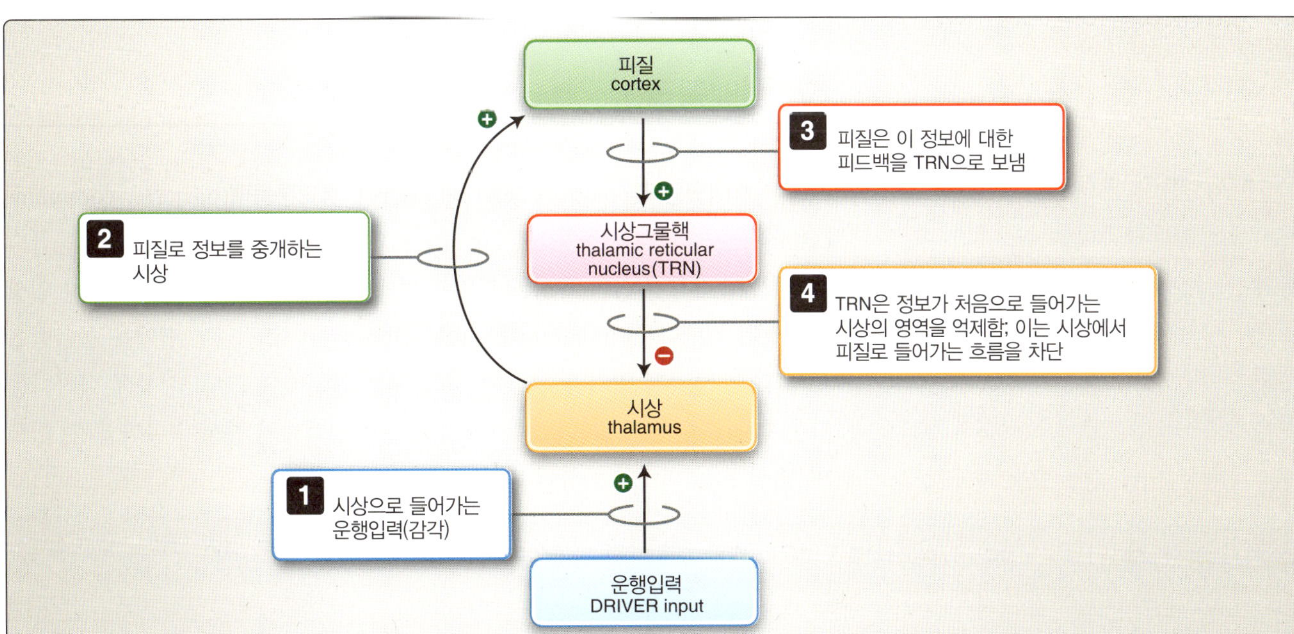

그림 14.13 시상으로의 접근을 조절하는 시상 그물핵(reticular nucleus)의 역할.

라서 시상그물핵(TRN)은 "**문지기의 문지기**(gatekeeper of the gatekeeper)"로 생각할 수 있다(시상).

이러한 조절성 연결에 의해 시상그물핵(TRN)은 **선택적 주의집중**(selective attention)에 결정적인 역할을 한다. 이 핵은 시상과 피질 사이 정보의 흐름에 영향을 준다. 또한 이 핵은 시상핵들 사이를 서로 연결시켜 시상핵 서로의 활성을 조절할 수 있게 해준다.

G. 의식(Consciousness)

시상은 피질로의 접근성을 최종적으로 조절하기 때문에, 시상의 활성이 의식의 중요한 결정인자라고 생각되어 왔다. 의식적인 인식이 일어나기 위해서는 피질과 시상 사이의 연결이 동기화(synchronize)되어야만 한다. 뇌에서 어떠한 정보들이 서로 연관되어 있는 것으로 해석할 수 있는 기전이 바로 동기화 활성(synchronized activity)이다. 피질활성과 시상활성의 동기화가 피질을 활성화하는 신호를 접속시키는 역할을 한다. 의식은 어떠한 사건의 외부경험과 내부경험이 일치하거나, 시간과 공간이 동기화되는 것을 의미한다. 이러한 동기화를 통해 시상은 의식을 창조하거나 들어오는 감각자극을 인지하고, 인지과정을 만들어 외적 및 내적 환경을 연결해준다. 일부 연구에 따르면, 시상과 그 연결을 조절할 수 있기 때문에, 시상그물핵(TRN)은 주의집중과 의식에 대한 중앙제어장치로 여겨지기도 한다. 수질판내핵(intralaminar nuclei) 역시 피질각성(cortical arousal)에 영향을 미치기 때문에 의식적 인지(conscious awareness)에 관여할 것으로 생각되고 있다.

IV. 혈액공급(Blood Supply)

시상은 **후대뇌동맥**(posterior cerebral artery), **후교통동맥**(posterior communicating artery)과 **기저동맥**(basilar artery)의 가지를 통해 주로 혈액이 공급되며, 이들은 각각 시상의 특정한 부위에 혈액을 공급한다(그림 14.14). 또한 임상적으로는 전맥락동맥(anterior choroidal artery)에서도 일부 혈액을 공급받을 수 있다고 알려져 있지만 사람에 따라 변동성이 매우 크다. 시상에 나타나는 작은 혈관 손상에 의해서도 시상 처리과정에 선택적인 증상이 나타날 수 있으며, 피질 손상 비슷한 증상이 나타날 수 있다.

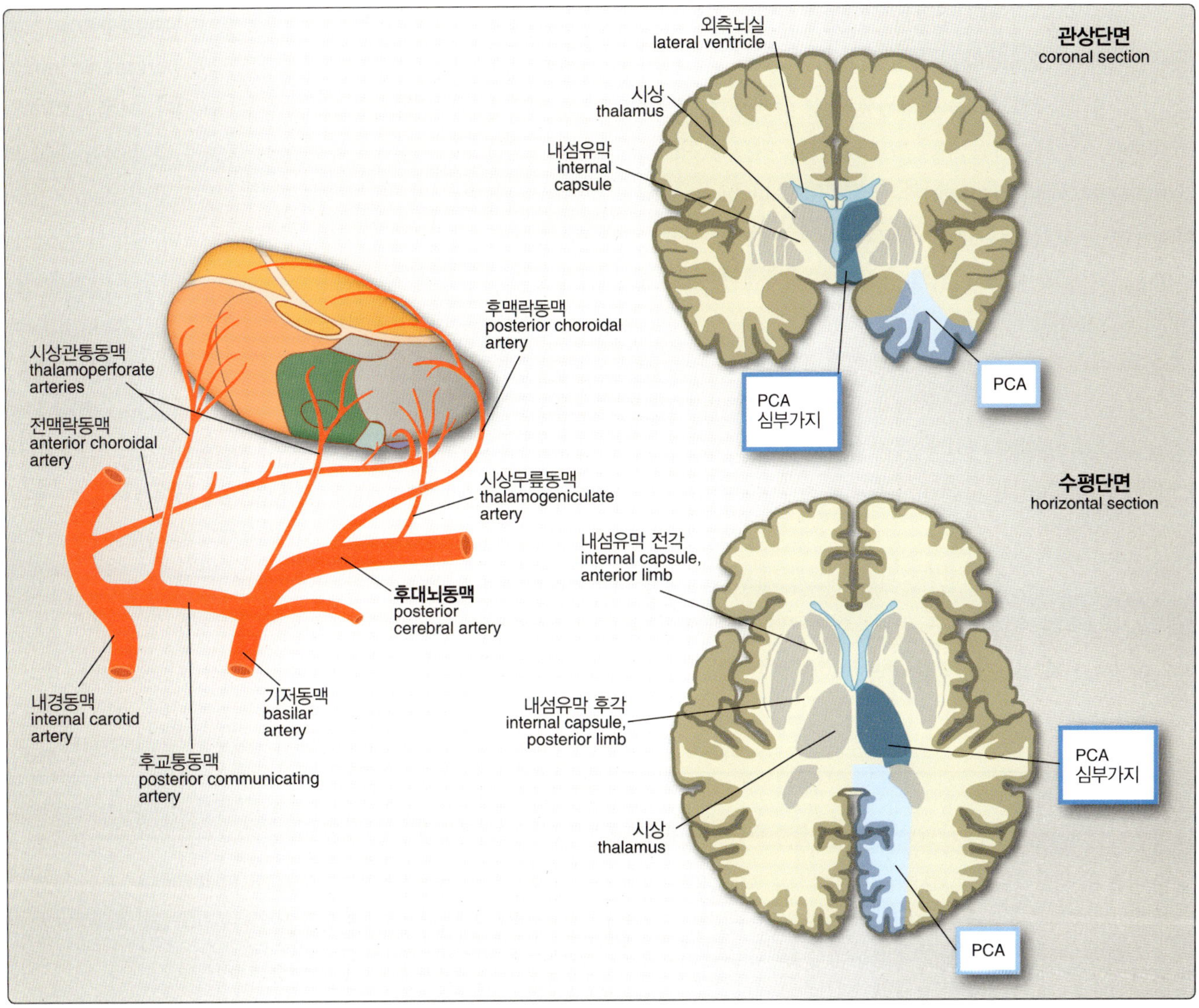

그림 14.14 후대뇌동맥(posterior cerebral artery)을 통한 시상 혈액 공급의 개요. PCA = 후대뇌동맥(posterior cerebral artery).

임상증례

시상혈관손상(Thalamic Stroke)

시상혈관손상의 병력이 있는 두 환자를 뇌졸중 병원에서 볼 수 있었다. 이 중 한 사람은 61세의 남성으로 시상의 등쪽내측핵(DM)에 열공경색증(lacunar infarction)이 나타난 환자였다. 다른 한 사람은 73세의 여성으로 오른쪽 시상의 배쪽후외측핵(VPL)과 배쪽후내측핵(VPM)에 열공경색증이 나타난 환자였다.

증례 토의

등쪽내측핵(DM)에 경색이 나타났던 61세의 남성 환자는 혈관손상 후 처음에는 진정제를 투여받은 상태였지만, 48시간 이후에는 의식의 정도가 점차 개선되었다. 1개월 후 시행한 인지평가(cognitive assessment)에서는 지남력장애(impairment of orientation)가 보였고 회상(recall)이 지연되었다. 환자의 아내는 환자가 기억장애를 최소화하려고 하였고, 때로는 초초해 했으며, 예전의 사건에 대해 말을 만들어내는 경우(작화증, confabulation)도 있었다고 했다.

양측 등쪽내측핵(DM)이 손상되면 각성 상태가 저하되고 혼수(coma) 상태에 빠질 수도 있다. 작화증, 시간적 지남력 상실(temporal disorientation)과 자전적기억(autobiographic memory) 상실을 포함하는 학습과 기억의 손상, 무관심(apathy), 억제 등의 행동 변화 등이 등쪽내측핵 손상의 전형적인 증상들이다.

오른쪽 배쪽후외측핵(VPL)과 배쪽후내측핵(VPM)에 경색증이 나타났던 73세의 여성 환자는 왼쪽 얼굴과 팔다리의 통증을 주소로 병원에 내원하였다. 환자의 통증은 나트륨채널 차단제(sodium channel blocker)인 라모트리진(lamotrigine)에 의해 경감되었다.

시상의 하부와 외측의 혈관손상은 배쪽전핵(VA)과 배쪽외측핵(VL)까지 확장될 수 있다. 이는 반신불완전마비(hemiparesis), 반신감각결손(hemisensory deficit), 반신보행실조(hemiataxia), 손상이후통증(post-lesion pain), 떨림(tremor)을 포함한 운동과다운동장애(hyperkinetic movement disorder) 등의 증상을 나타낼 수 있다. 보행실조와 동반된 반신감각결손은 시상 손상에 특유한 증상이다. 특히 오른쪽 시상이 손상되었을 때 시상통증증후군(thalamic pain syndrome)이 나타날 수 있다. 위에서 이미 설명한 바와 같이 비록 매우 드문 질환이기는 하지만 이 질환에서 처음에는 통증과 온도감각이 저하되지만 점차 이상이 나타나기 시작하여 무해한 자극(innocuous stimuli)이 극심한 통증으로 나타나게 된다. 진통제, 항경련제(anticonvulsant), 항우울제(antidepressant), 페노다이아진(phenothiazine) 또는 나트륨채널 차단제(sodium channel blocker) 등을 단독으로 또는 혼합해 사용하면 일부 통증이 사라질 수도 있다. 이 증후군의 통증을 없애기 위한 새로운 방법 중에는 심부뇌자극(deep brain stimulation), 운동피질자극(motor cortex stimulation), 뇌정위수술(stereotaxic surgery) 등이 있다.

요약

- 시상은 제3뇌실의 양쪽에 위치하는 신경핵의 집단으로 피질로 들어가는 정보를 조절하는 역할을 한다. 시상핵은 **중계핵**(relay nuclei)과 **연합핵**(association nuclei), 그리고 산재된 광범위한 피질로 연결해주는 수질판내핵(intralaminar nuclei)과 시상 내부의 활성을 조절하는 시상그물핵(thalamic reticular nucleus)으로 나눌 수 있다.
- 시상으로 투사되는 신경섬유는 **운행입력**(driver inputs)과 이보다 훨씬 더 많은 **조절입력**(modulator inputs)의 두 종류 중 하나에 속한다. 특수운행입력(specific driver input)에는 피질로 들어가는 정보가 포함되어 있다. 조절입력은 중추신경계의 여러 부위에서 들어오는 정보를 통합한 다음 어떠한 입력이 피질로 전달될 지를 결정한다.
- 감각중계핵(sensory relay nuclei)은 말초감각수용기와 연관된 신경로로부터 들어오는 운행입력 정보를 받아들인다. 배쪽후외측핵(ventral posterolateral nucleus)은 척수시상로(spinothalamic tract)와 후기둥내측섬유띠(posterior column-medial lemniscus pathway)를 통해 전달되는 몸의 감각정보를 받아들인다. 얼굴의 감각정보는 삼차시상로(trigeminothalamic tract)를 통해 배쪽후내측핵(ventral posteromedial nucleus)으로 전달된다. 시각경로는 외측무릎핵(lateral geniculate nculeus)으로 중계되며, 청각경로는 내측무릎핵(medial geniculate nucleus)으로 중계된다.
- 시상의 운동핵[motor nuclei, 배쪽전핵(ventral anterior nucleus)과 배쪽외측핵(ventral lateral nucleus)]은 소뇌와 기저핵(basal ganglia)으로부터 운행입력을 받아 운동피질(motor cortex)로 전달하며, 이는 운동을 통합조절하는 상위운동신경원계통(upper motor neuron system)에 영향을 미친다.
- 시상의 변연핵(limbic nuclei)에는 기본적으로 중계핵인 전핵(anterior nuclei)과 외측등쪽핵(lateral dorsal nuclei)이 포함되며, 중계핵, 연합핵 모두에 해당하는 등쪽내측핵(doromedial nucleus)도 여기에 속한다. 이들 신경핵을 통해 변연기능은 통합되고 조정된다. 변연계(limbic system)는 다른 회로들과 함께 동기유발 및 감정처리(motivational and emotive processing)에 접점을 이루어 운동 출력(motor output)과 인지(cognition) 과정에 영향을 미친다.
- 연합핵(association nuclei)은 피질의 여러 영역을 서로 연결하여 여러 피질영역의 정보를 통합한다.

요약 (계속)

- 수질판내핵(intralaminar nucleus)은 뇌줄기로부터 들어오는 콜린성 및 도파민성 입력을 받아 전체 피질에 광범위하게 전달하여 각성(arousal)과 인지(awareness)에 결정적인 역할을 한다. 이들은 또한 기저핵회로와 접점을 이루어 목표지향행동(goal-oriented behavior)을 촉진한다.
- 시상그물핵(thalamic reticular nucleus, TRN)은 시상을 둘러싸고 있는 얇은 신경세포 집단이다. 이 신경핵은, 특정한 피질영역과 연결되어 이를 활성화하는 시상의 특수핵(specific nuclei)에 억제성 섬유를 보낸다. 시상그물핵(TRN)은 피질 활성과 연관된 운행입력을 이들이 들어오는 시상에서 동기화(synchronize)하여 활성화함으로써 의식(consciousness)에 결정적인 역할을 한다. 이들 패턴이 동기화되어야만 우리는 자극을 의식할 수 있다.
- 시상은 후대뇌동맥(posterior cerebral artery)과 후교통동맥(posterior communicating artery)에 의해 혈액이 공급된다. 또한 전맥락동맥(anterior choroidal artery)에서도 일부 혈액을 공급받을 수 있다.

연습문제

가장 알맞은 답을 하나만 고르시오.

14.1 다음 시상에 대한 설명 중 옳은 것은?

A. 배쪽후내측핵(ventral posteromedial nucleus)은 척수시상로(spinothalamic tract)를 통해서 입력을 받는다.
B. 배쪽후외측핵(ventral posterolateral nucleus)은 내측섬유띠(medial lemniscus)를 통해서 입력을 받는다.
C. 배쪽전핵(ventral anterior nucleus)은 변연계(limbic system)로부터 입력을 받는다.
D. 등쪽내측핵(dorsomedial nucleus)은 소뇌로부터 입력을 받는다.
E. 내측무릎핵(medial geniculate nucleus)은 망막(retina)으로부터 정보를 받는다.

정답은 B이다. 배쪽후외측핵(VPL)은 후기둥-내측섬유띠계(posterior column-medial lemniscus system)와 척수시상로(spinothalamic tract)를 통해 분별촉각, 고유감각, 진동감각, 통증, 온도감각에 대한 입력을 받는다. 배쪽후내측핵(VPM)은 삼차시상로(trigeminothalamic tract)를 통해 입력을 받는다. 배측전핵(VA)은 소뇌와 기저핵으로부터 입력을 받는다. 등쪽내측핵(dorsomedial nucleus)은 변연계와 밀접하게 연관된 연합핵이다. 내측무릎핵(medial geniculate nucleus)은 달팽이(cochlea)로부터 청각에 대한 입력을 받는다.

14.2 다음 시상에 대한 설명 중 옳은 것은?

A. 지속발화(tonic firing)는 정보의 순차적 전송(linear transfer)을 하게 한다.
B. 시상의 운행입력(driver input)이 조절입력(modulator input)보다 더 많다.
C. 폭발발화(burst firing)는 수면시에만 나타난다.
D. 시상그물핵(thalamic reticular nucleus)은 뇌줄기(brainstem)의 모노아민성 구심섬유(monoaminergic afferents)를 받는다.
E. 시상중계핵(thalamic relay nuclei)은 특수운행입력(specific driver input)을 받고 비특수조절입력(non-specific modulator input)은 받지 않는다.

정답은 A이다. 지속발화(tonic firing)는 직접적 순차적인 정보의 전송을 하게 하는 반면, 폭발발화(burst firing)는 새롭거나 변화하는 정보를 피질로 중계한다. 조절입력(modulator input)은 피질로 들어가는 정보의 관문이며, 우선순위를 결정하는 입력으로 운행입력(driver input)보다 훨씬 많다. 폭발발화가 수면 중에 일어나는 것은 진실이지만, 각성시에도 나타날 수 있으며 새로운 자극의 감지에 중요하다. 시상그물핵(thalamic reticular nucleus)은 피질로부터 구심섬유를 받고 시상으로 원심섬유를 보낸다. 뇌줄기의 모노아민성 섬유는 연합핵(asociation nuclei)으로도 이어지며, 수질판내핵(intralaminar nucleus)으로도 이어진다. 중계핵(relay nuclei)은 특수운행입력과 비특수소절입력을 모두 받는다. 이 두 입력은 함께 시상으로 들어가 어느 정보가 피질로 중계될지를 "결정한다".

14.3 한 환자가 응급실로 내원하였다. 이 여성은 집에 있을 때 얼굴 왼쪽이 무감각해졌고 잠시 후 왼쪽 몸 모두가 무감각해졌다. 도움을 요청하려고 전화기 쪽으로 걸어가는 순간 매우 불안정한 느낌을 받았고 거의 넘어질 뻔하였다. 응급실 의사가 환자를 검진한 결과, 왼쪽 얼굴과 몸에 촉각과 진동감각의 소실이 확인되었다. 여기에 더해 환자는 손과 시각의 협동작용이 심한 문제가 나타났다. 이러한 증상이 나타나는 손상 부위는 다음 중 어느 곳이라고 생각되는가?

A. 렌즈선조동맥(lenticulostriate artery)의 경색(infarct)
B. 전맥락동맥(anterior choroidal artery)의 경색
C. 오른쪽 중뇌 피개(tegmentum)와 대뇌각(cerebral peduncle)에 분포하는 후대뇌동맥(posterior cerebral artery) 가지의 경색
D. 오른쪽 후대뇌동맥(posterior cerebral artery)과 후교통동맥(posterior communicating artery) 가지의 경색
E. 체감각피질과 운동피질(somatosensory and motor cortices)에 분포하는 오른쪽 중대뇌동맥(middle cerebral artery) 표면가지(superficial branch)의 경색

정답은 D이다. 후대뇌동맥(posterior cerebral artery)과 후교통동맥(posterior communicating artery) 가지의 경색(infarct)에 의해 시상 배쪽핵층(ventral tier)에 속하는 배쪽전핵(ventral anterior, VA), 배쪽외측핵(ventral lateral, VL), 배쪽후핵(ventral posterior, VP)이 손상될 수 있다. 이러한 부위의 손상은 소뇌 손상에서 볼 수 있는 실조(ataxia)나 측정이상(dysmetria) 등의 운동 증상을 나타낸다. 배쪽후핵[VP, 배쪽후외측핵과 배쪽후내측핵(ventral posterolateral and ventral posteromedial nucleus)]의 손상에 의해서는 반대쪽 얼굴과 몸의 촉각, 진동감각, 통각, 온도감각의 저하가 나타날 수 있다. 렌즈핵(lenticular nucleus)에 분포하는 렌즈선조동맥(lenticulostriate artery)이 손상되면 손상 반대쪽의 운동 이상을 초래할 수 있다. 그렇지만 이 운동 장애는 기저핵의 이상에서 나타나는 운동 장애와는 다르며, 이 혈관의 이상으로는 감각 증상이 나타나지 않는다. 왼쪽 전맥락동맥(anterior choroidal artery)에 경색이 일어나면 왼쪽 내섬유막(internal capsule)의 아래쪽 2/3가 손상되며 오른쪽 몸의 상위운동신경원(upper motor neuron, UMN) 증상과 감각 저하가 나타난다. 이 경우 왼쪽 시상에도 약간의 손상이 나타날 수도 있으며, 이에 따라 오른쪽 몸에만 감각과 운동 증상이 나타나기도 한다. 오른쪽 중뇌(midbrain)에 분포하는 후대뇌동맥(posterior cerebral artery)이 손상되면 왼쪽 몸의 감각 소실을 초래한다. 그렇지만 대뇌각(cerebral peduncle) 부위가 손상되면 반대측 상위운동신경원(UMN) 증상이 나타날 수 있다. 운동 및 감각피질에 분포하는 오른쪽 중대뇌동맥(middle cerebral artery)에 경색이 발생하면 왼쪽 몸의 감각소실과 상위운동신경원(UMN) 증상이 나타난다. 이 경우 측정이상이나 실조는 나타나지 않는다.

14.4 VPM과 VPL에 손상이 있는 73세 여성에서 다음 중 어떠한 임상 증상이 나타날 것으로 예상되는가?

A. 성격(personality)의 변화
B. 시야(visual field) 결손
C. 시상통증증후군(rhalamic pain syndrome)
D. 시각현저성(visual salience)
E. 실행기능(executive function)의 이상

정답은 C이다. 배쪽후외측핵(VPL)과 배쪽후내측핵(VPM) 부위의 손상은 감각처리과정에 장애를 초래하며, 궁극적으로는 통증 입력에 문제를 일으킨다. 성격의 변화는 시상의 내측(예를 들어, 등쪽내측핵 DM)에 손상이 있는 경우 흔히 나타나는 증상이다. 외측무릎체(LGN)의 손상은 시야 결손(visual field deficit)을 일으킨다. 시각현저성(visual salience)은 시상베개(pulvinar)에 의해 조절된다. 등쪽내측핵(DM)은 실행기능의 기저를 이루는 회로의 한 부분이다.

14.5 시상베개(pulvinar)에 손상이 있을 때 나타나는 증상은?

A. 특정한 시각자극에 주의집중(attention) 불능
B. 목표지향행동(goal-directed behavior)과 서술기억(declarative memory)의 문제
C. 무기력(lethargy), 졸음(sleepiness), 인지(awareness)와 경계(vigilance) 결핍
D. 반대측 청각 저하
E. 선택적 주의집중(selective attention)에 문제

정답은 A이다. 시상베개(pulvinar)는 피질의 시각연합피질(visual association areas)에서 입력을 받으며, 특정한 또는 중요한 시각자극에 집중하는 능력에 관여한다. 시상베개는 또한 청각연합피질(auditory association cortex)로부터 입력을 받으며, 이 핵이 손상된 경우 들려오는 소리나 언어를 해석하는 능력에 문제가 나타날 수 있다. 그렇지만 소리가 들리지 않는 것은 아니다. 등쪽내측핵(dorsomedial nucleus)이 손상된 경우 목표지향행동(goal-directed behavior)과 서술기억(declarative memory)에 문제가 나타날 수 있다. 수질판내핵(intralaminar nuclei)의 손상으로는 무기력(lethargy), 졸음(sleepiness), 각성 정도의 저하가 나타날 수 있다. 여러 시상핵 사이의 활성을 조정하는 그물핵(reticular nucleus)이 손상되면 선택적 집중(selective attention)에 문제가 나타날 수 있다.

시각계
The Visual System

15장

I. 개요

시각계(visual system)는 가장 중요한 감각계 중의 하나이다. 15장에서는 밝은 빛과 어두운 빛 상태에서의 색깔, 형태, 움직임을 포함하는 주위환경을 시각적으로 인지할 수 있는 정교한 시각계의 기능해부학을 알아본다. 눈으로 들어오는 빛이 모여서 망막(retina)에 투사되는 눈의 광학계(optical system)를 보여준다(그림 15.1). 망막은 눈의 뒤에 위치한 광수용기세포(photoreceptor cell)를 포함하는 신경세포층으로 구성되어 있다. 시각정보를 전달하는 빛전달과정을

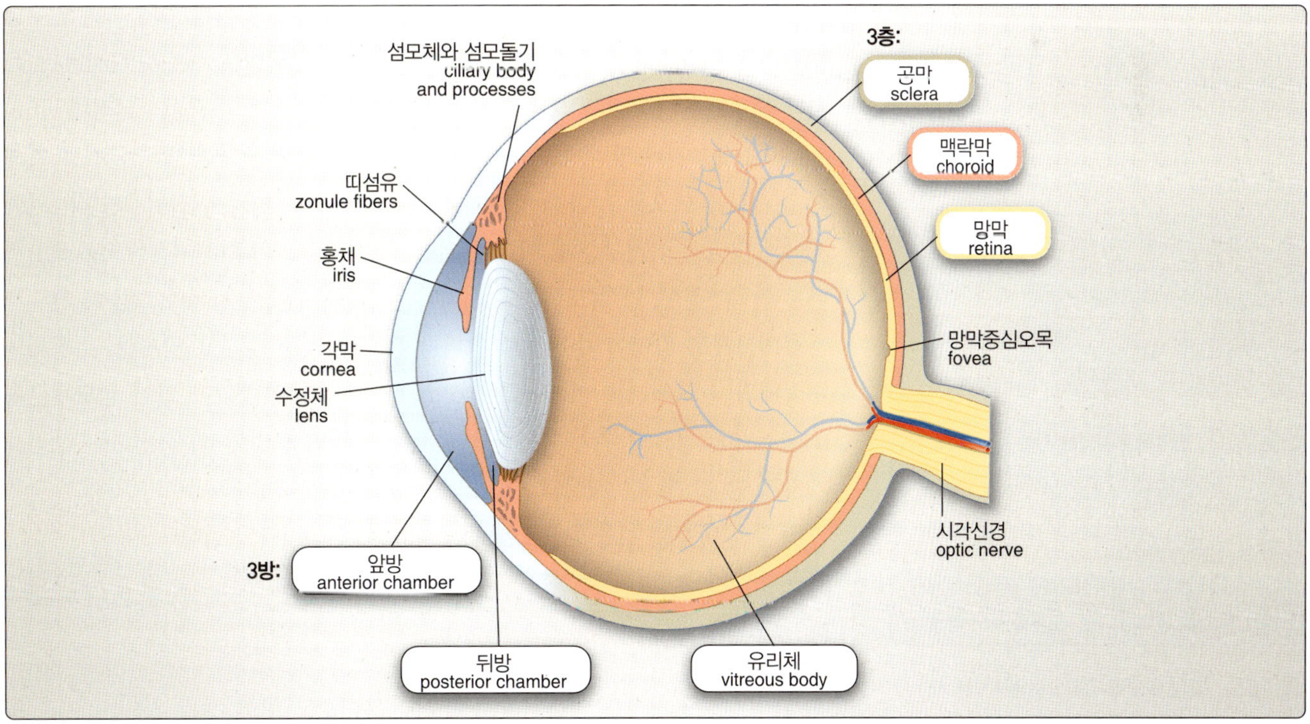

그림 15.1 눈의 개요.

살펴보면, 앞부분에서는 망막에서 시작하는 신경섬유가 시상(thalamus)의 가쪽무릎핵(lateral geniculate nucleus, LGN)에 도달하고, 다시 LGN에서 일차시각겉질(primary visual cortex)인 새발톱겉질(calcarine cortex)에 도달하는 과정을 설명한다. 마지막 부분에서는 서로 다른 여러 개의 병렬흐름을 통해 전달되는 시각과정들이 등쪽(위)과 배쪽(아래)흐름으로 모여서 정보를 동시에 출력하여, 시야에서 보이는 자극을 인지하고, 운동을 감지하고, 시야주변에 있는 자신의 위치를 어떻게 아는지에 대해서 설명한다.

II. 눈(Eye)

눈은 3개의 층과 3개의 방으로 구성된 구조이다. 가장 안쪽 신경층은 빛에 민감한 광수용기세포들을 포함하는 **망막**(retina)이다. 중간층은 3개의 구조로 이루어진 포도막(uveal tract)으로 망막에 혈액을 공급하는 혈관층인 **맥락막**(choroid), 수정체(lens)의 모양을 조절하여 수축시키는 **섬모체**(ciliary body), 동공(pupil)의 입구모양을 조절하는 **홍채**(iris)로 구성되어 있다. 가장 바깥층은 질긴결합조직인 **공막**(sclera)과 눈의 앞부분에 위치하는 투명한 **각막**(cornea)으로 구성되어 있다.

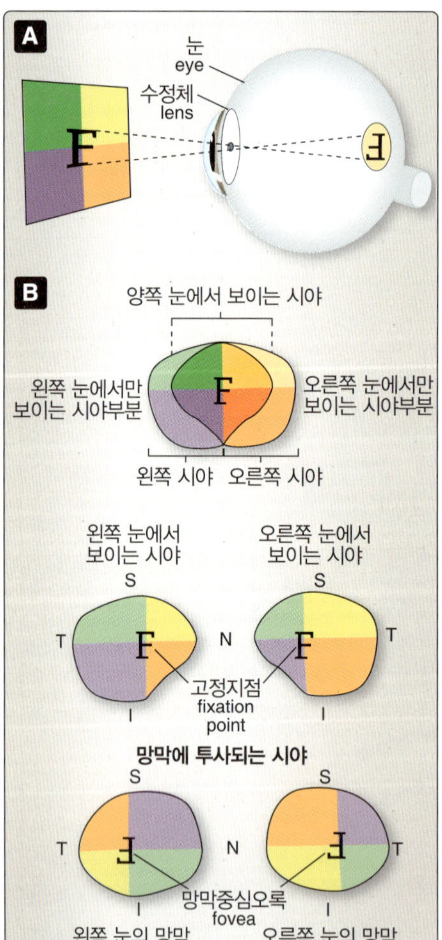

그림 15.2 빛의 굴절과 망막으로의 시야투사. S = 위(superior); T = 관자쪽(temporal); I = 아래(inferior); N = 코쪽(nasal).

A. 각막(Cornea)

각막을 통과하면서 굴절된 빛은 3개의 안구방을 가로지른다. 빛줄기는 **안구앞방**(anterior chamber)의 홍채입구를 통과한 후 **안구뒤방**(posterior chamber)을 지나 수정체에서 더욱더 굴절된 다음 마지막인 세 번째 안구방의 **유리체**(vitreous body)를 지나 망막에 도달한다. 각막과 수정체를 통과한 빛의 굴절로 인해 각 눈으로 들어오는 시야가 망막에 투사되면 상이 반대로 뒤집어 보인다. 위쪽 시야는 망막의 아래부분에, 아래쪽 시야는 위부분에, 가쪽(관자쪽, temporal)시야는 안쪽부분에, 안쪽(코쪽, nasal)시야는 가쪽부분에 투사된다(그림 15.2).

흥미롭게도 각막이 수정체보다 더 높은 굴절력을 가지고 있지만, 수정체는 수정체와 섬모체 사이에 **띠섬유**(zonule fiber)가 연결되어 있어 **섬모체근육**(ciliary muscle)의 수축과 이완을 통해 수정체의 모양이 쉽게 변하는 장점을 가지고 있다. 가까운 사물의 상이 망막에 초점을 선명하게 맞추기 위해 수정체의 모양을 바꾸는 것을 **원근조절**(accommodation)이라고 한다.

B. 동공(Pupil)

홍채는 동공의 직경을 변화시켜 망막으로 들어오는 빛의 양을 조절한다. 큰 직경의 동공은 망막에 도달하는 빛의 양을 증가시켜 시야깊이가 짧아져 초점이 잘 맞지 않는다. 작은 직경의 동공은 들어 오는 빛을 감소시켜 초점과 시야깊이 사이를 증가시킨다. 하지만 어두운 곳에서는 동공을 최대한 이완시켜 충분한 빛이 망막에 도달하도록 한다. 시각계는 상대적으로 어두운 빛 상태에서도 반응을 잘 하지만 밝은 빛 상태의 낮에 반응을 더 잘한다.

III. 망막(Retina)

눈의 뒤쪽에 위치한 망막은 다수의 광수용기세포들로 구성된 신경층 구조이다. 망막은 시각정보를 첫 번째로 처리하는 곳으로 서로 다른 빛 상태에 따라 잘 반응하고, 다양한 시각정보에 따라 다르게 반응하는 신경절세포들이 있기 때문에 시공간적으로 인식된 이미지를 선명하게 할 수 있다. 복잡한 망막구조와 다양한 신경세포에 의한 시각정보들은 좀 더 명확한 이미지분석을 위해 대뇌겉질로 전달된다. 대뇌겉질의 기능으로 생각했던 시각정보과정 중 일부는 실제로 망막 내에서 일어난다. 망막은 시야에서 광수용기세포들이 가장 중요한 특징에 집중하도록 시야정보를 분류하고 줄이는 과정에 관여한다.

A. 망막의 층(Layers of the retina)

망막에는 광수용기세포(막대세포와 원뿔세포)와 2가지 신경세포인 두극세포(bipolar neuron)와 신경절세포(ganglion cell)들이 체계적으로 수직방향으로 배열되어 있다. 더불어 수평세포(horizontal cell)와 무축삭세포(amacrine cell)인 **사이신경세포**(interneuron)들이 평행하게 광수용기세포와 두극세포 사이 그리고 두극세포와 신경절세포 사이의 신경연접을 통해 시각정보를 전달한다. 신경세포를 지지하는 변형된 아교세포인 뮐러세포(Müller cell)들과 색소상피세포(pigment epithelial cell)와도 연결되어 있다. 광수용기세포인 **막대세포**(rod) 또는 **원뿔세포**(cone)에 도달된 빛은 두극세포와 신경절세포에 차례로 시각정보를 전달한다. 신경절세포의 축삭(axon)들이 **시각신경**(optic nerve)을 구성한다. 수평으로 정보를 통합하는 **수평세포**(horizontal cell)와 **무축삭세포**(amacrine cells)들은 서로 다른 신경연접에 수평으로 특이 연접을 하여 신호전달의 해상도를 향상시킨다.

망막의 세포와 신경돌기들은 10층으로 배열되어 있다(그림 15.3). 빛은 모든 10층을 통과하여 망막의 가장 안쪽층에 위치하는 광수용기에 도달한다. 빛은 가장 안쪽층에서 전기신호로 전환되어 반대방향으로 두극세포와 신경절세포로 이루어진 두신경세포고리(two-neuron chain)로 전달된다. 따라서 이러한 신호는 망막의 모든 층을 가로질러 전달한다.

1. **색소상피층**(pigment epithelial layer): 가장 바깥층인 **색소상피층**은 망막의

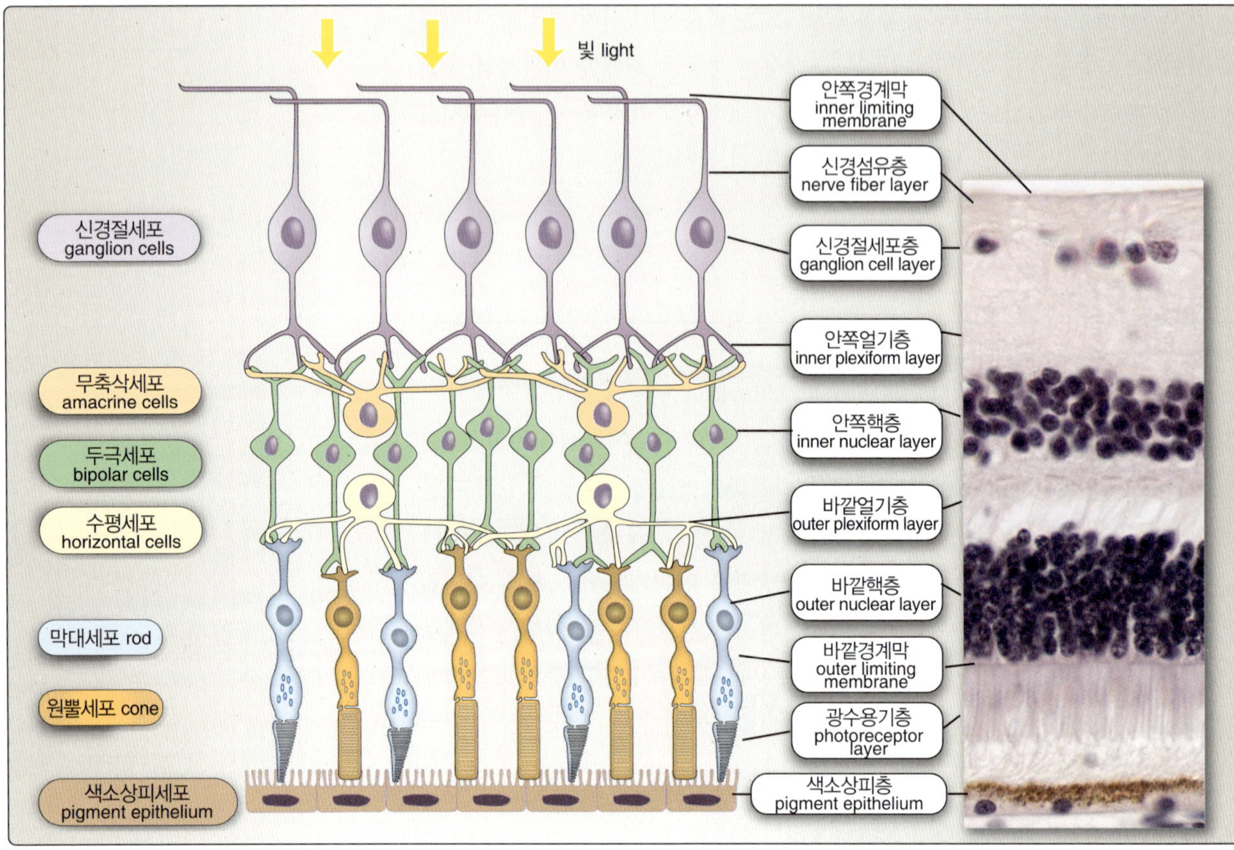

그림 15.3 망막의 10층. 뮐러세포는 보이지 않음.

신경세포층과 맥락막층을 분리시킨다. 색소상피는 망막의 신경세포로 영양분을 공급하는 매우 역동적인 기저막인 **Bruch membrane** 위에 위치한다. 색소상피세포들은 멜라닌이 함유되어 있어 빛이 망막을 통과할 때 산란을 막고 흡수하는 데 도움을 준다(그림 15.3).

2. **광수용기층**(photoreceptor layer): 광수용기세포의 바깥분절을 포함하는 **막대세포와 원뿔세포층**이며 **빛전달**(phototransduction)이 일어나는 층이다. 빛은 개개의 수용기세포 내에서 신호연쇄반응을 활성화시킨다. 광수용기세포들은 망막 내에서 위치에 따라 다양하게 분포되어 있다. 예들 들어 망막중심오목(fovea)에는 원뿔세포만 존재하여 매우 높은 시력을 가진다(그림 15.3).

3. **바깥경계막**(outer limiting membrane): 뮐러세포의 바깥쪽 끝부분이 바깥경계막을 형성하며 이를 통해 빛에 민감한 막대세포와 원뿔세포의 신경돌기들이 지나가면서 세포체와 연결된다(그림 15.3).

4. **바깥핵층**(outer nuclear layer): 막대세포와 원뿔세포의 세포체로 구성되어 있다(그림 15.3).

5. **바깥얼기층**(outer plexiform layer): 막대세포와 원뿔세포들이 **두극세포**(bipolar cell)들과 연결되는 신경연접층이다. 두극세포들은 여러 개의 광수용기세포로부터 정보를 받는다. 다수의 신경세포사이 연접말단에 펼쳐져 있는 **수평신경세포**(horizontal cell)들의 신경돌기들이 수평으로 정보를 전달한다(그림 15.3).

6. **안쪽핵층**(inner nuclear layer): 두극신경세포들의 세포체로 구성된 층이며, 두극신경세포 사이에는 수평신경세포와 다수의 **무축삭세포**의 세포체들이 배열되어 있다. 망막의 주요 지지세포인 **뮐러세포**의 세포체들도 일차적으로 이 층에 위치한다(그림 15.3; 뮐러세포들은 보이지 않음).

7. **안쪽얼기층**(inner plexiform layer): 다수의 신경연접이 있는 층으로 두극세포와 신경절세포 사이를 연결하는 바깥얼기층의 연접과 유사하다. 바깥얼기층에서 보이는 것처럼 수평신경세포들이 신경연접을 이루고 있지만 이 층에서는 무축삭세포의 신경돌기들이 수평으로 연접하고 있다(그림 15.3).

8. **신경절세포층**(ganglion cell layer): 신경절세포들의 세포체로 구성되어 있다(그림 15.3).

9. **신경섬유층**(nerve fiber layer): 신경섬유층에서는 신경절세포들의 축삭들이 모여 시각신경(optic nerve)을 형성하는 **시각신경원반**(optic disc; **시각신경유두**, optic papilla)으로 주행한다. 광수용기가 없는 시각신경원반을 **맹점**(blind spot)이라 하며, 시야에서 빛을 감지하지 못하는 부위이다. 신경절세포의 축삭들은 눈에서 나오기까지 말이집(myelin)으로 둘러싸여 있지 않다. 말이집은 매우 굴절되기 쉽기 때문에 빛의 분산을 줄이기 위해서는 망막 내의 축삭들은 말이집으로 둘러싸여 있지 않는 것이 유리하다(그림 15.3).

10. **안쪽경계막**(inner limiting membrane): 뮐러세포의 꼭대기 끝은 안쪽경계막을 형성하고, 이 막은 유리체(vitreous body)로부터 망막을 분리시킨다(그림 15.3).

B. 광수용기세포(Photoreceptor cells)

2가지 광수용기세포인 막대세포와 원뿔세포가 있다. 이들 수용기세포는 어둡거나 밝은 곳에서 사물을 볼 수 있게 해주고, 다양한 원뿔세포들은 색을 구별할 수 있게 해준다.

각각의 세포는 빛을 감지하는 **바깥분절**(outer segment)을 가지고 있고, 색소상피 속에 위치한다. 막대세포와 원뿔세포의 바깥분절은 서로 모양이 다르지만 비타민 A와 결합하는 광색소(막대세포는 로돕신, 원뿔세포는 요돕신)를 함유하는 원반(disc)을 가지고 있다. 빛 흡수에 의한 광색소의 활성화가 신호전달경

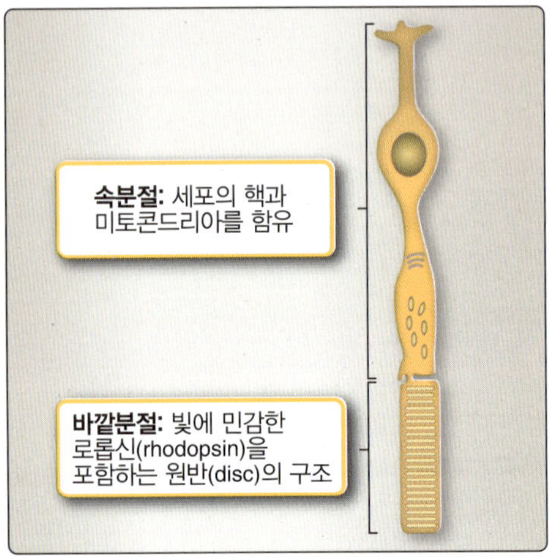

그림 15.4 막대광수용기의 구조.

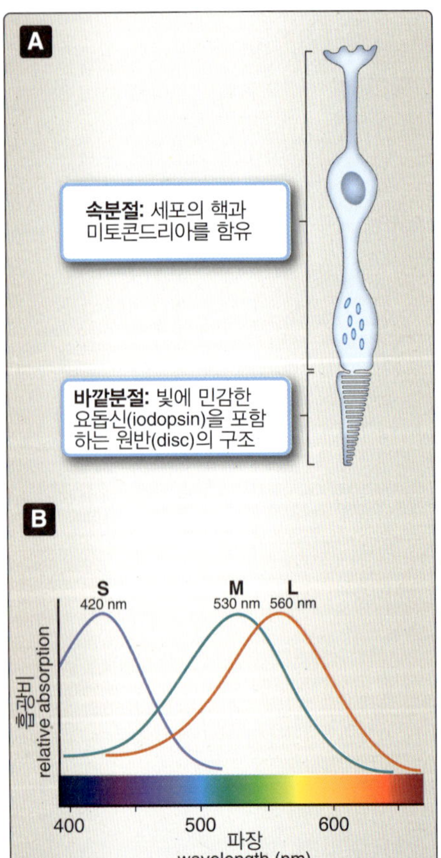

그림 15.5 원뿔광수용기의 구조와 원뿔의 흡수 파장대.

로를 개시한다. 안쪽분절(inner segment)에는 핵과 세포의 에너지생산을 담당하는 미토콘드리아가 위치한다. 막대세포와 원뿔세포는 두극세포와 수평세포와 신경연접을 한다.

1. **막대세포**(rods): 빛에 매우 민감한 막대세포는 **밤눈보기**(scotopic vision)와 관련 있는 일몰 후나 달빛의 어두운 곳에서 잘 볼 수 있게 해준다. 빛에 매우 민감해지면 시야주변부에서 변화되는 빛의 양상에 따라 움직임을 감지할 수 있게 해준다. 망막 내의 다수 막대세포들이 하나의 두극세포와 연접하고, 다수의 두극세포들이 하나의 무축삭세포와 신경연접하는 형태의 배열은 빛의 민감도는 좋지만 공간해상도가 떨어진다.

   막대세포의 광색소인 **로돕신**(rhodopsin)은 모든 파장에 동일한 방법으로 빛에 반응하지만 색을 식별하지 못한다.

   막대세포의 바깥분절은 원뿔세포보다 길고, 빛에 민감한 로롭신을 함유한 약 1000개의 자유뜬원반(free-floating disc)으로 구성되어 있다(그림 15.4).

2. **원뿔세포**(cones): 원뿔세포는 시력과 색각에 특화되어 있어 빛에 상대적으로 덜 민감하여 하나의 원뿔세포를 활성화되는데 있어 막대세포를 활성화시키는 빛의 100배 이상이 필요하다고 한다. 망막 내의 원뿔세포들은 두극세포로 많이 모이지 않는다. 가장 시력이 높은 부위인 망막중심오목에서는 원뿔세포와 두극세포가 1:1로 신경연접한다. 이러한 원뿔세포는 **낮눈보기**(photopic vision)인 햇빛이나 밝은 빛상태에서 시력을 좋게 해준다. 광색소를 함유한 원뿔세포의 바깥분절은 막대세포보다 짧고 원뿔세포막에 연결된 연속 원반으로 구성되어 있다(그림 15.5A).

   원뿔세포는 서로 다른 광색소인 **요돕신**(iodopsin)을 함유하고 있어 3가지 세포로 구분된다. 다양한 요돕신은 다른 파장의 빛을 감지할 수 있어 색을 식별할 수 있다(그림 15.5B). 이러한 원뿔세포들은 사람의 눈이 수백만 가지의 색을 인지할 수 있는 색감(빨간색, 녹색, 파란색)을 구분할 수 있는 3개의 채널을 제공한다. 원뿔세포의 다양한 구성은 색을 볼 수 있는 능력을 변화시켰기 때문이다. 예를 들어 색을 구분을 할 수 없는 사람들은 단지 2가지의 기능적인 원뿔세포만을 가지고 있다. 반대로 매우 향상된 색감을 가지는 4번째 원뿔세포의 존재도 가능할 것이다.

   a. **L형 원뿔세포**(L-type cones): 망막에서 가장 흔한 형태의 원뿔세포로 빨간색 스펙트럼의 최대흡광도를 가지는 낮은 주파수의 빛파장을 감지한다.

   b. **M형 원뿔세포**(M-type cones): 녹색 스펙트럼의 최대흡광도를 가지는 중간주파수의 빛파장을 감지한다.

   c. **S형 원뿔세포**(S-type cones): 파란색 스펙트럼(λ_{max} = 415 − 430 nm)

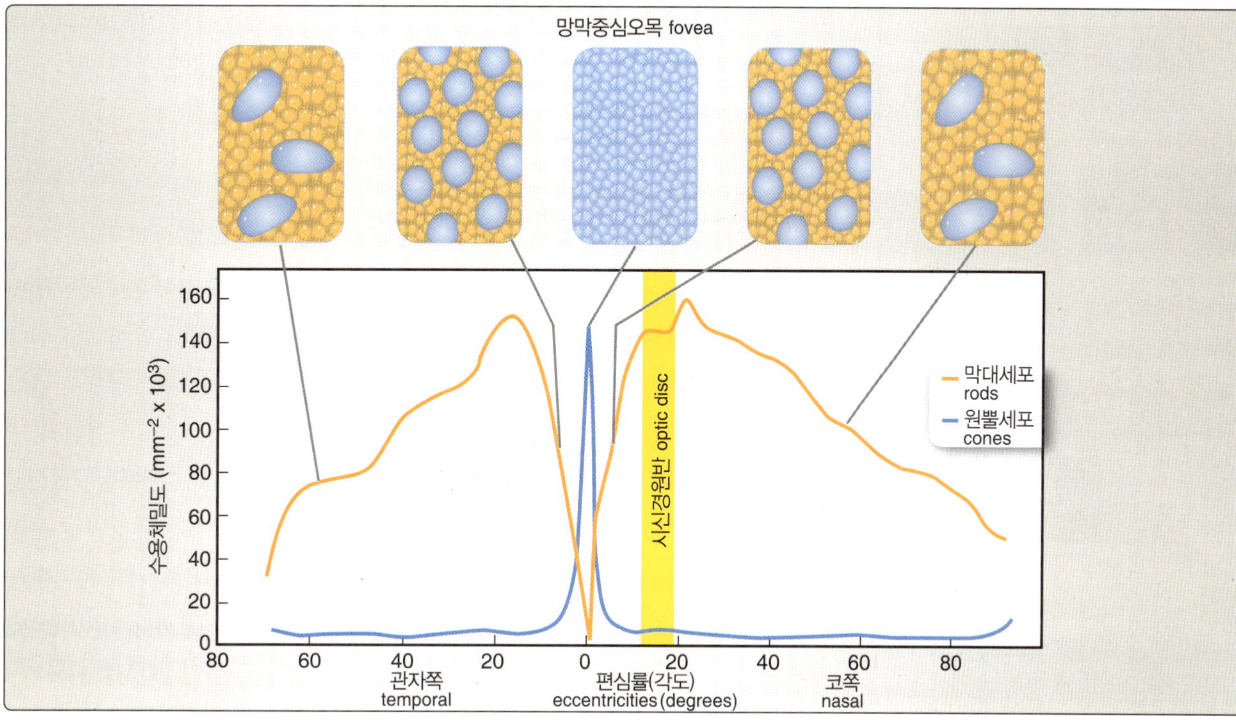

그림 15.6 망막의 막대세포와 원뿔세포의 분포.

의 최대흡광도의 높은 주파수의 파장을 감지한다. 이 세포는 전체 원뿔세포 중 약 5%만 차지하고 대다수는 망막의 주변부에 위치한다.

3. **망막에서의 막대세포와 원뿔세포의 분포**(distribution of rods and cones in the retina): 막대세포와 원뿔세포들은 망막전체에 일정하게 분포되어 있지 않다. 망막중심오목은 낮에 높은 시력을 가능케 하는 원뿔세포만으로 구성되어 있어 어두운 빛에서는 매우 비효율적이지만 주변에 많이 존재하는 막대세포는 낮은 빛상태에서 매우 민감하다. 그림 15.6은 망막에서 막대세포와 원뿔세포의 분포를 보여준다.

C. 망막특이성(Retinal specialization)

망막에는 특이한 영역이 존재한다. 신경절세포의 축삭 또는 신경섬유들이 모여 형성된 시각신경이 **시신경원반**(optic disc) 또는 **시신경유두**(papilla)를 통해 망막을 빠져나온다. 이 부위는 광수용기세포가 없기 때문에 시야에서 보이지 않는 부분으로 **맹점**(blind spot)이라고 한다. 노란색소를 많이 함유한 세포들이 있는 황반(*macula lutea*, 영어로 단순히 macula라고도 함, 라틴어로 yellow spot)은 시신경원반의 가쪽모서리에 위치한 둥근 부분이다. 지름이 약 1.5 mm인 오목한 부위의 황반중심에는 망막중심오목(fovea)이 있다(그림 15.7). 이 부

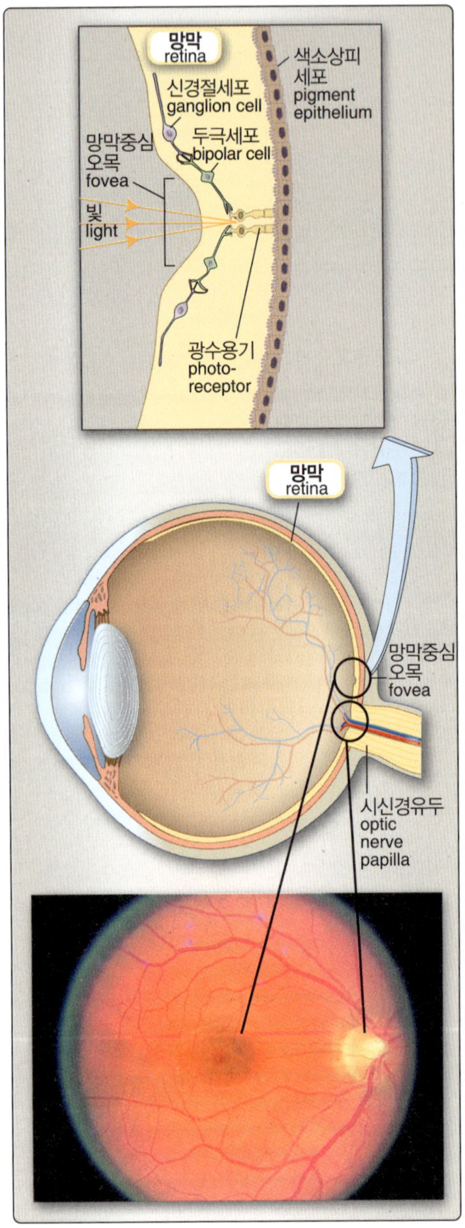

그림 15.7 망막중심오목과 시신경유두가 관찰되는 망막의 개관.

위는 원뿔세포들이 많아서 높은 시력을 가지고 있으며, 시야의 중심으로부터 대부분의 빛이 투사된다. 오목한 망막중심오목의 모든 세포층은 주변부로 밀려 나가 있어, 빛이 직접 광수용기세포인 원뿔세포로 투사된다.

D. 빛신호전달(Phototransduction)

막대세포와 원뿔세포의 **빛신호전달경로**는 유사하다. 두 수용기세포에서는 **비타민 A결합 광색소**인 **옵신**(opsin)에 의해 흡수된 빛에 의해 신호전달이 시작된다(그림 15.8). 비타민 A 유도체인 11-cis-망막은 활성화 상태로 구조적으로 변화되어 all-trans-망막으로 형태변화를 거치는데 이것은 opsin 분자의 형태적 변화를 통해 활성화 상태를 유도하는 것이다. 활성화된 opsin은 **G단백질신호전달**(G-protein transduction)의 여러 가지 분자들을 활성화시킨다. 활성화된 분자들은 cGMP(cyclic guanosine monophosphate)를 GMP로 가수분해하는 phosphodiesterase를 활성화시킨다. cGMP는 Na^+ 통로를 열지만 GMP는 반대로 이 통로를 닫는다. 신호전달경로는 GMP를 활성화시켜 cGMP:GMP의 비율을 낮게 유도함으로써 Na^+ 통로를 더욱더 닫게 하여 세포들을 과분극시킨다. 이러한 효소경로는 증폭신호에 중요한 역할을 한다.

이와 같은 감각신호전달계는 빛의 자극에 의해 과분극되는 세포에서 특이적이지만, 흥분전달물질(glutamate)의 분비에 의해 **과분극**(hyperpolarization)되는 세포에서 비특이적이다. 어두운 곳과 빛 자극이 없는 곳에서는 세포들이 탈분극되어 지속적으로 신경전달물질을 분비한다. 이를 **암전류**(dark current)라고 하며 빛은 이를 억제한다.

활성화된 옵신은 빠르게 비활성화되어 다음 자극을 위해 준비를 할 수 있다. 광색소상피들은 암적응 상태인 정지상태로 되돌리게 하는 연속된 탈활성반응(quenching reaction)들이 일어난다.

IV. 시각경로(Visual Pathway)

시각경로는 시각정보를 광수용기세포에서 시작하여 대뇌겉질까지 전달하는 3개의 신경세포연결로 구성되어 있다. 첫 번째와 두 번째 신경세포는 각각 망막의 두극세포와 신경절세포이다. 세 번째 신경세포는 시상의 **가쪽무릎신경핵**에 존재한다. 시상에서 나온 축삭들은 시각부챗살(optic radiation)을 통해 일차시각대뇌겉질로 투사된다. 일반적인 시각경로는 아래에서 기술되고, 시각경로의 특이적 손상에 대해서는 임상응용 15.1에 기술되어 있다.

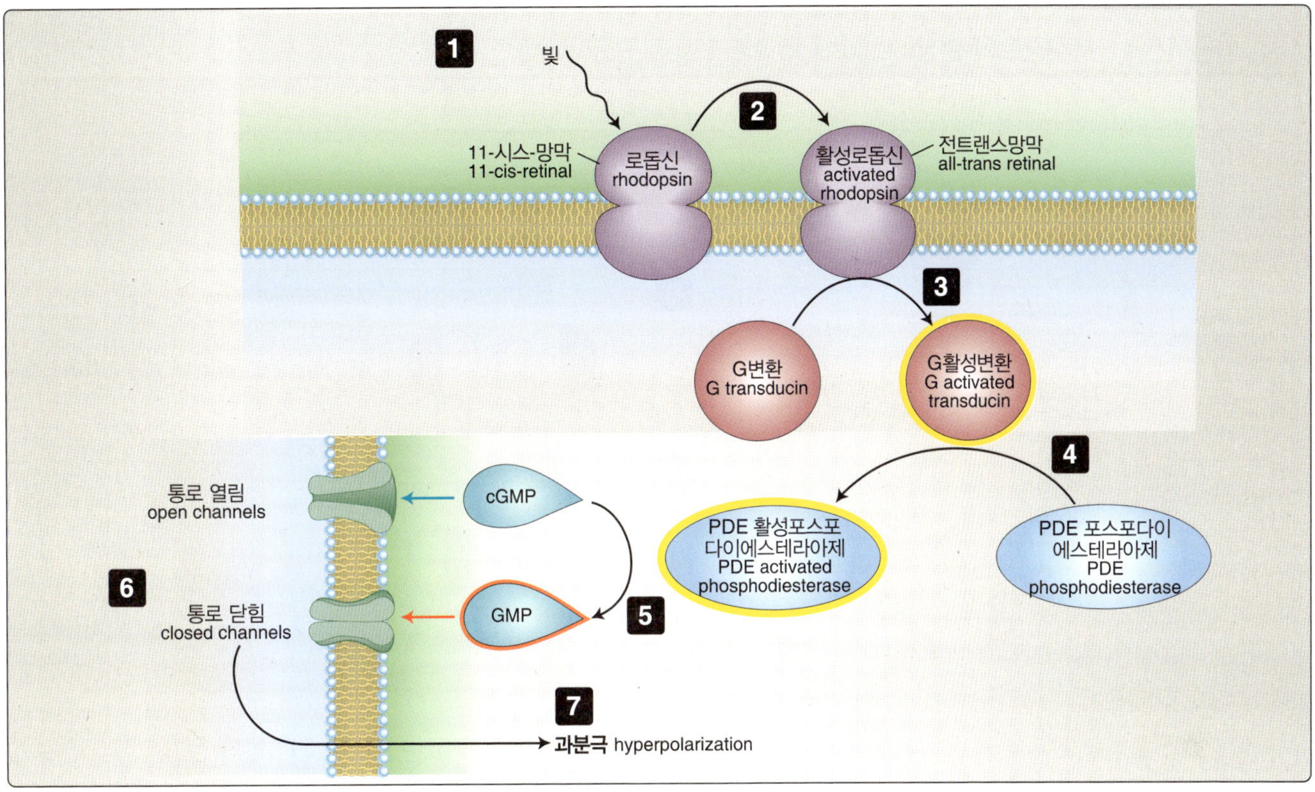

그림 15.8 광전도(phototransduction). cGMP = cyclic guanosine monophosphate; GMP = guanosine monophosphate.

A. 두극세포(Bipolar cells)

두극세포는 망막바깥얼기층에서 막대세포와 원뿔세포들과 신경연접을 한다. 두극세포는 각각 막대세포 또는 원뿔세포와 연접하기도 하며, 두 개의 세포와 모두 연접을 하기도 한다. 앞에서 언급한 것처럼 밤에는 신경전달물질인 글루탐산을 일정하게 분비하고, 반대로 낮에는 막대세포와 원뿔세포의 과분극을 유도하여 글루탐산 분비를 감소시킨다. 따라서 광수용기세포와 두극세포 사이의 연접은 일정한 글루탐산의 분비에 적응해야 되는데 이를 **리본연접**(ribbon synapse)이라고 한다. 리본연접은 정보를 강하고 점진적인 방식으로 전달한다. 일반적인 연접에서는 **활동전압**(action potentials, APs)의 주파수를 조절함으로써 전달이 일어나지만, 시각경로에서는 막대세포를 자극하는 어두운 빛부터 원뿔세포를 자극하는 밝은 빛까지의 넓은 주파수로 인해 서로 다른 활동전압의 주파수를 암호화하여 전달할 수 없다. 밝은 빛이 신경전달물질의 분비를 감소시키는 것처럼 리본연접에서의 자극강도는 신경전달물질의 분비에 따라 암호화된다.

두극세포는 2가지 방법으로 이러한 반응에 반응한다. 신경연접에서 빛에 의한 글루탐산 분비감소는 (1) 두극세포를 탈분극시키거나(**ON 두극세포**), (2) 과분극시킨다(**OFF 두극세포**)(그림 15.9). 어두운 곳에서는 더 많은 신경전달물질

임상응용 15.1 시각경로의 손상(Lesions to the Visual Pathway)

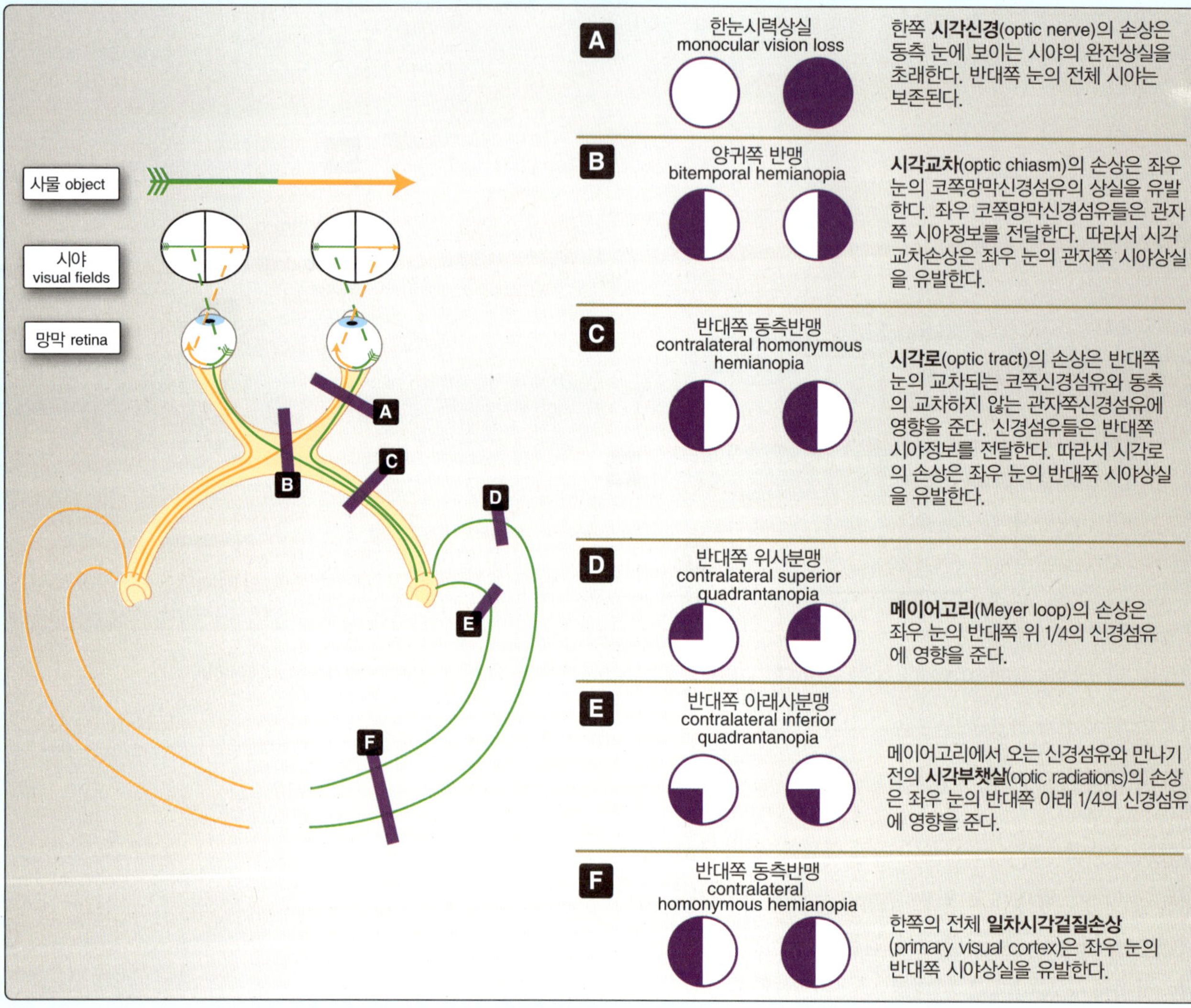

임상적 시야상실은 시각경로의 각 단계의 손상에 따라 나타난다.

이 분비되어 ON 두극세포는 과분극되고 OFF 두극세포는 탈분극된다. 이러한 반응들은 서로 다른 형태의 연접후글루탐산수용체를 통해 일어난다.

1. **OFF 두극세포**(OFF bipolar cell): **근수축성글루탐산수용체**(inotropic glutamate)를 발현하는 세포로 빛자극에 의한 연접틈새로의 글루탐산 분비가 감소됨으로써 이온통로를 통한 양이온의 전달이 감소하게 되어 OFF 두극세포가 과분극된다(그림 15.9). 밤에는 연접틈새에서 글루탐산이 많이 분비되어 많은 양이온이 전달되어 OFF 두극세포가 탈분극된다. 어두울 때 OFF 두극세포가 신호에 반응한다.

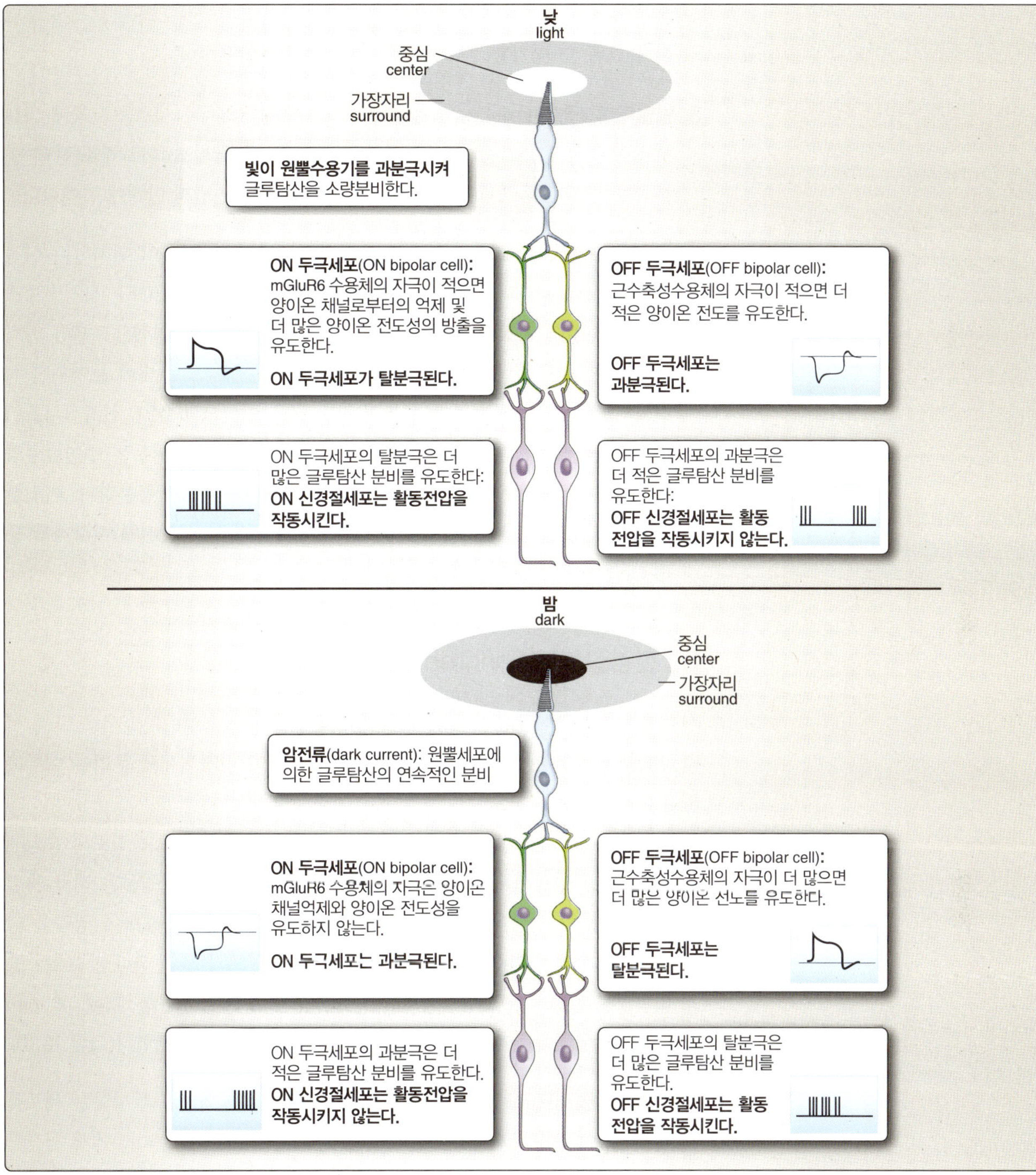

그림 15.9 ON과 OFF 두극세포의 생리. AP = 활동전압(action potential).

2. **ON 두극세포**(ON bipolar cells): **대사성글루탐산수용체**(metabotropic glutamate receptor)인 mGluR6를 발현하는 세포이며 양이온 통로에 반대로 작용한다. 글루탐산이 이 수용체에 결합하면 이온통로가 막혀 세포들이 과분극된다. 밤에는 더 많은 글루탐산이 양이온 통로를 억제하여 ON 두극세포를 과분극시킨다. 낮에는 글루탐산에 의한 수용체의 자극이 약해서 양이

온 통로를 통해 더 많은 양이온이 전도되어 ON 두극세포의 탈분극을 유도한다(그림 15.9). ON 두극세포의 신호는 낮에 반응한다.

3. **병렬처리과정**(parallel processing): 두 가지 형태의 두극세포들은 빛에 의해 빠르고 특이적으로 증가(낮에 탈분극하는 ON 두극세포)하고 감소(밤에 탈분극하는 OFF 두극세포)하는 병렬처리시스템의 첫 번째 단계에 관여한다.

4. **공간분포**(spatial distribution): ON과 OFF 신경절세포들이 위치하는 신경절세포층으로 신호를 보낼 수 있는 공간분포를 통해 ON/OFF 신경절세포들이 구성된다. ON 신경절세포는 ON 두극세포의 감수영역으로부터 입력신호를 받는다. 주변감수영역과 반대인 중심감수영역으로 빛이 들어오면 신경절세포들을 좀 더 빠르게 흥분시킨다. 같은 방식으로 OFF 신경절세포도 OFF 두극세포의 감수영역으로부터 입력신호를 받아서 어두운 주변감수영역보다는 중심감수영역으로 빛이 들어올 때 좀 더 빠르게 흥분한다. 이러한 두가지 경로들은 우리가 보는 사물의 명암을 증가시키고 전체 시각계를 통해 ON/OFF 구성체가 관여한다.

B. 신경절세포(Ganglion cells)

시각경로의 두 번째 신경세포는 **신경절세포**(ganglion cell)이다. 서로 다른 시각정보를 암호화하는 17개 이상의 신경절세포들이 신경절세포 무리를 이루고 있다.

여기서는 시각경로에서 특별히 중요한 역할을 하는 3개 주요 경로의 중심세포인 3개의 신경절세포를 중심으로 설명한다. 각 시각경로과정들은 서로 병렬로 작동하며, 각 경로에서는 ON과 OFF 신경절세포들이 존재하여 명암을 향상시키고 들어오는 빛의 많고 적음에 반응하도록 도와준다. 시각경로에는 좀 더 많은 시야정보처리의 병렬회로들이 있지만 이 장에서는 운동, 형태, 색 등의 시각분석을 이해하는 정도의 3가지 주요경로를 중심으로 설명한다(그림 15.10).

1. **작은신경절세포**(midget ganglion cells): 가쪽무릎핵으로 투사되는 세포들의 70% 이상을 차지하고 **작은세포경로**(parvocellular pathway)에서 시작한다. 작은신경절세포는 작은감수영역과 느린 축삭전도속도로 인해 공간적 고해상도와 시간적 저해상도를 암호화한다. 색각에 중요한 구성요소인 빨간색과 녹색 통로의 입력신호를 분석한다(그림 15.10). 낮은 시간적 해상도 때문에 작은신경절세포는 움직이지 않는 상은 잘 분석하지만 움직이는 것은 분석하지 못한다.

2. **양산신경절세포**(parasol ganglion cells): 가쪽무릎핵으로 투사된 세포들의 약 10%만으로 구성되어 있고 **큰세포경로**(magnocellular pathway)에서 시

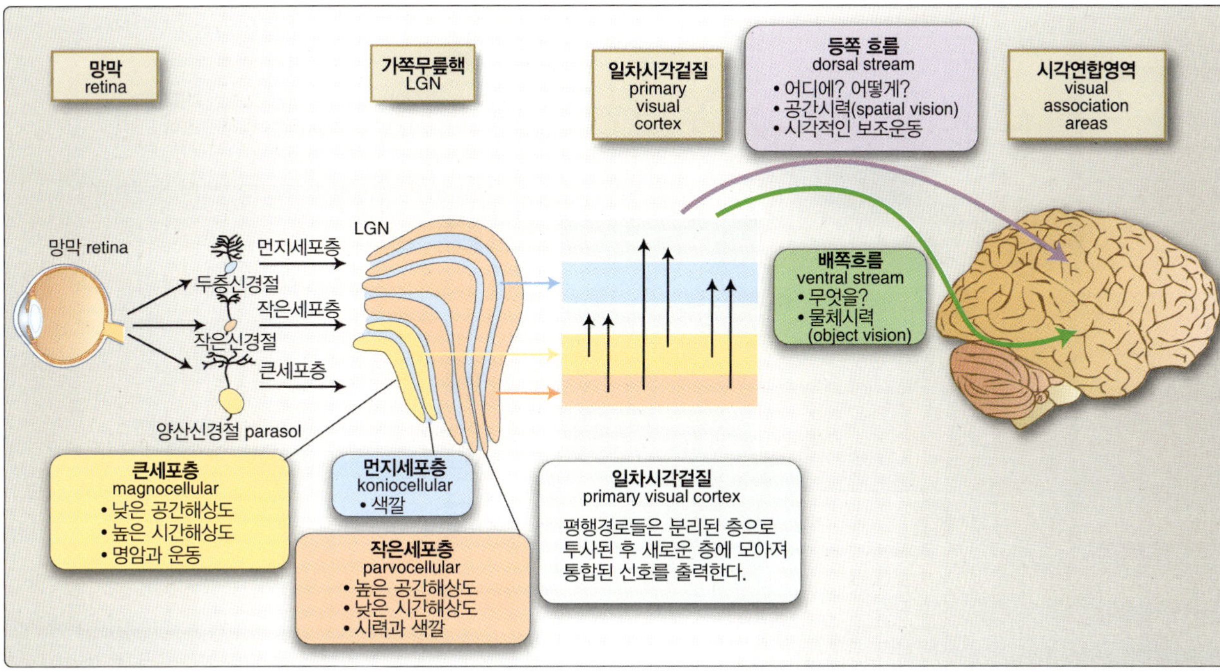

그림 15.10 망막에서 겉질까지의 시각계의 병렬경로와 흐름. LGN=시상(thalamus)의 가쪽무릎핵(lateral geniculate nucleus).

작한다. 양산신경절세포는 큰감수영역과 빠른 축삭전도속도로 인해 공간적 저해상도와 시간적 고해상도를 암호화한다. 무색신호를 암호화하고 명암, 운동, 모양을 가장 잘 분석한다(그림 15.10).

3. **두층신경절세포**(bistratified ganglion cells): 가쪽무릎핵으로 투사된 세포들의 약 8%로 구성되어 있고 **먼지세포경로**(koniocellular pathway)에서 시작한다. 두층신경절세포는 가쪽무릎핵에 있는 자신의 먼지세포층으로 투사되어 작은세포경로와 큰세포경로로 가는 가쪽무릎핵의 다른 층으로 분산된다. 이 신경절세포들은 파란색과 노란색 신호를 분석한다(그림 15.10과 "색각"부분을 참조).

C. **시각교차**(Optic chiasm)**와 시각로**(optic tract)

앞 장에서 언급하였듯이 뇌기능의 많은 부분은 좌우 한쪽이 우세하게 지배하고 대부분의 경로는 정중선을 가로지른다. 같은 원리가 시각경로에도 적용된다. 한쪽의 눈에 보이는 **시야**(visual field)는 대뇌겉질의 반대쪽 겉질에 투사된다. 따라서 오른쪽의 시야에 보이는 물체는 왼쪽 일차시각겉질에 투사되고, 왼쪽의 시야에 보이는 물체는 오른쪽 일차시야겉질에 투사된다.

한쪽 눈의 좌우시야로부터 들어오는 것은 각각 위아래와 좌우로 바뀌어 망막에 투사된다. 가쪽과 안쪽시야를 고려해보자(위와 아래시야는 아래에서 언급

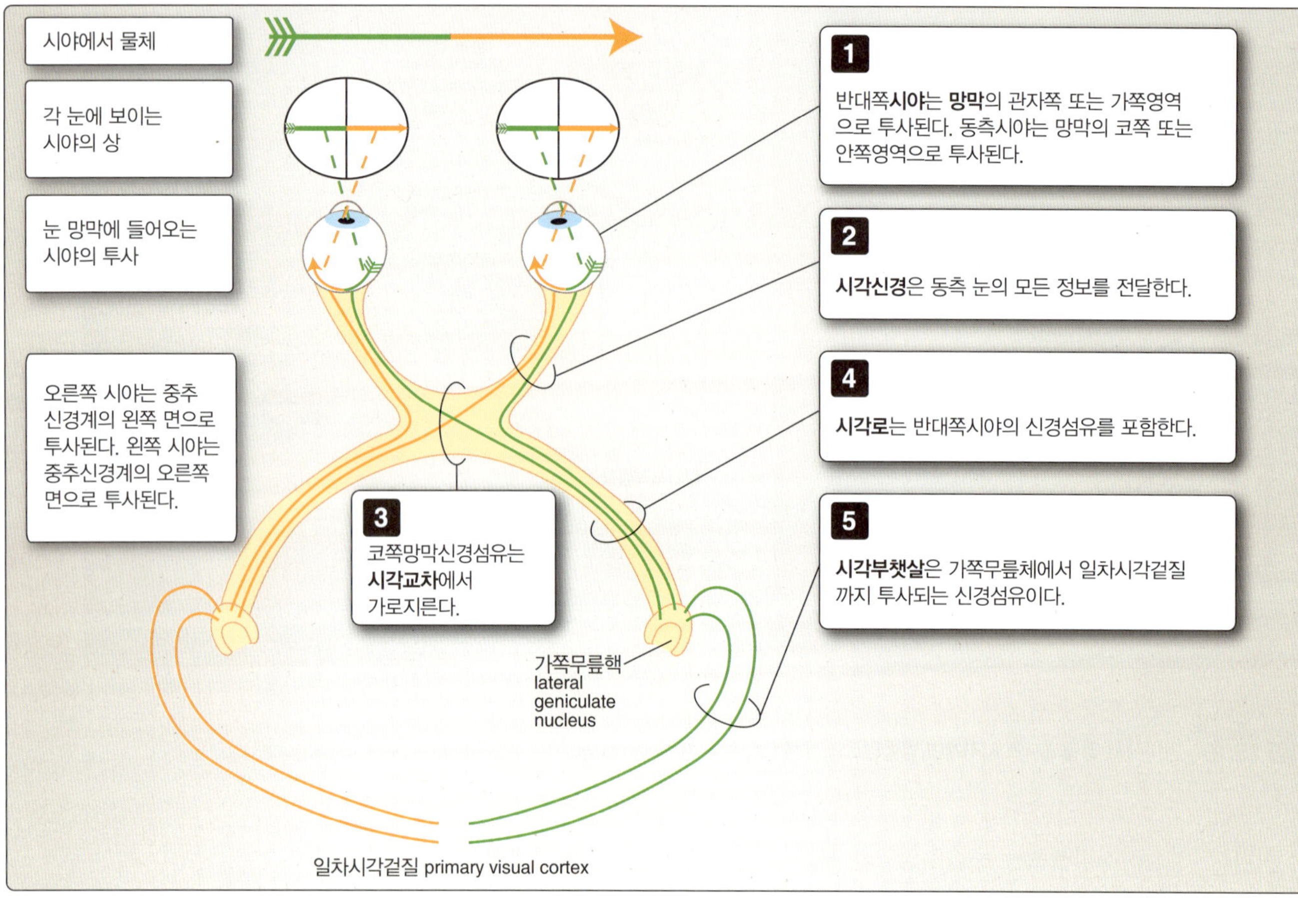

그림 15.11 시각계에서 신경섬유의 구성체계.

함). 관자쪽(귀쪽)의 가쪽시야는 망막의 코쪽인 안쪽에 투사되고, 안쪽시야는 망막의 가쪽면에 투사된다. 따라서 망막의 안쪽부분은 동측시야로부터 입력을 받지만 망막의 가쪽부분은 반대쪽 시야로부터 입력을 받는다(그림 15.11). 망막의 안쪽인 코쪽반에서의 신경섬유는 뇌의 아래면에 있는 시각교차에서 정중선을 교차하지만 망막의 관자쪽인 가쪽면에서의 신경섬유는 교차하지 않는다. 이러한 신경섬유의 부분교차는 **시각로**(optic tract)를 따라 주행하여 반대쪽 시야 정보를 포함하는 가쪽무릎핵에 도달한다. 예를 들어 **오른쪽** 시각로는 좌우눈의 **왼쪽반**에 있는 시야정보를 전달한다. 따라서 좌우 뇌는 각각 반대쪽 시야를 담당한다.

D. 가쪽무릎핵(Lateral geniculate nuclei, LGN)

각각의 가쪽무릎핵(LGN)은 반대쪽 시야의 모든 신경절세포로부터 정보를 받는다. 앞서 언급한 서로 다른 정보나 경로들은 병렬로 가쪽무릎핵에 투사되어 가쪽무릎핵의 층별로 분리된다. 큰세포경로는 **큰세포층**(magnocellular layer)으로 투사되고 작은세포경로는 **작은세포층**(parvocellular layer), 먼지세포경로

임상응용 15.2 맹시(Blindsight)

맹시는 일차시각겉질의 손상이 있는 환자에서 관찰되는 현상이다. 환자들은 스스로 눈이 멀었다고 생각하고 시각인지를 완전히 하지 못한다. 하지만 여분의 시각기능이 남아 있어 무의식적 시각인지는 가능하다. 시각공간에서의 사물에 대한 모양, 움직임, 색깔을 인지할 수 있고 행동의 결과로 나타날 수 있다. 환자들은 보행 중 장애물을 피하고, 시각공간속 사물에 대해서는 신속눈운동(saccadic eye movement)을 통해 직접 주시를 한다. 시각인지를 할 수 없는 자극에 대해서는 감정반응으로 표현한다.

가쪽무릎핵과 시상베개에서부터 일차시각겉질이 아닌 시각과정의 등쪽과 배쪽흐름의 일부분인 마루연합영역과 관자연합영역과 같은 다른 겉질로의 연결에서도 신경생물학의 기전연구를 추적해볼 수 있다. 더불어 가쪽무릎핵에서 위둔덕까지로의 투사는 시각인지없이도 시각공간의 과정을 설명할 수 있다. 고전적인 시각계의 계통적 이해를 보면 일차시각겉질이 모든 시각과정에서 중요하다. 좀 더 현대적인 이해로 보면 일차시각겉질은 의식적 시각인지를 동시에 만들어내는 시상과 다양한 연합영역과의 상호연결의 중심역할을 하는 것으로 생각된다.

는 **먼지세포층**(koniocellualr layer)으로 투사된다(먼지세포경로는 거대세포층과 작은세포층으로 투사되기도 함, 그림 15.10).

망막에서 나오는 모든 신경섬유는 시각경로와 시각관련 뇌부위를 포함하는 **망막구성체**(retinotopic organization)를 유지한다. 신경섬유가 가쪽무릎핵에 도달할 때 시야는 한쪽으로 우세하게 투사된다. 왼쪽 시야는 뇌의 오른쪽면으로 투사되고, 오른쪽 시야는 뇌의 왼쪽면으로 투사된다. 가쪽무릎핵의 신경섬유구성체는 시야를 반영하고 운동, 음영, 색, 형태에 따라 서로 다른 층으로 투사된다.

몇몇 신경섬유들은 가쪽무릎핵에 투사되지 않고 지나간다. 9장에서 언급한 "눈운동의 조절"에서 시각경로의 몇몇 축삭들은 가쪽무릎핵을 통과하여 직접 위팔(superior brachium)을 통해 위둔덕(superior colliculus)에 투사된다. 14장에서 언급한 "시상"에서는 시각경로의 몇몇 축삭들은 가쪽무릎핵을 통과하여 시상베개(pulvinar)에서 신경연접하여 대부분 시야연합영역인 겉질연합영역을 조절하는 데 관여한다. 또 다른 축삭들은 가쪽무릎핵을 통과하여 덮개앞핵(pretectal nucleus)에서 신경연접하여 동공빛반사에 관여한다.

E. 시각부챗살(Optic radiations)

가쪽무릎핵에서 나온 축삭들은 **시각부챗살**(optic radiation)을 통해 일차시각겉질에 투사된다. 시각부챗살의 신경섬유들은 위에서 언급한 망막국소형태나 다양한 경로를 통해 구성된다. 한쪽의 시각부챗살은 위시야와 아래시야로 나누어지는 반대쪽 시야정보를 포함한다. 위시야와 아래시야의 축삭들은 서로 다른 경로를 통해 일차시야겉질에 도달한다(그림 15.12).

1. **아래시야**(lower visual field): 시야의 아래쪽반은 망막의 위쪽반으로 투사된 후 가쪽무릎핵에 투사된다. 가쪽무릎핵에서 나온 신경섬유는 마루엽

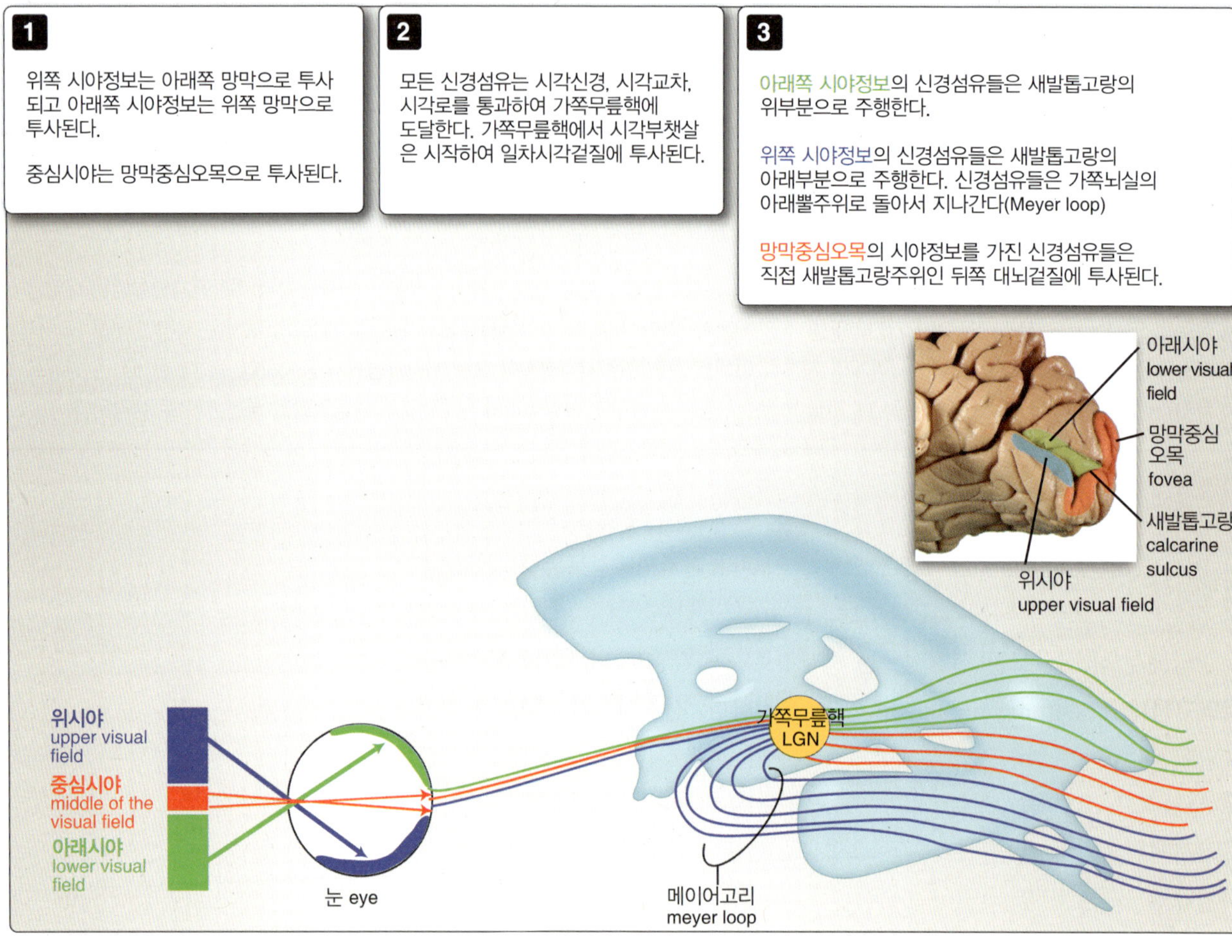

그림 15.12 시각부챗살(optic radiations).

(parietal lobe)을 주행하는 시각부챗살의 위부분으로 투사하여 쇄발톱고랑(calcarine sulcus)의 위쪽 쇄발톱겉질영역에 도달한다.

2. **위시야**(upper visual field): 반대로 시야의 위쪽반은 망막의 아래쪽반으로 투사되고, 가쪽무릎핵에서 나온 신경섬유는 쇄발톱고랑의 아래쪽 쇄발톱겉질영역에 도달한다. 이러한 경로로 지나가기 위해서 신경섬유들은 관자엽(temporal lobe)에 위치하는 가쪽뇌실의 아래뿔주위를 곡선을 그리며 돈다. 이러한 아래쪽 신경섬유를 **메이어고리**(Meyer loop)라고 한다.

3. **중심시야**(center of the visual field): 시야의 중심부분은 망막중심오목으로 투사되어 직접 가쪽무릎핵에서 마루엽을 통해 쇄발톱겉질의 가장 뒤쪽영역(쇄발톱고랑의 위아래포함)에 도달한다. 망막중심오목은 일차시각겉질에서 가장 큰 투사영역을 가진다.

V. 겉질시각과정(Cortical Processing of Vision)

망막의 광수용기세포를 자극하는 빛을 통해 나온 감각신호들이 응집되어 하나의 시야를 인지하게 된다. 이러한 과정의 첫 번째는 다양한 시각정보를 포함하는 병렬흐름의 정보를 보내는 서로 다른 망막 신경절세포에서 시작한다. 일차시각겉질에서는 이러한 정보들이 재구성된 후 연합영역으로의 추가분석과 고순위과정을 위해 겉질연합영역으로 보내진다.

A. 일차시각겉질(Primary visual cortex)

일차시각겉질(primary visual cortex) 또는 **줄무늬겉질**(striate cortex)은 **뒤통수엽**(occipital lobe)에 있는 **쇄발톱고랑**(calcarine sulcus)의 위와 아래부분에 위치한다. 가쪽무릎핵에서 나오는 90% 이상의 축삭들이 닿는 곳이다. 시각계를 통해 알려진 조직체계는 **망막국소**(retinotopic)의 신경세포들이 투사되는 일차겉질로 구성되어 있다. 명암, 운동, 시력, 색에 대한 정보를 전달하는 평행경로들은 시각겉질의 특이층이나 별도의 신경세포군으로 투사된다(그림 15.10 참조). 이러한 신호들은 통합되어 일차시각겉질의 출력신경세포에 집중된다. 동일한 영역의 시야에 대한 정보를 전달하는 각각의 눈으로 들어온 입력신호는 줄무늬겉질의 개별 신경세포로 모아진다. 이것은 가까운 사물을 볼 때 시야의 깊이를 인지하는 **입체시**(stereopsis)를 위한 기본 구조라고 생각된다. 이러한 구조는 좌우눈의 전체 시야에서 들어오는 시야, 명암, 운동, 색 등의 모든 시각정보를 일차시각겉질에서 시각연합영역까지 전달한다. 특히, 망막중심오목으로부터 정보를 받는 신경세포들은 작은 감수영역을 유지하여 높은 공간해상도를 가능하게 한다.

일차시각겉질에서 재배열된 시각정보는 다시 나누어져 새로운 경로로 가서 특수시각연합영역으로 전달된다. 2가지 특이 흐름인 **배쪽경로**(ventral pathway)는 색과 모양구별에 관여하고 **등쪽경로**(dorsal pathway)는 운동과 공간분석에 관여한다(그림 15.10). 별개로 두 개의 경로는 매우 잘 통합되어 있다. “무엇(what)”, “어디에(where)”, 그리고 “어떻게(how)”에 대한 시야입력신호들은 서로 필요로 하는 정보들이며 행동반응을 유발할 수 있게 하는 모든 시각입력신호를 적절하게 분석하도록 한다.

B. 배쪽경로(Ventral pathway)

배쪽흐름(ventral stream)은 시각입력신호 중 무엇(what)과 관련이 있다. 해부학적으로 배쪽흐름은 **관자엽**(temporal lobe)에 투사된다. 이 흐름에서 물체가 재인식되고 물체의 공간적 관계가 분석된다. 색, 양상, 그리고 모양도 배쪽흐름에서 진행된다. 이러한 부위에 병변이 있으며 시각적 신호에 대한 주의력 결핍뿐만 아니라 시각방향력, 모양분별, 그리고 물체와 얼굴인식의 문제를 야기한다.

C. 등쪽경로(Dorsal pathway)

등쪽흐름(dorsal stream)은 시각입력신호 중 어디에(where)와 어떻게(how)와 관련이 있다. 해부학적으로 등쪽흐름은 **두정엽**(parietal lobe)에 투사된다. 이 흐름에서는 시야공간이 분석되고 공간이동을 가능케 한다. 더불어 이 흐름은 물체다루기와 직접적인 눈운동의 가능성 그리고 눈-손의 조화를 포함하는 물체와의 상호작용을 가능케 한다.

이러한 두 가지 흐름은 시각계로부터 동일한 형태의 입력신호를 받지만 서로 다른 행동 목표를 가지고 있다.

VI. 색각(Color Vision)

사람의 광수용기세포인 원뿔세포들은 서로 다른 파장의 빛을 감지하여 색각의 기본을 형성한다. 앞서 언급한 것처럼 빨강파장대에서 빛을 최대한 흡수하는 **L형 원뿔세포**, 녹색파장대에서 최대로 흡수하는 **M형 원뿔세포**, 파랑파장대에서 최대로 흡수하는 **S형 원뿔세포들이** 있다(그림 15.6). 세 가지 색채널에 기반한 색각, 즉 **삼색형색각**(trichromacy)을 구별하게 된다. 하나의 원뿔세포만으로는 색을 구별하지 못하지만 특이파장의 빛에는 반응한다.

A. 색정보과정(Color information processing)

서로 다른 원뿔세포들은 상대적 반응에 따라 색정보의 방출을 결정한다.

첫 번째 단계의 색정보는 망막에 있는 두 가지 형태의 단일대항과 이중대항인 **대항신경세포**(opponency neuron)들에서 시작한다(그림 15.13). **적-녹세포**(red-green cell)는 L 활성화와 M 활성화를 비교하는 **단일대항**(single opponency) 신경세포들로 작은세포경로(parvocellular pathway)에 속한다.

청-황세포(blue-yellow cells)들은 파란색의 S 활성화와 노란색의 혼합 L과 M 활성화를 비교한다. 이 세포들은 L/M의 비율과 L/M(노란색)과 S(파란색)와의 비율 결과를 분석하기 때문에 **이중대항**(double opponency)세포라고 하여 먼지세포경로에 속한다.

단일과 이중대항세포들의 활성화는 명암인지 때 관찰되는 동일한 ON/OFF 양상을 보인다. 이 경우 ON과 OFF 세포들은 분리되어 빨간색 ON, 녹색 OFF, 녹색 ON, 빨간색 OFF, 그리고 파란색 ON, 노란색 OFF, 파란색 OFF, 노란색 ON 등으로 구분된다. 이러한 신경절세포들은 가쪽무릎핵으로 투사되지만 시

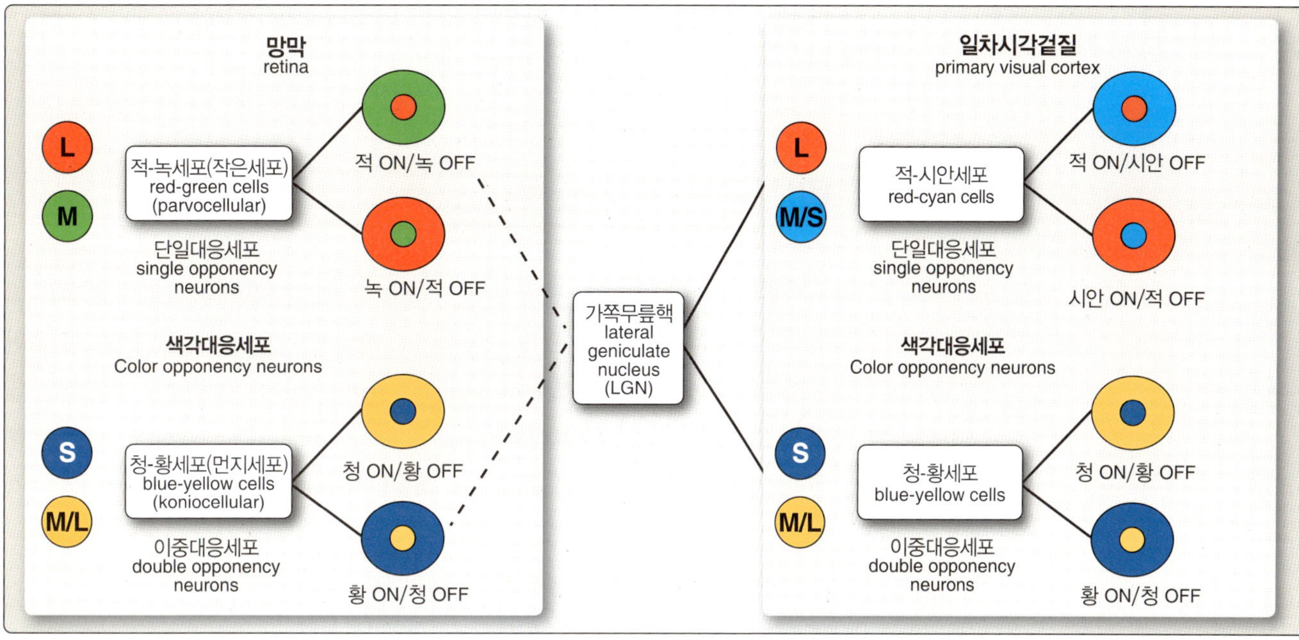

그림 15.13 색각의 단일대응세포와 이중대응세포. L = L형 원뿔세포; M = M형 원뿔세포; S = S형 원뿔세포.

상에서 발생되는 경로들은 아직도 명확하게 밝혀져 있지 않다.

가쪽무릎핵의 정보는 일차시각겉질로 전달된다. 망막에서 분리된 통로로 LGN에 도달한 정보는 일차시각겉질의 분리된 층으로 투사된다. 일차시각겉질에서의 색신호들은 시야를 가로질러 비교된 후, 또 다른 이중대항세포군에 수렴되어 더 많이 색대조가 되어 방출된다(그림 15.13). 이러한 세포들은 상대적으로 큰 감수영역 때문에 낮은 해상도를 지니지만 색분석에 기여하고 어느 정도 형태분석에도 기여한다. 명암이나 운동의 구별에는 기여하지 않는다. 연합겉질속의 아래흐름영역은 좀더 많은 정보를 받아들여 색상과 같은 자세한 형태의 색깔을 산출한다.

적-시안세포(red-cyan cell)들은 빨간색의 망막 L 통로에서의 입력을 M과 S 통로 조합인 시안색과 비교한다.

청-황세포(blue-yellow cell)들은 파란색의 망막 S 통로를 노란색의 조합인 L과 M의 통로와 비교한다.

B. 행동에 영향을 미치는 색(Influence of color on behavior)

색분석은 다른 겉질영역과 연접함으로써 행동에 영향을 준다. 서로 다른 색은 감정과 선호도와 관련이 있다. 예를 들어, 최근의 비교문화연구에서는 여성들이 빨강파장범위의 색을 좋아하는 반면, 남성들은 빨간색을 선호하지 않는다고 보고하였다. 색은 우리들로 하여금 주위환경에 따라 빠르고 효과적으로 반응하게 해준다(빨간색 교통신호는 멈추고 녹색신호는 지나간다). 이 책 속의 그림들은 색깔 때문에 찾기 쉽게 되어 있고, 다소 복잡한 정보에 관해서는 색깔로 구분되어 쉽게 이해할 수 있게 해준다.

VII. 시각반사(Optic Reflexes)

시각계는 빛의 변화에 빠르게 반응을 하고 흥미로운 곳이나 사물에 초점을 맞출 수 있어야 한다. 이를 위해 효율적이고 빠르게 반응하기 위한 여러 가지 반사경로가 존재한다. **동공빛반사**(pupillary light reflex)는 망막에 도달하는 빛의 양을 조절한다. **동공확대반사**(pupillodilator reflex)는 교감신경자극에 의해 동공이 확대되는 감정적인 반사이다. **조절반사**(accommodation reflex)는 수정체의 두께를 조절하고 좌우 눈을 모아서 가까운 물체에 초점을 맞춘다. 마지막으로 **각막깜박임반사**(corneal blink reflex)는 눈의 각막을 매끄럽게 해주거나 보호해주고 각막표면의 이물질을 제거하는 데 도움을 준다.

A. 동공빛반사(Pupillary light reflex)

동공빛반사는 망막에 도달하는 빛의 양을 조절한다. 밝은 빛상태에서는 동공수축근의 수축에 의해 동공이 수축되어 다음 두 가지 작용을 한다. (1) 과도한 빛의 노출로부터 망막을 보호한다. (2) 망막에 도달되는 빛을 조절함으로써 시력을 방해하는 산란되는 빛을 감소시킨다.

1. **들입과 날입 경로**(afferent and efferent pathways): 이 반사의 들입신경가지는 망막의 빛수용기에서 시작되어, **시각신경**과 **시각로**를 거쳐 중간뇌 좌우에 위치하는 덮개앞핵(pretectal nuclei)에 도달한다(그림 15.14). 덮개앞핵에서 반사의 날입신경가지가 활성화된다. 덮개앞핵에서 시각정보를 받아들여 좌우 **에딩거-베스트팔핵**[Edinger-Westphal(E-W) nuclei]의 **신경절이전 부교감신경섬유**(preganglionic parasympathetic fibers)는 **눈돌림신경**(oculomotor nerve)과 같이 주행하면서 눈확(orbit)에서 **섬모체신경절**(ciliary ganglion)과 신경연접한다. 섬모체신경절에서 나온 신경절이후신경세포는 짧은섬모체신경(short ciliary nerve)을 형성하여 **동공수축근육**을 신경지배한다. 동공수축근육은 홍채(iris)의 둥근근육으로 동공을 수축시킨다. E-W핵의 부교감신경섬유는 눈돌림신경의 바깥표면에 위치하는 가장 표면층의 축삭이다. 따라서 눈돌림신경이 압박되면 부교감신경섬유에 의한 동공이 부분적으로 확대되거나 부교감신경입력과 동공수축력이 상실되면 완전히 동공이 확대된다. 동공빛반사가 손상된다는 것은 머리안압력의 증가에 의한 눈돌림신경의 압박가능성을 시사한다.

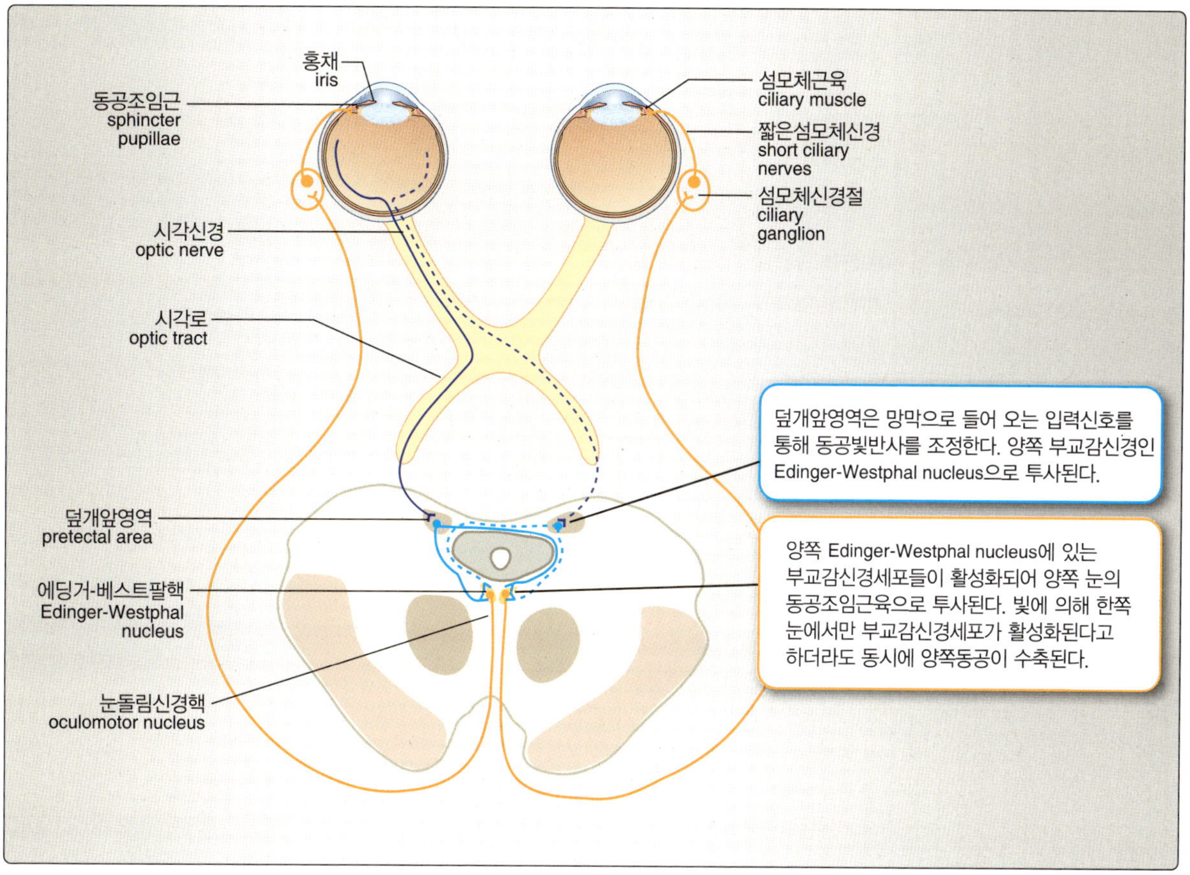

그림 15.14 동공빛반사(pupillary light reflex).

2. **직접반응**(direct response)**에 대한 공감반응**(consensual response): 덮개앞핵의 신경섬유가 좌우에 위치한 E-W 핵에 투사된다. 따라서 한쪽의 눈에 빛을 비추면 좌우 눈의 동공이 모두 수축된다. 빛을 직접 받은 눈의 반응을 **직접반응**이라고 한다. 양쪽의 덮개앞핵과 연결되는 뒤교차(posterior commissure)를 통해 시각정보가 전달되어 좌우 동공반응이 일어난다. 다른 한쪽의 동공수축을 **공감반응**이라고 부르며 이것은 동시에 일어난다.

B. 동공확대반사(Pupillodilator reflex)

동공확대반사는 교감신경계(사랑하는 연인의 눈을 봐라, 동공은 확대된다)를 활성화시키는 감정반응 상태에서 자연적으로 발생한다. 임상적으로 눈아래의 피부를 핀으로 살짝 찌르면 교감신경활성을 통한 통증이 동공확대를 유발한다. 생리학적으로 들입신경섬유는 강한 감정반응에 자극되는 **뒤시상하부**(posterior hypothalamus)를 통해 전달된다. 신경섬유는 뇌줄기를 통해 첫 번째 가슴신경부분(T1)인 척수의 가쪽뿔에 위치하는 **신경절이전교감신경세포**(preganglionic sympathetic)에 도달한다. 가쪽뿔에서 신경연접한 후 머리뼈의 바닥에 위치한

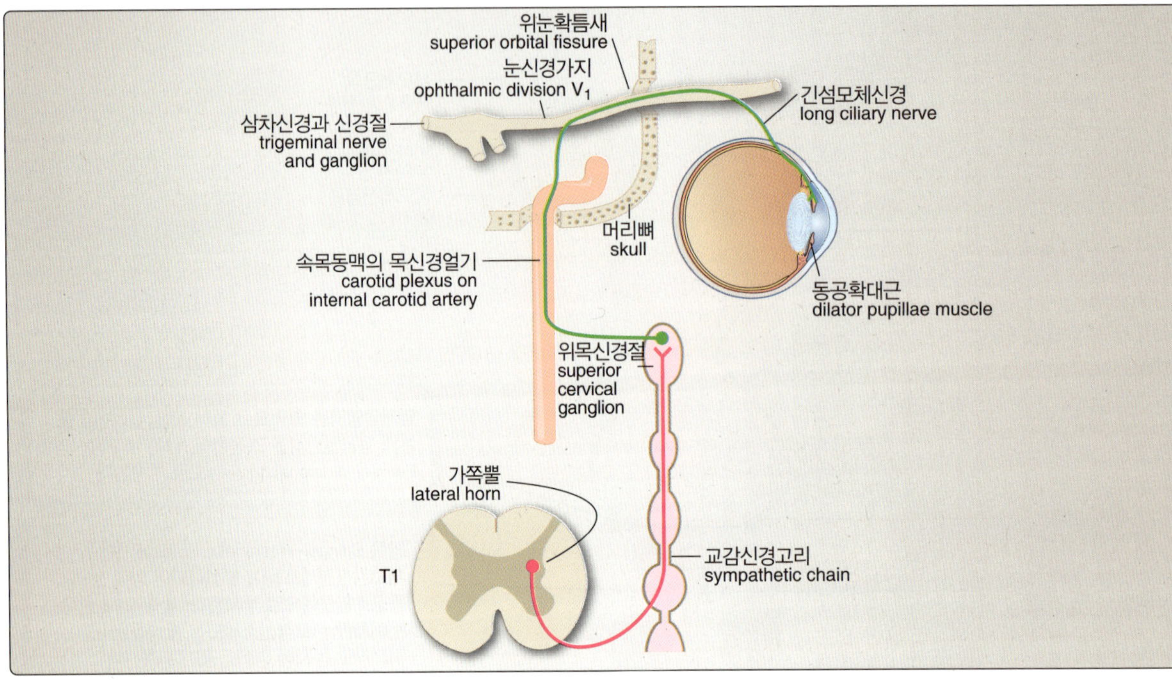

그림 15.15 동공확대반사(pupillodilator reflex). T1 = 첫 번째 가슴척수뼈부위.

위목신경절(superior cervical ganglion)의 **교감신경줄기**(sympathetic chain) 안으로 주행한다. 위목신경절에서 나온 신경절이후신경섬유는 머리뼈안으로 **속목동맥**(internal carotid artery)과 같이 주행하여 눈확으로 들어가는 **삼차신경**(trigeminal nerve)의 첫 번째인 **눈신경**(ophthalmic nerve)과 연접한다. 신경섬유는 홍채의 **동공확대근육**(dilator pupillae muscle)을 신경지배하는 긴섬모체신경과 같이 눈으로 들어간다(그림 15.15). 동공확대근육의 수축은 동공을 확대시킨다.

C. 원근조절반사(Accommodation reflex)

가까운 사물을 보기 위해서는 3가지 반응이 일어난다. (1) 눈이 **수렴**된다(converge). 양쪽의 눈은 안쪽곧은근육의 수축으로 정중선 방향으로 **모아진다**(adduct). 안쪽곧은근육은 눈돌림신경의 일반체성날입신경섬유(general somatic efferent, GSE)에 의해 신경지배를 받는다. (2) 수정체의 **굴절력**(refractive power)이 증가된다. 이러한 반응은 섬모체의 섬모체근육의 수축을 통해 **수정체굽이**가 증가되어 발생한다. (3) **동공수축근육**의 수축에 의해 동공이 수축되어 시야깊이와 시력을 증가시킨다. 섬모체근육과 동공수축근육은 눈확으로 들어가는 눈돌림신경과 주행하는 E-W 핵의 부교감신경섬유(GVE)에 의한 신경지배를 받는다. 이와 같은 3가지 원근조절반응을 **근접세동이**(near triad)라고 부른다.

1. **들입과 날입 경로**(afferent and efferent pathways): 이 반사의 들입구성은 전반적인 시각경로를 말한다. 사물이 보이면 그 정보는 **일차시각겉질**(primary visual cortex)로 모두 간다. 이 후 관심있는 사물 또는 장소의 시각정보를 인식하는 **연합겉질**(association cortex)로 투사된다. 중간뇌의 **위둔덕**(superior colliculus)과 **덮개앞핵**(pretectal nucleus)이 활성화된 후 체성(somatic)성분과 부교감(Edinger-Westphal)성분을 포함하는 **눈돌림신경핵 복합체**(oculomotor nucleus complex)로 투사된다. 차례로 조정반사의 날입경로를 따른다(눈의 부교감신경투사에 대한 그림 15.14 참조).
   동공수축과 수정체의 둥근모양은 **동공수축근육**과 **섬모체근육**(ciliary muscle)을 신경지배하는 **부교감신경**에 의해 이루어진다. 섬모체근육의 수축은 수정체에 부착된 섬모체띠를 이완시켜 수정체를 더 두껍게 하여 원형으로 만든다(그림 15.1).

2. **수렴중추**(vergence center): 눈돌림신경핵의 체성요소는 중뇌의 수렴중추를 통해 활성화된다. 덮개앞핵에서 양쪽 눈돌림신경의 체성운동핵으로 투사되어 양쪽의 안쪽곧은근육을 신경지배하여 좌우 눈이 수렴된다(9장의 "눈운동의 조절" 참조)

D. 각막깜박임반사(Corneal blink reflex)

각막깜박임반사는 각막의 윤활제역할을 하고 눈의 표면에서 있는 외부물질을 제거하는 방어반사이다. 외부물질이 각막에 접촉되면 두 눈이 깜박인다. 이러한 반사의 들입신경섬유는 각막의 감각신경지배를 하는 **삼차신경의 눈신경**(ophthalmic nerve of trigeminal nerve, V_1)을 통해 일어난다(그림 15.16). 들

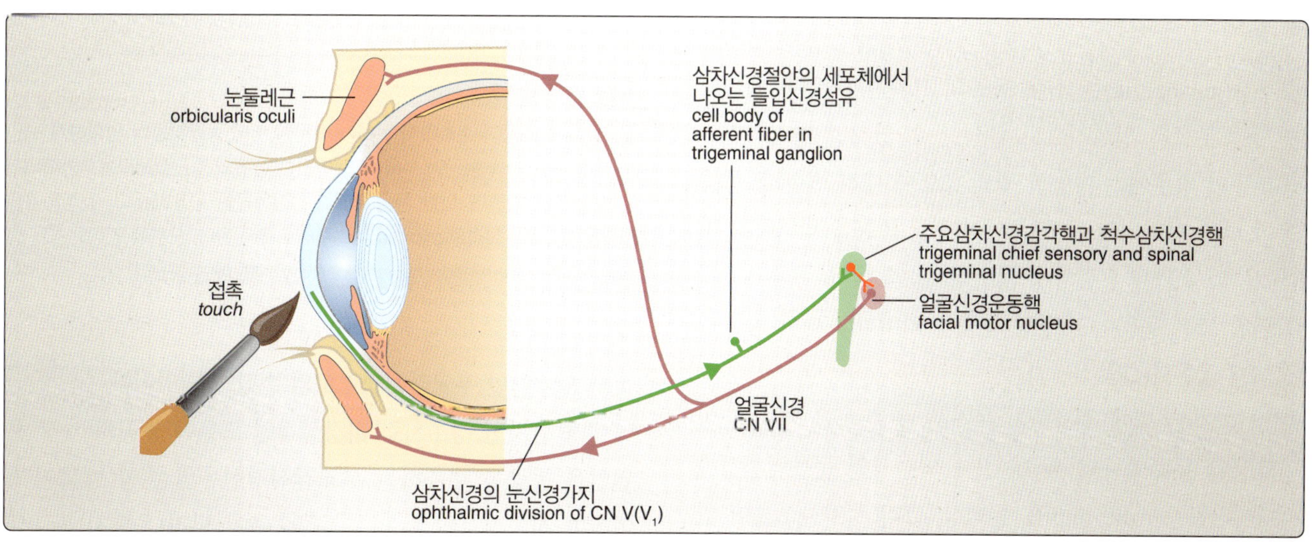

그림 15.16 각막깜박임반사(corneal blink reflex). CN = 뇌신경(cranial nerve).

입감각정보는 일차적으로 **척수삼차신경로**(spinal trigeminal tract)의 핵에서 연접한 후 **삼차신경의 주요감각핵**의 작은영역에 도달한다(각막이 접촉되면 고유감각구성이 우세해진다). 이후 척수삼차사이신경세포들은 망상체를 통해 양쪽으로 **얼굴운동핵**(CN VII)에 도달한다. 얼굴신경핵의 축삭들은 **눈둘레근육**(orbicularis muscle)을 신경지배하여 좌우 눈을 감거나 깜박인다.

임상증례

동공부동(Anisocoria)

31세 여자는 3주 전부터 왼쪽보다 오른쪽 동공이 큰 비대칭적인 동공을 보였다. 오른쪽 눈은 약간의 흐릿한 시력을 동반한 중등도의 빛에 대한 민감도가 있다. 그 외에는 건강해 보이고 약을 복용하지 않았다. 두통이나 눈에 통증도 없다. 동공크기를 검사해보니 오른쪽 동공의 크기는 7 mm이고 왼쪽 동공의 크기는 3 mm이다. 빛을 오른쪽이나 왼쪽 눈에 비추었을 때 왼쪽 동공이 수축되지 않았지만 오른쪽 동공은 어느 한쪽에 빛을 비추었을 때 수축되었다. 조절반사 동안 양쪽 동공은 수축하였다. 눈꺼풀처짐(ptosis)과 결막충혈도 없었다. 시력과 시야는 정상이고, 안구바깥근육의 운동과 나머지 신경학적 검사도 정상이다.

증례 토의

동공부동(anisocoria)는 좌우 동공의 크기가 다르다. 생리학적인 동공부동은 정상적으로 발생할 수 있지만 병리학적인 동공부동인 경우에는 다양한 빛의 조명에 따라 변한다. 동공부동이 낮에 악화되면 큰 동공이 비정상 동공을 의미하고 빛의 반응에 동공이 수축하지 않는다. 만약 밤에 동공부동이 악화되면 작은 동공이 비정상 동공을 의미하고 밤에 동공이 확장되지 않는다(그림 15.17).

여자 환자는 빛에 수축하지 못하는 큰 동공을 가지고 있다. 확장된 동공의 원인은 세 번째 뇌신경인 눈돌림신경마비, 에이디동공(Adie pupil), 눈외상, 그리고 약물노출이 있다. 에이디동공은 섬모체신경절 또는 신경절이후섬유(짧은 섬모체신경)인 부교감신경경로의 손상이 원인이다.

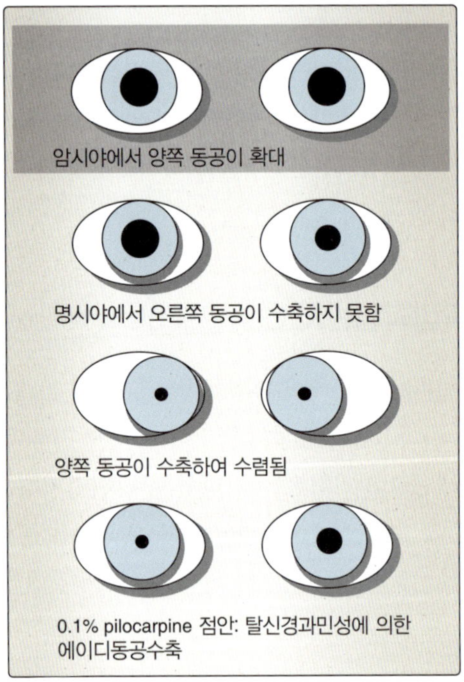

그림 15.17 (검사자를 쳐다보는 사람의 눈을 반영함) 긴장동공(에이디동공). 오른쪽 동공이 수축하지 못하기 때문에 빛에 동공부동이 명확하게 보인다. 수렴으로 양쪽 동공이 수축한다. 이러한 한쪽의 빛근접해리는 3번째뇌신경마비 또는 약물에 의한 동공확대와 긴장동공을 구분해준다. 긴장동공의 진단은 0.1%의 희석된 pilocarpine 투여로 확진된다. 오른쪽 긴장동공은 탈신경과민성(denervation hypersensitivity) 때문에 수축된다.

여자 환자인 경우처럼 비정상적인 오른쪽 동공의 가장 큰 원인은 동공을 수축하는 부교감신경섬유의 손상 때문이다. 이러한 신경경로의 손상은 동공수축이 되지 못해서 확대된 상태로 된다(mydriasis).

눈돌림신경마비와 에이디동공(Adie pupil)의 차이점을 구별할 수 있는가?

에이디동공은 전형적으로 20~40대 사이의 여성에서 나타나는 드문 신경질환이다. 반면 눈돌림신경마비는 어느 누구나 발생할 수 있다. 에이디동공은 조정반사에 동공이 천천히 수축하지만 빛에 동공이 수축하지 않는 근접빛해리(near-light dissociation)이고, 눈돌림신경마비는 빛과 조정반사 모두에 동공이 수축되지 않는다. 콜린성작용제인 pilocarpine를 낮은 농도(0.1%)를 처리하면 긴장성 에이디동공은 수축하지만 정상적인 동공은 수축하지 않는다. 눈돌림신경마비인경우에는 좌우 동공 모두 확대된다.

왜 근접빛해리(near-light dissociation)가 발생하는가?

원근조절신경섬유는 섬모체신경절에서 나오는 동공수축섬유보다 30배가 더 많다. 이러한 30대 1의 비율 때문에 원근조절반사보다 빛의 반응에 수축하는 섬모체신경절이나 짧은 섬모체신경에 더 많은 병변이 발생하게 된다.

결론

에이디동공과 눈돌림신경마비에서는 동공수축이 소실되고 동공이 확대된다. 하지만 이와 같은 두 경우에는 앞서 언급한 것처럼 각각 구별되어야 한다. 동공부동은 좌우 동공크기가 일치하지 않는 경우로 완전히 정상이거나 병변에 의한 증상일 수 있다.

요약

- 시각계는 우리 주위의 눈에 보이는 것의 색깔, 형태, 움직임을 인지하게 하게 해주는 시력을 가진다. 이것은 빛이 망막에 반사되는 눈의 광학계를 통해 이루어진다. **망막**(retina)은 여러 층의 신경세포로 구성되어 있는 10층의 구조이며 시각과정이 시작되는 곳이다. 망막에서의 신경섬유는 시각신경을 통해 **시각교차**(optic chiasm)에 도달한다. 시각교차에서 코쪽의 신경섬유들은 정중선으로 가로질러 반대쪽으로 주행하고 관자엽쪽(귀쪽)의 신경섬유들은 같은쪽으로 주행한다. 이러한 신경섬유의 주행을 통해 시야의 편측화(lateralization)가 된다. 왼쪽의 시야는 뇌의 오른쪽으로 투사되고 오른쪽의 시야는 왼쪽으로 투사된다. 시각로(optic tract)로 주행하는 신경섬유들은 시상의 **가쪽무릎핵**(LGN)에 도달한다. 가쪽무릎핵에서 신경섬유들은 망막성 표현형으로 구체화되어 시야를 반영해준다. 이러한 수평의 경로를 통해 움직임, 형태, 색상을 인지한다. 가쪽무릎핵에서의 신경섬유들은 **시각부챗살**을 통해 **일차시각겉질**에 도달한다. 시각부챗살의 위쪽시야에서 나오는 신경섬유들은 관자엽에 위치하는 가쪽뇌실의 아래뿔 주위의 **메이어고리**(Meyer loop)를 형성하여 **새발톱고랑**(calcarine sulcis)의 아래에 위치하는 일차시각피질로 투사된다. 일차시각영역은 시각정보를 2가지 주요 흐름으로 나눈다. **등쪽흐름**(dorsal stream)은 공간정보를 분석하여 어디에? 어떻게? 라는 시각적인 지침의 행동을 담당한다. **배쪽흐름**(ventral stream)은 무엇?이라는 사물을 인지하는 것을 담당한다. 두 가지 흐름은 매우 상호유기적이고 의존적이다.
- 색각은 서로 다른 원뿔세포들이 서로 다른 파장대의 빛에 민감하게 반응하는 망막에서 시작된다. 색깔은 망막과 일차시각피질에서 세포들의 활성화가 비교됨으로써 구별된다.
- 몇 가지 **시각반사**(visual reflexe)는 망막에 투사되는 빛의 양을 조절할 수 있다. **동공빛반사**(pupillary light reflex)는 눈부심에 반응하여 부교감신경을 통해 동공을 수축한다. **동공확대반사**(pupillodilator reflex)는 교감신경계를 할성화시키는 감정반응으로 인해 동공을 확대시킨다. **모음**(accommodation)은 매우 복잡한 과정으로 동공수축뿐만 아니라 모음운동이 필요하고 모양체(ciliary muscle)의 작용으로 수정체의 원형모양이 변형된다. **각막깜박임반사**(corneal blink reflex)는 외부물질로부터 눈을 보호한다. 각막깜박임반사의 들신경은 삼차신경의 눈신경가지가 관여하고 날신경은 일곱번째 뇌신경인 얼굴신경이 관여한다.

연습문제

가장 알맞은 답을 하나만 고르시오.

15.1 눈으로 들어오는 빛은 망막에 도달하기전에 굴절된다. 굴절력이 소실되면 시야가 상실 될 수 있다. 빛이 눈으로 들어갈 때 주요 굴절력을 가지는 것으로 수술을 통해 교정할 수 있는 것은?

A. 맥락막(choroid)
B. 포도막(uveal tract)
C. 앞안구방수(anterior chamber of the eye)
D. 유리체(vitreous body)
E. 각막(cornea)

정답은 E이다. 맥락막은 포도막속의 혈관층이다. 포도막은 혈관들이 안구벽 속을 주행할 수 있는 통로를 제공해준다. 앞안구방은 홍채에 의해 눈의 뒤안구방과 구분되는 방수로 채워진 공간이다. 유리체는 수정체 뒤에 위치한 눈속의 젤라틴덩어리(gelatinous mass)이다. 각막은 눈으로 들어오는 빛의 주요 굴절력을 조절하는 부위이다. 각막의 퇴행성 변화는 시력상실을 유발할 수 있다. 각막이식은 공여자의 각막을 수여자의 눈에 이식하는 것이다.

15.2 가장 높은 시력을 가지는 눈의 구조물은?

A. 망막(retina)
B. 망막중심오목(fovea)
C. 수정체(lens)
D. 시신경유두(papilla)
E. 섬모체(ciliary body)

정답은 B이다. 망막오목중심은 주위인 황반과 더불어 시야정보가 투사되는 가장 높은 시력을 가지는 영역이다. 눈뒤에 위치한 망막은 광수용기세포를 포함한 여러층의 구조로 되어 있다. 수정체는 눈으로 들어오는 빛의 굴절에 도움을 준다. 시신경유두는 시각신경다발이 모여 눈에서 빠져나가는 부위로 광수용기들이 없는 곳이고 이를 맹점(blind spot)이라고 부른다. 섬모체는 수정체의 장력을 유지하는 섬모체띠섬유(zonule fiber)를 포함한다. 이 섬유의 이완은 근접조절을 위해 수정체를 둥글게 만들게 해준다.

15.3 모든 뇌신경의 임상신경학적 검사를 시행하였다. 검사자가 면봉으로 각막을 가볍게 자극하자 환자는 눈을 깜박였다. 각막깜박임반사(corneal blink reflex)의 들입성 신경가지의 뇌신경은?

A. 얼굴신경(facial nerve)
B. 혀인두신경(glossopharyngeal nerve)
C. 삼차신경(trigeminal nerve)
D. 시각신경(optic nerve)
E. 눈돌림신경(oculomotor nerve)

정답은 C이다. 방어기전으로 다섯 번째 뇌신경인 삼차신경의 눈신경은 접촉을 감지하여 눈을 깜박인다. 삼차신경은 눈의 건조함을 감지하여 눈을 깜박임으로써 눈물이 눈을 축축하게 하여 각막을 매끄럽게 해준다. 혀인두신경은 주로 인두의 감각을 지배하고, 얼굴신경은 얼굴의 주요 우동신경이다. 시각신경은 시야정보를 뇌가지 전달해준다. 눈돌림신경은 눈을 움직일 수 있는 근육들을 지배하는 운동신경이다.

15.4 자동차사고로 의식이 없는 환자가 응급실로 실려왔다. 당직의사는 환자의 눈에 빛을 비추어 동공수축 여부를 확인하였다. 동공수축과 관여하는 신경섬유를 포함하는 뇌신경은?

A. 눈돌림신경(oculomotor nerve)
B. 시각신경(optic nerve)
C. 삼차신경(trigeminal nerve)
D. 갓돌림신경(abducens nerve)
E. 얼굴신경(facial nerve)

정답은 A이다. 동공빛반사의 날신경가지는 눈돌림신경으로 주행한다. 양쪽의 에딩거-웨스트팔핵들은 양쪽 덮개앞핵으로부터 신호를 받는다. 이러한 부교감신경핵의 신경섬유는 눈확으로 눈돌림신경과 같이 주행하여 섬모체신경절과 신경연접한다. 연접후신경절섬유는 동공을 수축시키는 동공수축근육을 신경지배하여 망막으로 들어가는 빛의 양을 조절한다. 시각신경은 망막의 시각감각을 뇌까지 전달한다. 삼차신경은 얼굴의 주요감각신경이다. 갓돌림신경은 안구를 가쪽으로 돌리는 가쪽곧은근육을 신경지배한다. 얼굴신경은 얼굴표정근육의 운동신경이고 머리에 있는 눈물샘과 침샘의 내장운동신경이다.

15.5 환자는 주변시야가 보이지 않아 불평하였다. 임상검사상에서 양쪽 관자엽의 시야소실이 확인되었다. 이러한 손상을 설명할 수 있는 진단은?

A. 시상의 오른쪽 가쪽무릎핵에 발견된 별아교세포종(astrocytoma)
B. 오른쪽 눈의 망막중심오목(fovea)에서 발견된 망막박리(retinal detachment)
C. 메이어고리(Meyer loop)를 손상시키는 오른쪽 관자엽에 발생한 허혈성경색(ischemic infarct)
D. 시신경교차를 압박하는 뇌하수체종양(pituitary tumor)
E. 덮개앞핵(pretectal nucleus)을 압박하는 대뇌수도관(cerebral aqueduct)의 뇌실막종(ependymoma)

정답은 D이다. 한쪽 뇌는 궁극적으로 반대쪽 시야를 담당하고 동측의 신경섬유들은 시각교차에 정중선을 가로지른다. 시각교차에서는 관자쪽 시야정보를 코쪽 망막의 신경섬유들이 정중선으로 가로질러 전달한다. 뇌하수체종양이 시각교차를 압박하게되면 결국 코쪽 망막신경섬유의 기능상실로 양쪽의 관자쪽 시야를 볼 수 없게 된다. 가쪽무릎핵은 모든 신경절세포들로부터 반대쪽 시야정보를 받는다. 가쪽무릎핵의 병변은 단지 한쪽의 시야만 영향을 미친다. 각각의 눈에서 가장 높은 시력이 있는 영역은 망막중심오목이다. 한쪽 눈의 망막중심오목에 병변이 있으면 낮은 시력을 가지고 있는 주변부의 망막기능이 조금 남아 있기 때문에 동측의 눈에는 기능적 시각상실이 나타난다. 하지만 병변이 없는 눈은 양쪽의 시야를 받는다. 메이어고리는 가쪽뇌실의 뿔을 휘감아 돌아서 새발톱고랑까지 형성된 신경섬유이다. 가쪽무릎핵에서 나온 이러한 신경섬유는 반대쪽 시야를 구체화시킨다. 메이어고리의 병변은 반대쪽 시야의 위부분에 영향을 미친다. 덮개앞핵은 동공빛반사에는 관여하지만 고순위시각과정(higher-order visual processing)에는 관여하지 않는다.

5부
운동조절계
Motor Control Systems

바닥핵
The Basal Ganglia

16장

I. 개요

운동은 겉질의 위운동신경(upper motor neuron, UMN)계에 의하여 조절된다. UMN의 신호 패턴은 바닥핵(basal ganglia)과 소뇌(cerebellum)에 의해 엄격히 조절된다. 이 두 계통은 UMN에 영향을 주어 정확하게 계획된 운동 실행 명령을 아래운동신경(lower motor neuron, LMN)에 전달하여 뇌줄기와 척수에, 그리고 목표 근육에 전달되게 한다. 17장 "소뇌"는 운동에 대한 소뇌의 중요한 역할에 대한 것이다. 이 장에서 우리의 겉질 신호 출력의 조절과 통합에서 바닥핵의 복합적 역할에 집중할 것이다. 바닥핵은 주로 아래 내용에 대하여 암호화한다.

- 운동의 결정
- 운동의 방향
- 운동의 크기
- 감정의 운동표현(motor expression) (그림 16.1)

추가적으로, 우리는 바닥핵의 인지과정과 행동 출력에 대한 광범위한 역할에 대하여 탐색할 것이다. 광범위한 겉질과 겉질밑 영역의 정보는 바닥핵에 모여 일련의 회로들[운동, 눈운동, 인지 그리고 둘레계통(변연계, limbic system)]로 흐른다. 모든 이런 회로는 행동에 대한 다양한 영향을 미친다. 행동은 결국 운동 출력인 것이다.

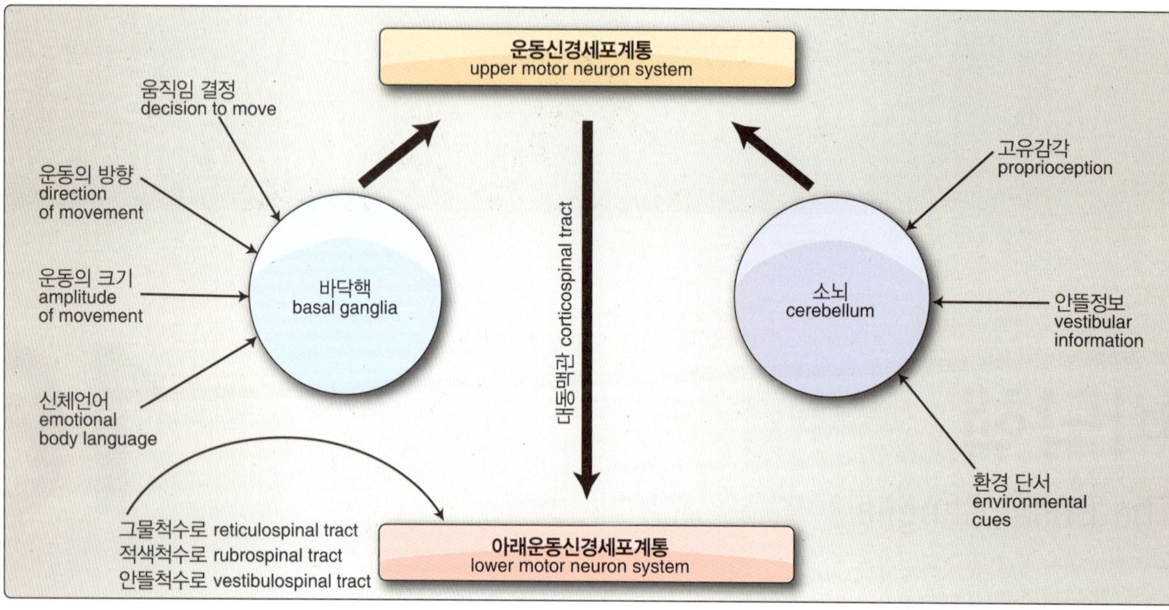

그림 16.1 운동조절의 개념적 개관.

II. 해부학(Anatomy)

바닥핵의 신경핵은 대뇌반구 깊은 곳에 위치한 커다란 회색질 덩어리다. 신경핵으로 시상의 가쪽에 위치한 꼬리핵(caudate), 조가비핵(putamen), 창백핵(globus pallidus); 입쪽중뇌(rostral midbrain)에 있는 흑색질(substantia nigra, SN); 시상(thalamus) 아래쪽에 위치한 시상밑핵(subthalamic nucleus, STN)이 포함된다(그림 16.2). 이들 신경핵의 복합적 연결은 시상의 활성과 그에 따른 겉질의 활성 조절에 영향을 준다. 바닥핵은 대뇌겉질의 활성이 한 가지 행동출력을 통합하는 일련의 병렬회로로 구성되어 있다.

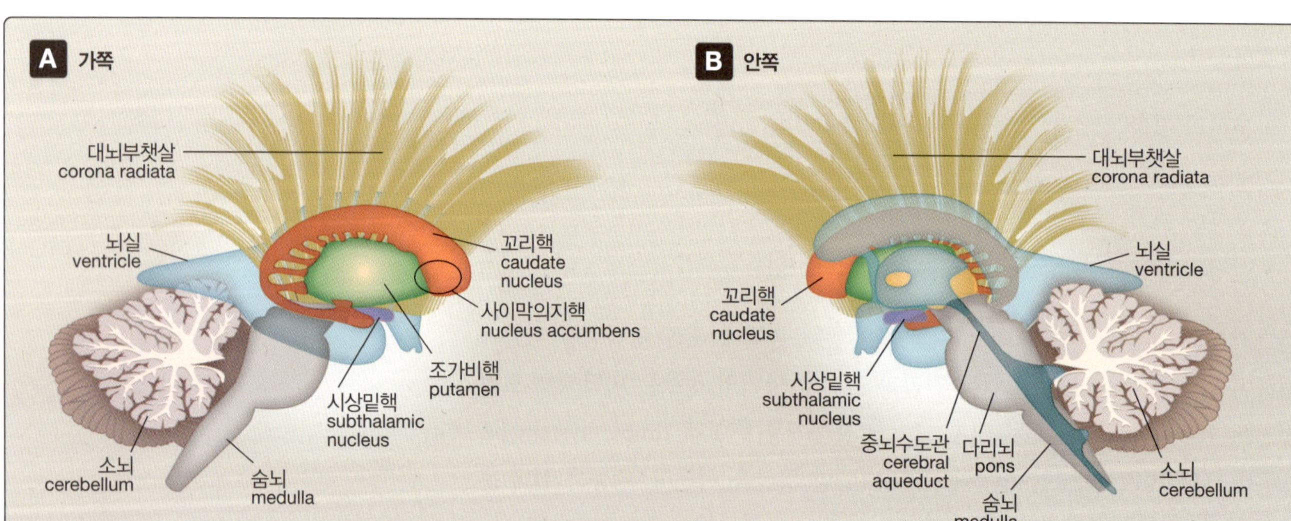

그림 16.2 바닥핵과 소뇌를 가쪽과 안쪽에서 보여주는 사이뇌와 뇌줄기의 정중단면.

A. 꼬리핵(Caudate nucleus)

꼬리핵은 올챙이모양 신경핵이다. 꼬리핵의 머리는 가쪽뇌실의 바닥에 위치하고 몸통은 시상위에서 C자 모양으로 휘어져 주행하면서 점점 가늘어져 꼬리형태로 가쪽 뇌실의 아래뿔의 천정부위에 위치한다(그림 16.3).

B. 조가비핵(Putamen)

조가비핵은 바닥핵의 가장 가쪽에 위치하고 발생학적으로 꼬리핵과 연결되어 있다. 조가비핵은 꼬리핵과 함께 **줄무늬체(striatum)**라고 불린다. 속섬유막(internal capsule)의 앞다리(anterior limb)는 꼬리핵과 조가비핵의 사이에서 연결섬유다리를 남기고 둘을 나누어 놓는다(그림 16.2). 이 연결 섬유가 줄무늬체의 줄무늬를 만든다.

조가비핵과 꼬리핵은 바닥핵에 정보가 입력되는 신경핵이다. 이들은 겉질과 겉질밑구조체(subcortical structures)에서 주로 흥분성 신호 입력을 받는다.

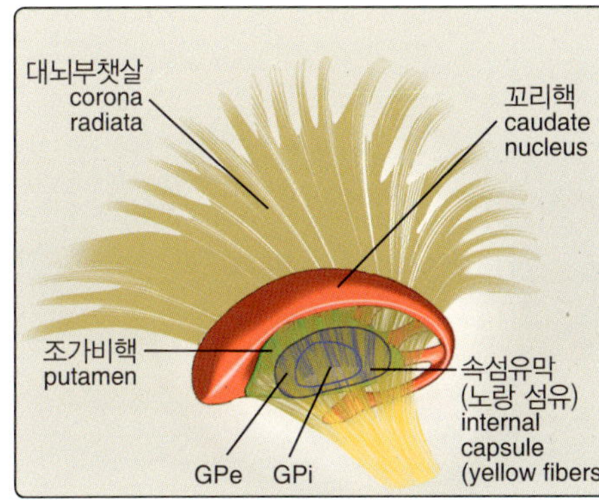

그림 16.3 꼬리핵(빨강), 조가비핵(초록) 그리고 창백핵(파란색 테두리)의 속섬유막(안쪽 모습)에 대한 위치관계. GPe = 가쪽창백핵; GPi = 안쪽창백핵.

C. 창백핵(Globus pallidus)

창백핵은 조가비핵의 안쪽 시상의 가쪽에 위치한다. 창백핵은 가쪽부분(external part, GPe)와 안쪽부분(internal part, GPi)로 나뉜다. 창백핵의 이 두 부분은 기능적으로 다르고 바닥핵 내에서 서로 구별되는 연결을 하고 있다.

창백핵은 바닥핵의 출력 신경핵으로 시상으로 억제성 신경섬유를 보낸다.

창백핵과 조가비핵은 함께 이마면에서 렌즈처럼 보여 이들을 합쳐 **렌즈핵**("lentiform") 또는 렌스 신경핵("lenticular" nucleus)이라고 불린다. 속섬유막은 렌즈핵을 꼬리핵과 시상으로부터 분리시킨다(그림 16.3).

D. 사이막의지핵(Nucleus accumbens)

사이막의지핵은 줄무늬체의 꼬리핵 머리와 조가비핵이 서로 연결되어 있는 부위에서 앞 아래쪽에 위치한다(그림 16.2). 이곳은 많은 도파민 입력을 받으며, 둘레계통과 보상 회로(reward circuitry)가 통합되는 부분이다.

E. 시상밑핵(Subthalamic nucleus)

시상밑핵은 양쪽이 볼록한 모양의 신경핵으로 시상의 아래 중뇌 뒤판(tegmentum)의 위쪽에 위치한다(그림 16.4, 또한 그림 16.2). 이 신경핵의 주요한 들신경섬유는 흑색질과 창백핵의 가쪽부분에서 시작된다. STN은 지속긴장성 억제(tonic inhibition) 상태 하에 있어서, 시상밑핵은 글루타민 섬유를 통하여 흥분성 출력을 창백핵의 안쪽부분에 보내고 또한 상호연결된 흑색질에도 보낸다. 시상밑핵은 바닥핵 연결의 중심역할을 하며, 바닥핵 출력의 리듬조율기(pace-

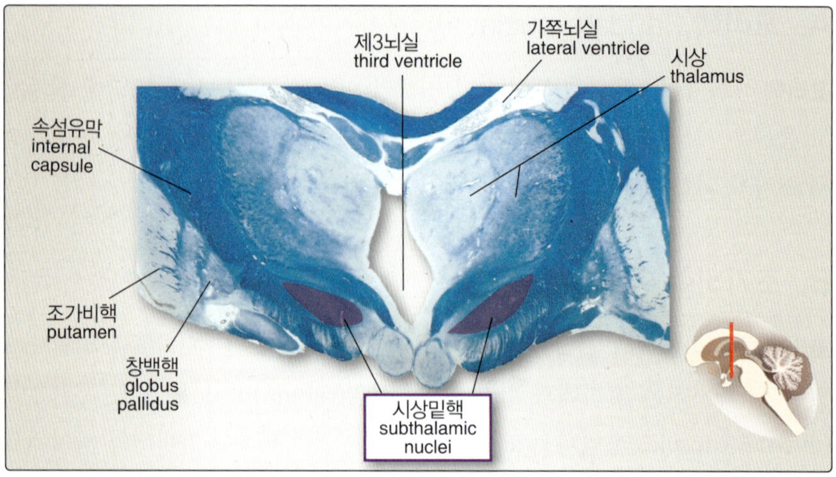

그림 16.4 시상의 아래쪽에 있는 시상밑핵을 보여주는 앞뇌의 이마단면.

maker) 역할을 한다. 최근 연구는 이 리듬이 직접적인 겉질입력의 영향을 받을 수 있음을 보여준다.

F. 흑색질(Substantia nigra)

흑색질은 대뇌다리(cerebral peduncle) 안쪽 입쪽중뇌(rostral midbrain)에서 내림운동섬유의 바로 뒤쪽에 위치한다. 흑색질에 있는 도파민성 신경세포는 조가비핵, 꼬리핵 그리고 시상밑핵에 신경섬유를 보낸다(그림 16.5).

G. 절단면 해부학(Cross-sectional anatomy)

절단면에서 중요한 이정표가 **뇌실**(ventricles)과 **뇌섬엽**(insula)이다(그림 16.6, 그림 16.7)

뇌섬엽에서 안쪽으로 첫 번째 바닥핵 구조물은 조가비핵으로 바닥핵 중 가장 가쪽에 있다(그림 16.6, 16.7). 조가비핵의 안쪽에 가쪽부분과 안쪽부분으로 이루어진 창백핵이 있다. 창백핵의 안쪽에 겉질에서 입출력되는 투사섬유인

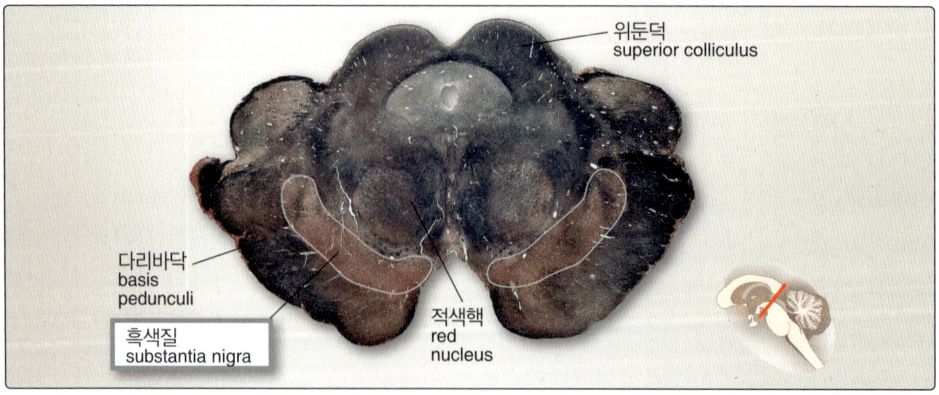

그림 16.5 위둔덕 높이에서 대뇌다리에 위치한 흑색질을 보여주는 입쪽중뇌(rostral midbrain)의 이마단면.

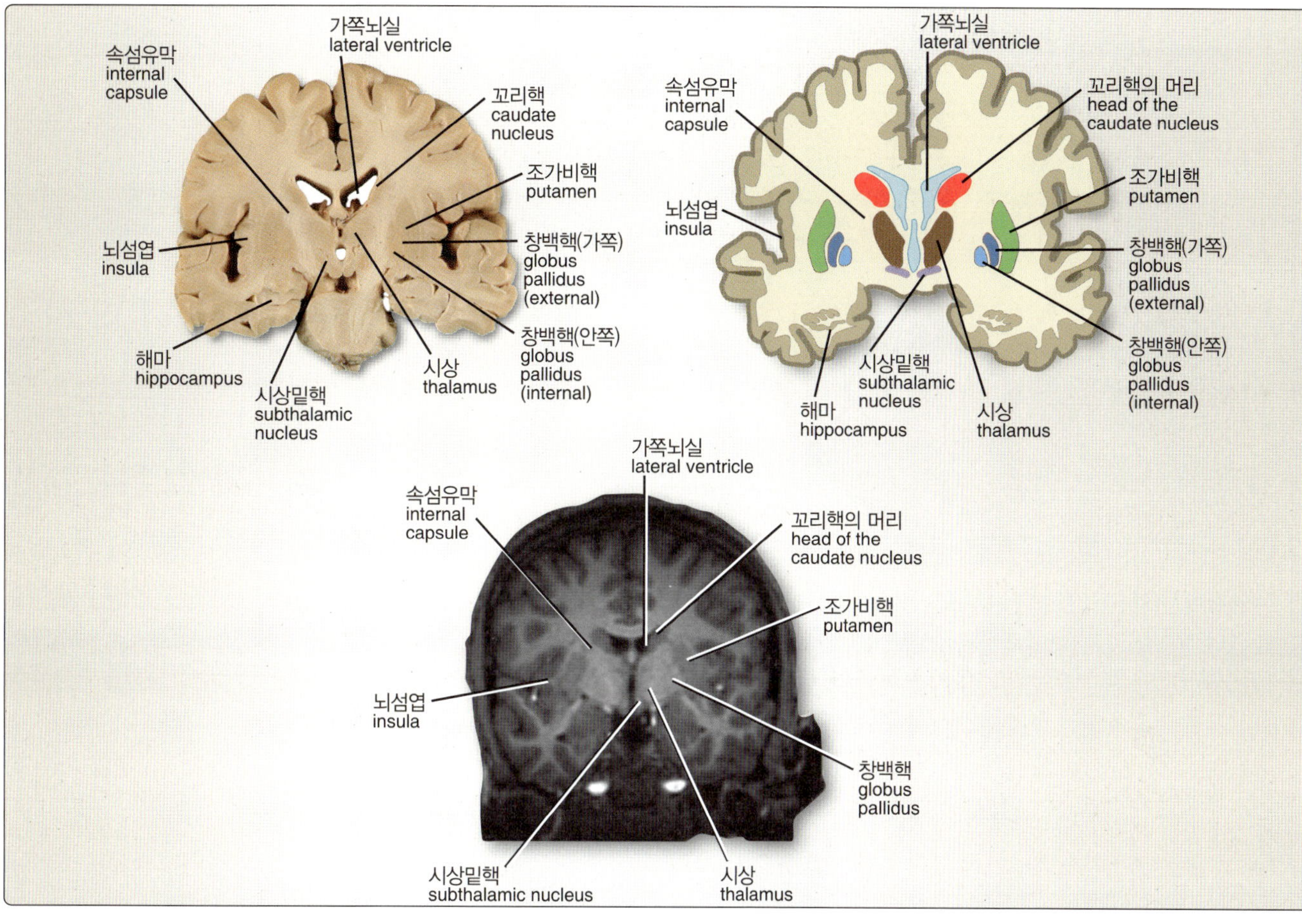

그림 16.6 이마단면에서 보여주는 바닥핵의 위치.

속섬유막의 앞다리가 있다. 꼬리핵의 머리와 몸통은 가쪽뇌실의 바닥에 위치하고 속섬유막에 의해서 조가비핵과 나누어진다. 꼬리핵의 꼬리는 가쪽뇌실의 아래뿔의 천장에 위치한다.

III. 신경로(Tracts)

바닥핵은 광범위한 겉질로부터 정보를 받는다. 이 정보는 바닥핵 회로로 깔대기처럼 모아져 시상의 활성을 조절하고 그 다음 겉질의 활성을 조절한다. 여기서 바닥핵으로 들어가는 입력과 나오는 출력을 살펴보고 겉질에 보낼 중요한 출력정보를 조정하고 조절하는 바닥핵 내부 연결을 살펴본다.

A. 바닥핵으로의 입력(Input to the basal ganglia)

바닥핵으로의 입력은 줄무늬체(꼬리핵과 조가비핵)로 들어간다. 꼬리핵과 조가비핵은 각각 다른 겉질과 겉질밑 영역에서 입력 신호를 받는다. 이러한 입력은

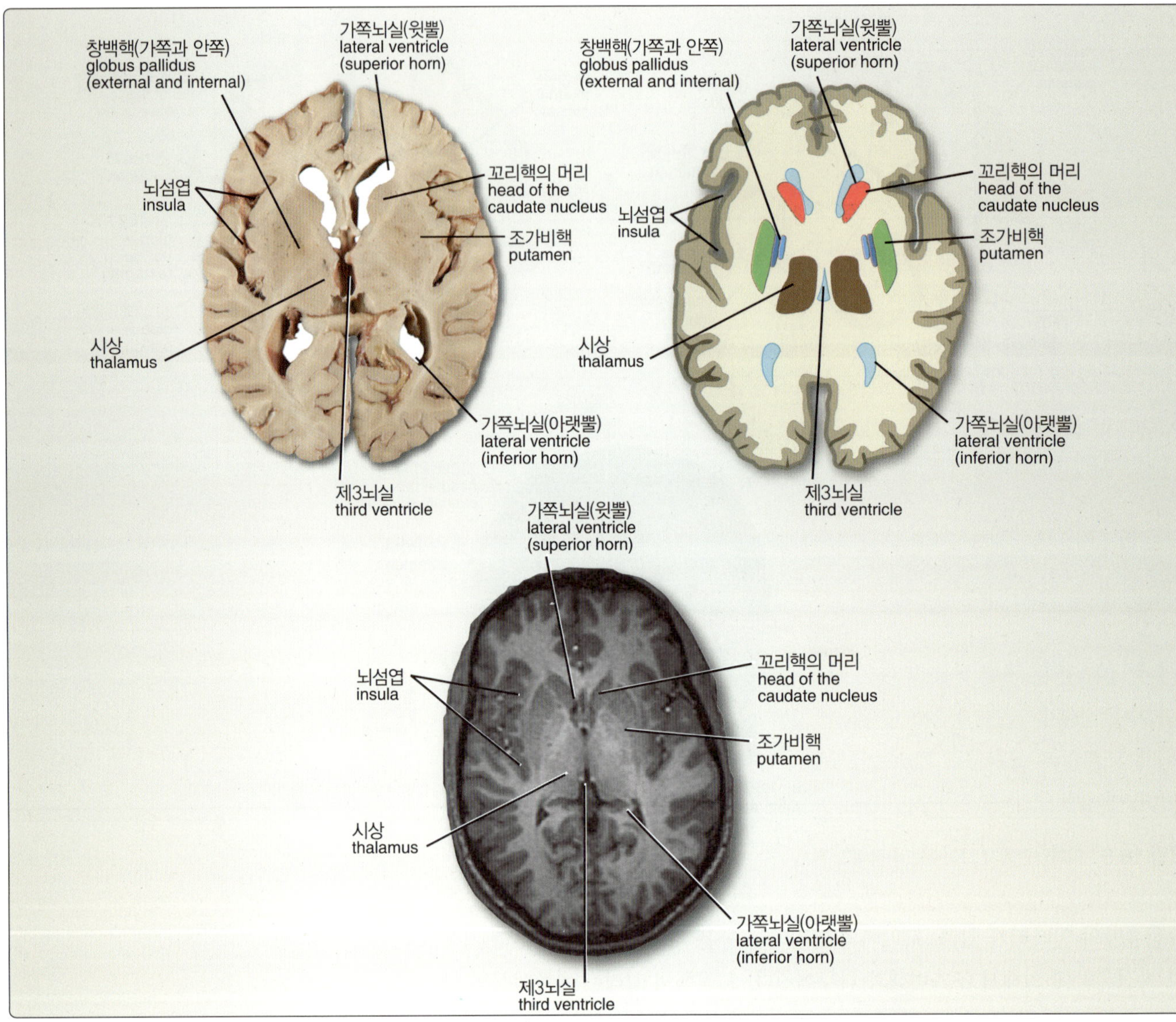

그림 16.7 수평단면에서 보여주는 바닥핵의 위치.

겉질의 각 영역이 줄무늬체의 특정 영역으로 투사되는 국소적(topographically)인 배치로 되어 있다.

줄무늬체로의 입력은 바닥핵이 여러 겉질과 겉질밑영역에서 오는 정보를 통합하게 한다. 줄무늬체의 한 개 세포는 다양한 뇌부위(multiple source)로부터 입력정보를 받는다. 이것이 줄무늬체의 모든 세포를 **통합자**(integrator)로 만든다. 이러한 입력정보의 통합은 바닥핵이 운동의 결정, 운동의 방향, 운동의 크기, 감정의 운동표현에 대한 결정을 암호화(encode)하게 한다.

B. 바닥핵으로 부터의 출력(Output from the basal ganglia)

바닥핵으로부터의 출력은 GABA신경을 거치는 억제성 신호이다. 이 출력은 창백핵의 안쪽부분에서 나와 시상의 여러 부위로 투사된다. 바닥핵회로의 활성은 시상으로 가는 어떤 신호가 억제되고 어떤 신호가 억제에서 해제되는지 결정할 것이다. 이것은 잘 계량되고 정밀한 시상에 대한 입력과 그것에 의한 겉질에 대한 입력을 만든다.

C. 바닥핵의 내부회로(Internal circuits of the basal ganglia)

바닥핵의 복합적 연결을 통하여 입력정보는 잘 통합되고 출력정보는 정교하게 조절된다. 억제성과 흥분성 경로의 균형은 시상의 활성을 조절하고, 그 다음 시상은 겉질에 영향을 미친다. 시상은 **지속긴장성 억제**(tonic inhibition)하에 놓여 있다. 이 뜻은 억제가 제거되지 않으면, 겉질로 가는 신호가 감소한다는 것이다. 바닥핵의 출력 신호는 두 개의 내부경로를 통하여 시상에 대한 지속긴장성 억제(tonic inhibition) 신호를 증가시키거나 해제시킨다(그림 16.8). 이것을 바닥핵 활성의 **억제해제모델**(release inhibition model)이라 한다.

직접경로(direct pathway)는 목표지향적 그리고 효율적 행동을 촉진한다.

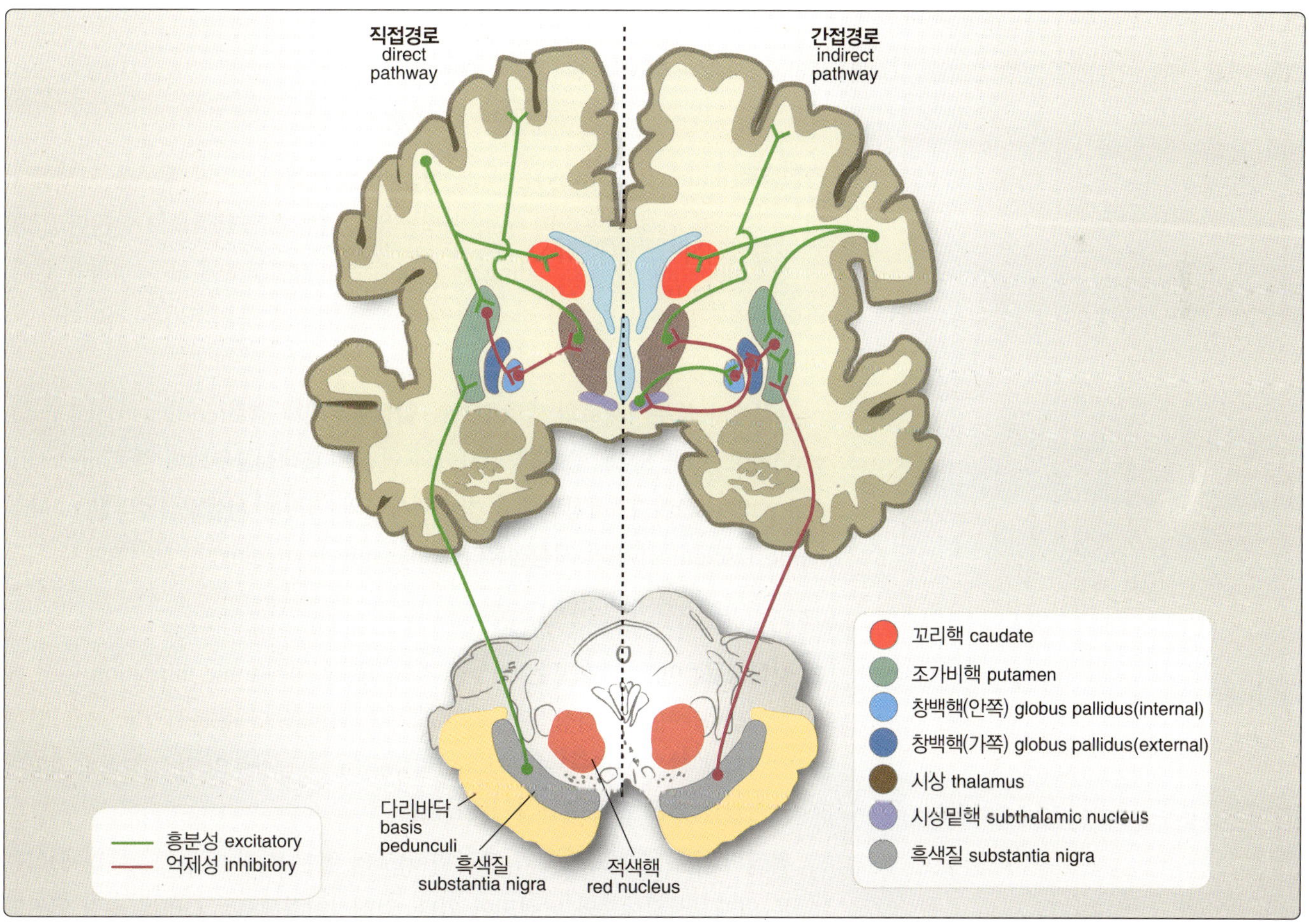

그림 16.8 바닥핵의 속회로에 대한 신경연결그림: 직접경로와 간접경로.

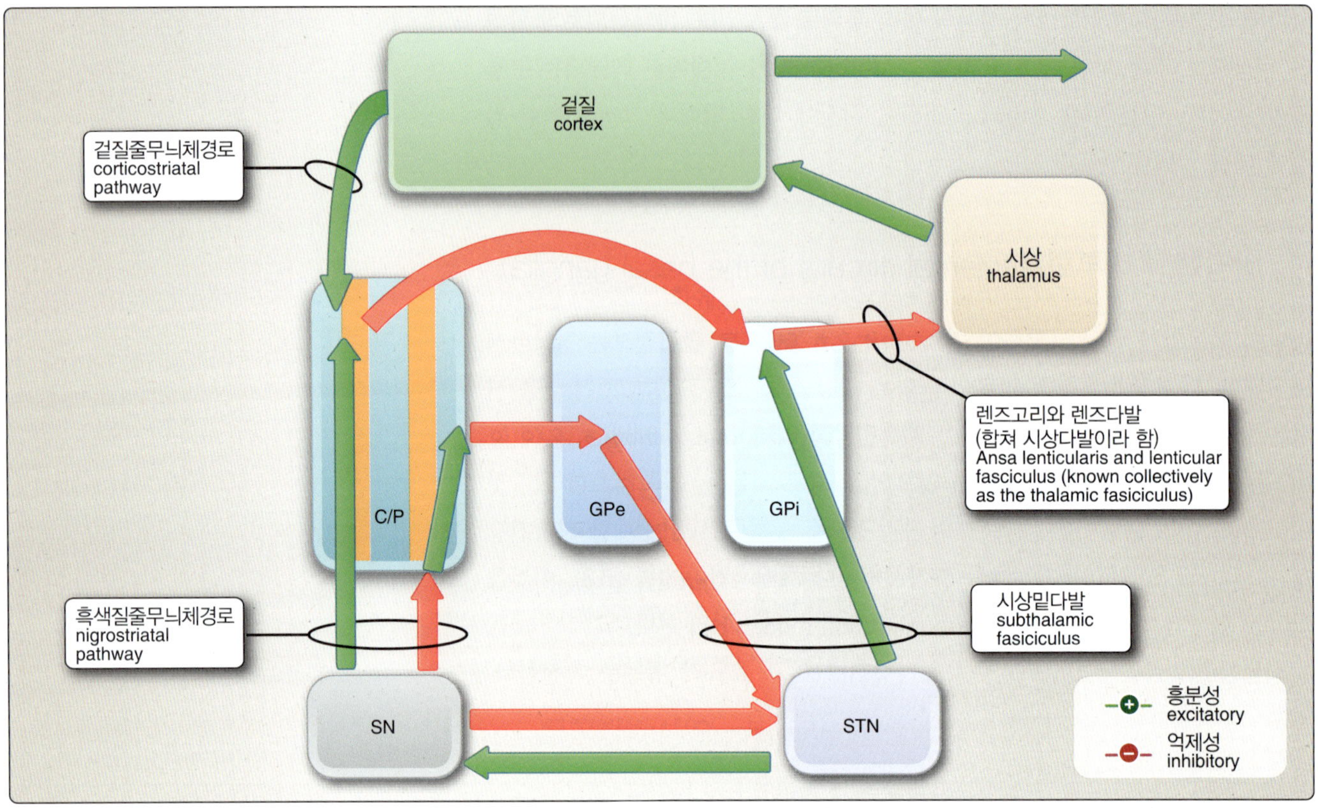

그림 16.9 직접과 간접경로 그리고 연결섬유의 해부학적 명칭. GPe = 가쪽창백핵; GPi = 안쪽창백핵; C/P = 꼬리핵/조가비핵; STN = 시상밑핵; SN = 흑색질.

간접경로(indirect pathway)는 목표 행동과 상관없는 과도한 행동을 억제한다. 이 두 경로가 함께 작용하여 우리의 행동을 간결하고 능률적으로 만든다. 도파민 신호(dopaminergic signaling)는 간접경로와 직접경로에 모두 영향을 준다. 바닥핵에서 도파민 신호의 순수 효과는 겉질 활성을 증가시키는 것이다(도파민 = 운동).

겉질에서 줄무늬체로의 방출신호를 **겉질줄무늬체 경로**(corticostriatal pathway)라고 한다. SN과 줄무늬체 사이의 연결은 **흑색질줄무늬체 경로**(nigrostriatal pathway)이다. 시상밑핵과 창백핵사이의 연결은 **시상밑섬유다발**(subthalamic fasciculus)이다. **시상섬유다발**(thalamic fasciculus)은 창백핵에서 시상으로의 투사섬유이다(그림 16.9).

1. **직접경로:** 이 연결 회로는 시상을 지속긴장성 억제(tonic inhibition)에서 해제시킨다. 이 지속긴장성 억제의 제거는 겉질을 더 흥분시키고 그로 인해 겉질의 출력을 보다 증가시킨다(그림 16.10). 직접경로의 활성은 목표지향적 그리고 효율적 겉질 출력을 촉진한다.

   겉질의 줄무늬체(꼬리핵과 조가비핵)로의 흥분성 방출(겉질줄무늬체)섬유는 억제성신경세포와 연접되어 있다. 억제성신경세포는 GPi에 직접 연결되고, 그곳에서 시상으로 전달되는 억제성 신경세포의 방출을 억제한다. 억제

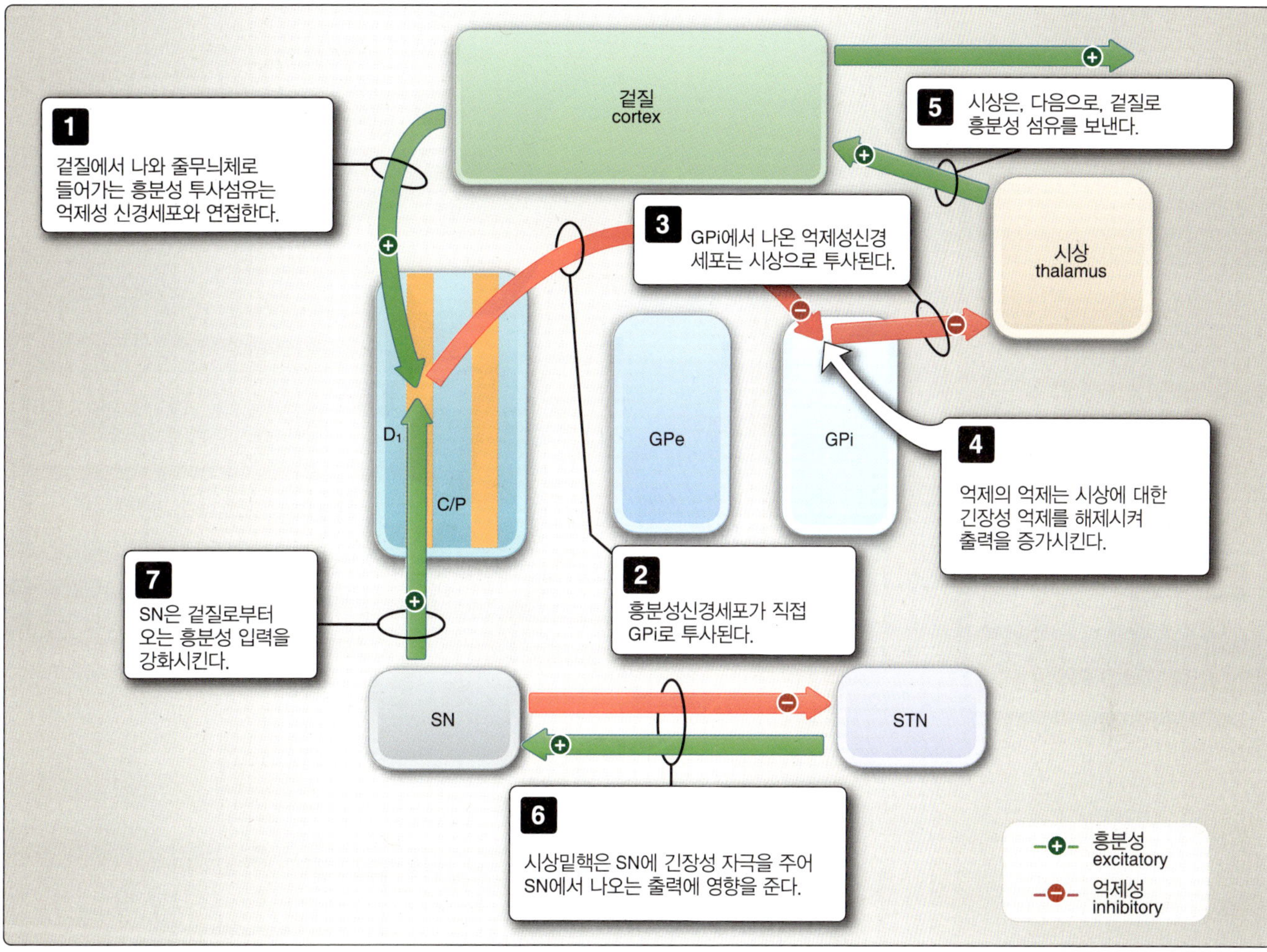

그림 16.10 직접경로의 신경연결그림. GPe = 가쪽창백핵; GPi = 안쪽창백핵; C/P = 꼬리핵/조가비핵; D_1 = 도파민수용체 1; STN = 시상밑핵; SN = 흑색질.

에 대한 억제는 시상의 지속긴장성 억제를 해제시켜 결과적으로 시상의 출력을 증가시킨다(두 번의 부정은 긍정을 만드는 경우다!). 다음으로 시상은 겉질에 흥분성 섬유를 보낸다. 겉질의 흥분 증가는 겉질의 출력을 증가시킨다. 동시에 줄무늬체는 흑색질로부터의 입력정보에 영향을 받는다. 도파민 신경세포는 줄무늬체로 투사되어 그곳에서 억제성 신경세포를 흥분시킨다(D_1 수용체를 통해), 이 흥분된 억제성 신경세포는 GPi로 투사된다. SN은 겉질로부터 오는 흥분성 입력을 증가시켜 직접경로를 강화시킨다. STN은 SN에 지속긴장성 자극을 주어 SN에서 나오는 출력정보에 영향을 준다.

2. **간접경로:** 바닥핵의 두 번째 경로인 간접경로는 과도한 겉질의 활성과 운동출력을 억제하여 직접경로에 의해 촉진된 방출신호와 서로 경쟁한다(그림 16.11).

   간접경로는 STN에서 나오는 흥분성 투사섬유를 통해 시상의 억제를 강화한다. STN은 GPe에서 나오는 억제성 투사섬유를 통해 만성적억제(chronic

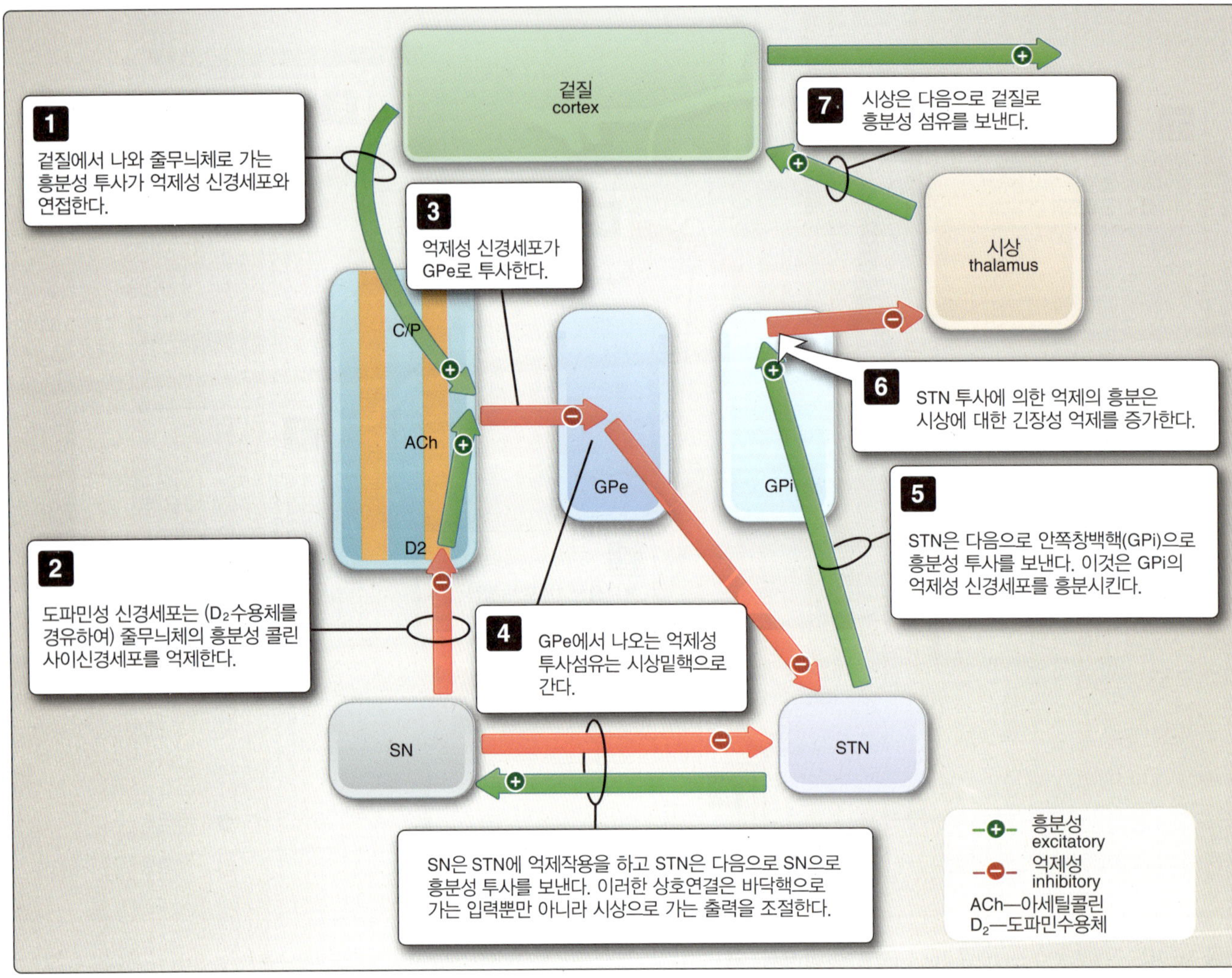

그림 16.11 간접경로의 신경연결그림. GPe = 가쪽창백핵; C/P = 꼬리핵/조가비핵; STN = 시상밑핵; SN = 흑색질.

inhibition) 하에 있다. 따라서 간접경로의 중요한 단계가 억제된 STN을 해제하는 것이다.

겉질에서부터 줄무늬체로 가는 흥분성섬유는 GPe에 투사하는 억제성 신경세포에 연접한다. 이 연결의 결과는 GPe에서 나오는 STN에 대한 억제가 풀린다. STN은 이제 억제가 해제되어 GPi로 흥분성 신호를 보낸다. 이 섬유는 GPi의 억제성 신경세포를 자극하여 시상으로 연결된 억제를 증가시킨다. 이러한 STN의 투사로 인한 억제로 발생하는 흥분은 시상에 대한 지속 긴장성 억제(tonic inhibition)를 증가시킨다. 억제된 시상은 겉질의 출력을 억제한다.

동시에 줄무늬체는 SN의 영향을 받는다. 도파민성 신경세포는 (D_2 수용체를 경유하여) 줄무늬체의 흥분성 콜린 사이신경세포를 억제한다. 이 사이신경세포는 줄무늬체에서 GPe로 가는 억제성 신경세포에 섬유를 낸다. SN은

임상응용 16.1 파킨슨병(Parkinson Disease)

파킨슨병(PD)은 **운동저하**(hypokinesia; **운동감소**), 운동느림증(bradykinesia; 느린운동), 또는 운동불능(akinesia; 운동소실)로 특징 지워지는 운동질병이다. 이러한 운동에 대한 영향은 흑색질(SN)의 도파민성신경세포의 퇴행에 기인한다. 직접경로와 간접경로에서 도파민의 순 영향은 운동의 촉진이나 겉질 출력의 촉진이다; 이 계통의 불균형이 파킨슨병(PD)의 기저에 있다.

논의한 것처럼, 흑색질은 바닥핵회로에서 직접경로와 간접경로에 영향을 준다. 흑색질에서 나오는 도파민성 신경세포는 직접경로에 (D1 수용체를 경유하여) 흥분성입력을 하여 겉질로부터의 입력을 증가시킨다. SN에서부터 줄무늬체로의 흥분성입력의 소실은 겉질의 줄무늬체로의 입력 증폭을 감소시켜 직접경로로 들어가는 입력을 감소시킨다. 이는 간접경로를 더 영향력 있게 한다.

SN로부터 나오는 도파민성 신경세포는 줄무늬체에 있는 콜린성 사이신경에 (D2 수용체를 경유하여) 억제성 입력을 보낸다. 이러한 도파민성 신호전달의 소실은 흥분성 콜린 사이신경세포에 대한 억제의 소실을 유발하여 가쪽창백핵(GPe)에 투사하는 억제성 신경세포에 대한 자극을 증가시킨다. 가쪽창백핵은 억제되고 시상밑핵(STN)으로의 억제성 입력이 감소한다. 거기에, SN에서 STN으로의 억제성 투사가 있어, 이러한 섬유의 소실은 결국 STN으로이 억제를 소실시킨다. 그 다음, 이것은 STN에서 안쪽창백핵(GPi)으로 가는 흥분성출력(글루타민)을 증가시킨다. 자극된 안쪽창백핵(GPi)은 시상으로 더 많은 억제성 입력을 보내어, 시상에 대한 지속긴장성 억제가 증가한다. 이로 인해 겉질자극이 감소하고 겉질출력이 감소한다.

알려진 병인에 기초하여, PD의 운동증상을 대한 두 가지 접근법이 약물요법이나 STN의 직접적인 자극을 통한 바닥핵회로에 영향을 주는 시술과 연관되어 있다. 약물요법은 레보도파(L-Dopa)나 도파민 작용제(agonist)를 투여하여 바닥핵의 도파민 레벨을 올릴 수 있다. 다른 방법으로, 줄무늬체의 콜린 신경세포를 항콜린성 약물로 억제할 수 있다.

L-dopa는 도파민의 전구체로 뇌혈관장벽을 통과하여 중추에서 도파민으로 전환된다. 이 방법은 PD 환자에서 운동저하와 운동불능뿐만 아니라 경축도 완화시킨다. 항콜린약물은 PD의 다른 증상보다 떨림의 조절하는 데 더 효과적이다. 아마타딘(amantadine)은 도파민 분비를 증가시키고 콜린수용체를 차단하고, NMDA 수용체의 차단을 통하여 글루타민 연접에 억제효과를 발휘한다. 아마타딘은 PD 환자가 어느 기간 동안 도파민성 약제를 투여받아 마지막 단계의 발생하는 운동이상(dyskinesia)에 효과적이다.

STN의 깊은뇌자극(Deep brain stimulation)은 선택된 PD 환자의 또 다른 처치법이다. STN에 대한 SN의 억제영향이 소실되었을 때, STN은 비정상적 흥분패턴을 보이며, 과도한 출력으로 최종적으로 겉질로부터 나오는 출력을 억제하게 된다. STN의 깊은 뇌자극은 그 신경핵의 지속긴장성 흥분패턴을 회복시켜, PD 환자의 운동저하와 운동불능을 완화한다.

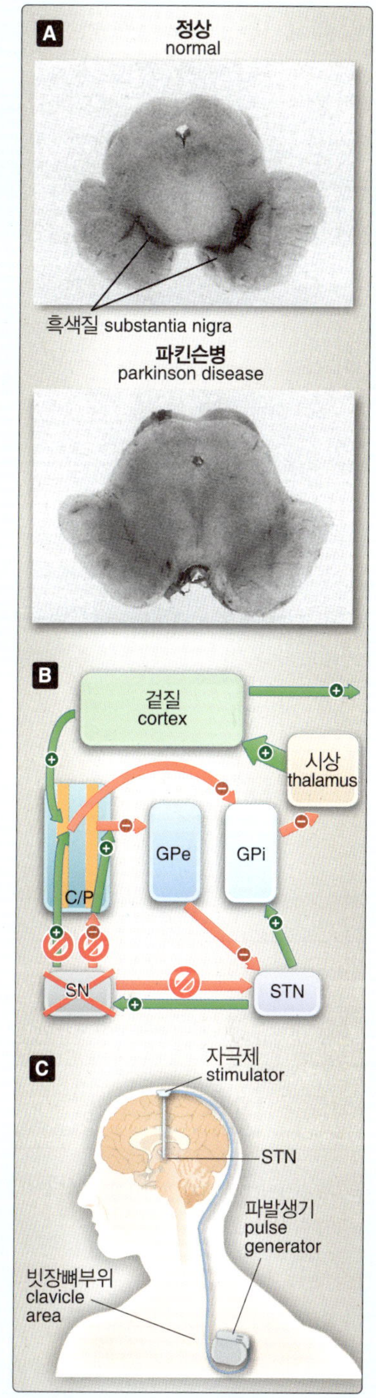

파킨스병(PD): **A.** 정상 흑색질(위)과 PD 환자의 흑색질(아래; 도파민신경세포의 소실을 보여주는 검정 색소의 소실에 주목) 비교. **B.** PD 환자에서 경로의 변화에 대한 개요 그림. **C.** 전기막내는 PD 환자의 깊은뇌를 자극하는 시상밑핵에 이식된다. GPe = 가쪽창백핵; GPi = 안쪽창백핵; C/P = 꼬리핵/조가비핵; STN = 시상밑핵; SN = 흑색질;

임상응용 16.2 도리깨질증(Ballism)

도리깨질증은 가까운 쪽 말단의 갑작스런 조절되지 않는 휘젓기 운동으로 특징 지워진다. 이 질병은 시상밑핵(STN)에 영향을 주는 뇌졸중 이후에 발생하고 증상은 반대쪽에서 발생한다(반도리깨질증, hemiballisam).

기저의 병태생리는 반대편 STN의 소실과 안쪽창백핵(GPi)으로 가는 흥분성 신경섬유의 소실이다. 이것은 시상으로 가는 GPi의 억제 출력이 감소를 유발한다. 간접경로의 소실로, 과도한 경쟁운동의 억제가 없어진다.

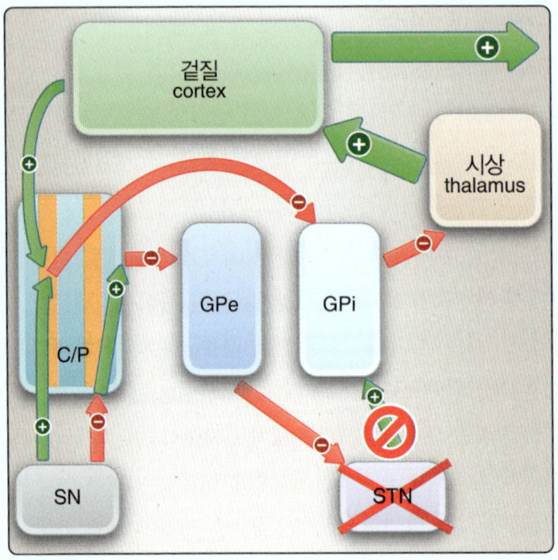

무도병에서 경로 변화에 대한 개요그림. GPe = 가쪽창백핵; GPi = 안쪽창백핵; C/P = 꼬리핵/조가비핵; STN = 시상밑핵; SN = 흑색질.

임상응용 16.3 헌팅턴병(Huntington Disease)

헌팅턴병(HD)은 보통 50세경에 나타나는 상염색체 우성 유전질환이다. 이 질병은 인지, 행동의 결핍과 특징적인 운동과다(hyperkinetic movement)으로 특징 지워진다.

헌팅턴병을 가진 환자는 전형적으로 무도병(chorea) 증상을 보인다. 무도병은 몸의 이쪽과 저쪽으로 무작위로 진행되는 목적 없는 빠른 불규칙적 운동으로 묘사되는 운동과다증이다. 무도병은 말하기, 걸음 그리고 조화로운 운동에 영향을 미칠 수 있다.

병태생리적으로, 줄무늬체(꼬리핵과 조가비핵)의 퇴행뿐만 아니라 관자엽과 이마엽의 연합영역겉질의 퇴행이 특징이다. 기저원인은 4번염색체의 CAG가 반복되는 돌연변이로 비정상적 수준의 헌팅턴 단백질이 생긴다.

줄무늬체의 퇴행과 함께, 겉질로 부터의 입력 과정에 손상이 온다.

줄무늬체의 신경세포 소실은 직접경로와 간접경로 양쪽의 소실을 유발한다. 환자는 직접경로에 의해 촉진되는 목표-지향적 운동이 소실되고 직접경로에 의한 더 이상 억제되지 않는 과도한 경쟁운동 상태에 놓이게 된다.

가쪽창백핵(GPe)으로 가는 억제성 투사섬유의 소실은 시상밑핵(STN)에 대한 억제가 증가되어 STN에서 나오는 안쪽창백핵(GPi)으로의 흥분성 출력이 감소한다. 이것은, GPi에서 나오는 시상에 대한 억제가 감소된다. 시상에서 나오는 출력은 억제되지 않아 시상으로부터 겉질로 가는 흥분 출력이 더 많아져, HD 환자에서 과도한 행동이 유발된다.

임상응용 16.3 헌팅턴병(Huntington Disease) (계속)

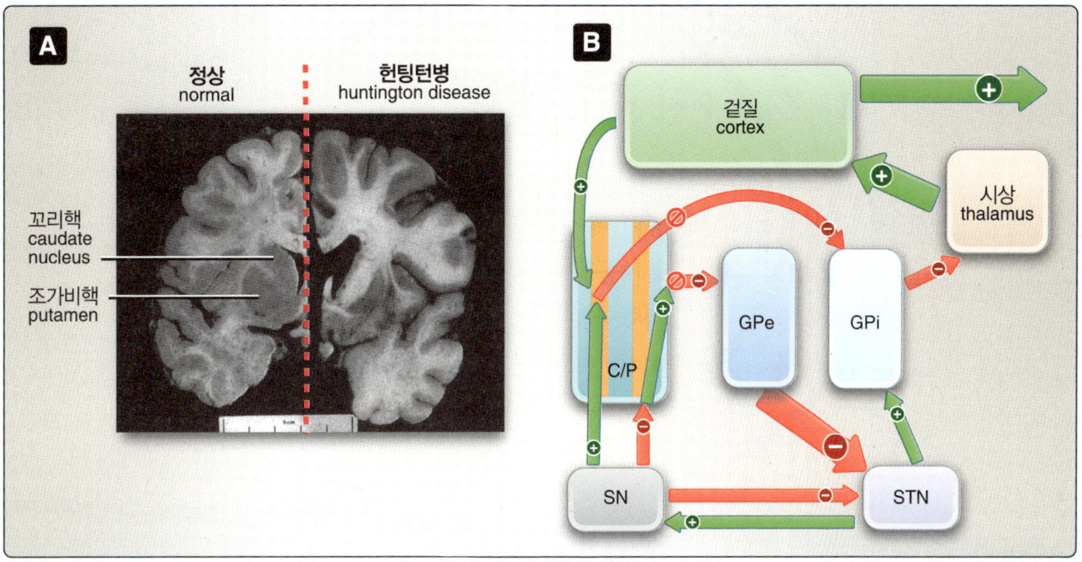

헌팅턴병(HD): HD 환자 앞뇌의 이마단면(꼬리핵과 조가비핵 모두에서의 퇴행과 가쪽뇌실의 확장에 주목) 그리고 HD환자의 경로 변화 개요 그림. GPe = 가쪽창백핵; GPi = 안쪽창백핵; C/P = 꼬리핵/조가비핵; STN = 시상밑핵; SN = 흑색질.

대뇌겉질로부터 줄무늬체로 들어가는 흥분성 신호에 대해 반대작용을 하여, 효과적으로 간접경로를 약화시킨다. 이것은 과도하고 경쟁적인 겉질의 출력에 대한 억제효과를 낮추어 우리의 움직임의 개성과 유려함에 공헌한다. SN과 STN 사이의 상호 연결은 바닥핵으로 입력뿐만 아니라 시상으로의 출력을 조절한다.

IV. 기능적 상관관계(Functional Relationships)

바닥핵으로의 입력은 겉질로부터의 운동, 인지, 둘레계통의 세 가지 병렬 흐름으로 묘사될 수 있다. 줄무늬체는 이러한 입력을 통합하고 줄무늬체에 의한 시상의 활성은 직접경로와 간접경로를 통하여 결정된다. 다음 시상은 다시 겉질로 신호를 보낸다. 바닥핵은 겉질 활성의 합계를 한 개의 행동출력으로 통합한다(그림 16.12)

A. 운동회로(Motor circuit)

운동회로는 세 개의 회로 중에서 가장 잘 알려진 회로로 운동실행(motor performance)과 눈운동 조절에서 중요한 역할을 담당한다.

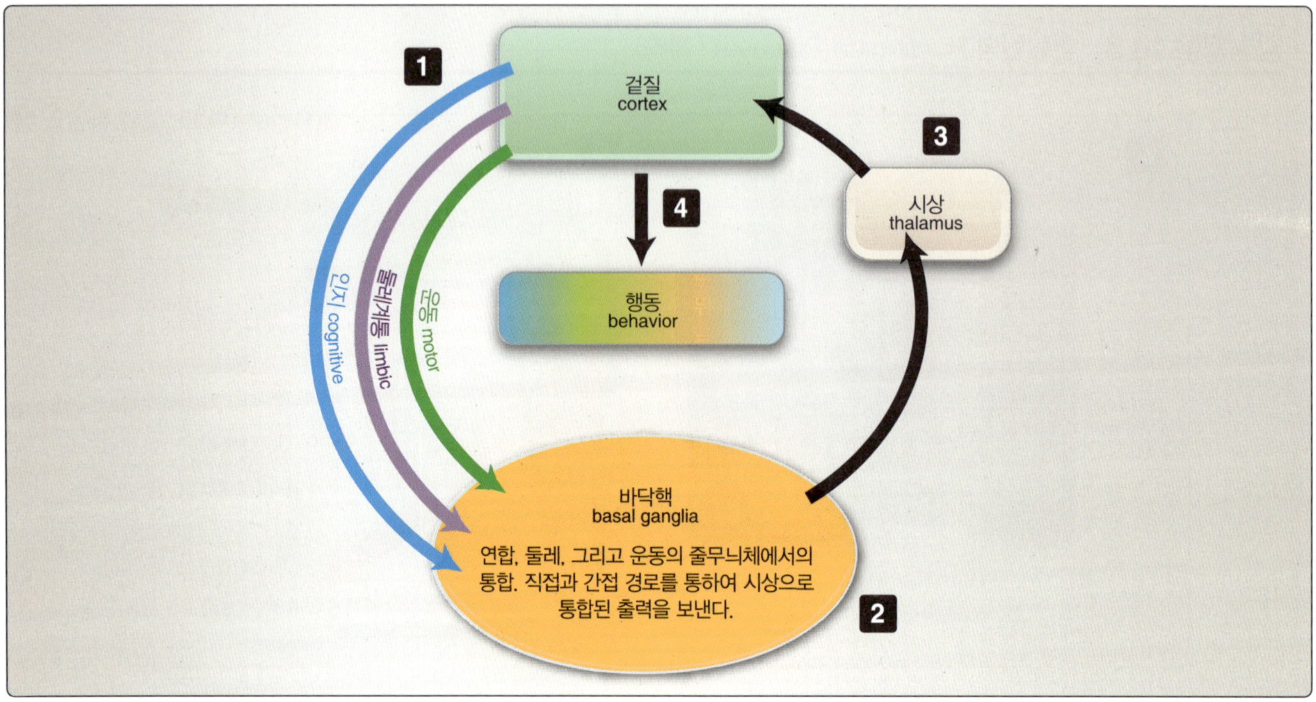

그림 16.12 행동을 유발하는 바닥핵의 통합기능에 대한 개념적 개관.

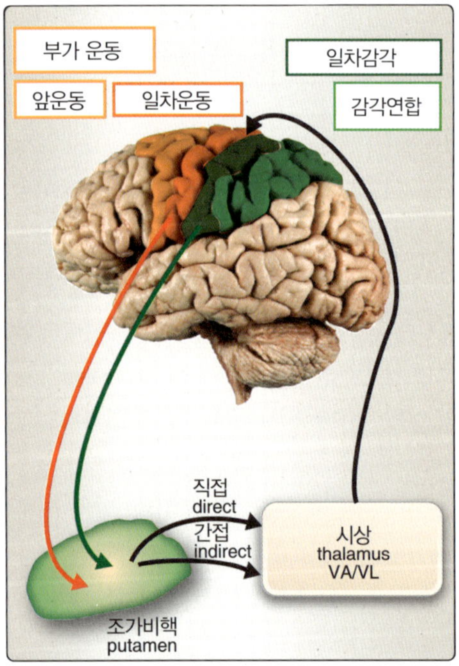

그림 16.13 운동회로의 개요 그림. VA = 배쪽앞쪽핵; VL = 배쪽가쪽핵.

운동실행과 관련한 입력은 운동과 감각 처리를 담당하는 일차영역과 연합영역을 포함하는 대뇌겉질의 넓은 영역으로부터 온다. 이 영역들은 조가비핵에서 통합된다. 운동회로는 위 그림에서 나타낸 것처럼, 바닥핵안에서 직접경로와 간접경로를 통하여 중재된다(그림 16.13). 습관과 기술을 획득하는 동안, 도파민성 입력은 행동을 강화하여 욕구충족 지향적 결과(desired goal-oriented outcome)을 내놓게 된다. 운동회로가 한 번 활성화가 되면 습관과 기술이 잘 정립된다. 학습된 것은 더 이상 도파민 의존적이지 않으며, 학습한 것을 잊지 않는다.

운동회로와 구분되는 측면인 **눈운동회로부분**(oculomotor aspect)은 눈의 주시와 방향(orientation) 조절에 중요하다(그림 16.14). 대뇌겉질의 앞이마엽과 뒤마루엽으로 부터의 입력은 바닥핵에서 통합되고, 시상(VA과 DM; 등쪽안쪽)으로 출력된다. VA는 주시를 시작하는 이마엽눈운동영역(frontal eye fields)에 투사된다. DM은 즉각적으로 둘레계통과 연관되어 있어서 우리의 주시가 뚜렷한 자극이나 혹은 보상 자극에 향하도록 돕니다. SN은 또한 위둔덕에 연결되어 있어 눈운동의 조화로운 조정과 방향설정의 역할을 한다(9장 "눈운동의 조절" 참조)

B. 인지회로(Cognitive circuit)

인지회로는 상위수준의 대뇌겉질 기능과 운동 학습에서 중요한 역할을 한다. 이마엽, 마루엽 그리고 관자엽의 연합영역으로부터의 입력은 꼬리핵과 사이막의지핵으로 들어간다. 정보는 바닥핵에서 통합되고 시상(VA와 CM;중심안쪽)으로 출력된다. VA는 대뇌겉질의 운동영역과 앞이마엽 연합영역(prefrontal association areas)으로 투사되고 CM은 대뇌겉질에 넓게 투사되어 대뇌겉질 전반의 흥분과 기능에 영향을 준다(그림 16.15).

인지회로는 복합적 운동 활동 계획에 참여한다. 새로운 습관과 기술이 연습되어 잘 학습되고 도파민성 입력이 이러한 행동을 강화하면, 인지회로의 활성은 감소하고, 대신 운동회로는 활발해진다.

비슷하게, 인지회로는 상위수준의 대뇌 활성을 우선시하고 능률적이게 한다. 초기에는 자극들의 도드라짐(salience)이 중립으로 유지된다. 그러다 경험과 학습은 자극의 도드라짐을 증가나 혹은 감소되도록 하고, 바닥핵을 통하여, 행동출력에 영향을 미친다.

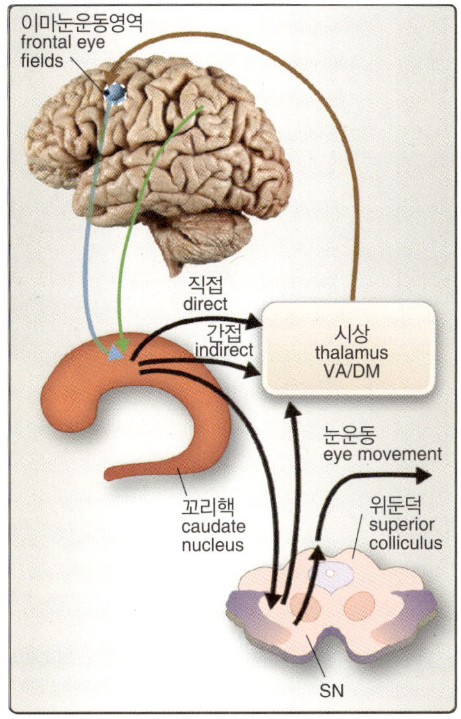

그림 16.14 눈돌림회로의 개요 그림. VA = 배쪽앞쪽핵; DM = 등쪽안쪽핵; SN = 흑색질.

C. 둘레회로(Limbic circuit)

둘레회로(변연회로)는 감정적(emotional), 동기적(motivational) 그리고 정서적(affective) 관점의 행동조절에 관여하는 바닥핵을 통하는 중요한 경로이다. 이마엽 연합영역, 둘레엽, 해마, 그리고 편도체에서의 입력은 사이막의지핵과 꼬리핵과 조가비핵의 아래쪽(합쳐서 배쪽줄무늬체; ventral striatum)에 투사된다(20장 "변연계" 참조). 출력은 시상(VA와 DM)에 투사된다. 시상겉질경로(thalamocortical pathway)는 다음 대뇌겉질의 앞띠이랑(anterior cingulate)과 눈확이마 영역(orbitofrontal areas)에 투사된다(그림 16.16).

또한 이러한 겉질 영역은 STN에 직접 투사되어 시상에 대한 출력에 영향을 준다.

둘레회로는 감정의 표현에 중요하다. 감정과 관련된 자세, 동작, 그리고 얼굴 표현은 이 바닥핵 회로에 의해 중계된다. 이 회로는 도파민성 투사가 풍부하여, 파킨슨병(Parkinson disease, PD)의 도파민성 신경세포의 소실은 PD가 진행됨에 따라 나타나는 자발적 동작의 감소, 정서적 교란으로 "마스크를 쓴 얼굴" 상태를 초래한다.

이 회로는 또한 얼굴 표정에 특히 중요하다. 사실 얼굴의 위쪽에 대한 UMN의 신경지배는 일차운동겉질보다는 띠이랑에서 오고, 둘레회로에 의해 조절된다(얼굴신경지배의 자세한 내용은 10장 "머리와 목의 감각 및 운동 신경"을 참조).

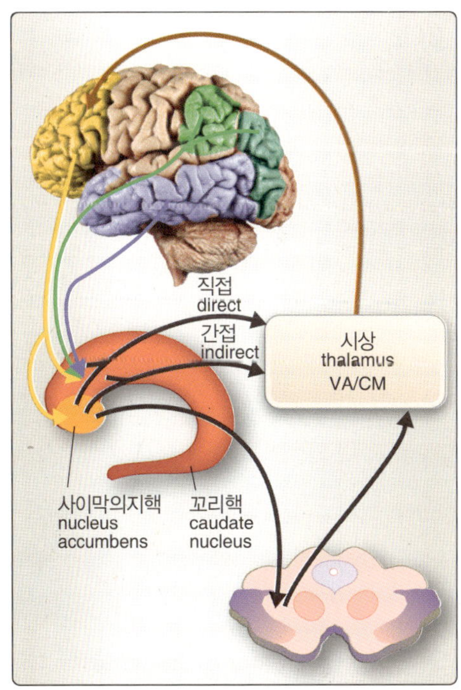

그림 16.15 인지회로의 개요 그림. VA = 배쪽앞쪽핵; CM = 중심정중핵.

V. 혈액공급(Blood Supply)

바닥핵으로의 혈액공급은 대뇌동맥고리(cerebral arterial circle)에서 나온 관통가지(penetrating branches)에서 나온다.

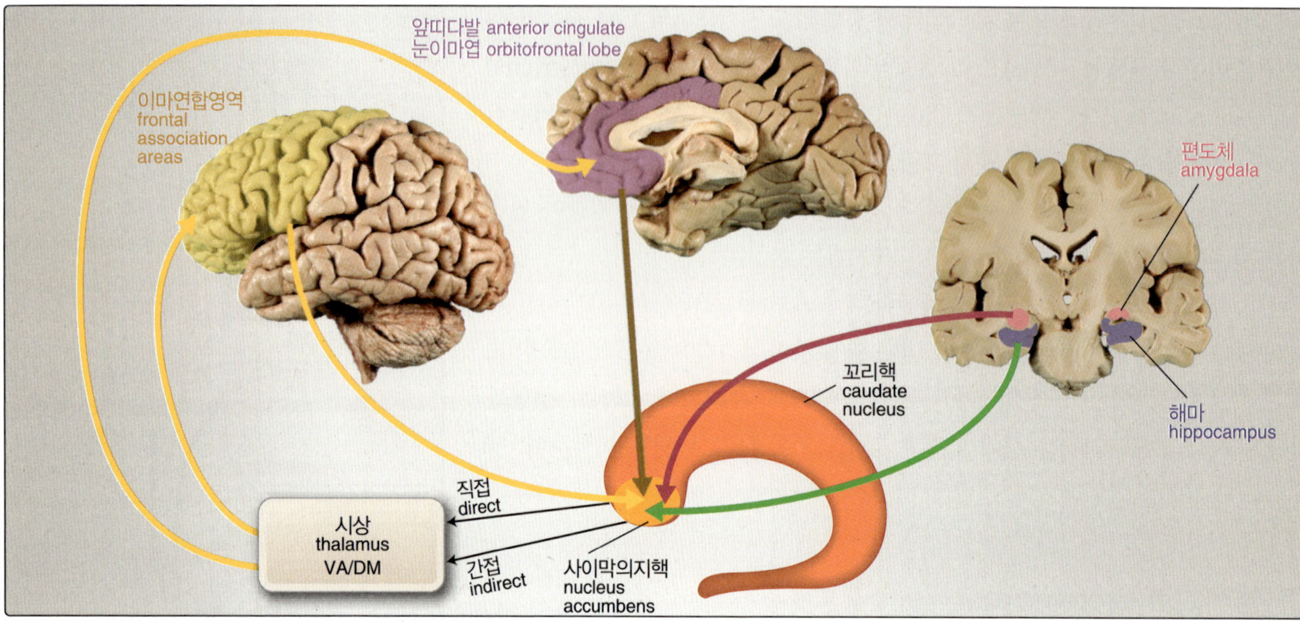

그림 16.16 둘레회로의 개요 그림. VA = 배쪽앞쪽핵; DM = 등쪽안쪽핵.

윌리스 고리(circle of willis)로 알려진 대뇌동맥고리는 뇌의 아래면에 위치한다. 이 고리의 혈액은 척추바닥동맥계(vertebral basilar system)와 속목동맥(internal carotid arteries)에서 온다(자세한 내용은 2장 "중추신경계통의 개요"와 13장 "대뇌피질"을 참조). 그림 16.17은 이 계통의 4개의 주요 동맥을 보여준다(표 16.1).

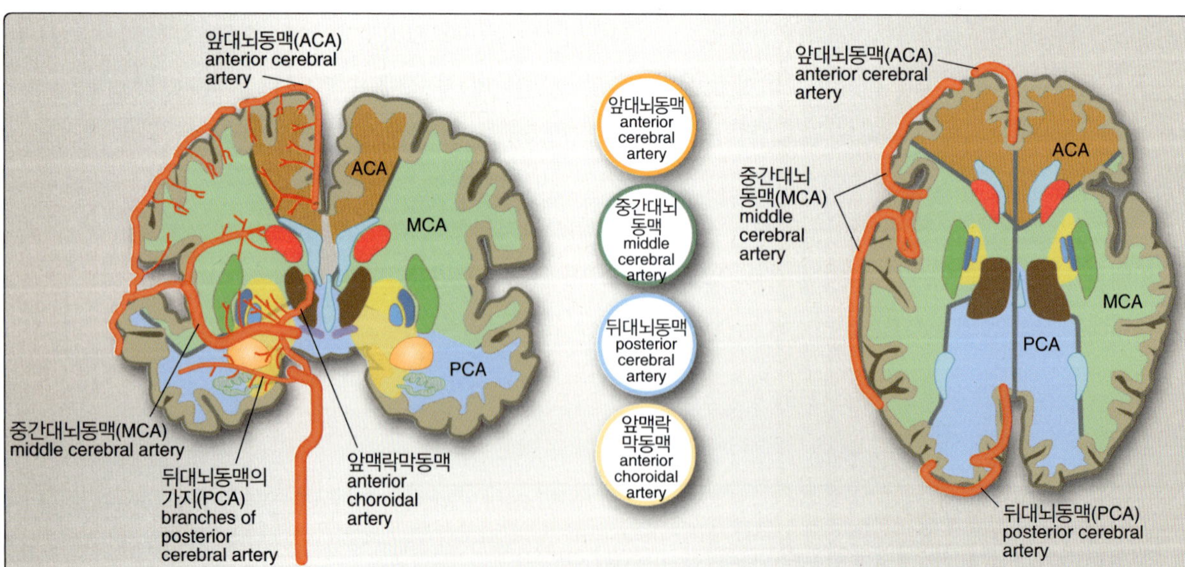

그림 16.17 이마와 수평단면에서 보여주는 바닥핵의 혈관분포.

표 16.1 바닥핵의 혈액공급 요약

	속목동맥(Internal Carotid)	ACA	MCA	PCA
꼬리핵머리(caudate head)		깊은관통가지(deep penetrating branches)		
몸통(body)			렌즈핵줄무늬체동맥(lenticulostriate arteries)	깊은관통가지(부분공급) [deep penetrating branches(minor supply)]
꼬리(tail)	앞맥락막동맥(anterior choroidal artery)			깊은관통가지(부분공급) [deep penetrating branches(minor supply)]
조가비핵 앞쪽(putamen anterior)		깊은관통가지(deep penetrating branches)	렌즈핵줄무늬체동맥(lenticulostriate arteries)	
조가비핵 뒤쪽(putamen posterior)	앞맥락막동맥(anterior choroidal artery)		렌즈핵줄무늬체동맥(lenticulostriate arteries)	
창백핵 앞쪽(globus pallidus anterior)		깊은관통가지(deep penetrating branches)	렌즈핵줄무늬체동맥(lenticulostriate arteries)	
창백핵 뒤쪽(globus pallidus posterior)	앞맥락막동맥(anterior choroidal artery)		렌즈핵줄무늬체동맥(lenticulostriate arteries)	
흑색질(substantia nigra)				깊은관통가지(deep penetrating branches)
시상밑핵(subthalamic nucleus)				깊은관통가지(deep penetrating branches)

A. 앞맥락막동맥(Anterior choroidal artery)

속목동맥은 앞대뇌동맥과 중간대뇌동맥 가지를 내기 전에 **앞맥락막동맥**을 내어 꼬리핵의 꼬리부분과 창백핵과 조가비핵의 뒤쪽부분에 혈액을 공급한다.

B. 앞대뇌동맥(Anterior cerebral artery)

앞대뇌동맥(ACA)은 깊은관통가지(안쪽렌즈핵줄무늬체동맥, medial lenticulostriate arteries)를 내어 꼬리핵의 머리와 조가비핵과 창백핵의 앞부분으로 간다.

C. 중간대뇌동맥(Middle cerebral artery)

중간대뇌동맥(MCA)은 깊은관통가지를 내는데 이들은 안쪽과 가쪽렌즈핵줄무늬체동맥(lenticulostriate arteries)으로 갈라진다. 이들은 조가비핵과 창백핵뿐만 아니라 꼬리핵의 몸통에도 혈액을 공급한다.

D. 뒤대뇌동맥(Posterior cerebral artery)

뒤대뇌동맥(PCA)과 뒤교통동맥의 깊은관통동맥은 SN과 STN에 혈액을 공급한다. 이들은 또한 꼬리핵의 뒷부분뿐만 아니라 시상 전체에 혈액을 공급한다.

임상증례

스미스 씨

스미스 씨는 71세 여성으로 2년간의 진행성 오른손 떨림으로 내원하였다. 쉬는 상태에서도 떨림이 나타나며 손을 사용할 때 심하였다. 그녀는 또한 걸음걸이가 전처럼 깔끔하지 못함을 알았다. 때때로 아침에 침대에서 일어날 때 현기증이 났다. 그녀는 만성변비(constipation)가 있어 약을 복용하였다. 그녀는 기분이나 인지에서의 어떤 변화도 부정하였으나 그녀의 남편은 후에 말하기를 그녀의 감정변화가 걱정스럽다고 하였다. 그녀는 상호교류가 감소하고 사회적으로 위축되어 있으나 자살 충동 같은 것은 없었다. 스미스 씨는 지난 몇 달간 단기기억에 문제가 있음을 알아차렸고 친구들 또한 그 변화를 알았다. 그녀는 손글씨 또한 작아졌다.

스미스 씨가 말하길 음식 맛이 밋밋하고(bland)하고 약 10년간 음식 맛을 느낄 수가 없었다고 한다. 그녀 남편 말에 의하면 그녀는 수면이 불안정하고 자는 동안 이리저리 뒤척이며 고통스러워 보였다. 또한 밤중 화장실을 가기 위해 몇 번씩 깨야 했다.

그녀의 모든 증상은 지난 6개월 동안 심해졌다.

검사 결과, 눈깜박임의 감소와 함께 얼굴 표정짓기가 감소하였다(가면 얼굴). 그녀의 뇌신경과 감각검사는 정상이었다. 그녀의 오른쪽 손목의 톱니바퀴(cogwheeling)운동과 함께 오른팔의 강직이 있었고, 나머지 부분은 정상이었다. 그녀는 오른쪽 손가락의 섬세한 움직임이 감소하고 발의 두드림운동이 약해졌다. 그것 외에 근육의 크기, 근력 강도 그리고 깊은 힘줄반사(deep tendon reflexes, DTRs)는 정상이고 발가락은 아래로 향했다(발바닥 반사). 오른쪽 손은 핀을 굴리는 동작의 휴식기떨림(resting tremor)이 있었다. 손발협조기능검사는 정상이었다. 그녀는 걸을 때 오른팔 흔듦이 감소하였다. 그녀는 살짝 앞으로 굽은 자세로 느리고 주저하는 걸음걸이를 하였다.

그녀의 혈압은 누웠을 때 130/80, 서 있을 때 105/70이었다.

그녀는 레보도파(L-dopa)를 처방받았고, 투약되는 동안 추적검사에서 떨림과 운동완만증(bradykinesia)/운동감소증(hypokinesia) 그리고 과다굳음(rigidity; 경축)이 개선됨을 보였다.

스미스 부인의 의학적 상태는 무엇인가?

이것을 원인불명(idiopathic) 파킨슨병의 한 경우로 보인다. 파킨슨병의 4가지 특징은 (1) 떨림(tremor), (2) 과다굳음(rigidity), (3) 운동불능(akinesia), (4) 자세불안정이다. 앞쪽 세 개의 증상(떨림, 과다굳음, 그리고 운동불능) 중 두 개가 다른 이유 없이 발견되면 PD일 수 있는 진단이다. 거기에, 전형적인 PD는 비대칭적 발병을 한다 — 사실 스미스 부인의 증상은 오른쪽에서 더 뚜렷하다. 그녀의 L-dopa에 대한 반응은 그녀의 증상이 도파민신경세포의 퇴행에 의한 도파민 신호전달의 감소에 의한 것임의 또 다른 증거이다.

그녀의 야뇨증(nocturia), **변비 그리고 후각감소의 이유는 무엇인가?**

병리적 징후는 레비소체(Lewy body)가 앞뇌와 뇌줄기 뿐만 아니라 내장신경계(enteric nervous system, ENS) 신경세포에서 침착되는 것이다(그림 16.18). 후각망울에서의 레비소체 침착은 후각저하와 보통 파킨슨병의 운동저하증상의 전조증상이다.

내장신경계와 창자신경계의 신경세포 퇴행은 자율신경계 증상을 나타나게 한다. 교감신경절의 퇴행은 기립성저혈압

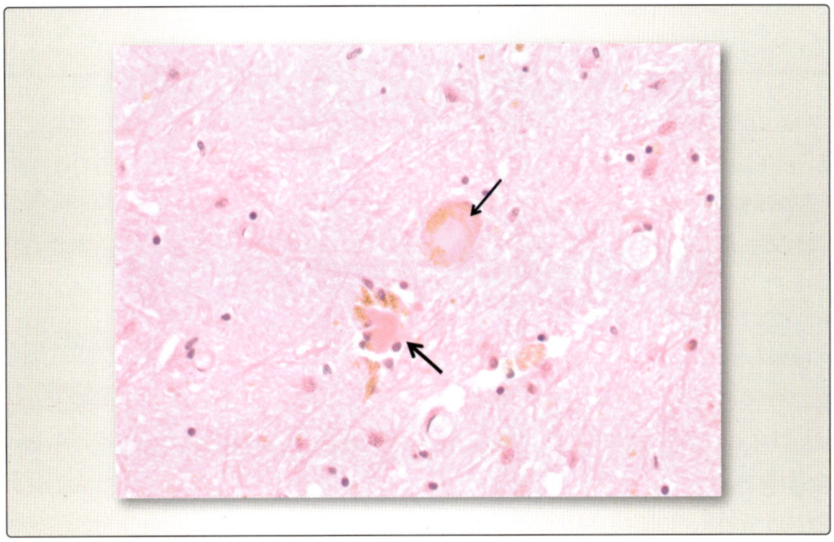

그림 16.18 흑색질 신경세포의 퇴행: 옅은 세포체는 옅은 호산구(eosinophilic) 구조(*얇은 화살표*) 전통적이 레비소체만큼 분명하지 않음. 떠 있는 전통적 레비소체 역시 퇴행하는 신경세포에서 보임(*굵은 화살표*) 그리고 떠 있는 것과 거대세포 안에 있는 것 모두 색소에 의해 둘러싸임(H&E; original magnification: 400×). (Reproduced from Gokden M. *Neuropathologic Evaluation: From Pathologic Features to Diagnosis*. Wolters Kluwer Health and Pharma, 2013.)

(ortho static hypotension)을 유발한다. 교감신경계와 특히 미주신경의 등쪽운동신경핵에서 부교감신경세포의 퇴행은 변비와 야뇨증(밤에 오줌싸기 위하여 일어나는)과 같은 증상을 나타낸다.

왜 스미스 부인의 기분이 자주 변하는가?

파킨슨병에서는 신경세포의 다른 종류의 신경세포군이 점진적인 손실이 있다. 증상은 흑색질로부터 나오는 도파민 신경섬유의 손실에 기인하며 전형적인 운동느림증(bradykinesia)이 유발된다. 거기에 뇌줄기 그물체의 아민계 신경핵의 퇴행 또한 증상을 유발할 수 있다. 이러한 변화는 청색핵(locus ceruleus)의 노르아드레날린성 신경세포와 솔기핵의 세로토닌성 신경세포 그리고 배쪽 뒤판 영역의 도파민성 신경세포에 영향을 준다.

앞뇌(forebrain) 부위에서의 레비소체의 침착(그림 16.18)은 치매를 유발하여 그녀의 단기기억의 변화로 감지된다. 주요 아민계 신경전달물질(도파민, 노르아드레날린, 세로토닌)의 불균형은 기분을 조절하는 앞뇌와 둘레계통 회로의 활성에 심각한 영향을 미친다. (이러한 신경전달물질계의 영향에 대한 자세한 서술은 12장 "뇌줄기 계통과 복습" 참조.)

요약

- 바닥핵은 대뇌반구 속 깊은 곳에 있는 큰 덩어리의 흑색질이다. 바닥핵은 꼬리핵 조가비핵 창백핵, 흑색질, 그리고 시상밑핵이 포함된다. 이들 신경핵은 서로 연결되고 사이뇌와 중뇌의 다른 신경핵과 연결된다. 바닥핵은 주로 일련의 병렬신경핵의 구성원으로 기능하고 운동조절과 인지과정의 암호화와 행동출력에서 복합적 역할을 한다.
- 바닥핵으로의 입력정보는 줄무늬체(꼬리핵과 조가비핵)로 들어간다. 꼬리핵과 조가비핵은 각각 구분되는 겉질과 겉질밑 영역에서 정보입력을 받는다. 줄무늬체 한 개의 세포는 다양한 부분에서 정보를 받기 때문에 각각의 세포는 **통합자**(integrator)가 된다. 입력정보의 통합은 바닥핵을 운동 결정과 운동의 방향, 운동의 크기와 감정의 운동표현을 암호화한다. 바닥핵으로부터의 출력은 창백핵의 안쪽부분과 흑색질에서 일어나 시상의 배쪽 앞쪽 그리고 배쪽 가쪽 핵에 투사된다.
- 시상은 지속긴장성 억제하에 있다. 바닥핵으로부터의 출력은 시상의 지속긴장성 억제를 두 개의 내부경로를 경유하여 감소하거나 증가할 수 있다. 직접경로는 시상의 지속긴장성 억제(tonic inhibition)를 해제한다. 이러한 지속긴장성 억제가 해제되어 겉질의 보다 많은 흥분을 유도하여 겉질출력을 증가시킨다. 간접경로는 시상으로부터의 출력을 억제하여 겉질의 흥분을 덜하게 하고 겉질의 출력을 줄인다. 그래서 간접경로는 직접경로의 효과에 반대되는, 즉 "브레이크" 역할을 한다. 이 계통의 불균형이 파킨슨병과 헌팅턴병과 같은 운동장애의 기저에 있다.
- 겉질로부터 바닥핵으로의 입력정보는 3개의 병력회로; 운동, 인지 그리고 둘레계통으로 묘사될 수 있다. 운동회로는 가장 잘 알려져 있으며 운동실행과 눈운동조절에 가장 중요한 역할을 한다. 인지회로는 인지과정과 학습에서 중요한 역할을 한다. 둘레계통회로는 행동의 감정, 동기 그리고 정서의 측면의 조절에 관여한다. 줄무늬체는 이러한 입력을 통합하고 간접과 직접경로를 통하여 시상의 활성을 결정한다. 따라서 바닥핵은 감각, 운동 감정, 그리고 동기적 입력을 통합하여 최종적인 공동경로를 만들어 우리가 보이는 복잡한 행동을 결정한다.
- 바닥핵으로의 혈류공급은 대동맥고리(윌리스고리)의 관통가지에서 시작한다.

연습문제

가장 알맞은 답을 하나만 고르시오.

16.1 바닥핵의 손상에 대한 진술로 옳은 것은 어느 것인가?

A. 흑색질의 도파민성 신경세포의 퇴행은 간접경로의 활성을 억제하여 시상에 대한 억제를 증가한다.
B. 시상밑신경핵의 소실은 시상에 대한 억제를 감소하여 같은쪽의 운동과다를 유발한다.
C. 줄무늬체(꼬리핵과 조가비핵)의 퇴행은 시상에 대한 억제를 증가시킨다.
D. 흑색질의 도파민성 신경세포의 퇴행은 시상밑핵에 대한 억제를 감소시켜, 시상에 대한 억제를 증가시킨다.
E. 줄무늬체의 퇴행은 시상밑핵에 대한 억제를 감소시켜, 시상에 대한 억제를 감소시킨다.

정답은 D이다. SN의 도파민성신경세포의 퇴행은 파킨슨병에서 보인다. 이 퇴행은 겉질의 줄무늬체로의 입력을 감소시키고 직접경로의 활성을 약화시킨다. 목표-지향적운동의 촉진이 손상된다. 또한 줄무늬체의 흥분성 콜린 사이신경세포는 억제가 없어져 창백핵 가쪽부분(GPe)의 억제신경을 촉진하게 된다. 이는 시상밑핵(STN)에서의 흥분성 출력을 더 강하게 하여 시상의 창백핵 안쪽부분(GPi)을 통한 억제를 증가시킨다. STN의 소실은 시상에 대한 억제를 감소시켜, 겉질로부터 나오는 출력인 겉질척수로가 정중선을 가로지르므로 반대편 운동과다가 발생한다. 줄무늬체의 퇴행은 헌팅턴병에서 보인다. 줄무늬체의 퇴행은 GPe에 억제성투사를 소실시켜 STN에 대한 억제성을 증가시킨다. STN으로 부터의 GPi에 대한 흥분성의 감소는 시상에 대한 억제를 감소시켜 보다 많은 운동출력을 나오게 한다.

16.2 운동과 눈운동 회로에 대한 아래 진술 중 옳은 것은?

A. 바닥핵으로의 운동회로 입력은 오직 겉질의 운동영역에서 온다.

B. 운동회로는 직접경로를 통해 오직 운동의 촉진에 관여한다.

C. 시상의 등쪽안쪽신경핵으로부터 나오는 눈돌림회로 출력은 도드라진(salient) 자극에 대한 우리의 주시의 방향을 잡는 데 도움을 준다.

D. 앞이마겉질과 뒤마루겉질로부터 나오는 눈돌림 입력은 조가비핵에 들어간다.

E. 운동회로는 운동활성을 계획하는 동안 활성화된다.

> 정답은 C이다. 운동회로는 겉질의 운동영역과 감각영역 양쪽에서 정보입력을 받는다. 직접경로와 간접경로의 균형을 통하여 목표-지향적 운동이 촉진되고, 과도한 운동은 억제되어 균형있는 운동출력이 된다. 운동회로는 운동활성의 계획하는 동안에는 활성화하지 않는다. 계획은 인지회로를 통해 촉진된다. 눈돌림회로는 겉질의 앞이마영역과 뒤마루영역으로부터 나오는 정보입력을 받는다. 이 회로는 주시를 시작할 뿐만 아니라 (시상의 등쪽안쪽핵을 경유하여) 주시를 도드라진(salient) 자극에 향하게 한다.

16.3 대뇌혈관의 깊은 가지의 경색은 바닥핵과 같은 앞뇌의 깊은 구조의 치명적인 영향을 준다. 아래 중 바닥핵에 공급되는 혈관과 관련하여 옳은 것은 어느 것인가?

A. 중간대뇌동맥의 안쪽과 가쪽 렌즈줄무늬체가지(lenticulostriate branches)는 조가비핵, 창백핵 그리고 꼬리핵의 몸통에 공급된다.

B. 앞맥락동맥은 꼬리핵의 머리에 공급된다.

C. 흑색질은 중간대뇌동맥의 깊은 가지에서 혈액공급을 받는다.

D. 뒤교통동맥은 조가비핵과 창백핵의 뒤쪽부분을 공급한다.

E. 중간대뇌동맥은 시상밑핵을 공급한다.

> 정답은 A이다. 앞맥락동맥은 조가비핵과 창백핵의 뒷부분을 공급한다. 흑색질은 뒤대뇌동맥과 뒤교통동맥에서 혈액공급을 받는다. 뒤교통동맥과 뒤대뇌동맥의 깊은가지는 흑색질과 시상밑핵에 공급된다.

16.4 파킨슨병은 운동감소나 운동불능으로 특징 지워지는 운동질병이다. 이러한 운동에 대한 영향은 다음 무엇에 기인하는가?

A. 흑색질로부터의 줄무늬체로의 흥분성입력의 증가로 이로 인해 겉질의 줄무늬체로의 입력의 증폭(크기) 증가

B. 가쪽창백핵(GPe)에 대한 억제감소로 이로 인해 시상밑핵으로의 억제입력이 커짐

C. 안쪽창백핵(GPi)에 대한 억제는 시상에 억제입력을 감소시켜, 이로 인한 시상에 대한 지속긴장성 억제가 감소

D. 흑색질로부터 줄무늬체로 도파민신호의 소실로 인해 가쪽창백핵(GPe)에 투사되는 억제성신경세포에 대한 자극의 증가

E. 줄무늬체(꼬리핵과 조가비핵) 안의 콜린성 사이신경세포에 대한 도파민성 입력의 소실로 인해 안쪽창백핵(GPi)에 대한 자극의 감소

> 정답은 D이다. 흑색질에서 줄무늬체로의 흥분성 입력이 소실이 있어 겉질의 줄무늬체로의 입력의 증폭이 감소한다. 이로 인해 직접회로로 가는 흥분성입력이 감소한다. 가쪽창백핵(GPe)은 억제되고 시상밑핵으로의 억세성 입력은 감소한다. 자극된 안쪽창백핵(GPi)은 시상으로 더 많은 억제성 입력을 보내 시상에 대한 지속긴장성 억제가 증가한다.

소뇌

The Cerebellum

17장

I. 개요

소뇌는 운동의 협조와 예측에 있어 중요한 역할을 하며, 근육의 정교한 조작을 매개한다. 소뇌는 말초신경으로부터 몸의 위치에 대한 감각(고유감각), 머리의 위치(안뜰감각), 근긴장, 그리고 외부 환경으로부터의 감각(시각, 청각, 촉각)에 대한 정보를 받는다.

소뇌는 대뇌겉질로부터 운동을 위한 계획에 관한 정보를 받아 비교, 통합한다. 소뇌는 앞먹임제어(feed forward) 기전을 통하여 운동의 결과를 예측할 수 있으며 진행 중인 운동의 양상을 조절할 수 있다. 이러한 운동결과의 예측은 자신뿐만 아니라 타인의 운동에서도 가능하다. 이 때문에 우리는 복잡한 거리에서 서로 부딪히지 않을 수 있다(그림 17.1) 소뇌는 행동의 궤적과 결과를 계산하여 현재의 운동을 올바르게 조절한다.

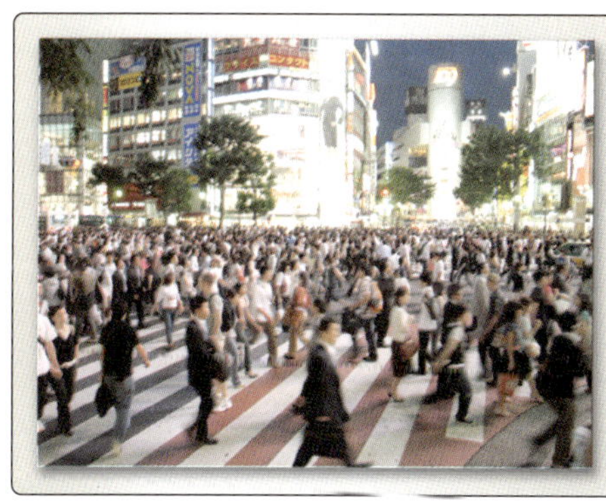

그림 17.1 도쿄 시부야 교차로의 밤.

흥미롭게도 소뇌는 인식에도 중요한 역할을 한다. 특히 언어의 인식에 중요하며 정신활성(mental activity)을 조화시키고 예측한다.

겉질의 활성을 행동의 출력으로 통합하는 바닥핵(basal ganglia)과는 대조적으로 소뇌는 겉질의 출력을 **조화시키며 예측**(coordinate and predict)하여 운동의 **효율과 정확도**(efficacy and precision)를 증가시킨다. 이러한 소뇌의 기능은 소뇌와 척수, 뇌줄기, 앞뇌를 연결하는 일련의 회로에 의해 이루어진다.

소뇌에서 기억해야 할 중요한 개념은 척수에서 오는 입력과 소뇌의 출력은 몸통의 안정을 담당하는 부분은 양측에 영향을 주나 사지의 운동을 담당하는 부분은 동측(ipsilateral)에 영향을 준다는 것이다. 소뇌의 병변은 몸통의 불안정 혹은 동측 사지의 장애를 초래한다.

II. 해부학(Anatomy)

소뇌는 뒤머리뼈우묵(posterior cranial fossa)에 있으며 소뇌천막(tentorium

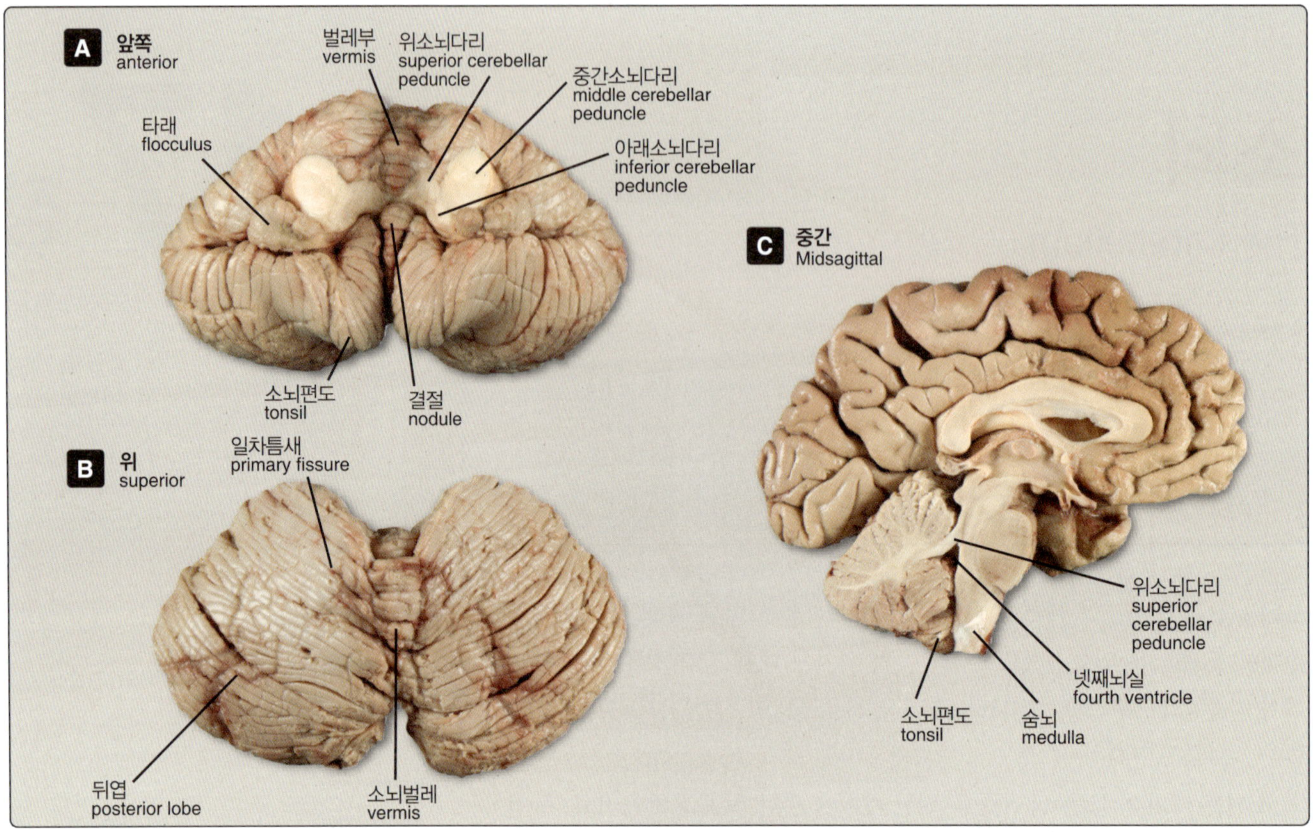

그림 17.2 소뇌의 개관으로 소뇌다리, 벌레부, 소뇌반구를 나타내고 있다. 소뇌는 넷째뇌실을 덮고 있으며 소뇌다리에 통해 뇌줄기에 부착되어 있다.

cerebelli)에 의해 대뇌와 분리된다. 넷째뇌실을 덮고 있으며 3개의 소뇌다리(cerebellar peduncle)를 통해서 뇌줄기와 연결되어 있다. 모든 경로들은 소뇌다리를 통과한다(그림 17.2)

소뇌는 대략적으로 3개의 면을 지닌 삼각형 형태를 지닌다: 윗면은 소뇌천막에 닿아 있고 아래면은 아래머리뼈우묵에 닿아 있으며 앞면은 뇌줄기에 닿아 있다. 왼쪽과 오른쪽의 소뇌반구가 있으며 정중앙에 있는 구조는 **소뇌벌레**(vermis)라고 한다. 소뇌는 매우 많은 주름이 있으며 이 주름들을 **소뇌이랑**(folia)이라고 한다.

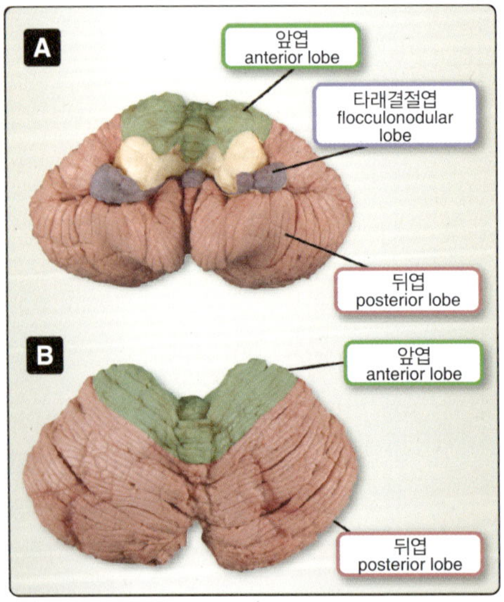

그림 17.3 앞(A)과 위(B)에서 본 소뇌의 엽.

A. 소뇌의 엽(Lobes)

소뇌는 세 개의 엽으로 나누어진다. 윗면에는 **앞엽**(anterior lobe)이 있으며 이는 첫째틈새(primary fissure)에 의해 **뒤엽**(posterior lobe)과 구분된다. **타래결절엽**(flocculonodular lobe)은 앞면에서 관찰된다. 결절(nodule)은 소뇌벌레의 가장 앞부분이며 타래(flocculus)와 연결되어 있다. 이 두 가지를 합쳐서 타래결절엽이라고 한다(그림 17.3).

임상응용 17.1 소뇌편도 탈장(Tonsillar Herniation)

천막아래공간(infratentorial space)[뒤우묵(posterior fossa)]의 뇌압을 증가시키는 요인이 있는 경우 소뇌의 편도는 큰구멍(foramen magnum) 쪽으로 눌러질 수 있다. 압력의 증가는 뒤우묵의 머리뼈속 종괴(intracranial mass) 혹은 천막 위의 구조를 천막 쪽으로 누르는 천막 위의 압력증가에 의해서 유발될 수 있다. 숨뇌에 대한 압력은 호흡중추의 문제를 유발하며, 혈관에 가해지는 장력으로 중간뇌와 다리뇌의 출혈이 나타나는 뒤렛출혈(Duret hemorrhage)이 나타날 수 있다. 편도의 탈장은 신속히 치료하지 않으면 치명적인 신경외과적 응급상황이다.

소뇌의 아랫면의 가장 안쪽은 **소뇌편도**(cerebellar tonsils)이며 큰구멍(foramen magnum)의 바로 위에 있다.

B. 깊은소뇌핵(Cerebellar deep nuclei)

4쌍의 깊은소뇌핵은 소뇌겉질에서 오는 정보를 중계 및 처리하여 소뇌의 밖으로 보내는 정거장의 역할을 한다(그림 17.4). 대부분의 핵은 소뇌로 들어오는 정보를 받으며 이는 소뇌에서 나오는 출력을 조화시키고 조절하는 역할을 하는 것으로 생각된다. 가장 큰 핵은 **치아핵**(dentate nucleus)이다. 바깥쪽에서 안쪽의 순서로 치아핵, 마개핵(**e**mboliform nucleus), 둥근핵(**g**lobose nucleus), 꼭지핵(**f**astigial nucleus)이 있다(암기법: **d**on't **e**at **g**reasy **f**ood).

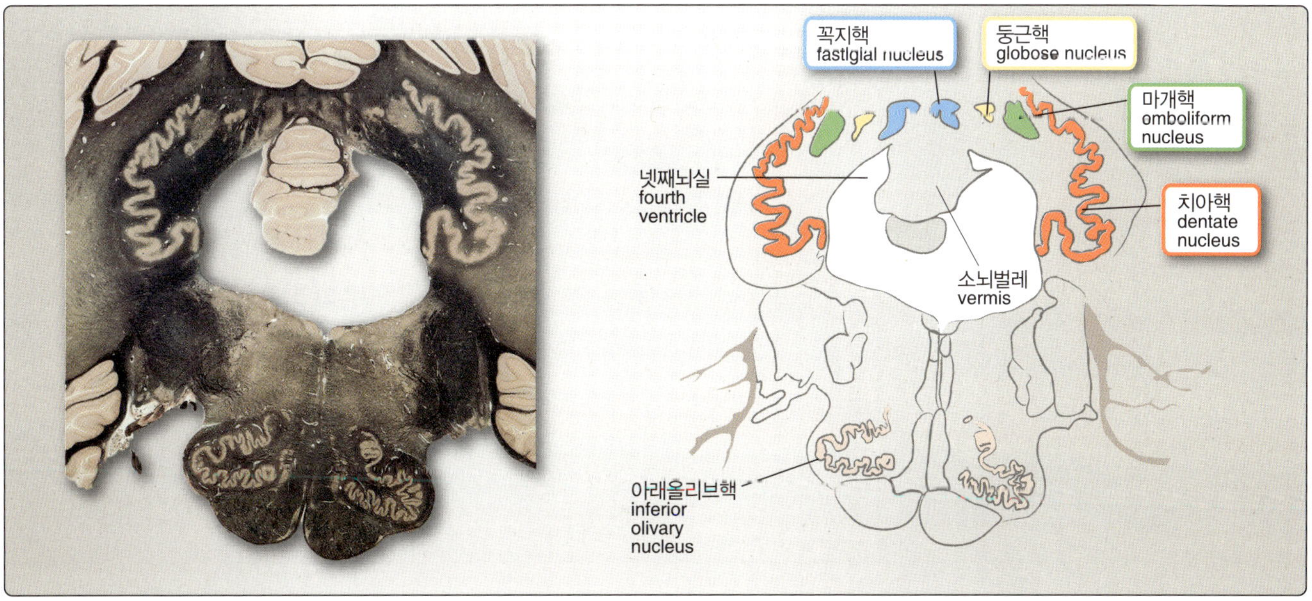

그림 17.4 깊은 소뇌핵의 개관. 위쪽 숨뇌와 소뇌를 지나는 단면.

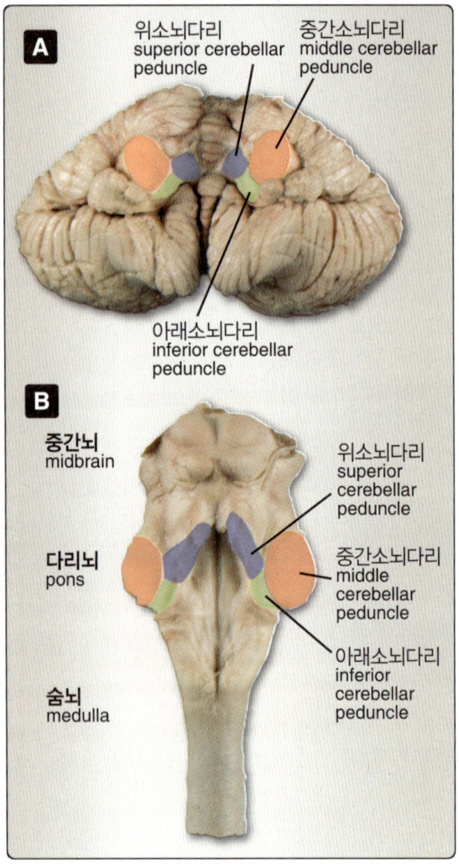

그림 17.5 앞(A), 뒤(B)에서 본 소뇌다리의 단면.

표 17.1 소뇌의 입력과 출력경로의 개관

	입력	출력
위소뇌다리	앞척수소뇌로 청각 및 시각정보	치아적색핵시상로 치아시상로
중간소뇌다리	다리뇌소뇌로	—
아래소뇌다리	안뜰소뇌로 올리브소뇌로 뒤척소뇌로 쐐기소뇌로	소뇌안뜰로 소뇌올리브로

C. 소뇌다리(Cerebellar peduncles)

소뇌는 소뇌로 들어오고 나가는 모든 경로가 포함된 3개의 소뇌다리(위, 중간, 아래)에 의해 뇌줄기에 연결되어 있다(그림 17.5) 표 17.1에서 각 소뇌다리를 통과하는 경로들이 요약되어 있다.

D. 소뇌겉질(Cerebellar cortex)

대뇌겉질과 유사하게 신체의 각 부분에 해당되는 소뇌영역을 소뇌겉질에 표시할 수 있다. 이 지도는 **호문쿨루스**(homunclulus; 라틴어로 "작은 사람"의 뜻)라고 하며 몸통은 정중앙의 소뇌벌레에 있으며 사지는 소뇌반구에 있다. 앞엽

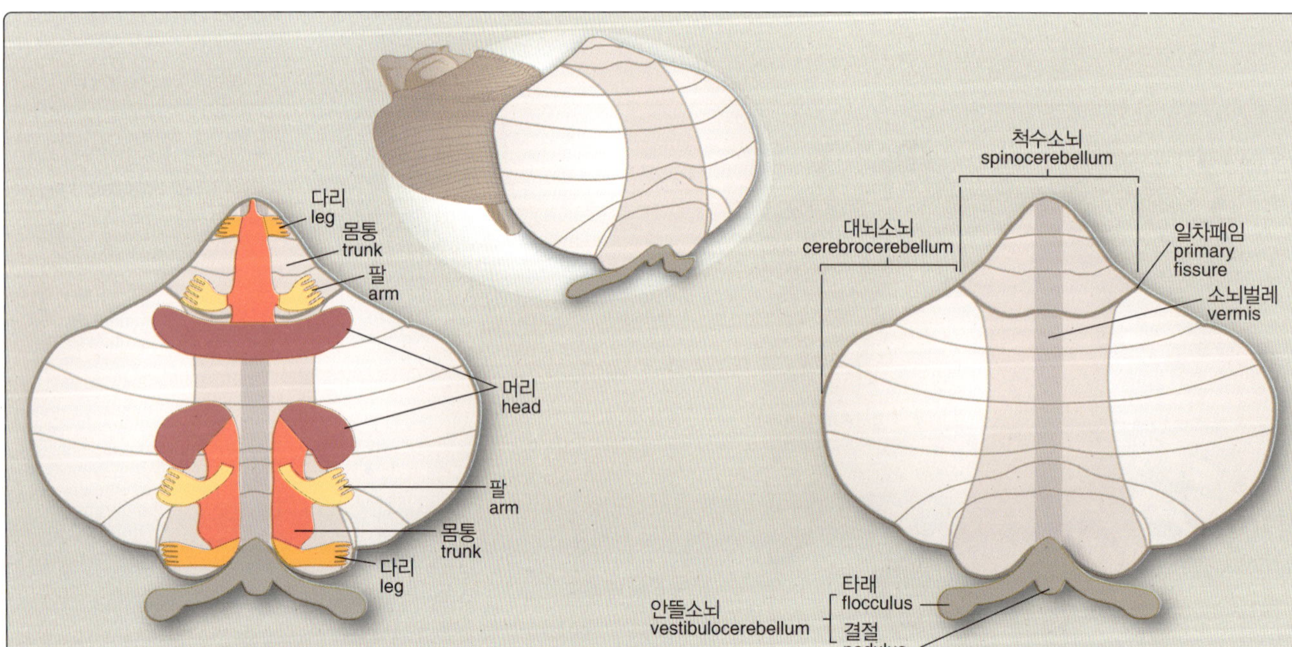

그림 17.6 소뇌겉질이 납작한 평면에 표시되어 있다. *왼쪽 부분*은 신체의 몸통대응표시(호문쿨루스)를 나타낸다. *오른쪽*은 소뇌겉질의 3개의 기능적 영역을 나타낸다.

은 사지영역을 나타내며, 뒤엽은 머리와 사지의 역상을 나타내고 있다. 몸통은 항상 중앙에 있다. 소뇌겉질의 기능영역을 잘 이해하기 위해서 소뇌겉질을 벗겨서 펼치고 그 위에 호문쿨루스를 표시하였다(그림 17.6).

III. 경로(Tracts)

소뇌는 고유감각정보를 받아들이며 해석한다. 소뇌는 안뜰신경핵과의 밀접한 연결을 통하여 평형을 조화시킨다. 앞뇌와의 연결을 통하여 사지의 운동을 조화시키며 정밀한 운동과 손과 눈의 조화를 가능하게 한다. 소뇌의 입력신호와 출력신호를 설명한 후(표 17.1), 이를 종합하여 정보의 기능적 고리로 연결시켜 설명한다.

A. 입력(Afferents)

소뇌는 안뜰계통에서 평형에 대한 정보를, 척수에서 고유감각기정보를 그리고 다리뇌핵(pontine nuclei)을 통해 겉질정보를 받는다. 이 모든 입력은 소뇌겉질에서 **이끼섬유**(mossy fiber)를 형성한다. 아래올리브핵복합체(inferior olivary nuclear complex)에서 오는 입력은 주로 반대편(일부는 양쪽)으로 투사되며 소뇌겉질의 출력을 조절하고 조화시킨다. 올리브소뇌경로(olivocerebellar fiber)는 소뇌겉질의 **오름섬유**(climbing fiber)를 형성한다. 소뇌로 오는 모든 정보는 소뇌다리를 통과한다(그림 17.7)

1. **아래소뇌다리**(inferior cerebellar peduncle): 아래소뇌다리(ICP)는 소뇌로 들어오는 다양한 정보를 전달한다. 동측과 반대측에서 오는 안뜰정보는 아래소뇌다리를 통하여 타래결절엽으로 전달된다. 농측에서 오는 정보가 더 우세하다.
   클라케기둥(Clarke coulum, 다리와 아래몸통)과 가쪽쐐기핵(accessory cuneate nucleus, 팔과 위쪽 몸통)에서 오는 고유감각 입력은 각각 뒤척수소뇌로(posterior spinocerebellar tract)와 쐐기소뇌로(cuneocerebellar tract)로 아래소뇌다리를 통하여 소뇌로 들어가며 주로 앞엽에 종말한다. 올리브소뇌로도 아래소뇌다리를 통하여 소뇌전체에 오름섬유로서 종말한다(그림 17.7)

2. **중간소뇌다리**(middle cerebellar peduncle, MCP): 중간소뇌다리는 입력섬유만을 전달한다. 이 섬유들은 반대측의 다리뇌핵(pontine nuclei)에서 기원하여 소뇌의 뒤엽으로 투사된다. 다리뇌핵은 대뇌겉질에서 정보를 받아서 소뇌로 전달한다(그림 17.7).

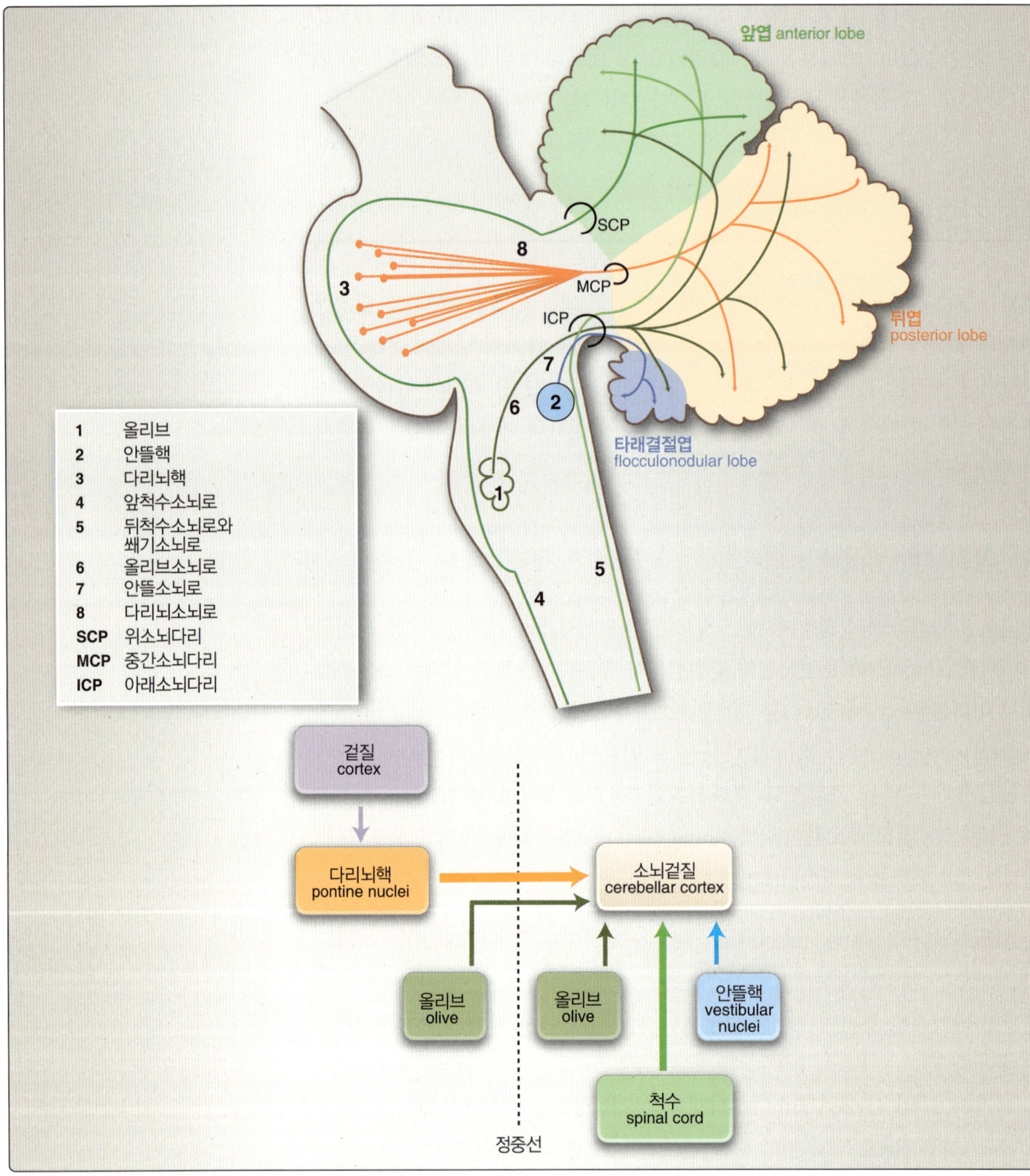

그림 17.7 소뇌의 입력(Cerebellar afferents).

3. **위소뇌다리**(superior cerebellar peduncle, SCP): 척수의 경계세포(border cell)에서 기원된 앞척수소뇌로(anterior spinocerebellar tract)의 섬유들은 위소뇌다리를 통하여 소뇌의 앞엽으로 투사된다(그림 17.7). 또한 청각과 시각정보를 전달하는 일부 섬유도 위소뇌다리를 통해 소뇌의 뒤엽으로 투사된다(5장 "척수"와 7장 "상행감각신경로" 참조).

B. 출력(Efferents)

소뇌의 출력정보는 깊은소뇌핵을 경유하여 소뇌를 나온다. 소뇌의 출력신호는 적색핵과 시상을 경유하여 대뇌겉질로 투사되며 또한 안뜰핵과 올리브핵 복합체에도 투사된다. 소뇌를 나오는 모든 정보는 위소뇌다리와 아래소뇌다리를 통과한다(그림 17.8) 중간소뇌다리는 출력정보가 통과하지 않는다.

1. **위소뇌다리**(superior cerebellar peduncle)**:** 위소뇌다리에서 가장 중요한 경로는 **치아적색핵시상로**(dentatorubrothalamic tract)이다. 소뇌겉질에서 나온 (대부분이 뒤엽에서 기원된) 정보는 치아핵으로 투사된다. 치아핵은 적색핵으로 투사되고 다시 시상으로 투사되거나 혹은 적색핵을 통과하여 시상으로 직접 투사된다[치아시상로(dentatothalamic tract)](그림 17.8).

2. **아래소뇌다리**(inferior cerebellar peduncle)**:** 아래소뇌다리에 있는 두 개의 출력경로는 타래결절엽에서 안뜰핵으로 정보를 전달하는 소뇌안뜰로(cerebellovestibular tract)와 소뇌벌레에서 아래올리브핵 복합체로 정보를 전달하는 소뇌올리브로(cerebelloolivary tract)가 있다(그림 17.8).

IV. 기능적 연관성(Functional Relationships)

소뇌의 입력과 출력은 정보의 기능고리(functional loop)를 구성하고 있으며 이 기능적고리를 통하여 소뇌는 운동과 인식기능에 영향을 준다.

소뇌는 **되먹임**(feedback)과 **앞먹임**(feed-forward) 기전을 통하여 작동한다. 소뇌의 입력과 출력은 분리되어 있으며 각각의 기능고리는 다른 고리들과 독립되어 있다. 적색핵과 아래올리브핵복합체의 중요한 기능이 간과되어 왔다. 아래올리브핵복합체에서 온 소뇌의 입력은 소뇌겉질의 모든 지역으로 전달되어 소뇌의 출력세포인 조롱박세포(Purkinje cell)의 출력을 직접 조절한다. 이 입력은 모든 기능고리에서 역할을 지닌다. 또한 소뇌의 많은 출력이 적색핵으로 모이며 이 정보들이 시상이나 척수로 투사되기 전에 적색핵에서 통합된다.

A. 되먹임 기전(Feedback mechanism)

되먹임 기전에서는 운동계획을 운동에 의해 유발되는 감각, 고유감각정보와 비교한다. 되먹임 과정은 학습을 필요로 하지 않으며 계획된 운동과 실제 운동 사이의 정교한 비교가 필요하다. 이는 되먹임 과정이 느리다는 것을 의미한다. 되먹임 과정은 이미 발생된 오차만을 수정하며 앞으로의 오차를 예측하거나 예방할 수 없다.

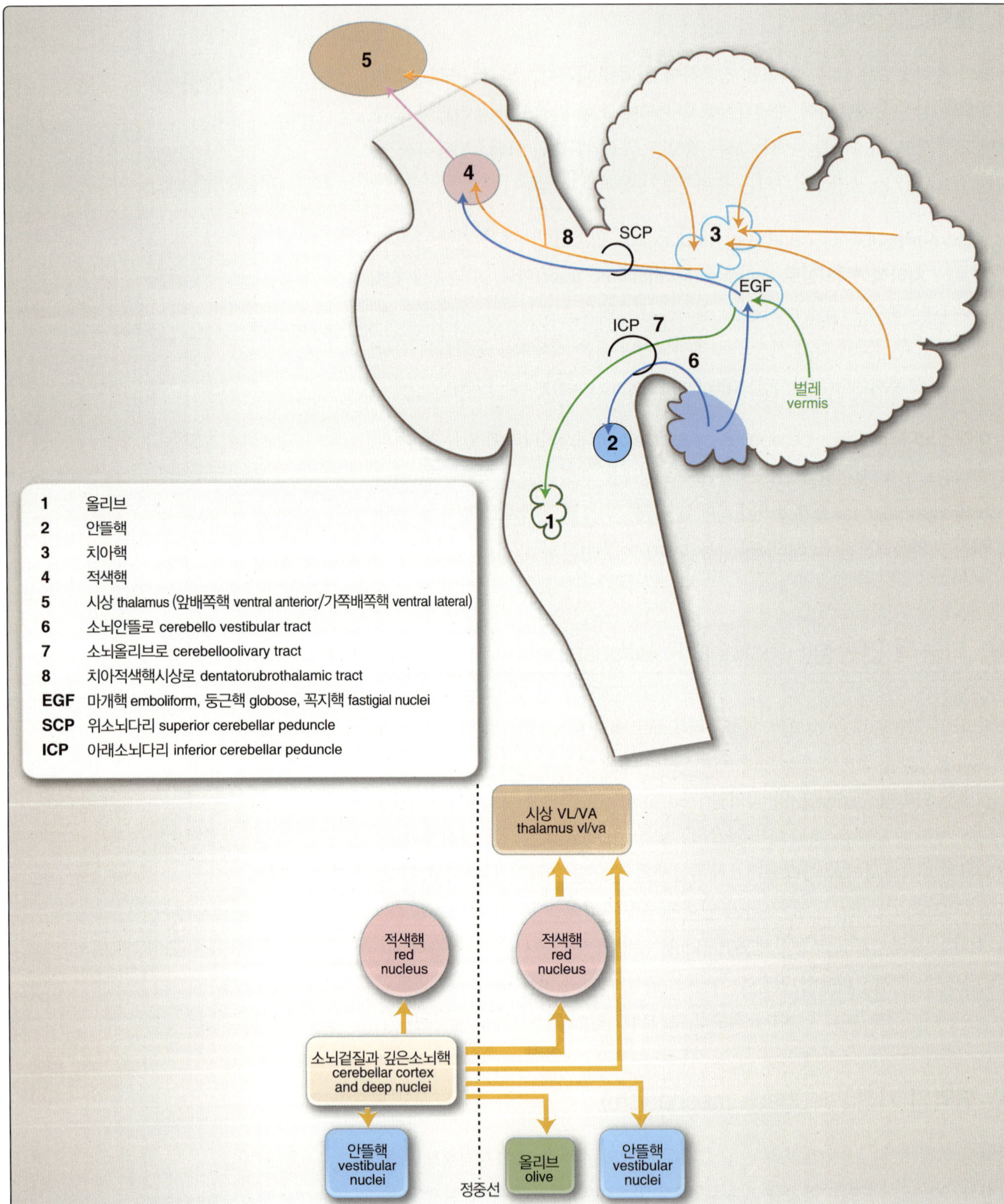
5
4
8
SCP
3
EGF
ICP 7
6
벌레
vermis
2
1
1 올리브
2 안뜰핵
3 치아핵
4 적색핵
5 시상 thalamus (앞배쪽핵 ventral anterior/가쪽배쪽핵 ventral lateral)
6 소뇌안뜰로 cerebello vestibular tract
7 소뇌올리브로 cerebelloolivary tract
8 치아적색핵시상로 dentatorubrothalamic tract
EGF 마개핵 emboliform, 둥근핵 globose, 꼭지핵 fastigial nuclei
SCP 위소뇌다리 superior cerebellar peduncle
ICP 아래소뇌다리 inferior cerebellar peduncle
시상 VL/VA
thalamus vl/va
적색핵
red
nucleus
적색핵
red
nucleus
소뇌겉질과 깊은소뇌핵
cerebellar cortex
and deep nuclei
안뜰핵
vestibular
nuclei
정중선
올리브
olive
안뜰핵
vestibular
nuclei

그림 17.8 소뇌의 출력.

B. 앞먹임 기전(Feed-forward mechanism)

반면에 앞먹임 기전은 오차가 일어나기 전에 예측하고 예방해야 하므로 빠른 반응을 유발한다. 이 시스템은 과거의 경험(연합학습)에 의존한다. 우리의 경험으로 볼 때 소뇌는 가능한 결과를 계산하며 감각의 결과를 예측하여 오차가 일어나기 전에 진행 중인 운동을 수정한다.

이러한 앞먹임 기전 기능은 우리 자신의 운동뿐만 아니라 사물과 우리 주변의 사람에도 적용된다. 예를 들어 우리가 분주한 거리를 걸을 때 주변 사람들의 운동방향을 계산하여 자신의 운동패턴을 조정하여 서로 부딪히지 않도록 한다(그림 17.1). 이러한 운동의 예측으로 우리는 정지영상에서 운동을 예측하여 영상이 살아 있는 것처럼 느낀다.

C. 안뜰소뇌 연결(Vestibulocerebellar connections)

안뜰소뇌는 소뇌의 가장 오래된 부분으로 **원시소뇌**(archicerebellum)라고도 한다. 안뜰소뇌의 주된 구성은 안뜰핵, 타래결절엽, 벌레곁영역(paravermal area)의 아랫부분, 그리고 꼭지핵이다. 소뇌로 들어오는 입력은 공간상에서 머리의 위치에 대한 정보를 제공하며 안뜰안구반사(vestibuloocular reflex)를 통해 안구의 운동을 유도하는 데 도움을 준다(9장 "눈운동의 조절"과 11장 "청각과 평형감각" 참조).

1. **입력과 출력**(afferents and efferents)**:** 이 시스템의 연결은 비교적 단순하다. 안뜰핵에 오는 입력정보는 타래결절엽과 아래쪽의 벌레곁영역으로 투사되어 정보를 처리한다. 겉질에서의 출력은 꼭지핵으로 전달되고 꼭지핵에서는 양쪽의 안뜰핵과 그물핵으로 정보를 보낸다. 안뜰핵과 그물핵은 안뜰척수로(vestibulospinal tract)와 그물척수로(reticulospinal tract)를 통해 척수의 운동신경세포에 투사되어 몸통의 안정성과 평형을 유지하게 한다(그림 17.9)

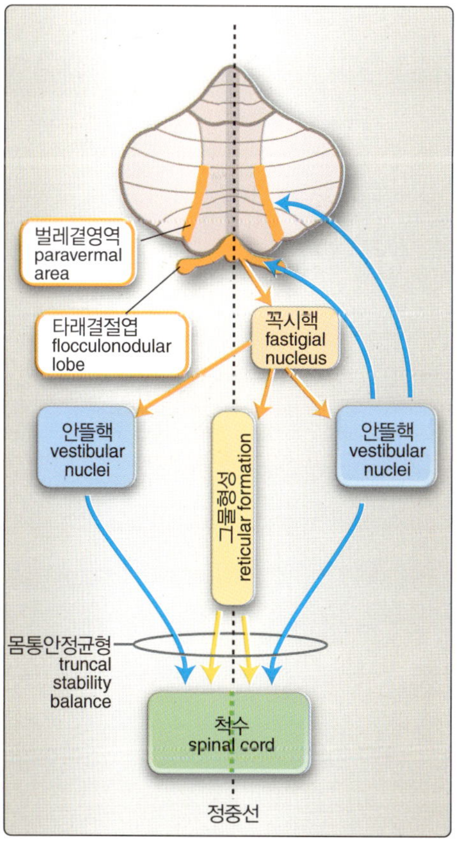

그림 17.9 안뜰소뇌 연결.

임상응용 17.2 타래결절엽 증후군(Flocculonodular Lobe Syndrome)

이 증후군은 타래결절엽 혹은 타래결절엽의 입력 혹은 출력의 병변에 의해 나타나며 속질모세포종(medulloblastoma)이 있는 어린이에서 가장 많이 나타난다. 이 증후군은 몸통근육을 안정시키거나 균형을 잡지 못하여 몸통운동실조(truncal ataxia)가 나타난다. 이는 좌우폭이 넓은 걸음(wide-based stance)과 흔들걸음(swaying)을 유발한다. 몸통운동실조(truncal ataxia) 이외에도 안뜰안구경로의 손상으로 눈떨림(nystagmus)이 잘 나타난다.

2. **추가적인 입력**(additional input): 안뜰소뇌고리로 오는 추가적 입력(그림에 표시 안됨)은 반대편의 아래올리브핵복합체에서 오는 운동정보와 반대편 다리뇌핵에서 중개하는 대뇌겉질 기원의 시각정보이다.
   이 시스템은 소뇌와 운동계통 및 안뜰계통을 통과하는 앞먹임과 되먹임 고리를 모두 포함하고 있다. 이는 **안정성과 균형**의 변화에 대한 수정과 예측을 담당한다.

D. 척수소뇌연결(Spinocerebellar connections)

척수소뇌는 소뇌의 두 번째로 오래된 부분으로 **구소뇌**(paleocerebellum)라고도 한다. 이는 앞엽, 소뇌벌레(결절을 제외한), 벌레주변부의 윗부분으로 구성된다. 앞엽은 대부분 소뇌벌레와 벌레주변부로 이루어져 있다.

1. **입력신호**(input): 근방추(muscle spindle)에서 오는 Ia, II 섬유와 골지힘줄기관(Golgi tendon organ)에서 오는 IIb 섬유는 고유감각정보를 가슴핵(Clarke column)과 덧쐐기핵(accessory cuneate nucleus)으로 전달한다. 여기에서 나온 신경섬유는 뒤척수소뇌로(posterior spinocerebellar tract)와 쐐기소뇌로(cuneocerebellar tract)로 아래소뇌다리를 통하여 척수소뇌로 투사된다.
   척수경계세포(spinal border cell)는 위운동신경세포 시스템에서 입력을 받는다. 척수경계세포의 축삭은 앞척수소뇌로(anterior spinocerebellar tract)를 형성하며 위소뇌다리를 통하여 척수소뇌로 투사된다. 이를 통해 소뇌는 척수의 아래운동신경세포로 전달되는 운동정보의 복사본을 받게 된다.

2. **기능**(function): 신체 운동은 크게 몸통운동과 사지운동(보행에 주로 관련된)으로 구분된다(그림 17.10). 소뇌는 척수소뇌고리를 통해 이 두 가지를 조화시킨다.

   a. **몸통운동**(truncal movement): 몸통운동은 주로 소뇌벌레에서 처리하며(그림 17.6 호문쿨루스 참조), 몸통근육으로의 출력은 꼭지핵을 통해 나온다. 꼭지핵은 **양쪽의**(bilateral) 안뜰핵과 적색핵, 그물핵으로 투사한다. 여기에서 안뜰척수로, 그물척수로, 적색척수로가 **양쪽으로**(bilaterally) 척수의 운동핵으로 투사되어 몸통운동을 조절하고 미세하게 튜닝한다.

   b. **사지운동**(limb movement): 보행과 관련된 사지의 운동은 앞엽에서 주로 조절된다. 출력은 마개핵(emboliform nucleus)과 둥근핵(globose nuclei)을 통해 배쪽가쪽시상핵(ventral lateral thalamus, VL)으로 투사된다. VL에서 운동겉질로 가는 투사는 가쪽겉질척수로를 통해 진행 중인 사지운동을 조절한다. 소뇌는 반대편의 운동겉질로 투사하여 동측의

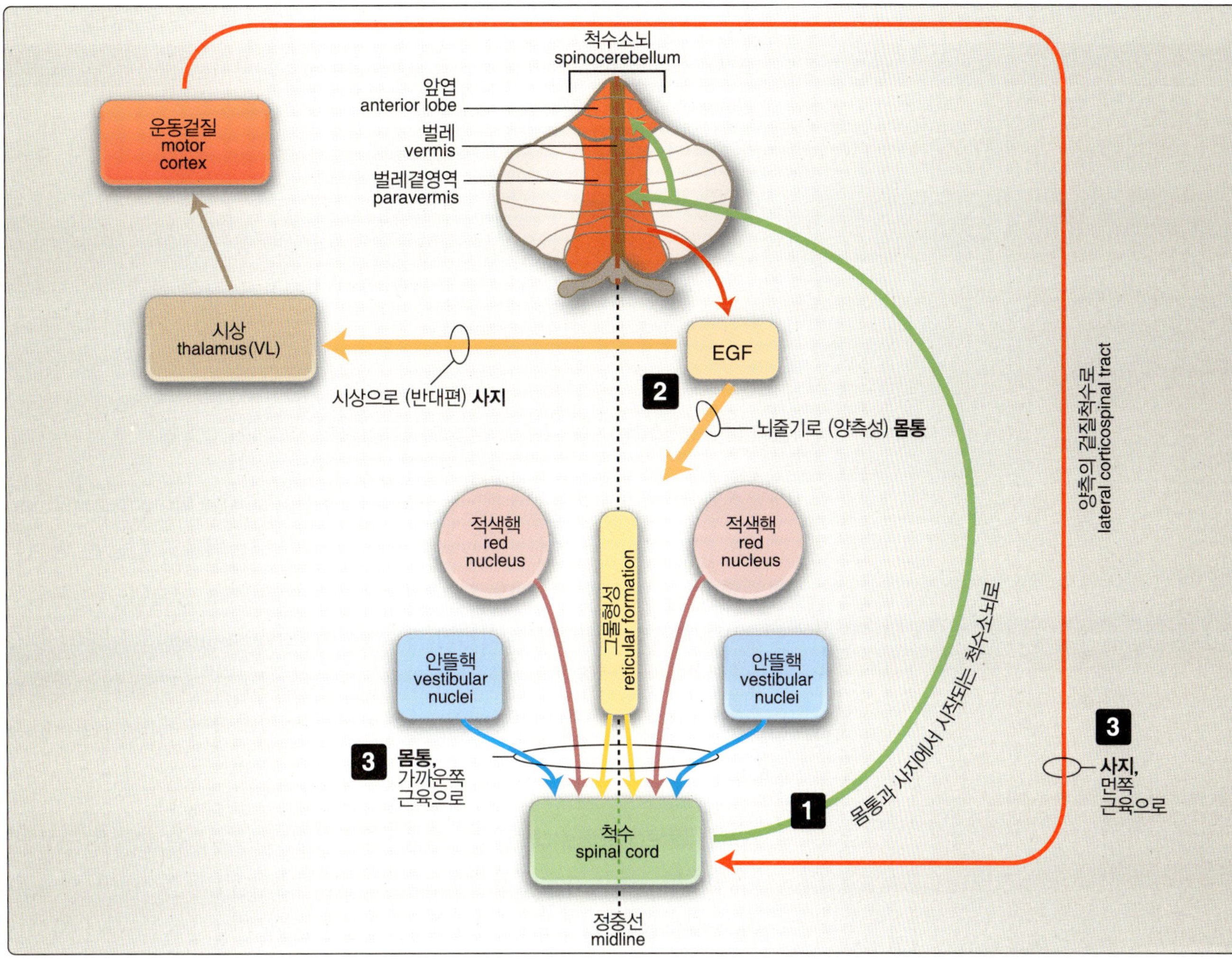

그림 17.10 척수소뇌연결(Spinocerebellar connections). VL = ventral lateral nucleus; EGF = 마개핵(emboliform), 둥근핵(globose), 꼭지핵(fastigial nuclei)

임상응용 17.3 앞엽증후군(Anterior Lobe Syndrome)

이 증후군은 앞엽 혹은 앞엽의 입력 혹은 출력의 병변으로 나타난다. 사지에서 고유감각정보의 처리불능에 따른 보행실조가 특징적이다.

앞엽의 병변의 한 예는 에탄올에 의한 보행실조이다. 에탄올은 특히 앞엽에서 조롱박세포에 독성을 지닌다. 급성 중독은 음주운전 검사에서 주로 사용하는 것과 같이 한줄을 따라 걷지 못하는 전형적인 보행실조가 나타난다. 또한 소뇌벌레의 손상으로 몸통운동실조와 눈떨림이 나타날 수 있다. 이러한 증상은 에탄올이 몸에서 제거되면 해결된다. 그러나 만성 알코올중독자에서는 앞엽의 세포손상이 영구적이며 소뇌겉질의 모든 층의 위축과 조롱박세포가 소실되는 앞엽의 퇴행성 변화가 나타난다. 임상적으로는 에탄올을 제거한 경우에도 에탄올성 보행실조가 사라지지 않는 형태로 나타난다.

사지운동을 조절한다. 예를 들어 왼쪽의 소뇌는 오른쪽 운동겉질로 투사하며 오른쪽 운동겉질은 가쪽겉질척수로를 통하여 왼쪽 척수의 앞뿔세포로 투사한다(고리가 정중선을 두 번 가로지른다).

깊은소뇌핵도 반대편의 올리브복합체을 통해 운동정보를 받는다. 동측의 고유감각정보와 운동계획을 반대편 올리브복합체에서 오는 반대편의 운동정보와 통합함으로써 사지운동의 공력운동을 조절하는 출력을 형성한다. 이러한 정교한 조절은 몸통의 안정성을 유지한 상태에서 사지를 원활하게 움직일 수 있게 한다.

E. 대뇌소뇌연결(Cerebrocerebellar connections)

대뇌소뇌는 소뇌에서 가장 나중에 형성되는 부분으로 **새소뇌**(neocerebellum)라고도 한다. 다리뇌소뇌는 뒤엽으로 이루어진다. 새소뇌로의 입력은 다리뇌핵(pontine nuclei)에서 온다. 대뇌겉질의 많은 영역에서 동측의 다리뇌핵으로 투사한다. 다리뇌핵은 다리뇌의 가로섬유(transverse fiber)로 정중선을 가로질러 중간소뇌다리를 통해 반대편 새소뇌로 투사한다. 추가적으로 반대편의 올리브복합체에서 오는 입력정보도 있다[소뇌겉질의 오름섬유(climbing fiber)].

1. **왕복연결**(reciprocal connections): 새소뇌겉질에서 나오는 출력은 주로 치아핵으로 가며 여기에서 적색핵으로 그리고 시상의 VL로 투사되며 이를 **치아적색핵시상로**(dentatorubrothalamic tract)라고 한다. 치아핵에서 시상으로 직접 투사되는 경로도 있으며 이를 **치아시상로**(dentatothalamic tract)라고 한다. 정보는 시상에서 대뇌겉질의 운동 및 감각영역으로 투사된다(그림 17.11).

   이러한 대뇌겉질과의 왕복연결을 통해 소뇌는 대뇌겉질의 운동출력을 조화시키고 매끈하게 한다.

2. **기능**(function): 대뇌소뇌는 눈과 손의 조화 운동에 필요하다. 시각입력을 사용하며 목표에 이르거나 조작할 수 있는 운동의 궤적을 계산한다. 여기에는 되먹임과 앞먹임 기전이 포함되어 운동의 학습과 운동에 영향을 미치는 경험을 가능하게 한다.

   a. **감각적 결과**(sensory consequence): 새소뇌는 과거의 경험과의 비교를 통해 운동의 감각적 결과를 예측한다. 이는 우리가 자신을 간지럽힐 수 없는 이유이다. 새소뇌는 자신이 만들어낸 이 운동명령의 감각적 결과를 이미 예측하고 대뇌겉질에서의 감각반응을 약화시킨다.

   b. **수의운동**(voluntary movement): 새소뇌는 수의운동의 계획에 관여하여

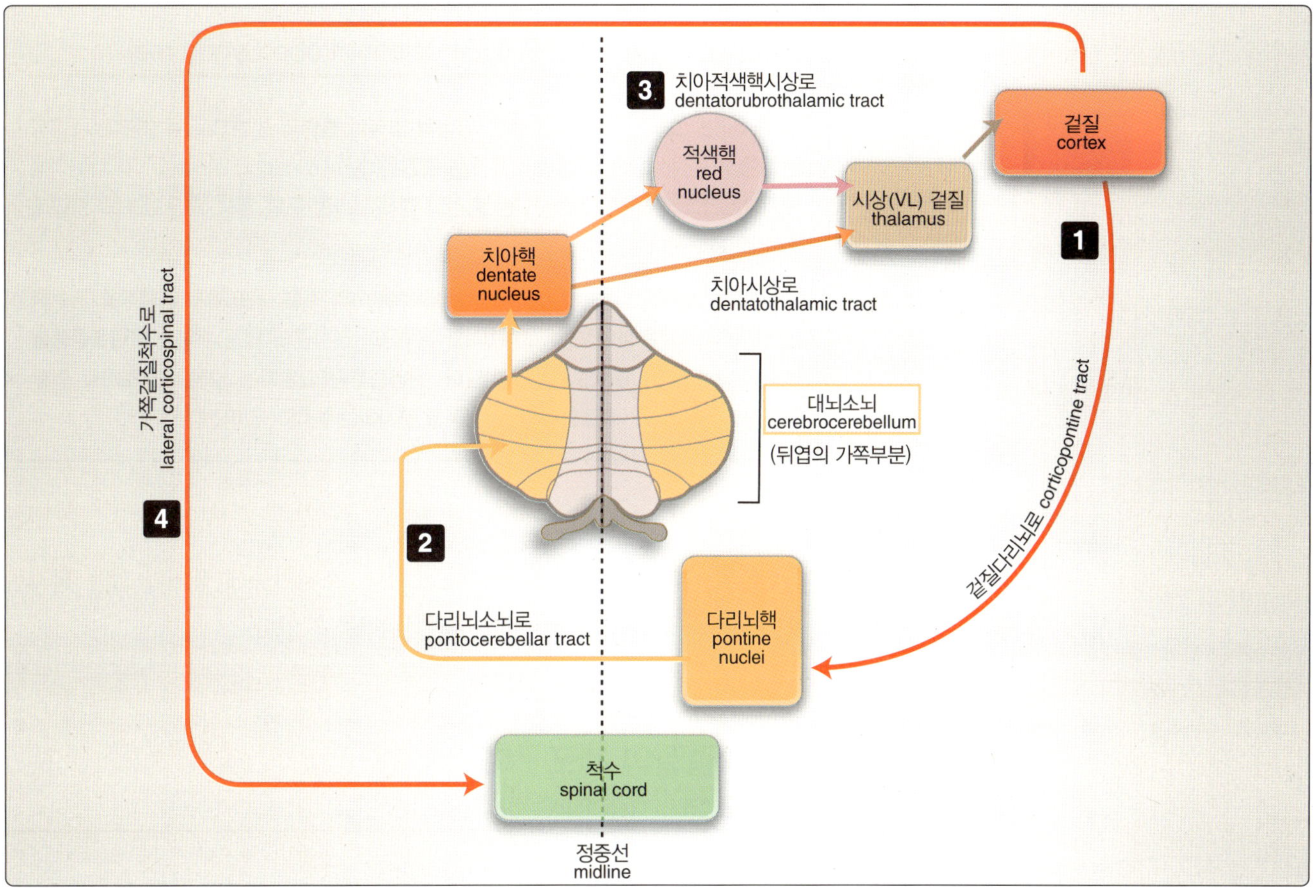

그림 17.11 대뇌소뇌연결(cerebrocerebellar connections).

더 자동적으로 이루어지게 한다. 이는 연습을 통해 새로운 기술이 자동적으로 이루어지게 하는 것과 같은 운동패턴의 미세조절을 가능하게 한다. 이러한 예는 글쓰기나 피아노 연주에서 들 수 있다. 이 두 가지는 모두 연습을 통해 자동화된 기술이다. 우리는 각각의 글자가 어떻게 쓰여지는지 생각하지 않고 내용을 생각한다. 우리는 피아노 키의 배열과 간격, 키를 누르기 위한 운동을 생각하지 않고 음악을 생각한다. 이러한 소뇌에 의한 자동화에 따라 자유로워진 대뇌는 고차원의 인식활동을 할 수 있다.

c. **운동활성의 조화와 인식**(coordination of motor activity and cognition): 새소뇌로의 입력은 운동영역뿐 아니라 인식과 감각기능에 관련된 겉질영역에서도 기원되며 새소뇌는 운동뿐만 아니라 감각과 인식기술도 자동화시킨다. 새소뇌는 언어와 인식기능을 조절하나 생성하지는 않는다. 새소뇌는 이러한 연결을 통하여 인식과 운동출력 사이의 인터페이스라고 할 수 있다. 언어는 소뇌에서 조화되는 정신적 활성과 운동 활성을 모두 필요로 하는 기능 중의 하나이다. 새소뇌는 언어의 조화, 유창함, 철자와 문법의 자동화, 문

임상응용 17.4 뒤엽증후군(Posterior Lobe Syndrome)

이 증후군은 소뇌반구의 뒤엽 혹은 뒤엽의 입력과 출력의 병변으로 유발된다. 다발성 경화증(multiple sclerosis)과 같은 탈수초질환(demyelinating disease) 및 치아적색핵시상로(소뇌의 출력)가 손상되는 중간뇌 경색, 소뇌반구의 경색, 혹은 소뇌의 종양에 의해 잘 나타난다.

특징적으로 손-눈 협동(hand-eye coordination)의 소실, 목표까지의 궤적을 계산하는 능력의 소실(**측정이상**, dysmetria), 주동근과 길항근의 협동능력 소실(**반복운동불능증**, dysdiadokokinesia)이 일어난다. 뒤엽증후군의 환자는 발음의 부조화로 인한 언어장애가 있으며 적절한 문법과 어휘를 구사하는 능력이 없어진다.

장 구조의 예측과 흐름을 담당하고 있다. 소뇌기능에 장애가 있는 환자는 소뇌성무언증(cerebellar mutism)이 나타날 수 있다.

V. 소뇌겉질의 세포구축 (Cytoarchitecture of the Cerebellar Cortex)

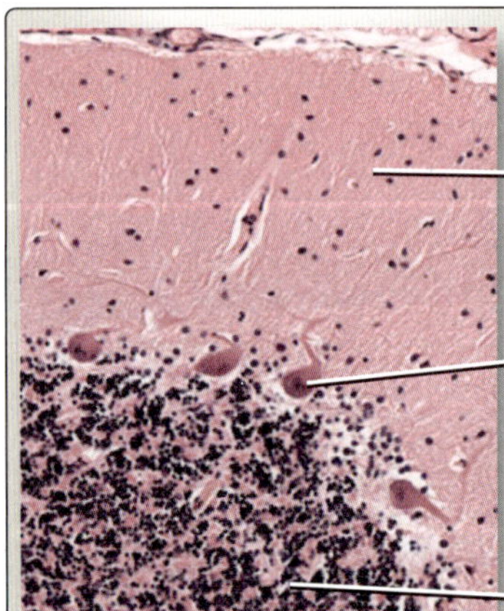

그림 17.12 소뇌겉질 3층의 조직학.

소뇌겉질은 3개의 층으로 나누어지며, 표면부터 분자층(molecular layer), 조롱박세포층(Purkinje cell layer), 과립세포층(granular layer)의 순으로 이루어진다(그림 17.12). 소뇌의 입력은 이끼섬유(mossy fiber)와 오름섬유(climbing fiber)이다. 출력정보는 조롱박세포에서 나온다. 입력과 출력섬유는 백색질을 통과한다. 깊은소뇌핵은 백색질내부 깊숙히 있다.

A. 소뇌겉질의 세포와 섬유 (Cells and fibers of the cerebellar cortex)

소뇌겉질에는 5가지의 세포; 과립세포(granule cell), 골지세포(Golgi cell), 조롱박세포(Purkinje cell), 바깥별세포(stellate cell), 바구니세포(basket cell)와 3가지의 섬유; 이끼섬유(mossy fiber), 오름섬유(climbing fiber), 평행섬유(parallel fiber)가 있다(그림 17.13).

1. **소뇌겉질의 세포**(cells of the cerebellar cortex): 과립세포는 수가 많으며 **과립세포층**에 있다(그림 17.13) 과립세포의 축삭은 분자층으로 주행하고 T자 형태로 나누어져 **평행섬유**가 된다.
   골지세포도 과립세포층에 위치한다. 골지세포의 돌기는 다른 모든 층으로 퍼진다(그림 17.13)

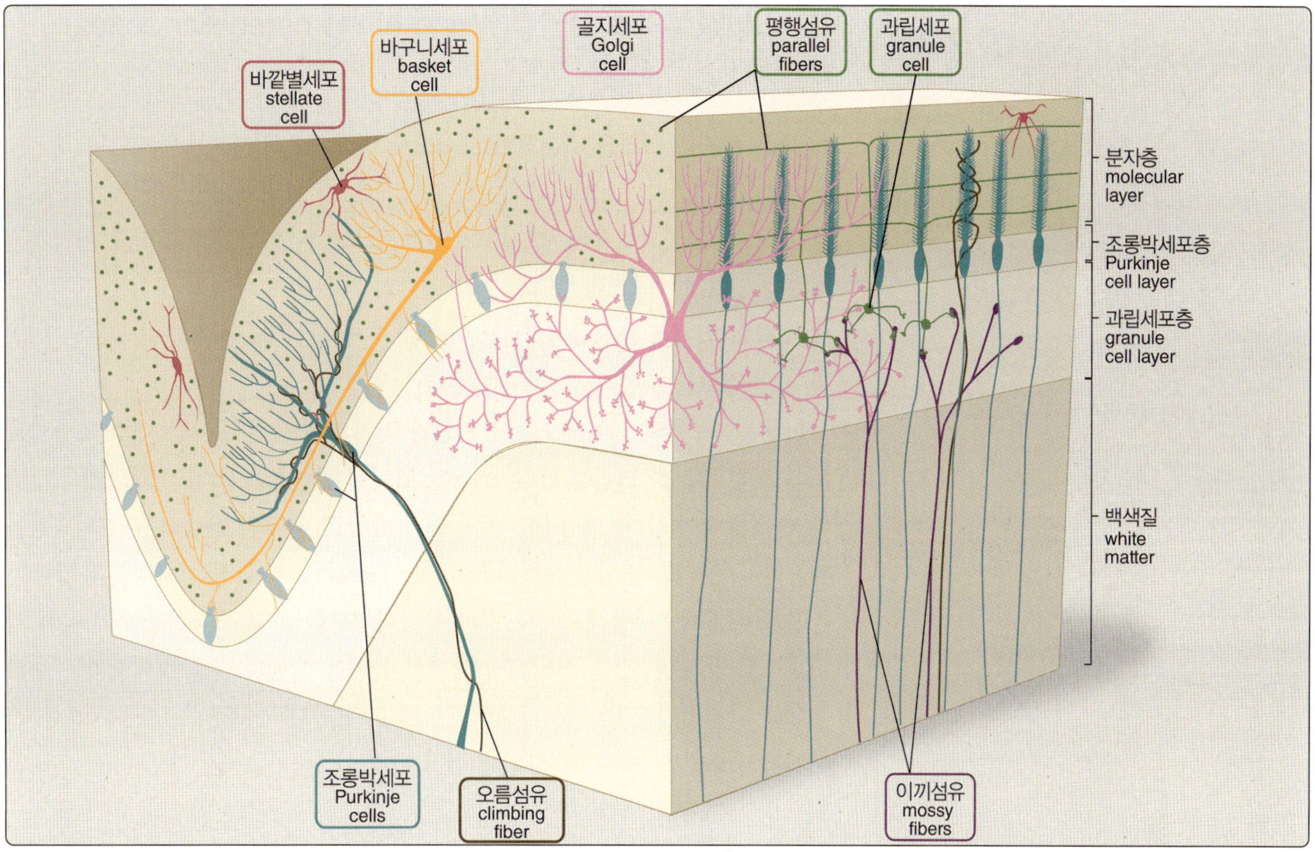

그림 17.13 삼차원으로 본 소뇌겉질의 세포구축.

조롱박세포는 소뇌겉질에서 가장 큰 세포이며 조롱박세포층에 위치한다(그림 17.13). 조롱박세포의 가지돌기는 분자층에서 한 평면에 퍼져 있다.

바구니세포와 바깥별세포는 분자층에 있다(그림 17.13). 이 세포들의 축삭가지는 조롱박세포의 가지돌기에 수직으로 분포한다. 한 개의 바구니세포는 약 70개의 조롱박세포와 연접한다.

2. **소뇌겉질의 섬유**(fibers of the cerebellar cortex): 이끼섬유는 아래올리브핵복합체를 제외한 모든 구조에서 기원된 입력섬유로 이루어진다(그림 17.13). 여기에는 척수, 뒷기둥핵(posterior column nuclei), 삼차신경핵(trigeminal system), 다리뇌핵, 및 안뜰핵에서 오는 섬유가 포함된다.

   오름섬유는 **아래올리브핵복합체**(inferior olivary nuclear complex)에서 기원된다. 아래올리브핵복합체의 신경세포는 각각 10개의 오름섬유를 형성한다.

   평행섬유는 과립세포에서 기원되고 분자층에서 조롱박세포의 가지돌기가 분포된 평면에 수직으로 존재한다.

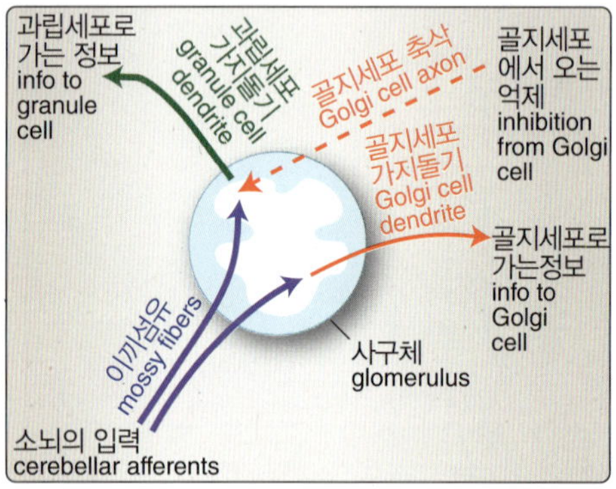

그림 17.14 소뇌사구체(Cerebellar glomerulus).

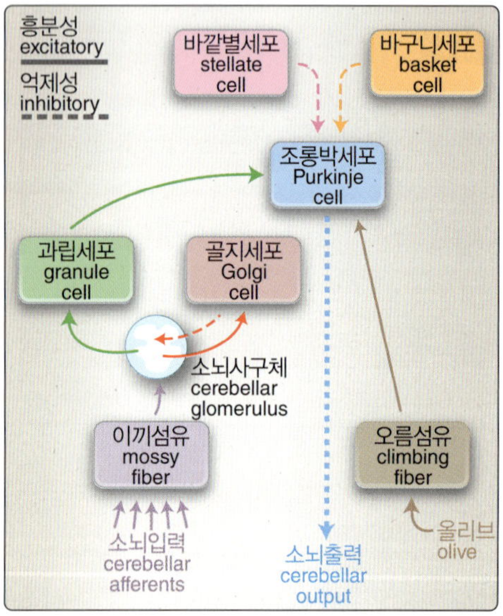

그림 17.15 소뇌겉질의 연결모식도.

B. 소뇌겉질의 회로연결(Wiring of the cerebellar cortex)

소뇌겉질의 모든 세포들은 복잡한 연결망으로 서로 연결되어 있으며 그림 17.15는 중요한 연결을 단순화한 모식도로 나타내고 있다.

이끼섬유 입력은 소뇌사구체에서 골지세포 및 과립세포의 가지돌기와 연접한다. 사구체는 과립층에 있으며 소뇌로 들어오는 이끼섬유 입력을 처리하는 첫번째 정거장이다(그림 17.14); 이끼섬유와 과립세포 사이의 연접은 골지세포의 축삭의 억제성 조절을 받는다. 이러한 첫 번째 과정 이후 과립세포는 “여과된” 입력정보를 조롱박세포로 전달한다(그림 17.15).

아래올리브핵의 신경세포에서 기원된 각각의 오름섬유는 한 개의 조롱박세포에 직접 흥분성 연접을 한다. 이러한 일대일 관련성은 소뇌의 회로에서 강력한 연접을 형성한다. 오름섬유는 운동의 감각적 결과와 운동오차의 되먹임을 제공한다. 이러한 연접은 운동학습(motor learning)에 결정적인 역할을 한다.

조롱박세포는 과립세포에서 처리된 입력정보를 받고 오름섬유에서 직접 입력정보를 받은 후 깊은 소뇌핵에 억제성 출력을 보낸다. 조롱박세포와는 추가적으로 바깥별세포 및 바구니세포와 연접한다(둘다 억제성). 조롱박세포는 소뇌에서 나오는 모든 출력정보의 기원이 된다.

VI. 혈액공급(Blood Supply)

소뇌의 혈액공급은 척추바닥동맥계(vertebral basilar system)에서 기원되는 3개의 혈관에 의해 이루어진다. **위소뇌동맥**(superior cerebellar artery, SCA), **앞아래소뇌동맥**(anterior inferior cerebellar artery, AICA), **뒤아래소뇌동맥**(posterior inferior cerebellar artery, PICA)(그림 17.16). 혈액공급에는 많은 변이가 있으며 혈액공급이 중복되는 경우도 있다. 표 17.2에는 소뇌혈액공급의 가장 일반적인 양상이 요약되어 있다.

A. 위소뇌동맥(Superior cerebellar artery, SCA)

위소뇌동맥(SCA)은 앞엽, 소뇌벌레의 윗부분, 뒤엽의 위쪽 1/3을 공급하며 깊은 소뇌핵과 위소뇌다리(SCP)에도 혈액공급한다. 또한 위쪽 다리뇌의 바깥쪽에도 공급한다(그림 17.17)

B. 앞아래소뇌동맥(Anterior inferior cerebellar artery, AICA)

앞아래소뇌동맥(AICA)은 소뇌 앞면의 중간부분과 타래결절엽에 혈액공급한다. 또한 중간소뇌다리(MCP)와 아래소뇌다리(ICP)의 주된 동맥이다. 앞아래

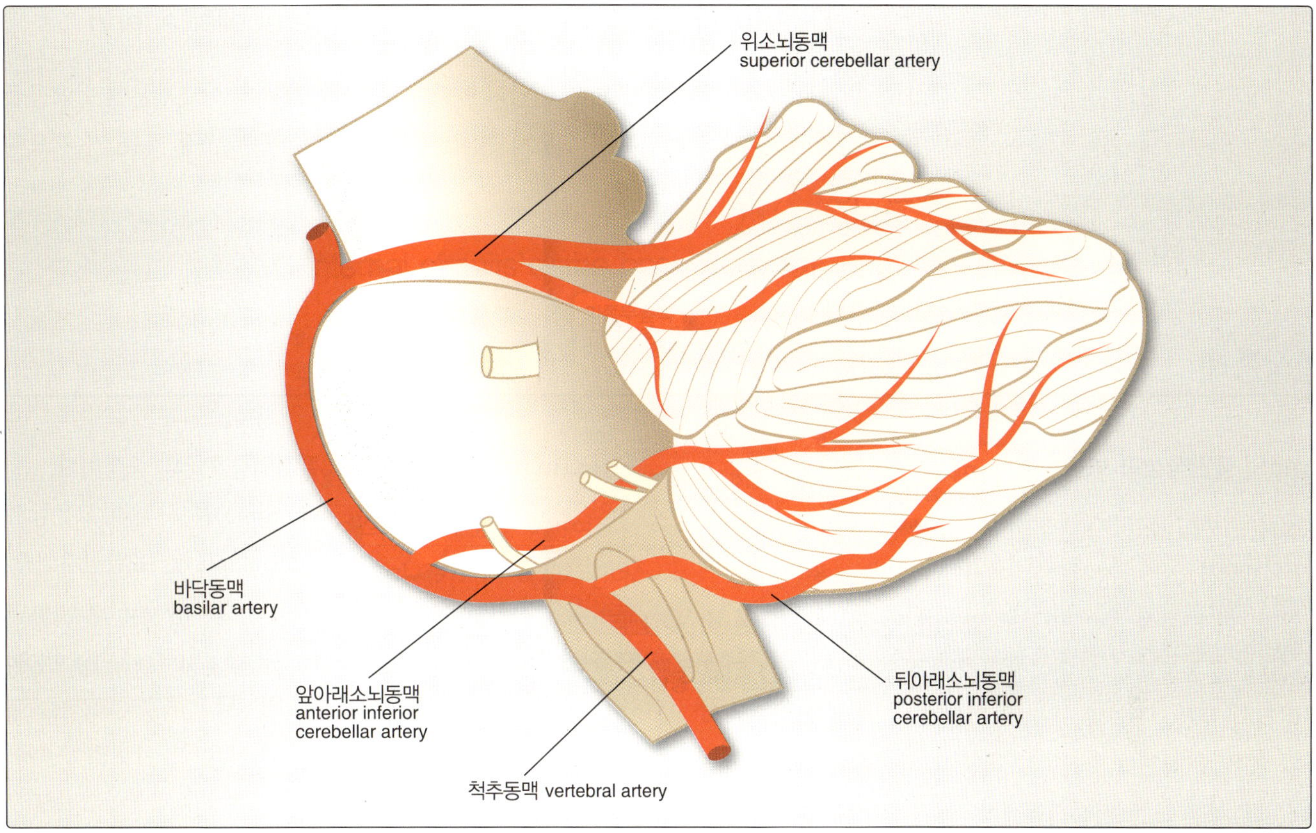

그림 17.16 바깥쪽에서 본 소뇌의 혈액공급.

표 17.2 소뇌혈액공급의 개관

동맥(artery)	혈액공급지역(region supplied)
앞아래소뇌동맥 (anterior inferior cerebellar artery, AICA)	중간소뇌다리(MCP)와 아래소뇌다리(ICP) 타래결절엽 깊은소뇌핵에 도움 뒤엽의 일부
뒤아래소뇌동맥 (posterior inferior cerebellar artery, PICA)	뒤엽의 아래 2/3 소뇌편도 결절 다양한 아래쪽 소뇌벌레
위소뇌동맥 (superior cerebellar artery, SCA)	앞엽 뒤엽의 위 1/3 소뇌벌레의 윗부분 위소뇌다리 모든 깊은소뇌핵

소뇌동맥은 깊은소뇌핵에도 다양하게 공급한다. 또한 아래쪽 다리뇌의 가쪽에도 혈액공급한다(그림 17.16). 위소뇌다리(SCP)의 혈액공급도 앞아래소뇌동맥에서 올 수 있으나 이는 가변적이다.

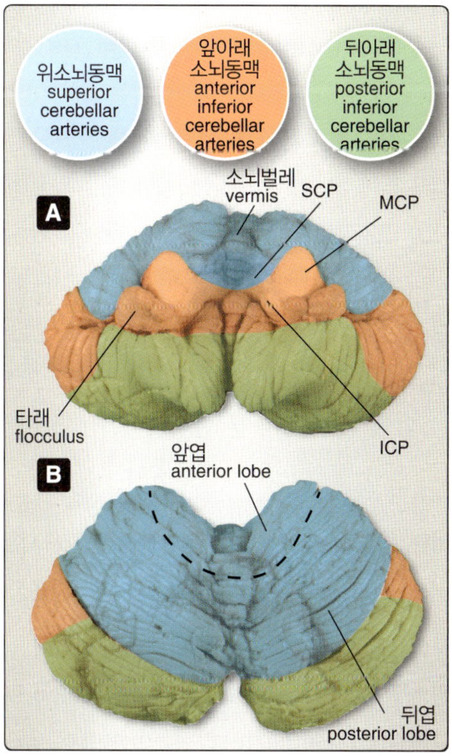

그림 17.17 앞쪽(A)과 위쪽(B)에서 본 소뇌혈관의 분포영역.

C. 뒤아래소뇌동맥(Posterior inferior cerebellar artery)

뒤아래소뇌동맥(PICA)은 뒤엽의 아래 2/3과 소뇌벌레의 아랫부분에 혈액공급한다. 또한 숨뇌의 가쪽부분에 혈액공급한다(그림 17.16, 6장 "뇌줄기 개요와 구성" 참조) (표 17.2).

임상증례

Evan의 불안정성과 보행문제

Evan은 6세의 소년으로 점진적인 보행 불안정이 나타났다. 그는 정상적으로 성장하였고 이전의 다른 의학적 문제점은 없었다. 현재 투여 중인 약물도 없으며 독극물에 노출된 적도 없다. 운동조화나 보행이상의 가족력은 없다. 그는 간혹 뒷머리의 두통, 구역과 구토가 있었으며, 특히 기침하거나 누워 있을 때 심했다.

신체검사상 그는 정상적인 발음과 언어기능을 보였다. 안저검사(fundoscopic examination) 소견은 정상이었다. 동공반사는 정상이었다. 시력과 시야검사는 정상이었다. 그는 외안근운동이 정상(full range)이었으며 눈떨림(nystagmus) 또한 없었다. 다른 뇌신경검사는 정상이었다. 근육량, 근긴장, 근력, 반사는 정상이었다. 감각검사는 정상이었다. 그는 좌우폭이 큰 걸음(wide based gait)을 보였으며 걸을 때 옆으로 흔들렸다. 그는 일자서기(heel-to-toe posture)로 서 있거나 발뒤꿈치-발가락 붙이고 걷기(일자보행)가 불가능하였다. 손가락-코검사(finger-to-nose)와 발뒤꿈치-정강이 검사(heel-to-shin testing)는 정상이었다. 측정이상(dysmetria)는 없었다. 손의 빠른 반복운동은 정상이었다. 침대의 끝에 앉으면 몸통이 약하게 흔들렸다.

어떤 종류의 소뇌증후군에서 정상정인 사지운동의 조화와 함께 wide-based gait, 몸통불안정과 일자걸음장애가 나타날 수 있는가?

타래결절엽증후군(flocculonodular lobe syndrome)은 구간근육(axilal muscle)의 불안정 혹은 불균형을 유발한다. Wide-based gait, 흔들림, 일자보행의 장애를 동반된 몸통운동실조(truncal ataxia)는 타래결절엽증후군의 증상이다.

앞엽증후군(anterior lobe syndrome)은 사지의 고유감각 입력의 장애에 따른 보행실조(gait ataxia)를 유발한다. 발꿈치정강이 검사(heel-to-shin test)의 장애, wide-based gait와 일자보행의 장애는 앞엽증후군의 증상이다. 그러나 Evan의 경우 발꿈치정강이검사는 정상이었다.

뒤엽증후군(posterior lobe syndrome)은 측정이상(dysmetria, 목표의 궤적을 계산할 수 없음)과 반복운동불능증(dysdiadochokinesia, 사지에서 주동근과 길항근 운동의 조화가 안되는 현상)을 유발한다.

Evan의 증상의 원인은 무엇인가?

누웠을 때 악화되는, 구역과 구토가 동반된 뒷머리의 두통은 그의 병력에서 우려되는 부분으로 즉각적인 신경영상촬영이 필요하다.

MRI 촬영에서 넷째뇌실의 지붕에서 정중선을 따라 종양이 관찰되었다(그림 17.18). 종양의 절제 후 병리소견에서는 원시신경외배엽 종양(primitive neural ectodermal tumor, PNET)인 수모세포종(= 속질모세포종, medulloblastoma)이 확인되었다. PNET는 어린이에서 가장 흔한 원발성 뇌종양이다.

수모세포종이 넷째뇌실에서 뇌척수액의 흐름을 막으면 폐쇄성 뇌수종(obstructive hydrocephalus)이 유발될 수 있다. 폐쇄성뇌수종과 연관된 증상은 두통과 구역/구토이다. Evan의 경우 뇌압의 증가가 안저검사(fundosocpic examination)의 결과처럼 시신경유두(optic disc)의 돌출까지는 유발하지 않았다.

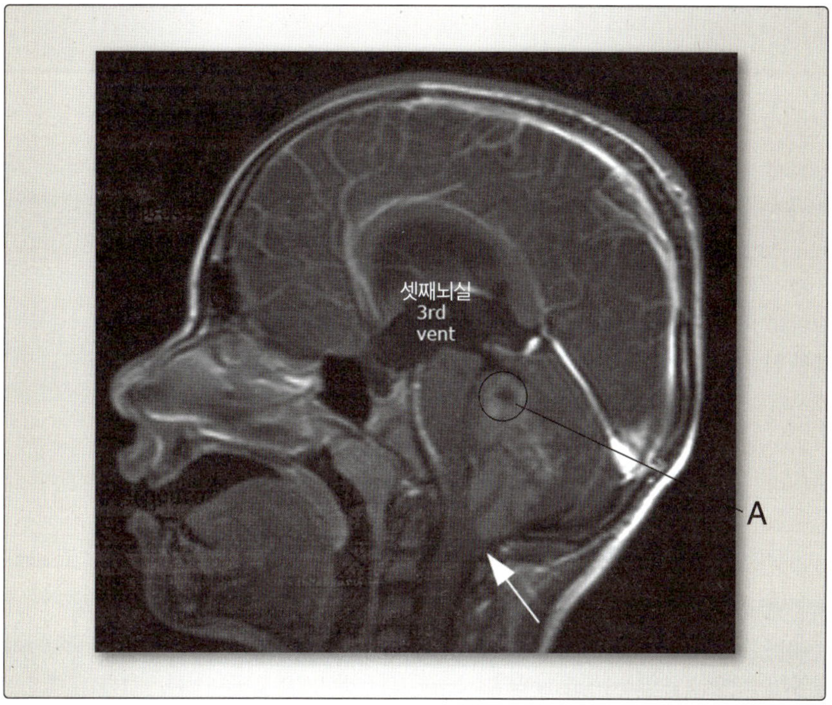

그림 17.18 환아에서 뒤머리우묵의 수모세포종. 시상 T1강조 MRI 간돌리늄 사용 후 영상에서 뒤머리우묵에서 넷째뇌실을 압박하고 있는 종양(A)이 관찰된다. 이러한 이질성 증강 종양(heterogeneously-enhancing tumor)은 수모세포종의 특징이다. 아래소뇌편도의 탈장(흰색 화살)과 종양의 위쪽으로 셋째뇌실의 확장이 관찰된다. (Image from Iyer RS, Chapman T. *Pediatric Imaging: The Essentials*. Philadelphia, PA: Wolters Kluwer Health, 2015.)

투약 중인 약, 독성물질의 노출 그리고 가족력이 중요한가?

일부 항경련제(phenytoin and carbamazepine), 리튬(lithium), 그리고 일부 항암제, 알코올 톨루엔(본드)와 같은 독성물질은 운동실조를 유발할 수 있다.

보통염색체우성(autosomal dominant), 보통염색체열성(autosomal recessive), 그리고 X-linked 유전질환으로 운동실조가 유발될 수 있다. 따라서 균형상실, 운동조화상실, 보행문제의 가족력을 묻는 것은 중요하다. 척추소뇌운동실조(spinocerebellar ataxia)와 프리드리히 운동실조(Friedrich ataxia)가 유전적 요인에 의한 운동실조의 대표적인 예다.

요약

- 소뇌의 기능은 조화자와 예측자로 볼 수 있다. 소뇌는 말초에서 온 감각정보를 대뇌겉질에서 받은 운동계획과 비교하고 통합한다. 소뇌는 되먹임(feedback)과 앞먹임(feed-forward)을 통해 작동한다. 되먹임은 느리고 학습을 필요로 하지 않으며 운동이 일어난 후에 오차를 수정한다. 앞먹임은 빠르고 과거의 경험에서의 학습에 의존하며 진행 중이 운동양상을 조정할 수 있다. 또한 소뇌는 인식에 중요한 역할을 하여 특히 언어에 중요하며 정신적 개념을 조화시키고 예측한다.
- 소뇌는 뒤머리우묵(posterior cranial fossa)에 위치하며 넷째뇌실을 넓고 있나. 세 개의 소뇌다리(cerebellar peduncle)에 의해 뇌줄기에 연결되어 있다. 아래소뇌다리, 중간소뇌다리, 위소뇌다리. 소뇌는 세 개의 엽으로 나누어진다. 앞엽(anterior lobe), 뒤엽(posterior lobe), 타래결절엽(flocculonodular lobe), 치아핵(dentate nucleus), 마개핵(emboliform nucleus), 둥근핵(globose nucleus), 꼭지핵(fastigial

요약 (계속)

nucleus)은 백색질 속에 있다.

- 아래올리브핵복합체(inferior olivary nuclear complex)에서 오는 입력은 운동출력을 조화시키며 소뇌겉질의 오름섬유(climbing fiber)가 된다. 이끼섬유(mossy fiber)는 안뜰정보, 고유감각, 대뇌겉질의 정보를 전달한다. 소뇌의 출력은 깊은소뇌핵(deep cerebellar nuclei)을 통해 중개된다.
- 소뇌의 입력과 출력은 정보의 기능적 고리(functional loop)로 구성되어 있다.
- 안뜰소뇌(vestibulocerebellum)는 안뜰핵, 타래결절엽, 벌레곁영역의 아랫부분 그리고 꼭지핵으로 이루어진다. 안뜰소뇌로의 입력은 공간에서 머리의 위치에 대한 정보를 제공하고 안구운동을 유도한다. 꼭지핵에서 양쪽으로 나오는 출력은 몸통의 안정성과 평형의 조절에 기여한다.
- 척수소뇌(spinocerebellum)는 앞엽, 소뇌벌레(결절을 제외한), 벌레곁영역의 위쪽으로 구성된다. 척수소뇌로의 입력은 고유감각과 운동정보이다. 척수소뇌는 꼭지핵의 출력을 통하여 몸통운동을 조화시키며 마개핵과 둥근핵의 출력을 통하여 사지의 운동을 조화시킨다. 사지의 조화는 좌우 방향성이 있으며 소뇌는 동측을 조절한다.
- 대뇌소뇌(cerebrocerebellum)는 뒤엽의 바깥부분으로 구성된다. 대뇌소뇌로의 입력은 대뇌의 여러 지역에서 오며 다리뇌핵(pontine nuclei)의 중개를 통해 들어온다. 대뇌소뇌의 출력은 주로 치아핵을 통해서 나온다. 대뇌소뇌는 대뇌피질의 운동출력을 조화시키고 예리하게 하며 eye-hand coordination에 필요하며 과거 경험과의 비교를 통하여 운동의 감각적 결과를 예측한다. 대뇌소뇌는 또한 수의적 운동의 계획과 자동화에 관여하며 언어의 조화와 유창함을 포함하는 감각과 인식기술에도 관여한다.
- 소뇌겉질의 세포와 섬유[골지세포(Golgi), 과립세포(granule), 조롱박세포(Purkinje cells); 바깥별세포(stellate cells)와 바구니세포(basket cells); 이끼섬유(mossy)와 오름섬유(climbing fiber)]는 복잡한 회로망에서 서로 연결되어 있다.
- 소뇌의 혈액공급은 위소뇌동맥(superior cerebellar artery), 앞아래소뇌동맥(anterior inferior cerebellar artery), 뒤아래소뇌동맥(posterior inferior cerebellar artery)에 의해 이루어진다.

연습문제

가장 알맞은 답을 하나만 고르시오.

17.1 소뇌다리를 통과하는 섬유에 대한 설명으로 가장 적절한 것은?

A. 깊은소뇌핵에서 나오는 원심성섬유는 주로 위소뇌다리를 통해서 소뇌를 나온다.

B. 중간소뇌다리는 입력섬유와 출력섬유가 섞여 있다.

C. 척수에서 오는 고유감각정보는 중간소뇌다리를 통해 소뇌로 들어온다.

D. 척수경계세포에서 오는 운동정보는 아래소뇌다리를 통해서 소뇌를 들어온다.

E. 소뇌에서 아래올리브핵복합체로 가는 출력은 위소뇌다리를 통과한다.

정답은 A이다. 가운데소뇌다리는 소뇌로 들어가는 구심성 섬유만을 전달한다. 척수에서 오는 고유감각정보는 아래소뇌다리를 통해 들어온다. 척수경계세포에서 오는 운동정보는 위소뇌다리를 통해 소뇌로 들어간다. 소뇌에서 아래올리브핵 복합체로 가는 출력섬유는 아래소뇌다리를 통과한다.

17.2 척수소뇌고리에 대한 설명으로 옳은 것은?

A. 척수에서 오는 고유감각정보는 소뇌의 뒤엽에 종말한다.
B. 몸통운동의 조화는 주로 앞엽에서 일어난다.
C. 소뇌는 동측신체의 사지운동을 조절한다.
D. 마개핵과 둥근핵은 주로 적색핵으로 투사한다.
E. 꼭지핵은 동측의 안뜰핵으로만 투사한다.

> 정답은 C이다. 척수에서 오는 고유감각정보는 소뇌의 앞엽에 종말한다. 몸통운동은 일차적으로 소뇌벌레에서 처리된다. 마개핵과 둥근핵은 일차적으로 시상의 배쪽가쪽핵에 투사된다. 꼭지핵은 양쪽의 안뜰핵에 투사한다.

17.3 대뇌소뇌고리의 연결에 대하여 옳은 것은?

A. 다리뇌핵은 반대편의 대뇌겉질에서 정보를 받으며 반대편의 소뇌겉질로 투사한다.
B. 새소뇌의 입력은 주로 안뜰핵에서 기원된다.
C. 동측의 아래올리브핵 복합체에서 오는 오름섬유는 새소뇌겉질로 투사한다.
D. 새소뇌의 출력은 치아핵과 적색핵을 통해 적색핵과 시상으로 투사된다.
E. 새소뇌는 언어와 언어와 인식기능을 형성하는 역할이 있다.

> 정답은 D이다. 다리뇌핵은 동측의 대뇌겉질의 투사를 받아서 반대편의 소뇌겉질로 투사한다. 새소뇌의 주된 입력은 다리뇌에서 온다. 반대편의 아래올리브핵복합체에서 오는 오름섬유는 새소뇌 겉질로 투사된다. 새소뇌는 인식과 언어를 조절하지만 만들지는 않는다.

17.4 소뇌겉질의 세포구축과 관련하여 옳은 설명은?

A. 조롱박세포의 축삭은 소뇌의 입력경로이다.
B. 이끼섬유는 소뇌사구체에서 골지세포 및 과립세포와 연접한다.
C. 바구니세포는 조롱박세포와 1:1의 비율로 연접한다.
D. 골지세포는 소뇌사구체에 흥분성 입력을 제공한다.
E. 오름섬유는 치아핵의 운동출력에 되먹임을 제공한다.

> 정답은 B이다. 조롱박세포의 축삭은 소뇌의 출력경로이다. 바구니세포는 1대 70의 비율로 조롱박세포와 연접한다. 골지세포는 소뇌의 토리에 억제성 입력을 제공한다. 오름섬유는 운동오차를 보고하는 감각 피드백 고리를 구성한다.

운동조절의 통합

The Integration of Motor Control

18장

I. 개요

우리 몸에서 일어나는 운동, 즉 큰 근육의 운동이든, 손의 미세한 운동이든, 표정근이나 말하는 것에 관련된 근육들의 운동이든 모든 운동은 행동출력(behavior output)의 기초이다. 우리는 운동활동(motor activity)을 통해 주변 세계와 상호 작용하고 의사 소통한다(그림 18.1).

이전 장에서, 우리는 척수회로와 내림신경로, 척수와 뇌줄기에 있는 아래운동신경세포(LMS)에 대한 척수회로와 내림신경로의 역할, 소뇌와 바닥핵 회로의 조절 및 수의운동에 대한 감각입력의 역할 등에 대해 논의했다. 이 장에서는 이전 장에서 논의한 개념을 바탕으로 그림 18.1에 요약된 것처럼 모든 시스템이 어떻게 조절되고 행동 또는 운동 출력을 만드는지 논의한다.

운동계통은 대뇌겉질과 뇌줄기에 위치한 **위운동신경계**[upper motor neuron (UMN) system]와 척수 회로와 뇌줄기 운동신경핵으로 구성된 **아래운동신경계**(LMN system)로 나눌 수 있다. 위운동신경계와 아래운동신경계는 **중추신경계의 운동부분**(efferent branch of the CNS)으로 감각입력을 받고 운동 출력을 만든다. 운동계통에 대한 감각입력은 운동계통의 모든 수준에서 관찰된다.

소뇌와 바닥핵은 운동 활동에서 중요한 조절 역할을 한다. **소뇌**(cerebellum)는 감각 입력을 받아 **독립적이고 분리된 경로를 통해 아래운동신경계**와 뇌줄기, 대뇌겉질의 **위운동신경계**로 보낸다. 소뇌는 몸통과 팔다리 운동 모두를 조정하기에 운동의 조정자와 예측자로 생각된다. 이에 반하여, **바닥핵**(basal ganglia)은 광범위한 대뇌겉질 영역에서 정보를 받고, 그 입력을 통합하고 다시 대뇌겉질로 투사하기에 운동의 결정, 운동의 방향과 크기 및 운동에 대한 감정 입력을 암호화한다.

이 장에서는 이전 장에서 논의한 운동계통을 요약하고 통합한다.

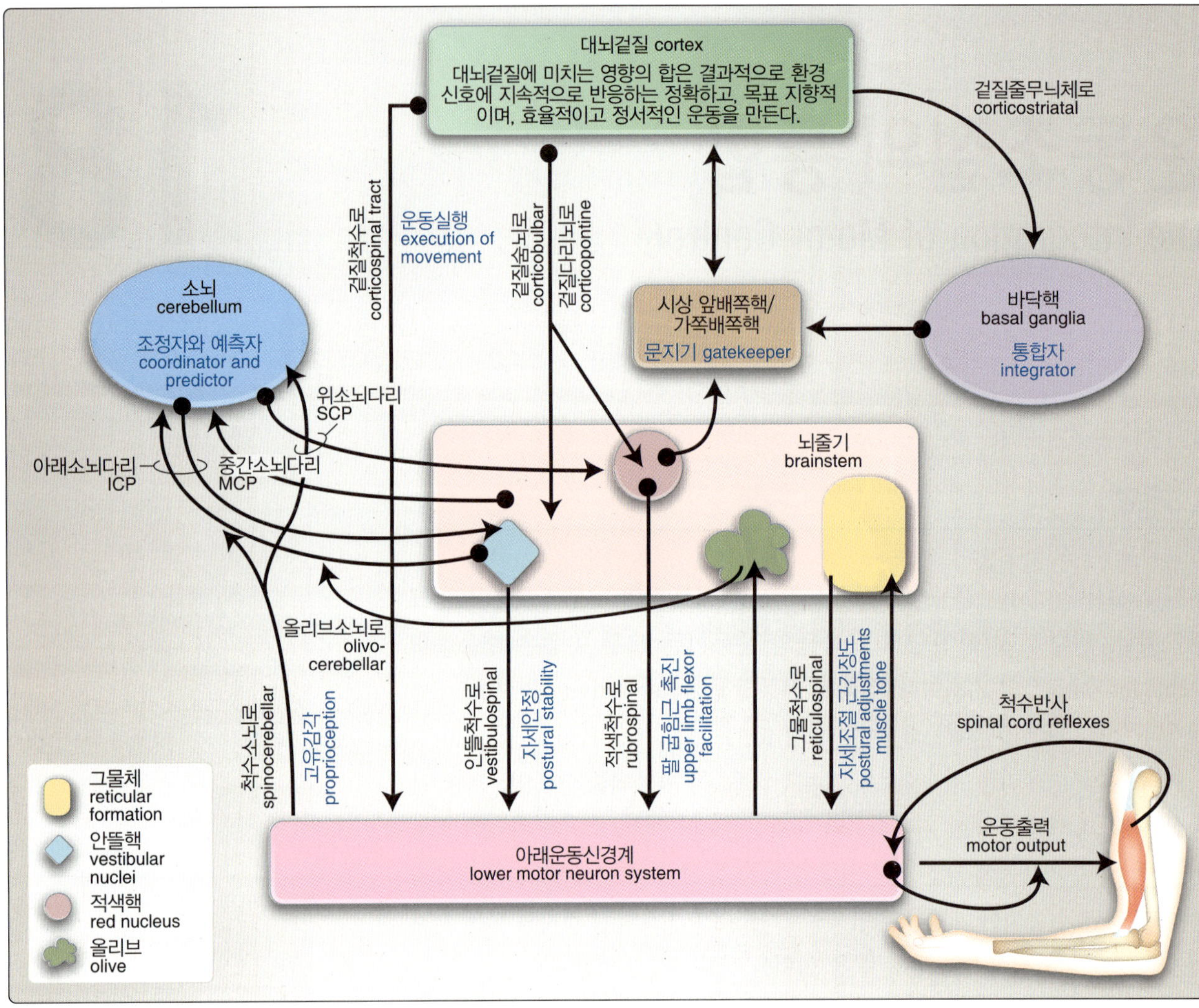

그림 18.1 운동 조절의 개념 요약. VA = 앞배쪽핵(ventral anterior nucleus); VL = 가쪽배쪽핵(ventral lateral nucleus); MCP = 중간소뇌다리(middle cerebellar peduncle); ICP = 아래소뇌다리(inferior cerebellar peduncle); SCP = 위소뇌다리(superior cerebellar peduncle).

II. 운동신경계(The Upper Motor Neuron System)

위운동신경계는 겉질척수로(corticospinal tract)와 겉질숨뇌로(corticobulbar tract)를 통한 겉질출력(cortical output)과 안뜰핵복합체(vestibular nuclear complex), 그물체핵(nuclei in the reticular formation) 및 적색핵(red nucleus)을 통한 뇌줄기출력(brainstem output)으로 구성된다. 바꿔 말하면, 운동의 수의적 조절에 대한 모든 내림신경로의 총합이 위운동신경계라는 것을 의미합니다. 이 장에서 우리는 대뇌겉질의 위운동신경세포 출력의 대표적인 예로 겉질척수로에 대해서만 논의하지만, 동일한 원칙이 겉질숨뇌로에도 적용된다는 사실을 기억하는 것이 중요하다(8장 "내림운동경로" 참조).

A. 겉질운동계(Cortical motor system)

겉질운동계는 일차운동겉질(primary motor cortex), 운동연합겉질(motor association areas) 및 앞띠이랑(anterior cingulate gyrus)의 운동영역에 걸쳐 있는 **겉질영역의 네트워크**(network of cortical areas)로 겉질척수로(corticospinal tract)를 통해 아래운동신경계통으로 연결되는 위운동신경세포로 구성된다. 위운동신경세포는 다른 대뇌겉질의 영향을 받는데 일차적으로 광범위한 연합겉질의 영향을 받으며, 중요한 소뇌와 바닥핵의 영향도 받는다. 뿐만 아니라 감각영역의 출력은 겉질척수로를 통해 운동이 촉각과 다른 감각에 의해 유도되도록 합니다. 위운동신경세포에 대한 모든 입력들로 인해 운동은 **정확해지고 목표 지향적이며, 효율적이며; 감정출력**을 포함하며, 심지어 환경과 감각 입력의 **변화에 대응**할 수 있게 된다.

대뇌겉질 운동신경세포는 팔다리 운동을 조절하기 위해 척수회로로 투사하며 몸통운동을 제어하는 뇌줄기핵(brainstem nuclei)으로도 투사한다(그림 18.2).

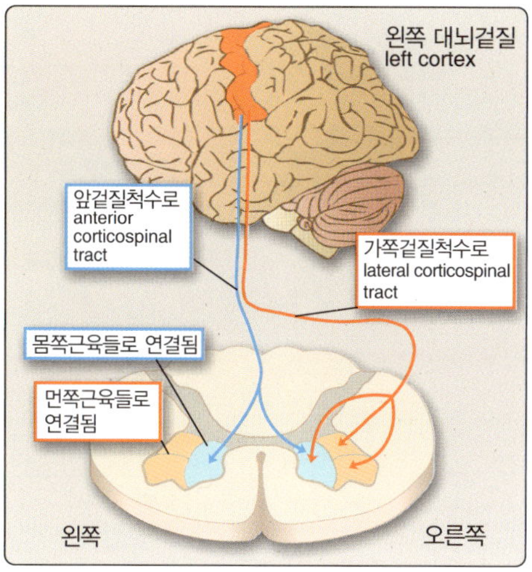

그림 18.2 대뇌겉질의 내림운동로와 내림운동로에 신경지배된 척수 표적들.

B. 안뜰핵(Vestibular nuclei)

안뜰핵은 안쪽과 가쪽안뜰척수로(lateral and medial vestibulospinal tracts)를 통해 직접 척수의 아래운동신경세포에 투사한다. 가쪽안뜰신경로는 같은쪽 팔다리 폄근육들의 수축을 강하게 촉진시키는 반면, 안쪽안뜰신경로[또는 내림안쪽세로다발(descending medial longitudinal fasciculus, MLF)]는 머리, 목, 몸통과 팔다리 몸쪽부분의 근육에 양방향으로 영향을 미쳐(그림 18.3) **자세와 움직임 조정**하고 머리 위치기 바뀌면 몸을 미리와 나린히 유지하도록 한다.

C. 그물체(Reticular tormation)

그물체는 아래운동신경세포에 직접 영향을 미쳐 운동의 시간적 공간적 조정과 자세의 안정성 유지를 담당한다. 대뇌겉질이 겉질척수로를 통한 자극으로 운동이 시작될 때 내림신경로의 곁가지가 그물체핵으로 이어진다. 그물체는 앞먹임기전(feed-forward mechanism)으로 **자세안정성**(*postural stability*)을 위한 운동을 예측한 다음 몸통에 있는 자세 안정화근육들(stabilizing muscle groups)을 활성화시킨다(그림 18.3). 그물체핵들은 대뇌겉질(겉질그물섬유), 소뇌, 안뜰핵(그림에 나타나지 않은 내림 입력) 및 척수의 오름섬유에 의해 직접적으로 영향을 받는다.

그물척수로(reticulospinal tract)는 몸통과 팔다리 몸쪽근육들의 알파운동신경세포에 작용하여 **보행과 자세 조정**에 영향을 주며, 감마운동신경세포에 영향을 미쳐 **근긴장도**(muscle tone)를 조절한다.

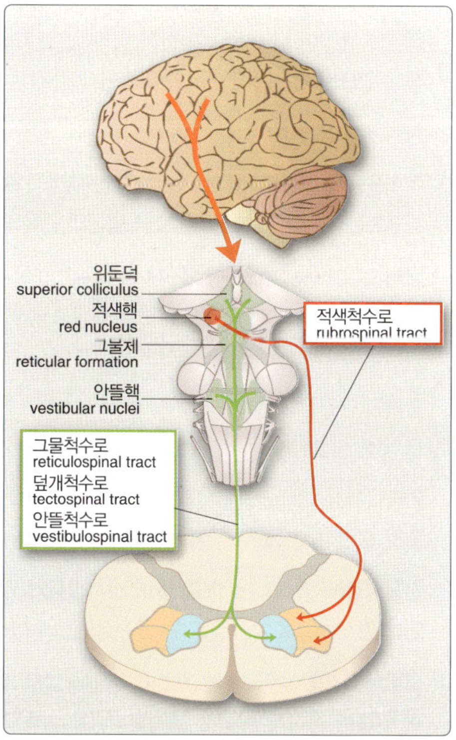

그림 18.3 뇌줄기의 내림운동로와 내림운동로에 신경지배된 척수 표적들(8장 "내림운동경로"에서 덮개척수로에 대한 정보 참조).

D. 적색핵(Red nucleus)

적색핵은 주로 소뇌에서 치아적색시상로(denatorubrothalamic tract)를 경유하여 시상(thalamus)으로 이동하는 정보에 대한 **중계와 처리 장소**(relay and processing station)로 기능하기에 대뇌겉질, 소뇌 및 시상과의 연결을 통한 정보 통합자(integrator)로서 중요한 역할을 한다. 또한 적색핵은 대뇌겉질 운동영역의 내림 입력을 받고 척수의 아래운동신경세포(LMN)로 내림 투사를 보낸다. 적색척수로(rubrospinal tract)는 적색핵에서 기원하여 중간선을 가로질러 가쪽겉질척수로(lateral corticospinal tract)와 함께 척수로 내려간다(그림 18.3). 적색핵은 직접적으로 적색척수로를 통해 간접적으로는 속질그물체(medullary reticular formation)에 영향을 미쳐 반대쪽 위팔에서 굽힘 운동을 촉진한다. 그러나 아래운동신경세포에 대한 적색핵의 직접적인 영향은 사람의 운동 조절에서 작은 역할만을 담당한다.

임상응용 18.1 위운동신경세포 병변(Upper Motor Neuron Lesions)

아래운동신경계(LMN system)에 대한 운동 명령(decending influences)의 중단을 일으키는 위운동신경계(UMN system) 병변은 운동시스템의 어느 수준에서나 발생하는 갑작스런 혈관 병변인 뇌졸중(stroke) 또는 척수의 가로절단의 결과로 발생할 수 있으며, 그 결과 일련의 특징적인 증상이 나타난다. 병변이 피라미드교차(pyramidal decussation) 이전에 있으면 마비는 반대쪽에 있고 이에 반하여, 피라미드교차 이후에 있으면 같은쪽에 마비가 나타난다. 손상은 일반적으로 전체 팔다리 또는 근육군들이 연관된다.

증상은 다음과 같다.

수의운동의 **불완전마비**(paresis, 부분적인 근육약화) 또는 **마비**(paralysis, 완전 근육약화)는 아래운동신경계에 대한 겉질 입력의 손실에 의해 발생하는데 팔에서는 굽힘근보다 폄근의 근육약화가 특징적이고 다리에서는 폄근보다 굽힘근의 근육약화가 뚜렷하다.

강직(spasticity)은 근육방추(muscle spindle) 속의 감마운동신경세포 활성도 증가에 의해 발생되기에 근육방추로부터 감각 신호전달이 증가되고, 결과적으로 더 많은 감마운동신경세포의 발화가 일어나 발생된다. 강직을 일으키는 추가적인 기전은 척수회로 신경세포에 내림 억제성 입력의 손실때문인 것으로 보인다.

증가된 근긴장도(increased muscle tone)는 근긴장도를 조절하는 그물체 투사의 기능이상으로 그물체에 대한 위운동신경세포의 입력 붕괴로 인해 발생한다.

과다반사(hyperreflexia) 또는 힘줄반사(tendon reflexes)의 증가는 척수회로 신경세포에 대한 내림 억제성 영향의 감소로 인해 발생하는 것으로 보인다.

간헐성경련(clonus)은 예를 들어 반사검사와 같은 지속적인 뻗침자극에 대한 빠르고 무의식적 연속적인 근육수축이다. 간헐성경련의 근본원인은 강직(spasticity), 증가된 근긴장도(heightened muscle tone)와 과다반사(hyperreflexia)의 결합물이다.

발바닥폄 반응(extensor plantar response) 또는 바빈스키 징후(Babinski sign)는 항상 나타나는 것은 아니다. 정상 상태에서, 발바닥의 가쪽 부분을 강하게 긁으면, 엄지발가락은 발바닥쪽 굽힘(발가락이 아래로 내려갑니다)이 된다. 발바닥폄 반사는 겉질척수로를 통한 입력에 의존하기 때문에 겉질척수로에 병변이 있을 경우, 엄지발가락이 펴지거나 발등굽힘이 된다.

아래운동신경세포는 여전히 활동적이기 때문에 급격한 근위축(muscle atrophy)은 없으나, 장기간 동안 지속되면 불활동성 근위축이 관찰된다.

III. 아래운동신경계 (The Lower Motor Neuron System)

아래운동신경세포(LMN)는 뼈대근육에 신호 전달하는 **마지막 공통경로**(final common pathway)이다. 아래운동신경계는 뼈대근육을 신경지배하는 **알파운동신경세포**(α-motor neurons), 근육방추를 신경지배하는 **감마운동신경세포**(γ-motor neurons) 및 척수반사회로(spinal reflex pathways)의 **국소회로 신경세포**(local circuit neurons) 등으로 **척수 앞뿔**(anterior horn)**에 신경회로**를 구성한다. 아래운동신경세포에 대한 입력은 발화율(firing rate)을 결정하고 결국, 근육 수축을 결정한다. 발다리 운동을 조절하는 알파운동신경세포는 수의운동을 시작하기 위해 대뇌겉질(겉질척수로)의 입력을 받는다. 균형과 자세를 조절하는 알파운동신경세포는 대부분 몸통근육에 투사하고 뇌줄기 신경핵으로부터 입력을 받는다. 근육방추에 영향을 미쳐 근긴장도를 결정하는 감마운동신경세포는 그물체로부터 주된 입력을 받는다. 아래운동신경세포에 영향을 미치는 또 다른 부분은 척수반사이다(5장 "척수" 참조).

임상응용 18.2 아래운동신경세포 병변(Lower Motor Neurons Lesions)

아래운동신경세포(LMN) 병변은 척수 또는 뇌신경핵에 있는 알파운동신경세포 손상에 기인한다. 이 유형의 병변은 회색질척수염(poliomyelitis)처럼 바이러스가 척수 앞뿔 운동신경세포에 선택적으로 영향을 미쳐 전신성으로 발생되거나 말초신경의 절단에 의해 국소적으로 발생한다. 손상은 항상 영향을 받는 아래운동신경에 의해 신경지배를 받는 근육으로 제한된다.

전형적인 징후로는 근육에 대한 운동 입력의 부분적 또는 완전 상실에 의한 이완성 근육약화(flaccid weakness) 또는 마비를 포함한다. 근육에 대한 입력이 여전히 손상되지 않지만 알파운동신경세포에 대한 내림(운동명령) 영향이 상실되는 위운동신경세포 병변에서 보이는 강직성 마비(spastic paralysis)와는 다르다. 신경지배의 상실은 근긴장도의 소실(근육긴장저하, hypotonia)을 포함하기에 수동적 뻗침에 대한 저항이 감소됨을 진단할 수 있다. 근육섬유에 운동 입력이 없기 때문에 힘줄반사(tendon reflexes)는 손상 정도에 따라 다르긴 하지만 낮아지거나 상실된다. 신경 입력의 상실은 척수 앞뿔 신경세포에서 근육으로 공급되는 영양인자(trophic factor)의 상실을 의미하며 근육위축(muscle atrophy)을 유도한다. 근육섬유다발수축(fasciculation, 가시적 근육단일수축)은 단일 운동단위의 자발방전(spontaneous discharges) 때문에 아래운동신경세포 병변에서도 발생한다.

IV. 운동계에 대한 조절 영향 (Modulatory Influences on the Motor System)

아래운동신경계와 위운동신경계 신호를 미세 조정하는 조절 중추는 바닥핵과 소뇌에서 유래하는 두 개의 분리된 시스템으로 구성된다. 바닥핵은 대뇌겉질에만 작용하는 반면, 소뇌는 모든 수준의 운동 신경계에 영향을 미친다.

A. 바닥핵(Basal ganglia)

바닥핵은 운동계통에 대한 대뇌겉질과 둘레 입력의 중요 통합자(integrators)로 광범위한 대뇌겉질 영역으로부터 입력을 받고, 3개의 기능고리[운동(motor), 인지(cognitive), 둘레(limbic)]를 통해 대뇌겉질로 다시 투사한다. 이들 기능고리는 서로 독립적이지 않고 오히려 운반되는 정보는 운동 출력(motor output)과 인지(cognitive) 및 감정(emotionality)을 포함하는 행동으로 통합된다.

바닥핵은 운동이 계획한대로 정확하게 실행되도록 한다. 바닥핵은 운동의 결정, 운동의 방향, 운동의 크기 및 감정의 운동 표현을 암호화한다(그림 18.4, 자세한 내용은 16장 "바닥핵" 참조).

시상(thalamus)은 긴장성 억제(tonic inhibition) 상황에 놓여 있다. 긴장성 억제는 바닥핵에서 시상에 이르는 직접경로와 간접경로의 영향을 통해 조절된다. 모든 운동은 바닥핵 회로와 운동계에 미치는 영향을 통해 효율적이고 목표

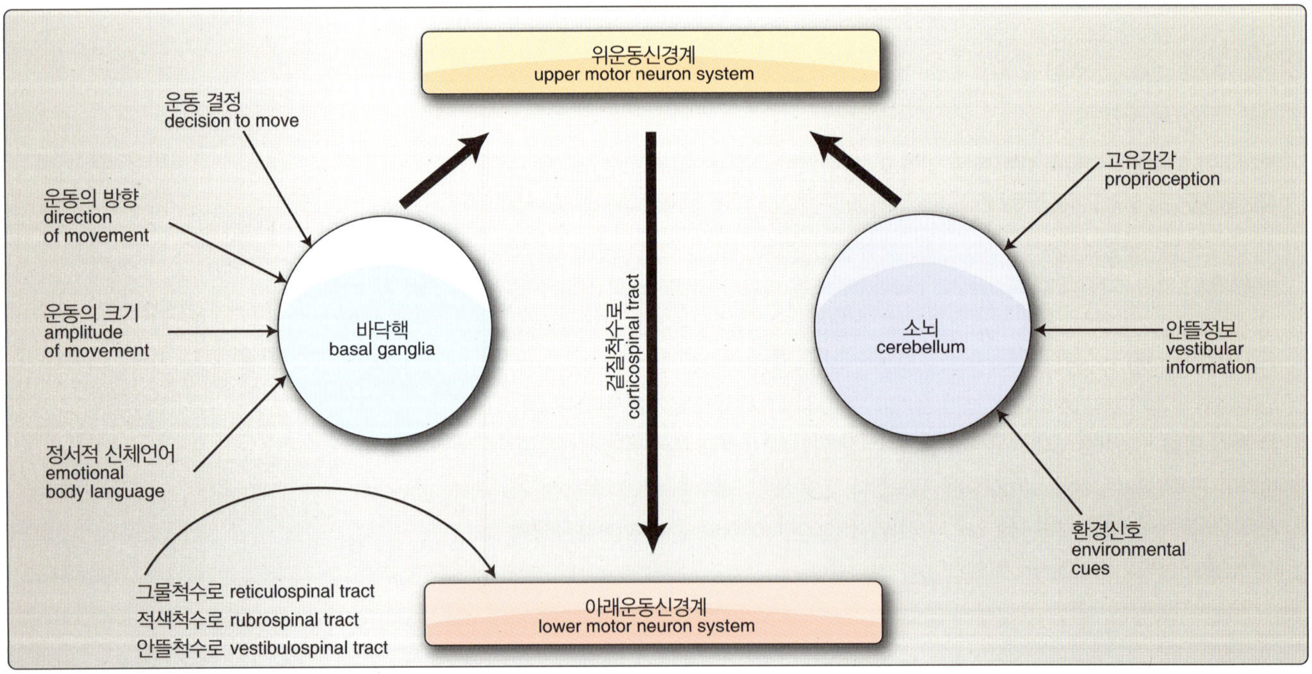

그림 18.4 운동 조절의 개념적 요약.

지향적이게 된다. 불필요한 움직임은 억제되고, 각 위운동신경세포의 정확한 발화 진폭과 발화 강도는 바닥핵 경로를 통해 결정된다.

B. 소뇌(Cerebellum)

소뇌는 수의근의 부드러운 조화운동(coordinated movements)을 조절한다. 소뇌는 신체의 위치 관련 정보(척수소뇌로와 쐐기소뇌로를 통한 고유감각 정보), 근긴장도와 척수반사활의 활성도(척수소뇌로와 쐐기소뇌로), 머리의 위치(안뜰 정보), 대뇌겉질의 활성도(감각, 운동 및 연합영역) 및 환경(시각과 청각)에 대한 정보를 받는다(그림 18.4).

1. **연결**(connection): 소뇌는 운동계통의 모든 수준에 독립적이고 분리된 연결을 가지고 대뇌겉질과 뇌줄기 신경로의 투사를 통해 위운동신경세포 활동에 영향을 준다. 소뇌는 뒤척수소뇌로(posterior spinocerebellar tract)와 쐐기소뇌로(cuneocerebellar tract)를 통해 각각 다리와 팔로부터 고유감각 정보를 받는다. 소뇌는 앞척수소뇌로(anterior spinocerebellar tract)를 통해 척수경계세포(spinal border cells)로부터 운동 활성도에 대한 통합된 정보를 받는다. 이와 같은 감각 입력을 통해 소뇌는 운동명령과 운동명령에 따른 감각 결과를 비교할 수 있게 된다. 경험과 학습을 통해 소뇌는 운동의 감각 결과를 예측하고 그 정보를 대뇌겉질로 전달할 수 있다. 소뇌에 대한 추가 입력은 안뜰핵에서 시작되며 머리의 위치에 대한 정보를 전달한다. 안뜰 정보가 고유감각을 통한 신체의 위치와 비교될 때, 공간에서 몸 전체의 정확한 표시를 추정할 수 있다. 이 정보는 안뜰눈반사(vestibuloocular reflex)뿐만 아니라 안정된 자세를 유지하는 데 중요하다.

   아래올리브핵복합체(inferior olivary nuclear complex)는 소뇌로 구심성 오름섬유(afferent climbing fiber)를 보내 소뇌겉질의 출력세포인 조롱박세포(Purkinje cells)와 강력한 신경연접을 형성한다. 아래올리브핵복합체는 감각로와 운동로에서 입력을 받아 앞먹임기전에서 중요한 역할을 하는 것으로 보인다.

   소뇌 역시 광범위한 대뇌겉질 연결이 있다. 겉질연결을 통해서 조화운동에서는 작은 역할만을 담당하지만 인지과정의 능률화(streamlining of cognitive processing)에서는 더 중요한 역할을 하는 것으로 생각된다.

2. **조화운동**(coordination of movement): 소뇌의 조화운동은 실시간으로 이루어지며 진행 중인 운동양식(movement pattern)에 영향을 미친다.

   소뇌의 모든 투사의 합은 되먹임과 앞먹임고리를 만들어 신체 운동을 조정하고 운동이 발생하는 동안 감각과 운동 결과를 예측한다. 소뇌는 아래운동신경세포에 직접 영향을 미치고 위운동신경세포에 되먹임과 앞먹임 정보를 제공함으로써 이러한 위업을 달성한다. 소뇌는 계획(위운동신경세포)과 실행(아래운동신경세포) 모두에 영향을 준다.

V. 운동계통의 병변(Lesions to the Motor Systems)

임상적으로 운동계통은 **피라미드계**(pyramidal system)와 **피라미드바깥계**(extrapyramidal system)로 구분된다. 피라미드계는 겉질척수로(corticospinal tract)와 겉질숨뇌로(corticobulbar tract)로 구성되며 이들 내림신경로의 병변은 위운동신경세포 징후(UMN sign)로 인해 근육약화 또는 마비를 초래한다. 피라미드바깥계는 일반적으로 피라미드계 외의 모든 운동 활동에 영향을 미치는 모든 내림 영향(descending influences)을 말한다. 임상적으로, 피라미드바깥이라는 용어는 좀 더 구체적으로는 바닥핵과 관련된 시상 및 뇌줄기핵을 지칭하며 바닥핵 병변에서 기원된 운동 장애를 피라미드바깥장애(extrapyramidal disorders)라고 한다.

피라미드계와 피라미드바깥계로 구분하는 것은 기능적 관점에서는 운동 구조들의 기능이 서로 연관되어 있기 때문에 완벽히 일치하지는 않는다. 또한 용어 자체가 정확하지도 않다. 예를 들어, 겉질척수로의 완벽한 병변이 예상하는 것과는 반대로 전신마비를 일으키지는 않는 것으로 나타났다. 오히려 전신마비가 발생했을 경우는 겉질척수로뿐만 아니라 뇌줄기핵의 추가적인 내림 영향이 중단될 때 생긴다. "피라미드바깥(extrapyramidal)"이란 용어는 부정확하여 피라미드로(pyramidal tract) 이외의 모든 내림 영향을 참조하면 이 용어는 너무

표 18.1 운동계통 병변의 비교

아래운동신경세포병(LMN Lesions)	위운동신경세포병(UMN Lesions)	바닥핵병(Basal Ganglia Lesions)
근육약화(weakness)	근육약화(weakness)	근육약화 없음
이완마비(flaccid paralysis)	강직마비(spastic paralysis)	마비 없음 수의운동은 느려지고(운동감소) 불수의운동은 증가함(운동과다)
	강직(spasticity) 속도 의존성 근긴장도 증가 접는칼 현상("clasp-knife" phenomenon): 수동적 운동의 시작에 가장 저항이 크고 움직임이 계속됨에 따라 줄어들며 빠른 운동시 저항이 더욱 뚜렷함	경직(rigidity) 속도 비의존성으로 납관경직(lead pipe rigidity)처럼 운동하는 동안 일정한 저항을 보임
근육긴장저하(낮아진 근긴장도) [hypotonia(decreased muscle tone)]	과다근육긴장(hypertonia)(증가된 근긴장도)	근긴장도 정상
반사저하(낮아진 힘줄반사) [hyporeflexia(decreased tendon reflexes)]	과다반사(hyperreflexia)(증가된 힘줄반사)	반사 정상

LMN = 아래운동신경세포; UMN = 위운동신경세포.

넓어 사실상 의미가 없다. 단지 이 용어는 바닥핵의 영향과 소뇌의 영향으로 세분화할 수 있다면 좀 더 유용해지며, 이들 구조들의 병변은 중대한 마비없이 운동과 자세를 뚜렷하게 파괴한다.

이러한 용어의 문제에도 불구하고, 피라미드계와 피라미드바깥계로 구분하는 것은 이들 계통의 병변에 의한 손상이 매우 뚜렷하기 때문에 임상적으로 비교적 유용한 방법이다. 일반적인 사용법에서 "피라미드의(pyramidal)"라는 용어는 일반적으로 위운동신경세포와 동의어이며 "피라미드바깥의(extrapyramidal)"라는 용어는 일반적으로 바닥핵과 동의어이다.

표 18.1은 아래운동신경세포, 위운동신경세포 및 바닥핵 병변을 비교하고 대조한다.

임상증례

신경과 환자

운동장애가 있는 세 사람이 병원에 왔다. 세 사람 모두 감각, 시각 및 청각은 정상이지만 서로 다른 신경학적 질환과 연관된 보행 장애(gait impairment) 5년 병력을 갖고 있다. 신경학적 검사로 파킨슨병(Parkinson disease), 중간대뇌동맥 뇌졸중(middle cerebral artery, MCA stroke)과 중증 퇴행성 척추원반 질환에 의한 양쪽성 첫째엉치신경뿌리병(bilateral S1 radiculopathy)과 관련된 특징적인 징후가 나타났다.

파킨슨병, 중간대뇌동맥 뇌졸중 또는 양쪽성 첫째엉치신경뿌리병의 신경학적 질환과 다음 증상(1~3)을 일치시키시오.

1. 과다깊은힘줄반사가 있는 강직(spasticity with brisk deep tendon reflexes, DTRs)
2. 운동감소증이 있는 경직(rigidity with hypokinesia)
3. 발바닥굽힘 약화가 있는 발목반사 감소(reduced ankle DTR with plantar flexion weakness)

답:

1. 과다깊은힘줄반사가 있는 강직은 중간대뇌동맥 뇌졸중과 일치한다. 중간대뇌동맥 뇌졸중은 위운동신경세포 병변을 일으킬 수 있다. 병변의 위치는 대뇌겉질이거나 일차운동겉질(primary motor cortex), 또는 속섬유막(internal capsule)에 있는 겉질밑 부위일 수 있다. 이 환자는 보행 장애가 있기 때문에 병변의 가장 가능성있는 위치는 모든 내림신경로가 주행하는 속섬유막이다. 다리의 겉질표상(cortical representation)은 앞대뇌동맥(anterior cerebral artery)이 혈액을 공급하는 대뇌겉질의 안쪽면에 있다. 깊은중간대뇌동맥 뇌졸중은 반대쪽 근육약화(contralateral weakness)와 강직(spasticity) 및 과다깊은힘줄반사(brisk DTRs)가 나타난다.

2. 운동감소증이 있는 경직은 파킨슨병과 일치한다. 파킨슨병은 바닥핵에 영향을 미쳐 운동감소증(hypokinesia)/운동느림증(bradykinesia), 경직(rigidity), 떨림(tremor) 및 흑색질(substantia nigra) 도파민성 신경세포의 퇴행에 의한 자세불안정(postural instability)을 야기한다. 직접경로와 간접경로 모두에서 도파민의 순 효과는 운동의 증가이며 도파민성 투사의 소실은 운동을 감소시키거나 운동감소증(hypokinesia)을 초래할 것이다.

3. 발바닥굽힘 약화가 있는 발목반사 감소는 양쪽성 첫째엉치신경뿌리병과 일치한다. 양쪽성 첫째엉치신경뿌리병은 척수로부터 척수신경(spinal nerve)이 나올 때 운동뿌리(motor roots)를 압박하는 돌출된 척추사이원반(intervertebral disc)에 의해 유발된다. 이들 축삭은 아래운동신경세포이며 이와 같은 아래운동신경세포의 압박은 첫

째엉치신경에 의해 신경지배되는 근육들[예를 들어 발바닥굽힘을 일으키는 장딴지근(gastrocnemius muscle)]의 근육약화와 소실되거나 감소된 발목반사(DTRs at the ankle)를 일으킨다.

경직(rigidity)과 강직(spasticity)은 모두 증가된 근긴장도와 관련이 있다. 경직과 강직을 어떻게 구별할까?

강직은 속도에 의존적이기에 빠른 운동에 따라 저항이 증가한다는 의미이다. 또한 강직은 수동적인 움직임의 시작에서 저항이 가장 크고 움직임이 계속되면 저항이 감소하는 접는 칼 현상(clasp-knife phenomenon)과 관련이 있다. 이에 반하여, 경직은 속도에 독립적이기에 운동 범위 전체에 걸쳐 일정한 저항을 갖는다.

신경학적 검사에서 5개의 깊은힘줄반사(DTR)가 일반적으로 확인된다.

- 위팔노근(brachioradialis) (C5/C6)
- 두갈래근(biceps) (C5/C6)
- 세갈래근(triceps) (C7/C8)
- 네갈래근(quadriceps) (L3/L4)
- 장딴지근(gastrocnemius) (S1/S2)

네갈래근반사는 넙다리(femoral), 무릎뼈(patellar), 또는 무릎(knee) 반사라고도 한다. 장딴지근반사는 아킬레스(Achilles) 또는 발목(ankle) 반사라고도 한다.

팔꿉폄, 손목굽힘과 폄, 손가락굽힘과 폄이 정상인데 어깨벌림과 팔꿉굽힘 근육약화가 있는 경우 위에 언급한 깊은힘줄반사 중 어느 것이 감소된 것인가?

위팔노근과 이두근 반사는 다섯째/여섯째 목신경(C5/C6) 뿌리의 완전성을 시험한다. 팔꿉굽힘은 두갈래근과 위팔노근(biceps and brachioradialis muscle)에 의해 일어나고 어깨벌림은 어깨세모근(deltoid muscle)에 의해 일어난다. 세 근육 모두 다섯째/여섯째 목신경 뿌리에 의해 신경지배된다. 다섯째와 또는 여섯째 목신경 뿌리에 영향을 미치는 신경뿌리병은 다섯째와 또는 여섯째 목신경에 의해 지배되는 다른 근육들 외에도 위에 언급한 세 근육의 근육약화를 유발한다.

신경뿌리병은 깊은힘줄반사의 감소를 포함한 아래운동신경세포의 근육약화를 유발한다. 다섯째/여섯째 목신경 뿌리에 영향을 미치는 신경뿌리병은 다섯째/여섯째 목신경이 지배하는 근육들의 깊은힘줄반사를 감소시키거나 결여시킬 것이다.

연습문제

가장 알맞은 답을 하나만 고르시오.

18.1 과거에 건강했던 62세 여성이 팔과 다리에 문제가 있다고 불평하면서 진료실에 들어왔다. 그녀는 지난 몇 개월 동안 조용히 앉아 있을 때마다 오른팔이 흔들리는 것처럼 느껴진다고 말했다. 처음에는 겨우 의식할 정도여서 무시했지만 최근엔 더 뚜렷해졌다고 한다. 게다가 지난 몇 주 동안 그녀는 걸을 때마다 오른쪽 다리가 조금씩 끌리는 것을 느꼈고, 예전보다 더 느리게 움직이고 있다고 느껴졌다. 신경학적 검사를 통해 주로 쉴 때 오른손이 떨리는 것을 확인했다. 의사가 그녀의 오른쪽 팔을 잡고 팔꿈치를 구부리면 근육들의 수동적인 뻗침에 대한 지속적인 저항이 확인됐다. 걸을 때 특히 오른 다리를 살짝 질질 끌며 걸었다. 그녀의 얼굴 표정과 말하기 방식은 억제되거나 우울했다. 다음과 같은 징후와 증상을 유발하는 가장 흔한 병변 부위는:

A. 오른소뇌, 뒤엽
B. 왼소뇌, 앞엽
C. 오른쪽 흑색질
D. 왼쪽 흑색질
E. 오른쪽 입쪽중간뇌의 덮개

정답은 D이다. 운동감소증(hypokinesia), 운동느림증(bradykinesia) 또는 운동못함증(akinesia), 가면얼굴(masked face), 근긴장도 증가에 따른 납관경직("lead pipe" rigidity) 및 휴식떨림(tremor at rest)이 특징인 파킨슨병에 대한 설명이다. 이와 같은 특징적인 운동들은 바닥핵 회로의 직접과 간접경로 모두에 영향을 미치는 흑색질(substantia nigra, SN)에 있는 도파민성 신경세포의 퇴행에 의한 효과이다. 흑색질 도파민성 신경세포의 손실은 직접경로에서 흑색질로부터의 흥분성 입력을 감소시켜고 간접경로가 더 큰 영향을 허용함으로써 시상에 대한 더 큰 억제 입력을 초래하고 결국 겉질자극 및 대뇌겉질의 출력을 감소시킨다. 오른소뇌 뒤엽의 병변은 활동떨림(intention tremor), 겨냥이상(dysmetria) 및 상반운동반복장애(dysdiadochokinesia)를 포함한 신체 오른쪽의 미세 운동조절 상실을 유발한다. 왼소뇌 앞엽의 병변은 앞엽증후군(anterior lobe syndrome), 특히 왼쪽 팔다리의 운동실조(limb ataxia)를 초래할 것이다. 오른쪽 흑색질의 병변은 신체 왼쪽에 파킨슨병과 같은 증상을 유발할 것이다. 입쪽중간뇌 덮개(tegmentum of the rostral midbrain)의 병변은 적색핵에 영향을 주어 소뇌의 수출성 섬유를 차단하고 소뇌 질환의 징후를 유발한다.

18.2 과거에 건강했던 52세 남자가 아래와 같은 갑작스런 증상으로 응급실에 내원하였다: 왼팔의 활동떨림(intention tremor), 왼손으로 먼저 환자 자신의 코를 가리킨 다음 검사관의 손가락을 가리키도록 했을 때 왼손이 빠르게 번갈아 움직이는 것을 할 수 없으며, 왼손이 목표물을 지나가거나 미달하여 놓쳤다. 다음과 같은 증상을 유발하는 가장 흔한 병변 부위는:

A. 왼소뇌 앞엽
B. 오른소뇌 앞엽
C. 왼소뇌 뒤엽
D. 오른소뇌 뒤엽
E. 소뇌의 타래결절엽

정답은 C이다. 소뇌 뒤엽(posterior lobe)은 신체 같은쪽의 미세한 운동을 조절하는 역할을 한다. 이것은 왼쪽 소뇌 뒤엽의 병변은 활동떨림, 상반운동반복장애(dysdiadochokinesia) 및 겨냥이상(dysmetria) 등을 포함한 신체 왼쪽의 미세 운동 조절 상실이 발생한다. 소뇌 앞엽은 척수소뇌로로부터 주로 고유감각과 관련된 입력을 받는다. 앞엽의 병변은 주로 신체 같은쪽에 운동실조증이 발생된다. 소뇌가 신체의 같은쪽 운동을 조절하기에 병변은 왼소뇌 뒤엽에 있다. 소뇌의 타래결절엽(flocculonodular lobe)은 안뜰핵과 상호 연결되어 있기에 타래결절엽의 병변은 몸통성 운동실조(truncal ataxia)와 눈떨림(nystagmus)을 유발한다.

18.3 5세 여아가 병원에 입원했다. 여아는 걸음걸이와 균형을 유지하는 데 어려움을 겪었으며 지난 몇 개월 동안 문제가 더욱 악화되었다. 또 서 있을 때는 좌우로 흔들리는 것처럼 보이고 걸을 때는 넓은보폭 걸음(wide-base gait)을 보인다. 추가적인 검사로 양방향 눈떨림(nystagmus)을 확인하였다. 다음과 같은 증상을 유발할 가능성이 가장 높은 병변 부위는:

A. 오른소뇌반구 뒤엽
B. 왼쪽 꼬리핵
C. 소뇌벌레와 벌레곁영역을 포함하는 소뇌의 정중선 병변
D. 소뇌의 타래결절엽
E. 오른쪽 흑색질

정답은 D이다. 이것은 소뇌 타래결절엽에 압력을 가하는 제4뇌실 지붕의 종양[전형적으로, 소아에서 가장 흔한 속질모세포종(medulloblastoma)]의 경우이다. 주로 안뜰핵(vestibular nuclei)과 타래결절엽(flocculonodular lobe) 사이의 연결이 붕괴되어 몸통성 운동실조(truncal ataxia)와 눈떨림(nystagmus)이 발생한다. 오른소뇌 뒤엽의 병변은 신체 오른쪽 운동의 미세조절이 소실되어 활동떨림, 겨냥이상 및 상반운동반복장애(dysdiadochokinesia)를 유발한다. 왼쪽 꼬리핵(caudate nucleus)의 병변은 직접과 간접경로의 불균형으로 운동 장애를 일으킬 수 있다. 꼬리핵의 병변은 대뇌겉질과 흑색질로부터의 입력 처리를 방해한다. 꼬리핵을 포함한 줄무늬체(striatum)의 병변은 헌팅턴병의 근본적인 병인 중 하나이다. 소뇌벌레(vermis)와 벌레곁영역(paravermal areas)을 포함하는 소뇌 정중선 병변은 소뇌 정중선 영역이 척수소뇌로로부터 정보를 받기 때문에 흔들걸음(ataxic gait)이 발생할 수 있다. 오른쪽 흑색질의 병변은 신체 왼쪽에 파킨슨병 증상을 일으킬 수 있다.

18.4 환자는 오른팔과 손의 근육약화(weakness), 감소된 근긴장도(muscle tone)와 오른팔과 손의 감소된 반사 및 오른팔과 손 근육에 경미한 근위축(mild atrophy)이 있다. 다음과 같은 증상을 유발할 가능성이 가장 높은 병변 부위는:

A. 왼쪽 속섬유막의 뒤다리
B. 입쪽숨뇌의 왼쪽피라미드
C. 목부위 척수 오른쪽 앞뿔
D. 척수의 목부위 오른쪽 겉질척수로
E. 오른쪽 목부위 척수의 아래운동신경세포에 연결되는 내림 그물척수로

정답은 C이다. 척수 앞뿔 아래운동신경세포(lower motor neurons)의 병변은 근긴장도 감소, 감소된 반사 및 근육 위축을 포함한 근육약화를 초래한다. 왼쪽 속섬유막 뒤다리(posterior limb of the internal capsule)의 병변은 신체의 오른쪽에 근육약화, 증가된 근긴장도 및 과다반사를 포함한 위운동신경세포 증후가 발생한다. 입쪽숨뇌 왼쪽피라미드(left pyramid in the rostral medulla)의 병변은 신체의 오른쪽에 위운동신경세포 증후가 발생한다. 척수 목부위 오른쪽 겉질척수로(corticospinal tract)의 병변은 신체의 오른쪽에 위운동신경세포 증후를 일으킨다. 겉질척수로는 이미 꼬리쪽숨뇌에서 교차했다는 것을 유의하라. 오른쪽 목부위 척수의 아래운동신경세포에 연결되는 내림 그물척수로(descending reticulospinal fiber)의 병변은 신체 오른쪽의 근긴장도를 변화시킬 수 있다. 그러나 그물척수섬유의 병변이 단독으로는 발생하지 않고 겉질척수로와 아마도 안뜰척수로와 같은 뇌줄기에서 기원하는 다른 내림신경로들을 포함하는 전반적인 위운동신경세포 증후의 일부일 것이다.

6부
기억, 감정/동기유발 및 항상성
Memory, Emotion/Motivation, and Homeostasis

시상하부
The Hypothalamus

19장

I. 개요

시상하부는 무게 약 4 g 정도의 작은 구조로 **시상**(thalamus)의 아래에 있으며 **셋째뇌실**(third ventricle)의 벽과 바닥을 이루는 세포로 구성되어 있다. 해부학적으로 시상하부는 **사이뇌**(diencephalon)에 속하지만 기능적으로는 20장 "변연계"에서 설명된 것처럼 **둘레계**(변연계, limbic system)의 일부이다. 시상하부는 작은 크기에도 불구하고 **항상성**(homeostasis), 즉 일정한 내부환경의 유시를 위하여 내부와 외부의 환경에 모두 반응하게 하므로, 생명유지에 필수적이다. 둘레계와 함께 시상하부는 행동의 정서적 측면뿐 아니라 기본적 충동(동기부여, 목표 지향적 행동)을 조절하는 역할을 하며 다양한 면에서 둘레계이 주요 작동기 역할을 한다. 시상하부는 또한 자율신경 및 내분비 기능의 중추 조절자이며 음식물 섭취와 체중, 체액과 전해질 균형, 체온, 성적 및 생식 행동, 수면-각성주기 및 일조주기 리듬과 같은 주요 기능의 핵심 조절자이다. 시상하부로의 입력은 내부 및 외부 환경에 대한 정보를 제공한다. 여기에는 몸통과 내장감각정보, 둘레계 구조, 겉질, 시상 및 망막에서 오는 정보가 포함된다. 시상하부의 출력에는 내분비 기능의 조절을 위한 뇌하수체와의 연결과 뇌줄기의 자율신경 및 내장신경계의 조절을 위한 척수로의 투사가 포함된다. 다른 출력으로는 둘레계 구조와 대뇌겉질의 둘레영역에 대한 직접 및 간접적 투사가 포함된다. 중요한 것은 시상하부를 포함하는 대부분의 경로가 왕복연결이라는 점이다. 자율신경계, 내분비계, 감정계 및 몸통기능의 상호작용에 의하여 다양한 입력과 출력들이 조절되어 신체내부 및 외부 자극에 대한 적절한 행동 반응을

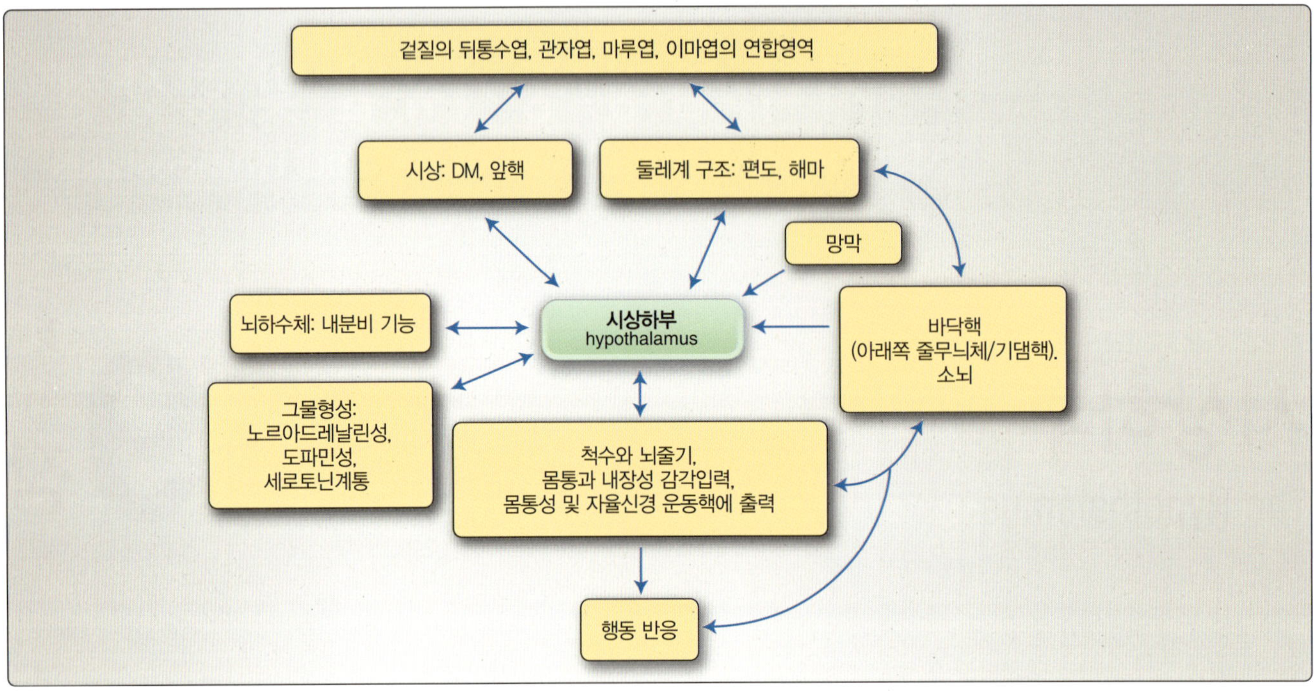

그림 19.1 시상하부 기능의 개념적 개관. DM = 등쪽안쪽핵(dorsomedial nucleus).

가능하게 한다(그림 19.1).

II. 해부학(Anatomy)

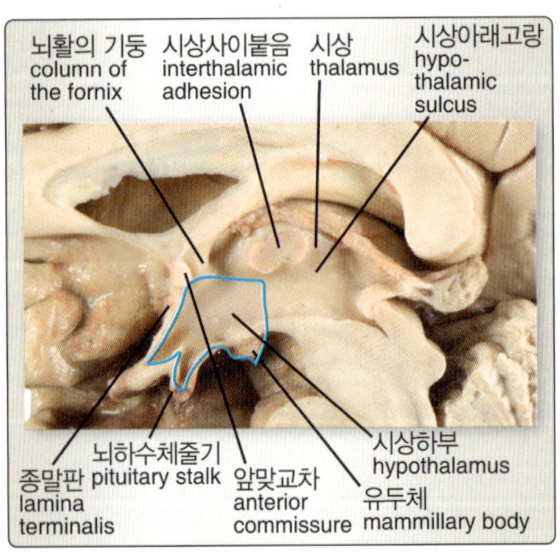

그림 19.2 시상하부의 정중시상면.

시상하부는 시상의 아래에 있으며 셋째뇌실의 벽과 바닥을 이룬다. 정중시상단면에서 시상하부의 경계는 앞쪽으로 **종말판**(lamina terminalis)에서 뒤쪽으로 **유두체**(mammillary body)의 뒤쪽 끝까지 연장된다. 종말판은 앞맞교차(anterior commissure)에서 아래쪽으로 시각교차(optic chiasm)까지 연장된 얇은 판이다(그림 19.2) 위쪽에서 시상하부는 시상하부고랑(hypothalamic sulcus)에 의해 시상과 분리되며(그림 19.2), 가쪽 경계는 **속섬유막**(internal capsule)**의 뒷다리**(posterior limb)이다(그림 19.3). 아래쪽에서 볼 때 시상하부의 경계는 앞으로 **시각교차**(optic chiasm), 가쪽으로 **시각로**(optic tracts), 뒤쪽으로는 유두체이다(그림 19.3). 유두체를 제외한 시상하부의 아랫면은 약간 돌출되어 있으며 **회색융기**(tuber cinereum)라고 한다. 회색융기에서 **깔대기**(infundibulum)에서 아래쪽으로 연장된 **뇌하수체 줄기**(pituitary stalk)가 시상하부를 뇌하수체(pituitary gland)에 연결한다(그림 19.2). 깔대기의 바로 뒤에 있는 회색융기의 작은 융기를 **정중융기**(median eminence)라고 하며 이는 뇌와 앞쪽 뇌하수체의 해부학적 인터페이스이다. 시상하부의 신경세포에서 분비되는 분비 및 억제호르몬은 정중융기의 모세혈관으로 분비되어 뇌하수체 문맥계통(hypophy-

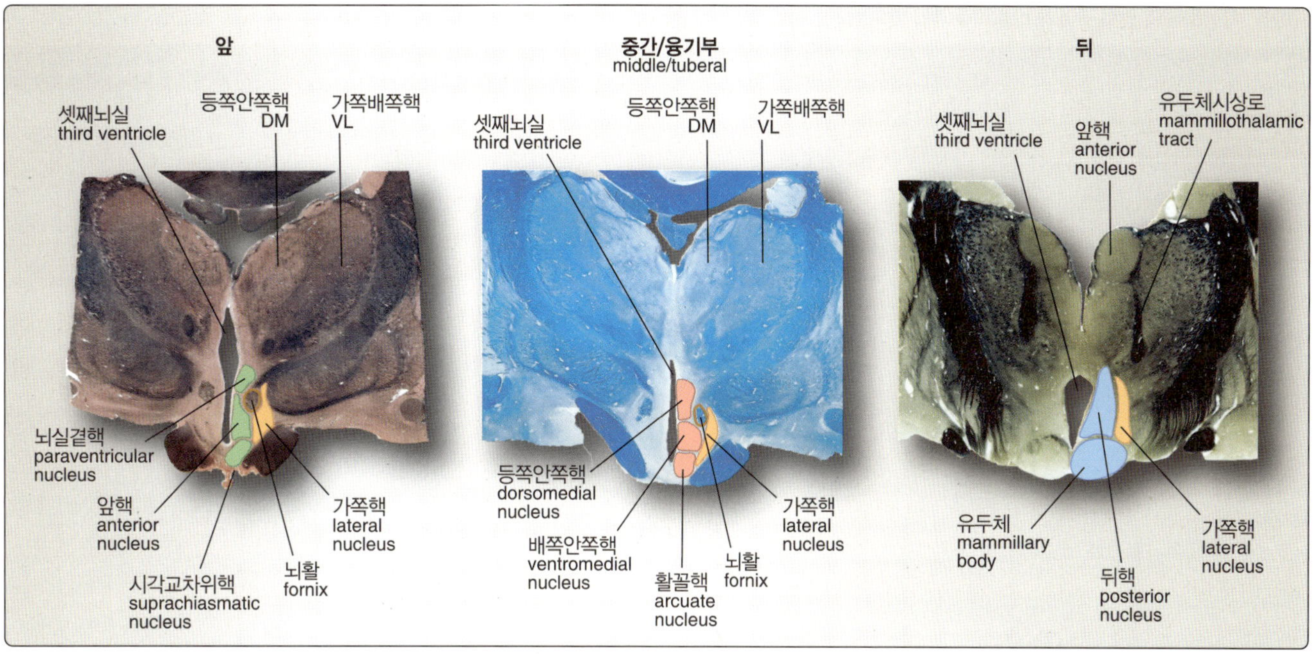

그림 19.3 앞, 중간, 뒤 시상하부의 수준에서 앞뇌의 관상단면. DM = 등쪽안쪽핵(dorsomedial nucleus); VL = 가쪽배쪽핵(ventral lateral nucleus).

seal portal system)에 의해 뇌하수체로 전달된다.

시상하부는 가쪽-안쪽 축과 앞뒤 축을 따라 핵들의 기능적 영역으로 나눌 수 있다.

A. 가쪽-안쪽구역(Lateral and medial zones)

유두체로 주행하는 과정에서 시상하부를 가로지르는 **뇌활**(fornix)**의 기둥**(column)에 의해 시상하부는 가쪽구역과 안쪽구역으로 나누어진다. 시상하부를 가쪽구역과 안쪽구역으로 나눈다. **가쪽구역**(lateral zone)에는 시상하부를 통하여 앞쪽으로는 앞뇌, 뒤쪽으로는 뇌줄기로 주행하는 주요한 신경섬유다발을 따라 신경세포들이 산재되어 있다. 대조적으로 **안쪽구역**(medial zone)에는 기능적으로 중요한 대부분의 시상하부핵들이 존재한다(표 19.1).

B. 앞, 중간, 뒤 영역(Anterior, middle, and posterior regions)

앞뒤축을 따라 3개의 기능적 영역을 확인할 수 있다(그림 19.4; 표 19.1). **앞쪽 영역**(anterior area)은 시각교차의 윗부분으로 시각교차앞핵(preoptic nucleus), 시각교차위핵(suprachiasmatic nucleus), 안쪽과 가쪽 시각로위핵(medial and lateral supraoptic nucleus), 뇌실곁핵(paraventricular nucleus), 앞핵(anterior nucleus)이 있다. **중간 융기영역**(middle tuberal area)에는 회색융기와 등쪽안쪽핵(dorsomedial nucleus), 배쪽안쪽핵(ventromedial nucleus), 그

표 19.1 시상하부의 안쪽구역과 바깥쪽구역의 앞쪽, 중간 뒤쪽영역의 기능

앞쪽영역	중간/융기 영역	뒤쪽영역
안쪽구역		
시각교차앞핵과 앞핵: • 열소실; 열에 대한 반응 • 부교감 활성 • 수면	등쪽안쪽핵: • 감정행동 • 일조주기의 역할	뒤핵: • 열발생/보전; 추위에 대한 반응 • 교감 활성 • 각성
	배쪽안쪽핵: • 섭식행위의 억제 • 포만감	
시각교차위핵: • 일조주기 • 분비/억제 호르몬의 분비	활꼴핵: • 분비/억제 호르몬의 분비	유두핵 • 기억
시각로상핵: • 호르몬 분비(옥시토신과 바소프레신, 혹은 항이뇨호르몬)		
뇌실곁핵: • 큰세포 - 호르몬 분비(옥시토신, 바소프레신) • 작은세포 - 방출호르몬 분비		
가쪽구역		
가쪽핵(산재된); • 부교감활성 • 미각촉진 신경세포 포함	섭식행위의 유발	

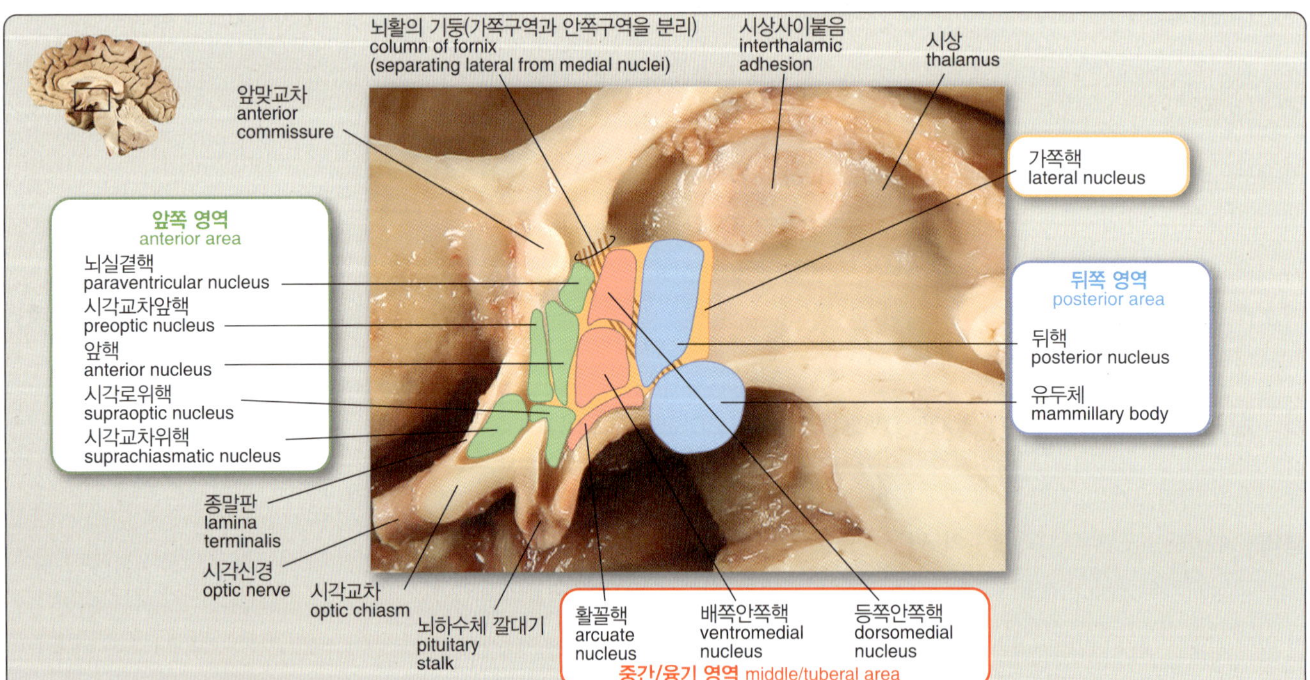

그림 19.4 시상하부핵의 개관.

리고 활꼴핵(arcuate nucleus)이 포함된다. **뒤쪽 영역**(posterior area)은 유두체와 그 윗부분이며 뒤핵(posterior nucleus)과 유두체가 있다. 그림 19.3과 19.4 참조.

III. 입력과 출력(Afferents and Efferents)

시상하부와 연관된 많은 입력과 출력 경로가 있으며 이들은 시상하부를 뇌하수체, 둘레계, 겉질영역, 척수 및 뇌줄기와 연결하고 있다. 대부분의 경로는 왕복적이며 시상하부와 둘레계의 복잡한 기능을 매개하는 정보의 고리를 제공하고 있다. 그러나 시상하부의 특이적 경로의 손상은 드물고 대부분의 시상하부의 기능이상은 시상하부 자체 혹은 시상하부와 연결된 뇌 영역의 손상으로 유발된다. 주요 경로에 대한 이해는 시상하부에 도달하는 그리고 시상하부가 표적으로 투사하는 정보의 유형을 이해함으로써, 시상하부의 기능을 이해하는 데 중요하다.

A. 안쪽앞뇌다발(Medial forebrain bundle)과 등쪽세로다발(Dorsal longitudinal fasciculus)

두 개의 주요한 경로인 **안쪽앞뇌다발**과 **등쪽세로다발**은 시상하부를 출입하는 대부분의 양방향 트래픽을 지니고 있다. 안쪽앞뇌다발은 가쪽 시상하부를 통과하는 큰 섬유다발로서 입쪽 그리고 꼬리쪽으로 주행한다. 이 섬유는 앞뇌구조[배쪽 줄무늬체(ventral striatum)를 포함한], 중간뇌, 다리뇌의 **그물형성**(reticular formation)의 정보를 시상하부로 전달하며 다시 시상하부의 출력을 같은 지역으로 전달한다. 등쪽세로다발은 기본적으로 시상하부와 중간외 입쪽 다리뇌의 **그물형성** 사이의 정보를 전달한다.

B. 다른 입력 경로(Other afferent connections)

시상하부로의 입력에는 감각(몸통성, 내장성, 미각)정보와 둘레계 구조, 겉질, 시상 그리고 망막의 정보가 포함된다

1. **일반 몸통감각, 내장감각 및 미각정보**(general somatic, visceral, and gustatory information): 이 정보는 척수와 뇌줄기에서 오며 오름성 감각경로[대부분 앞가쪽계통(anterolateral system)을 통한 통증 정보]와 고립로(tractus solitaries; 미각과 내장감각 정보)의 곁가지를 통하며 보통 그물형성의 중개를 통하여 시상하부에 도달한다(그림 19.5). 시상하부는 또한 그물형성의 모노아민 세포군에서 입력을 받는다. 결국 이러한 척수와 뇌줄기

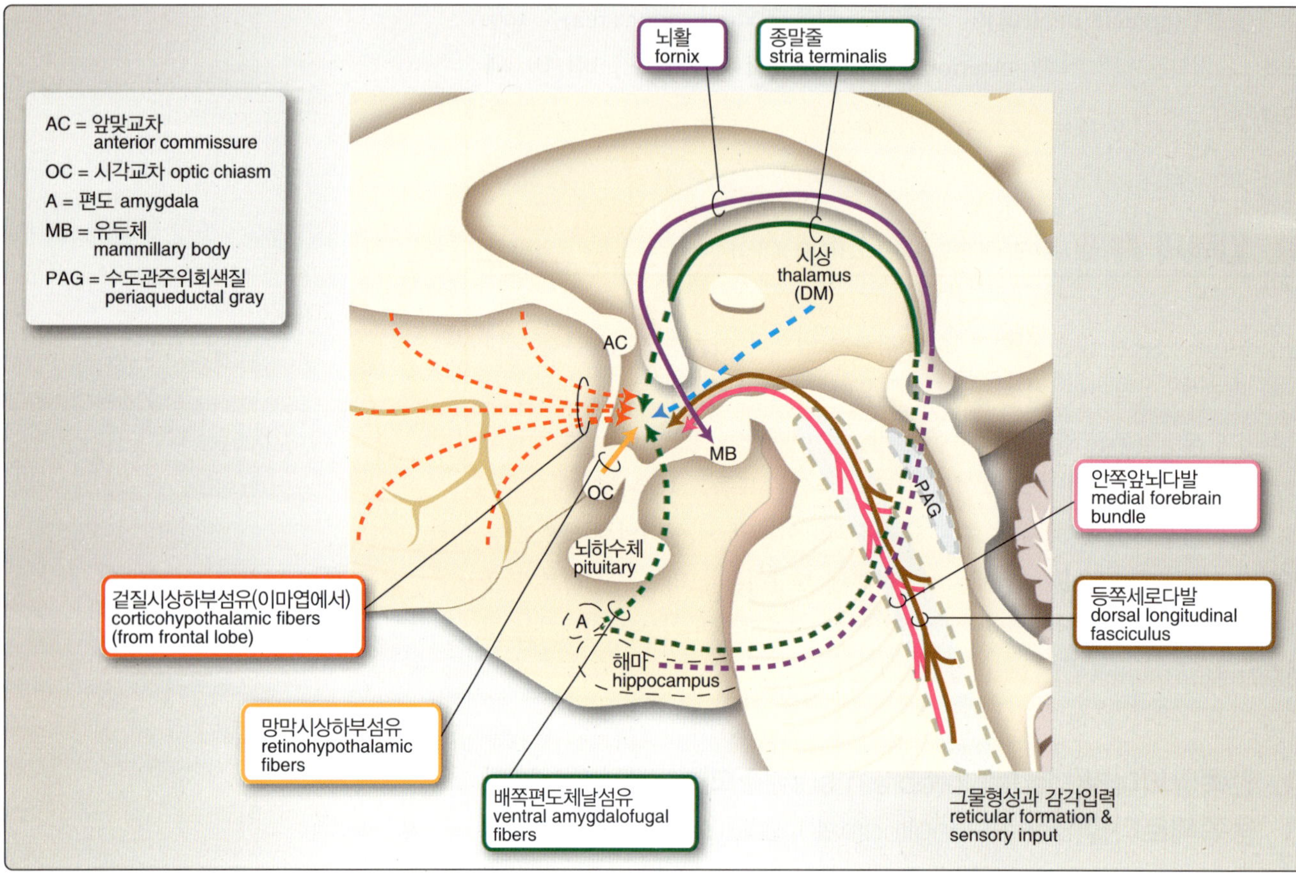

그림 19.5 시상하부의 들섬유(afferent)연결. DM = 등쪽안쪽핵(dorsomedial nucleus).

에서 오는 모든 오름성 감각정보는 등쪽세로다발 혹은 안쪽앞뇌다발로 수렴된다.

2. **둘레계 입력**(limbic afferents): 이는 기본적으로 **해마**(hippocampus)와 **편도**(amygdala)에서 온다. **뇌활**(fornix)은 해마와 시상하부를 연결하는 주요 섬유경로이다. 편도는 **종말줄**(stria terminalis)과 **배쪽편도체날섬유**(ventral amygdalofugal fiber)를 통해 시상하부로 투사하며 배쪽편도체날섬유는 바닥핵의 일부인 렌즈핵의 아래를 통과하여 시상하부로 들어간다.
   시상하부와 바닥핵의 둘레회로 간의 간접적 연결(16장, "바닥핵" 참조)은 시상이 감정, 동기유발, 행동의 정동성 측면에서 정보를 받으며 또한 여기에 영향을 미치는 경로가 된다

3. **겉질, 시상, 망막에서 오는 입력**(afferents from the cortex, thalamus, and retina): 시상하부는 다양한 겉질입력(겉질시상하부)을 받는다. 이는 **눈확이마영역**과 **띠영역**(orbitofrontal & cingulate area)와 **광범위한 연합영역**에서 온다. **이마엽**(frontal lobe)에서 오는 입력은 시상하부로 직접 들어오며 가쪽 구역에 주로 종말한다.

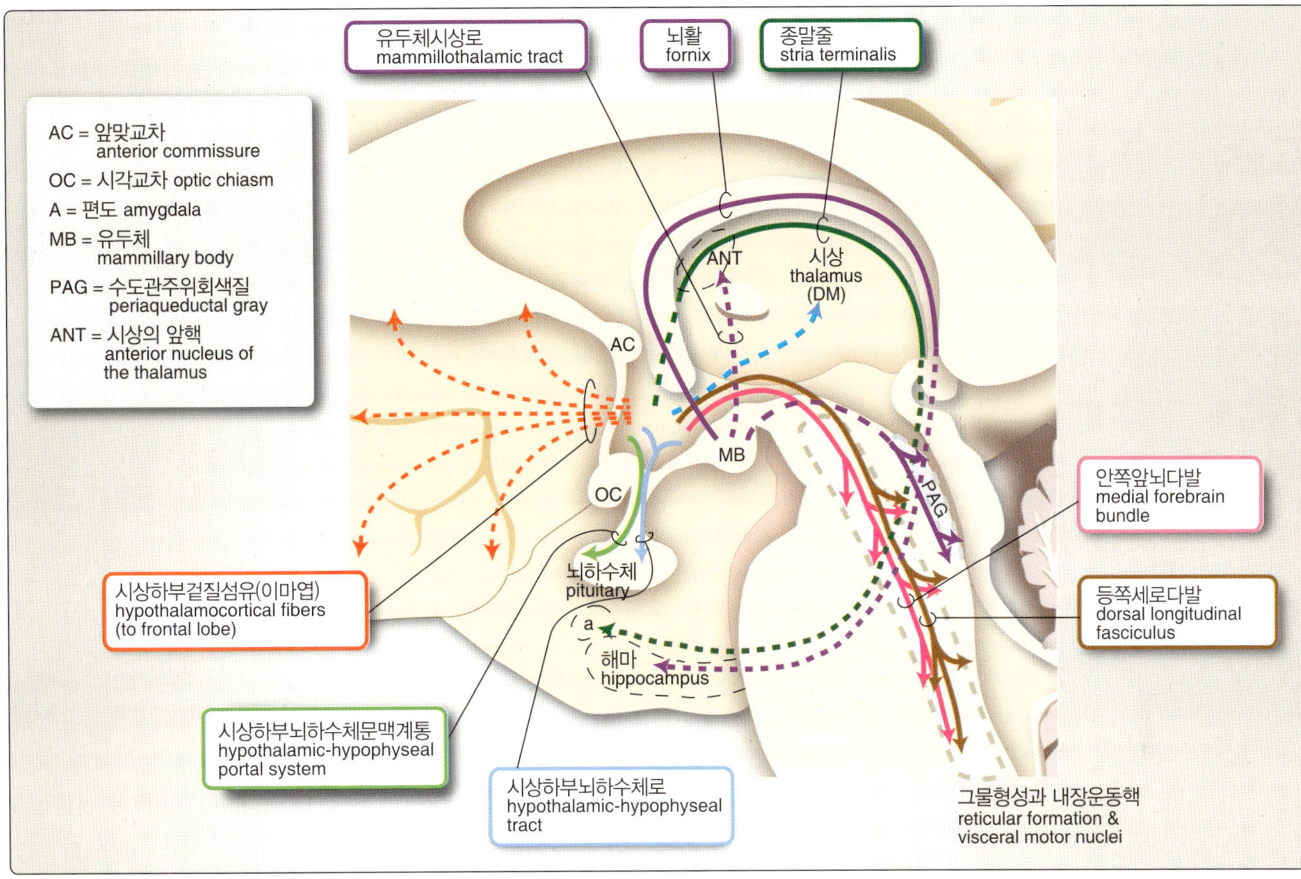

그림 19.6 시상하부의 날섬유(efferent)연결 , DM = 등쪽안쪽핵(dorsomedial nucleus).

시상(thalamus)에서 오는 입력은 주로 등쪽안쪽핵(DM)과 앞핵(anterior nuclei)에서 온다. 이 섬유들은 겉질에서 오는 섬유처럼 주로 가쪽구역에 종말한다.

망막(retina)에서 오는 섬유는 직접 혹은 시각신경로의 곁가지로 들어오며 **시각교차위핵**(suprachiasmatic nucleus, SCN)에 종말한다.

C. 출력연결(Efferent connections)

시상하부로 투사하는 대부분의 구조는 시상하부에서 왕복적인 투사를 받는다. 명확하게 하기 위하여 시상하부의 출력을 뇌줄기와 척수로 내려가는 출력과 앞뇌로 올라가는 출력으로 구분한다(그림 19.6).

추가적으로 **해마**(hippocampus)와 **편도**(amygdala)와의 왕복연결을 통하여 시상하부는 둘레계에 영향을 미친다. **겉질구조**(cortical structures)와의 왕복연결을 통하여 시상하부는 고위겉질기능에 영향을 준다.

1. **뇌줄기와 척수로 내려가는 섬유**(descending fibers to the brainstem and spinal cord): 이러한 내림섬유의 주된 표적은 뇌줄기와 척수의 내장운동핵

(visceral motor nuclei)이다(아래 참조). 내림섬유는 여러 다른 시상하부핵에서 기원되며 **안쪽앞뇌다발**(medial forebrain bundle)과 **등쪽세로다발**(dorsal longitudinal fasciculus)에서 **수도관주위회색질**(periaqueductal gray, PAG)과 중간뇌와 입쪽 다리뇌의 **그물형성**(reticular formation)으로 내려가며 또한 숨뇌의 앞가쪽영역과 척수의 가쪽영역을 통과한다. 이 섬유들은 뇌줄기와 엉치수준(sacral level) 척수의 **부교감신경핵**(parasympathetic nuclei)과 가슴허리수준(thoracolumbar level) 척수의 **교감신경핵**(sympathetic nuclei)에 종말한다(아래 참조). **안쪽구역**(medial zone)과 **유두체**(mammillary body)의 다른 출력섬유는 주로 중간뇌의 수도관주위회색질에 종말한다. 섬유들은 또한 그물형성의 중개를 통하여 몸통운동신경핵에 종말한다. 이러한 복잡한 출력의 종합으로 시상하부는 행동, 특히 감정적 측면의 행동에 영향을 미친다.

2. **앞뇌로 가는 오름섬유**(ascending fibers to the forebrain)**:** 앞뇌로 가는 오름섬유는 시상하부의 여러 구역에서 나온다(그림 19.6). 시상하부에서 이마엽 겉질로 가는 산재된 투사[시상하부겉질로(hypthalamocortical)]가 있다 시상하부에서 시상으로 가는 섬유에는 **유두체**에서 기원되어 시상의 앞핵(anterior nucles)에 종말하는 **유두체시상로**(mammillothalamic tract)와 시상하부의 가쪽구역에서 **시상의 등쪽안쪽핵**(DM nucleus of the thalamus)으로 투사되는 경로가 있다. 이 두 가지 핵은 다시 겉질, 특히 이마겉질로 투사한다. 시상하부에서 오는 정보는 또한 바닥핵[특히 배쪽 줄무늬핵(ventral striatum)과 기댐핵(nucleus accumbens)]으로 전달된다.

IV. 기능(Function)

시상하부는 많은 필수적 인체 기능에 관여한다. 내장성, 몸통성, 내분비 및 감정 기능의 조절과 통합에 의한 시상하부의 다양한 출력은 내부와 외부의 자극에 대하여 적절한 행동반응을 유발하도록 조절한다.

A. 내분비 기능의 조절(Regulation of endocrine function)

시상하부는 **뇌하수체**(pituitary gland)의 기능을 조절한다. 이는 뇌하수체 뒤엽[**신경뇌하수체**(neurohypophysis)]과의 신경연결과 뇌하수체앞엽[**샘뇌하수체**(adenohypophysis)]과의 혈관연결을 통해서 이루어진다.

1. **뇌하수체 뒤엽의 조절**(control of the posterior lobe of the pituitary)**: 시각로위핵**(supraoptic nucleus)과 **뇌실곁핵**(paraventricular nucleus)은 **큰세**

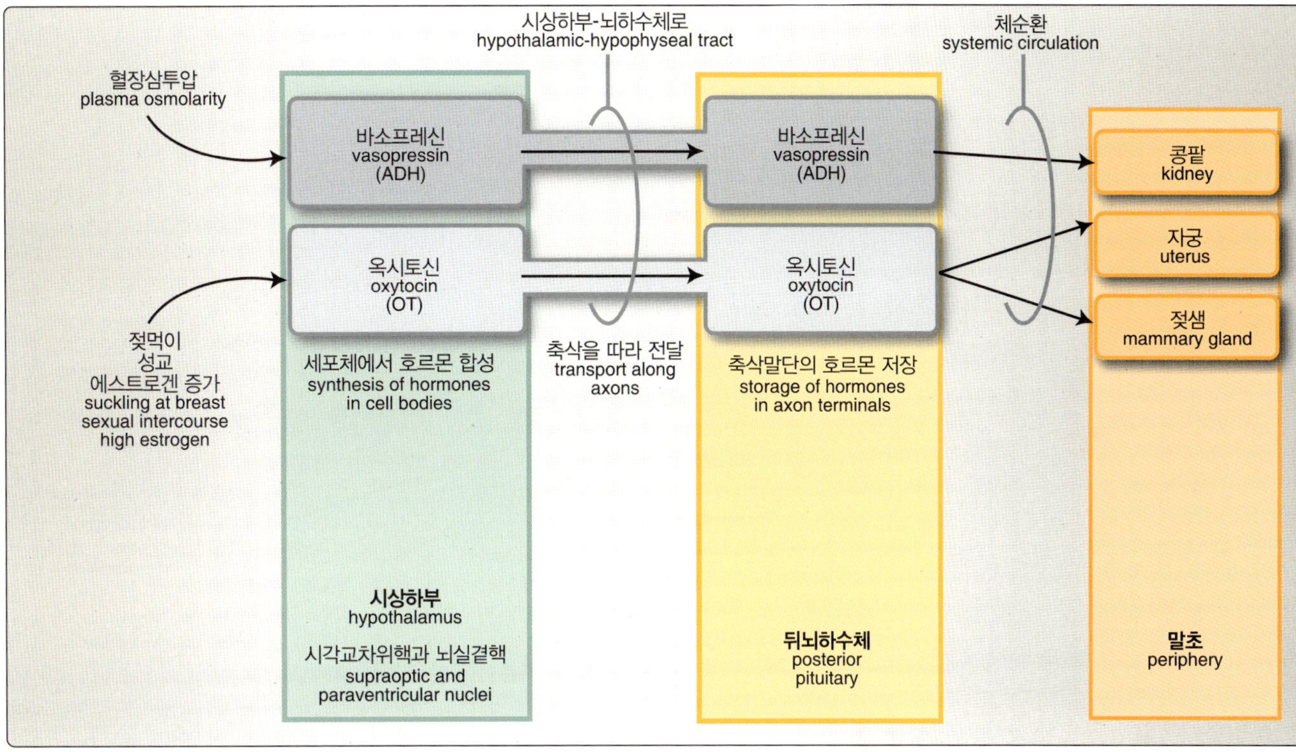

그림 19.7 시상하부와 뒤쪽 뇌하수체에 의한 내분비 기능의 조절.

포(magnocellular cell)라는 큰 신경분비세포를 포함하며 이 세포들은 두 가지의 펩타이드 호르몬(그러나 한 개의 세포는 둘 중 하나를 분비한다): (1) **옥시토신**(oxytocin)은 자궁과 젖샘의 민무늬근의 수축을 유발하며 분만(parturition)과 수유(lactation)에 필수적이다. (2) **바소프레신**(vasopressin) 혹은 **항이뇨호르몬**(antidiuretic hormone, ADH)은 신장에서 수분의 재흡수를 증가시켜 소변량을 조절함으로써 수분균형을 조절한다. 이들 두 호르몬은 시각로위핵과 뇌실곁핵에서 뇌하수체 뒤엽으로 연결되는 **시상하부-뇌하수체로**(hypothalamo-hypophyseal tract)로 내려간다(그림 19.7). 옥시토신과 바소프레신은 **뒤엽**의 축삭종말에 저장되며 적절한 자극으로 활동전압이 유발하면 주변의 모세혈관으로 분비되어 몸통순환으로 들어간다.

a. **바소프레신 조절**(vasopressin regulation): 시상하부에서 바소프레신 생산의 조절은 혈장 삼투압의 변화에 따라 조절된다. 삼투압의 증가는 시상하부에서의 생산과 뇌하수체 뒤엽에서 분비의 증가를 유발한다. 역으로 삼투압의 감소는 생산과 분비의 감소를 유발한다.

b. **옥시토신 조절**(oxytocin regulation): 옥시토신은 매우 낮은 수준으로 긴장성(tonically)으로 분비된다. 시상하부에서 옥시토신 분비의 증가는 젖을 빠는 자극, 성행위, 에스트로젠 수준의 증가에 따라 유발된다(그림 19.7).

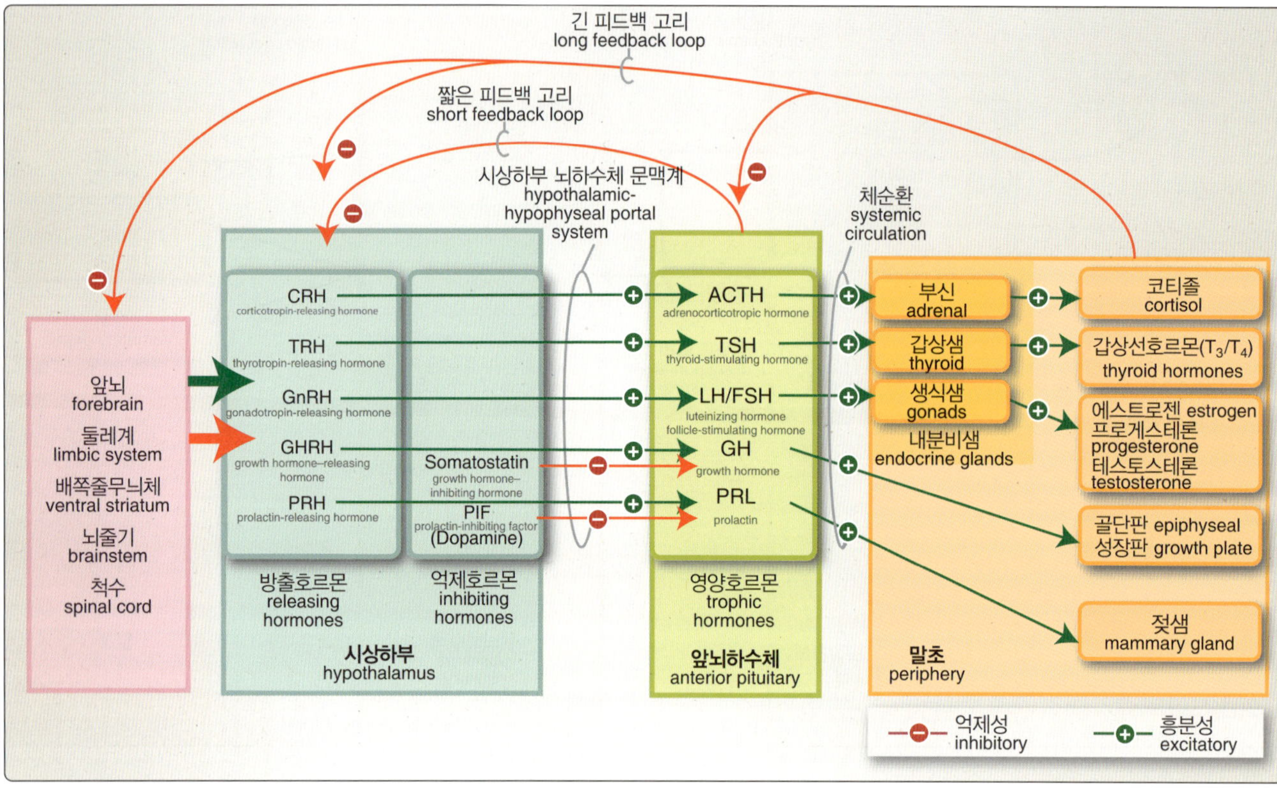

그림 19.8 시상하부와 앞쪽 뇌하수체에 의한 내분비기능의 조절.

2. **뇌하수체 앞엽의 조절**(control of the anterior lobe of the pituitary): 뇌하수체 앞엽은 시상하부의 특이적인 **분비**(releasing) 혹은 **분비억제**(releaseinhibiting, 단순하게 억제) **호르몬**에 의해 조절된다. 이 호르몬들은 시상하부-뇌하수체 문맥계(hypothalamic-hypophyseal portal system)에 의해 뇌하수체에 이른다. 시상하부의 분비 호르몬에 의한 앞뇌하수체의 자극은 특이적인 호르몬의 합성과 분비를 유발한다. 이러한 호르몬은 다시 말초의 내분비샘을 자극하여 호르몬을 합성하고 분비하게 한다. 이러한 전체 시스템은 많은 피드백 고리에 의해 조절된다. 두 개의 호르몬은 내분비샘보다는 말초조직에 작용한다. 이 경우 뇌하수체 앞엽의 분비 조절은 시상하부의 억제호르몬에 의해 조절된다. 시상하부와 뇌하수체호르몬의 연관이 그림 19.8에 요약되어 있다.

a. **시상하부-뇌하수체 문맥계**(hypothalamic-hypophyseal portal system): 뇌하수체동맥(hypophyseal artery)은 시상하부의 호르몬이 분비되는 정중융기 내에서 일차 모세혈관망을 형성한다. 호르몬들은 문맥에 의해 뇌하수체의 앞엽의 이차 모세혈관망으로 전달되고 방출되어 뇌하수체 앞엽의 세포에 작용한다. 뇌하수체 앞엽에서 분비되는 호르몬들은 이차 모세혈관망으로 분비된다. 이러한 동맥-모세혈관-정맥-모세혈관의 배열을 **문맥계**(portal

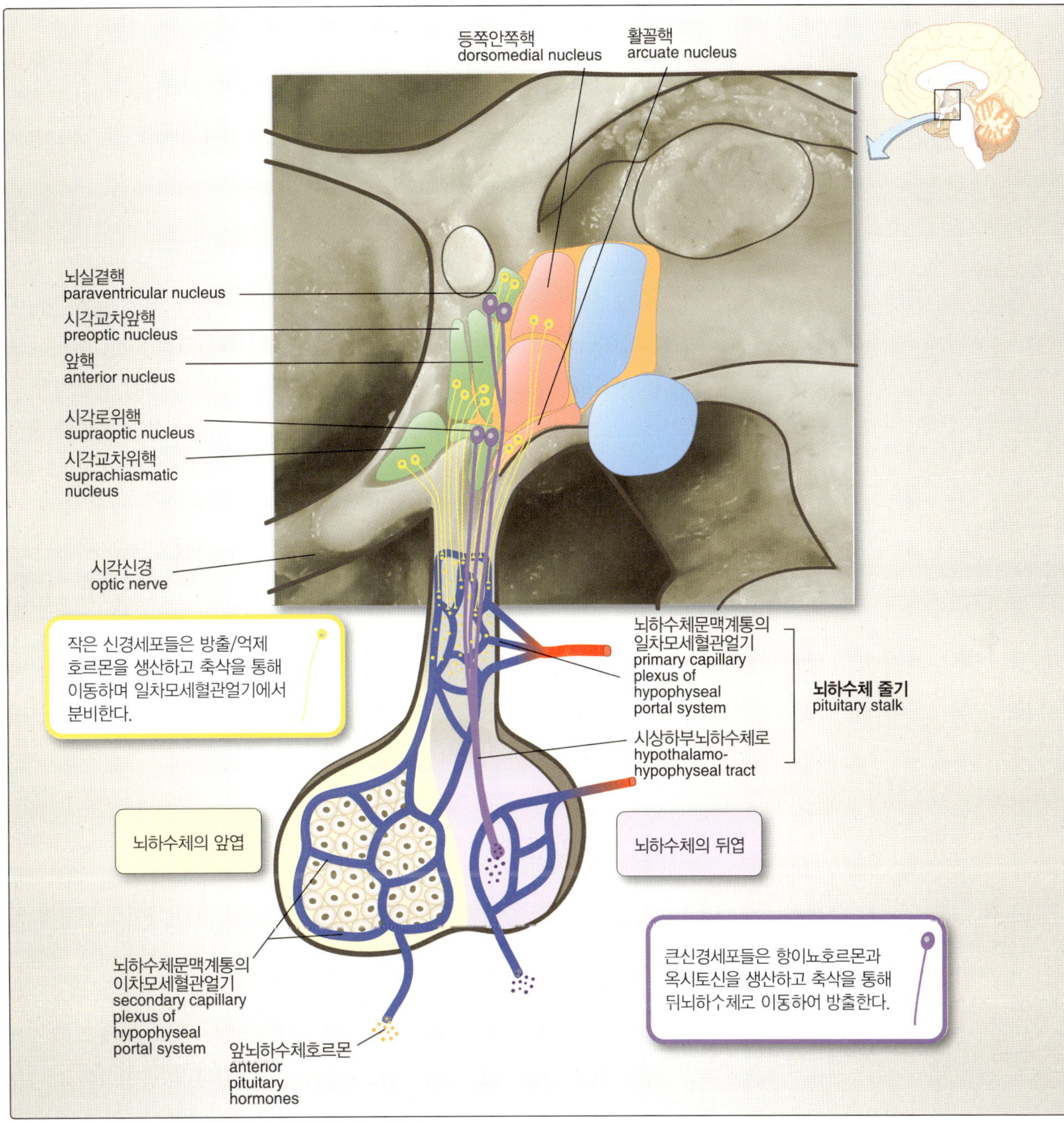

그림 19.9 시상하부-뇌하수체 시스템의 개관.

system)라고 한다. 뇌하수체 호르몬들은 다시 뇌하수체정맥을 통하여 체순환으로 들어가며 내분비샘 혹은 표적조직을 자극한다(그림 19.9).

시상하부는 확실하게 뇌하수체 호르몬 출력을 가동시키지만, 뇌하수체와 문맥계는 뇌하수체 호르몬에 단순하게 수동적으로 반응하는 정적인 구조가 아니다. 시상하부 신경세포와 뇌하수체의 세포 및 문맥계의 모세혈관 그물망과의 상호반응은 동적(dynamic)이며 개체의 생리학적 상태에 영향을 받을 수 있다.

b. **시상하부와 뇌하수체 호르몬의 조절**(regulation of the hypothalamic and pituitary hormones): 시상하부는 겉질, 둘레계, 배쪽 줄무늬체, 뇌줄기 및 척수로 부터의 입력을 통하여 내부 및 외부 자극의 영향을 받는다. 이를 통하여 예를 들어 스트레스, 공포, 혹은 물리적인 자극이 내분비계를 활성화시킬 수 있다.

피드백 시스템은 내분비 기능을 조절하여 호르몬의 균형 혹은 항상성을 이룬다. 내분비샘에서 분비된 호르몬은 여러 수준에서 되먹임되어 호르몬 생산을 조절한다. 이는 뇌하수체앞엽, 시상하부, 그리고 앞뇌구조(예를 들어 해마, 앞이마겉질) 등과 같은 **긴 피드백 고리**(long feedback loop)를 통해 일어난다. 혈장의 호르몬 양이 증가하면 생산과 분비가 모든 수준에서 억제되며, 혈장 호르몬 양이 감소되면 생산과 분비가 증가된다. 추가적으로 뇌하수체 호르몬은 **짧은 피드백 고리**(short feedback loop)에 의해 시상하부에 직접 피드백된다.

표적장기에 직접 작용하는 뇌하수체 호르몬[성장호르몬(growth hormne, GH)과 프로락틴(prolactin, PRL)]은 시상하부에서 나오는 분비호르몬과 억제호르몬의 균형을 통해 조절된다(그림 19.8)

각각의 분비/억제 호르몬의 합성과 분비를 담당하는 시상하부핵은 아직 완전히 알려지지 않았다. 그림 19.8은 현재까지 알려진 시상하부의 분비 및 억제 호르몬과 작용이 요약되어 있다.

B. 내장기능의 조절(Regulation of visceral function)

내장운동 혹은 자율신경계통은 시상하부의 앞쪽과 뒤쪽지역 사이의 균형에 의하여 조절된다. 시상하부의 앞쪽지역은 **부교감신경**(parasympathetic) 활성을 유발한다. 앞쪽지역은 뇌줄기의 III, VII, IX, X번 뇌신경에 기여하는 부교감신경세포와 척수의 부교감신경핵(S2-S4)에 날섬유를 보낸다. 대조적으로 시상하부의 뒤쪽지역은 **교감신경**(sympathetic) 활성을 유발한다. 뒤쪽지역은 T1-L2 수준 척수의 가쪽뿔의 교감신경세포에 날섬유를 보낸다(그림 19.10). 내장신경계통은 4장 "내장신경계통의 개요"에서 세부적으로 설명되었다.

C. 항상성 기능의 조절(Regulation of homeostatic functions)

시상하부는 작은 크기에도 불구하고 내부의 핵들이 다양한 기능을 지니고 또한 다른 핵들과 협동하여 작용한다. 나아가서 시상하부는 내장기능, 내분비, 둘레계 기능을 상호연결하고 통합하는 중요한 기능을 지니고 있다. 따라서 특정한 신경핵에 특정의 항상성 기능을 연관시키기는 어렵다. 시상하부의 손상 이후에 나타나는 것은 반응양상의 변화이다. 가장 복잡한 항상성 기능의 조절은

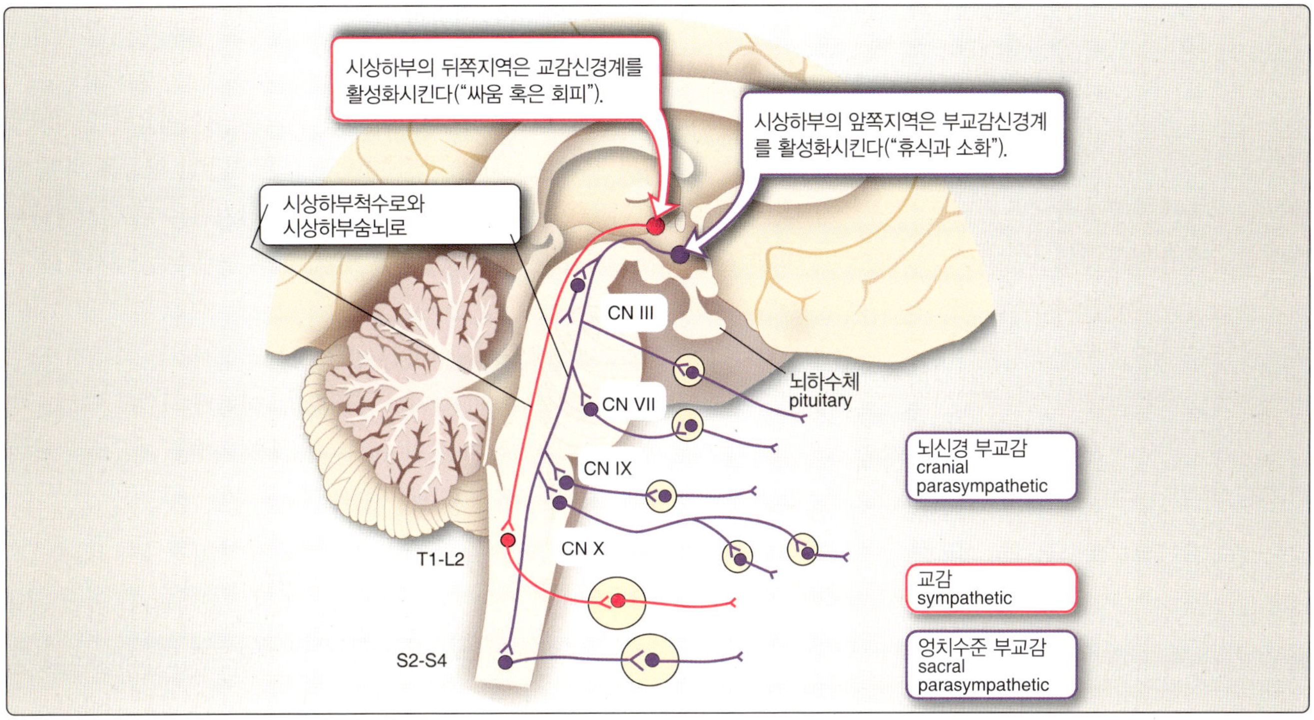

그림 19.10 시상하부에 의한 자율신경계조절 CN = 뇌신경.

앞쪽 대 뒤쪽, 안쪽 대 바깥쪽과 같이 한쪽 지역은 다른 지역의 효과를 상쇄하거나 반대되는 양상을 나타낸다. 아래의 항상성 기능에 대한 논의에서 우리는 특이적 핵을 말하기보다는 위에서 정의된 것과 같이 시상하부의 앞쪽, 뒤쪽, 안쪽 혹은 바깥쪽으로 설명한다. 특이적인 정보를 지닌 몇 가지 경우에서는 특이적 핵의 명칭을 사용한다.

시상하부에 대한 이전의 개념은 기본적으로 손상의 연구에 기초하였으며 따라서 특정한 기능을 조절하는 "중추"로 설명하였다. 현재는 "중추"라는 개념은 너무 단순하며, "복잡한 기능을 매개하는 복잡한 신호의 복잡한 통합"이 존재한다고 이해되고 있다. 이는 음식섭취와 포만감에서만 자세히 설명되었으나 이러한 현상이 아래에 설명되는 시상하부의 모든 항상성 기능에 적용된다는 것을 알아야 한다.

한 가지 유의할 점은 시상하부 기능의 현저한 손상은 양쪽이 손상된 경우에만 현저하다는 점이다.

1. **체온조절**(temperature regulation): 몸통의 중심 체온(core temperature)을 좁은 범위 내에서 조절하는 것은 생존을 위하여 필수적인 주요 항상성 기능이다. 시상하부에 의한 체온조절은 앞쪽 지역과 뒤쪽 지역의 균형에 의해서 이루어진다. 시상하부의 앞쪽 지역에는 환경이나 피부와 같은 말초와 신체의 혈액과 같은 몸의 중심에서 오는 정보에 반응하는 온도에 민감한 신경세

포를 포함하고 있다. 체온이 올라가면 앞쪽 시상하부의 열손실 기전이 활성화되어 발한(땀 흘림), 피부의 혈관확장, 대사율의 감소 등이 유발된다. 또한 행동적 온도조절도 유발된다. 우리는 온도의 변화를 의식적으로 인지하게 되며 스웨터를 벗거나 찬 음료를 마시는 것과 같은 적절한 행동을 하게 된다. 반대로 체온이 떨어지면 앞쪽 시상하부의 온도감지기는 뒤쪽 시상하부의 열 생산/보전 기전을 활성화하여 몸을 떨기, 피부 혈관수축, 대사율의 증가를 유발한다.

분자학적 연구에서 온도 정보를 항상성 반응으로 전환시키는 특이적 세포 집단이 확인되었다. 이는 우리가 덥거나 따뜻할 때 어떻게 시원하게 하는지, 추울 때 어떻게 따뜻하게 하는지를 연구하는 데 좋은 기회를 제공하여 약리학적 치료 전략에 있어 임상적 의의를 지닌다.

a. **병변**(lesion): 앞쪽 지역의 병변은 열손실 기전의 소실을 유발하여 더운 환경 혹은 대사율이 높을 때 **고열**(hyperthermia)을 유발한다. 뒤쪽 지역의 병변은 추운 환경 혹은 대사율이 낮을 때 **저체온증**(hypothermia)을 유발한다. 흥미롭게도 뒤쪽 지역의 양측성의 큰 병변은 마치 파충류처럼 체온의 조절이 되지 않고 외부환경에 따라 체온이 변하는 **변온증**(poikilothermia)을 유발한다. 이는 뒤쪽의 열생산 기전의 손상과 함께 앞쪽의 "열손실" 지역에서 뒤쪽으로 내려가는 섬유도 손상되기 때문이다(그림 19.11).

b. **땀샘**(sweat glands): 땀샘이 교감신경섬유에 의해 지배되며, 땀을 흘리는 것은 부교감신경 반응을 유발하는 시상하부의 앞쪽 지역의 활성화에

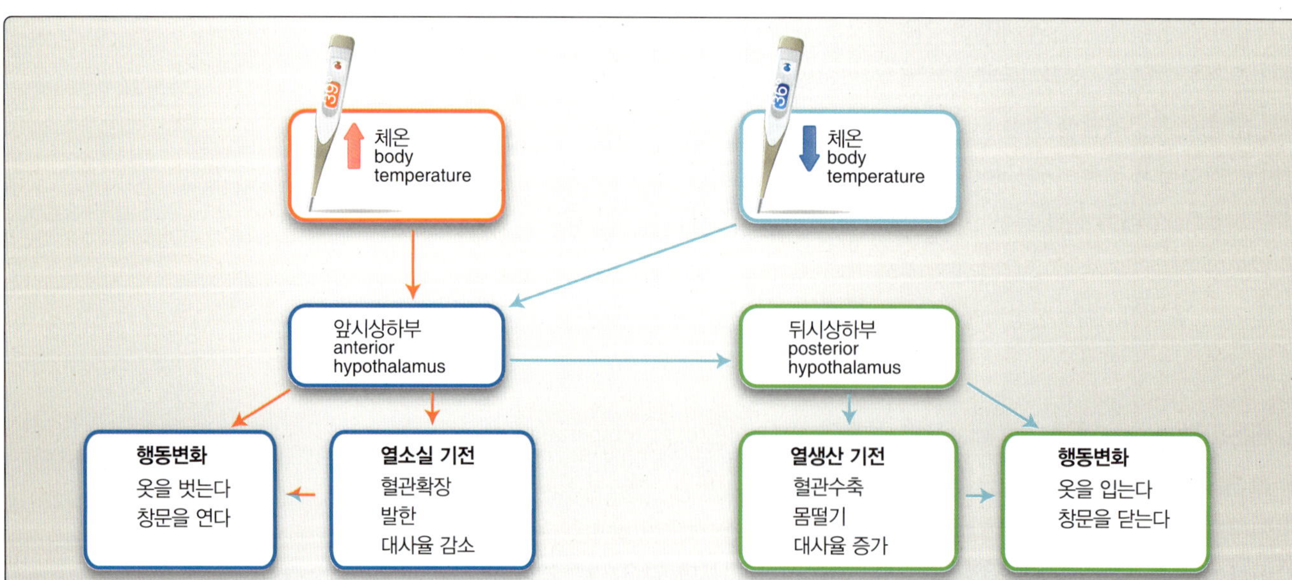

그림 19.11 시상하부에 의한 체온조절.

의해 유발된다는 사실은 역설적으로 느낄 수 있다. 땀샘은 교감신경계에 의해 지배되나, 땀을 흘리는 것은 신체의 온도를 낮추는 부교감신경의 일정한 작용으로 볼 수 있다. 이 개념과 부합되게 대부분의 땀샘을 지배하는 교감신경섬유와 내부 장기를 지배하는 부교감신경은 아세틸콜린을 분비한다.

2. **음식섭취의 조절**(regulation of food intake): 섭식의 조절은 말초의 여러 식욕억제(anorexigenic), 식욕유발(orexigenic) 신호들을 받아들이고 통합하는 신경세포의 그물망이 담당한다. 이러한 신호에는 순환계의 포도당, 지방산과 같은 영양분, 렙틴(leptin)과 그렐린(ghrelin)과 같은 호르몬, 미주신경의 감각섬유를 통한 내장의 신호, 심리학적 자극 등이 포함된다. 일반적으로 음식의 섭취는 시상하부의 안쪽과 바깥쪽 지역의 균형에 의해 조절된다. 섭식에 관련된 시상하부핵들은 섭식의 쾌락적인 조절을 담당하는 중변연계 보상회로(mesolimbic reward circuitry)(20장 "변연계" 참조)를 포함하는 둘레계로 투사한다. 또한 SCN에서 오는 입력은 음식섭취의 일조주기 양상을 조절한다.

   a. **가쪽 시상하부**(lateral hypothalamus): **가쪽 시상하부**는 "**기아** 혹은 **섭식중추**(hunger or feeding center)"로 알려져 있다(그림 19.12). 가쪽 시상하부의 자극은 먹기와 마시기를 증가시키는 반면, 가쪽 시상하부의 손상은 먹기와 마시기가 억제되는 무식증(aphagia)과 무갈증(adipsia)을 유발한다. 가쪽 시상하부는 미각과 후각정보, 포도당, 렙틴, 그렐린과 같은 대사 정보, 항상성, 쾌락성(기댐핵 nucleus accumbens), 감각정보와 같은 다양한 입력을 받는다.

   b. **배쪽안쪽 시상하부**(ventromedial hypothalamus): 대조적으로 **배쪽안쪽 지역**은 "**포만감 중추**(satiety center)"로 알려져 있다. 배쪽안쪽 지역의 지

임상응용 19.1 이 항상성계가 체중을 조절할 수 있다면 왜 어떤 사람에는 비만이 생기는 것인가?

체중의 조절은 음식물 섭취의 '상향성(bottom-up)' 조절뿐만 아니라 개인의 대사상태를 능가하는(override) "하향성(top-down)" 인자에도 의존한다. 최근의 연구에 따르면 가쪽시상하부는 많은 기능을 지닌 지역이다. 잘 알려진 것처럼 섭식행동을 자극하는 역할 이외에도 놀랍게도 어떤 가쪽시상하부의 신경세포를 억제하면 섭식을 자극할 수 있다. 실험동물에서 보상기능에 관여하며, 바닥쪽 앞뇌의 신경세포에서 가쪽 시상하부로 투사되는 신경세포를 특이적으로 자극하면 가쪽 시상하부의 활성이 억제되어 탐욕스럽게 먹게 한다. 사람에서 이 회로의 기능이상은 섭식 행동의 항상성 조절을 능가하여 병적으로 먹는 원인이 될 수 있다.

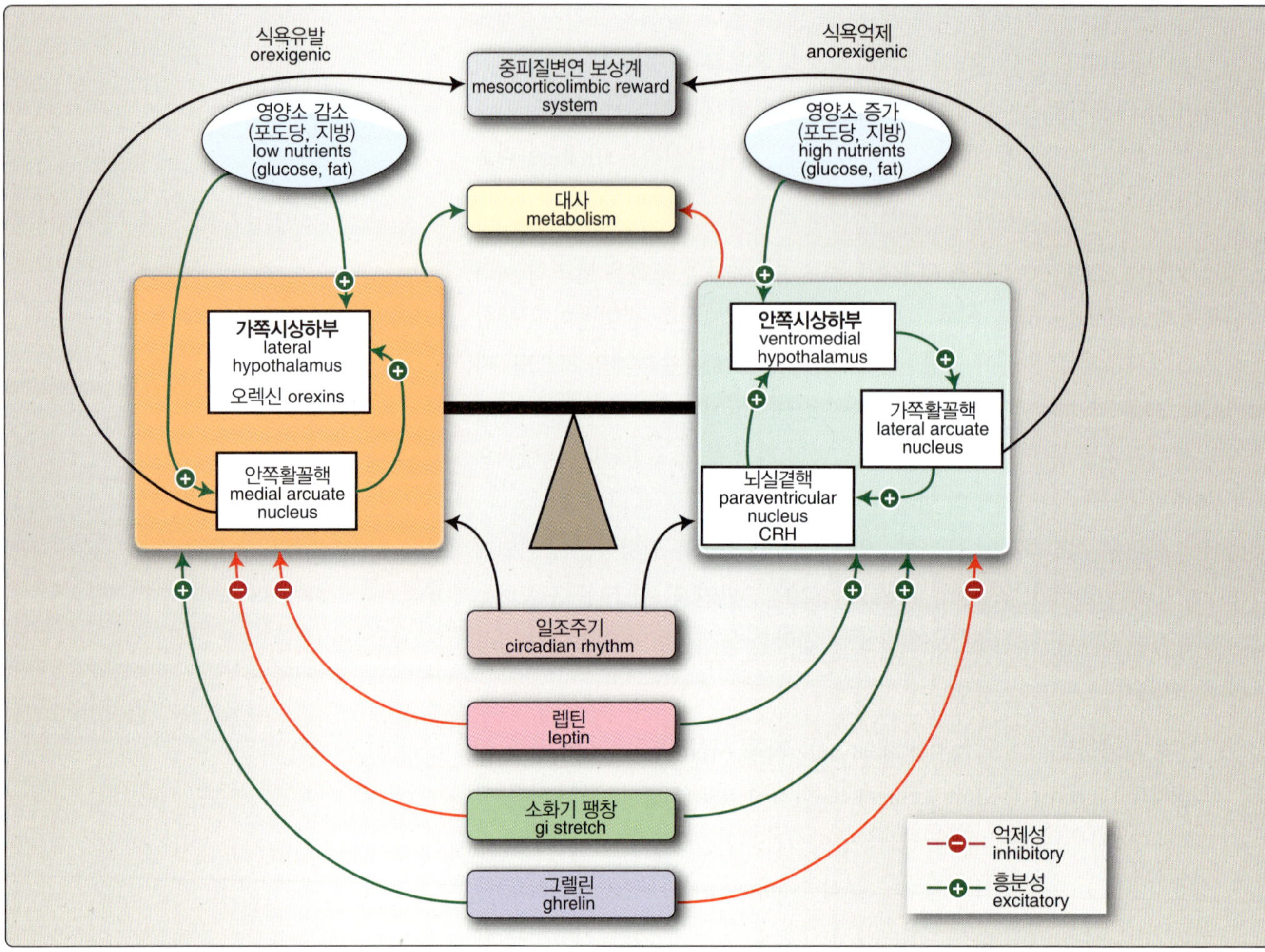

그림 19.12 시상하부 의한 배고픔과 포만감의 조절. CRH = 부신피질자극호르몬 방출호르몬(corticotropin-releasing hormone).

극은 섭식을 억제하고 배쪽안쪽 지역의 병변은 섭식을 자극할 뿐 아니라 신체활동을 감소시키며 대사를 변화시켜 체중증가를 나타낸다. 추가적으로 활꼴핵(arcuate nucleus)은 에너지균형에 연관된 입력을 통합하는 것으로 알려져 있다. 활꼴핵의 가쪽 지역에 있는 신경세포들은 렙틴(leptin)과 포도당에서 오는 식욕감소 신호에 대한 반응, 예를 들어 음식물 섭취를 감소시키고 에너지 생산을 증가시키는 반응을 유발한다. 대조적으로 활꼴핵의 안쪽 지역의 신경핵들은 렙틴과 포도당에 의한 식욕억제신호에 의해 억제되며 그렐린(ghrelin)과 다른 신호에 의한 식욕증진 효과를 나타낸다. 뇌실곁핵(paraventricular nucleus)은 활꼴핵과 다른 시상하부핵에서 오는 식욕억제 및 식욕증진 신호의 매개에 중요한 역할을 하며 렙틴과 같이 에너지 음식물 섭취를 감소시키고 에너지 대사를 증가시키는 부신피질자극호르몬 방출호르몬(corticotropin-releasing hormone)을 분비시킨다. 뇌에서 그리고 식사를 하는 동안 소화관에서 분비되는 펩타이드인 콜레시스토키닌(cholecystokinin)은 음식물 섭취의 억제 역할을 하며 포만감에 기여한다. 대조적으로 가쪽 시상하부의 신경세포 그룹은 음식물 섭취를 증진하는 오렉신(orexin)을 분비한다.

3. **수분균형의 조절**(regulation of water balance): 수분균형의 조절에는 신경 및 호르몬 기전이 포함된다. **가쪽 시상하부**(lateral hypothalamus)의 자극 혹은 **앞쪽 지역의 삼투압수용기**(osmoreceptors)의 자극은 **마시기**(drinking)를 유발하며 이러한 핵들은 **"갈증중추**(thirst center)"로 간주되고, 가쪽 시상하부의 병변은 수분섭취를 감소시킨다. 호르몬 조절은 혈액의 삼투압을 모니터하는 시상하부의 앞쪽 지역의 특이적인 삼투압감지 신경세포에 의해 일어난다. 이 신경세포들은 시각로위핵과 뇌실곁핵에서의 **ADH** 분비에 영향을 주며, ADH는 콩팥에서 수분의 재흡수와 소변의 생산에 영향을 미친다.

D. 일조주기와 수면각성주기의 조절 (Regulation of circadian rhythms and the sleep-wake cycles)

내장활성 및 체온의 조절과 유사하게 수면의 조절은 시상하부의 앞쪽과 뒤쪽/가쪽 지역의 반대 작용에 의해 조절된다.

1. **일조주기**(circadian rhythms): 시상하부의 앞쪽 지역의 **시각교차위핵**(SCN)은 수면 각성주기, 호르몬 분비, 체온조절을 포함한 생리학적 및 행동학적 일조주기를 조절하는 **"마스터 시계"**의 기능을 한다. 시교차위핵의 신경세포는 환경적인 단서가 없는 상태에서도 약 24시간의 전기활성 주기를 지닌다. 시교차위핵의 활성은 이러한 내부 리듬을 최우선하는 환경적 신호에 의해 조절되며 24시간의 빛-어둠 주기로 전환된다. 이러한 전환은 망막에서 오는 빛 입력(**망막시상하부로**)와 일조주기 양상으로 송과샘(pineal gland)에서 분비되는 **멜라토닌**(melatonin)에 의존된다. 야간의 멜라토닌 증가와 주간의 멜라토닌 감소는 수면과 다른 주기적인 신체 활성에 주요한 역할을 한다. 멜라토닌의 분비는 시교차위핵에서 내장신경계통으로 가는 투사, 그리고 위목신경절(superior cervical ganglion)에서 송과샘으로 가는 교감신경 투사에 의해 조절된다. 흥미롭게도 멜라토닌은 모든 신체 조직에 하루의 시간(**시계기능**)과 일년의 시간(**달력기능**) 신호를 준다. 시교차위핵의 신경세포는 내분비, 내장기능, 섭식, 체온조절, 일조활성을 조절하는 행동에 영향을 미치는 시상하부핵으로 투사한다(그림 19.13).

2. **수면-각성 주기**(sleep-wake cycle): 일조주기의 조절과 함께 시상하부는 수면과 각성의 조절에 기 역할을 한다. 시상하부의 수면조절 시스템은 시기교차위핵의 일조주기 페이스메이커(pacemaker)와 상호작용하여 항상성 시스템과 밀접하게 통합된다. 예를 들어 수면의 박탈은 호르몬분비를 변화시키고 체온을 올리며 식욕을 자극한다. 시상하부의 앞쪽 지역, 특히 시각교차

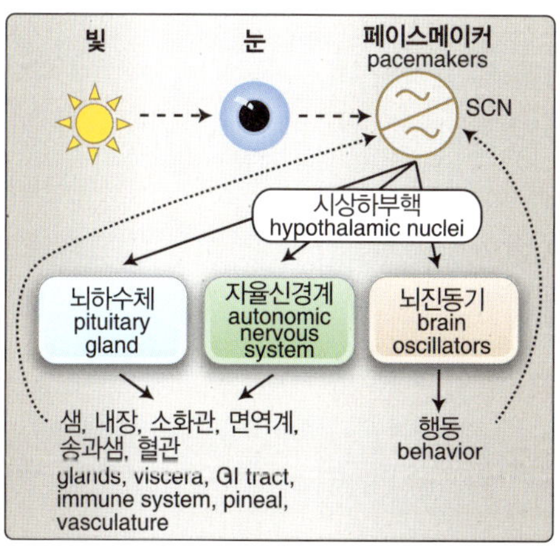

그림 19.13 시상하부에 의한 일조주기의 조절. SCN = 시각교차위핵(suprachiasmatic nucleus).

임상응용 19.2 시상하부의 손상(Damage to the Hypothalamus)

일반적으로 시상하부의 병변에 의한 명확한 기능 손실은 양쪽에 병변이 있을 때 나타난다. 한쪽의 병변은 증상이 없거나 최소한의 변화만을 유발할 수 있다.

시상하부의 손상은 신경내분비학적 이상, 자율신경계의 비정상적 기능이 유발되며 체온조절, 수분균형, 체중조절, 수면-각성주기, 감정행동의 변화가 개별적으로 혹은 위의 이상과 동반되어 나타날 수 있다. 중요한 것은 시상하부는 혈액공급이 충분하므로 혈관이상에 의한 손상은 드물다는 점이다. 종양은 시상하부 기능손상의 중요한 원인이다. 시상하부의 종양은 드물지만 뇌하수체의 종양은 다양한 시상하부의 핵들을 압박하여 기능손상을 유발한다. 뇌하수체의 종양이 커지면 시각신경교차를 압박하여 양귀성 반맹(bitemporal hemianopsia)을 유발할 수 있다. 압력에 의하여 시상하부의 기능이상을 초래할 수 있는 다른 원인은 윌리스고리의 동맥류(aneurysm)와 뇌압(intracranial pressure)의 증가이다. 머리뼈바닥(skull base)의 골절로 시상하부-뇌하수체로가 손상되는 경우 수분균형의 조절이 안되는 요붕증(diabetes insipidus)을 유발할 수 있다. 끝으로 감염 혹은 독성물질이 시상하부에 영향을 미쳐 다양한 기능변화를 유발할 수 있다.

앞(preoptic) 지역은 서파수면(slow wave sleep, non-rapid eye movement)의 형성에 중요하며 사람과 동물에서 앞쪽 지역의 병변은 불면증(insomnia)을 유발한다. 대조적으로 시상하부의 뒤쪽 지역은 각성에 중요하며 병변은 기면(drowsiness) 혹은 혼수상태를 유발한다. 히스타민은 주요한 "각성 촉진"의 신경전달물질로 생각되며 시상하부 뒤쪽 지역의 병변은 일부 히스타민 신경세포 그룹의 비활성화 효과를 유발한다. 흥미롭게도 오렉신은 음식섭취의 효과와 함께 수면에도 기능을 지닌다. 연구에 따르면 가쪽 시상하부에서 오렉신 신경전달의 결핍은 **기면증**(narcolepsy)에 역할을 하는 것으로

임상응용 19.3 멜라토닌(Melatonin)

멜라토닌의 수면유도에 주된 효과를 지닌다. 이 작용은 교차위핵(SCN)에서 일조주기성 각성유발 기전의 억제를 통하여 나타나며 부분적으로 말초 혈관확장의 결과로 중심체온을 감소시킴으로 유발된다. 따라서 교차위핵을 포함하는 시상하부의 앞쪽 구역의 병변은 수면과 각성이 반복되거나 불면증과 같은 수면장애를 유발할 수 있다. 중요한 것은 수면에 있어 시상하부의 뒤쪽 구역은 반대 영향을 미치므로 이 지역의 병변은 각성장애를 유발하여 졸리거나 심한 경우 혼수상태를 유발할 수 있다.

멜라토닌은 수면유도 효과 이외에도 일조주기 시계의 주기이동(phase shift)을 일으킬 수 있다. 저녁 혹은 이른 밤에 멜라토닌을 투여하면 일조주기 시계의 주기를 앞당긴다. 반대로 멜라토닌을 밤의 후반 혹은 이른 아침에 투여하면 일조주기가 지연된다.

제안되고 있다. 기면증은 만성적인 수면장애 혹은 수면곤란증(dyssomnia)으로, 특징적으로 낮 시간에 매우 졸리며 극도의 피로감을 느끼고 일하거나 수업 중과 같은 부적절한 시간에 갑자기 수면에 빠지는 현상이 나타난다. 기면증 환자가 겪는 다른 문제는 갑자기 근육의 긴장이 소실되고 간혹 격한 감정상태가 되는 허탈발작(cataplexy)이다. 이러한 긴장의 변화는 안면근육이 가볍게 느슨해지는 정도로부터 턱이나 머리가 떨어지거나, 무릎이 약해지고, 완전히 쓰러지는 경우에 이르기까지 다양하다.

V. 혈액공급(Blood Supply)

시상하부의 혈액공급은 윌리스고리에서 나오는 작은 동맥에서 온다(그림 19.14). 앞대뇌동맥(anterior cerebral artery)과 앞교통동맥(anterior communicating artery)의 가지들은 시상하부의 앞쪽 지역을 혈액공급하고 뒤대뇌동맥(posterior cerebral artery)과 뒤교통동맥(posterior communicating artery)의 가지들은 시상하부의 중간 지역과 뒤쪽 지역을 공급한다.

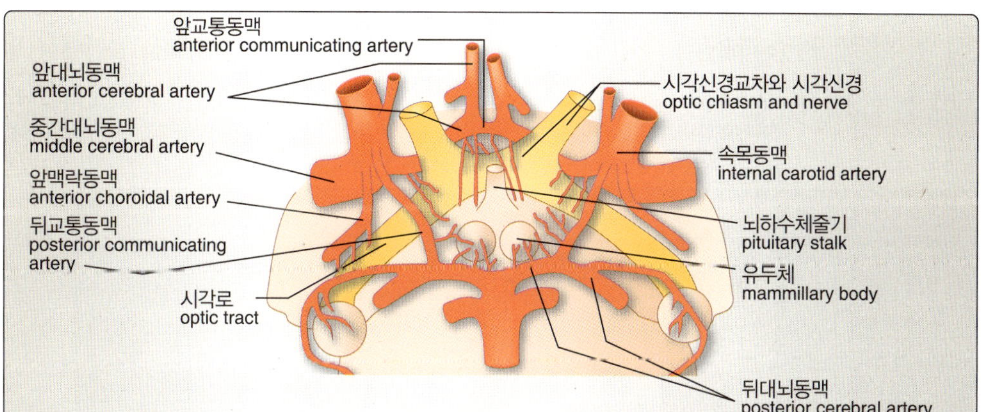

그림 19.14 시상하부의 혈액공급. (Haines DE. *Neuroanatomy: An Atlas of Structures, Sections, and Systems*, 7th ed. Baltimore, MD: Lippincott Williams & Wilkins, 2007에서 변형함.)

임상증례

뇌하수체 선종(Pituitary Adenoma)

42세의 여성에게 유루증(galactorrhea; 유방에서 젖이 분비되는 현상)이 나타났다. 그녀는 3개월간 매일 만성적인 두통이 있었으며 양쪽 눈의 주변시야(peripheral vision)가 감소되는 것을 알았다. 신경학적 검사에서는 양귀쪽반맹(bitemporal hemianopsia)을 제외하고는 정상이었다.

뇌의 MRI 소견상 뇌하수체에서 크기가 큰, 증강되는 종괴(enhancing mass)와 함께 액체감약반전회복(fluid-attenuated inversion recovery, FLAIR) 신호의 증가가 관찰되었다(그림 19.15A, B). FLAIR 영상에서 정상적인 뇌척수액인 약화되어 검게 관찰되나 비정상구조는 밝게 나타나는 것을 주목해야 한다. FLAIR은 병리에 매우 민감하며 뇌척수액과 비정상소견을 쉽게 구별할 수 있다. 뇌하수체의 10 mm 이상인 이 종괴의 원인을 규명하기 위하여 뇌하수체 호르몬검사가 시행되었다.

위의 병력에 의하면 뇌하수체 앞엽의 어떤 호르몬의 증가가 예상되는가?

프로락틴(prolactin, PRL)의 증가를 예상할 수 있다. PRL은 유선에서 젖의 분비에 필수적이다. 임신하지 않은 여성에서 PRL의 증가는 이 환자의 경우처럼 유루증을 유발할 수 있다.

이 환자에서 다른 호르몬에 관련된 증상이 없으므로 앞쪽 시상하부의 다른 호르몬은 증가된 것 같지 않다. **갑상선자극호르몬**(thyroid-stimulating hormone, TSH)은 갑상선을 자극하여 T4(적은 양의 T3도)의 분비를 유도한다. TSH의 증가는 갑상선기능항진증(hyperthyroidism)을 유발한다. **성장호르몬**(growth hormone, GH)은 골단 성장연골판(epiphyseal growth plate)을 자극한다. 이는 어른에서 말단비대증(acromegaly), 소아에서는 거인증(gigantism)을 유발한다. 말단비대증의 증상으로는 손발이 커지고 눈썹과 아래턱 부분이 돌출되고 코뼈가 커지는 등의 얼굴뼈의 변화가 나타난다. **난포자극호르몬**(follicle-stimulating hormone, FSH)은 생식세포의 성숙을 자극한다. 남자에서는 FSH가 버팀세포(Sertoli cell)에서 안드로겐결합단백질(androgen-binding proteins, ABPs)의 분비를 자극하며 일차 정모세포(primary spermatocyte)가 감수분열의 마지막 단계를 거쳐 이차 정모세포가 되게 한다. 여성에서는 FSH가 난포의 성장과 일부 에스트로젠의 분비를 유발한다. **부신피질자극호르몬**(adrenocorticotropic hormone, ACTH)은 부신을 자극하여 코티졸(cortisol)의 합성과 분비를 자극한다.

뇌하수체 뒤엽에서 분비되는 두 가지 호르몬은 무엇인가?

바소프레신(vasopressin) 혹은 **항이뇨호르몬**(ADH)과 옥시토신이 뇌하수체 뒤엽에서 분비되는 2가지 호르몬이다. ADH는 콩팥에서 수분의 재흡수를 증가시켜 소변 형성을 조절함으로써 수분균형을 조절한다. 옥시토신은 자궁과 유선의 민무늬근의 수축을 유발한다. 자궁수축은 분만에서 필수적이다. 모유수유 시에 옥시토신은 젖의 유출을 자극한다.

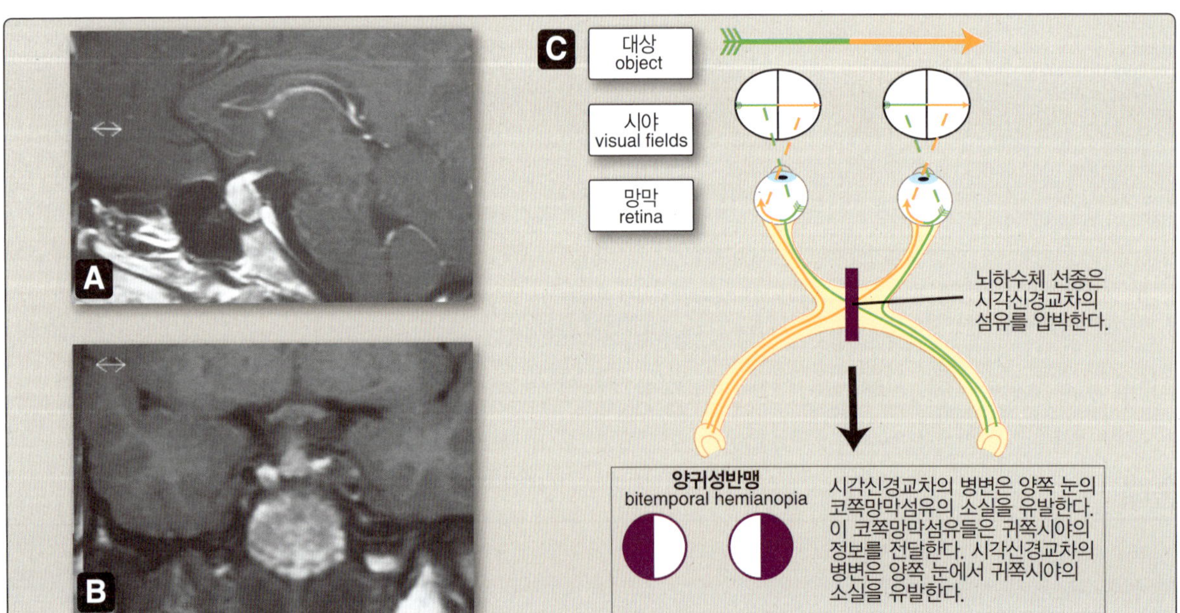

그림 19.15 **A.** 간돌리늄을 사용한 시상면 MRI에서 확대된, 조영증강되는(밝은 흰색의 종괴) 뇌하수체 종양이 위쪽의 시신경교차를 압박하는 것이 관찰된다. **B.** 같은 환자의 관상면 MRI. **C.** 시각교차의 섬유의 병변에 의한 양귀성반맹(bitemporal hemianopia). (From Scher LA, Weinberg G. *General Surgery Board Review*. Wolters Kluwer Health, 2011.)

뇌하수체의 종괴 혹은 큰샘종(macroadenoma)이 왜 환자의 시야에 영향을 미치는가?

뇌하수체는 시각신경교차(optic chiasm)의 바로 아래에서 터키안장(sella turcica)에 위치한다. 샘종(뇌하수체 종양)이 작은 샘종에서 10 mm 이상의 큰 샘종으로 확장되면 시각신경교차를 아래쪽에서 압박하게 된다. 시각신경교차에서 정중선을 교차하는 섬유들은 코쪽의 망막에서 오는 정보들이 특징적으로 초기에 압박된다. 이 섬유들은 귀쪽의 시야에서 입력을 받는다. 시신경교차에서 이러한 섬유들이 종양의 압박에 의한 병변이 생기면 양쪽의 코쪽 망막에서 오는 감각이 손상되어 양귀성반맹(bitemporal hemianopsia)이 유발된다 (그림 19.15C).

요약

- 시상하부는 신체의 주요한 조절자이다. 시상의 아래에 위치하는 작은 구조이며 셋째뇌실의 가쪽 그리고 아래쪽에 위치한다.
- 시상하부는 몸통과 내장감각계, 둘레계, 후각계, 겉질, 망막에서 입력정보를 받는다. 출력정보는 척수, 뇌줄기, 그리고 앞뇌구조로 보낸다.
- 시상하부는 시상하부-뇌하수체계통을 통해 내분비 기능을 조절한다. 앞쪽 뇌하수체의 호르몬 생산을 조절하는 분비 및 억제 호르몬을 분비하며 뒤쪽 뇌하수체에서 분비되는 호르몬은 시상하부 내에 있는 특이적 신경핵에서 실제로 합성된다. 호르몬 균형은 시상하부 및 고위 뇌중추로의 피드백에 의하여 유지된다.
- 내장신경계통은 시상하부에 의해 조절된다.
- 시상하부는 앞쪽대 뒤쪽 영역의 협동에 의하여 체온을 유지하며 체온을 낮추거나 높이는 행동을 유발할 수 있다. 음식과 수분의 섭취도 혈액내 영양분의 농도와 같은 신호에 따라 시상하부의 가쪽 대 안쪽 영역의 협동에 의하여 기아/갈증과 포만감의 신호를 처리하여 시상하부에 의해 조절된다. 시상하부는 또한 빛-어둠 주기와 멜라토닌의 분비와 같은 환경적 영향에 의해 조절되는 내부의 활성에 의해 일조주기를 조절한다.
- 시상하부는 앞대뇌동맥, 앞교통동맥, 뒤대뇌동맥, 뒤교통동맥과 같은 윌리스고리에서 직접 나오는 작은 가지들에 의해 혈액공급된다.

연습문제

가장 알맞은 답을 하나만 고르시오.

19.1 젊은 남성이 뇌하수체 종양의 수술 이후 양쪽의 뒤쪽 시상하부에서 출혈이 나타났다. 이러한 병변에 의해 나타날 수 있는 현상은 무엇인가?

A. 추울 때 체온조절이 불가능해진다 .

B. 음식물 섭취의 변화로 체중이 증가한다 .

C. 수면-각성 주기의 파괴

D. 기억장애

E. 수분균형 조절의 변화

정답은 A이다. 체온은 앞쪽과 뒤쪽 시상하부의 서로 반대되는 작용에 의하여 조절된다. 열손실 기전은 시상하부 앞쪽의 기능이며 열생산/보존 기전은 뒤쪽의 기능이다. 뒤쪽 영역의 병변이 있으면 추울 때 체온조절이 불가능해질 수 있다. 뒤쪽 영역의 큰 병변에서는 열생산 기전뿐만 아니라 뒤쪽 영역을 통과하는 열손실에 관여하는 내림섬유도 손상되므로 체온조절 기능이 완전히 소실될 수 있다. 음식물 섭취의 조절은 복잡하지만 일반적으로 바깥쪽 영역이 먹는 행동을, 한쪽 영역이 포만감을 유발한다. 수면-각성주기는 시상하부 앞쪽 영역의 시교차위핵에 의해 조절된다. 기억장애는 유두체의 병변에 의해 나타난다. 수분균형은 앞쪽 영역의 삼투압수용기와 가쪽 시상하부에 의해 조절된다.

19.2 35세의 남자가 뇌의 외상을 입었다. 입원 후 3일 뒤 극심한 갈증(다갈증, polydipsia)과 잦은 소변(다뇨증, polyuria)이 나타났다. 그의 소변은 맑았으며 피부가 건조하고 변비가 있었다. 혈중 나트륨 농도가 증가(고나트륨혈증, hypernatremia)되었다. 이 환자에서 결핍된 호르몬은 무엇인가?

A. 항이뇨호르몬(ADH)
B. 옥시토신(oxytocin)
C. 렙틴(leptin)
D. 코티솔(cortisol)
E. 그렐린(ghrelin)

> 정답은 A이다. 시각교차상핵(supraoptic nucleus)과 뇌실곁핵(paraventricular nucleus)이 있는 시상하부 지역 혹은 뇌하수체줄기(pituitary stalk)의 출혈에 의해 항이뇨호르몬(ADH) 분비가 일어나지 않을 가능성이 있다. ADH의 부족 혹은 결핍은 다갈증, 다뇨증, 고나트륨혈증이 나타나는 요붕증(diabetes insipidus)을 유발할 수 있으며 이는 일시적일 수 있다. 옥시토신은 모유수유와 자궁수축에 관여한다. 렙틴과 그렐린은 음식물 섭취를 조절하는 호르몬으로 시상하부의 안쪽과 가쪽 영역의 균형에 의해 조절된다. 코티솔은 부신에서 분비되는 호르몬으로 ACTH에 의해 조절되며 수분균형에는 직접 관여하지 않는다.

19.3 뇌활(fornix)에 대한 설명으로 옳은 것은?

A. 시상하부의 출력을 뇌줄기로 전달한다.
B. 시상하부와 앞뇌의 구조를 연결한다.
C. 시상하부와 편도를 연결한다.
D. 시상하부와 해마를 연결한다.
E. 시상에서 시상하부로 정보를 전달한다.

> 정답은 D이다. 뇌활은 해마와 시상하부(유두체) 사이의 양방향 연결을 담당한다. 시상하부에서 뇌줄기로의 내림출력은 많은 경우 그물형성의 중개를 통해 뇌줄기와 척수로 정보를 전달하는 2개의 경로인 안쪽앞뇌다발(medial forebrain bundle)과 등쪽세로다발(dorsal longitudinal fasciculus)에 의해 전달된다. 편도는 두 개의 경로, 분계섬유줄(stria terminalis)과 배쪽편도체날섬유(ventral amygdalofugal fiber)를 통해 시상하부와 연결된다.

19.4 섭식행위의 조절에 대한 설명으로 옳은 것은?

A. 부신피질자극호르몬은 음식물 섭취를 자극하는 신호를 제공한다.
B. 가쪽 시상하부의 핵들은 포만감을 유발한다.
C. 배쪽안쪽핵(ventromedial nucleus)은 음식물 섭취를 증가시키는 기능이 있다.
D. 렙틴과 포도당은 활꼴핵(arcuate nucleus)의 안쪽부분의 신경세포를 억제한다.
E. 그렐린은 활꼴핵의 가쪽부분으로 식욕증진 신호를 보낸다.

> 정답은 D이다. 활꼴핵의 안쪽 부분의 핵들은 렙틴과 포도당과 같은 식욕감소 신호에 의해 억제되며 그렐린으로부터 식욕감소 신호를 유발한다. 부신피질자극호르몬은 렙틴과 같이 음식물 섭취를 감소시키고 에너지 대사를 증가시킨다. 시상하부의 가쪽 영역에 있는 핵들은 음식물 섭취를 자극하며, 배쪽안쪽핵은 음식물 섭취를 억제한다.

변연계
The Limbic System

20장

I. 개요

'변연(limbic)'이란 용어는 원래 대뇌반구의 내측면에서 뇌량과 뇌간의 상부를 둘러싸고 있는 고리(ring) 또는 경계(border)를 이루는 대뇌이랑(gyri)을 의미하는 용어였다. 현재 변연계(둘레계)는 대뇌반구의 내측과 하부에 위치한 피질구조[cortical areas, "**변연엽**(limbic lobe)")와 **피질하구조**(subcortical structure)를 모두 포함하는 의미로 사용된다(그림 20.1). 변연계(둘레계, limbic system)의 구조는 서로 상호연결되어 있으며 시상하부(hypothalamus)와도 밀접하게 연결되어 있다. 진화의 관점에서 볼 때 변연계는 매우 오래된 구조이며, 대뇌피질이 발달되지 못한 일부 동물에서는 변연계가 전뇌(forebrain)의 대부분을 차지하고 있다. 변연계는 시상하부와 신피질(neocortex) 사이에 있으면서 이들을 연결해 주는 위치에 있기 때문에, 주위환경에 대한 내분비계, 내장의 반응과 감정적, 수의적인 행동을 연결하는 교량의 역할을 한다. 시상하부와 함께 변연계는 감정 및 욕구와 연관된 행동의 해부학적 기초구조를 이루고 있다.

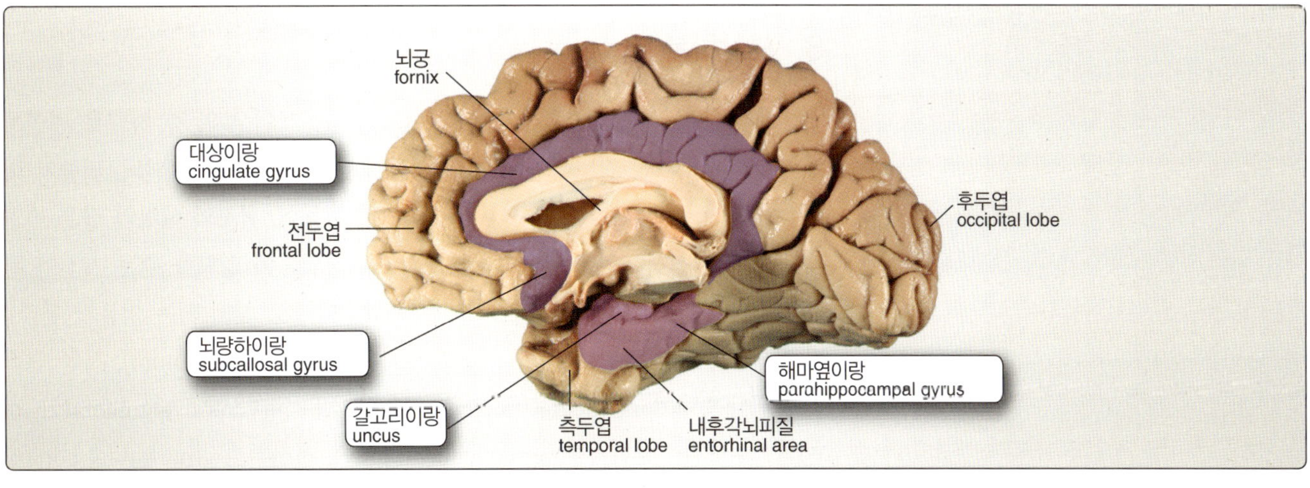

그림 20.1 변연계(limbic system)의 피질영역(cortical areas).

II. 구조(Anatomy)

변연계 구조를 전체적으로 살펴보면, 변연엽, 변연계의 피질하구조 및 이들과 서로 연결된 변연계의 구조들, 기타 다른 중추신경계 구조들과의 주요 연결들로 나눌 수 있다.

A. 변연엽(Limbic lobe)

그림 20.1에 나타난 대로, 변연엽은 전두엽, 측두엽, 측두엽, 후두엽과 같은 뚜렷한 대뇌피질의 엽과는 달리 진정한 대뇌엽이라고 할 수 없다. 오히려 변연엽은 전두엽, 두정엽, 측두엽의 일부를 포함하는 대뇌 내측면의 피질로 이루어진 고리 모양의 구조이다. 변연엽은 **해마옆이랑**(parahippocampal gyrus)과 **대상(띠)이랑**(cingulate gyrus) 및 대상이랑의 앞쪽 아래쪽으로 이어지는 **뇌량하이랑**(subcallosal gyrus)으로 구성되어 있다(그림 20.1). 이들 피질구역은 **대상다발**(cingulum)이라고 하는 피질하섬유다발을 통해 서로 연결된다. 변연계의 피질하구조에는 **해마**(hippocampus, 학습과 기억에 중요한 역할), **편도**(amygdala) 또는 편도핵복합체(amygdaloid nuclear complex, 감정과 욕구에 중요한 역할), 그리고 **중격핵**(septal nuclei, 보상기전에 관여)이 포함된다. 해마옆이랑의 앞쪽 내측 끝부분에 팽대된 구조는 갈고리이랑(*uncus*, 라틴어로 "갈고리 hook"를 의미)이라고 하며, 해마 앞부분의 위에 놓여 있다.

해마옆이랑의 앞쪽 부분은 **내후각뇌피질**(entorhinal cortex)이라고 한다. 내후각뇌피질은 체감각피질, 청각피질, 후각피질, 미각피질, 전전두엽(prefronta) 피질 등 광범위한 피질연합영역(cortical association area)에서 오는 입력을 받으며, 해마와 상호 연결되어 있다. 다음 내후각뇌피질은 해마에서 들어오는 정보를 받아 다시 피질연합영역으로 돌려준다.

B. 시상하부(Hypothalamus)

시상하부(19장 "시상하부" 참조)는 변연계의 기능적인 부위 중 하나로 변연계와 밀접하게 상호연결되어 있으며, 변연계에서 나가는 정보를 전뇌, 뇌줄기 및 척수의 표적구조로 보내주는 역할을 한다. 예를 들어, 편도와 해마와 같은 변연계 구조와 시상하부의 연결은 감정 반응이 내장활동에 영향을 주는 기전이 된다(즉 불안감이 위를 뒤틀리게 하고 손바닥에 땀으로 젖게 되는 이유가 된다). 변연계와 주로 연결된 다른 구조들에는 배쪽선조(ventral striatum), 시상 전핵 및 등쪽내측핵(dorsomedial nucleus), 배쪽피개구역(ventral tegmental area, VTA), 수도관주위회색질(periaqueductal gray), 전전두피질(prefrontal cortex) 등이 있다. 여기에 더해서 후각계(olfactory system)는 변연계 구조와 밀접하

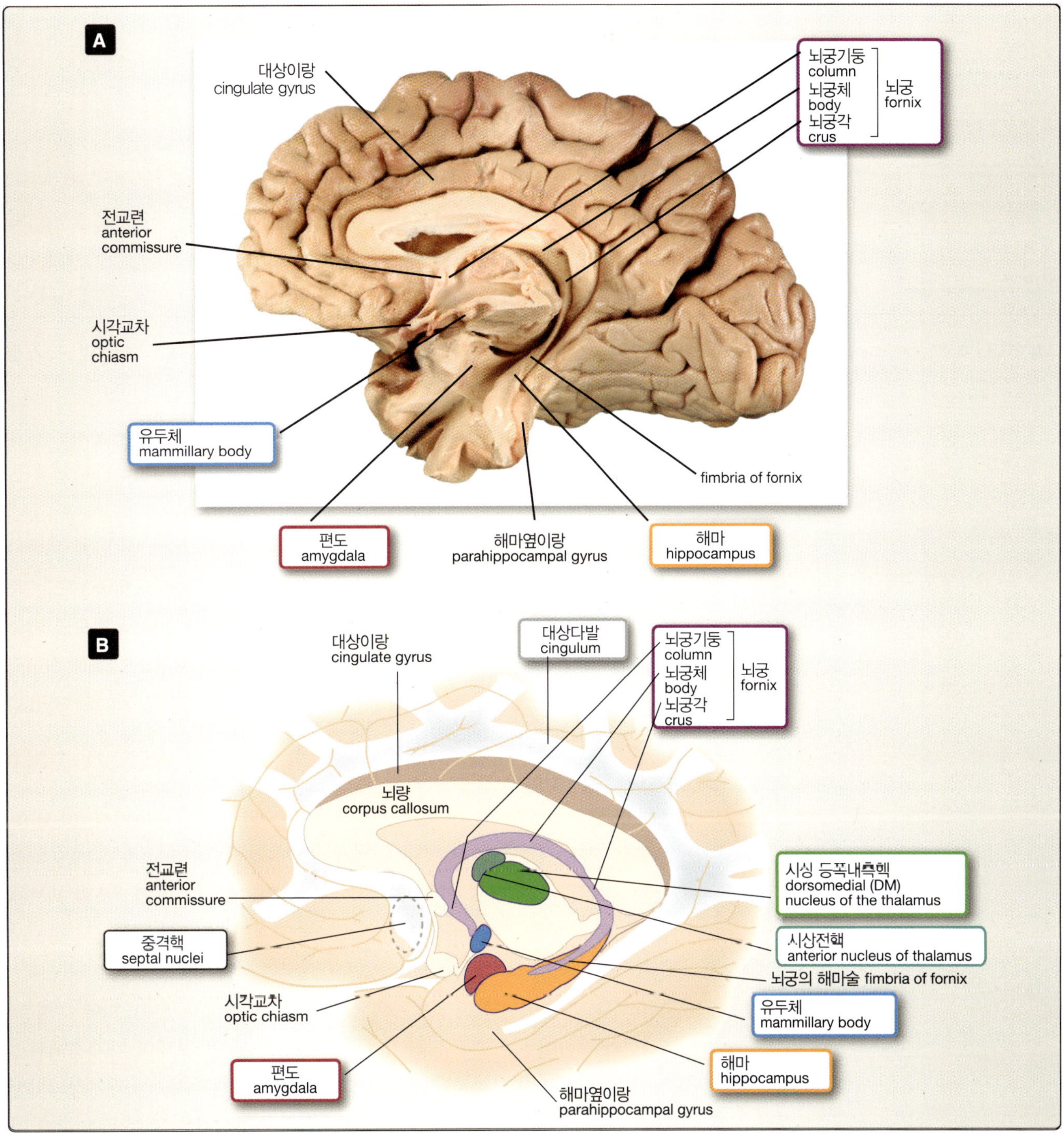

그림 20.2 A. 뇌의 정중시상단면(midsagittal view)에서 외측뇌실(lateral ventricle)의 하각(inferior horn)을 열어 뇌궁(fornix), 해마(hippocampus), 편도(amygdala)의 위치를 나타내었다. B. 그림으로 나타낸 변연계의 피질하구조(subcortical structure).

게 연결되어 있다(그림 20.2). 후각에 대해서는 21장 "냄새와 맛(Smell and Taste)"에서 따로 설명하였다.

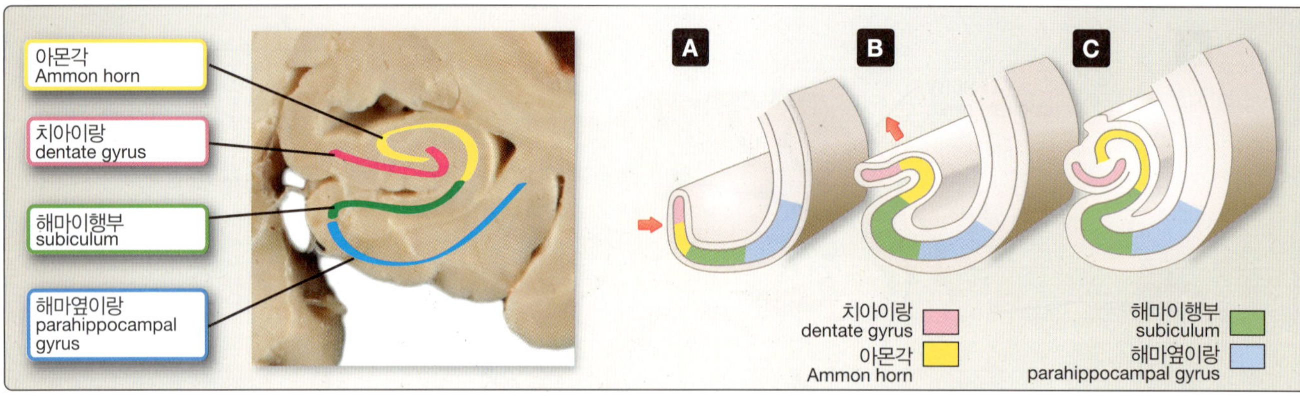

그림 20.3 해마(hippocampus)의 구조. *왼쪽 사진*은 관상단면(coronal section)에서 해마를 나타내었다. *오른쪽 그림*에서는 어떻게 해마의 각 구조가 형성되는지를 나타내었다(A부터 C까지).

C. 해마(Hippocampus)

해마, 좀 더 넓게 말하면 **해마형성체**(hippocampal formation)는 얇게 휘어진 피질로 측두엽의 내측면에 위치하며, 외측뇌실의 하각(inferior horn) 또는 측두각(temporal horn)의 바닥을 이루고 있다. 해마는 길이가 5 cm 정도인 비교적 큰 구조이다. 해마형성체는 (1) **해마이행부**(subiculum), (2) **고유해마**(hippocampus proper) 또는 **아몬각**(Ammon horn), (3) **치아이랑**(dentate gyrus)의 세 부분으로 구성되어 있다(그림 20.3). 해마옆이랑은 해마형성체 위에 가로놓인 피질이다("para"는 해마의 '옆'을 의미한다).

해마이행부는 해마와 해마옆이랑의 이행부가 되는 피질이다(그림 20.3) 고유**해마**는 앞쪽 끝부분이 팽대된 회색질 구조이다. 해마의 뇌실쪽 표면은 뇌실막(ependyma)으로 덮여 있다. 해마이행부와 해마에 있는 신경세포의 세포체에서 기원된 섬유다발은 **해마술**(fimbria)이라고 하며 해마의 뒤쪽 끝부분에서 **뇌궁**(fornix)이 된다. 뇌궁은 해마의 가장 뚜렷한 출력경로이다(주: 뇌궁에는 출력섬유뿐만이 아니라 반대 방향의 입력섬유도 포함하고 있다). 이에 더해 고유해마와 해마이행부 모두 직접 내후각뇌피질로 출력을 보내며, 내후각뇌피질은 광범위한 대뇌피질의 연합영역과 상호연결되어 있다. 따라서 내후각뇌피질은 감각, 인지, 감정에 관한 정보들이 해마에 영향을 미치는 "관문(gateway)"이 되며 반대로 해마에서 대뇌피질에 영향을 미치는 경로도 된다. **치아이랑**은 치아 비슷한 구불구불한 띠 모양의 회색질 구조이다. 주위의 인접한 거미막하공간(subarachnoid space)에서 기원되어 해마로 들어가는 혈관들이 치아이랑을 통과하므로 이러한 치아 비슷한 모양이 형성된다. 관상단면에서 치아이랑과 고유해마는 두 개의 서로 맞물리는 "*C*"자 형태로 나타난다(그림 20.3). 흥미롭게도 치아이랑은 성인 뇌에서 후각망울(olfactory bulb)과 함께 **신경발생**(neurogenesis, 즉 새로운 신경세포의 형성)이 일어나는 부위이다. 신경발생은 치아이

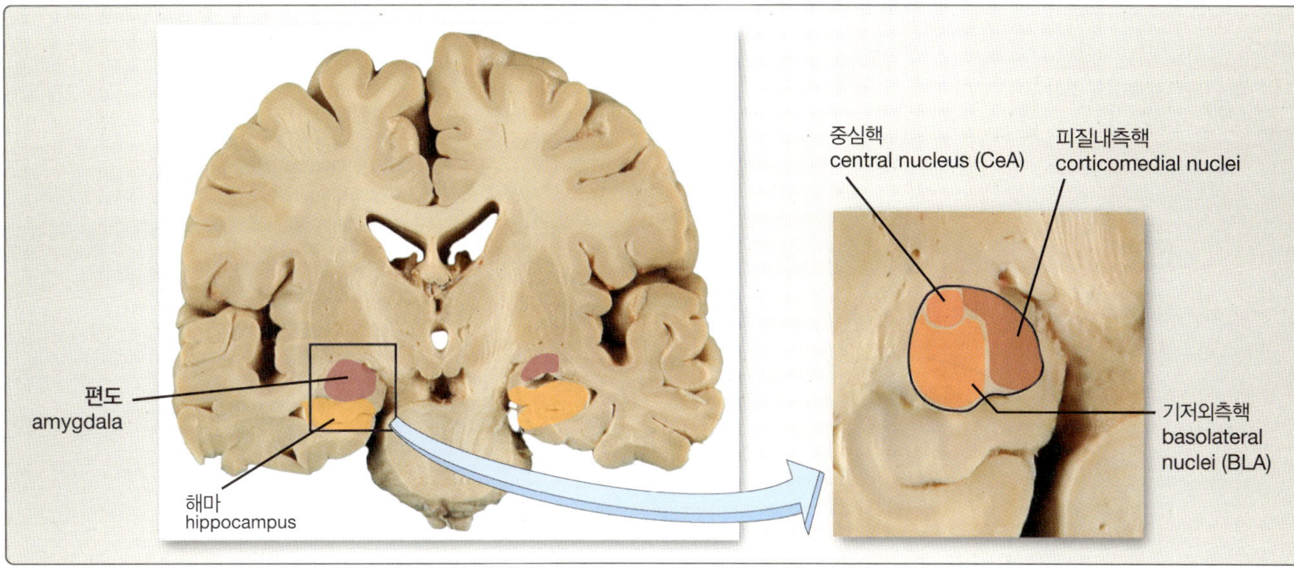

그림 20.4 관상단면(coronal section)에서 해마(hippocampus)와 편도(amygdala). 확대된 그림에서는 편도의 핵군을 나타내었다.

랑의 과립세포(granule cell)에서 일어난다. 새로 생성된 신경세포는 완전히 그 기능을 발휘한다고 생각되고 있으며, 새로운 기억의 생성에 중요한 역할을 하고, 스트레스와 우울증 증상의 조절에도 관여할 것으로 추정되고 있다.

D. 편도(Amygdala)

편도[편도핵복합체(amygdaloid nuclear complex)]는 "편도-모양(almond-shaped)"의 구조로 갈고리이랑(uncus)의 심부, 해마의 바로 앞에 위치해 있다(그림 20.2, 20.4). 이 구조는 외측뇌실 하각의 천장에 묻혀 있으며, 미상핵(caudate nucleus)의 꼬리(tail)에 인접해 있다. 편도는 형태학적, 기능적으로 서로 다른 세 핵군, 즉 기저외측(basolateral) 핵군, 중심(central) 핵군, 피질내측(corticomedial) 핵군으로 구성된다. 편도로 들어오는 구심섬유에는 감각정보(시각, 청각, 체감각, 미각, 후각), 뇌줄기에서 들어오는 정보[솔기핵(raphe nuclei), 수도관주위회색질(periaqueductal gray), 미주신경등쪽운동핵(dorsal motor nucleus of X), 고립로핵(nucleus solitarius), 청색반점(locus ceruleus)], 시상의 등쪽내측핵(dorsomedial nucleus)에서 들어오는 정보, 광범위한 대뇌피질에서 들어오는 정보 등이 있다(그림 20.5). 편도에서 나가는 출력은 종말선조(stria terminalis)와 배쪽편도원심섬유(ventral amygdalofugal fiber)의 두 주요 경로를 통해 나가며, 구심섬유가 들어오는 대부분의 부위로 연결된다. 편도에서는 대뇌피질과 뇌줄기 부위로 직접 출력을 보낼 수도 있으며, 뇌줄기로 이어지는 출력섬유는 시상하부를 통해 중개되어 뇌줄기로 이어질 수도 있다(이 중 후자만 그림 20.5에 나타내었음).

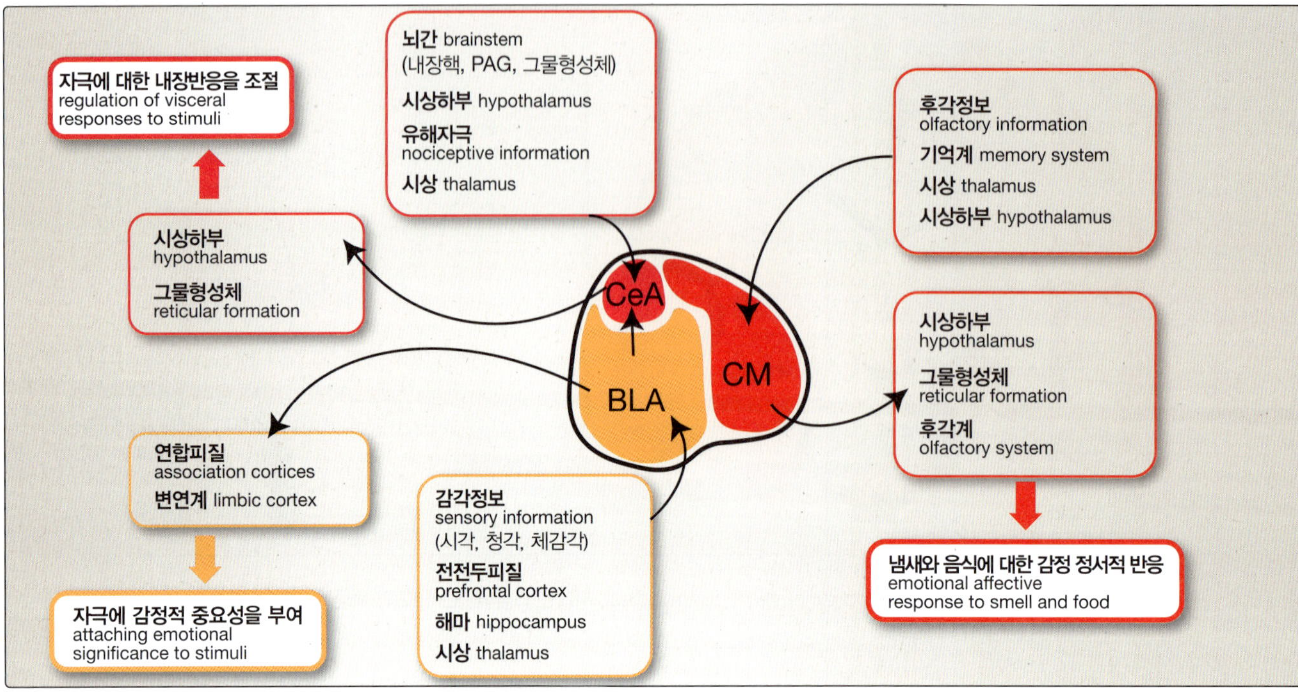

그림 20.5 편도(amygdala)와 이의 연결. BLA = 편도 기저외측핵(basolateral nuclei of amygdala); CeA = 편도 중심핵(central nucleus of amygdala); CM = 편도 피질내측핵(corticomedial nuclei of amygdala); PAG = 수도관주위회색질(periaqueductal gray).

1. **기저외측핵**(basolateral nuclei): **기저외측핵**[basolateral nuclei, 기저외측편도(basolateral amygdala, BLA)]은 편도 중 가장 큰 핵군이며 사람에서 잘 발달되어 있다. 기저외측편도(BLA)는 **자극에 감정적 중요성을 부여**(attaching emotional significance to a stimulus)하는 데 중요한 역할을 한다. 편도는 광범위한 연합피질[전전두엽(주로 후각전두) 피질, 두정 피질, 측두 피질]과 대상이랑(cingulate gyrus), 해마옆이랑(parahippocampal gyrus)을 포함한 대뇌피질의 여러 부위와의 상호연결을 통해 여러 종류의 그리고 특정한 특성의 자극에 대한 정보를 받아들인다. 해마는 또한 시상(주로 전핵과 등쪽내측핵)과 해마에서도 입력을 받아들인다(그림 20.5). 기저외측핵에서 나가는 원심섬유는 다시 대뇌피질과 시상 및 편도의 중심핵으로 연결된다.

2. **중심핵**(central nucleus): **중심핵**[편도중심핵(central nucleus of amygdala, CeA)]은 일반적인 감정반응의 중개에 중요하다(그림 20.5). 중심핵은 뇌줄기와 척수의 내장관련핵과 상호연결되어 있으며, 기저외측편도(BLA)에서 나오는 입력을 받는다. 또한 중심핵은 유해자극 입력(nociceptive input)을 받으며, 통증계통에서 중요한 수도관주위회색질(periaqueductal gray)에서 들어오는 입력도 받는다(22장 "통증" 참조). 중심핵은 뇌줄기의 콜린성 및 아민성 신경전달계통과도 상호연결되어 있다. 이러한 연결을 통해 중심핵은

통증을 포함한 **감정적 자극에 의한 내장반응**(visceral responses to emotional stimuli)의 조절에 중요한 기능을 한다.

3. **피질내측핵**(corticomedial nuclei): **피질내측핵**은 사람에서 뚜렷하게 발달되어 있지는 않은 핵이다. 이 핵은 후각망울(olfactory bulb)에서 후각정보를 받으며, 미각정보와 시상(등쪽내측핵, dorsomedial nucleus)에서 오는 정보를 받고, 시상하부 특히 음식 섭취와 관련된 배쪽내측핵 및 외측영역과의 상호연결되어 있다. 피질내측핵은 음식의 냄새에 대한 정보를 시상하부에 전달하여 **음식에 대한 감정정서반응**(emotional affective responses to food)의 생성에 중요한 역할을 한다. 이는 좋은 냄새가 식욕을 증진시키고, 불쾌한 냄새가 식욕을 저하시키는 원인이다.

4. **종말선조**(stria terminalis): **종말선조**는 주로 **내측핵**(medial nuclei)에서 기원되는 작은 신경로이다. 편도를 나온 후 이 신경로는 시상 위로 휘어져 미상핵(caudate nucleus)과 시상 사이의 고랑을 따라 주행하여 시상하부와 배쪽선조(ventral striatum), 그리고 중격핵(septal nuclei)에서 종지한다.

5. **배쪽편도원심섬유**(ventral amygdalofugal fiber): **배쪽편도원심섬유**(ventral amygdalofugal fiber)는 기저외측핵과 중심핵에서 기원되는 두 번째의 주요 경로이다. 이 섬유다발은 시상하부와 중격핵(septal nuclei)에 종지한다. 이에 더해 이 섬유다발은 배쪽선조와 전두엽, 전전두엽, 대상이랑, 하측두피질 영역을 포함한 대뇌피질로 이어진다.

E. 중격핵(The septal nuclei)

중격핵(septal nuclei, 그림 20.2)은 **전두엽**(frontal lobe)의 내측 벽, **전교련**(anterior commissure)의 앞쪽, 그리고 외측뇌실 전각(anterior horn)의 앞쪽 경계부에 있는 작은 핵군이다. 중격핵은 후각망울(olfactory bulb), 해마[hippocampus, 뇌궁(fornix)을 통해], 그리고 편도(amygdala, 종말선조와 배쪽편도원심섬유를 통해)와 상호연결되어 있다. 여기에 더해 내측전두다발(medial forebrain bundle, 그림 19.5, 19.6)도 중격핵의 구심섬유와 원심섬유를 포함하고 있다. 내측전두다발은 도파민성 섬유를 중격핵으로 전달하고, 이를 시상하부와 뇌줄기의 그물형성체로 연결시켜 주며, 이를 다시 뇌줄기와 척수의 내장 및 운동핵에 이어준다. 중격핵은 전뇌에 있는 부위 중 콜린성 신경세포를 포함하고 있는 드문 신경핵으로 콜린성 섬유를 외측시상하부, 편도, 해마, 전두엽의 여러 영역으로 보내준다.

중격핵의 임상적 중요성에 대해서는 아직 잘 알려져 있지 않다. 중격핵은 중격의지핵(nucleus accumbens)과 밀접하게 연관되어 있으며 도파민성 섬유가 도달하는 부위이기 때문에 보상과 쾌감에 중요한 역할을 할 것이라고 생각되고 있다. 실제로 중격핵 부위를 전기적으로 자극한 환자의 경우 성적 쾌감이나 오르가즘을 느꼈다고 하기도 한다.

F. 확장파페츠회로(The exteneded Papez circuit or network)

1937년 코넬대학의 신경해부학자였던 제임스 파페츠(James Papez)는 간뇌(diencephalon)와 대뇌피질(cerebral cortex) 사이의 상호작용에 의해 감정이 경험된다는 이론을 제안하였다. 감정은 의식에 떠오르고 의식적인 사고는 감정에 영향을 주기 때문에 파페츠는 변연계와 특정한 피질 사이의 신경회로가 감정의 신경해부학적 기전이 된다는 가설을 세웠다. "시상하부, 시상전핵, 대상이랑, 해마와 이들 사이의 상호연결이 조화롭게 이루어져 중심 감정이 만들어지며 감정의 표현에도 중요한 역할을 하게 된다."(James Papez, 1937). 이 회로에는 다음의 구조들이 포함된다(그림 20.6).

- **해마**(hippocampus)
- **뇌궁**(fornix)을 통한 해마의 출력
- 뇌궁이 종지되는 **유두체**(mammillary body)
- 유두체로부터 **시상전핵**(anterior nucleus of thalamus)으로 나가는 **유두시상로**(mammillothalamic tract)
- 시상전핵에서 기원된 섬유가 이어지는 **대상이랑**(cingulate gyrus)
- 대상이랑에서 나가는 출력은 다시 해마로 돌아감

감정의 근원이 되는 신경 구조에 대한 개념은 점차 확장되어 나중에 파페츠에 의해 기술된 구조들과 구조적, 기능적으로 연결된 부위들이 포함되게 되었고, 점차 이 복잡한 신경회로가 더 자세하게 밝혀짐에 따라 변연계의 개념은 계속해서 확장되었다. 변연회로(limbic circuitary)에 대한 최근의 개념은 다음과 같다.

- 뇌궁은 유두체 이외의 시상하부 부위와 뇌궁이 지나가는 경로 주위의 구조들(중격핵, 시상하부, 배쪽선조)과 연결되며, 이들과 양방향으로 정보를 전달한다.
- 편도(amygdala)는 감정의 표현과 감정 기억(emotional memory)과 기본 욕구(basic drive)에 중심적인 구조이다.
- 변연계와 시상하부 사이의 상호연결은 매우 광범위하고 복잡하다.
- 대뇌피질의 연합영역(association area), 특히 전전두피질(prefrontal cortex)이 중심적인 역할을 한다.

그림 20.6에서는 감정에 관련된 신경회로의 확장된 구조와 그 연결을 표시하였다. 주의할 점은 아직도 이 그림이 복잡한 신경네트워크를 단순하게 표시한 것이라는 점이다. 예를 들어, 이들 구조는 시상과도 상호연결되어 있다(그림에

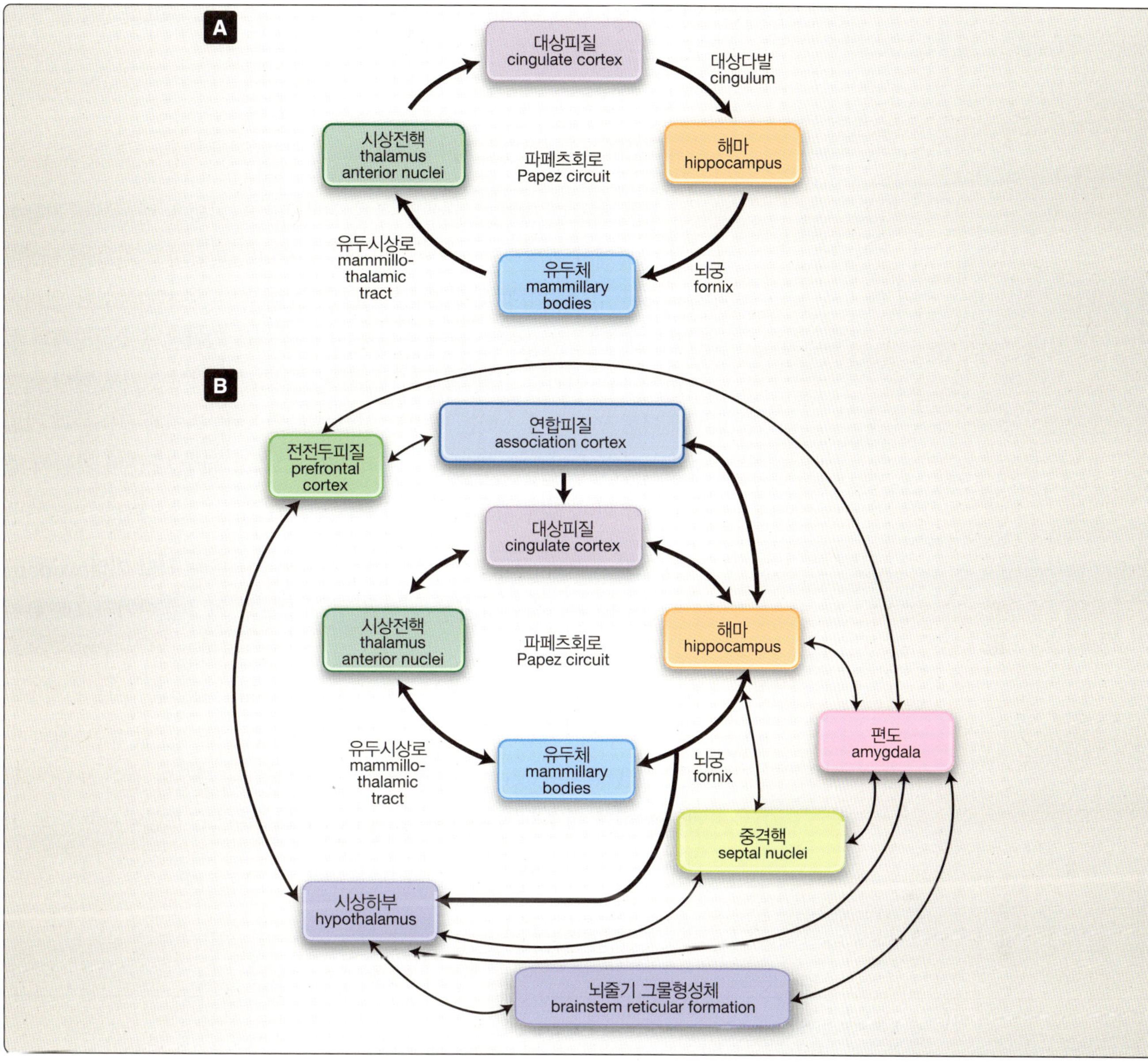

그림 20.6 파페츠회로(Papez circuit) (A)와 확장파페츠회로(extended Papez circuit) (B).

는 나타내지 않았음).

III. 변연계 구조의 기능 (Functions of Limbic System Structures)

변연계에는 해마(hippocampus), 편도(amygdala), 중격핵(septal nuclei)이 포함되어 있다. 이 구조들은 서로 고도로 상호연결되어 있으며, 이들 각각은 개별적인 기능도 갖고 있고 서로 중첩되는 기능도 갖고 있다. 변연계는 기억, 감정,

감정적 학습과 행동, 동기(motivation), 보상(reward) 등에 중요한 역할을 하고 있다.

A. 해마(Hippocampus)

해마의 가장 중요한 역할은 학습을 중재하고 새로운 기억을 형성하는 기능이다. 일상생활에서 정상적인 기억은 대단히 중요하며, 학습하고 기억을 저장하고 끌어내는 정상적인 능력에 문제가 생기면 일상적인 생활에 극심한 어려움이 나타나게 된다. 기억에는 여러 종류가 있으며, 이들 각각은 중추신경계의 서로 다른 구조에 기반하고 있지만, 이 구조들이 서로 중복되어 있기도 하다.

이에 더해 변연계에 속하는 해마는 시상하부 및 다른 변연계 구조들과 광범위하게 연결되어 있으며, 감정과 감정적 행동, 그리고 내장, 내분비 기능에 중요한 역할을 하고 있다.

1. **단기기억**(short-term memory): **단기**(short-term) 또는 **작업 기억**(working memory)은 즉각적인 목표를 이루기 위해 정보를 기억에 단기적으로 유지하거나 때로는 정보를 조작하는 경우를 말한다. 이의 가장 전형적인 예는 전화번호를 보고 이 정보를 기억해서 전화기를 들고 번호를 누르는 행동이다. 작업기억은 계산을 하는 동시에 쓰여진 글이나 들리는 말 또는 책의 단락을 이해하는 등, 동시에 여러 가지 일을 수행하는 경우와 같이 보다 복잡한 상황에도 필요하다(그림 20.7). 단기기억에는 해마도 포함되지만 주로 전전두피질(prefrontal cortex)이 이를 담당한다.

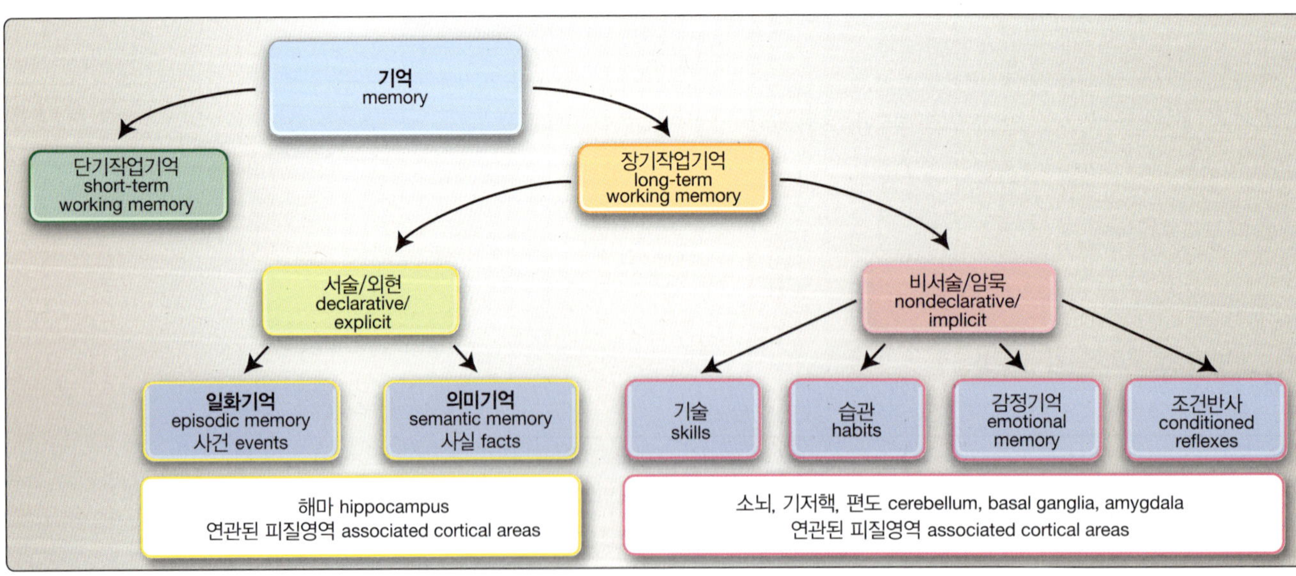

그림 20.7 기억(memory)의 분류.

2. **장기기억**(long-term memory): 장기기억에는 사실이나 사건에 관계된 **외현기억**(explicit memory)과 의식에 직접 떠오르지 않는 **암묵기억**(implicit memory)의 두 종류가 있다(그림 20.7).

a. **외현 또는 서술기억**(explicit or declarative memory): 외현 또는 서술기억은 의식에 떠올릴 수 있는 사실이나 사건에 관련된 기억으로 외현적으로 표현할 수 있다(즉 기억된 사건이나 사실을 "서술"할 수 있다). 서술기억에는 일화기억과 의미기억의 두 종류가 있으며 이전에 저장된 정보를 꺼내 서술할 수 있다.

- 일화기억(*episodic memory*)은 사건이나 경험에 대한 기억으로, 사건이 일어난 장소와 시간, 사건 자체의 자세한 내용이 포함되어 있다. 이 기억에는 사건을 둘러싼 맥락과 사건에 관련된 감정이 부가되어 있는 경우가 대부분이다. 일화기억에는 학습할 수 있는 능력과 일상의 경험과 정보를 저장하고 다시 떠올릴 수 있는 능력이 포함되어 있다.
- 의미기억(*semantic memory*)은 학습한 사실, 개념, 지식에 대한 기억이며, 대부분 기억을 획득한 맥락이나 개인적인 경험은 포함되지 않는다. 의미기억에는 우리를 둘러싼 외부 세계에 대한 사실에 기반한 공동의 지식이 포함되어 있으며, 이들의 원 정보에 대한 출처는 대부분 알려져 있지 않다. 대상의 범주(예를 들어, "사과와 바나나는 과일이다"), 역사적 사건, 수도, 수학연산표(mathematical tables) 등은 의미기억의 예들이다.

외현기역은 해마, 해마와 연관된 피질영역[내후각뇌피질(entorhinal cortex), 해마옆이랑(parahippocampal gyrus)], 광범위한 신피질 연합영역(내후각뇌피질과 양방향으로 연결된 영역)이 담당한다.

b. **암묵 또는 비서술 기억**(implicit or nondeclarative memory): 암묵 또는 비서술 기억은 어떤 사건이나 자극에 대한 무의식적인 행동 또는 생리반응을 나타내는 기억이다. 암묵기억은 과제 수행 중에 일어나는 여러 종류의 학습을 포함한다. 운전, 수영, 자전거 타기와 같은 **기술**(skill)과 **습관**(habit)은 암묵기억의 전형적인 예이다. 기술과 습관의 기억은 선조[striatum, 미상핵과 조가비핵(caudate nucleus and putamen)]와 대뇌피질의 운동영역, 소뇌가 담당한다. **감정기억**(emotional memory), 또는 감정 유대(emotional association)는 암묵기억의 두 번째 유형이다. 감정기억은 이전에 중립적이던 자극이 경험에 의해 이 자극에 대한 행동의 변화를 일으키는 경우이며, 편도(amygdala)가 중요한 역할을 한다. 이의 한 예는 붉은 스카프를 볼 때마다 미소짓게 되는데 이는 스케이트를 탈 때 늘 붉은 스카프를 매시던 할아버지가 생각나기 때문이다. **조건반사**

임상응용 20.1 H.M.의 증례(The Case of H.M.)

아마도 일화기억(episodic memory)의 상실에 대해 가장 잘 알려진 증례인 H.M.의 기억장애는 몬트리올 신경질환연구소(Montreal Neurological Institute)의 브렌다 밀너(Brenda Milner)와 동료 학자들에 의해 상세하게 연구되었다. 여러 약제를 최대 용량으로 사용해도 조절되지 않는 극심한 간질발작(seizure)의 병력이 있던 H.M.은 해마와 갈고리이랑(uncus), 편도(amygdala)와 이를 덮는 해마옆이랑(parahippocampal gyri) 피질을 포함한 양측 측두엽(temporal lobe)의 광범위한 절제술을 받게 되었다. 이는 실험적인 수술이었지만 당시에 간질발작이 너무도 심했던 이 환자를 위해서는 어쩔 수 없이 받아들일 수밖에 없는 방법이었다.

이 수술로 간질발작은 조절되었지만 "…하나의 놀랍고 전혀 예측할 수 없는 행동의 변화: 즉 심각한 최근 기억(recent memory)의 상실이 나타났다... 수술 후 이 젊은 환자는 더 이상 병원의 의사나 간호사도 알아볼 수 없었고, 화장실로 가는 길도 찾을 수 없었으며, 병원 생활에서 일어나는 일상적인 사건에 대한 기억을 전혀 불러올 수 없었다. 그렇지만 수술 이전의 기억은 생생하고 정상적이었다."

기억상실은 영구적이었고 시간이 지나도 돌아오지 않았다. "환자는 항상 쓰는 물건을 두는 곳이 어디인지를 알지 못했다.… [그는] 우리 앞에서 점심을 먹은 다음 불과 30분 이후에 먹은 음식 중 하나도 전혀 기억할 수 없었다." 중요한 것은 H.M.의 지능(intelligence)이나 이해능력, 추상적 추론(abstract reasoning) 등은 정상적이란 것이었고, 이는 기억과 지능이 기능적으로 분리되어 있을 수 있다는 근거가 되었다. H.M.의 기억장애는 내측측두엽(medial temporal lobe)이 담당하는 장기서술기억(explicit or declarative long-term memory, 사건에 대한 기억)에 대한 장애이다. 장기기억 중에서도 기술과 습관, 조건반사와 같은 절차기억(procedural memory)과(소뇌가 담당) 감정기억(편도가 담당)을 포함하는 장기 암묵기억은 대체로 유지된다.

'Scoville WB, Milner B. Loss of recent memory after bilateral hippocampal lesions. J Neurol Neurosurg Psychiat 1957;20(*1*):11–21'에서 BMJ Publishing Group LTD의 허락을 받아 인용하였음.

임상응용 20.2 알츠하이머병과 기억(Alzheimer Disease and Memory)

알츠하이머병(Alzheimer disease)은 세계에서 가장 흔한 치매(dementia) 질환이며, 신경세포의 소실과 신경섬유매듭[neurofibrillary tangle, 비정상적인 tau 단백질에 의한 미세소관(microtubule)의 붕괴], 아밀로이드판[amyloid plaque, 아밀로이드 전구단백질에서 잘라져 나온 베타(β) 아밀로이드가 축적되어 형성된 단단한 비수용성 판]이 특징적으로 관찰된다. 이 질환에서는 점진적이고 점차 심해지는 기억과 인지 기능의 장애가 함께 나타난다. 세포내 신경섬유매듭의 형성과 세포외 아밀로이드판은 신경세포의 퇴행성 변화를 유발하며 이는 알츠하이머병의 증상의 원인이 된다고 생각된다. 해마이행부(subiculum)와 내후각뇌피질(entorhinal cortex)은 이 질환에서 이상 소견이 나타나는 첫 번째 부위의 하나로 해마 기능의 변화를 유발한다. 또한 적어도 부분적으로는 알츠하이머병과 연관된 기억장애의 원인이 된다. 인지기능의 장애는 보다 광범위한 피질 신경세포의 이상에 의해 나타난다.

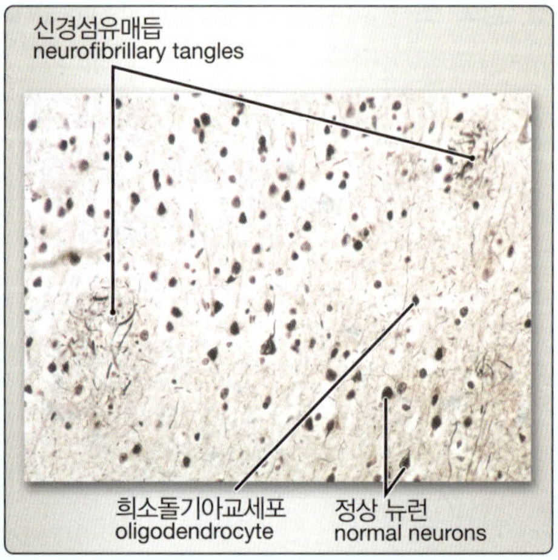

이 현미경사진에서 알츠하이머병의 특징인 신경섬유매듭(neurofibrillary tangles)이 관찰된다.

(conditioned reflex)는 암묵기억의 세 번째 유형이며, 이는 일차적으로 소뇌가 담당한다. 가장 유명한 예에는 종소리가 나면 침을 흘리던 파블로프의 개(Pavlov's dog)가 있으며, 이 종소리는 음식과 연관된 자극이 습관화된 것이다.

B. 편도(Amygdala)

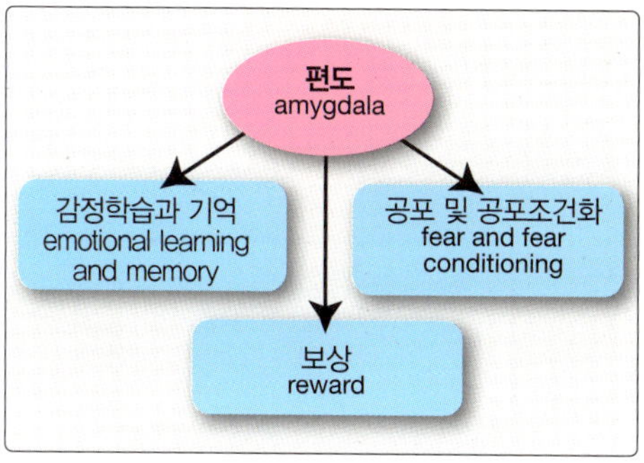

그림 20.8 편도(amygdala)의 기능.

편도는 시상하부 및 간접적으로는 전전두피질과 모두 연결되어 욕구와 관련된 행동(drive related behavior) 및 이 행동과 연관된 감정의 처리(processing of emotion)에 중요한 역할을 한다(그림 20.8).

1. **감정학습과 기억**(emotional learning and memory): 편도는 감정 학습(emotional learning)과 기억[**암묵기억**(implicit memory)의 한 종류]에 중요한 역할을 한다. 여러 피질 부위에서 들어오는 입력에 감정적 중요성을 부여하는 것은 기본적으로 **기저외측핵**(basolateral nucleus)을 통해 이루어진다(그림 20.5). 편도에서 **시상하부**(hypothalamus)로의 원심섬유는 적절한 내장반응과 운동반응을 유발한다. 이와 동시에 편도는 **시상의 등쪽내측핵**(dorsomedial nucleus of the thalamus)을 통해 **안와전두피질**(orbitofrontal cortex)로 출력을 보내며 이는 감정을 의식적으로 인지(conscious perception)하게 해준다. 따라서 **편도는 인지를 내장 및 행동반응과 연결해주고 기억과도 연결해준다**. 일반적으로 강한 감정과 연관된 사건이나 사실은 중립적인 사건이나 사실보다 기억되기 쉽다는 것은 잘 알려져 있다. 사람들은 결혼식 같은 감정적 사건을 매우 자세하게 기억한다. 충격적인 경험도 쉽게 기억된다. 예를 들어 1960년대에 자랐던 사람들은 케네디(John F. Kennedy) 대통령의 암살과 그날 그 주위의 사건들을 매우 자세하게 기억한다. 이와 비슷하게 2001년 9월 11일 일어났던 사건을 목격한 사람들은 "그 때 우리가 어디에 있으면서 뉴스를 들었는지"에 대한 기억이 항상 연결되어 생각난다. 이는 사건과 감정의 연결이 기억을 공고히 하는 예이다. 편도는 기억 형성 중에 해마와 해마와 연관된 피질영역의 기억체계(내측전두엽 기억체계)의 기능을 증진시키고 이들과 함께 작용한다(그림 20.9). 감정기억을 공고화(consolidation)하는 편도와 내측측두엽 기억체계(medial temporal lobe memory system)의 연결은 사람을 대상으로 한 기능성 자기공명영상(fMRI) 연구에서도 확인되었다. 편도가 손상되면 감정적 자극에 대한 기억이나 집중에 대한 정상적인 촉진 현상이 크게 감소하거나 완전히 없어진다.

2. **공포와 공포조건화**(fear and fear conditioning): 편도는 위협을 감시하고 이에 대응하는 신경계 부위이다. 뇌영상연구에 의하면 위협적인 자극에 노출된 사람은 편도의 신경활성이 증가하고 이에 따른 행동반응(꼼짝 못하거

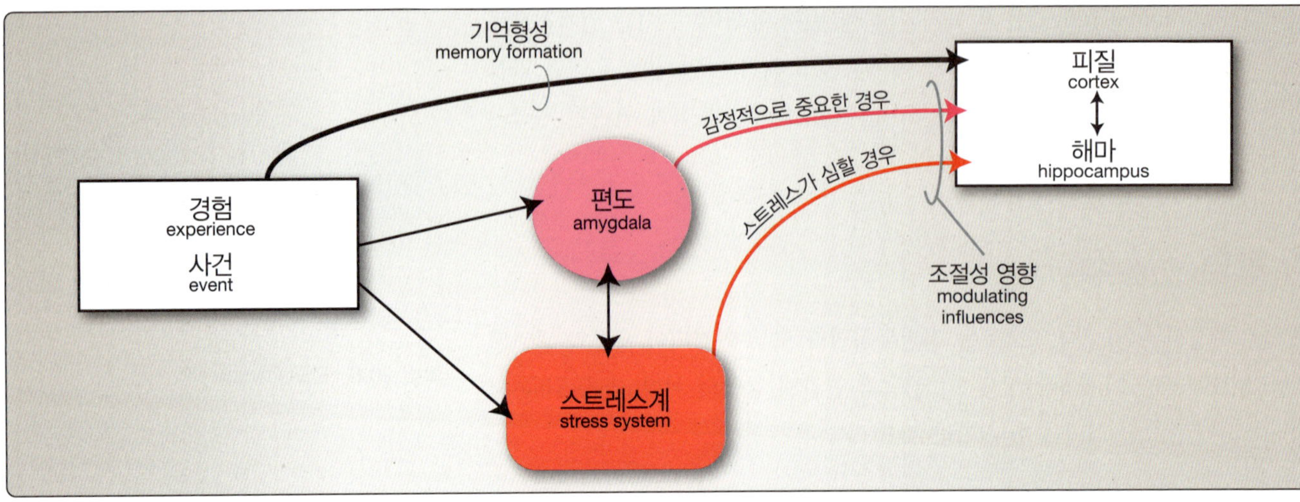

그림 20.9 감정(emotion)과 스트레스(stress)에 의한 기억형성 조절(modulation of memory formation).

나 펄쩍 뜀)이나 생리반응(심박수 증가, 식은땀 분비)이 나타난다. 이와 동시에 사람들은 공포 감정을 느끼게 된다. 그렇지만 편도에 활성이 나타난다고 해서 공포를 경험하는 것은 아니다. 오히려 편도가 손상되었을 때에는, 이전에 위협적이었던 자극이 더 이상 위협적으로 보여지지 않게 된다. 따라서 위협에 대한 방어반응과 공포 감정은 뇌 안에서 분리될 수 있다. 편도는 위협에 대한 즉각적인 행동 및 생리반응에 관여하는 반면, 공포감정의 경험은 인지기능을 담당하는 뇌 영역과 편도의 광범위한 연결을 통해 사건을 해석하고 인지하게 된다.

공포조건화(fear conditioning)는 중립적인 자극(조건자극)이 유해한 사건(비조건자극)과 연결되는 감정 학습의 한 형태로, 조건반사(위에서 설명했

임상응용 20.3 편도의 양측성 손상(Bilateral Damage to the Amygdala)

편도와 연결된 회로는 공포 "감정(feeling)"에 필수불가결한 요소가 아니라, 감정적 행동(emotional behavior)이나 다른 부위에서 들어오는 신호의 인지적 평가(cognitive evaluation)와 인식을 담당하는 중요한 구조이다. 편도와 내측측두엽 기억체계(medial temporal lobe memory system)의 밀접한 연결이 이러한 기능에 매우 중요하다.

항경련제가 효과가 없는 심한 간질(epilepsy)을 앓고 있는 한 여성의 경우, 왼쪽과 오른쪽 편도(amygdala)를 목표구조로 하는 뇌정위수술(stereotaxic operation)을 받게 되었다. 수술 후 이 환자는 친숙한 사람의 얼굴을 인식할 수 있었고, 중립적인 표정의 경우에는 얼굴을 일치시키는 과제(face-matching task)도 성공적으로 수행하였다. 그러나 감정에 따른 얼굴 표정을 구별하는 능력은 저하되었다. 특히 공포를 인지하는 능력은 크게 감소하였고, 분노의 인지와, 이보다 덜하기는 하지만 혐오를 인지하는 능력도 저하되었다. 이와 비슷하게 이 환자는 목소리의 감정도 잘 구별하지 못했으며, 특히 공포와 분노에 연관된 어조를 인지하는 능력이 특히 저하되었다.

음)와 비슷하게 조건자극 단독으로 방어반응이나 내장 및 내분비반응을 일으키는 현상이다(그림 20.8). 편도가 손상된 사람의 경우, 입력되는 감각의 종류에 상관없이, 사회적인 공포와 분노의 처리 과정에 심각한 문제가 생긴다. 공포에 대한 내장반응은 중심핵(CeA)과 중뇌 수도관주위회색질(periaqueductal gray), 그물형성체(reticular formation) 및 시상하부(hypothalamus)와의 연결을 통해 이루어진다.

IV. 보상회로(Reward Circuitry)

보상(reward)은 인센티브기반학습(incentive-based learning), 자극에 대한 적절한 반응, 목표지향행동(goal-directed behavior)의 발달에 핵심적인 요인이다. 보상에는 도파민(dopamine)이 핵심적인 역할을 하며, 내측전뇌다발(medial forebrain bundle)이 중뇌의 **배쪽피개구역**(VTA)에서 기원되는 **도파민성섬유**(dopaminergic fiber)를 **중격의지핵**(nucleus accumbens)까지 전달한다. 배쪽피개구역(VTA)의 도파민성 섬유는 해마, 편도, 중격핵 및 전전두피질(prefrontal cortex)로도 이어진다. 다음 전전두피질에서는 배쪽피개구역(VTA)으로 직접 또는 중격의지핵을 통해 간접적으로 피드백을 보낸다. 이 외에 조절성 연결에 의해 이 계통은 미세하게 조율된다. 결국 이들 모든 구조는 시상하부와 연결되어 보상에 대한 내장반응과 내분비반응을 시작하게 된다(19장 "시상하부" 참조). 이러한 구조들과 이들의 연결은 모두 보상의 구조적 기초가 된다(그림 20.10). 더

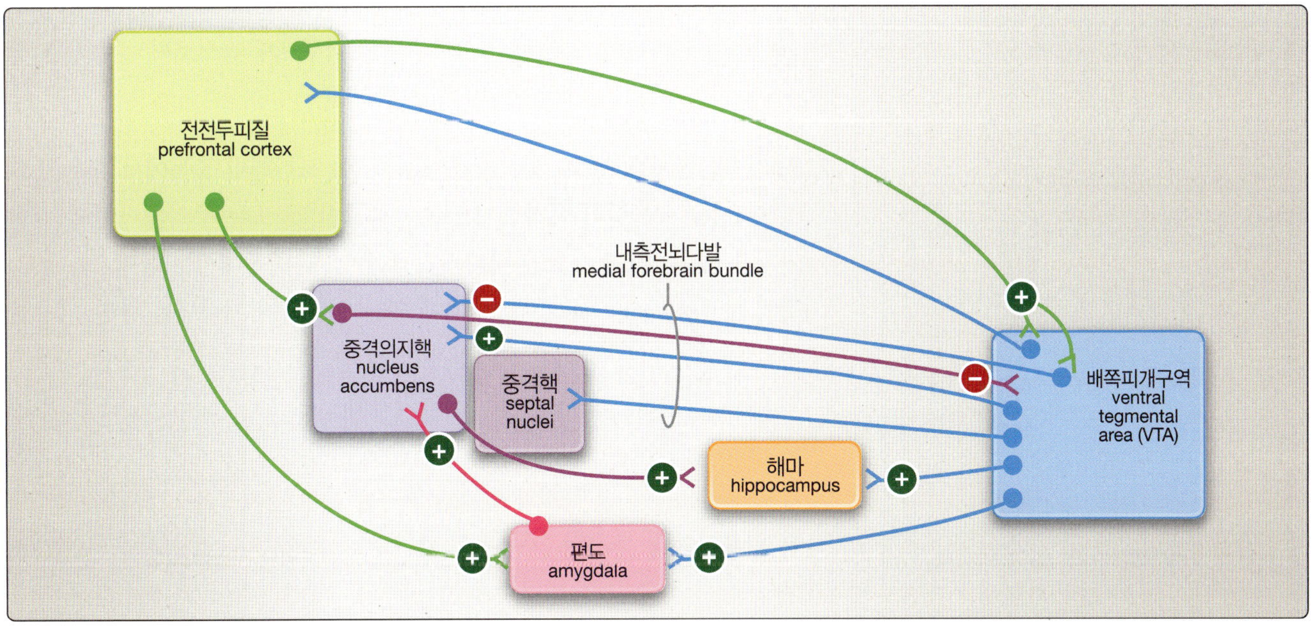

그림 20.10 보상회로(reward circuitry). 배쪽피개구역(VTA)에서 중격의지핵(nucleus accumbens)과 해마(hippocampus), 편도(amygdala), 중격핵(septal nuclei), 전전두피질(prefrontal cortex)으로의 연결을 나타내었다. 배쪽피개구역(VTA)으로부터의 피드백은 중격의지핵으로 또는 이를 통해 연결된다.

자세한 정보는 12장 "뇌줄기 계통과 복습"을 참조. 여기에 더해 피질 및 피질하 구조가 서로 연결된 복잡한 그물 구조를 형성하여, 목적을 달성하기 위해 수립된 전략과 행동계획을 동기유발(motivation) 및 보상과 접합시켜 적응 행동(adaptive behavior)이 일어나도록 해준다.

A. 중독(Addiction)

복합적인 보상회로(reward circuitry)는 **중독**(addiction)의 신경학적 기초를 형성한다. 남용물질(substances of abuse)은 구조적, 기능적으로 다양하고, 다양한 양상의 행동을 유발하지만, 이들 모두는 뇌의 보상 체계(brain reward system)를 조절한다는 공통점이 있다. 남용 물질은 자연적인 보상과 비슷하게 내측전뇌다발(medial forebrain bundle)을 지나가는 **도파민성 뉴런**(dopaminergic neuron)을 활성화한다. 단기적으로 남용 물질은 **배쪽피개구역**(VTA)에서 **중격의지핵**(nucleus accumbens)으로 도파민성 전달을 증가시키지만, 장기적으로 복용하면 도파민계통을 손상시킨다. 여러 다른 물질들에 중독된 환자의 도파민 D_2 수용체(dopamine D_2 receptor)가 하향조절(down-regulate)되면 특히 중격의지핵과 배쪽선조(ventral striatum)에서 도파민의 기능이 저하된다. 도파민 수용체가 하향조절되면 정상적으로 보상을 유발하거나 자연적으로 강화시키는 자극이 도파민 전달에 미치는 효과가 감소한다. 이는 적어도 부분적으로는 남용 물질을 **중단**(withdrawal)했을 때 나타나는 부정적 정서(negative emotionality)의 기저를 이루고 있다. 반면에 도파민계는 남용물질과 이들의 신호에 감작되어 이러한 자극에 보다 강한 반응이 나타나게 된다(그림 20.10). 남용물질은 뇌 보상회로(reward circuitry) 속의 도파민전달체(dopamine transporter)를 차단하여 도파민이 오랫동안 시냅스 내에 머무르게 함으로써, 수용체가 감소했음에도 불구하고 보상은 크고 오래가게 된다.

1. **도파민과 현저성**(dopamine and saliency): 도파민이 중독에서 매우 중요한 이유는 이 물질이 현저성(saliency, 중요한 것 또는 주의를 집중할 만한 가치가 있는 것)의 신호를 나타내기 때문이다. 중독에서는 들어오는 비물질성 자극(nonsubstance stimuli)에 의한 현저성이 저하되는 반면, 남용물질과 연관된 자극에 의한 현저성은 크게 증가된다. 물질과 연관된 자극은 전전두피질을 활성화하며 이는 중격의지핵(nucleus accumbens)으로 가는 글루타메이트성(glutamatergic) 출력을 증가시킨다. 이 증가된 전전두피질 활성이 남용물질 및 물질과 연관된 자극에 대한 현저성을 크게 증가시키므로 남용물질을 추구하는 행동이 증가하거나 열망이 증가하게 된다(그림 20.11).

   감정적 학습(emotional learning)과 기억회로(memory circuitry)의 변화 역시 남용물질의 현저성 증가와 남용물질 이외의 즐거움을 주는 자극(예를 들

임상응용 20.4 측두엽간질(Temporal Lobe Epilepsy)

발작(seizure)에서는 뇌 내의 뉴런들에서 비정상적으로 동기화된 고주파 발화(high-frequency firing)가 일어난다. 간질(epilepsy)은 이유없이 반복적으로 발작이 일어나는 경향이 있는 질환이다. 발작은 뇌의 특정한 부위에만 국한되어 있는 부분[partial, 초점(focal) 또는 국소(local)] 발작일 수도 있고 전체 뇌에 걸쳐 나타나는 대발작(generalized seizure)일 수도 있다.

내측측두엽 변연구조(medial temporal lobe limbic structures, 해마, 편도 및 이들을 덮고 있는 피질)에 국한된 발작이 나타나는 경우 환자는 가끔 "실험적(experiential)" 현상을 보고하는 경우가 있다. "실험적"이란 용어는 월더 펜필드(Wilder Penfield)가 처음 사용하였다. 펜필드는 치료가 어려운 측두엽 발작 환자를 의식이 있는 상태에서 수술하는 과정에서 측두엽을 전기적으로 자극하면 기억이 생생하게 회상되는 "플래시백(flashback)" 현상을 관찰하였다. 1975년에 쓰여진 마음의 신비(*The Mystery of the Mind*)에서 펜필드는 다음과 같이 기술하였다.

"나는 쉽게 믿을 수 없었다. 거듭되는 수술마다 나는 경이로움을 느꼈다… 전극(electrode)에 의해 이러한 반응이 일어날 때마다 나는 놀라지 않을 수 없었다. 어떻게 이럴 수 있을까? 이 반응은 마음(mind)에 대한 것임에 틀림이 없었다. 나는 이러한 반응을 '실험적(experiential)'이라고 불렀고, 더 자세한 증거를 기다렸다."

이후 이루어진 여러 연구들에 의해 이러한 실험적 현상이 존재하지만 변연구조(limbic structure)가 자극되었을 때에만 이러한 현상이 일어난다는 것이 밝혀졌다 여기에는 극도의 공포감과 불안감, 기시감[데자뷔현상(*déjà vu* phenomenon)], 떠오르는 기억 또는 플래시백, 시각적 및 청각적 환각(hallucination), 내장감각(울렁거림 "butterflies" in the stomach), 이상하고 불쾌한 냄새(strange unpleasant odor) 등이 있다. 변연계 기능에 대한 논의에서 이러한 실험적 현상은 더 이상 놀라울 것이 없을 정도로 잘 알려진 현상이다.

Penfield W. *Mystery of the Mind: A Critical Study of Consciousness and the Human Brain*. Princeton, NJ: Princeton University Press, 1975.에서 인용.

어, 음식, 성행위)의 현저성 감소에 중요한 역할을 한다. 도파민 증가와 연관된 남용물질 유발 쾌락경험(substance-induced pleasurable experience)은 남용물질 자체만이 아니라 이 물질을 예측하게 하는 자극(예를 들어, 마약상의 집, 이웃, 주사기)에 대한 강한 조건화(conditioning)도 초래하게 된다. 이는 결국 남용물질과 이와 연관된 자극에 대한 반응을 증가시키고, 자연적인 보상(natural reward) 반응을 저하시키게 된다(그림 20.11)

2. **도파민과 스트레스**(dopamine and stress): 도파민보상회로(dopamine reward circuitry)는 또한 스트레스에 반응한다. 스트레스와 남용물질은 모두 유사하게 작용하여 배쪽피개구역(VTA)의 도파민성 뉴런을 포함한 보상경로(reward pathway)의 구조들을 활성화한다. 또한 스트레스는 초기 남용물질 노출과 연관된 보상을 촉진시키고, 열망을 증가시키며, 남용물질 추구행동(substance-seeking behavior)의 재발이 일어나게 한다. 시상하부 및

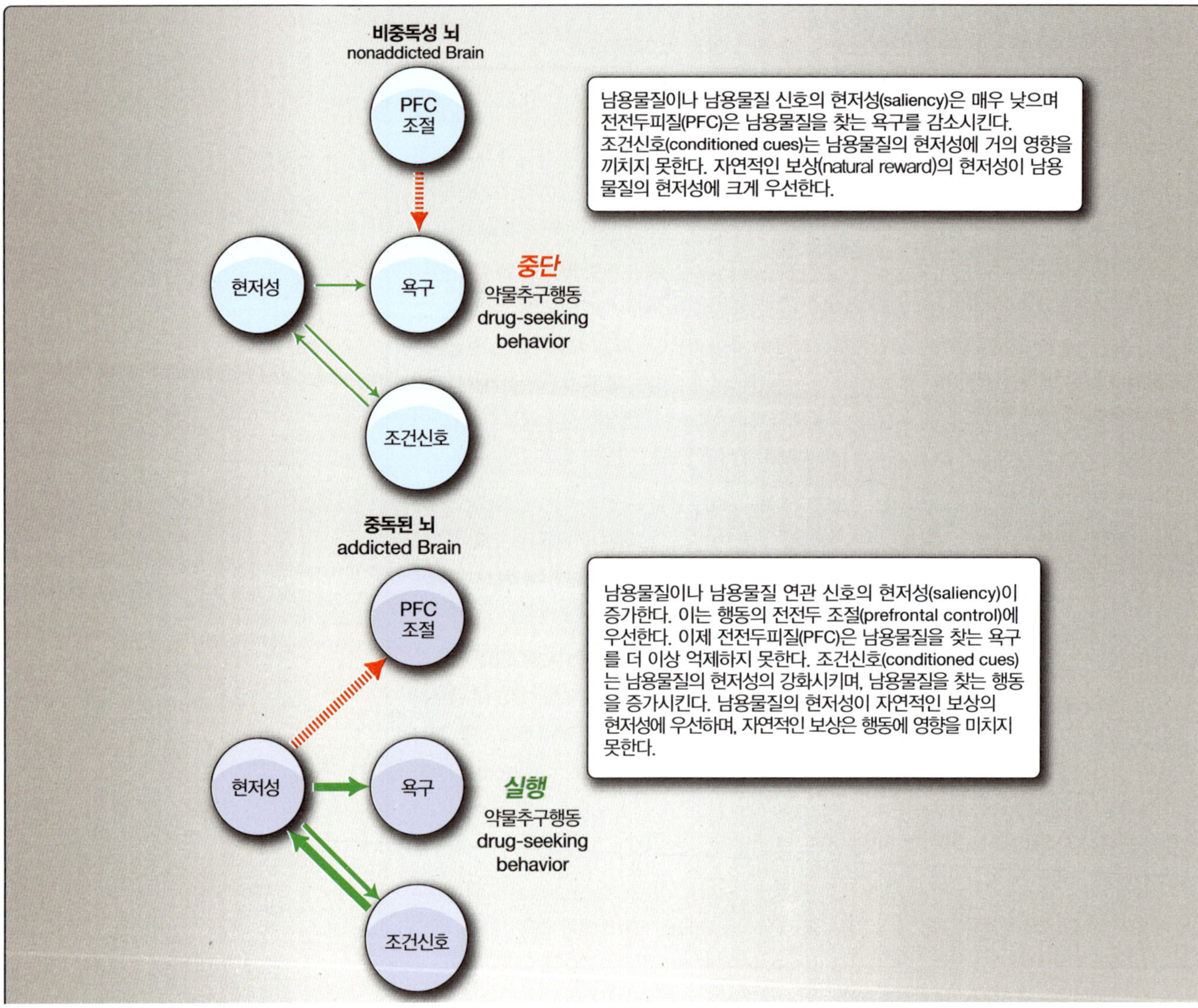

그림 20.11 약물과 약물관련 신호의 현저성(saliency)은 중독행동(addictive behavior)의 원인이 된다. PFC = 전전두피질(prefrontal cortex).

편도를 포함한 시상하부외 구조들에서 분비되는 코르티코트로핀분비호르몬(corticotropin releasing hormone)이 보상회로(reward circuitry)에 미치는 스트레스의 영향을 중개하는 역할을 한다.

임상증례

베르니케뇌병증(Wernicke Encephalopathy)

56세의 남자가 갑자기 현기증(vertigo)과 오심(nausea)을 호소했으며, 불안정한 보행(unsteady gait)이 관찰되었다. 이명(tinnitus, 귀가 울리는 현상)이나 난청(hearing loss)은 없었다. 두통이나 목의 통증, 복시, 연하/발성 장애, 국소적인 운동/감각 증상도 나타나지 않았다. 감염 증상이나 외상, 체질 증상(체중감소, 발열, 야간발한) 등도 나타나지 않았다. 한

2~3일 정도 건망증과 지남력장애(disoriented)가 있었지만, 그 이전에는 기억이나 인지에 어려움이 없었다. 이 환자는 하루에 5~7병의 맥주를 마셨고 식사를 거르곤 하였다. 먹는 식단에는 주로 탄수화물과 단 음식이 많았고, 단백질과 과일은 적었다.

신체검사에서 환자는 자신의 이름은 알고 있었지만 날짜와 위치(장소)는 알지 못했다. 말하는 것은 대체적으로 정상이었고 작화(confabulate, 속이려는 의식적 의도가 없이 자신이나 주위 세계에 대한 만들어지거나 뒤틀리거나 잘못 해석된 기억을 말하는 것)는 하지 않았다. 환자는 한 단계의 명령은 따를 수 있었지만 복잡하거나 연속된 명령은 잘 수행하지 못했다. 세 단어로 된 문장을 즉시는 기억할 수 있었지만, 얼마 후에는 세 단어 중 하나도 기억하지 못했고, 의사가 신호를 줘도 나아지지 않았다. 뇌신경 검사에서는 모두 정상이었지만, 안구운동에 이상이 나타났다. 이에는 원활추적(smooth pursuit) 운동 중 정상안구운동의 이상, 신속안구운동(saccade)의 감축(hypometric, 신속안구운동이 목표에 못 미침), 안진(nystagmus) 등이 관찰되었다. 근육의 양이나 긴장도(tone), 근력, 심부건반사(deep tendon reflex)는 정상이었고, 떨림(tremor)도 없었다. 감각검사는 정상이었다. 손가락-코 검사(finger-to-nose testing)에서 약한 측정이상(dysmetria)이 나타났고, 무작위적 교대 운동[random alternating movement, 상반반복운동(dysdiadochokinesia)]은 약간 느렸다. 발뒤꿈치-정강이 검사(heel-to shin testing)에서 실조(ataxia)가 나타났으며, 발 사이 간격이 넓은 자세와 보행(wide-based stance and gait)이 나타났다.

자기공명영상(MRI, 그림 20.12)에서는 유두체(mammillary bodies)와 중뇌(midbrain)에 신호 변화가 나타났다. 적혈구 트랜스케톨레이스(케톨전이효소, transketolase) 농도는 낮았고 혈청 피루브산염(pyruvate) 농도는 높았다[이 두 가지는 혈청 티아민(thiamine) 농도 이상의 표지물질이다]. 이 환자는 티아민결핍으로 인한 베르니케뇌병증(Wernicke

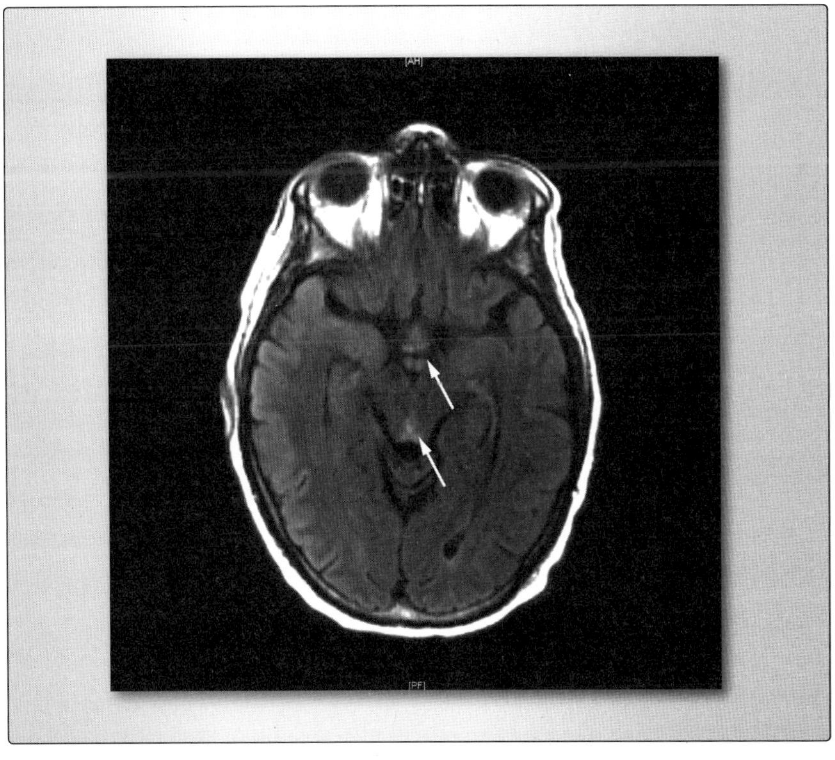

그림 20.12 이 사진은 티아민결핍(thiamine deficiency)으로 인한 베르니케 뇌병증(Wernicke encephalopathy) 환자의 T2 강조 자기공명영상(MRI) 횡단면(axial view) 이미지이다. 유두체(mammillary bodies, 위 화살표)와 중뇌 덮개(midbrain tectum, 아래 화살표)에 신호가 관찰된다. (Mayer SA. Rowland LP, Louis ED. *Merritt's Neurology*, 13th ed. Wolters Kluwer Health, 2015에서 인용).

encephalopathy)으로 진단되어, 티아민을 복용했으며 식단과 알코올 소비에 관한 교육을 받았다.

티아민결핍이 나타나는 질환에는 알코올 소비, 임신입덧(hyperemesis gravidarum, 임신시의 오심, 구토), 항암 화학요법(chemotherapies), 위장관장애, 식욕부진(anorexia), 림프종(lymphoma) 등이 있다.

티아민결핍 시 유두체(mammillary bodies)와 중뇌 수도관주위회색질(periaqueductal gray)의 출혈이 나타날 수 있으며, 이는 그림 20.12에서 MRI 신호의 변화로 관찰된다.

베르니케뇌병증(Wernicke encephalopathy)**의 삼증후**(triad)**는?**

이 질환의 삼증후는 혼돈, 안구근육마비와 실조이다.

1. 혼돈(confusion): 며칠에서 몇 주 정도 무관심(inattention), 무감동(apathy), 지남력장애(disorientation), 기억장애가 나타난다.
2. 안구근육마비(ophthalmoplegia): 외안근 운동(extraocular movement)의 약화와 수평안진(horizontal nystagmus)
3. 실조(ataxia): 특히 소뇌 손상으로 인한 몸통 및 보행실조(truncal and gait ataxia)

이외의 증상으로는 시상하부(hypothalamus)와 뇌줄기 자율신경로(autonomic pathway)의 손상으로 나타나는 체온저하(hypothermia)와 기립성 저혈압(postural hypotension)이 있다.

작화증(confabulation)**이 있다면 이 환자에서 베르니케뇌병증**(Wernicke encephalopathy)**과 동반되어 나타날 수 있는 질환은?**

코르사코프증후군(Korsakoff syndrome). 양측성 측두엽 기능이상, 특히 해마(hippocampus)가 손상된 경우 코르사코프증후군이 유발될 수 있으며, 이 질환은 작화증과 전행성 및 역행성 기억상실(anterograde and retrograde amnesia)이 뚜렷하게 나타나는 인지 결핍 증상이다. 주의집중과 기타 인지영역은 어느 정도까지 유지된다. 코르사코프증후군의 초기에 뚜렷하게 나타나는 증상은 작화증이다.

요약

- 변연계는 시상하부(hypothalamus)와 함께 감정, 욕구 및 동기에 관련된 행동에 관한 해부학적인 기초가 된다. 변연계에는 피질과 피질하구조가 모두 포함된다. 피질구조인 "변연엽(limbic lobe)"은 해마옆(parahippocampal)이랑, 대상(cingulate)이랑과 뇌량하(subcallosal)이랑으로 구성되어 있으며 대상다발(cingulum)에 의해 서로 연결되어 있다. 주요한 피질하구조에는 해마(hippocampus), 편도(amygdala) 및 중격핵(septal nuclei)이 있다. 해마(해마형성체, hippocampal formation)는 해마이행부(subiculum), 고유해마[hippocampus proper, 아몬각(Ammon horn)] 및 치아이랑(dentate gyrus)으로 이루어져 있다.
- 해마 및 해마와 연관된 피질구조는 외현 또는 서술기억(explicit or declarative memory), 즉 사실과 사건에 대한 기억에 필수적이다. 반면에 암묵기억(implicit memory)은 편도, 소뇌 및 전전두피질(prefrontal cortex)에서 담당한다. 해마는 또한 내장기능과 내분비기능에도 중요한 역할을 하며, 감정과 감정관련 행동에도 중요한 역할을 한다. 편도(편도핵복합체, amygdaloid nuclear complex)는 기저외측(basolateral), 중심(central), 피질내측(corticomedial)의 세 주요 핵군으로 이루어져 있다. 편도는 감정적 학습(emotional learning)과 기억 및 위협에 대한 행동 및 생리반응에 핵심적인 역할을 하며, 인지기능을 담당하는 뇌 영역들과의 광범위한 연결을 통해, 주의집중, 지각(perception), 사회관계의 감정적 내용에도 영향을 준다.
- 확장파페즈회로(extended Papez circuitry)는 변연계 구조를 서로, 그리고 특정한 피질영역과 연결하여 감정 행동(emotional behavior)에 대한 신경계의 기반구조가 된다. 배쪽피개구역(ventral tegmental area)에서 중격의지핵(nucleus accumbens)과 해마, 편도, 중격핵 및 전전두피질로 연결되는 도파민성 경로(dopaminergic projection)와 이들 구조 사이의 조절성 상호연결은 보상(reward)의 기반구조가 된다. 보상회로는 중독(addiction)의 신경기전이 된다. 도파민은 현저성(saliency)의 신호전달에 관여하므로 중독에 매우 중요한 역할을 한다. 이에 더해 마약과 연관된 자극은 현저성을 크게 증가시키는 반면, 비마약성 자극은 현저성을 감소시킨다.

연습문제

가장 알맞은 답을 하나만 고르시오.

20.1 변연계회로(limbic system circuitry)에서:

A. 대상다발(cingulum)은 중격핵(septal nuclei)을 해마(hippocampus)와 연결한다.

B. 내후각뇌피질(entorhinal cortex)은 해마와 피질연합영역(cortical association area)으로 정보를 보낸다.

C. 배쪽편도원심섬유(ventral amygdalofugal fiber)는 해마로 연결된다.

D. 내측전뇌다발(medial forebrain bundle)은 콜린성섬유(cholinergic projection)를 중격핵으로 보낸다.

E. 뇌궁(fornix)은 치아핵(dentate gyrus)에서 기원되어 해마의 정보를 시상하부로 전달한다.

정답은 B이다. 내후각뇌피질(entorhinal cortex)은 광범위한 피질연합영역(cortical association area)에서 입력을 받으며, 해마와 상호연결되어 있고 해마에서 나온 출력을 다시 피질로 돌려보낸다. 대상다발(cingulum)은 변연엽(limbic lobe)의 영역들을 서로 연결하는 피질하섬유다발이다. 배쪽편도원심섬유(ventral amygdalofugal fiber)는 편도에서 나와 시상하부로 이어진다. 내측전뇌다발(medial forebrain bundle)은 도파민성 섬유(dopaminergic projection)를 배쪽피개구역(ventral tegmental area)으로부터 중격의지핵(nucleus accumbens), 중격핵(septal nuclei) 및 다른 구조들로 전달한다. 뇌궁(fornix)은 해마이행부(subiculum)와 고유해마에서 기원되어 시상하부의 유두체(mammillary bodies)에서 종지한다.

20.2 43세의 여성 환자가 재발과 회복을 반복하는 다발성경화증(multiple sclerosis)으로 고통받고 있다. 재발기간 중에 그녀는 기억에 문제가 있었다고 호소하였다. 환자의 병력을 조사해서 어떤 종류의 기억에 문제가 있었는지, 어떤 구조에 문제가 있었는지를 밝힐 수 있다. 다음 기억에 대한 기술 중 옳다고 생각되는 것은?

A. 편도(amygdala)가 담당하는 단기 또는 작업기억(short-term or working memory).

B. 역사적 사건과 같은 사실을 포함한 일화기억(episodic memory).

C. 학습된 기술(learned skills)은 암묵기억(implicit memory)의 한 예이다.

D. 조건반사(conditioned reflex)는 일차적으로 선조(striatum)에서 담당하는 암묵기억의 한 예이다.

E. 감정기억(emotional memory)은 이전에 중립적이었던 자극에 대해 나타나는 행동의 변화로 전전두피질(prefrontal cortex)이 중요한 역할을 한다.

정답은 C이다. 암묵기억(implicit memory)은 사건이나 자극에 대해 무의식적 행동 또는 생리반응을 나타내는 기억이다. 운전과 같은 학습된 기술은 암묵기억의 대표적인 예이다. 단기 또는 작업기억(short-term or working memory)은 해마와 전전두피질이 담당한다. 일화기억(episodic memory)은 일상생활에서 경험하는 사건들의 기억이다. 사실에 대한 지식은 의미기억(semantic memory)에 속한다. 조건반사(conditioned reflex)는 일차적으로 소뇌(cerebellum)에서 담당하는 암묵기억의 한 예이다. 감정기억(emotional memory)은 편도(amygdala)가 담당한다.

20.3 약물남용 중독 환자를 치료하는 의사가 중독이 뇌의 기능에 미치는 영향에 대해 상담하였다. 다음 중 어떤 답안이 중독과 약물남용에 대한 올바른 기술인가?

A. 약물은 일반적으로 처음에는 도파민 D_2 수용체(dopamine D_2 receptor)를 상향조절하지만 오랫동안 계속해서 복용하면 하향조절된다.

B. 스트레스는 배쪽피개구역(ventral tegmental area) 도파민성 뉴런(dopamine neuron)의 활성을 저하시킨다.

C. 약물은 핵심적인 변연계 구조(key limbic structure)의 도파민전달체(dopamine transporter)를 활성화한다.

D. 약물연관자극(drug-associated stimuli)은 전전두피질(prefrontal cortex)을 활성화하며 중격의지핵(nucleus accumbens)의 전전두엽 억제(prefrontal inhibition)를 증가시킨다.

E. 약물은 음식이나 성행위와 같은 자연적인 보상(natural reward) 효과를 강화시킨다.

정답은 A이다. 약물남용은 즉각적으로 배쪽피개구역(VTA)에서 중격의지핵(nucleus accumbens)으로 도파민성 전달(dopaminergic transmission)을 증가시키지만, 장기적으로 복용하면 도파민계통이 하향조절(down-regulate)된다. 스트레스(stress)는 배쪽피개구역(VTA)의 뉴런을 활성화하며 약물의 보상효과를 촉진시킨다. 약물은 도파민전달체(dopamine transporter)를 억제하여 도파민이 오랫동안 시냅스틈새(ynaptic cleft) 내에 머무르게 한다. 약물연관자극(drug-associated stimuli)은 전전두피질(prefrontal cortex)을 활성화하며 이는 중격의지핵(nucleus accumbens)의 활성을 증가시킨다. 약물은 중독(addiction)의 현저성(saliency)을 크게 증가시키는 반면, 자연적인 보상의 현저성을 크게 감소시킨다.

20.4 알츠하이머병(Alzheimer disease)에 이환된 노령의 환자가 양쪽 편도(amygdala)에 퇴행성변화가 나타났다고 진단받았다. 다음 편도에 대한 설명 중 옳은 것은?

A. 피질로부터의 입력에 부여된 감정적 중요성(emotional significance)은 주로 중심핵(central nucleus)에 의해 평가된다.

B. 종말선조(stria terminalis)는 중심핵과 기저외측핵(central and basolateral nuclei)을 시상하부(hypothalamus)와 연결해준다.

C. 감정 학습(emotional learning)에서, 편도(amygdala)에서 나온 입력은 시상의 배쪽후핵(ventral posterior nucleus)을 거쳐 전전두피질(prefrontal cortex)로 들어가 감정의 의식적 지각에 관여한다.

D. 기저외측핵(basolateral amygdala)은 자극에 대한 내장반응(visceral response)의 조절에 중요한 역할을 한다.

E. 편도의 손상은 공포(fear)와 분노(anger)의 사회적 신호를 처리한다.

정답은 E이다. 편도는 자신과 타인의 감정적 행동의 해석에 핵심적인 역할을 한다. 피질로부터의 입력에 부여된 감정적 중요성(emotional significance)의 평가는 주로 기저외측핵(basolateral nuclei)을 통해 이루어진다. 종말선조(stria terminalis)는 주로 내측핵(medial nuclei)에서 기원된다. 감정 학습(emotional learning)에서, 편도(amygdala)에서 나온 정보는 시상의 등쪽내측핵(dorsomedial nucleus)을 거쳐 피질로 들어간다. 편도 중심핵(central nucleus)은 자극에 대한 내장반응(visceral response)의 조절에 중요한 역할을 한다.

냄새와 맛

Smell and Taste

21 장

I. 개요

냄새(**후각**, olfaction)와 맛(**미각**, gustation) 감각은 신체에서 느낄 수 있는 화학감각의 일부이다. 분자 형태로 감지된 화학자극은 전기자극으로 변환된 다음, 뇌에서 냄새나 맛으로 인지된다. 이러한 감각은 사람에게 쾌감이나 역겨움을 전해줄 수 있으며, 위험에 대한 경고(예, 가스누출 또는 부패된 음식)를 줄 수도 있다. 냄새를 맡을 수 없는 증상을 후각없음증(anosmia)이라고 하며, 맛을 느낄 수 없는 증상을 무미각증(ageusia)이라고 한다. 일부 화학물질은 맛이나 냄새로 감지되지 않고 감각신경종말을 통해 장뇌(camphor)와 같은 자극물질로 감지된다. 이 장에서는 이러한 모든 유형의 화학수용감각(chemoreception)에 대하여 설명하였다.

II. 후각계통(The Olfactory System)

후각세동은 **수용기신경세포**(receptor neuron)를 포함하고 있는 **후각상피**(olfactory epithelium), **후각망울**(olfactory bulb), **후각로**(olfactory tract) 및 **대뇌겉질**(cerebral cortex)로 이루어져 있다(그림 21.1). 후각계통은 호흡 시 흡입한 화학물질(**후각자극제**, odorant)을 감지할 수 있게 하거나, 이를 입인두(oropharynx)로부터 후각상피까지 이동시킨다. 사람에서 후각은 일부 동물에서처럼 절대적으로 중요하지는 않지만, 그럼에도 불구하고 사람은 좋거나 역겨운(예, 유해한) 다양한 냄새 및 궁극적으로 생명을 구할 수 있는 냄새까지도 식별할 수 있다. 후각은 사람이 음식의 맛을 느끼는 데 매우 중요한 역할을 하고 있다. 코 통로(nasal passage)를 통해 삼켜진 찬 공기가 맛감각에 어떻게 영향을 미치는지를 고려해보면 이를 알 수 있다. 또한 후각상피는 삼차신경의 첫째 가지(V_1)로부터 감각신경의 지배를 받아 유해자극을 감지할 수 있다(다음 단락 참조).

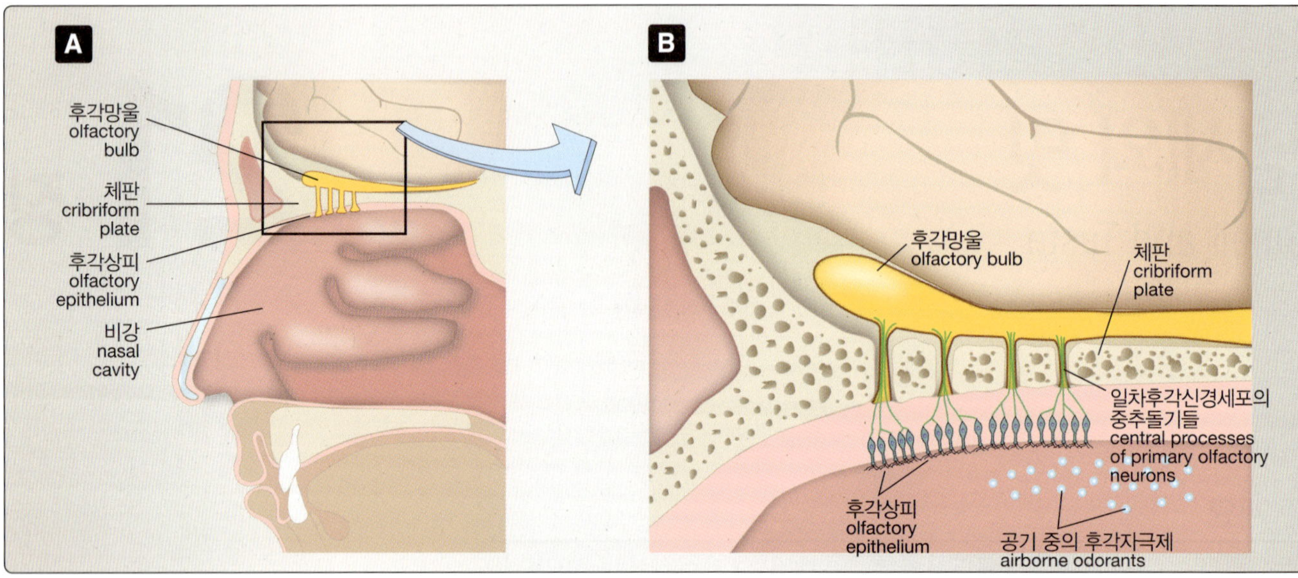

그림 21.1 코에 존재하는 후각계통의 구성과 흡입된 후각자극제. A. 비강(nasal cavity)의 시상절단 그림. B. 시상절단된 체판(cribiform plate) 부위의 확대그림.

후각계통에서는 특별히 비강(nasal cavity)의 위쪽부분을 덮고 있는 상피의 특수화된 부위에 존재하는 **두극세포**(bipolar cell)가 일차감각수용기로 작용한다. 이 세포는 일생동안 지속적으로 새롭게 대체된다. 이러한 일차수용기는 후각망울 내에서 이차 후각신경세포와 시냅스한다. 후각망울로부터 발생한 신호는 시상을 우회하여 대뇌겉질로 직접 전달된다. 이밖의 다른 감각 입력정보는 시상에서 시냅스한 후 대뇌겉질에 도달한다.

A. 후각상피(Olfactory epithelium)

후각상피는 비강의 지붕을 덮고 있는 특수화된 점막이다. 이 상피는 비강 가쪽벽의 위쪽 부분으로부터 시작하여 벌집뼈(ethmoid bone)의 **체판**(cribiriform plate)을 가로지른 다음, 안쪽벽 또는 **비중격**(nasal septum)으로 내려와 이를 덮고 있다(그림 21.1). 후각상피는 상피 내에 존재하는 점액세포에 의해 촉촉한 상태를 유지하고 있다. 흡입된 후각자극제는 이렇게 촉촉한 점액 내에서 용해된다.

1. **후각상피를 이루는 세포들**(cells of the olfactory epithelium): **두극신경세포**(bipolar neuron)는 후각수용기신경세포(olfactory receptor neuron)로, 상피 표면으로 뻗어 있는 하나의 가지돌기(dendrite)를 갖고 있으며, 이 가지돌기는 상피표면에서 팽대되어 섬모가 발달된 **후각단추**(olfactory knob)를 형성한다. 섬모에는 후각자극제를 감지하는 분자수용체(molecular receptor)가 존재한다. 이러한 신경세포의 중추돌기는 20개 이상이 서로 합쳐져 잔섬유(filament) 다발을 형성하며, 벌집뼈의 체판을 가로질러 후각망울에 존재하는 이차 후각신경세포와 시냅스한다(그림 21.2).

a. **바닥세포**(basal cell): **바닥세포**는 바닥막(basement membrane) 위에 위치해 있으며, 새로운 수용체세포(receptor cell)로 발생된다. 이 세포는 중추신경계통(CNS) 내에서 일생을 통해 지속적으로 재생될 수 있는 몇 가지 종류의 세포 중 하나이다.

b. **버팀세포**(supporting cell): **버팀세포**는 감각세포와 혼합되어 있으며, 아교세포(glial cell)와 유사한 지지기능을 담당한다.

c. **분비세포**(secretory cell): 후각샘[olfactory gland, **보우만샘**(Bowman gland)]에 존재하는 **분비세포**는 후각자극제결합단백질(odorant-binding protein)을 포함하고 있는 액체를 분비한다. 수용체세포의 가지돌기 종말과 섬모는 후각자극제의 용매 역할을 하는 이 용액 내에 잠겨 있어 감각수용기로 광범위한 확산이 이루어지게 하므로 냄새 감지의 효율을 높인다.

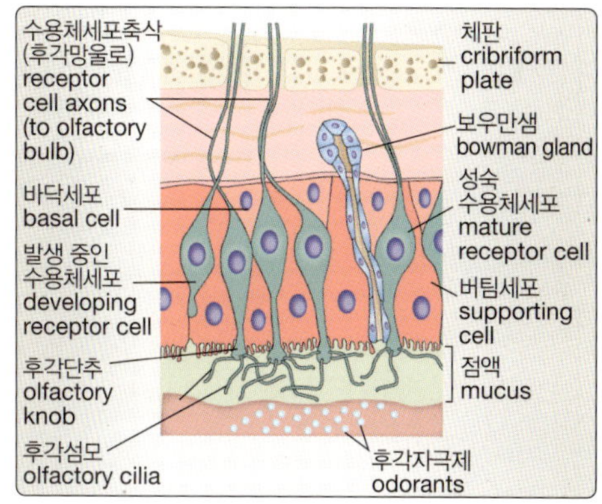

그림 21.2 후각상피(olfactory epithelium)의 구조.

2. **후각처리과정 및 암호화**(olfactory processing and coding): 후각자극제는 후각상피의 **일차후각신경세포**(primary olfactory neuron)에 존재하는 특수 수용체에 결합한다. 이러한 결합에 의해 아데닐사이클라아제(adenyl cyclase)를 활성화시키는 **G 단백질**(G protein)이 활성화되며, 그 다음 아데노신삼인산(adenosine triphosphate, ATP)으로부터 고리에이엠피(cyclic adenosine monophosphate, cAMP)가 생성되고, 양이온[나트륨(Na^+)과 칼슘(Ca^{2+})]을 투과시키는 이온채널이 활성화된다. 이온채널이 활성화되면 막전위가 이동되고 신경세포가 탈분극되어 활동전위가 생성된다(그림 21.3). 더 자세한 설명은 1장 "신경계통 입문 및 기초신경생리학"을 참조하기 바람.

B. 후각망울(Olfactory bulb)

일차후각신경세포는 후각망울로 이어진다. 후각망울과 후각경로는 후각계통의 가장 입 쪽에 위치해 있는 성분으로, 머리뼈의 체판 위에 놓여 있다.

후각망울에는 4종류의 세포, 즉 **승모**세포(mitral cell), **다발**세포(tufted cell), **토리주위**세포(periglomerular cell) 및 **과립**세포(granule cell)가 존재한다. 승모세포와 다발세포는 기능적으로 유사하여 두 세포가 함께 후각망울로부터 중추신경계통으로 후각을 전달한다. 토리주위세포와 과립세포는 구심성후각정보(afferent olfactory information)를 통합하고 조절하는 사이신경세포(interneuron)이다.

후각수용기신경세포는 후각망울의 **승모**세포(mitral cell) 및 **다발**세포(tufted cell)와 시냅스한다. 이러한 시냅스가 이루어지는 특수화된 부위를 **토리**

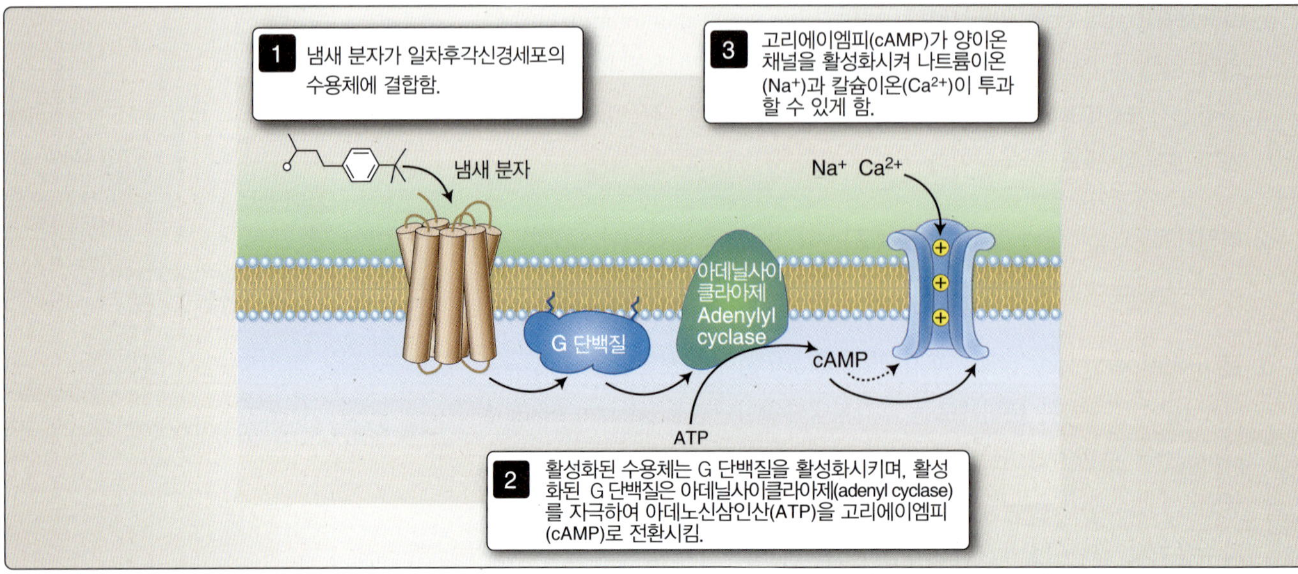

그림 21.3 일차후각신경세포(primary olfactory neuron)의 신호전달. cAMP = 고리에이엠피(cyclic adenosine monophosphate); ATP = 아데노신삼인산(adenosine triphosphate).

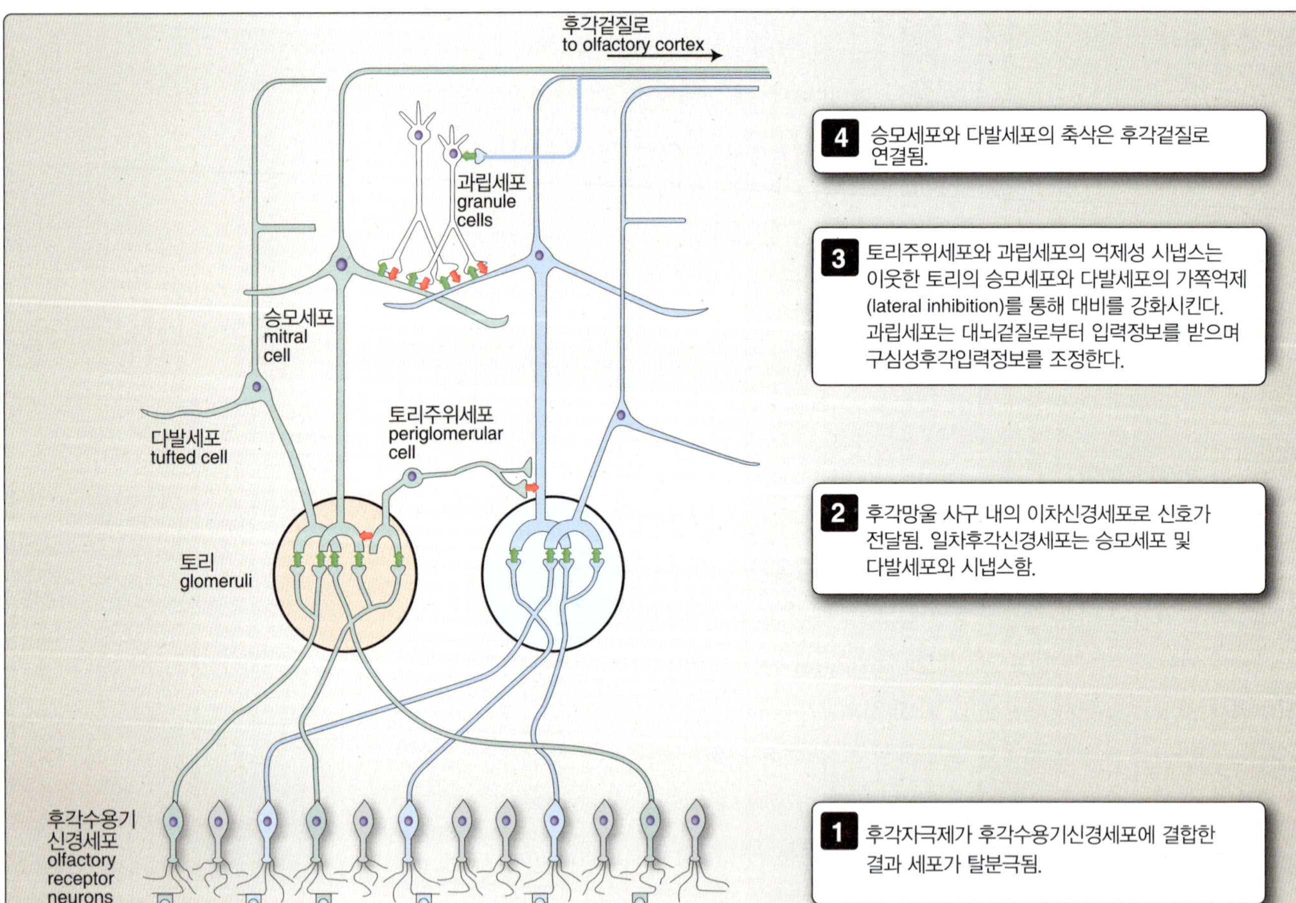

그림 21.4 후각망울(olfactory bulb) 내에서 일어나는 후각 정보처리와 암호화 과정. 억제성(*붉은색*)과 흥분성(*녹색*). 과립세포(granule cell)는 승모세포(mitral cell)로부터 흥분성 입력을 받으며, 승모세포에 억제성 입력을 제공한다.

(glomerulus)라고 한다. 후각수용기신경세포의 입력정보와 다발세포 및 승모세포의 가지돌기 사이에서는 상당히 많은 수렴(convergence)이 일어난다. 동일한 냄새(odorant) 자극을 감지하는 후각수용기신경세포는 후각상피 전체에 걸쳐 산재되어 있으며 동일한 토리로 수렴된다(그림 21.4). 이는 후각계통의 민감도를 증가시킨다. 일부 토리에서는 다른 종류의 냄새를 감지하는 수용기신경세포도 수렴되며, 이는 후각경로의 초기 시냅스가 이루어지는 부위에서 감각정보 처리과정의 첫 단계가 일어나고 있음을 나타낸다. **토리주위세포**(periglomerular cell)는 토리들 사이의 접촉을 조정하며, **과립세포**(granule cell)는 다른 토리로부터 기원된 두 승모세포 사이 또는 두 다발세포 사이의 접촉을 조정한다. 또한 과립세포는 대뇌겉질 구역으로부터 들어오는 입력정보를 받으므로, 대뇌겉질의 입력정보에 바탕을 둔 후각계통으로 전달되는 구심성 입력정보를 통해 조정하게 된다. 이러한 통합과 조정은 신호를 미세하게 조절할 수 있게 해주며 가쪽억제(lateral inhibition)를 통한 대비를 강화시킨다. 이에 따라 토리 활성화의 패턴이 나타나게 된다(그림 21.4).

냄새는 일반적으로 다양한 냄새 분자들이 조합된 것으로, 여러 종류의 토리를 활성화시킨다. 이러한 토리 활성화의 조합 패턴(그림 21.5)에 따라 특수한 냄새("장미향" 대 "오렌지향")를 식별할 수 있게 된다.

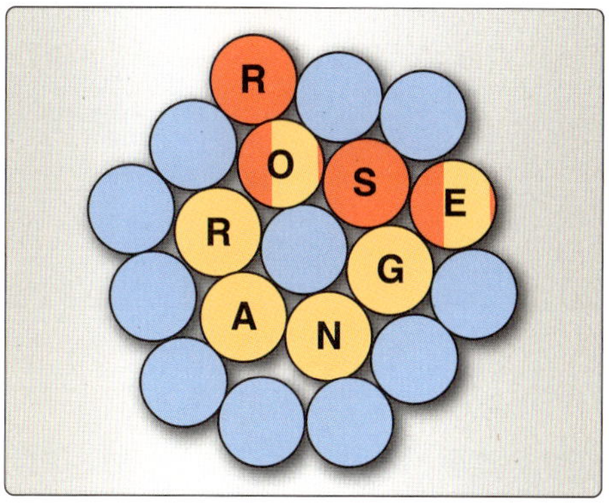

그림 21.5 후각망울(olfactory bulb) 내에 존재하는 토리(glomerulus)에 의해 암호화되는 패턴. (Hatt H. Molecular and cellular basis of human olfaction. *Chem Biodivers* 2004; 1(12): 1857-1869로부터 인용, John Wiely and Sons의 허락을 받음.)

C. 후각경로의 중추연결 (Central projection of the olfactory pathway)

승모세포와 다발세포의 축삭은 **후각로**(olfactory tract)를 따라 주행한다. 이후 이 신경섬유는 가쪽으로 이동하여 **가쪽(일차)후각로**[lateral(primary) olfactory tract]를 형성하며, 관자엽 안쪽(medial frontal lobe)과 이마엽 바닥쪽(basal frontal lobc)의 여러 구역으로 연결되어 냄새를 인지하게 된다. 일차후각겉질은 **갈고리**(uncus)와 **내후각뇌구역**[entorhinal area, 해마옆이랑(parahippocampal gyrus)의 앞쪽 부분], **섬문턱**(limen insula, 섬겉질과 이마엽겉질 사이의 이음부) 및 **편도**(amygdala)의 일부로 이루어져 있다. 갈고리와 내후각뇌구역 및 섬문턱을 통틀어 **배모양구역**(piriform "서양배 모양" area)이라고 한다(그림 21.6).

후각망울 신경세포 축삭의 일부 곁가지는 후각로를 따라 위치해 있는 신경세포체 집단인 **앞후각신경핵**(anterior olfactory nucleus)에 도달한다. 이 신경핵으로부터 나온 신경섬유는 **앞맞교차**(anterior commissure)를 통해 반대쪽 후각망울로 이어진다. 이는 억제성으로 작용할 것으로 생각되며, 따라서 후각망울의 활성을 증진시키고 후각자극이 어느 방향으로부터 기원했는지에 대한 정보를 제공한다. 그러나 사람에서 이 연결은 별로 중요하지 않다.

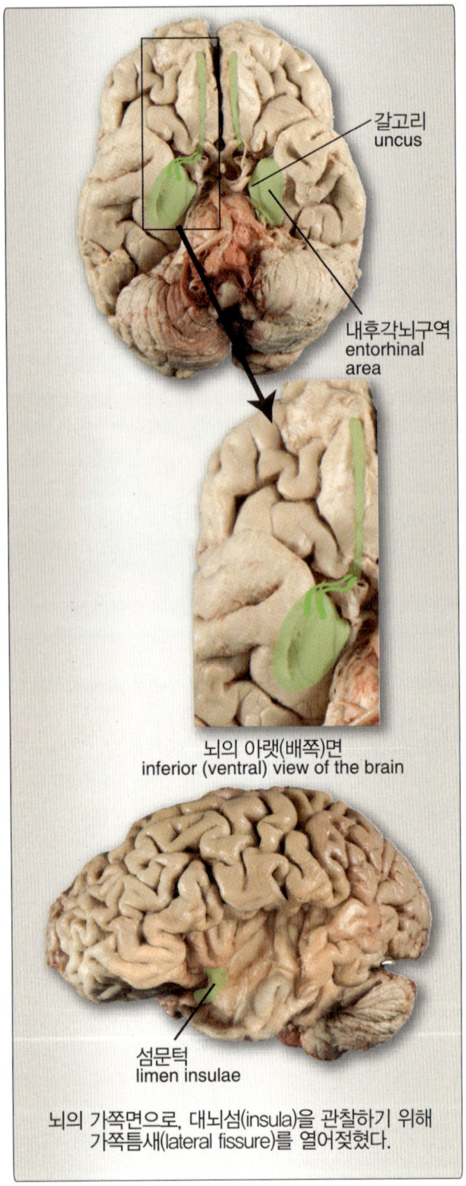

그림 21.6 후각계통의 중추연결. 후각망울(olfactory bulb), 후각로(olfactory tract) 및 일차후각겉질(primary olfactory cortex)을 녹색으로 나타내었음.

임상응용 21.1 외상맞충격 뇌손상에 따른 후각상실 (Anosmia Following Traumatic Contrecoup Brain Injury)

자전거 선수가 산악자전거에서 떨어져 뒤통수를 큰 바위에 부딪혔다. 그는 잠시 의식을 잃었고, 이후 병원에 가서 검사를 한 결과 두개골의 후두골(occipital bone)과 체판(cribriform plate)이 골절된 것을 발견하였다. 그는 하룻밤 동안 입원을 하였고, 다음 날 아침에 아무런 냄새도 맡을 수 없으며 아침식사의 맛도 느낄 수 없다고 호소하였다. 또한 코에서 맑은 분비물이 나오기도 했다. 이 경우, 자전거 선수의 뒤통수가 돌에 부딪힌 힘에 의해 뇌가 앞쪽으로 쏠리게 되면서 체판을 통과하는 후각수용기 신경세포의 돌기가 손상되었다. 이러한 것을 타박손상(contrecoup injury)이라고 하며, 후각이 소실된 이유가 된다. 또한 냄새는 맛의 감지에 매우 많은 영향을 미치므로 이 자전거 선수는 아침식사의 맛을 느낄 수 없었다. 코에서 나오는 맑은 분비물은 체판의 골절에 의해 찢어진 경막으로부터 비강으로 새어나온 뇌척수액(cerebrospinal fluid, CSF)이다. 뇌척수액의 누출은 찢어진 수막이 복구되면 멈출 수 있으며, 만약 멈추지 않는 경우에는 수술을 해야 할 수도 있다. 이러한 손상을 입은 대부분의 환자들은 절대로 후각이 회복되지 못한다. 이것은 음식에서 파생된 기억과 쾌감이 변연계와의 연결을 통해 매개됨을 시사하고 있다. 이러한 환자들은 새로운 음식을 먹으면 역겨워 하며, 본인이 기억하지 못하는 어떤 것도 먹는 것을 거부할 수도 있다. 후각이 소실된 사람들은 음식을 "안전한 것(safe)"으로 받아들이기 위해 기억에 의존한다. 따라서 기억에 없는 새로운 음식을 섭취하게 되면 회피반응(aversive response) 또는 혐오반응(neophobic response)을 나타낼 수 있다. 이러한 혐오반응은 알려지지 않은 독성식품의 섭취를 방지하기 위한 보호기전과 같은 것이다.

1. **후각겉질의 하향 전달**(downstream relays of the olfactory cortex): 대뇌겉질의 일차후각구역으로부터 수많은 신경섬유가 내후각뇌겉질에 존재하는 후각연합구역(olfactory association area)으로 직접 연결된다. 이 구역은 때때로 **이차후각겉질**(secondary olfactory cortex)이라고도 한다. 또한 다수의 신경섬유는 편도(amygdala), 해마(hippocampus) 및 줄무늬체(striatum)로 연결된다. 이 연결은 냄새에 대한 행동 반응을 조정하며, 냄새에 의한 감정을 동반한 기억의 형성을 관장한다. 실제로 냄새와 기억 및 행동 사이는 서로 밀접하게 연관되어 있어 오직 하나의 냄새만으로도 어린 시절의 기억을 떠올릴 수 있다. 냄새에 대한 반응으로 일어나는 다양한 대뇌겉질 구역과 겉질밑 구역 사이의 상호작용에 의해 우리는 후각자극을 주관적으로 인지할 수 있으며, 적절한 행동을 나타낼 수 있고, 이와 연관된 기억을 형성하거나 회상할 수 있다.

III. 미각계통(The Gustatory System)

맛은 음식과 관련된 자극을 감지하며 이에 대한 행동과 반응을 유도하여 음식을 섭취하거나 거부하게 한다. 따라서 맛감각은 침분비(음식을 섭취할 때)나 구토(음식을 거부할 때)를 유발하게 하는 뇌줄기계통과 직접 연관되어 있으며 시상을 통해 고위 겉질구역(cortical area)과 연관되어 좀 더 복잡한 행동을 나타내기도 한다.

맛은 **맛봉오리**(taste bud)를 이루는 세포 집단에 존재하는 **맛수용기**(taste receptor)에서 감지되는 화학감각이다. 맛봉오리는 혀(tongue)에 위치해 있으며, 물렁입천장(soft palate) 및 인두(pharynx)와 후두(larynx)의 일부에도 분포한다. 맛봉오리는 혀의 **유두**(papillae)라고 하는 주름 내에 존재한다. **버섯**유두(fungiform papillae)는 혀의 앞면에 분포하며, **잎새**유두(foliate papillae)는 혀의 가쪽면, **성곽**유두(vallate papillae)는 혀의 뒤쪽에 분포한다. 사람은 다섯 종류의 서로 다른 맛, 즉 신맛, 짠맛, 단맛, 쓴맛 및 감칠맛(*umami*, "짭짤한 savory")을 감지할 수 있다.

우리가 맛(taste and flavor)으로 느끼는 감각은 후각과 미각 및 체감각 입력정보의 조합에 의한 것이다.

A. 맛봉오리(Taste bud)

사람의 구강(oral cavity)에는 2,000~5,000개의 맛봉오리가 존재한다. 맛봉오리는 버섯유두, 입새유두 및 성곽유두에 위치해 있다(그림 21.7A). 맛봉오리의 세포는 난원형의 변형된 상피세포로, 마늘구근을 이루는 한쪽의 마늘과 유사하

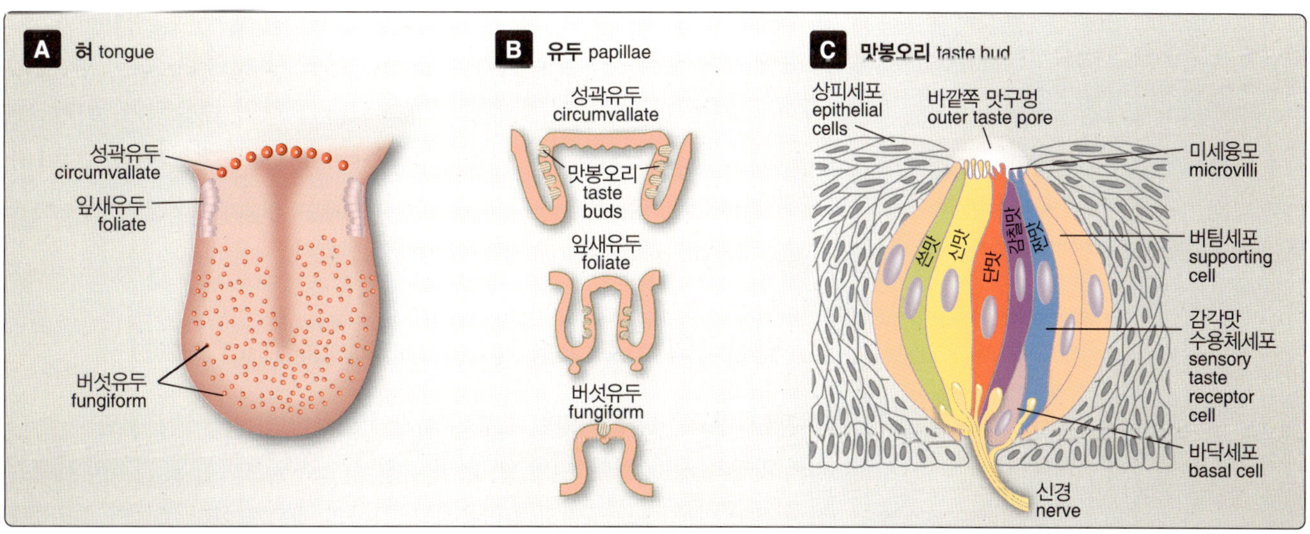

그림 21.7 혀에 존재하는 미각계통(gustatory system)의 일반적인 구성. A. 혀(tongue), B. 유두(papillae) 및 C. 맛봉오리(taste bud).

다. 맛수용체세포는 방추형이며, **맛구멍**(taste pore)이라고 하는 작은 개구부까지 뻗어 있는 꼭대기 부위에 미세융모(microvilli)가 발달되어 있다. 미세융모는 이 부위에서 섭취된 화학자극과 접하게 된다(그림 21.7). 각각의 맛봉오리는 아교세포유사버팀세포(glial-like supporting cell), 감각성 **맛수용체세포**(taste receptor cell) 및 10~14일마다 새로운 맛수용체세포로 지속적으로 대체되는 바닥세포(basal cell)를 포함하고 있다. 맛봉오리의 바닥부위에는 구심신경섬유의 화학시냅스가 시냅스이후요소(postsynaptic element)를 형성하고 있다.

1. **버섯유두**(fungiform papillae): **버섯유두**(fungiform papillae)는 혀의 앞면에 산재되어 있고 붉고 작은 요철처럼 관찰되며, 그 형태가 양송이와 유사하므로 이와 같이 부른다. 버섯유두는 많은 혈액 공급을 받으므로 붉게 나타난다. 일반적으로 하나의 버섯유두에는 수십 개의 맛봉오리가 존재하며, 얼굴신경(facial nerve, 제7뇌신경 CN VII)의 가지인 **고실끈신경**(chorda tympani)의 지배를 받는다. 사람의 혀에는 약 1,100개의 버섯유두가 분포한다고 한다. 버섯유두는 입천장(palate)과 후두덮개(epiglottis)에서도 관찰되며, 이들은 큰바위신경(greater petrosal nerve)을 통해 미주신경(vagus nerve, 제10뇌신경 CN X)의 지배를 받는다.

2. **잎새유두**(foliate papillae): 성곽선(circumvallate line)의 바로 앞쪽, 혀의 양쪽 가장자리에는 약 5~6개의 **잎새유두**(foliate papillae)가 줄지어 배열되어 있다. 각각의 잎새유두에는 수백 개에 이르는 맛봉오리가 존재하며, 이들은 주로 혀인두신경(glossopharyngeal nerve, 제9뇌신경 CN IX)의 지배를 받으며 일부는 고실끈신경(chorda tympani, 제7뇌신경 CN VII)의 지배를 받는다.

3. **성곽유두**(circumvallate papillae): **성곽유두**(circumvallate papillae)는 홈통에 의해 둘러싸여 움푹 들어간 형태의 유두이다. 홈통의 깊은 부위와 면하고 있는 성곽유두의 벽에는 맛봉오리가 줄지어 배열되어 있다(그림 21.7B). 일반적으로 사람의 혀에는 8~12개의 성곽유두가 있으나, 각각의 유두에는 수백 개의 맛봉오리가 존재한다. 이들도 혀인두신경(glossopharyngeal nerve, 제9뇌신경 CN IX)의 지배를 받는다.

B. 맛감각의 신호전달(Signal transduction for taste)

맛수용체세포는 매우 다양한 종류의 분자에 반응하며, 이를 기본적인 다섯 가지의 맛감각(신맛, 짠맛, 단맛, 쓴맛 및 감칠맛)으로 암호화한다. 각각의 세포는 한 종류의 맛에 대해 뚜렷하게 반응하나, 하나의 세포가 여러 종류의 수용체를 발현할 수 있으므로 한 종류 이상의 맛감각에 대해 반응할 수도 있다. 이와 같은 다섯 가지의 맛감각에 대해 반응하는 세포는 입안 전체에 걸쳐 분포하고 있으나, 혀에 대한 이러한 맛감각 지도는 없다. 실제로 하나의 맛봉오리에는 다섯 가지의 맛감각을 감지하는 세포가 모두 포함되어 있다. 그러나 일부 보고에 의하면 이러한 다섯 가지의 맛감각에 대한 민감도는 부위에 따라 서로 다르게 나타난다고 한다.

맛수용체세포에는 세 가지의 기본적인 아형이 있다. (1) **제I형 세포**(type I cell)는 아교세포유사버팀세포(glia-like support cell)이다. 이 세포는 제1형과 제2형 세포에 의해 분비되는 전달물질의 확산을 제한한다. (2) **수용체**세포(receptor cell, **제2형** 세포 type II cell)는 G 단백질연관기전(G-protein-coupled mechanism)을 통해 입력된 단맛, 쓴맛 및 감칠맛에 대해 반응한다. 각각의 수용체세포는 맛감각의 종류에 따라 특별하게 반응한다. 수용체세포는 특수한 시냅스를 형성하는 대신 구심신경섬유와 주변의 시냅스이전세포(presynaptic cell)에 ATP를 분비한다. (3) **시냅스이전**세포(presynaptic cell, **제3형** 세포 type III cell)는 신맛 자극에 대해 반응하며 수용체세포로부터 분비된 ATP에 의해 간접적으로 자극을 받는다. 이 세포는 시냅스를 형성하여 세로토닌(serotonin), 노르에피네프린(norepinephrine) 및 감마아미노부티르산(GABA)과 같은 신경전달물질을 분비한다. 미각촉진제는 제2형 세포나 제3형 세포에 작용할 수 있다. 다음 단락에서는 이러한 맛수용체세포가 어떻게 서로 다른 종류의 맛감각을 감지하여 암호화할 수 있는지에 대하여 살펴보았다.

1. **신맛**(sour): 신맛은 다른 종류의 맛과 결합하지 않으면 좋지 않은 맛으로 감지된다. 신맛은 사람이 덜 익은 과일이나 상한 음식("시어진" 음식)을 섭취하는 것을 방지하는 데 관여할 것으로 생각된다. 신맛의 성분에는 산이 포함되어 있으며, 이러한 산은 제3형 미각수용체세포를 투과할 수 있고 세포 사이의 수소이온농도를 떨어뜨려 신호를 발생시킨다(그림 21.8). 그러나 시냅스 전달을 유발하는 이러한 신호가 세포 사이의 어떤 표적구조에 의해 시작되는지에 대해서는 알려진 바가 없다.

2. **짠맛**(salty): 전형적인 짠맛 자극은 식탁용 소금인 염화나트륨(NaCl)으로부터 비롯된다. 나트륨이온(Na^+)은 직접 이온채널에 작용하여 세포 사이의 나트륨이온 농도를 높이며, 그 결과 탈분극이 일어나 신호전달이 이루어지는 것으로 생각된다(그림 21.8). 이러한 나트륨이온을 감지하는 채널에는 상피나트륨채널(epithelial sodium channel, ENaC)과 바닐로이드수용체(vanilloid receptor, V1R)와 같은 몇몇의 서로 다른 이온채널들이 거론되고 있다. 어떤 종류의 맛세포가 나트륨이온 맛에 반응하는지에 대해서는 아직 분명히 알려져 있지 않으나, 일부 보고에 의하면 제3형 또는 제1형 맛세포가 반응할 것이라고 한다. 또한 이러한 나트륨채널이 활성화되면 맛세포에 가해진 다른 자극에 의해 야기된 맛 신호가 증폭될 것으로 생각된다.

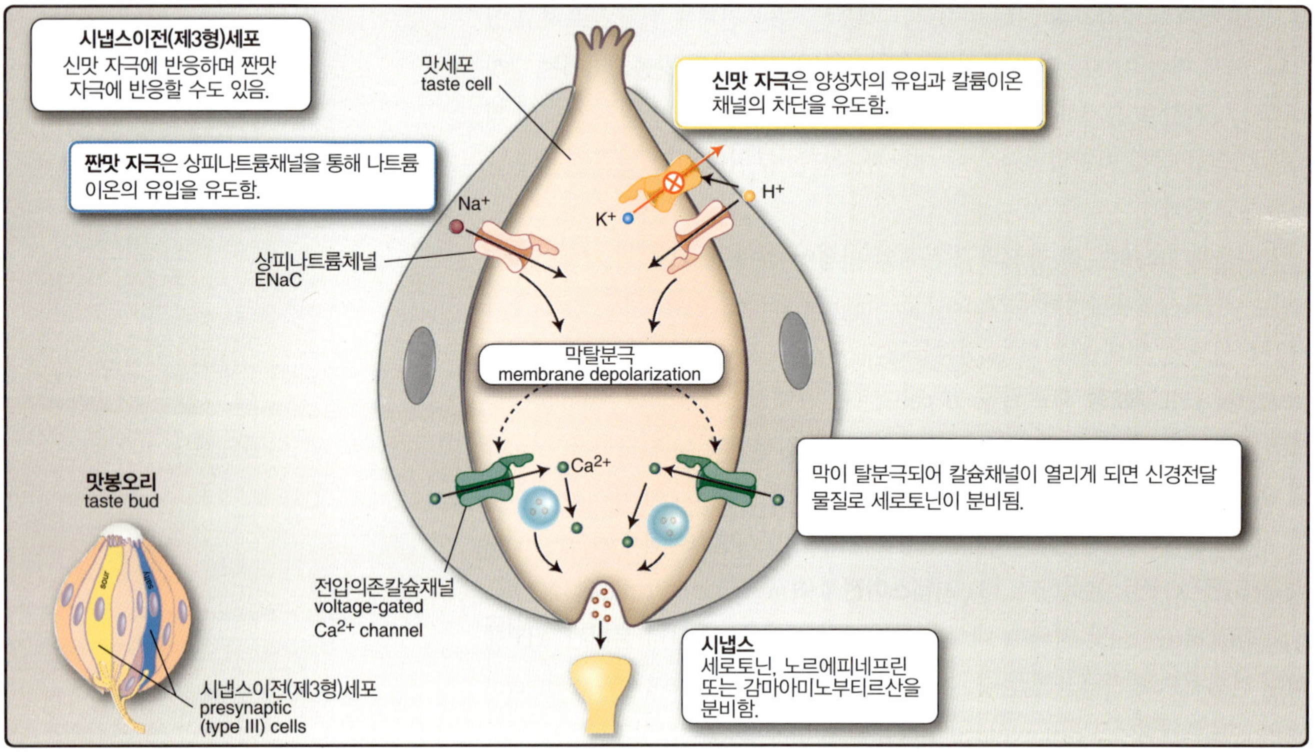

그림 21.8 짠맛과 신맛을 감지하는 제3형 세포의 신호전달. ENaC = 상피나트륨채널(epithelial sodium channel).

3. **단맛**(sweet): "단맛"을 일으키는 분자는 대단히 많아 당(sugar)으로부터 아미노산(amino acid)과 펩타이드(peptide) 및 알코올(alcohol)과 일부 염분(salt)에까지 이르며, 이들의 분자구조도 매우 다양하다. 이러한 화합물들은 제2형 세포의 G 단백질연관수용체(G-protein-coupled receptor)에 작용한다(그림 12.9). 이러한 수용체는 커다란 세포외도메인(extracellular domain)을 갖고 있는 단백질 이합체(dimer)로, 단맛을 내는 다양한 화합물과 결합할 수 있으며 연속적으로 신호전달을 시작할 수 있다(다음 단락 참조).

4. **쓴맛**(bitter): 쓴맛 감각을 유발하는 화합물은 다른 어떤 종류의 맛감각을 일으키는 화합물보다 훨씬 수가 많다. 대부분의 쓴맛은 불쾌하게 느껴지나(쓴맛은 독소로부터 사람을 보호해 주는 데 관여할 것임), 일부 쓴맛을 내는 화합물은 특히 다른 맛과 조합된 경우 매우 좋게 느껴진다(커피의 카페인, 과일과 야채의 쓴맛을 내는 화합물). 이러한 쓴맛을 내는 화합물은 제2형 세포의 G 단백질연관수용체에 작용한다(그림 21.9). 이 수용체의 세포외도메인은 쓴맛을 내는 다양한 화합물과 결합할 수 있으며 연속적으로 신호전달을 시작할 수 있다(다음 단락 참조).

5. **감칠맛**(umami): "감칠맛" 감각을 일으키는 전형적인 화합물은 글루탐산소다(monosodium glutamate, 일반적으로 "MSG"로 알려짐)이다. 감칠맛 수

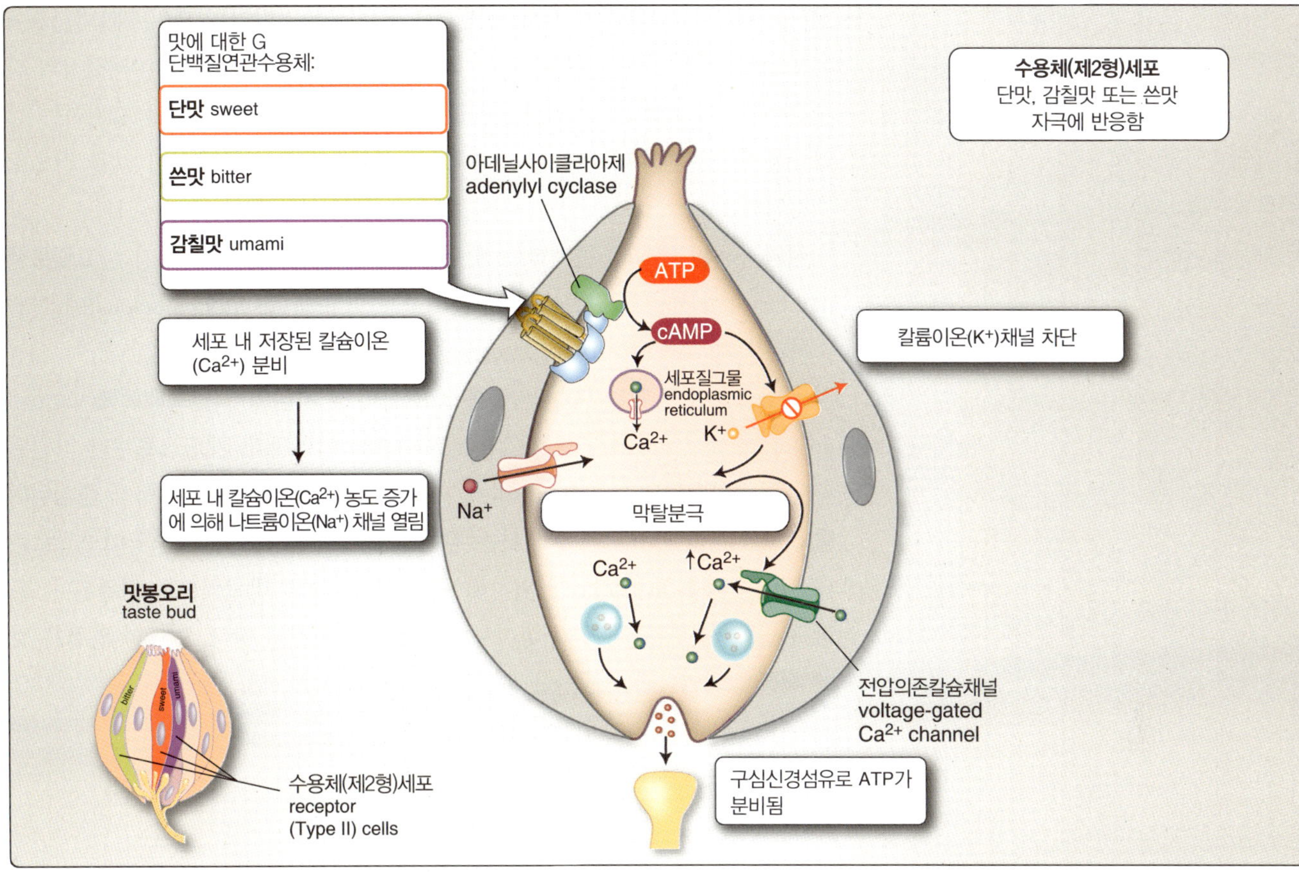

그림 21.9 단맛, 쓴맛 및 감칠맛을 감지하는 제2형 세포의 신호전달. cAMP = 고리에이엠피(cyclic adenosine monophosphate); ATP = 아데노신삼인산(adenosine triphosphate).

용체도 아미노산을 감지하도록 특수화된 세포외도메인을 갖고 있는 단백질 이합체이며, 이 수용체는 제2형 세포에 존재한다(그림 21.9).

6. **제2형 수용체세포의 신호전달**(signal transduction in type II receptor cell): G 단백질연관수용체가 활성화되면 쓴맛, 단맛 및 감칠맛 신호에 대한 연속적인 신호화가 시작된다. G 단백질은 고리에이엠피(cAMP)를 활성화시킬 수 있으며, 이는 결국 칼륨채널(K^+ channel)을 차단하거나 이차전령물질매개를 통해 세포 내 칼슘농도를 증가시켜[세포질그물(endoplasmic reticulum)로부터 방출됨] 나트륨채널을 열리게 한다. 이러한 두 가지 조절(stream)에 의해 세포가 탈분극되고 ATP가 분비된다.

C. 맛감각의 신경로(Neuronal pathways for taste)

맛감각은 제7뇌신경(CN VII, 얼굴신경 facial)과 제9뇌신경(CN IX, 혀인두신경 glossopharyngeal) 및 제10뇌신경(CN X, 미주신경 vagus)에 의해 전달된다. 혀의 앞쪽 2/3 부위는 제7뇌신경이 분포한다. 혀의 뒤쪽 1/3 부위는 성곽선(circumvallate line)에 의해 앞쪽 2/3 부위와 분리되어 있으며, 제9뇌신경이 분포한다. 혀의 뒤쪽 부분의 대부분과 입인두(oropharynx)는 제10뇌신경의 지배를 받는다. 물렁입천장(soft palate)과 인두(pharynx)에도 맛을 감지하는 감각수용기가 존재하나 이들은 맛감각의 인지에 그다지 중요하지 않을 것으로 생각된다.

혀와 물렁입천장에 존재하는 맛수용기로부터 기원된 중추돌기는 **고립로핵**(solitary nucleus)의 입쪽 부위에 존재하는 미각핵(gustatory nucleus)에 시냅스하기 위해 **고립로**(solitary tract)가 위치해 있는 뇌줄기로 들어간다. 이 신경섬유는 고립로핵으로부터 같은 쪽으로 올라가 **시상의 뒤안쪽배쪽핵**(ventral posteromedial nucleus of the thalamus)으로 이어진다. 시상으로부터 기원된 축삭은 속섬유막(internal capsule)의 뒤다리(posterior limb)를 통해 **중심뒤이랑**(postcentral gyrus)에 존재하는 감각겉질의 아랫부분 대부분과 이곳으로부터 이어진 **대뇌섬**(insula)에 위치해 있는 대뇌겉질의 맛구역으로 연결된다. 또한 고립로핵은 편도체 및 시상하부와 직접 연결되기도 한다. 이러한 연결은 맛에 대한 감정반응과 행동반응의 근거가 된다(그림 21.10).

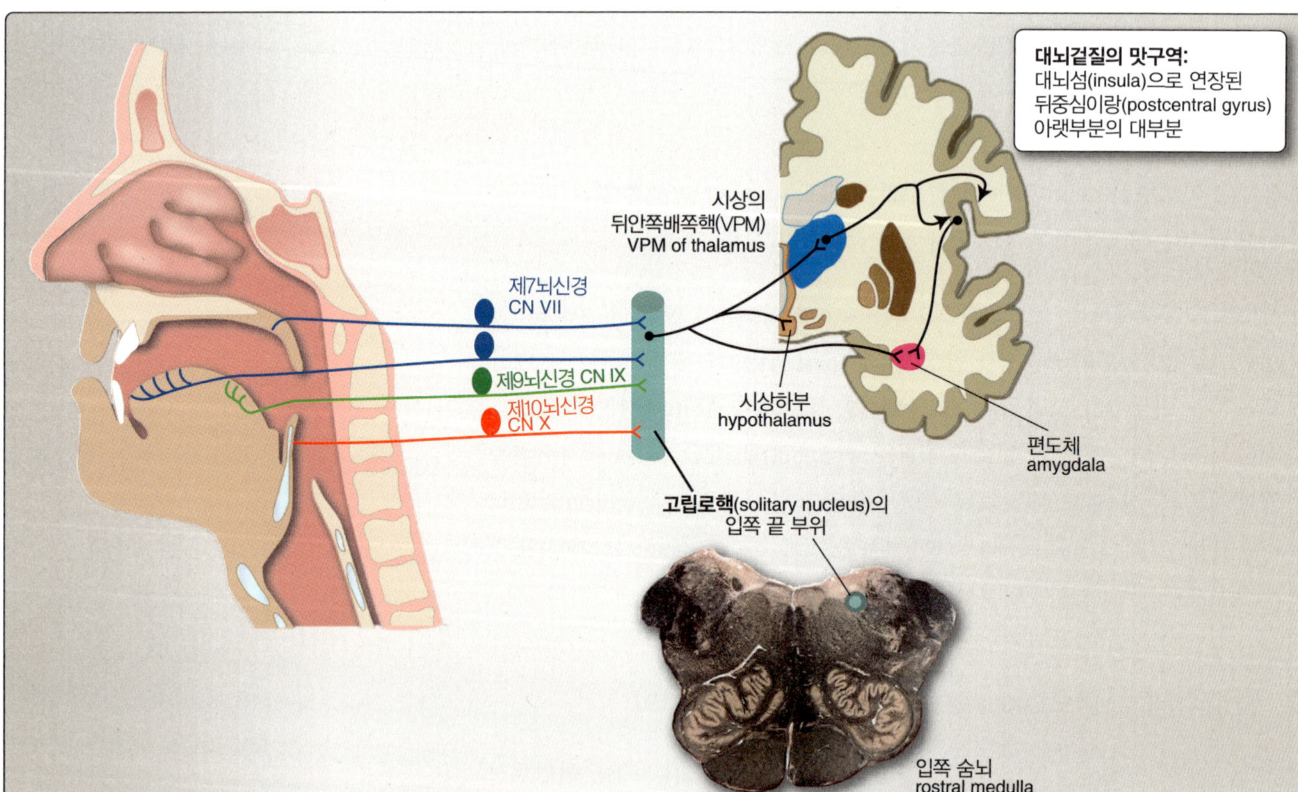

그림 21.10 미각(taste)의 신경로. CN = 뇌신경(cranial nerve); VPM = 시상의 뒤안쪽배쪽핵(ventral posteromedial nucleus of thr thalamus)

IV. 삼차신경화학수용감각(Trigeminal Chemoreception)

삼차신경[trigeminal nerve, 제5뇌신경(CN V)]은 얼굴에 분포하는 감각신경이다. 이 신경은 분별촉각(discriminative touch), 진동(vibration), 고유감각(proprioception) 및 통증(pain)과 온도감각(temperature)을 전달한다. 통증을 유발하는 화학물질은 통증경로를 통해 삼차신경계통에 의해 감지된다. **다형성 C형 섬유**(polymodal C fiber)는 화학 자극제에 반응하여 통증반응을 유발한다. 일부 화학물질은 소량의 투여에 의해서는 기분 좋은 "맛(taste)"으로 느껴지나, 다량 투여한 경우에는 통증으로 느껴진다. 이러한 예로, 타는 듯한 느낌을 주는 고농도의 에탄올(ethanol)과 "불에 데인 듯한 매운맛(burn)"을 내는 고추가 있다. 저농도의 산(예, 샐러드드레싱에 포함되어 있는)은 기분 좋은 신맛으로 느껴지지만 고농도에서는 통증으로 느껴질 수 있다. 삼차신경화학수용감각계통은 통증계통의 일부로, 사람을 유해자극으로부터 보호해 준다. 통증경로에 대해서는 22장 "통증(Pain)"에서 자세히 설명하였다.

임상증례

이마엽수막종(Frontal Meningioma)

62세의 여자가 미각과 후각을 잃어버린 지 6개월이 되었다고 호소하였다. 환자는 음식의 "맛"이 예전과 같지 않다고 느꼈지만 여전히 단맛, 신맛 및 짠맛은 구분할 수 있다고 하였다. 또한 환자는 욕지기(nausea)와 가끔씩 일어나는 구토(vomiting)를 동반한 진행성 전두통(frontal headache, 약하거나 중간 정도의 압력)의 병력을 갖고 있었다. 얼굴의 저린감(numbness) 또는 쇠약(weakness) 증상은 나타나지 않았다. 복시(diplopia, double vision), 삼킴곤란(dysphagia, trouble swallowing) 및 조음장애(dysarthria)도 없었으며, 팔다리쇠약(limb weakness)과 신체의 저린감 증상도 나타나지 않았다. 그 외에는 건강하였으며 복용하는 약도 없었다.

검사 결과, 환자는 커피분말과 라벤더 및 오렌지의 냄새를 구별하지 못했다.

검안경검사(fundoscopic examination)에서 환자의 양쪽 시신경유두(optic disc)가 약간 흐리게 관찰되었다(시신경유두부종 papilledema). 시신경유두창백(optic disc pallor)과 상대구심신경동공결손(relative afferent pupillary defect, RAPD) 증상은 없었으며 시력도 손상되지 않았다. 시야 검사도 정상으로 나타났다. 동공의 크기는 3 mm이었으며, 양쪽 모두 동일하게 빛에 반응하고 조절(accommotion) 반응을 나타내었다. 또한 복시나 눈떨림(nystagmus) 증상이 없이 전방위 눈운동(full range of extraocular movement)을 할 수 있었다. 눈물흘림(tearing)은 정상이었으며, 얼굴의 감각과 근력(strength)도 정상이었다. 환자는 맛검사(taste test)에서 신맛, 쓴맛, 단맛 및 짠맛을 구별할 수 있었다. 또한 청각 및 언어(speech and language)도 정상이었다. 나머지 뇌신경검사와 신경학적검사에서도 정상 반응을 나타내었다.

환자는 맛검사에서 정상 반응을 나타내었음에도 불구하고 왜 미각이 손상되었다고 느꼈을까?

음식의 맛을 인지하기 위해서는 후각계통으로부터 전달되는 입력정보가 필요하다. 사람은 후각에 의해 감지된 복합적인 맛을 미각으로 인지한다. 특히 음식을 먹는 환경에서 맛세포가 감지하는 다섯 종류의 기본적인 미각 자극은 후각 정보가 없는 상태에서는 일반적인 맛감각을 유발하지 않는다.

뇌의 자기공명영상(MRI)에서 앞오목(anterior fossa)의 바닥을 따라 커다랗게 발달된 종양이 관찰되었다. 환자는 완벽한 종양 제거수술을 받았다. 병리학적으로 수막종(meningioma, 수막의 종양)으로 나타났으며, 이 종양은 대부분 양성이고 여성에서 더 흔하게 발생된다.

수막종이 대부분 양성이라면 왜 종양을 제거해야 할까?

이 경우에는 임상 검사에서 두개내압(intracranial pressure)이 증가하여 두통 및 시신경유두부종이 나타났다. 일반적으로 수막종은 느리게 성장하는 양성 종양이다. 그러나 종양이 커져서 뇌에 중대한 영향을 미칠 경우 이를 제거해야만 한다.

수막종은 어떻게 환자의 후각에 영향을 미쳤을까?

후각망울은 앞머리뼈우묵(anterior cranial fossa) 내에 위치해 있으며, 후각신경은 수막과 체판을 통과하여 비강(nasal cavity)에 분포한다. 수막종에 의해 환자의 후각망울이 압박을 받은 것이 이 증상의 원인이 된다.

요약

- 후각(smell)과 미각(taste)은 우리 주변 환경에 있는 화학물질들을 감지하는 두 종류의 감각계통이다.
- 후각은 코 안에 있는 후각상피(olfactory epithelium)의 수용체세포(receptor cell)를 통해 공기 중의 분자들을 감지한다. 냄새는 후각수용체세포에서 전기 신호로 암호화되어 후각망울로 전달되며 이곳에서 처리과정의 첫 단계가 일어난다. 사구(glomerulus) 내로 입력된 정보의 통합과 이웃한 사구의 가쪽억제(lateral inhibition)를 통해 후각의 대비가 강화되고 패턴의 인식이 용이해진다. 각각의 모든 냄새는 사구 활성화의 뚜렷한 패턴을 갖고 있으며 뇌의 아래 면에서 후각겉질(olfactory cortex)로 전달된다.
- 미각은 맛봉오리(taste bud)의 수용체세포를 통해 혀와 입천장에 있는 분자들을 감지한다. 미각수용기(taste receptor)는 혀의 각각 다른 부위에 분포하며, 기본적인 다섯 종류의 맛, 즉 신맛, 짠맛, 단맛, 쓴맛 및 감칠맛을 구별할 수 있다. 신호전달은 수소이온농도(pH)나 나트륨이온(Na^+)농도의 변화에 의한 직접적인 탈분극이나 G 단백질연관기전(G-protein-coupled mechanism)을 통해 일어난다. 제7, 9 및 10 뇌신경은 미각을 전달하는 구심신경이며, 이들은 고립로핵(nucleus solitarius)에서 시냅스한다. 고립로핵으로부터 기원된 신경섬유는 시상의 뒤안쪽배쪽(ventral posteromedial, VPM)핵으로 주행한 다음, 중심뒤이랑(postcentral gyrus)의 아랫부분 대부분과 뇌섬엽(insula)의 겉질에 존재하는 일차후각구역(primary olfactory area)으로 이어진다.
- 삼차신경(trigeminal nerve)도 코와 입안의 화학자극을 감지하며, 후각 및 미각과 함께 작용한다. 삼차신경의 자유신경종말(free nerve ending)은 화학적 농도가 유해 수준에 도달했을 때에만 자극을 받는다. 삼차신경의 신호는 통증경로(pain pathway)의 일부이다.

연습문제

가장 알맞은 답을 하나만 고르시오.

21.1 43세의 여자가 자동차 사고로 머리를 다쳐 앞머리뼈우묵(anterior cranial fossa)에 위치해 있는 뇌에 엇갈림손상(shear injury)을 받아 고통을 호소하였다. 3개월 후, 환자는 후각과 미각이 소실되었다고 불평을 하며 병원에 왔다. 다음 뇌신경 중 어떤 신경의 손상에 의한 결과일까?

A. 후각신경(olfactory nerve)
B. 삼차신경(trigeminal nerve)
C. 얼굴신경(facial nerve)
D. 혀인두신경(glossopharyngeal nerve)
E. 미주신경(vagus nerve)

정답은 A이다. 후각은 제1번 뇌신경인 후각신경에 의해 전달된다. 우리가 음식에서 감지하는 뚜렷한 맛은 후각에 의한 것이므로 후각이 소실되면 미각이 상당히 떨어질 수 있다. 얼굴신경, 혀인두신경 및 미주신경은 모두 혀와 후두(larynx)로부터 미각을 전달하나, 후각의 전달에는 전혀 관여하지 않는다. 이 신경들 중 어느 하나가 선택적으로 손상되면 나머지 다른 신경들에 의해 보상작용이 일어날 수 있다. 삼차신경은 후각과 미각에 관여하지 않는다. 이 신경은 입안으로부터 일반감각구심성분(general sensory afferent)을 전달하며, 음식의 질감을 인지하는 데 도움을 준다. 외상에 의해 뇌가 손상되면 비강으로부터 체판을 통과하여 후각망울로 이어지는 신경이 절단될 수 있다.

21.2 후각상피는 전 생애를 통해 지속적으로 재생될 수 있는 유일한 상피이다. 이러한 상피의 재생을 담당하는 세포는?

A. 일차감각수용기(parimary sensory receptor)
B. 버팀세포(support cell)
C. 분비세포(secretory cell)
D. 바닥세포(basal cell)
E. 토리주위세포(periglomerular cell)

정답은 D이다. 이러한 세포들은 상피의 바닥막 위에 위치해 있으며, 새로운 세포로 지속적으로 재생되어 성숙한 두극후각신경세포(bipolar olfactory neuron)로 성장한다. 버팀세포는 버팀 기능을 하는 세포(supporting cell)이며, 분비세포는 후각자극제결합단백질(odorant-binding protein)을 함유한 액체를 분비한다. 토리주위세포는 후각망울 내에 위치해 있으며 후각 정보를 처리하는 데 관여한다.

21.3 후각망울에서 일차후각신경세포가 승모세포(mitral cell) 및 다발세포(tufted cell)와 시냅스하는 특수화된 구역을 나타내는 용어는?

A. 후각삼각(olfactory trigon)
B. 가쪽후각섬유줄(lateral olfactory stria)
C. 토리(glomeruli)
D. 앞후각신경핵(anterior olfactory nucleus)
E. 후각단추(olfactory knob)

정답은 C이다. 일차감각신경세포의 축삭은 상당히 많은 수렴이 일어나는 토리(*glomerulus*)라고 하는 특수화된 구역 내에서 승모세포 및 다발세포와 시냅스한다. 후각삼각은 후각로가 연장되어 형성된 것이다. 가쪽후각섬유줄(lateral olfactory stria)은 갈고리(uncus), 내후각뇌구역(entorhinal area), 섬문턱(limen insula) 및 편도체(amygdala)의 겉질에 존재하는 일차후각구역(primary olfactory area)으로 주행하는 신경섬유로 이루어져 있다. 앞후각신경핵(anterior olfactory nucleus)은 후각로를 따라 위치해 있는 신경세포체 집단이다. 후각단추(olfactory knob)는 성숙한 수용체세포의 일부로, 점막층으로 돌출되어 있다.

21.4 어떤 환자가 병원에 와서 그가 먹은 모든 음식에서 금속성 맛과 쓴맛이 난다는 불평을 하였다. 그의 병력에는 과거에 이러한 증상이 나타난 예가 없었다. 환자는 3일 전에 잣을 먹었으며, 바로 그 후에 증상이 시작되었다고 하였다. 다음 설명 중 "쓴맛"의 성질에 대해 옳게 설명한 것은?

A. 쓴 화합물은 T1R2 수용체에 작용한다.

B. 쓴맛 수용체가 활성화되면 곧바로 나트륨이온(Na^+) 채널이 열린다.

C. 쓴맛 수용기는 혀끝에 위치해 있다.

D. 쓴 화합물은 T2R 수용체에 작용한다.

E. 쓴 화합물은 칼륨이온(K^+) 채널이 열리도록 유도한다.

정답은 D이다. 쓴맛 수용기는 혀의 뒤쪽에 위치해 있다. 쓴 화합물은 T2R 수용체에 결합한다. 이러한 수용체에 결합하면 연속적으로 G 단백질연관신호화(G-protein-coupled signaling)가 유도되어 결국 칼륨이온(K^+) 채널이 차단되고 세포 내 칼슘이온(Ca^{2+}) 농도가 증가되며, 그 다음 나트륨이온 채널이 열린다. 이로 인해 세포는 탈분극되고 세로토닌(serotonin)과 아데노신삼인산(adenosine triphosphate)이 분비된다. 잣은 매우 쓴맛을 내는 견과류에서 발견되는 송유(pine oil)처럼 일시적인 미각이상(dysgeusia)을 나타낸다. 일반적으로 이 증상은 며칠 내에 완화된다.

통증
Pain

22장

I. 개요

국제통증연구학회는 통증을 "실제적 혹은 가상적인 조직 손상 혹은, 이러한 범주에 속하는 손상에 연관된 불쾌한 감각과 감정 경험"으로 정의하고 있다. 통증은 우리 모두 일생을 통하여 경험하며 장애와 고통의 주원인이 된다.

통증은 다원적(multifactorial)이며 다계통(multisystem)의 현상이다. 앞 장에서 말초수용기, 오름성 감각계통 그리고 감각의 대뇌겉질표현(cortical representations)을 설명하였다. 또한 둘레계(변연계)와 시상하부가 어떠한 방식으로 우리의 감정 경험과 환경 자극에 대한 행동 반응에 영향을 미치는지 설명하였다.

이 장에서는 종합하여 모든 계통이 어떤 방식으로 상호작용하여 통증의 지각과 조절을 유발하는지를 설명한다. 그리고 만성통증 상태와 만성신경병증통증에 관여하는 부적응 기전(maladaptive mechanism)을 살펴본다.

II. 침해수용기(Nociceptors)

통증의 수용, 즉 **침해수용**(nociception)은 말초에 있는 극심한 고온과 저온, 강한 물리적 자극, 화학적 자극에 반응하는 특별한 수용기에 의해 유발된다. 침해수용기는 자유종말(free nerve ending)이며 세포체는 몸통감각의 경우 척수신경절(spinal ganglion), 얼굴감각의 경우 삼차신경절(trigeminal ganglion)에 있다.

침해수용기는 자극이 유해자극의 한도를 넘을 때만 활성화된다. 침해수용기는 자극의 강도에 따라 점진적으로 반응한다. 다른 수용기들은 자극에 적응을 나타내나(1장 "신경계통 입문 및 기초신경생리학" 참소) 통각수용기는 적응하지 않는다. 지속적인 자극은 침해수용기가 반응하는 역치를 낮추며 이러한 현상을 **감작**(sensitization)이라고 한다.

A. 침해수용섬유(Nociceptive fibers)

침해수용기와 연관된 두가지의 섬유가 있으며 이는 **Aδ 섬유**와 **C 섬유**이다. 말이집을 지닌 Aδ 섬유는 국소적인 날카로운 "일차" 통증, 극심한 고온과 저온, 찌르는 것과 같은 기계적인 자극에 반응한다. 반대로 민말이집(unmyelinated)의 C 섬유는 위치가 명확하지 않은, 산만한 "2차" 통증을 전달한다. 이 섬유는 온도, 기계적, 화학적 자극에 반응하므로 다형성(polymodal)이다. 신경전달물질로는 **glutamate, substance P, calcitonin gene-related peptide(CGRP)**를 사용한다. 이러한 신경전달물질들은 척수신경절과 삼차신경절에 있는 세포체에서 생산된다. 침해수용기가 활성화되면 이러한 신경전달물질들이 척수와 뇌줄기에 있는 2차신경세포(second-order neuron)와 연접하는 중추 종말에서 분비되며 또한 흥미롭게도 손상부위인 말초에서도 분비된다. 말초에서는 이러한 신경전달물질이 고전적인 통증의 지표인 발적(redness)과 부기(swelling)를 유발한다. 이 신경전달물질은 침해수용기의 활성을 증가시키고, 활성문턱을 낮추는 감작현상을 유발한다. 추가적으로 말초에서 신경전달물질은 소위 **"사일런트(silent)" 침해수용기**(nociceptor)를 활성화시켜 통증자극의 수용부위가 확장된다.

B. 침해수용기 활성화(Nociceptor activation)

극심한 온도, 강한 기계적 자극, 혹은 일련의 화학물질에 의한 침해수용기의 활성화는 특이적인 수용기를 통해서 일어난다(그림 22.1). 이는 양이온 채널(주로 Na^+)을 열어 **막의 탈분극**(1장 "신경계통 입문 및 기초신경생리학" 참조)과 활동전압(action potential, AP)의 생성을 유발한다.

1. **온도**(temperature): 열감각은 사람에서 43°C 정도의 역치로 통증 자극으로 느껴진다. 열자극에 의하여 Aδ와 C 섬유의 하위유형(subtype)이 활성화되며 일부는 43 °C 이하 혹은 이상에서 활성화된다. 열자극에 반응하는 하나의 수용체는 **TRPV1 수용체**이며 이는 고추의 매운 맛을 내는 주성분인 **캡사이신**(capsaicin) 수용체이다. TRPV1 수용체는 **일시적수용기전위**(transient receptor potential, TRP) **채널**에 속하며, 생리학적 특성은 전위작동통로(voltage-gated channels)와 유사하다. 안정시에 소공(pore)은 닫히며 활성화되면 Na^+과 Ca^{2+} 이온의 유입이 일어난다.

   냉감(cold sense)은 25 °C를 문턱으로 통각으로 느껴진다. 냉감은 TRP 채널의 다른 유형으로 **박하뇌**(menthol)에도 반응하는 **TRPM8 수용체**에 의해 매개된다.

   온도에 반응하는 수용기들의 활성화는 열자극에 대하여 체온을 낮추는 혹은 냉감자극에 대하여 체온을 올리는 반응을 유발한다. 이러한 행동반응은

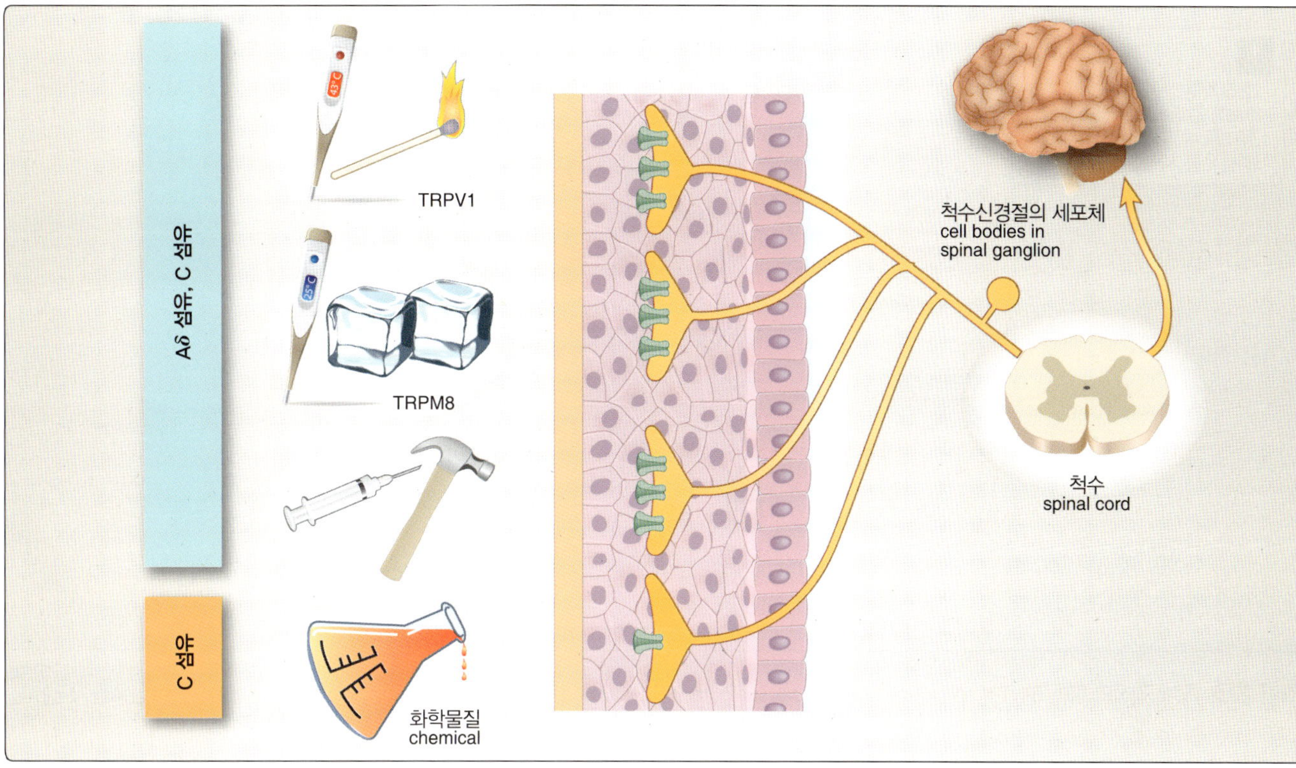

그림 22.1 침해수용기 활성화의 개관(위에서 아래의 순서로 열, 냉감, 기계자극, 화학자극). TRPV1 = Transient receptor potential type V1; TRPM8 = Transient receptor potential type M8.

시상하부로의 투사에 의하여 매개된다(19장 "시상하부" 참조).

2. **기계적 활성**(mechanical activation): 기계자극에 반응하는 수용기는 Aδ와 C 섬유 양쪽에 존재하며 이 수용기들은 가벼운 접촉(light touch)에 의해 활성화되지 않는다. 이 수용기들은 역치가 높으며, 자극이 침해성이고 조직손상을 유발할 때만 활성화된다.

3. **화학적 활성**(chemical activation): C 섬유의 자유신경종말은 외부자극물질이나 조직손상 시에, 위에서 설명한 바와 같이 침해수용기 혹은 **감염**(inflammation)에 의하여 분비되는 여러 화학물질에 의하여 활성화될 수 있다.

C. 말초수용기의 감작(Sensitization of peripheral receptors)

조직의 손상과 염증은 **브라디키닌**(bradykinin)과 **프로스타글란딘**(prostaglandin)과 같은 말초 침해수용기를 감작시키는 염증물질(분자)의 유리를 유발한다(그림 22.2). 또한 침해수용기가 유해한 자극을 감지하면 자유신경종말은 substance P와 CGRP를 분비한다. 이 두 가지 신경펩타이드는 손상 조직에서의 염증반응에 기여한다. CGRP는 혈관확장을 유발하여 말초면역세포에서 염증

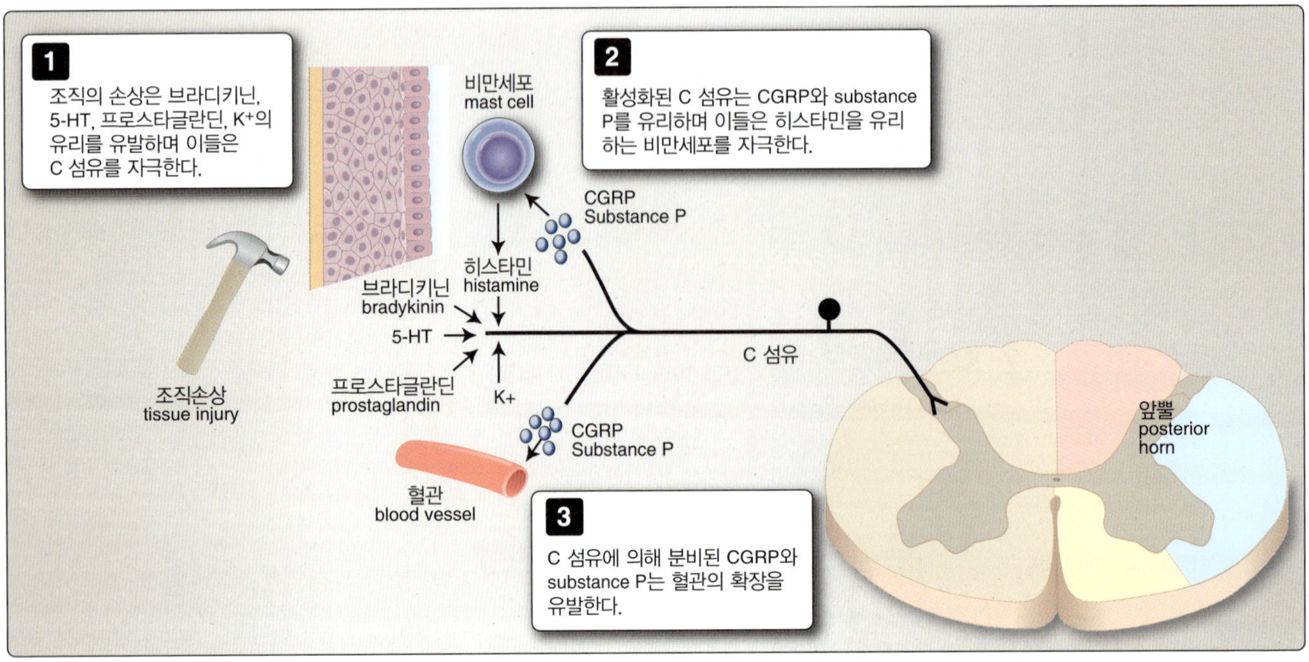

그림 22.2 말초 감작의 원리. 5-HT = serotonin; CGRP = calcitonin gene-related peptide. 브라디키닌은 비만세포(mast cell)를 통해 C 섬유를 자극한다.

물질의 유리를 촉진시킨다.

1. **활성화 역치**(activation threshold): 이러한 모든 과정은 침해수용기의 **활성화 역치**를 낮추어 정상적으로는 통증을 유발하지 않는 자극에서도 침해수용기가 활성화된다. 일광 화상(sunburn)을 입은 사람은 화상을 입은 피부의 민감도가 변화되어, 가벼운 촉각도 통증으로 느끼며 따뜻한 샤워도 고통스러운 열기로 느끼게 된다. 민감도의 증가는 화상을 입은 피부의 침해수용기의 활성 증가와 자극에 대한 특이성 소실 때문이다. 또한 말초 침해수용기의 민감도 증가는 염증매개물질에 노출에 의해 저절로 탈분극되어 통각 수용이 증가되기 때문이다.
   통증 자극에 대하여 평소보다 큰 통증을 느끼는 것을 **과민통증**(hyperalgesia)이라고 한다. 일광 화상 후 가벼운 촉각자극과 같이 정상적으로 통증이 아닌 자극을 통증으로 느끼는 것을 **이형통증**(allodynia)이라고 한다.

2. **사일런트 침해수용기**(silent nociceptors): 말초에서 염증물질과 신경전달물질의 유리는 발적, 종창, 압통 외에도 사일런트 침해수용기의 활성화를 유발한다. 이 수용기들은 또한 뒤뿔로 가는 입력 신호를 시간 및 공간중첩(temporal and spatial summation)의 증가를 통해 증폭시킨다. 흥미로운 점은 사일런트 침해수용기는 활성화된 다른 침해수용기에 의해서만 활성화되며 다른 어떠한 침해자극에 의해서도 활성화되지 않는다는 점이다.

III. 척수에서의 통증처리 (PAIN Processing in the Spinal Cord)

신체의 감각정보를 전달하는 모든 섬유는 척수의 뒤뿔로 들어간다. 강한 온도, 기계적, 화학적 자극을 전달하는 Aδ와 C 섬유는 신호가 상위중추로 전달되기 전에 뒤뿔에서 연접을 한다. 척수에서의 연접은 침해수용경굴에서 첫 단계이므로 많은 연구가 수행되었다. 일부 통증관련 약물은 척수를 표적으로 하며 내림성 경로를 통한 통증의 조절은 이 첫 번째 연접에서 이루어진다(아래 참조). 척수에서 신호처리의 이해는 만성통증 및 신경병증통증의 부적응 기전을 이해하는 데 중요한 근거가 된다.

머리에서 오는 통증 감각을 담당하는 삼차신경척수로핵(spinal trigeminal nucleus)에서 통증정보의 처리 기전은 척수와 유사하다.

5장 "척수"에서 척수의 층판구성(laminar organization)을 설명하였다. 구별성 촉각, 고유감각과 진동감각을 전달하는 Aβ 섬유는 주로 뒤뿔의 깊은 층으로 투사되는 반면, Aδ와 C 섬유는 lamina I, II, V로 투사되어 다양한 역동범위(dynamic range)의 신경세포에 영향을 준다.

A. 연접표적(Synaptic targets)

Aδ와 C 섬유의 연접표적은 Aδ와 C 섬유에만 연접하는 **침해수용특이세포** [nociceptive specific(NS) cell] 혹은 모든 종류의 감각섬유와 연접하는 **광역동범위**(wide dynamic range, WDR) 신경세포이다(그림 22.3). NS 세포는 통증감각만을 처리하여 상부 중추로 투사하는 반면, WDR 세포는 통증자극 혹은 비통증자극 등 다양한 자극을 처리한다.

1. **신경전달물질**(neurotransmitter): 뒤뿔에서의 연접은 흥분성이다. 구심성 침해수용섬유의 말단에서는 α-amino-3-hydroxy-5-methyl-4-isoxazole propionic acid(AMPA) 수용체와 *N*-methyl-D-aspartic acid(NMDA) 수용체(아래 참조)가 분비된다. 뉴로키닌(neurokinin 1, NK1) 수용체에 작용하는 substance P, 그리고 CGRP 수용체를 통해 흥분효과를 나타내는 CGRP도 분비된다.

2. **광역동범위신경세포**(wide dynamic range neuron): WDR 세포의 발사 양상은 C 섬유의 신호빈도로 나타나는 자극의 강도에 의존된다. 심한 통증자극일수록 C 섬유의 발사 빈도가 높으며, WDR 신경세포의 반응이 커진다. 이어서 WDR 신경세포는 "**와인드업**(wind-up)"이라는 기전으로 신호를 증폭시킬 수 있다.

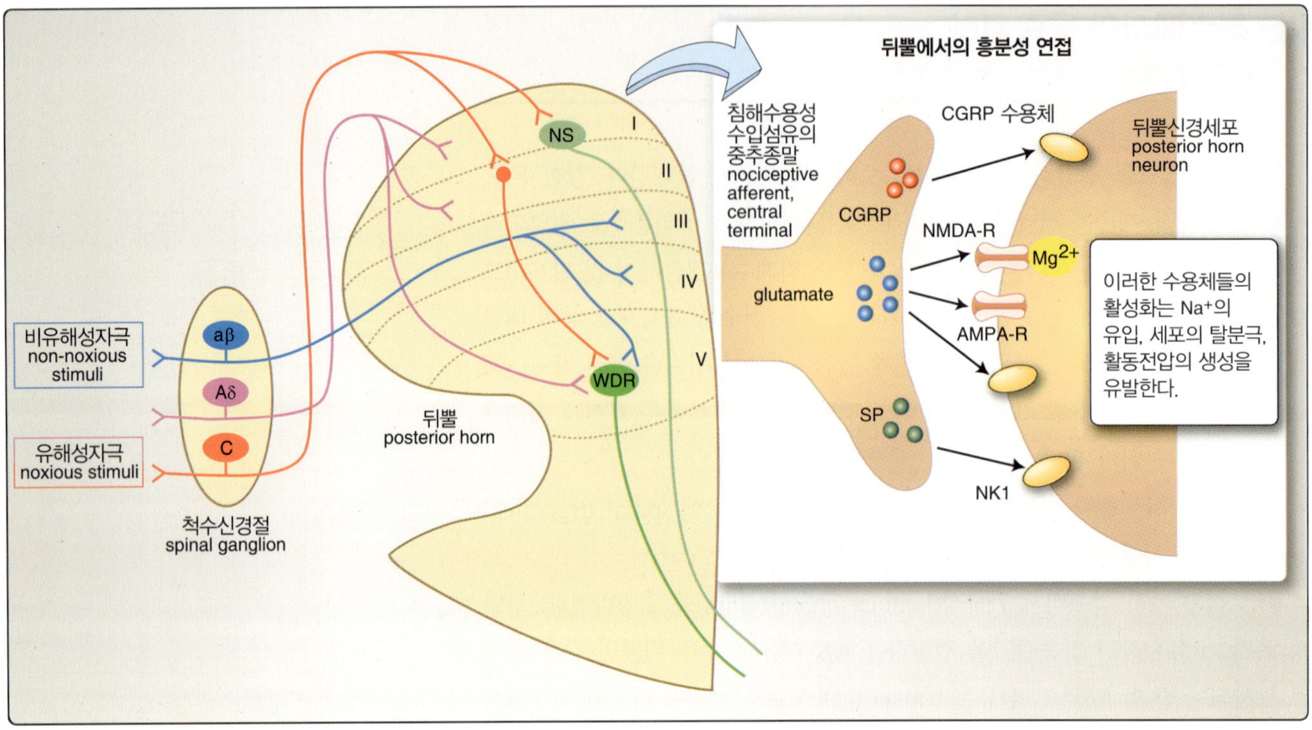

그림 22.3 척수로의 신경섬유 투사. NS = 침해수용기-특이적(nociceptive-specific); WDR = 광역동범위신경세포(wide dynamic range neurons); CGRP = calcitonin gene related peptide; AMPA-R = α-amino-3-hydroxy-5-methyl-4-isoxazole propionic acid receptor; NMDA-R = *N*-methyl-D-aspartic acid receptor; SP = substance P; NK1 = neurokinin 1.

B. 와인드업(Wind-up)

척수에서 중추감작 혹은 "와인드업"은 뒤뿔의 연접후 신경세포에서 신경전달물질의 유리를 통하여 매개된다. 와인드업은 기본적으로 C 섬유에서 들어온 누적된 침해수용성 입력에 대한 반응으로 척수 내에서 일어나는 증폭시스템이다. 와인드업은 주로 AMPA 수용체에 작용하는 glutamate를 통하여 WDR 신경세포에 대한 반복적인 흥분성 자극에 의해 유발된다. WDR 신경세포에서 활동전압 빈도의 증가와 막성 탈분극의 지속은 NMDA 수용체의 역학변화를 유발한다. NMDA 수용체는 보통 Mg^{2+} 이온에 의해 채널이 차단되어 있다. 지속적인 탈분극은 이러한 Mg^{2+} 차단을 해제시키며 NMDA 수용체가 glutamate에 의해 활성화될 수 있다. NMDA 수용체는 Ca^{2+} 투과성이 있으므로 Ca^{2+}의 세포내 유입은 WDR 신경세포의 전기생리학적 신호특성을 변화시킨다(그림 22.4).

C. Substance P와 CGRP

C 섬유에 의한 **substance P**의 유리는 또한 NK1 수용체를 통하여 WDR 신경세포의 활성에 중요한 역할을 하는 것으로 보인다. NK1 수용체의 활성은 오래

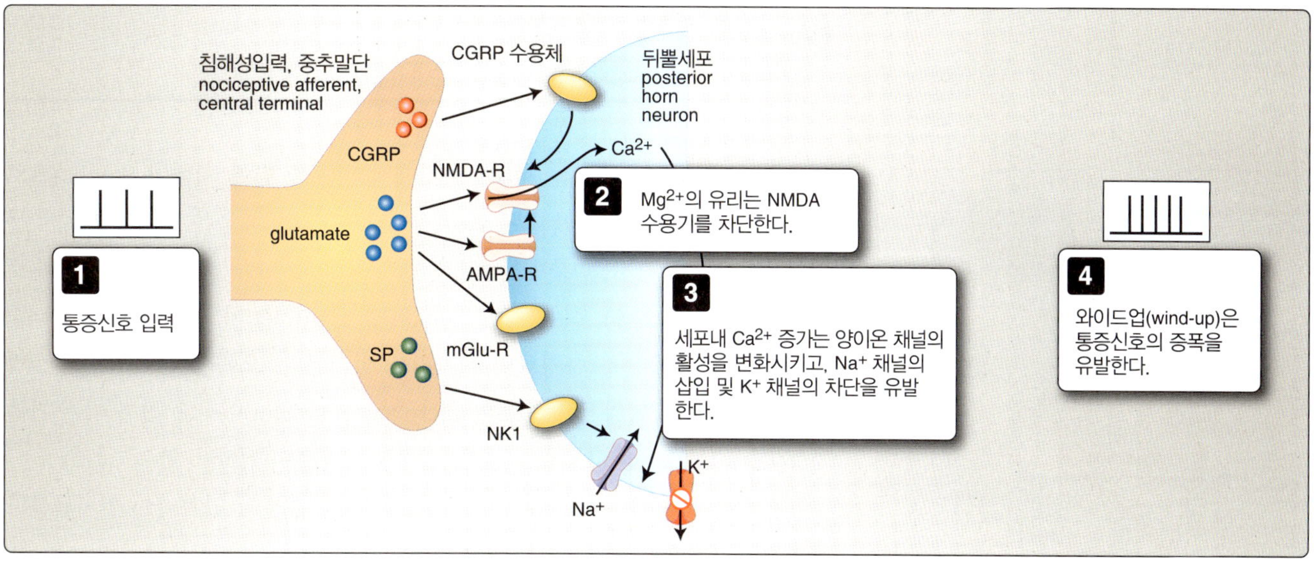

그림 22.4 중추감작 혹은 "와인드업(wind-up)"의 원리. CGRP = calcitonin gene-related peptide; AMPA-R = α-amino-3-hydroxy-5-methyl-4-isoxazole propionic acid receptor; NMDA-R = N-methyl-d-aspartic acid 수용체; SP = substance P; NK1 = neurokinin 1.
중추의 특정 metabotropic glutamate 수용체(mGluRs)는 뒤뿔의 활성을 증가시켜 통증처리에 관여한다.

지속되는 탈분극을 통해 C 섬유에서 오는 침해수용성 입력의 시간적 중첩에 기여한다. **CGRP**는 NMDA 수용기 활성의 하류 강화(downstream enhancement)를 통해 감각에 기여한다.

D. 흥분성 증가(Increased excitation)

이러한 기전들은 종합적으로 척수에서 흥분성 신호의 증폭에 기여한다. 척수의 신경세포에서 NMDA 수용체의 활성화에 의한 세포내 칼슘의 증가는 연접후부의 변화를 유발하며 다시 역치의 감소, 양이온채널의 역학변화, 연접후막에 더 많은 수용체의 삽입(insertion)을 유발한다. 이러한 변화들은 연접후신경세포의 민감도를 증가시키며 활동전압의 발사가 더 쉽게 된다(그림 22.4).

E. 감작(Sensitization)

반복적인 C-섬유의 활성은 수 초 내에 와인드업 상태를 유발하며, 와인드업을 통한 감작은 오랫동안 지속될 수 있다. 단기간에는 몇 가지 측면에서 유익하다. 침해수용성 신호의 증폭은 대뇌피질로 가는 경로에서 "우선적 부각현상(priority salience)"을 나타낼 수 있다. 손상부위의 지속적인 과민통증은 사람이 손상부위를 가림으로 해서 보호하게 한다. 반면에 장기적으로 감작은 부적응현상을 유발하여 손상이 치유된 후에도 지속되는 통증을 유발한다(아래 참조).

IV. 오름 침해수용 경로 (Ascending Nociceptive Pathways)

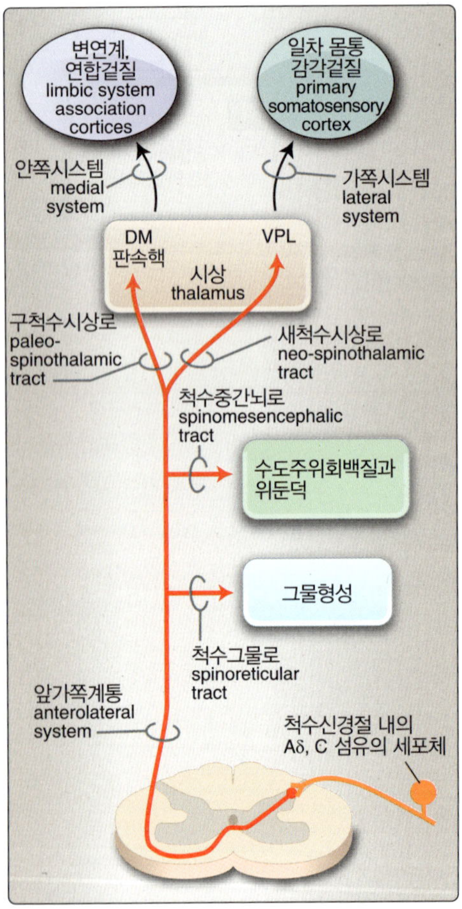

그림 22.5 오름성 통증경로의 개념적인 개관. DM = 안쪽등쪽핵(dorsomedial nucleus); VPL = 뒤가쪽배쪽핵(ventral posterolateral nucleus).

뒤뿔의 신경세포는 말초의 침해수용기에서 입력을 받아 **시상**(thalamus)으로 투사하며 시상은 다시 대뇌겉질로 투사한다. 이 오름계통은 뇌줄기의 중추를 활성화시키는 곁가지를 내며 뇌줄기의 중추는 다시 내림성 조절섬유를 척수로 내려보낸다(그림 22.5). **척수시상로**(spinothalamic tract)를 먼저 설명하고 뇌줄기 부위에서 나오는 오름경로의 곁가지를 살펴본다. 오름성 침해수용 경로와 곁가지들을 모두 합쳐 **앞가쪽계통**(anterolateral system)이라고 하며 이는 가쪽기둥(lateral column)의 앞쪽 부분에 위치하기 때문이다(5장 "척수" 참조).

통상적으로 침해수용경로는 질적으로 두 가지 성분이 있다. (1) 일차몸통감각피질로 투사되는 **가쪽의 감각-구별성분**(sensory-discriminative component), (2) 겉질의 다양한 영역과 변연계로 투사되는 **안쪽의 정동성-동기유발성분**(affective-motivational component).

A. 가쪽 감각-구별성 경로 (Lateral sensory-discriminative pathway)

이 부분은 계통발생학적으로 새로운 경로이며 통증의 위치, 강도와 질을 감지하며 **새척수시상로**(neospinothalamic tract)를 이룬다. 척수뒤뿔의 NS 신경세포와 WDR 신경세포 모두에서 섬유가 기원된다. 이 신경세포의 주된 입력은 **Aδ 섬유**에서 오는 것으로 보인다. 이차신경세포의 축삭은 **앞백색질맞교차**(anterior white commissure)에서 정중선을 넘어 척수의 가쪽기둥의 앞쪽, 뇌줄기의 가쪽에서 올라가서 시상의 뒤가쪽배쪽핵(ventral posterolateral, VPL)으로 투사되어 세 번째 신경세포와 연접한다[척수삼차신경로에서 오는 섬유는 시상의 뒤안쪽배쪽핵(ventral posteromedial, VPM)에 투사된다]. 시상에서 축삭은 **몸통감각겉질**(somatosensory cortex)로 투사된다(그림 22.5). 이 경로는 몸통대응으로 구성되며 일차몸통감각에서 통증의 위치 확인을 가능케 한다. 가쪽 감각-구별성 경로는 대뇌겉질로 빠르게 전달되는 **"일차" 통증**, 날카롭고 위치가 명확한 감각을 담당한다. 예를 들어 "왼쪽 팔이 날카롭게 아프다!"

B. 안쪽 정동성-동기유발경로 (Medial affective-motivational pathways)

이 경로는 계통발생학적으로 오래된 경로들의 집합으로 **그물형성**(reticular formation), **중간뇌**(midbrain), **시상**(thalamus), **시상하부**(hypothalamus), **둘레계**(limbic system)로 투사되는 경로이다. 이 경로들은 통증에 대한 감정적 내장기능적 반응에 영향을 미치며 내림성 통증조절에도 관여한다. 이 경로들은 각각 척수의 뒤뿔에서 기원되며 NS와 WDR 신경세포에서 오는 신호를 전달한다. 이 경로들은 모두 앞백색맞교차에서 정중선을 넘어 앞가쪽계통의 일부로 올라간다.

안쪽 정동성-동기유발성분은 **"이차적" 통증**, 둔하고 위치가 명확하지 않은 통증이다. 이 성분은 통증에 대한 감정적 반응이 포함된다. 예를 들어 "아! 아프다, 싫다!"

1. **척수중간뇌로**(spinomesencephalic tract): 척수중간뇌로는 중간뇌의 구조물인 **수도관주위회색질**(periaqueductal gray, PAG)과 **위둔덕**(superior colliculus)으로 투사한다. PAG는 직접 뒤뿔로 투사하여 NS 세포와 WDR 세포의 수준에서 통증을 조절한다. PAG는 변연계와 왕복연결을 지니며 대뇌겉질과 시상하부에서 입력을 받는다. 이 경로는 중요한 **통증경험의 통합자와 조절자**이다 **위둔덕**으로의 투사는 안구의 운동과 손상이 있는 부위를 쳐다보게 하는 것으로 생각된다(9장 "눈운동의 조절" 참조).

2. **척수그물로**(spinoreticular tract): 그물형성으로 투사되는(척수그물로) 오름섬유로써 통증에 대한 운동반응에 영향을 미친다(12장 "뇌줄기 계통과 복습" 참조). 신경섬유들은 또한 **노르아드레날린성 청색반**(noradrenergic locus ceruleus)과 **세로토닌성 솔기핵**(serotonergic raphe nuclei) 그리고 **아편유사체수용체**(opioid receptor)가 특별히 많은 **위쪽 앞안쪽 숨뇌**(rostral anteromedial medulla)로 투사한다. 이 모든 표적영역은 내림성 투사를 통해 침해수용을 조절한다(12장 "뇌줄기 계통과 복습" 참조). 그물형성의 활성은 또한 오름 모노아민 경로를 통해 대뇌겉질영역의 전반적인 활성을 유발한다.

3. **구척수시상로**(paleospinothalamic tract): **구척수시상로**는 시상에서 대뇌겉질의 변연영역과 연결된 **뒤안쪽핵**(dorsomedial nucleus)과 겉질의 각성에 기여하는 **판속핵**(intralaminar nuclei)으로 투사하며, 이들 시상핵은 겉질의 연합영역으로 투사한다(그림 22.5). 이 경로의 활성은 통증에 대하여 보다 산만한 반응을 유발하며 통증경험의 감정적 정동적 처리에 키(key) 역할을 한다.

4. **다른 경로**(other tract): 감각정보를 시상하부와 변연계로 전달하는 직접 혹은 간접경로들이 있다. 이러한 투사들은 통증에 대한 **신경내분비**(neuroendocrine) 및 **내장반응**(visceral)에 영향을 미쳐 스트레스호르몬(코티졸, 에피네프린)의 분비와 내장신경계통의 활성화를 유발한다. 통증에 대한 감정적 반응은 앞띠이랑(anterior cingulate gyrus), 편도핵, 겉질연합영역과 같은 변연계 구조로의 투사를 통해 일어난다. 이러한 경로들은 또한 편도핵으로부터의 노르아드레날린성 투사의 활성화를 통해 각성수준에 영향을 미칠 수 있다.

임상응용 22.1 연관통(Referred Pain)

연관통은 유해자극에 노출된 신경세포에 의해 직접 신경지배되지 않는 신체부분에 통증을 느끼는 현상이다. 전형적으로 내장통증은 연관통으로 느끼며 해당장기를 지배하는 교감신경섬유의 척수수준에 연관된 피부분절(dermatome)에서 통증을 느낀다. 예를 들어 소화기의 염증에 의한 연관통은 배와 연관된 피부분절에서 느낀다. 내장통증은 교감신경섬유를 따라 전달되며 해당 교감신경섬유가 기원되는 척수로 들어간다. 통증은 또한 하나의 몸통영역에서 다른 영역으로 이동할 수 있다. 가로막신경(phrenic nerve, C3, C4, C5)에 의해 지배되는 가로막(diaphragm)의 자극은 어깨주위의 C3, C4, C5 피부분절에서 느껴진다. 통증이 몸통의 특정지역의 기원이라는 근거가 없으면 중추신경계통은 몸통연관점을 가지고 있는 지역에서 기원된 것으로 해석하는 것으로 예상된다. 통증의 임상적 이해에서 이러한 기전을 염두에 두어야 한다.

그림에서는 내장연관통이 나타나는 피부영역을 나타내고 있다.

모든 특수검사가 음성인데도 환자가 특정부위에서 계속 통증을 느끼고 있다면 연관통일 가능성이 크다(From Anderson MK, *Foundations of Athletic Training*, 6th ed. Wolte Kluwer, 2017).

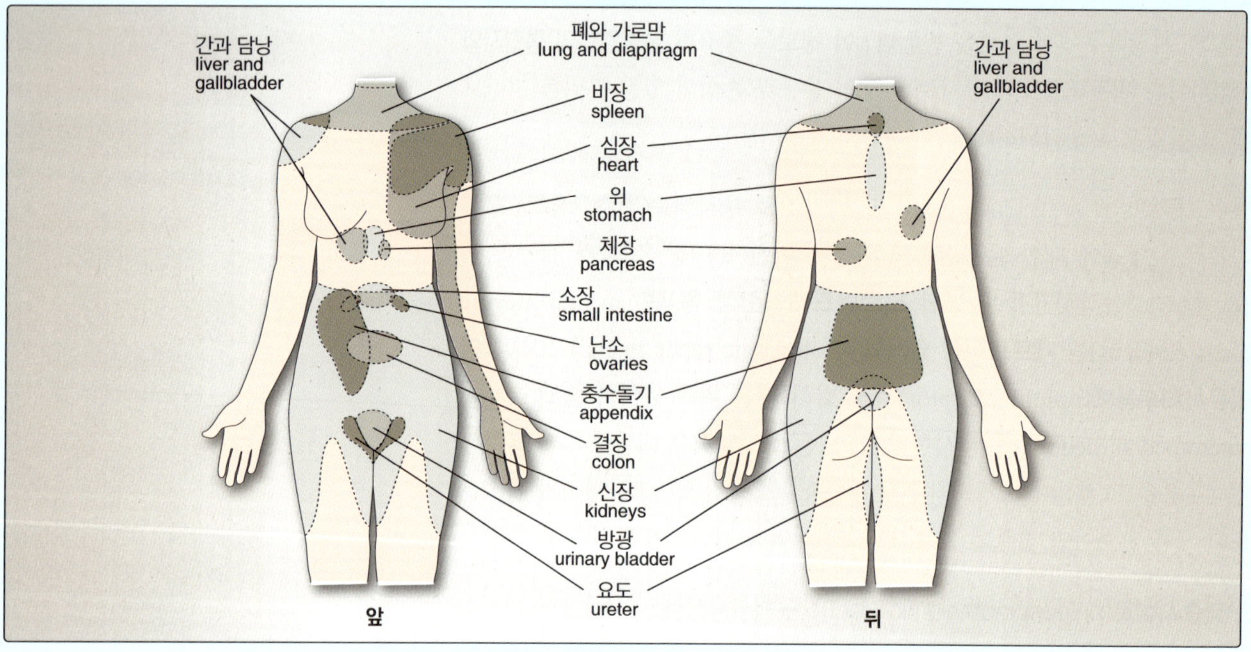

연관통. 특정 내장기관은 특정 피부영역에 연관통을 유발할 수 있다.

V. 겉질 통증매트릭스(Cortical Pain Matrix)

침해수용성 경로의 다양성과 대뇌겉질의 많은 표적을 고려하면 뇌에는 단일 "통증중추"가 존재하지 않는다는 것을 알 수 있다. 통증은 다양한 요인과 다양한 경로를 지닌 시스템으로 통증의 인지에 관여하는 여러 겉질영역으로 투사된다. 이러한 겉질영역을 통틀어서 **겉질 통증매트릭스**(cortical pain matrix)라고 한다. 이러한 겉질영역에는 통증의 위치 파악에 중요한 일차몸통감각영역, 둘레계에 연관된 겉질영역, 다양한 연합영역이 포함된다. 이러한 겉질영역은

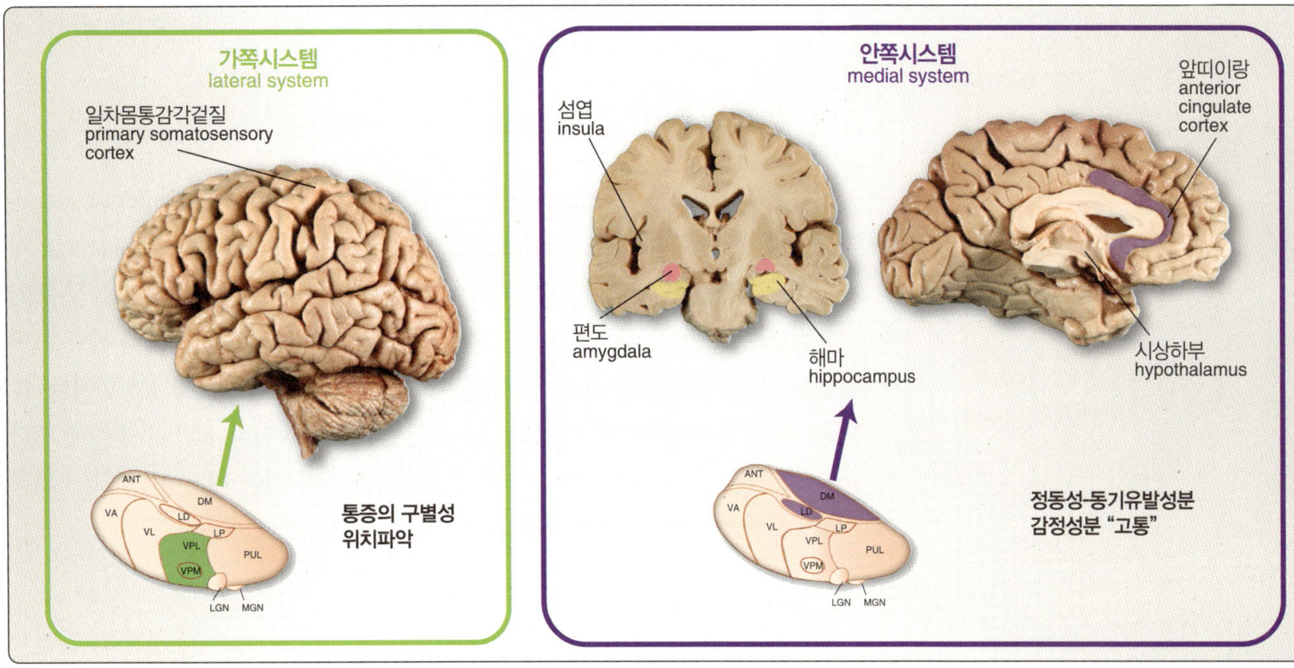

그림 22.6 통증매트릭스. DM = 시상의 안쪽등쪽핵(dorsomedial nucleus of the thalamus); VPL = 시상의 뒤가쪽배쪽핵(ventral posterolateral nucleus of the thalamus); VPM = 시상의 뒤안쪽배쪽핵(ventral posteromedial nucleus of the thalamus). LD = 시상의 가쪽등쪽핵(lateral dorsal nucleus of the thalamus).

편도, 해마, 시상하부와 같은 겉질속구조와 왕복연결을 지닌다. 통증의 전체적인 경험에는 겉질, 겉질속, 뇌줄기 계통의 복잡한 상호작용이 포함된다.

통증매트릭스를 구성하는 신경세포들은 통증에 특이적이지 않으며 위험으로 예상되는 몸통감각자극, 시각과 청각자극 그리고 통증의 기억, 통증의 예측(아마도)에 의해 활성화된다. 통증매트릭스의 일부 신경세포들은 다른 사람의 통증에 공감하게 하는 **거울신경세포시스템**(mirror neuron system)의 일부인 것으로 예상된다(13장 "대뇌피질" 참조).

침해수용성 경로와 같이 겉질의 통증영역은 고선석으로 두 가지 시스템으로 나누어진다: **가쪽통증시스템**(lateral pain system)과 **안쪽통증시스템**(medial pain system)(그림 22.6). 이러한 두 계통은 고도로 통합되며 감각-구별성과 감정적 성분을 포함하는 통증의 완전한 경험에는 이 두 가지가 모두 필요하다고 알려져 있다.

A. 가쪽통증시스템(Lateral pain system)

가쪽통증시스템은 시상의 VPL과 VPM에서 **일차 및 이차 몸통감각영역**(primary and secondary somatosensory cortices)으로 가는 투사경로가 포함된다. 이 영역은 새척수시상로(왼쪽 팔의 날카로운 통증)에 의해 전달되는 통증 정보의 위치파악과 해석을 담당한다. 일차몸통감각영역은 몸통대응적으로 구성되며 반대편 몸통에서 오는 정보를 나타낸다. 이를 통해 통증의 위치 파악이 일어난다.

B. 안쪽통증시스템(Medial pain system)

안쪽통증시스템은 안쪽의 겉질영역을 포함한다. **앞띠이랑겉질**(anterior cingulate cortex, ACC), **섬엽**(insula), **편도**(amygdala), **시상하부**(hypothalamus). 이 영역들은 통증에 관련된 고통("아! 아프다. 싫다!")과 같은 통증의 정동성-동기 유발성분에 관여한다. 앞띠이랑겉질은 통증을 실제적으로 느낄 때와 통증을 예상할 때, 그리고 다른 사람이 통증을 느끼는 것을 보고 있을 때 활성화된다. 앞띠이랑겉질에서 통증에 대한 직접적 행동반응이 유발된다. 섬엽은 통증에 연관된 학습과 기억이 처리되는 변연계, 그리고 통증에 대한 내장반응이 유발되는 **시상하부**(hypothalamus)로 중계하는 정거장으로 생각된다.

C. 감각의 두각성(Saliency)

최근의 연구에서 통증매트릭스는 침해수용입력에 특이적이지 않다는 증거들이 제시되었다. 현재는 이러한 겉질영역들이 **두각성을 지닌 감각입력** 시에 활성화된다고 생각된다. 감각의 두각성은 그 감각이 배경이 되는 자극의 활성과 얼마나 콘트라스트가 되는지 혹은 과거의 경험과 콘트라스트가 되는지에 달려 있다. 침해수용성 입력은 기본적으로 항상 고도의 두각성을 지니며 두각성을 감지하는 겉질영역(아래에 설명됨)을 활성화시킨다. "다른", "재미있는", "위협의 가능성이 있는" 자극은 회피 혹은 탐구를 유발하게 하는 행동의 활성화를 통해 상황에 빠르게 반응하게 한다. 침해수용에서 회피행동은 순서적으로 활성화된다. (1) 척수수준에서의 **회피반사**(withdrawal reflex) (5장 "척수' 참조) (2) 바닥핵과 소뇌를 포함하는 운동계통의 활성화를 통한 겉질수준에서의 수의적 반응. 안쪽통증계통을 통해서 편도와 같은 변연구조가 가동되어 통증자극의 두각성에 기여한다.

VI. 통증조절(Pain Modulation)

앞의 단락에서 침해수용경로, 감작과정에서 침해수용신호가 어떻게 증폭될 수 있는지를 살펴보았다. 잠재적으로 위험한 상황에 반응하고 정상적인 기능을 지속하기 위해서는 통증을 조절하는 능력 또한 중요하다. 통증의 조절은 일차적으로 통증억제계통을 통하는 것이 아니며 여러 자극에서 최대의 필요성을 우선시하는 광범위한 중추신경계통 기능의 일부이다. 놀랍게도 이러한 뒤뿔신경세포에 대한 내림성 영향은 억제성 및 촉진성이다. 억제와 촉진의 균형은 다른 행동적 감정적, 병리생리학적 필요성에 따라 변화할 수 있다.

통증억제(pain inhibition)의 유명한 강력한 예는 전장에서 부상당한 군인들이 생명이 위험한 상황에서도 자신의 심한 손상에 따른 통증을 느끼기도 전에 자신을 심지어 다른 사람들을 돌보는 이야기에서 볼 수 있다. 비록 모든 사람이 이런 경험을 하는 것은 아니지만 우리 모두는 통증을 경험하면 조절할 수 있다. 우리가 아픈 곳을 문지르거나 통증을 잊어버리려 할 때 우리는 효과적으로 통증 경험을 조절한다. 이는 입력신호에 대한 **내림성 억제**(descending inhibition)의 예들이다. 반면에 예민해진 경우 혹은 감염과 만성적 약물사용은 통증을 증가시킬 수 있다. 이는 입력신호에 대한 **내림성 촉진**(descending facilitation)의 예들이다.

이 단락에서는 척수, 뇌줄기, 대뇌겉질 수준에서 통증의 조절에 관여하는 신경해부학적 경로와 기전을 살펴본다. 앞에서 설명한 것같이 통증경로의 첫 번째 연접은 척수의 뒤뿔에 있으며 이는 침해수용 신호에 대한 첫 번째 조절이 일어나는 자리이다.

A. 통증의 관문조절이론(Gate control theory of pain)

척수의 뒤뿔로 오는 감각입력은 투사신경세포와 함께 많은 사이신경세포(interneuron)을 흥분시키며 이들은 대부분 억제성이다. 가장 기본적인 조절시스템 중의 하나는 Aδ와 C 섬유를 통하는 침해수용성 입력과, 촉각을 담당하는 Aβ 섬유의 입력에 대한 균형에 영향을 주는 것이다. 우리가 아플 때하는 행동 중 하나는 통증을 줄이기 위해 그 부위를 만지거나 문지르는 것이다. 이런 현상의 기전은 입력에 대한 균형이 Aδ와 C 섬유의 활성화를 통한 통증에서부터 Aβ를 통한 촉각 쪽으로 기울어지는 것이다. 이러한 기전을 **통증의 관문조절이론**이라고 한다(그림 22.7).

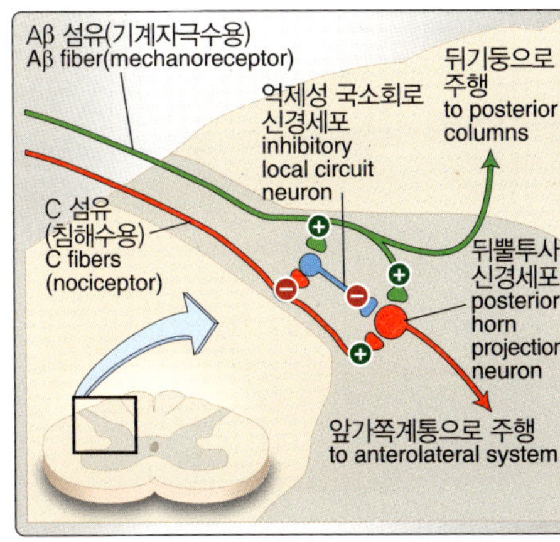

그림 22.7 통증의 관문조절이론. Aβ 섬유에서 오는 입력은 Aδ와 C 섬유에서 오는 침해수용성 입력을 약화시킨다.

침해수용심유는 뒤뿔신경세포와 흥분성 연접을 하며 이 세포들은 또한 Aβ 섬유와도 연접한다. 관문조절이론은 뒤뿔 WDR 신경세포와 **억제성**(inhibitory) 연집을 하는 **국소회로 사이신경세포**(local circuit interneuron)가 포함된다. 이 사이신경세포들은 침해수용입력에 의해 억제된다. 이 억제의 억제는 뒤뿔신경세포에 더 큰 출력신호를 유발한다. 이러한 사이신경세포는 Aβ 섬유로부터도 흥분성 신호를 받는다. 이 경우 억제의 흥분은 뒤뿔신경세포의 더 큰 억제와 출력신호 감소를 유발한다. 여기에 균형이 있다. Aβ 섬유가 우세할 때는 출력이 감소되며 침해수용성 섬유가 우세할 때는 출력이 증가된다.

B. 뇌줄기에서 나오는 내림 신호 (Descending influences from the braistem)

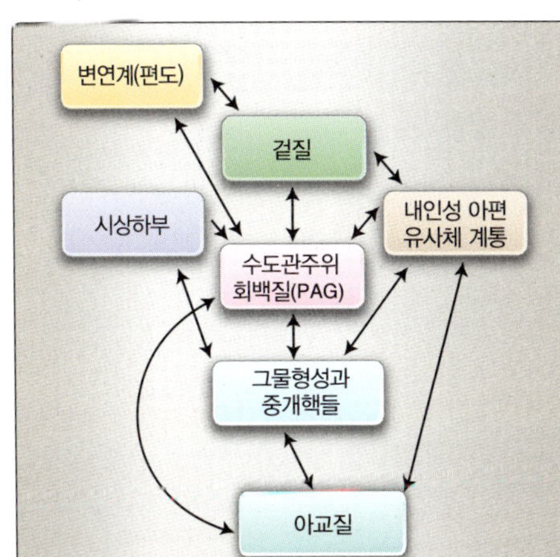

그림 22.8 통증조절 네트워크의 개념적 개관.

그림 22.8에서 나타난 것처럼 오름 침해수용경로에서 신호를 받는 뇌줄기의 여러 부분(위 참조)에서 다른 조절시스템이 나온다. 이러한 구조에는 **PAG**와 **청**

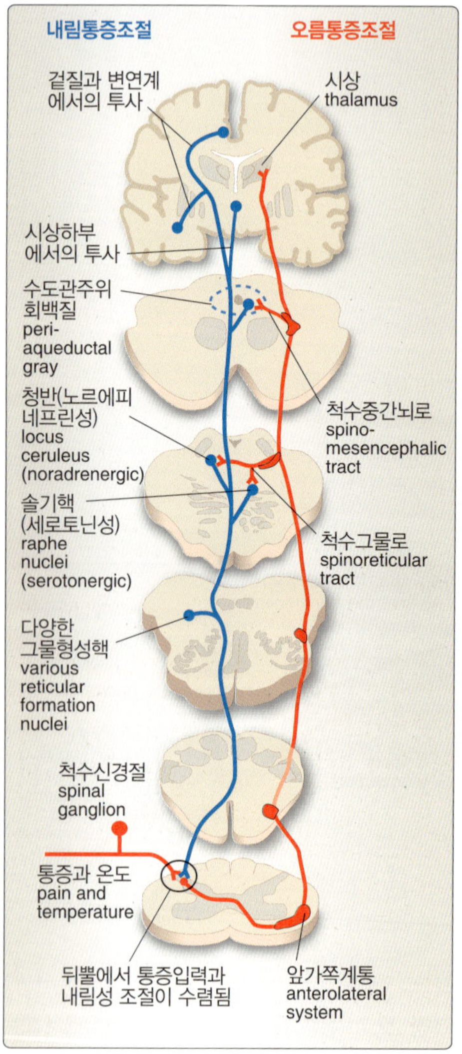

그림 22.9 통증조절경로의 해부학적 개관.

색반점, **솔기핵** 등을 포함하는 **그물형성**이다(그림 22.9). 이 구조들에서 나온 내림 섬유가 뒤뿔로 투사되며 사이신경세포를 통해서 NS 신경세포와 WDR 신경세포로 전달된다. 청색반점에서 나오는 노르아드레날린성 투사는 감염에 의한 통증을 억제하는 기능이 있다. 솔기핵에서 나오는 세로토닌성 내림경로는 뒤뿔에서 침해수용성 입력을 억제하거나 증가시킨다. 이러한 신경전달계통을 조절하는 것은 통증의 치료를 위한 약리학적 시도의 근거가 된다(아래 참조).

1. **내림성 겉질입력**(descending cortical input): 뇌줄기의 핵들은 시상, 시상하부, 바닥핵 그리고 통증매트릭스의 일부인 겉질과 밀접하게 연결되어 있다(그림 22.8). 따라서 뇌줄기의 활성은 척수에서 오는 침해수용성 입력뿐만 아니라 내림성 겉질입력도 받게 된다. 통증매트릭스의 다양한 구성분은 내림성 뇌줄기시스템, 그리고 겉질로 가는 정보의 관문역할을 하는 시상에도 영향을 미친다.

2. **침해수용조절**(nociceptive modulation): 이러한 내림성 신호는 침해수용성 신호입력을 무차별적으로 차단하는 진통시스템이 아니라 침해수용을 억제하거나 촉진시키는 조절자로 간주해야 한다. 이러한 구조와 경로들은 겉질과 함께 위에서 설명된 바와 같이 **두각성 필터**(salience filter)의 역할을 한다. 신호가 중요해 보이고 행동반응이 필요하다고 인식되면 침해수용이 촉진된다. 만일 신호가 다른 신호에 비해 행동적 대응의 필요성이 떨어진다고 판단되면 침해수용은 억제된다.

C. 내인성 아편유사체 계통(Endogenous opioid system)

내인성 아편유사체 계통은 겉질의 통증처리에 조절성 영향을 제공한다. 아편유사체 수용체는 통증계통의 모든 수준에서 존재한다. **통증매트릭스**(pain matrix)의 여러 부분, 특히 **안쪽통증계통**(medial pain system, 띠겉질과 섬엽); **내림성뇌줄기계통**(descending brainstem systems); 그리고 **척수의 뒤뿔**(posterior horn of the spinal cord). 통증의 조절에 관련된 모든 통증계통의 모든 수준은 아편유사체에 반응한다. 아편제제의 강력한 진통효과는 통증계통의 모든 수준에 영향을 미치기 때문인 것으로 판단된다. 아편유사체 수용체는 생리학적으로 **엔케팔린**(enkephalin),**엔도르핀**(endorphins), **다이노르핀**(dynorphins)과 같은 내인성물질에 의해 활성화된다. 이러한 아편유사 펩티드는 신경전달물질 혹은 신경조절물질로 작용하여 강력한 진통효과를 나타낼 수 있다.

1. **아편유사체 수용체**(opioid receptors): 현재 $\boldsymbol{\mu}$, $\boldsymbol{\delta}$, $\boldsymbol{\kappa}$. 세 종류의 아편유사체 수용체가 알려져 있다. 이러한 수용체의 활성화는 전압관문성 Ca^{2+} 채널의 억제 혹은 K^{+} 채널의 개방을 유발하여 **과분극**(hyperpolarization) 및 신경세포의 흥분성 감소를 유발한다(그림 22.10).

아편유사체 수용체(opioid receptors)는 **말초신경**(peripheral nerves)에 존재한다. 이 수용체들은 손상에 따른 염증에 반응하여 상향조절된다. 수용체 작용제는 엔도르핀과 엔케팔린의 전구물질인 사이토카인을 분비하는 면역세포에서 유래되며 말초에서 진통효과를 나타낸다. 이는 수술과정에 아편유사체를 국소적용하는 경우에서와 같이 아편의 말초적용이 통증을 완화시킬 수 있으므로 임상적 연관이 있다. 그러나 아편은 조직 치유를 유도하는 전감염물질(proinflammatory molecule)을 억제하여 상처치유를 심하게 지연시킬 수 있다.

2. **내림성 억제**(descending inhibition): 척수에서 **엔케팔린 수용체**(enkephalin receptors)는 뒤뿔의 **회로신경세포**(circuit neurons)에 존재한다. 이러한 회로신경세포는 내림조절경로를 통해 입력을 받으며 침해수용입력을 받는 이차신경세포의 강력한 억제자 역할을 한다.
   뇌줄기에서 아편유사체수용체가 많이 존재하는 곳은 PAG와 **위쪽 앞안쪽 숨뇌**(rostral anteromedial medulla)이다. 이 지역들은 뒤뿔로 가장 강력한 억제신호를 보낸다. 흥미롭게도 최대의 진통효과를 얻기 위해서는 이러한 뇌줄기 영역들이 서로, 그리고 척수와 상호작용을 해야 한다.

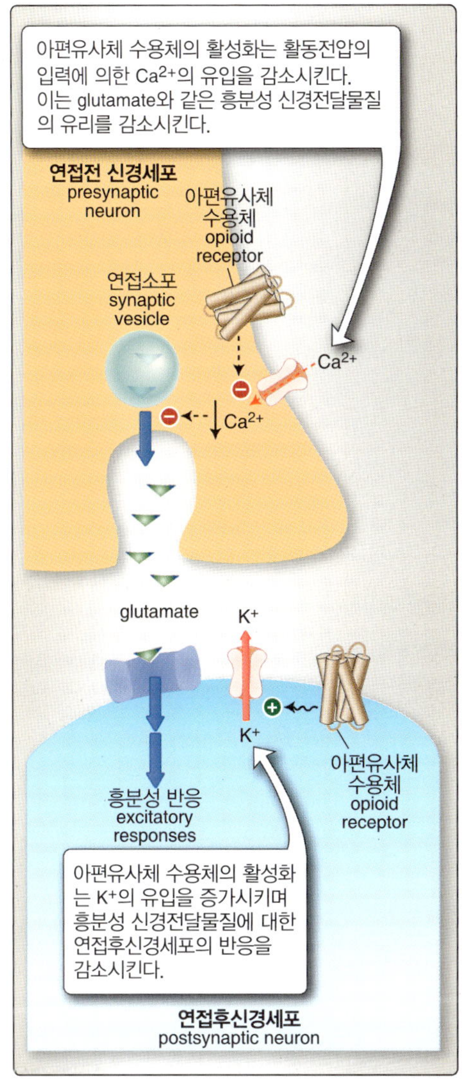

그림 22.10 연접에서 아편유사체의 작용. 수용체는 연접전신경세포와 연접후신경세포 모두에 있다.

VII. 만성통증(Chronic Pain)

만성통증은 크게 두 개의 영역, 만성침해수용성 통증(chronic nociceptive pain)과 만성신경병증통증(chronic neuropathic pain)으로 나누어진다.

A. 만성침해수용성 통증(Chronic nociceptive pain)

만성침해수용성 통증은 예를 들어 골관절염(osteoarthritis) 등의 만성염증성질환과 같이 침해수용기가 만성적으로 활성화된 경우에 나타난다. 치료의 원칙은 내재된 염증 혹은 조직손상을 치료함으로써 침해수용기의 활성을 예방하는 것이다.

B. 만성신경병증통증(Chronic neuropathic pain)

만성신경병증통증의 정의는 몸통감각계통의 병터의 결과로 나타난 통증으로 손상이 치료된 후에서도 지속되는 경우 혹은 이와 유사한 현상이다. 특징은 명확한 자극이 없는 경우에 나타나는 사발석인 통증과 낮은 강도의 유해자극에 강하게 반응하는 **과민통증**(hyperalgesia) 그리고 유해하지 않은 자극에 통증반응이 나타나는 **이형통증**(allodynia)이다. 신경병증통증의 다른 징후인 **중첩**

(summation)은 낮은 강도의 유해자극이 반복될 때 통증경험이 악화되는 현상이다. 통증부위에서는 자발적인 저림(tingling)이 나타나는 **이상감각**(paresthesia), 외부자극이 없는 상태에서 타는 듯한, 감전된 것 같은 혹은 쑤시는 듯한 통증이 특징적인 **불쾌감각**(dyesthesia)이 나타날 수 있다.

신경병증통증은 **말초증후군**(peripheral syndrome)과 **중추증후군**(central syndromes), **복합 통증질환**(complex pain disorders, 복합 국소 통증증후군 같은) 그리고 **혼합 통증 증후군**[mixed pain syndrome, 자극으로 인한 (침해수용성) 혹은 자극과 무관한 통증이 복합된 경우]으로 분류할 수 있다.

신경병증통증의 기전은 위에서 언급된 감작과 와인드업으로 이루어진다. 감작은 자극에 대해 빠르고 효과적인 행동반응을 유발하기 위하여 유해자극을 증폭시키는 기전이다. 이러한 기전의 부적응이 유발되면 통증경로의 회로를 영구적으로 변화시키며 이에 따라 지속적인 통증경험이 나타난다. 신경아교세포도 아래에 설명되는 것과 같이 감작에 역할을 한다.

C. 부적응성 말초감작(Maladaptive peripheral sensitization)

이 유형의 감작은 말초의 Aδ와 C 섬유의 자유신경종말에서 Na^+ 채널의 과도한 발현과 같은 변화를 유발한다. Aδ와 C 섬유의 말초가지에서 Na^+ 채널의 과도한 발현은 자발적인 발사와 흥분의 역치감소를 유발한다. 캡사이신 수용체(TRPV1)의 과도한 발현은 해당부위의 타는 듯한 감각을 유발한다.

D. 부적응성 중추감작(Maladaptive central sensitization)

이 유형의 감작은 반대로 척수의 뒤뿔의 연접에서 변화를 유발할 수 있다. Glutamate 수용체의 생리학적 변화와 연접후신경세포에서 수용체 유입의 증가는 신경세포의 흥분성을 증가시킬 수 있다. 내향전류(inward currents)를 유발하는 이온채널(Na^+ 채널)의 과도한 발현, 그리고 외향전류(outward currents)를 유발하는 이온채널(K^+ 채널)의 감소는 역치의 감소와 연접전달의 촉진을 유발한다. 억제성 신경전달물질의 감소는 억제성 사이신경세포의 투사신경세포에 대한 연접을 통한 억제기능을 감소시킨다(**탈억제**, disinhibition). 종합적으로 이들은 자발적 활성(이상감, 불쾌감각)을 증가시키며 통증 인식의 역치를 감소시킨다(**과민통증**, hyperalgesia). 또한 일부 NS 신경세포가 WDR 신경세포로 전환되어 신경손상 후에 특징적으로 나타나는 현상인 Aβ 섬유의 발아(sprouting)에서 신호를 받게 된다. 이는 비유해성 감각이 통증으로 인식되는 현상(**이형통증**, allodynia)을 유발한다.

E. 신경아교세포신호(Glial signaling)

신경병증통증에서는 뇌줄기에서 오는 내림성 억제, 특히 세로토닌성 노르아드레날린성 억제가 소실된다. 신경병증통증에서는 신경아교세포의 역할을 간과할 수 없다. 염증 시에는 별아교세포(astrocyte)와 미세아교세포(microglia)가 활성화되고, 흥미롭게도 이는 신경-신경아교세포 직접 신호를 통하여 활성화된다. 침해수용 후에는 별아교세포와 미세아교세포는 전염증신호물질(proinflammatory signaling molecule)을 분비하고 이는 연접형성과 연결성에 지속적인 효과를 나타낸다.

1. **별아교세포**(astroglia): **별아교세포**는 연접의 형성, 기능 및 가변성에 큰 영향을 미친다. 이차신경세포에서 신경전달물질 수용체 발현의 수준에 영향을 주며, 잘못된 표적으로 Aβ 섬유의 발아(sprouting)를 유도할 수 있다. 추가적으로 별아교세포는 연접후신경세포의 흥분성을 증가시키는 여러 물질들을 분비하여 더 많은 통증신호를 유발할 수 있다.

2. **미세아교세포**(microglia): **미세아교세포**는 중추신경계통의 면역세포이며, 만성적인 침해수용 신호에 의해 활성화되면 뒤뿔에서 사이신경세포에서 억제성의 GABA 신호를 억제하는 신경전달물질을 분비한다. 활성화된 미세아교세포는 다양한 신경전달물질 수용체를 발현하며, 이 수용체들은 염증의 주기를 지속시켜 신경세포의 흥분을 유도하는 전염증물질의 분비를 유발한다.

임상응용 22.2 통증치료의 원칙(Principles of Pain Therapy)

통증의 치료는 말초 침해수용기로부터 통증매트릭스에 이르기까지 통증 경로의 여러 단계에서 이루어 질 수 있다.

이상적으로 통증 치료는 약리학적 치료에만 의존하지 않고 심리학적 상담, 물리치료, 환자에 대한 지역사회 협조 등 **다중분야의 통증클리닉**을 통해 최선의 결과를 얻을 수 있다.

말초 침해수용기(peripheral nociceptors): 말초침해수용기는 아래의 다양한 기전에 의해서 발사를 감소시킬 수 있다.

- **비스테로이드성 소염제**(nonsteroidal anti-inflammatory drugs, NSAIDs) 조직의 염증을 감소시키며 이에 따라 Aδ와 C 섬유의 자유종말에서 유해자극을 감소시킨다.
- 말초 자유신경종말에서 **Na^+ 채널의 차단**은 활동전압(APs)의 발생과 전파를 차단한다. 이는 **리도카인**(lidocaine)과 같은 국소마취제의 국소적 사용을 통해 가능하다.
- 자극된 자유신경종말은 신경전달물질을 분비하여 유해자극을 증폭시키는 **말초감작**(peripheral sensitization)을 유발한다(위 참조). 강력한 TRPV1 자극제인 **캡사이신**(capsaicin)의 반복적인 사용은 자유신경종말에서 substance P의 분비를 유발하여 자유신경종말에서 substance P를 고갈시켜 해당신경종말을 효과적으로 탈감작(desensitize)시켜 진통효과를 나타낸다.

임상응용 22.2 통증치료의 원칙(Principles of Pain Therapy) (계속)

- Calcitonin gene-related peptide(CGRP)는 말초와 중추감작에 모두 기여한다. 현재 새로운 CGRP 수용체 차단제, CGRP와 CGRP 수용체에 대한 단클론항체(monoclonal antibody)가 급성 편두통의 치료 혹은 예방목적으로 개발되고 있다.

뒤뿔(posterior horn): 통증경로의 첫 번째 연접인 척수의 뒤뿔은 다양한 치료수단의 개발 가능성을 제공한다.

- 침해수용 입력섬유의 활동전압은 연접근처에서 of **Ca^{2+} 채널**의 개방을 유발하여 연접틈새(synaptic cleft)로 신경전달물질의 유리를 유발한다. Ca^{2+} 채널의 차단은 신경전달물질의 유리를 차단할 수 있다. 이는 Ca^{2+} 채널의 alpha 2 delta subunit에 결합되는 가바펜틴(gabapentin)으로 가능하다. 가바펜틴은 또한 연접형성을 억제하여 Aβ 섬유의 발아를 효과적으로 억제함으로서 이형통증을 감소시킬 수 있다.

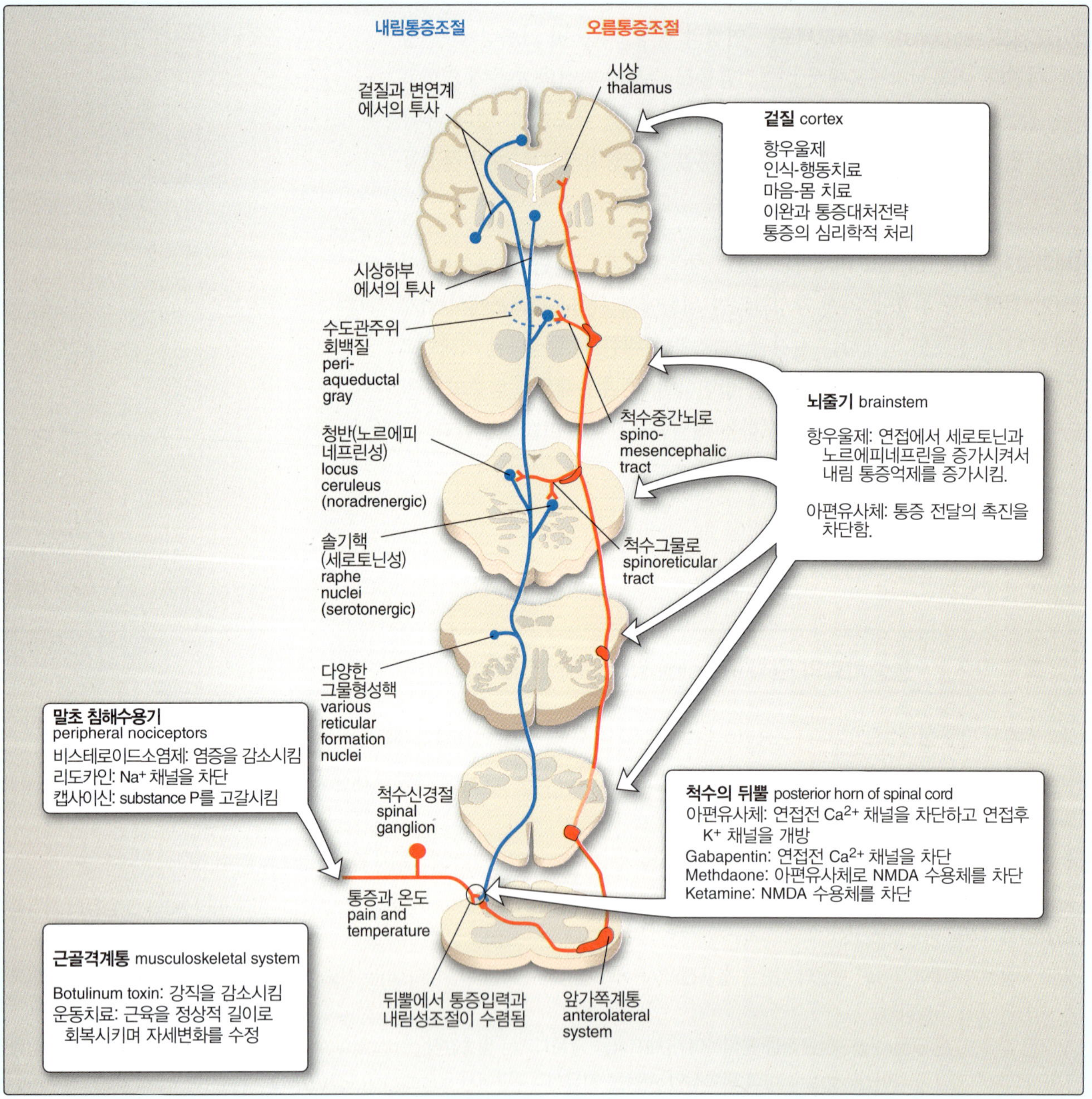

NMDA = *N*-methyl-D-aspartic acid.

임상응용 22.2 통증치료의 원칙(Principles of Pain Therapy) (계속)

- **아편유사체**(opioids)의 작용기전 중 하나는 아편유사체 수용체 매개성 연접전 Ca^{2+} 채널의 차단하여 신경전달물질의 유리를 막는 것이다. 아편유사체는 또한 연접후부에서 K^+ 채널을 개방하여 K^+의 유출, 과분극을 통하여 흥분성 신경전달물질에 의한 연접후신경세포의 반응을 감소시킨다.
- 뒤뿔 연접에서의 중추감작은 와인드업에 따른 것이며 이는 *N*-methyl-D-aspartic acid(NMDA) 수용체의 활성에 의해 일어난다(위 참조). NMDA 수용체 길항제는 이러한 중추감작을 강력하게 차단하여 신경병증통증을 치료할 수 있다. NMDA 수용체 길항제인 **케타민**(ketamine)은 소용량으로 통증치료에 사용된다. 대용량의 케타민은 마취제로 사용되며 환자가 무의식 및 무통증상태가 된다. 아편유사체인 **메타돈**(methadone)도 NMDA 수용체에 작용하며 신경병증통증의 치료에 사용된다.

뇌줄기(brainstem): 뇌줄기 구조에서 다양한 조절기능이 나온다.

- 뇌줄기의 PAG에는 아편유사체의 수용체가 많으며 아편수용체는 여기에서 통증전달의 촉진을 차단한다..
- 뇌줄기에서 나오는 노르아드레날린성, 세로토닌성 섬유는 뒤뿔의 회로에 내림성 영향을 준다. 뒤뿔에서 이 섬유들은 억제성 사이신경세포를 흥분시켜 침해수용성 신호 전달을 억제하게 된다. **세로토닌**과 **노르에피네프린의 재흡수를 차단하는 약물**, **삼환계 항우울제**(tricyclic antidepressant)와 같은 항우울제들은 연접에서 신경전달물질을 증가시키며 이는 내림성 억제를 효과적으로 촉진시킨다.

대뇌겉질(cortex): 통증의 경험은 앞뇌(forebrain)의 통증매트릭스에서 처리된다. 통증의 경험을 표적으로 하는 통증의 **치료**전략에는 **인식-행동적 치료**, **마음-몸 치료**, **이완치료**와 **통증에 대처하는 전략**이 포함된다.

근골격계통(musculoskeletal system): 통증은 근골격계통의 기능 이상을 유발하며 혹은 근골격 기능 이상에서 유발된다. 통증은 자세의 변화, 근육의 사용 감소를 유발한다. 이는 근육통, 강직(spasm), 길이의 단축을 유발할 수 있다

- **Botulinum toxin**은 신경-근연접에서 아세틸콜린의 유리를 차단하여 신경-근 신호전달을 차단한다. 이는 강직을 감소시키는 효과가 있다. Onabotulinum toxin A(Botox)는 만성 편두통의 치료에 사용되고 있다.
- **운동치료**는 통증치료에서 중요한 부분이다. 운동은 근육을 정상적인 길이로 회복하고 이차적인 문제를 유발할 수 있는 자세변화를 교정한다. 운동은 또한 엔도르핀(endorphine)을 분비하여 통증을 감소시킬 수 있다.

임상증례

편두통(Migraine Headache)

32세의 여성에게 10년간 지속된, 약을 쓰지 않으면 12~48시간 지속되는 중등도 두통의 과거력이 있었다. 통증은 매달 생리주기 직전에 일어났다. 그녀의 두통은 빛과 소음에 민감하였고 두통이 있는 동안 신체운동은 통증을 가중시켰다. 일년에 몇 번씩 그녀의 두통은 극심하고 구역과 구토를 유발하였다. 그녀의 두통은 편두통이다.

편두통의 전형적인 임상 양상은 무엇인가?

편두통은 4단계로 나눌 수 있다. (1) 무드와 활동의 변화가 포함되는 경고증상기(premonitory phase), (2) 일부의 환자에서 나타나는 전조(aura)는 가역적이다 감각 혹은 운동에 짧은 신경학적 문제가 나타난다. (3) 두통기(headache phase), (4) 무드와 활동의 변화가 나타나는 후유증기(postdromal phase). 편두통은 치료없이 4~72시간 지속되는 중등도 혹은 심한 두통이다. 편두통은 전형적으로 활동 시에 악화되고 휴식을 하면 개선된다. 한쪽 머리에서 시작되는 박동성이 있는 두통이 편두통이 일반적인 양상이다. 빛과 소음에 대한 민감성, 구역 또는 구토는 편두통과 잘 동반된다.

편두통은 부드러운 접촉에 대한 민감성도 나타날 수 있다. 통증을 유발하는 이 비통증성 자극의 이름은 무엇인가?

이형통증(allodynia)은 비유해성 자극(빛, 소음, 부드러운 접촉)에 대해 나타나는 통증반응을 가르킨다. 정상적으로 비유해성침습성인 자극은 통증을 유발하지 않는다. 그러나 편두통에서는 환자에서 이형통증이 나타날 수 있으며 이러한 자극에 민감하다.

불쾌감각(*dysesthesia*)은 외부자극이 없는 상태에서 타는 것 같은, 감전된 것 같은 찌르는 듯한 통증을 경험하는 상태를 말한다. 과민통증은 강도가 낮은 유해자극에 대해 강한 반응을 나타내는 현상이다. 감각이상(paresthesia)은 자발적으로 나타나는 아프지 않은 진동감각을 말한다.

요약

- 통증은 말이집을 지닌 Aδ 섬유와 민말이집인 C 섬유에 의해 감지된다 . 이 섬유들은 유해한 온도, 기계적, 화학적 자극에 반응한다. Aδ 섬유는 "일차통증", 날카롭고 위치가 명확한 통증을 전달한다. C 섬유는 "이차통증", 둔하고 위치가 명확하지 않은 쑤시는 통증을 전달한다. Aδ와 C 섬유는 모두 척수의 뒤뿔로 투사되며, 척수의 신경세포의 축삭은 정중선을 가로질러 앞가쪽계통(anterolateral system)에서 올라간다.
- 오름성 침해수용 경로는 두 개의 구성분으로 나누어진다. 가쪽 감각-구별성분(lateral sensory-discriminative component)은 새척수시상로이며 시상의 뒤가족배쪽핵(ventral posterolateral nucleus)과 뒤안쪽배쪽핵(ventral posteromedial nucleus)으로 투사되며 여기에서 일차, 이차 몸통감각겉질로 투사된다. 이 경로는 통증의 위치에 대한 정보를 전달한다. 안쪽 정동성-동기유발성분(medial affective-motivational component)은 앞가쪽계통의 다른 모든 경로로 이루어진다. 이 경로는 내림성 통증조절신호를 내보내는 뇌줄기의 구조, 그리고 통증에 대한 정동성 동기유발 그리고 감정반응을 유발하는 변연계, 시상하부 및 연합피질로 투사된다.
- 통증매트릭스는 가쪽의 몸통감각겉질과 안쪽의 변연계 구조를 포함하며 통증의 감지에 대한 반응으로 활성화된다.
- 통증의 감작(sensitization)은 말초와 중추에서 일어날 수 있다. 말초감작은 자극을 받은 침해수용기에 의해 분비된 신경전달물질, 조직손상과 염증에 의해 분비된 물질에 의해 일어난다. 이러한 물질들은 침해수용기의 자극을 가중시키며 silent nociceptor를 재가동시켜 수용영역을 확장시킨다. 중추감작은 뒤뿔신경세포의 지속적인 활성화에 의해 일어난다. 이 과정의 중요한 성분 중의 하나는 "와인드업(wind-up)"이며 이는 *N*-methyl-D-aspartic acid 수용체의 활성화이다. 이 현상은 연접후 신경세포의 역치를 감소시키는 몇 가지 효과를 지니고 있다.
- 통증의 조절은 척수수준에서, 그리고 뇌줄기의 그물형성과 수도관주위회백질 PAG에서 나오는 내림섬유에 의해서 일아난다.
- 통증의 조절은 침해수용성 섬유와 촉각섬유를 통한 입력의 균형이동으로 통증의 전달이 증가 혹은 감소하는 관문조절이론을 통해 설명한다. 뇌줄기에서 내려가는 섬유는 침해수용성 신호를 억제하거나 겉질로 가는 신호를 촉진시킬 수 있다. 다른 통증조절 기전으로는 내인성 아편유사물질 시스템이 있다.
- 침해수용계통은 말초와 중추의 감작에 의해 증폭될 수 있으며 이는 신호의 두각성을 증가시켜 행동반응에 우선순위를 주게 된다. 말초 혹은 중추에서 감작이 부적응되는 경우 신경손상 이후 통증이 지속되는 신경병증통증이 유발된다. Aβ 섬유의 뒤뿔에서 통증 특이적 신경세포에 대한 Aβ 섬유의 발아는 비유해성 자극이 통증으로 느껴진다. 이러한 많은 변화는 침해수용성 경로의 영구적인 회로 재구성을 유발할 수 있다.

연습문제

가장 알맞은 답을 하나만 고르시오.

22.1 한 환자가 한쪽 손에 심한 화상을 입고 응급실에 내원하였다. 침해수용성 자극이 대뇌겉질의 의식수준에서 이르게 하는 경로는 무엇인가?

A. 척수시상하부로(spinohypothalamic pathway)
B. 척수중간뇌로(spinomesencephalic tract)
C. 척수그물로(spinoreticular tract)
D. 척수시상로(spinothalamic tract)
E. 척수소뇌로(spinocerebellar tract)

> 정답은 D이다. 척수시상로는 앞가쪽계통의 일부로 통증의 감각-구별성, affective appreciation을 담당한다. 시상을 경유하여 겉질에서 의식에 이른다. 척수시상하부로는 시상하부로 가는 투사로서 통증에 대한 신경내분비-내장반응에 관여한다. 척수중간뇌로는 PAG와 위둔덕에 투사하여 통증을 조절하고 주시(gaze)를 유도한다. 척수그물로는 그물형성으로의 투사이며 그물형성의 활성화를 유발한다. 척수소뇌로는 소뇌로 가는 무의식성 고유감각을 전달하는 경로이다.

글을 읽고 아래의 3개 질문에 답하시오.

> 여성 노인이 자신의 오른쪽 얼굴이 마치 일광화상을 입은 것처럼 타는 듯한 통증을 느끼는 것을 알았다. 예민해진 부분은 물집 같은 결절과 함께 발적이 나타났다. 의사는 그녀가 수두 바이러스와 동일한 바이러스인 대상포진(herpes zoster)에 걸렸다고 하였다. 불행하게도 질환의 치료와 발적이 사라진 이후에도 그녀의 고통스러운 작열감은 지속되었다. 대상포진의 절정기가 지난 이후 통증이 지속되는 경우 이를 대상포진후통증(postherpetic pain)이라고 하며 치료가 가능하다. 대상포신 바이러스는 삼각신경절의 신경세포체를 공격하며 이 신경세포의 돌기가 분포되는 피부로 전달된다.

22.2 이 환자의 경우 어떤 신경절의 신경세포체가 감염되었는가?

A. 척수신경절 T12(spinal ganglion T12)
B. 혀인두신경절(glossopharyngeal)
C. 아래미주신경절(inferior vagal)
D. 무릎신경절(geniculate)
E. 삼차신경절(trigeminal)

> 정답은 E이다. 삼차신경절은 얼굴의 감각신경의 신경세포체를 지니고 있다. 척수신경절은 척수신경과 연관된다. 혀인두신경절은 9번 뇌신경의 감각신경절이다. 아래미주신경절은 인두와 후두에서 오는 감각입력에 관여한다. 무릎신경절은 7번 뇌신경의 감각신경절로 혀의 앞쪽 2/3의 미각을 담당한다.

22.3 질환의 치료와 발적이 사라진 이후 그녀의 고통스러운 작열감은 지속되었다. 이 현상을 무엇이라 하는가?

A. 과민통증(hyperalgesia)
B. 이형통증(allodynia)
C. 이상통증(paresthesia)
D. 불쾌감각(dysesthesia)
E. 중첩(summation)

> 정답은 D이다. 불쾌감각은 외부의 자극 없이 타는 듯한 감전된 듯한 혹은 쑤시는 듯한 감각을 느끼는 것이다. 과민통증은 낮은 강도의 유해자극에 대해 과도한 통증을 느끼는 것이다. 이형통증은 비유해성 자극에 대해 통증을 느끼는 것이다. 이상통증은 자발적인 진동감각이다. 중첩은 낮은 강도의 유해자극이 반복될 때 통증을 느끼는 것이다.

22.4 이 환자에서 통증이 지속되는 것과 관련된 기전은?

A. 말초 *N*-methyl-D-aspartic acid 수용체의 하향조절
B. 이차신경세포의 연접후막에서 Na^+ 채널의 증가
C. 중추감작으로 인한 척수의 뒤뿔에서 연접회로의 변화
D. 얼굴의 말초신경의 수용체에서 아편유사체 수용체의 상향조절
E. Aβ 섬유와 Aδ, C 섬유를 통한 얼굴의 입력 균형에서 Aδ, C 섬유보다 Aβ 섬유쪽으로의 균형이동

> 정답은 C이다 대상포진 후 통증은 만성신경병증통증의 한 예이다. 이는 통증역치의 감소, 탈억제, 침해수용 신경세포의 자발적 활성등이 포함된 중추감작 혹은 와인드업에 의한 것으로 생각된다. *N*-methyl-D-aspartic acid (NMDA) 수용체의 활성은 와인드업에 중요한 역할을 하며 NMDA 수용체의 하향조절은 흥분성의 감소를 유발한다. 감작이 되면 더 많은 Na^+ 채널이 연접후막으로 유입되며 흥분성의 증가를 유발한다. 아편유사체 수용체의 상향조절보다는 하향조절이 통증을 증가시키는 역할을 한다. 그러나 이 환자에서 일어나는 통증은 중추의 기전변화에 의한 것으로 보인다. 통증의 증가는 Aδ와 C 섬유를 선호하는 쪽은 균형이 이동된 것으로 보인다.

22.5 통증의 처리과정에 대하여 옳은 설명은?

A. Aδ와 C 섬유는 NS(nociceptive specific) 신경세포와 WDR(wide dynamic rage) 신경신경세포에 모두 투사한다.
B. 뇌줄기 영역에서 뒤뿔의 신경세포로 내려가는 입력은 전적으로 억제성이다.
C. 침해수용성 감각섬유는 기본적으로 노르에피네프린성이다.
D. 고온의 자극은 기본적으로 TRPM8 수용체를 활성화시킨다.
E. 가쪽 감각-구별성 경로는 통증에 대한 감정반응을 매개한다.

> 정답은 A이다 Aδ와 C 섬유는 NS 신경세포와 WDR 신경세포 모두에 투사한다. 뒤뿔세포의 내림성 입력은 억제성 혹은 촉진성일 수 있다. 구심성 침해수용섬유는 glutamate, calcitonin-gene related peptide, substance P를 분비하나 norepinephrine은 분비하지 않는다. 냉감은 TRPM8 수용체에 의해 매개되며 고온의 자극은 TRPV2 수용체를 활성화시킨다. 안쪽 affective-motivational pathway는 통증에 대한 감정적인 반응을 유발한다. 가쪽경로는 통증의 인지와 위치인식에 중요하다.

국문 찾아보기

ㄱ

가로관자이랑 265
가로정맥굴 51
가운데귀의 근육 256
가운데귀의 뼈 256
가운데다리뇌 224
가지돌기 4, 5
가지돌기가시 4, 5
가쪽 감각-구별성 경로 510
가쪽겉질척수로 103, 112, 181
가쪽고랑 37, 38, 40
가쪽곧은근 194
가쪽구멍 48
가쪽구역 283
가쪽기둥 103, 112
가쪽뇌실 46
가쪽뇌실 관자뿔 47
가쪽뇌실 뒤통수뿔 47
가쪽뇌실 이마뿔 47
가쪽무릎신경핵 366
가쪽뿔 99, 110
가쪽섬유띠 263
가쪽숨뇌증후군 295, 296
가쪽안뜰척수로 184, 185, 276
가쪽안뜰핵 275
가쪽억제 314
가쪽위올리브핵 268
가쪽(일차)후각로 491
가쪽통증시스템 513
각막 360
각막깜박임반사 378
각성기능 352
간대성근육경련발작 25
간접경로 394
간헐성 286
간헐성경련 434
간헐성 발화 287
갈고리 491
갈고리다발 305
갈증중추 459
감각수용기 64
감각신경 2
감각신경난청 264
감각신경절 2, 224
감각실어증 323
감각이상 24
감각중계핵 344, 356
감각축소인간 313
감각호문쿨루스 313
감마아미노부티르산 19, 21
감마운동신경세포 116, 435
감작 503, 509
감정기억 475
감정운동시스템 185
갑상선자극호르몬 462
갓돌림신경 132, 144, 152, 195
갓돌림신경핵 144
강직 434
강직마비 438
거미막 50, 52, 104
거미막과립 49, 50, 52
거미막밑공간 48, 49, 50, 52, 105
거미막밑수조 48
거미막밑출혈 52
거미막잔기둥 52
거울신경세포시스템 326, 513
거짓홑극신경세포 5, 229
겉질숨뇌로 179, 183, 238, 244
겉질숨뇌섬유 246
겉질운동계 433
겉질줄무늬체 경로 394
겉질척수로 44
겉질 통증매트릭스 512
결박척수 증후군 55
결절신경절 240
경계고랑 136
경막 50, 51, 104
경막밑공간 50, 52
경막밑혈종 53
경막바깥공간 50, 53, 104
경막바깥혈종 53
경막정맥굴 51
경막주름 51
경직 438
계단끝통로 259
계산불능증 334
고랑 37
고립로 235, 498
고립로핵 95, 144, 145, 146, 498
고립핵 235, 238, 240
고막 255
고막긴장근 229, 256
고실계단 257
고실끈신경 494
고열 456
고유감각기 65, 157
고유해마 468
고정섬모 259, 272
고피질 303
꼬리핵 388
곧은근 194
곧은정맥굴 51
골드만 방정식 11
골지세포 422
골지힘줄기관 69
공간 가중 20
공감 326
공막 360
공포조건화 477
과다근육긴장 438
과다반사 434, 438
과립세포 422, 489
과립세포층 422
과립신경세포 303
과립피질 304
과민통증 506, 517, 518
과분극 261
관상면 37
관자극 40
관자뿔 47
관자엽 40
관질수용기 70
광수용기층 362
광역동범위 507
교감신경계통 61, 79

교감신경절 82
교통물뇌증 54
구강안면실행증 312
구름다리정맥 52
구불정맥굴 51
구소뇌 418
구역반사 237
구음장애 189, 296
구척수시상로 511
구토 293
국소회로 사이신경세포 515
굴곡자세 187
굽힘근반사 117
귀신경절 239
귀음향방사 262
그렐린 458
그물척수로 112, 185, 283
그물체 129, 229, 239, 281, 282, 433
그물형성 516
근긴장 185
근방추 69
근수축성글루탐산수용체 368
근위축성측삭경화증 188
근육 긴장도 283
근육긴장저하 435, 438
근육분절 101, 107
근육섬유다발수축 435
근육위축 435
근접세동이 380
글라이신 19, 21
글루코코르티코이드호르몬 287
글루타민 21
글루탐산염 19, 21
기계관문 이온통로 12
기계적 신호전달 261
기계조절통로 12
기면증 460
기술 475
기아 457
기억핵보기 205
기저동맥 354
기저외측핵 470
기저핵 346, 351
기침 293
긴섬모체신경 196
긴장성 286
긴장성 발화 286
길랭바레 증후군 70
깊은소뇌핵 411
깔대기 444
꼬리쪽 35, 36
꼬리핵 41, 42, 388
꼭지핵 411
끝뇌 34, 36, 39
끝연결 261

ㄴ

나선신경절 260, 263
난청 264
난포자극호르몬 462
날 1
날개입천장신경절 232
날개판 136
날신경섬유 262
날정보 292
내림성 겉질입력 516
내림성 억제 515, 517
내림성 촉진 515
내림신경로 281
내수용기 65, 157
내수질판 340
내인성 아편유사체 계통 516
내장감각 237
내장반사경로 81
내장신경계통 61
내장통증 80
내측무릎핵 341, 344
내측핵군 340
내편위 297
내후각뇌구역 491
내후각뇌피질 349, 352, 466
내후각피질 316
냉수눈떨림검사 209
널판결절 132
널판다발 43, 45, 103, 114, 160
널판핵 160
네른스트 방정식 10, 11
넷째뇌실 44, 47, 49
넷째뇌실 가쪽구멍 47
넷째뇌실 정중구멍 47, 49
노르아드레날린 22
노르에피네프린 19, 22, 82, 288, 495
노르에피네프린 계통 286
뇌 31, 35
뇌궁 468
뇌들보 40, 42, 306
뇌량하이랑 466
뇌막동맥 53
뇌바닥동맥 53, 149
뇌섬겉질 80
뇌섬엽 390
뇌신경 43
뇌신경병증 73
뇌실 46, 390
뇌실곁핵 445, 450
뇌실계통 46, 47
뇌실막 3, 7
뇌실막세포 9
뇌실사이구멍 47, 49
뇌전증 25
뇌줄기 31, 43
뇌줄기의 임상적 이해 294
뇌척수막 50, 104
뇌척수액 46, 48, 49, 54
뇌탈출증 55
뇌하수체 선종 461
뇌하수체앞엽 450
뇌하수체 줄기 444
뇌활 42, 448
누출전류 16
눈돌림신경 134, 141, 152, 195, 378
눈돌림신경핵 141
눈동맥 54
눈떨림 208
눈-손 조화운동 244
뉴로키닌 수용체 507
뉴로트로핀 5
느린적응수용기 66
능동전류 13, 16
니슬소체 4
니코틴 아세틸콜린 수용체 22

ㄷ

다리뇌 31, 44, 132
다리뇌덮개 232
다리뇌 바닥부분 44
다리뇌배뇨중추 91
다리뇌소뇌구석 230
다리뇌저장중추 91
다리뇌핵 44
다리밑동 134
다발경화증 24

다발세포 489
다발옆핵 352
다발주위핵 341
단기기억 474
단일연합영역 310
달팽이 254, 256
달팽이관 256
달팽이신경절 260, 263
달팽이 이식 264
달팽이창 257
달팽이핵 145, 263, 268
당뇨자율신경병증 75
대뇌 40
대뇌낫 51
대뇌다리 44, 134, 181
대뇌다리 다리밑동 43
대뇌다리사이오목 134
대뇌동맥고리 53
대뇌반구 34, 37, 39, 40, 41
대뇌부챗살 42, 308
대뇌섬 498
대뇌섬유다리 134
대뇌세로틈새 37, 40
대뇌소뇌 420
대뇌소뇌연결 420
대동맥활 95
대사성글루탐산수용체 369
대사지향성 수용체 20, 21
대상다발 466
대상이랑 349, 352, 466
대상이랑피질 349
대항신경세포 376
더부신경 129, 147, 153, 244
더부신경핵 147
덧눈돌림신경핵 141
덧쐐기핵 169
덮개 128
덮개앞구역 201
덮개앞영역 210
덮개앞핵 381
덮개척수로 186
데시벨 260
도덕성 318
도르래신경 135, 141, 152, 195
도르래신경핵 141
도약전도 14, 15
도파민 19, 22
도파민계통 284
동공부동 382
동공빛반사 378
동공확대반사 378
동맥꽈리 52
동맥류 52
동시발생 검출자 266
동측 238
동측성 자세조절 183
되먹임 기전 415
두각성 514
두극세포 361
두극신경세포 5, 6, 488
두정엽연합영역 319
두정엽피질 349
두층신경절세포 371
둘레계통 42, 387
둘레엽 40, 41
둥근주머니 271, 275
둥근창 257, 259
둥근핵 411
뒤가슴신경핵 111, 167
뒤가지 106
뒤가쪽고랑 102
뒤가쪽로 163
뒤가쪽배쪽핵 160
뒤교통동맥 53, 54, 332
뒤기둥 103, 114, 160
뒤기둥-안쪽섬유띠경로 159, 312
뒤뇌 34
뒤달팽이핵 263
뒤대뇌동맥 53, 54, 149, 151, 332, 404
뒤맞교차 307
뒤무리 291
뒤뿌리 46, 101, 106
뒤뿔 99, 110
뒤삼차시상로 227
뒤아래소뇌동맥 149, 426
뒤엽 410
뒤엽증후군 422
뒤잔뿌리 45, 46
뒤정중고랑 102
뒤척수동맥 115, 149
뒤척수소뇌로 167
뒤통수극 40
뒤통수뿔 47
뒤통수엽 40
뒤통수정맥굴 51
뒤판 128, 196, 275, 282, 290
뒤핵 447
들 1
등세모근 244
등자근 256
등자뼈 256
등쪽경로 375
등쪽내측핵 340, 348, 349, 351
등쪽세로다발 447, 450
등쪽안쪽핵 445
등쪽핵층 340
따라 말하기 334
딸꾹질 293
땀없음증 296
떨림 404
띠섬유 360
띠이랑 39, 41, 231, 466

ㄹ

라모트리진 25
렌쇼세포 108, 109
렌즈줄무늬체동맥 330
렌즈핵 41
렙틴 458
로돕신 364
루피니신경종말 68
리간드관문수용체 12
리간드관문 이온통로 12
리본연접 367

ㅁ

마개핵 411
마디사이거리 16
마루뒤통수고랑 38, 39, 40
마루엽 39, 40
마름뇌 33, 34, 43, 44
마름섬유체 안쪽핵 268
마아미노부티르산 495
마이스너소체 68
마이스너의 점막밑신경얼기 86
막대세포 361
막미로 256, 271
막전위 10
만성신경병증통증 517
만성침해수용성 통증 517
만성통증 517
말귀먹음 315

말이집 4, 5, 7, 8
말이집마디 7, 8, 16
말이집섬유 4
말이집재생 24
말이집재형성 9
말이집탈락 24
말이집탈락반점 24
말초신경계통 1, 2, 61
말총 46, 102
맛감각 235
맛구멍 494
맛봉오리 493
맛수용기 493
맛수용체세포 494
망막 351, 360
망막순서배열 314
망막시상하부로 459
망치뼈 256
맞교차섬유 42, 306
매끈눈따라보기 206
매튜 글래서 304
맥락막 360
맥락얼기 9, 48
맨아래구역 293
맹점 363
머리뼈갈림증 55
먼지세포경로 371
메르켈신경종말 68
메이어고리 374
메트엔케팔린 19, 23
멜라토닌 459, 460
모노아민 가설 288
목동맥팽대 95
목빗근 244
목정맥신경절 240
목팽대 46, 102
목표지향 행동 353
몸감각연합영역 314
몸순서적배열 228, 231
몸통대응분포 182
몸형태 311
몸형태배열 109, 160, 164
무과립피질 303
무교통물뇌증 54
무뇌증 55
무릎신경절 232
무릎핵 341
무미각증 487
무스카린 아세틸콜린 수용체 22
무의식적고유감각 225
무축삭세포 361
무피막수용기 67
무한증 296
문턱값전위 13
물뇌증 54
뭇극신경세포 5
뭇돌기아교세포 3, 9
미각 487
미각핵 144
미세관 4
미세아교세포 3, 7, 8, 289
미주신경 129, 146, 152, 494
미주신경등쪽운동핵 88, 240, 243
미주신경등쪽핵 146
민감도 261
민말이집섬유 4

ㅂ

바구니세포 422
바깥경계막 362
바깥귀 254
바깥림프 257
바깥별세포 422
바깥얼기층 363
바깥요도조임근 91
바깥털세포 259, 260
바깥핵층 362
바닥막 259, 260
바닥부분 128
바닥세포 489
바닥판 136
바닥핵 41, 42, 289, 431, 436
바빈스키 징후 434
바소프레신 451
반고리관 271
반고리관팽대 271
반고리뼈관 256, 271, 272
반대쪽 무시증후군 319
반대핵보기 205
반복운동불능증 422
반불완전마비 296
반사저하 438
반사적핵보기 204
발생기전위 65
발작 25, 26
방 256
방광얼기 91
방사관 181
방추바깥섬유 69
방추속섬유 69
방추이랑 320
배모양구역 491
배쪽경로 375
배쪽뒤판구역 284
배쪽안쪽핵 445
배쪽외측핵 341, 346
배쪽전핵 341, 346
배쪽편도원심섬유 471
배쪽편도체날섬유 448
배쪽피개구역 479, 480
배쪽핵층 340, 341
배쪽후내측핵 341, 344
배쪽후외측핵 341, 344
배쪽후핵 341, 344
백색교통가지 85
백색질 36, 38, 42, 111
버섯유두 494
버팀세포 489
베르니케뇌병증 482
베르니케실어증 323, 334
베르니케영역 315, 322
벨마비 234
변연계 465
변연엽 41, 465, 466
변연중계핵 348
변연핵 344, 356
변온증 456
별아교세포 3, 7
보상회로 479
보완운동복합체 346
보우만샘 489
보조운동복합영역 312
보조운동영역 312
부교감날신경 236
부교감신경계통 61, 79
부교감신경절 82
부신겉질자극호르몬 19, 23
부신겉질자극호르몬분비호르몬 23
부신피질자극호르몬 462
부적응성 말초감작 518
부적응성 중추감작 518
부챗살아교세포 8
분별촉각 225

분비세포 489
분수계영역 328
분자층 422
불면 287
불면증 460
불완전마비 434
불응기 13
불쾌감각 518
브라디키닌 505
브라운-세카르증후군 118, 166
브로카실어증 323, 334
브로카영역 322
비스테로이드성 소염제 519
비우성대뇌반구 319
비중격 488
비특수입력 344
비폐쇄물뇌증 54
빗장 43, 132
빠른적응수용기 66
뼈미로 256, 271

ㅅ

사이뇌 31, 34, 36, 37, 39, 42, 43
사이막의지핵 389
사이신경세포 283
사일런트 침해수용기 506
삼인산 아데노신 19, 23
삼자연접 7
삼차결절 132
삼차섬유띠 312
삼차시상로 312
삼차신경 51, 132, 143, 152, 224, 499
삼차신경로척수핵 224
삼차신경섬유띠 227
삼차신경운동핵 143, 225
삼차신경으뜸핵 143
삼차신경절 227
삼차신경주감각핵 225, 226
삼차신경중간뇌핵 143, 224, 225
삼차신경척수로 242
삼차신경척수로핵 227
삼차신경척수핵 143, 145, 146, 225, 240, 242
삼차신경해복합체 235
삼킴곤란 296
삼투압수용기 459
상위운동신경세포 99
상측두이랑 315, 351
새소뇌 420
새척수시상로 510
색소상피층 361
샘뇌하수체 450
생체아민 19, 22
서브스탠스P 19, 23
서술기억 475
선조 347
선택적 주의집중 354
선행운반 4
선형가속 271, 273
섬모체 360
섬모체근육 360
섬모체신경절 196, 378
섬문턱 491
섭식중추 457
성곽유두 494
성장호르몬 462
세로토닌 19, 23, 495
세로토닌 계통 289
세포체 3, 4
셋째뇌실 47, 49
션트 54
소뇌 31, 45, 229, 346, 431, 437
소뇌겉질 45, 412
소뇌낫 51
소뇌다리 410, 412
소뇌반구 45
소뇌벌레 45, 410
소뇌실무인증 422
소뇌이랑 410
소뇌증후군 426
소뇌천막 51, 409
소뇌편도 411
소뇌편도 탈장 411
소리 260
소발작 25
속귀 256
속귀신경 133, 145, 152, 253, 254, 275
속림프 256, 257, 271
속목동맥 53
속목정맥 51
속발전신발작 26
속섬유막 42, 181, 308
속요노소임근 89
속털세포 259, 260
손가락실인증 334
손가락인식불능증 334
손-눈 협동 422
솔기핵 289
쇄발톱고랑 374
수도관주위회색질 87, 196
수동전류 13, 14
수렴 269
수렴중추 381
수면각성주기 459
수용기신경세포 487
수용기적응 66
수용기전위 65
수용성언어중추 270
수용실어증 323
수용체 21
수직 소리 지도화 266
수질판내핵 341, 352, 357
수평 공간 지도화 266
수평면 37
수평세포 361
숨뇌 31, 34, 44, 129
숨뇌다리뇌고랑 132
숨뇌-다리뇌 이음부 254
숨은척추갈림증 55
스트레스 481
습관 475
승모세포 489
시각공간작업기억 351
시각교차앞핵 445
시각교차위핵 445, 459
시각로 372
시각로위핵 450
시각부챗살 314, 366, 373
시각신경 141, 152, 361
시각신경원반 363
시각신경유두 363
시각실인증 315
시각연합영역 315
시각연합피질 351
시각처리 351
시각현저성 351
시간 가중 20
시간가중 266
시간공간 가중 6, 20
시간 및 공간중첩 506
시냅스 3, 6
시상 39, 42, 43, 339, 340, 388
시상그물핵 341, 353, 357
시상면 37

시상밑부 39, 43
시상밑섬유다발 394
시상밑핵 42, 388
시상베개 340, 349
시상사이접합부 340
시상섬유다발 394
시상실조증후군 348
시상의 뒤안쪽배쪽핵 498
시상정맥굴 51
시상하부 39, 43, 81, 239, 466
시상하부-뇌하수체로 451
시상하부-뇌하수체 문맥계 452
시상하부숨뇌로 87
시상하부척수로 87
시작분절 5
신경 36
신경관 32, 33, 34
신경관결손 55, 56
신경관형성 55
신경그물 3, 9
신경근육이음 8
신경근육이음부 71
신경뇌하수체 450
신경능선 33
신경능선세포 32
신경다발막 63
신경로 36
신경바깥막 63
신경변성 24
신경생리학 10
신경섬유막 63
신경섬유층 363
신경세포 2, 3, 4
신경아교세포 2, 6, 7
신경영양인자 289
신경전달물질 19, 20, 281
신경전달물질계통 283, 284
신경절 36, 61
신경절세포 361
신경절세포층 363
신경조절물질 23
신경주름 32, 33
신경집세포 4, 7, 8
신경판 32, 33
신경펩티드 19, 23
신경핵 36, 61, 282
신장반사 116
신전자세 186
신피질 303
실신발작 25
실어증 323, 334
실인증 321
실재경막바깥공간 53
실행기능 317
실행조절 352
실행증 312
쐐기결절 132
쐐기다발 43, 45, 103, 114, 160
쐐기소뇌로 169
쐐기핵 160

ㅇ

아가미운동 243
아드레날린 22
아래곧은근 194
아래둔덕 43, 44, 134, 265, 269
아래둔덕팔 265
아래미주신경절 240, 242
아래빗근 195
아래소뇌다리 43, 44, 413, 415
아래숨뇌천장 132
아래시상정맥굴 51
아래운동신경계 431
아래운동신경세포 179, 435
아래전두후두다발 305
아래침분비핵 145
아래턱갈래 224, 230
아래턱반사 229, 230
아래혀인두신경절 237
아몬각 468
아미노산 19
아민계통 284
아세틸콜린 19, 22, 82, 290
아세틸콜린에스터분해효소 22
아우어바흐의 근육층신경얼기 86
아편유사제 19, 23
아편유사체 수용체 516
안구뒤방 360
안구앞방 360
안뜰 256, 257, 271
안뜰계단 257
안뜰눈반사 207, 275
안뜰막 259
안뜰목반사 275
안뜰소뇌 연결 417
안뜰신경절 275
안뜰창 256, 259
안뜰척수로 112, 184
안뜰척수반사 275, 276
안뜰핵 145, 433
안와전두피질 349, 477
안장가로막 51
"안정과 소화" 계통 83
안정막전위 11
안쪽경계막 363
안쪽곧은근 194
안쪽과 가쪽 시각로위핵 445
안쪽구역 283
안쪽다리뇌증후군 296, 297
안쪽무릎체 265
안쪽섬유띠 160
안쪽세로다발 275
안쪽숨뇌증후군 300
안쪽안뜰척수로 184, 275, 276
안쪽안뜰핵 275
안쪽앞뇌다발 447, 450
안쪽얼기층 363
안쪽위올리브핵 266
안쪽 정동성-동기유발경로 510
안쪽통증시스템 514
안쪽핵층 363
"알림"계통 85
알츠하이머병 289, 476
알파운동신경세포 116, 435
알파태아단백질 56
암묵기억 475
압력수용기 88, 95, 237
압력수용기반사 89
앞가지 106
앞가쪽경로 162
앞가쪽계통 80
앞가쪽고랑 102, 246
앞겉질척수로 103, 112, 181, 183
앞교통동맥 53, 54
앞기둥 103, 111
앞뇌 31, 33, 34, 36, 39
앞달팽이핵 263
앞대뇌동맥 53, 54, 330, 403
앞맞교차 307, 491
앞맥락동맥 331
앞맥락막동맥 403
앞먹임 기전 417
앞무리 292

앞백색질맞교차 102, 164, 510
앞뿌리 46, 101, 106
앞뿔 99, 108, 109
앞삼차시상로 228, 242
앞아래소뇌동맥 149, 424
앞엽 410
앞엽증후군 419
앞잔뿌리 45, 46
앞정중틈새 102
앞척수동맥 115, 149
앞척수소뇌로 170
앞핵 445
앞후각신경핵 491
약물추구행동 285
양귀성반맹 463
양산신경절세포 370
어지럼증 278
억제신경전달물질 21
억제연접이후전위 18, 19
언어상실증 323, 334
언어이해 334
얼굴신경 133, 144, 152, 230, 494
얼굴신경핵 144, 231
얼굴인식불능증 321
에딩거-베스트팔핵 378
에딩거웨스트팔신경핵 196
에피네프린 19, 22
엔케팔린 수용체 517
역행운반 4
연관통 512
연막 50, 52, 105
연속전도 14
연접 3, 6
연접소포 17
연접신호전달 18, 19
연접유발전위 20
연접이후치밀질 5
연접전달 17
연접틈새 3, 17
연하곤란 296
연합겉질 381
연합섬유 42, 305
연합영역 310
연합핵 341, 349, 356
열째 뇌신경 129
영아돌연사증후군 290
예측핵보기 205
오누프핵 91
오렉신 459
오름섬유 413, 422
오름신경로 281
옥시토신 451
온도관문 이온통로 12
온도관문통로 12
온수눈떨림검사 210
올리브 43, 44
옴의 법칙 14
와인드업 508
와일더 펜필드 304
완전실어증 334
완전언어상실증 334
외상후스트레스장애 288
외수용기 65, 157
외측등쪽핵 340, 348, 349
외측무릎핵 341, 344
외측핵군 340
외측후핵 340
외현기억 475
요돕신 364
우선적 부각현상 509
우울증 288
운동감소증 404
운동단위 71
운동반사 229
운동불능 404
운동섬모 272
운동신경 2, 231
운동신경계 432
운동신경세포 109
운동실조 296
운동연합피질 346
운동완마증 404
운동종말판 71
운동중계핵 344, 346
운동축소인간 311
운동 프로그램 281
운동 학습 326
운동핵 356
운동호문쿨루스 183, 311
운행입력 342, 344, 356
원근조절 360
원발전신발작 26
원뿔세포 361
원시소뇌 417
원시피질 303
원위축삭신경병증 73
위곧은근 194
위관자이랑 40
위둔덕 43, 44, 134, 381
위미주신경절 240
위빗근 195
위세로다발 305
위소뇌다리 43, 44, 414, 415
위소뇌동맥 151, 424
위숨뇌천장 133
위시상정맥굴 50, 51
위운동신경계 431
위운동신경세포 179
위척수소뇌로 171
위치 263
위침분비핵 145, 232
위턱갈래 224
위혀인두신경절 237
윌리스 고리 402
유두 493
유두시상로 348
유두체 348, 444, 447
유두체시상로 450
유루증 461
유리체 360
유창성 334
음색 254, 260, 263
음정위 255, 263
음폭 260, 263
의문핵 88, 146, 237, 239, 240, 243
이미기어 475
의미 파악 과정 324
의식 281, 283, 354
의식적고유감각 225
이끼섬유 413, 422
이랑 37
이름대기 334
이마뿔 47
이마앞겉질 289
이마앞연합영역 38
이마엽 38, 40
이마엽눈운동영역 203
이마엽수막종 499
이상감각 518
이석 271
이석증 277
이온지향성 수용체 20, 21
이온통로 11, 12
이온펌프 11

이완마비 438
이종연합영역 310
이차뇌소포 34
이차신경섬유 227
"이차적" 통증 511
이차후각겉질 492
이향주시 211
이형통증 506, 517, 518
인공와우 264
인대고리 194
인두활 243
인식불능증 321
인지과정의 능률화 437
인지유연성 317
일반감각 235
일반내장구심신경 79
일반내장날신경 196, 221
일반내장들신경 221
일반내장원심신경 79
일반몸날신경 196, 221
일반몸들신경 221
일시적수용기전위 채널 504
일조주기 459
일차뇌소포 33
일차몸감각피질 312
일차 및 이차 몸감각영역 276
일차시각겉질 375
일차시각피질 314
일차운동영역 311
일차운동피질 346
일차청각겉질 265, 270
일차청각피질 315
일차피질영역 309
일화기억 475
입쪽 35, 36
입쪽중뇌그물체 201
입체실인증 314
잎새유두 494

ㅈ

자발적 확보기운동 205
자세안정 180
자율반사이상증 95
자율신경계통 61
자율신경병증 73
자율신경절 2
자체기원계통 281
자폐스펙트럼장애 326
작업 기억 474
작업기억 318
작은세포경로 370
작은신경절세포 370
작은집게 306
작화증 484
잠재경막바깥공간 53
장기기억 475
저주파음의 시간차 인식 266
저체온증 456
저항 14, 15
적색척수로 112
적색핵 196, 434
적색핵척수로 186
전기기울기 10
전기시냅스 17
전기연접 17
전기용량 15
전기전위 10
전기화학평형 11
전도도 14
전도실어증 334
전도차단 24
전두엽눈영역 312
전두엽연합영역 316
전신강직간대발작 25
전압 13
전압관문 이온통로 12
전압관문통로 12
전운동영역 312
전위기울기 11
전음난청 264
전전두엽피질 316, 349, 351
전핵 340, 348
접는칼 현상 438
정맥굴합류 51
정서적 학습과 기억 286
정중결다리뇌그물체 201
정중구멍 48
정중융기 444
제5뇌신경(CN V) 499
조가비핵 41, 42, 388
조롱박세포 422
조롱박세포층 422
조율 261
조음장애 296, 323
조절계 345
조절반사 378
조절입력 342, 344, 356
조화운동 437
조화운동불능 172
종말끈 46, 102, 106
종말선조 471
종말줄 448
종말판 444
종말판전위 72
좌우혼동 334
주감각핵 224
주의력결핍과다활동장애 288
주의집중력 장애 288
주파수 260, 263
주파수 선택 261
주파수순서배열 315
줄기세포 9
줄무늬체 492
중간가쪽핵 110
중간뇌 31, 33, 34, 43, 44, 133
중간뇌대뇌둘레도파민계통 285
중간뇌막동맥 51, 53
중간뇌수도관 44, 47
중간뉴런 341
중간대뇌동맥 53, 54, 330, 403
중간머리뼈우묵 224
중간소뇌다리 43, 44, 413
중간신경 144
중격의지핵 479, 480
중격핵 466, 471
중계핵 341, 344, 356
중단 480
중독 480
중심고랑 38, 40
중심관 47, 48, 49
중심뒤이랑 39, 40, 312, 498
중심앞이랑 38, 40, 311
중심정중핵 341, 352
중심중간뇌증후군 297
중심핵 470
중추신경계통 1, 2, 31
중추유형발생기 281, 291
중추 투사 276
중추패턴발생기 181
지속발화 342
직접경로 393
진동 225
짧은섬모체신경 196

ㅊ

창백핵 41, 42, 388
창자신경계통 79
척삭 32
척수 31, 45, 46
척수갈림증 55
척수그물계통 81
척수그물로 283, 511
척수다리뇌척수반사 91
척수막탈출증 55
척수모서리세포 170
척수소뇌 418
척수소뇌로 112
척수소뇌연결 418
척수수막탈출증 55
척수시상로 103, 112, 162, 312
척수신경 45, 106
척수신경절 46, 106
척수올리브로 112
척수원뿔 46, 102
척수중간뇌로 511
척수층판 109
척추갈림증 32, 55
척추뇌바닥동맥 시스템 53
척추동맥 53, 149, 300
천막아래칸 51
첫째틈새 410
청각언어실인증 315
청각에 관여하는 구조 254
청각연합피질 351
청각의 중추 경로 263
청색반점 286, 299
청소년근육간대뇌전증 25
체신경계통 61
체온조절 455
체판 488
초점발작 26
촉각실인증 314
최대전위점 260
축삭 4, 5, 7
축삭가지돌기연접 6
축삭둔덕 4, 5
축삭사이연접 6
축삭세포체연접 6
측두엽간질 481
측두엽연합영역 320
측정이상 422
치아시상로 415, 420
치아이랑 468
치아인대 105
치아적색핵시상로 415, 420
치아핵 411
침강돌출 13
침해수용 503
침해수용조절 516
침해수용특이세포 507

ㅋ

카이네이트 수용체 21
카테콜아민 22, 287
캡사이신 504
코넥손 17
코르비니안 브로드만 304
콜린신경세포 290
크기 263
큰뿌리동맥 114
큰세포경로 370
큰수조 49
큰집게 307

ㅌ

타래 410
타래결절엽 410
타래결절엽 증후군 417
타원주머니 271, 274
탈분극 12, 261
탈억제 518
턱끝혀근 246
턱밑신경절 232
털세포 254
털주머니수용기 68
토노토피 260
토리주위세포 489
통각과 온도감각 225
통각수용기 68
통로구멍 11
통증 290
통증의 관문조절이론 515
통증조절 514
투과성 11
투명사이막 47
투사뉴런 341
투사섬유 42, 308
특수내장날신경 223, 231
특수내장들신경 221
특수몸들신경 221
특수입력 342, 344
틈새 37
틈새이음 17

ㅍ

파치니소체 68
파킨슨병 298
팔다리실행증 312
팔렌조작 73
팽대능선 271
팽대마루 271
편도 351, 466, 469, 477, 491
편도체 42
편두통 521
평행섬유 422
평형감각 270
평형감각에 포함되는 구조 271
평형감각의 생리학 271
평형감각의 중추 경로 275
평형모래 271
평형모래기관 271, 273
평형모래막 271
평형반 271
평형전위 10, 11
포만감 중추 457
폭발발회 342
표현실어증 323
퓨린 19
프로락틴 462
프로스타글란딘 505
피니어스 게이지 318
피라미드 43, 44, 129, 181
피라미드계 438
피라미드교차 43, 45, 129, 181
피라미드로 180
피라미드바깥계 438
피라미드신경세포 303
피막수용기 67
피부분절 101, 106
피질 가소성 313
피질경유감각실어증 334
피질경유운동실어증 334
피질내측핵 471
피질척수로 311

피질핵로 311

ㅎ

하위운동신경세포 99, 108
하전두이랑 322
하측두엽피질 321
항상성 443
항이뇨호르몬 451
해마 42, 466, 468, 492
해마곁이랑 41
해마술 468
해마옆이랑 466, 491
해마이행부 468
해마형성체 468
핵사슬섬유 69
핵주머니섬유 69
행위상실증 312
허리수조 49, 104
허리엉치팽대 46
허리팽대 46, 102
허탈발작 461
헤르츠 260
헤실이랑 315
혀밑신경 129, 147, 153, 244
혀밑신경관 246
혀밑신경핵 147
혀인두신경 129, 145, 152, 235, 494
현저성 480
혈관주위공간 52
혈관줄무늬 257
혈액뇌장벽 7, 9
호흡신경세포 291
호흡신경세포의 비호흡 기능 293
호흡을 자극 290
호흡의 조절 185
호흡 중추 291
홍채 360
화학수용감각 487
화학수용기 237
화학시냅스 17
화학연접 17
확산 10
확장파페츠회로 472
활꼴다발 305, 322
활꼴핵 447
활동전위 12, 13
활성화 역치 506
핵보기 202
회색교통가지 86
회색융기 444
회색질 36, 38, 108
회전가속 271, 272
회전 운동 275
회피반사 117
횡측두이랑 315
후각 487
후각단추 488
후각로 487
후각망울 487
후각상피 487
후각신경 140, 151
후각없음증 487
후각처리 352
후과다분극 13
후교통동맥 354
후대뇌동맥 354
후두정엽피질 319
흑색질 42, 388
흑색질줄무늬체 경로 394
흑색질줄무늬체로 284
흔들린 아이 증후군 53
흥분신경전달물질 21
흥분연접이후전위 18, 19
희소돌기아교세포 3, 7, 8
히스타민 19, 22
히스타민신경세포 291

영문 찾아보기

A

abducens nerve 132, 144, 152, 195
abducens nucleus 144
absence seizure 25
acalculia 334
accessory cuneate nucleus 169
accessory nerve 129, 147, 153, 244
accommodation 360
accommodation reflex 378
acetylcholine 22, 290
acetylcholine, Ach 82
acetylcholinesterase 22
acoustic verbal agnosia 315
action potential 12, 13
activation threshold 506
active current 13, 16
addiction 480
adenohypophysis 450
adrenaline 22
adrenocorticotropic hormone, ACTH 462
adrenocorticotropin 19, 23
afferent 1
after-hyperpolarization 13
ageusia 487
agnosia 321
agranular cortex 303
akinesia 404
alar plate 136
allodynia 506, 517, 518
alpha fetoprotein 56
ALS 188
Alzheimer disease, AD 289, 476
amacrine cell 361
aminergic systems 284
amino acid 19
Ammon horn 468
AMPA receptor 21
AMPA 수용체 21
amplitude 260, 263
ampulla 271
amygdala 42, 351, 466, 469, 477, 491
anencephaly 55
anhidrosis 296
anisocoria 382
anosmia 487
anterior cerebral artery 53, 54, 330, 403
anterior chamber 360
anterior choroidal artery 331, 403
anterior column 103, 111
anterior commissure 307, 491
anterior communicating artery 53, 54
anterior corticospinal tract 103, 112, 181, 183
anterior horn 47, 99, 108, 109
anterior horn of the lateral ventricle 47
anterior inferior cerebellar artery 149, 424
anterior lobe 410
anterior lobe syndrome 419
anterior median fissure 102
anterior nucleus 263, 340, 348, 445
anterior olfactory nucleus 491
anterior ramus 106
anterior respiratory group 292
anterior root 46, 101, 106
anterior rootlet 45, 46
anterior spinal artery 115, 149
anterior spinocerebellar tract 170
anterior trigeminothalamic tract 228, 242
anterior white commissure 102, 164, 510
anterograde transport 4
anterolateral sulcus 102, 246
anterolateral system 80, 162
antidiuretic hormone, ADH 451
antisaccade 205
aortic arch 95
aphasia 323, 334
apraxia 312
arachnoid granulation 49, 50, 52
arachnoid mater 50, 52, 104
arachnoid trabeculae 52
archicerebellum 417
archicortex 303
arcuate fasciculus 305, 322
arcuate nucleus 447
area postrema 293
arousal function 352
arterial aneurysm 52
ascending pathways 281
asciculus cuneatus 45
association area 310
association cortex 381
association fiber 42, 305
association nuclei 341, 349, 356
astereognosis 314
astrocyte 7
astroglia 3
ataxia 172, 296
ATP 19, 23
attention deficit hyperactivity disorder, ADHD 288
attention disorders 288
auditory association cortex 351
autism spectrum disorder 326
autonomic dysreflexia 95
autonomic ganglion 2
autonomic nervous system 61
autonomic neuropathy 73
axoaxonic synapse 6
axodendritic synapse 6
axon 4, 5, 7
axon hillock 4, 5
axosomatic synapse 6

B

Babinski sign 434
balance 270
baroreceptor 88, 95, 237
baroreceptor reflex 89
basal cell 489
basal ganglia 41, 42, 289, 346, 351, 431, 436
basal membrane 259
basal nuclei 289
basal plate 136
basal pons 44
basal portion 128

basilar artery 53, 149, 354
basilar membrane 259, 260
basis pedunculi 134
basis pedunculi of cerebral peduncle 43
basket cell 422
basolateral nuclei 470
Bell palsy 234
benign paroxysmal positional vertigo, BPPV 277
biogenic amine 19, 22
bipolar neuron 5, 6, 361, 488
bistratified ganglion cell 371
bitemporal hemianopsia 463
blind spot 363
blood-brain barrier 7, 9
bones in the middle ear 256
bony labyrinth 256, 271
Bowman gland 489
bradykinesia 404
bradykinin 505
brain 31, 35
brainstem 31, 43
branchial motor 243
breathing center 291
bridging vein 52
Broca aphasia 323, 334
Broca area 322
Brown-Séquard syndrome 118, 166
buccofacial apraxia 312
burst firing 342

C

calcarine sulcus 374
capacitance 15
capsaicin 504
carotid sinus 95
cataplexy 461
catecholamine 22, 287
cauda equina 46, 102
caudal 35, 36
caudate 388
caudate nucleus 41, 42
cell body 3, 4
central auditory pathways 263
central canal 47, 48, 49
central median(CM) nucleus 341
central midbrain syndrome 297
central nervous system 1, 2, 31
central nucleus 470
central pathways for sound localization 265
central pattern generator, CPG 181, 281, 291
central sulcus 38, 40
central vestibular pathways 275
cerebellar cortex 45, 412
cerebellar deep nuclei 411
cerebellar hemisphere 45
cerebellar mutism 422
cerebellar peduncle 410, 412
cerebellar tonsils 411
cerebellum 31, 45, 229, 346, 431, 437
cerebral aqueduct 44, 47
cerebral arterial circle 53
cerebral hemisphere 34, 37, 39~41
cerebral peduncle 44, 134, 181
cerebrocerebellar connections 420
cerebrospinal fluid 46, 48, 49, 54
cerebrum 40
cervical enlargement 46, 102
CGRP 505
chambers 256
channel pore 11
chemical synapse 17
chemoreception 487
chemoreceptors 237
chief sensory nucleus 224
chief sensory nucleus of CN V 226
chief sensory nucleus of trigeminal nerve 143
chief sensory nucleus of V 225
cholinergic neuron 290
chorda tympani 494
choroid 360
choroid plexus 9, 48
chronic neuropathic pain 517
chronic nociceptive pain 517
chronic pain 517
ciliary body 360
ciliary ganglion 196, 378
ciliary muscle 360
cingulate cortex 349
cingulate gyrus 39, 41, 231, 349, 352, 466
cingulum 466
circadian rhythms 459
circle of willis 53, 402
circumvallate papillae 494
cisterna magna 49
Clarke nucleus 111, 167
"clasp-knife" phenomenon 438
climbing fiber 413, 422
clonus 434
CM 352
cochlea 254, 256
cochlear duct 256
cochlear ganglion 260, 263
cochlear implants 264
cochlear nuclei 145, 263, 268
cochlear window 257
cognitive flexibility 317
coincidence detector 266
cold water caloric testing 209
commissural fiber 42, 306
communicating hydrocephalus 54
comprehension 334
conductance 14
conduction aphasia 324, 334
conduction block 24
conductive hearing loss 264
cone 361
confabulation 484
confluence of sinuses 51
connexon 17
consciousness 281, 283, 354
conscious proprioception 225
continuous conduction 14
contralateral neglect syndrome 319
control of breathing 185
conus medullaris 46, 102
convergence 269
coordinated movements 437
cornea 360
corneal blink reflex 378
coronal plane 37
corona radiata 42, 181, 308
corpus callosum 40, 42, 306
cortical motor system 433
cortical pain matrix 512
cortical plasticity 313
cortical projection 276
corticobulbar 179
corticobulbar fibers 246
corticobulbar tract 183, 238, 244
corticomedial nuclei 471
corticonuclear tract 311
corticospinal tract 44, 311

corticostriatal pathway 394
corticotropin-releasing hormone 23
coughing 293
CPG 291
cranial nerve 43
cranial neuropathy 73
craniorachischisis 55
cribiriform plate 488
crista ampullaris 271
crus cerebri 134
cuneate tubercle 132
cuneocerebellar tract 169
cupula 271

D

decibel, dB 260
declarative memory 475
decussation of pyramids 43, 45, 129
demyelinated spot 24
demyelination 24
dendrite 4, 5
dentate gyrus 468
dentate nucleus 411
dentatorubrothalamic tract 415, 420
dentatothalamic tract 415, 420
denticulate ligament 105
depolarization 12, 261
depression 288
dermatome 101, 106
descending cortical input 516
descending facilitation 515
descending inhibition 515, 517
descending pathways 281
diabetic autonomic neuropathy 75
diaphragma sellae 51
diencephalon 31, 34, 36, 37, 39, 42, 43
diffusion 10
direct pathway 393
disconjugate gaze 211
discriminative touch 225
disinhibition 518
distal axonal neuropathy 73
dizziness 278
DM 348, 349, 351
dopamine 19, 22
dopaminergic system 284
dorsal horn 99
dorsal longitudinal fasciculus 450, 447
dorsal motor nucleus of vagus 88, 240, 243
dorsal motor nucleus of vagus nerve 146
dorsal pathway 375
dorsal tier 340
dorsomedial nucleus, DM 340, 349, 351, 445
driver inputs 356
drivers 342
drug seeking behavior 285
dural reflection 51
dural venous sinus 51
dura mater 50, 51, 104
dyesthesia 518
dysarthria 189, 296, 323
dysdiadokokinesia 422
dysmetria 422
dysphagia 296

E

Edinger-Westphal(E-W) nuclei 141, 196, 378
Edinger-white communicating ramus 85
efferent 1, 262, 292
electrical gradient 10
electrical potential 10
electrical synapse 17
electrochemical equilibrium 11
emboliform nucleus 411
emesis 293
emotional learning and memory 286
emotional memory 475
emotional motor system 185
empathy 326
encapsulated receptor 67
encephalocele 55
endogenous opioid system 516
endolymph 256, 257
endoneurium 63
endplate potential 72
enkephalin receptors 517
enteric nervous system 79
enteroceptor 65, 157
entorhinal area 491
entorhinal cortex 316, 349, 352, 466
ependyma 3, 7
ependymal cell 9
epidural hematoma 53
epidural space 50, 53, 104
epilepsy 25
epinephrine 19, 22
epineurium 63
episodic memory 475
equilibrium potential 10, 11
esodeviation 297
excitatory neurotransmitter 21
excitatory postsynaptic potential, EPSP 18, 19
executive control 352
executive function 317
explicit memory 475
expressive or productive aphasia 323
exteneded Papez circuit or network 472
extensor posturing 186
external urethral sphincter 91
exteroceptor 65, 157
extradural space 53
extrafusal muscle fiber 69
extrapyramidal system 438
eye-hand coordination 244

F

facial nerve 133, 144, 152, 230, 494
facial nucleus 144, 231
falx cerebelli 51
falx cerebri 51
fasciculation 435
fasciculus cuneatus 43, 103, 114, 160
fasciculus gracilis 43, 45, 103, 114, 160
fast adapting receptor 66
fastigial nucleus 411
fear conditioning 477
feedback mechanism 415
feed-forward mechanism 417
"fight-flight" system 85
filum terminale 46, 102, 106
fimbria 468
finger agnosia 334
fissure 37
flaccid paralysis 438
flexor posturing 187
flexor reflex 117
flocculonodular lobe 410
flocculonodular lobe syndrome 417
flocculus 410
fluency 334
focal seizure 26

folia 410
foliate papillae 494
follicle-stimulating hormone, FSH 462
foramen of Magendie 49
forceps major 307
forceps minor 307
forebrain 31, 36, 39
fornix 42, 448, 468
fourth ventricle 44, 47, 49
frequency 254, 260, 263
frequency selectivity 261
frontal association areas 316
frontal eye fields, FEFs 203, 312
frontal lobe 38, 40
frontal meningioma 499
frontal pole 40
fungiform papillae 494
fusiform gyrus 320

G

GABA 19, 21, 495
gag reflex 237
galactorrhea 461
ganglion 36, 61, 275
ganglion cell 361
ganglion cell layer 363
gap junction 17
gate control theory of pain 515
generalized tonic-clonic seizure 25
general sensation 235
general somatic afferent, GSA 221
general somatic efferent, GSE 196, 221
general visceral afferent, GVA 79, 221
general visceral efferent, GVE 79, 196, 221
generator potential 65
geniculate ganglion 232
geniculate nuclei 341
genioglossus muscle 246
ghrelin 458
glial cell 2, 6
global aphasia 334
globose nucleus 411
globus pallidus 41, 42, 388
glossopharyngeal nerve 129, 145, 152, 235, 494
glucocorticoid hormone 287
glutamate 19, 21
glutamine 21
glycine 19, 21
goal-directed behavior 353
Goldmann equation 11
Golgi cell 422
Golgi tendon organ 69
gracile tubercle 132
granular cortex 304
granular layer 422
granular neuron 303
granule cell 422, 489
gray matter 36, 38, 108
gray rami communicant 86
great radicular artery of Adamkiewicz 114
growth hormone, GH 462
Guillain-Barré syndrome 70
gustation 487
gustatory nucleus 144
gyrus 37

H

habit 475
hair cell 254
hair follicle receptor 68
hand-eye coordination 422
hearing loss 264
helicotrema 259
hemiparesis 296
Hertz, Hz 260
Heschl gyrus 315
heteromodal association area 310
hiccuping 293
hindbrain 43, 44
hippocampal formation 468
hippocampus 42, 466, 468, 492
hippocampus proper 468
histamine 19, 22
histaminergic neurons 291
homeostasis 443
horizontal cell 361
horizontal plane 37
horizontal spatial mapping 266
hunger or feeding center 457
hydrocephalus 54
hyperalgesia 506, 517, 518
hyperpolarization 261
hyperreflexia 434, 438
hyperthermia 456
hypertonia 438
hypoglossal cannal 246
hypoglossal nerve 129, 147, 153, 244
hypoglossal nucleus 147
hypokinesia 404
hyporeflexia 438
hypothalamo-hypophyseal tract 451
hypothalamomedullary tract 87
hypothalamospinal tract 87
hypothalamus 39, 43, 81, 239, 466
hypothermia 456
hypotonia 435, 438

I

implicit memory 475
indirect pathway 394
inferior brachium 265
inferior cerebellar peduncle 43, 44, 413, 415
inferior colliculus 43, 44, 134, 265, 269
inferior frontal gyrus 322
inferior fronto-occipital fasciculus 305
inferior glossopharyngeal ganglion 237
inferior horn 47
inferior horn of the lateral ventricle 47
inferior medullar velum 132
inferior oblique muscle 195
inferior rectus 194
inferior sagittal sinus 51
inferior salivatory nucleus 145
inferior temporal cortex 321
inferior vagal ganglion 240, 242
infratentorial compartment 51
infundibulum 444
inhibitory interneuron 341
inhibitory neurotransmitter 21
inhibitory postsynaptic potential, IPSP 18, 19
initial segment 5
inner and outer hair cells 260
inner ear 256
inner hair cell 259
inner limiting membrane 363
inner nuclear layer 363
inner plexiform layer 363
inotropic glutamate 368
insomnia 460
insula 390, 498

insular cortex 80
intensity difference detection at high frequencies 266
intermediolateral nucleus 110
internal capsule 42, 181, 308
internal carotid artery 53
internal jugular vein 51
internal medullary lamina 340
internal urethral sphincter 89
interneuron 283
internode distance 16
interpeduncular fossa 134
interthalamic adhesion 340
interventricular foramen 47, 49
intrafusal fiber 69
intralaminar nuclei 341, 352
intralaminar nucleus 357
intrinsic system 281
iodopsin 364
ion channel 11, 12
ionotropic receptor 20, 21
ion pump 11
ipsilateral 238
ipsilateral postural adjustment 183
iris 360

J

jaw-jerk reflex 229, 230
joint receptor 70
jugular ganglion 240
juvenile myoclonic epilepsy 25

K

kainate receptor 21
kinocilium 272
koniocellular pathway 371
Korbinian Brodmann 304
K^+-rich endolymph 271

L

lamina terminalis 444
lamotrigine 25
lateral column 103, 112
lateral corticospinal tract 103, 112, 181
lateral dorsal(LD) nuclei 340
lateral fissure 38, 40
lateral foramen 48
lateral foramina of Luschka 47
lateral geniculate nucleus, LGN 341, 344
lateral group 340
lateral horn 99, 110
lateral inhibiton 314
lateral lemniscus 265
lateral medullary syndrome 295, 296
lateral pain system 513
lateral posterior(LP) nuclei 340
lateral(primary) olfactory tract 491
lateral rectus 194
lateral sensory-discriminative pathway 510
lateral sulcus 37
lateral superior olivary nucleus, LSO 268
lateral ventricle 46
lateral vestibular nuclear group 275
lateral vestibulospinal tract 184, 185, 276
lateral zone 283
LC 286
LD 348, 349
leak current 16
lenticular nucleus 41
lenticulostriate artery 330
leptin 458
LGN 344
ligand-gated ion channel 12
ligand-gated receptor 12
limb apraxia 312
limbic lobe 40, 41, 465, 466
limbic nuclei 344, 356
limbic realay nuclei 348
limbic system 42, 387, 465
limen insula 491
linear acceleration 271, 273
Lissauer tract 163
LMN 108, 435
local circuit interneuron 515
location 263
locus cereuleus 286
long ciliary nerves 196
longitudinal fissure 37, 40
long-term memory 475
lower motor neuron, LMN 99, 179
lower motor neuron(LMN) system 431
lumbar cistern 104
lumbar enlargement 46, 102
lumbosacral enlargement 46

M

macula 271
magnocellular pathway 370
maladaptive central sensitization 518
maladaptive peripheral sensitization 518
malleus 256
mammillary body 348, 444
mammillothalamic tract 348, 450
mandibular division 224, 230
Matthew Glasser 304
maxillary divison 224
mechanically gated ion channel 12
mechanically regulated channel 12
mechanotransduction 261
medial affective-motivational pathways 510
medial and lateral supraoptic nucleus 445
medial forebrain bundle 447, 450
medial geniculate body 265
medial geniculate nucleus, MGN 265, 341, 344
medial group 340
medial lemniscus 160
medial longitudinal fasciculus 275
medial medullary syndrome 300
medial nucleus of trapezoid body 268
medial pain system 514
medial pontine syndrome 296, 297
medial rectus 194
medial superior olivary nucleus, MSO 266
medial vestibular nuclear group 275
medial vestibulospinal tract 184, 275
medial vestibulospinal tract or descending medial longitudinal fasciculus 276
medial zone 283
median eminence 444
median foramen 48
median foramen of Magendie 47
medulla 31, 44
medulla oblongata 44, 129
medullopontine sulcus 132
Meissner corpuscle 68
melatonin 459, 460
membrane potential 10
membranous labyrinth 256, 271
memory saccades 205
meningeal artery 53

meninges 50, 104
meningocele 55
Merkel ending 68
mesencephalic nucleus of CN V 224, 225
mesencephalic nucleus of trigeminal nerve 143
mesencephalon 33, 34
mesocorticolimbic dopamine system 285
metabotropic glutamate receptor 369
metabotropic receptor 20, 21
metencephalon 34
metenkephalin 19, 23
Meyer loop 374
MGN 344
microglia 3, 7, 8, 289
microtubule 4
midbrain 31, 43, 44, 133
middle cerebellar peduncle 43, 44, 413
middle cerebral artery 53, 54, 330, 403
middle cranial fossa 224
middle ear 254
middle meningeal artery 51, 53
midget ganglion cell 370
midpons 224
migraine headache 521
mirror neuron system 326, 513
mitral cell 489
modulator inputs 356
modulators 342
modulatory system 345
molecular layer 422
monoamine hypothesis 288
morality 318
mossy fiber 413, 422
motor association cortex 346
motor endplate 71
motor homunculus 183, 311
motor learning 326
motor nerve 2, 231
motor neurons 109
motor nuclei 356
motor nucleus of trigeminal nerve 143
motor nucleus of V 225
motor program 281
motor reflex 229
motor relay nuclei 344, 346
motor unit 71
multiple sclerosis 24
multipolar neuron 5
muscarinic ACh receptor 22
muscle atrophy 435
muscles in the middle ear 256
muscle spindle 69
muscle tone 185, 283
myelencephalon 34
myelinated fiber 4
myelin sheath 4, 5, 7, 8
myelomeningocele 55
myeloschisis 55
myenteric plexus(of Auerbach) 86
myoclonic seizure 25
myotome 101, 107

N

Na^+/K^+ ATPase 11
naming 334
narcolepsy 460
nasal septum 488
near triad 380
neocerebellum 420
neocortex 303
NE or noradrenergic systems 286
neospinothalamic tract 510
Nernst equation 10, 11
nerve 36
nerve fiber layer 363
nervus intermedius 144
neural crest 33
neural crest cell 32
neural fold 32, 33
neural plate 32, 33
neural tube 32~34
neural tube defect 55, 56
neurodegeneration 24
neurohypophysis 450
neurokinin 1, NK1 507
neuromodulator 23
neuromuscular junction 8, 71
neuron 2~4
neuropeptide 19, 23
neurophysiology 10
neuropil 3, 9
neurotransmitter 19, 20, 281
neurotransmitter system 283, 284
neurotrophic factor 289
neurotrophin 5
neurulation 55
nicotinic ACh receptor 22
nigrostriatal pathway 394
nigrostriatal system 284
Nissl substance 4
NMDA receptor 21
nociception 503
nociceptive modulation 516
nociceptive specific(NS) cell 507
nociceptor 68
node of Ranvier 7, 8, 16
nodose ganglion 240
noncommunicating hydrocephalus 54
nonconscious proprioception 225
nondominant hemisphere 319
nonencapsulated receptor 67
nonobstructive hydrocephalus 54
nonrespiratory functions of respiratory neurons 293
nonspecific(modulator) input 344
nonsteroidal anti-inflammatory drugs, NSAIDs 519
noradrenaline 22
norepinephrine 19, 22, 82, 286, 495
notochord 32
nuclear bag fiber 69
nuclear chain fiber 69
nucleus 36, 61
nucleus accumbens 389, 479, 480
nucleus ambiguus 88, 146, 237, 239, 240
nucleus cuneatus 160
nucleus gracilis 160
nucleus solitarius 95, 144, 145, 146, 235, 238, 240
nystagmus 208

O

obex 43, 132
occipital lobe 40
occipital pole 40
occipital sinus 51
oculomotor nerve 134, 141, 152, 195, 378
oculomotor nucleus 141
Ohm law 14
olfaction 487
olfactory bulb 487
olfactory epithelium 487

olfactory knob 488
olfactory nerve 140, 151
olfactory processing 352
olfactory tract 487
oligodendrocyte 3, 7, 8
olive 43, 44
Onuf nucleus 91
ophthalmic artery 54
opioid 19, 23
opioid receptors 516
opponency neuron 376
optic disc 363
optic nerve 141, 152, 361
optic papilla 363
optic radiation 314, 366, 373
optic tract 372
orbitofrontal cortex 349, 477
orexin 459
osmoreceptors 459
otic ganglion 239
otoacoustic emission 262
otoconia 271
otolith 271
otolithic membrane 271
otolithic organ 271, 273
outer ear 254
outer hair cell 259
outer limiting membrane 362
outer nuclear layer 362
outer plexiform layer 363
oval window 256, 259
oxytocin 451

P

Pacinian corpuscle 68
PAG 515
pain 290
pain and temperature 225
pain modulation 514
paleocerebellum 418
paleocortex 303
paleospinothalamic tract 511
papillae 493
parafascicular(PF) nucleus 341
parahippocampal gyrus 41, 466, 491
parallel fiber 422
paramedian pontine reticular formation, PPRF 201
parasol ganglion cell 370
parasympathetic component 61
parasympathetic efferernt 236
parasympathetic ganglion 82
parasympathetic system 79
paraventricular nucleus 445, 450
paresis 434
paresthesia 24, 518
parietal association areas 319
parietal cortex 349
parietal lobe 39, 40
parietooccipital sulcus 38, 39, 40
Parkinson disease 298
parvocellular pathway 370
passive current 13, 14
peineurium 63
periaqueductal gray, PAG 87, 196
periglomerular cell 489
perikaryon 3
perilymph 257
peripheral nervous system, PNS 2, 61
perivascular space 52
permeability 11
PF 352
Phalen maneuver 73
pharyngeal arch 243
phasic 286
phasic firing 287
Phineas Gage 318
photoreceptor layer 362
physiology of balance 271
pia mater 50, 52, 105
pigment epithelial layer 361
pitch 254, 260, 263
pitch and volume 263
pituitary adenoma 461
pituitary stalk 444
poikilothermia 456
point of maximal displacement 260
polydendrocyte 9
pons 31, 44, 132
pontine micturition center, PMC 91
pontine nuclei 44
pontine storage center, PSC 91
pontine tegmentum 232
pontocerebellar angle 230
pontomedullary junction 132, 254
porterior root 101
postcentral gyrus 39, 40, 312, 498
posterior cerebral artery 53, 54, 149, 151, 332, 354, 404
posterior chamber 360
posterior column 103, 114, 160
posterior column-medial lemniscus system 159, 312
posterior commissure 307
posterior communicating artery 53, 54, 332, 354
posterior horn 47, 99, 110
posterior horn of the lateral ventricle 47
posterior inferior cerebellar artery 149, 426
posterior lobe 410
posterior lobe syndrome 422
posterior median sulcus 102
posterior nucleus 263, 447
posterior parietal cortex 319
posterior ramus 106
posterior respiratory group 292
posterior root 46, 106
posterior rootlet 45, 46
posterior spinal artery 115, 149
posterior spinocerebellar tract 167
posterior trigeminothalamic tract 227
posterolateral sulcus 102
postsynaptic density 5
posttraumatic stress disorder, PTSD 288
postural stability 180
potential epidural space 53
potential gradient 11
poydendrocyte 3
precentral gyrus 38, 40, 311
predictive saccade 205
prefrontal association area 39
prefrontal cortex 289, 316, 349, 351
premotor area 312
preoptic nucleus 445
pretectal area 201, 210
pretectal nucleus 381
primary and secondary somatosensory areas 276
primary auditory cortex 265, 270, 315
primary cortical area 309
primary fissure 410
primary generalized seizure 26
primary motor area 311

primary motor cortex 346
primary somatosensory cortex 312
primary vesicle 33
primary visual cortex 314, 375
priority salience 509
projection fiber 42, 308
projection neuron 341
prolactin, PRL 462
proprioceptor 65, 157
prosencephalon 33, 34
prosopagnosia 321
prostaglandin 505
pseudounipolar cells 229
pseudounipolar neuron 5
pterygopalatine 232
pulvinar 340, 349
pupillary light reflex 378
pupillodilator reflex 378
purine 19
Purkinje cell 422
Purkinje cell layer 422
putamen 41, 42, 388
pyramid 43, 44, 129, 181
pyramidal decussation 181
pyramidal neuron 303
pyramidal system 438
pyramidal tract 180

R

radial glia 8
raphe nuclei 289
receptive aphasia 323
receptive speech area 270
receptor 21
receptor adaptation 66
receptor neuron 487
receptor potential 65
rectus muscles 194
red nucleus 196, 434
referred pain 512
reflexive saccades 204
refractory period 13
regulatory input 342
Reissner membrane 259
relay nuclei 341, 344, 356
remyelination 9, 24
Renshaw cell 108, 109
repetition 334
resistance 14, 15
respiratory neuron 291
"rest-and-digest" system 83
resting membrane potential 11
reticular formation 129, 229, 239, 281, 282, 433
reticulospinal tract 112, 185, 283
retina 351, 360
retinotopic organization 314
retrograde transport 4
reward circuitry 479
rexed lamina 109
rhodopsin 364
rhombencephalon 33, 34
ribbon synapse 367
right/left confusion 334
rigidity 438
rod 361
rostral 35, 36
rostral midbrain reticular formation, rMRF 201
rostral spinocerebellar tract 171
rotational acceleration 271, 272
rotational movement 275
round window 257, 259
rubrospinal tract 112, 186
Ruffini ending 68

S

saccades 202
saccule 271, 275
sagittal plane 37
saliency 480, 514
saltatory conduction 14, 15
satiety center 457
scala tympani 257
scala vestibuli 257
Scarpa ganglion 275
Schwann cell 4, 7, 8
sclera 360
SCN 459
secondary generalized seizure 26
secondary olfactory cortex 492
secondary vesicle 34
second-order postsynaptic fibers 227
secretory cell 489
seizure 25, 26
selective attention 354
semantic memory 475
semantic processing 324
semicircular canal 256, 271, 272
semicircular duct 271
sensitivity 261
sensitization 503, 509
sensorineural hearing loss 264
sensory aphasia 323
sensory ganglia 2
sensory ganglion 224
sensory homunculus 313
sensory nerve 2
sensory relay nuclei 344, 356
septal nuclei 466, 471
septum pellucidum 47
serotonergic systems 289
serotonin 19, 23, 495
shaken baby syndrome 53
short ciliary nerves 196
short-term memory 474
shunt 54
sigmoid sinus 51
silent nociceptors 506
skill 475
sleep-wake cycles 459
slow adapting receptor 66
smooth persuit 206
solitary nucleus 498
solitary tract 235, 498
soma 3, 4
somatosensory association area 314
somatotopical organization 164
somatotopic arrangement 182, 228, 231
somatotopic distribution 109
somatotopic organization 160
somatotopy 311
sound 260
sound localization 255
spasticity 434
spastic paralysis 438
spatial summation 20
special somatic afferent, SSA 221
special visceral afferent, SVA 221
special visceral efferent, SVE 223, 231
specific(driver) input 344
spina bifida 32, 55
spina bifida occulta 55

spinal accessory nucleus 147
spinal border cell 170
spinal cistern 49
spinal cord 31, 45, 46
spinal ganglion 46, 106
spinal nerve 45, 106
spinal nucleus and tract of V 224
spinal nucleus of trigeminal nerve 143
spinal nucleus of V 240
spinal tract and nucleus of V 227
spinal trigeminal nucleus 145, 146, 225
spine 4, 5
spinocerebellar connections 418
spinocerebellar tract 112
spinomesencephalic tract 511
spinoolivary tract 112
spinopontospinal reflex 91
spinoreticular system 81
spinoreticular tract 283, 511
spinothalamic tract 103, 112, 162, 312
spiral ganglion 260, 263
stapedius muscle 256
stapes 256
stellate cell 422
stem cell 9
stereocilia 259, 272
stimulate respiration 290
straight sinus 51
streamlining of cognitive processing 437
stress 481
stretch reflex 116
stria terminalis 448, 471
striatum 347, 492
stria vascularis 257
structures involved in balance 271
structures involved in hearing 254
subarachnoid cistern 48
subarachnoid hemorrhage 52
subarachnoid space 48, 49, 50, 52, 105
subcallosal gyrus 466
subdural hematoma 53
subdural space 50, 52
subiculum 468
submandibular ganglia 232
submucosal plexus(of Meissner) 86
substance P 19, 23, 505, 508
substantia nigra, SN 42, 388
subthalamic fasciculus 394
subthalamic nucleus, STN 42, 388
subthalamus 39, 43
sudden infant death syndrome, SIDS 290
sulcus 37
sulcus limitans 136
superior cerebellar artery 151, 424
superior cerebellar peduncle 43, 44, 414, 415
superior colliculus 43, 44, 134, 381
superior glossopharyngeal ganglion 237
superior longitudinal fasciculus 305
superior medullary velum 133
superior oblique muscle 195
superior rectus 194
superior sagittal sinus 50, 51
superior salivatory nucleus 145, 232
superior temporal gyrus 40, 315, 351
superior vagal ganglion 240
supplementary motor area 312
supplementary motor complex 312, 346
supporting cell 489
suprachiasmatic nucleus 445
supraoptic nucleus 450
sympathetic component 61
sympathetic ganglion 82
sympathetic system 79
synapse 3, 6
synaptically evoked potential 20
synaptic cleft 3, 17
synaptic signal transduction 18, 19
synaptic transmission 17
synaptic vesicle 17

T

tactile agnosia 314
taste 235
taste bud 493
taste pore 494
taste receptor 493
taste receptor cell 494
tectospinal tract 186
tectum 128
tegmentum 128, 196, 275, 282, 290
telencephalon 34, 36, 39
temperature regulation 455
temporal and spatial summation 506
temporal association areas 320
temporal lobe 40
temporal lobe epilepsy 481
temporal pole 40
temporal summation 20, 266
temporospatial summation 6, 20
tendinous ring 194
tensor tympani muscle 229, 256
tentorium cerebelli 51, 409
tethered spinal cord 55
thalamic ataxia syndrome 348
thalamic fasciculus 394
thalamic reticular nucleus, TRN 341, 353, 357
thalamus 39, 42, 43, 339, 340, 388
thermally gated channel 12
thermally gated ion channel 12
thermosensitive 290
third ventricle 47, 49
thirst center 459
threshold potential 13
thyroid-stimulating hormone, TSH 462
time difference detection at low frequencies 266
tip link 261
tonic 286
tonic firing 286, 342
tonotopic arrangement 315
tonotopy 260
tonsillar herniation 411
tract 36
transcortical motor aphasia 334
transcortical sensory aphasia 334
transient receptor potential, TRP 504
transverse sinus 51
transverse temporal gyri 265
transverve temporal gyrus 315
tremor 404
trigeminal ganglion 227
trigeminal lemniscus 227, 312
trigeminal nerve 51, 132, 143, 152, 224, 499
trigeminal nuclear complex 235
trigeminal tubercle 132
trigeminothalamic tract 312
tripartite synapse 7
trochlear nerve 135, 141, 152, 195
trochlear nucleus 141
true epidural space 53
tuber cinereum 444
tufted cell 489
tuning 261

tympanic duct 257
tympanic membrane 255

U

uncinate fasciculus 305
uncus 491
undershoot 13
unimodal association area 310
unmyelinated fiber 4
upper motor neuron, UMN 99, 179
upper motor neuron(UMN) system 431
utricle 271, 274

V

VA 346
vagus nerve 129, 146, 152, 494
vasopressin 451
venous sinus 51
ventral amygdalofugal fiber 448, 471
ventral anterior(VP) nuclei 341
ventral horn 99
ventral lateral, VL 346
ventral lateral(VL) nuclei 341
ventral pathway 375
ventral posterior nucleus 344
ventral posterior(VP) nuclei 341
ventral posterolateral(VPL) nucleus 160, 341
ventral posteromedial nucleus of the thalamus 498
ventral posteromedial(VPM) nucleus 341
ventral tegmental area, VTA 284, 479, 480
ventral tier 340, 341
ventricle 46, 390
ventricular system 46, 47
ventromedial nucleus 445
vergence center 381
vermis 45, 410
vertebral artery 53, 149
vertebral-basilar system 53
vertical sound mapping 266
vesical plexus 91
vesitbule 271
vesitublar duct 257
vestibular 275
vestibular membrane 259
vestibular nuclei 145, 433
vestibule 256, 257, 271
vestibulocerebellar connections 417
vestibulocervical reflex 275
vestibulocochlear nerve 133, 145, 152, 253, 254, 275
vestibuloocular reflex 207, 275
vestibulospinal reflex 275, 276
vestibulospinal tract 112, 184
vibration 225
visceral component 61
visceral oculomotor nucleus 141
visceral pain 80
visceral reflex pathway 81
visceral sensation 237
visual agnosia 315
visual association area 315, 351
visual processing 351
visual salience 351
visuospatial working memory 351
vitreous body 360
volitional saccades 205
voltage 13
voltage-gated channel 12
voltage-gated ion channel 12
volume 263
vomiting 293
VPL 344
VPM 344

W

wakefulness 287
warm water caloric testing 210
watershed area 328
Wernicke aphasia 323, 334
Wernicke area 270, 315, 322
Wernicke encephalopathy 482
Westphal nucleus 141
white matter 36, 38, 42, 111
wide dynamic range, WDR 507
Wilder Penfield 304
wind-up 508
withdrawal 480
withdrawal reflex 117
word deafness 315
working memory 318, 474

Z

zonule fiber 360

기타

Aδ 섬유 504
α-amino-3-hydroxy-5-methyl-4-isoxazole propionic acid(AMPA) 수용체 507
α motor neuron 116, 435
C 섬유 504
γ motor neuron 116, 435
Epley 수기 277
L형 원뿔세포 376
M형 원뿔세포 376
Na^+/K^+ ATP 분해효소 11
NK1 수용체 508
NMDA 수용체 21
N-methyl-D-aspartic acid(NMDA) 수용체 507
piriform “서양배 모양” area 491
S형 원뿔세포 376
TRPM8 수용체 504
TRPV1 수용체 504